本书由中国农业大学北京食品营养与人类健康高精尖创新中心、
湖北省富硒产业技术研究院/恩施州硒应用技术与产品开发研究院、
济源市万洋华康生物科技有限公司资助出版

营养与健康前沿丛书

硒

分子生物学与人体健康

（原书第四版）

Selenium

Its Molecular Biology and Role in Human Health

(Fourth Edition)

〔美〕 D. L. 哈特菲尔德　U. 施魏策尔
P. A. 津路　V. N. 格拉德舍夫　主编

雷新根　王福俤　主编译

科 学 出 版 社

北 京

图字：01-2018-4308 号

内 容 简 介

本书是由硒生物医学及微量元素研究领域的著名专家雷新根教授和王福佛教授主持编译的权威专著。本书综述部分回顾了中国老一辈科学家在硒与人类健康领域中的重要发现和历史贡献。正文 1～5 部分编译自最新版（第四版）的英文专著 *Selenium: Its Molecular Biology and Role in Human Health*，内容包括硒蛋白的合成机制和体内分布与功能、膳食硒及硒蛋白对人体健康的影响，以及研究硒和硒蛋白功能的生物模型，全面地展现了硒分子生物学和人体健康的最新研究进展。

围绕硒这一人体必需的微量元素，本书综合了横跨于基础医学与实验生物学多个学科的研究理论和实验方法，是从事分子生物学、细胞生物学、生物化学、营养学、流行病学、病理生理学、食品科学及动物科学的教学科研和应用工作者不可多得的一部好书。

Translation from English language edition: *Selenium: Its Molecular Biology and Role in Human Health* (fourth edition) by Dolph L. Hatfield, Ulrich Schweizer, Petra A. Tsuji, Vadim N. Gladyshev

图书在版编目（CIP）数据

硒：分子生物学与人体健康：原书第 4 版/（美）D. L. 哈特菲尔德（Dolph L. Hatfield）等主编；雷新根，王福佛主编译. —北京：科学出版社, 2018.9
（营养与健康前沿丛书）

书名原文：Selenium：Its Molecular Biology and Role in Human Health（Fourth Edition）

ISBN 978-7-03-057799-3

Ⅰ. ①硒… Ⅱ.①D… ②雷… ③王… Ⅲ. ①硒–研究 ②硒–关系–健康–研究 Ⅳ.①0613.52 ②R151.2

中国版本图书馆 CIP 数据核字(2018)第 130399 号

责任编辑：罗 静 刘 晶 / 责任校对：王晓茜 樊雅琼
责任印制：赵 博 / 封面设计：图阅盛世

科学出版社 出版
北京东黄城根北街 16 号
邮政编码：100717
http://www.sciencep.com
北京建宏印刷有限公司印刷
科学出版社发行 各地新华书店经销
*
2018 年 9 月第 一 版 开本：787×1092 1/16
2025 年 1 月第三次印刷 印张：37 1/4
字数：810 000

定价：380.00 元
(如有印装质量问题，我社负责调换)

《硒：分子生物学与人体健康》编译者名单

主 编 译 雷新根 王福俤

副主编译（按姓氏汉语拼音排序）

刘 琼 闵军霞 张 焱 郑文兴(美) 周 军 祝建洪

助理编译 周继昌 张丽红

全体编译人员（按姓氏汉语拼音排序）

安 鹏 中国农业大学北京食品营养与人类健康高精尖创新中心

陈宏杰 武汉工商学院环境与生物工程学院

陈杰瑞 深圳大学生命与海洋科学学院

陈君石 国家食品安全风险评估中心

陈填烽 暨南大学化学与材料学院

陈小冬 华中农业大学生命科学技术学院

陈孝曙 中国疾病预防控制中心营养与健康所

崔 蕾 温州医科大学营养与疾病研究所

都秀波 深圳大学生命与海洋科学学院

方学贤 浙江大学医学院公共卫生学院

冯铁军 华中科技大学化学与化工学院，生物无机化学与药物湖北省重点实验室

高俊全 中国疾病预防控制中心营养与健康所

龚春梅 深圳市慢性病防治中心

谷小虎 辽宁省肿瘤医院

郭 雄 西安交通大学医学部公共卫生学院

韩 丹 浙江大学医学院公共卫生学院

韩 加 新疆医科大学公共卫生学院

黄家强 中国农业大学北京食品营养与人类健康高精尖创新中心

黄开勋　华中科技大学化学与化工学院
黄克和　南京农业大学动物医学院
黄锐坤　深圳大学生命与海洋科学学院
贾师政　深圳大学生命与海洋科学学院
姜　亮　深圳大学生命与海洋科学学院
焦晶晶　浙江大学医学院公共卫生学院
金海燕　上海交通大学医学院附属瑞金医院
雷新根　中国农业大学北京食品营养与人类健康高精尖创新中心；美国康奈尔大学
李　兵　吉林大学第二医院肾病内科
李　可　华中科技大学化学与化工学院，生物无机化学与药物湖北省重点实验室
李春燕　西安市健康教育所
李玉锋　中国科学院高能物理研究所
李岳珍　中国农业大学北京食品营养与人类健康高精尖创新中心
刘　君(Jun Liu，美)　加州大学旧金山分校药学院
刘　敏　深圳大学生命与海洋科学学院
刘　琼　深圳大学生命与海洋科学学院
刘红梅　华中科技大学化学与化工学院
刘宏星　暨南大学化学与材料学院
刘小兵　中国疾病预防控制中心营养与健康所
刘盈盈　吉林大学中日联谊医院肾病内科
毛德倩　中国疾病预防控制中心营养与健康所
毛金媛　中国医科大学附属第一医院
闵军霞　浙江大学医学院转化医学研究院；浙江大学第一附属医院
莫俊銮　深圳市慢性病防治中心
彭　婷　深圳大学生命与海洋科学学院
石彦波　浙江省中医药大学附属嘉兴市中医医院

宋国丽　深圳大学生命与海洋科学学院
苏丽琴　中国疾病预防控制中心环境与健康相关产品安全所
苏晓东　北京大学生命科学学院/生物动态光学成像中心
孙　琳　中国医科大学附属第一医院
孙铝辉　华中农业大学动物科技学院
田　静　深圳大学生命与海洋科学学院
王　浩　浙江大学医学院公共卫生学院
王　恒　深圳大学生命与海洋科学学院
王　铜　哈尔滨医科大学中国地方病控制中心
王福俤　中国农业大学；浙江大学医学院公共卫生学院；郑州大学公共卫生学院
王红晓　浙江大学医学院转化医学研究院；浙江大学第一附属医院
王松岩　吉林省人民医院肾内科
王鑫慧　浙江大学医学院公共卫生学院
王芝芳　浙江省疾病预防控制中心环境与职业卫生所
王治伦　西安交通大学地方病研究所
邬红梅　温州医科大学营养与疾病研究所
武文慧　浙江大学医学院公共卫生学院
夏弈明　中国疾病预防控制中心营养与健康所
谢恩军　浙江大学医学院转化医学研究院；浙江大学第一附属医院
谢永丽　深圳大学生命与海洋科学学院
邢晓静　辽宁省肿瘤医院
熊咏民　西安交通大学医学部公共卫生学院
徐　钢　华中科技大学化学与化工学院，生物无机化学与药物湖北省重点实验室
徐辉碧　华中科技大学化学与化工学院
徐世文　东北农业大学动物医学学院
徐学明(Xue-Ming Xu，美)　美国 GeneCopoeia

许　珂　西安市红会医院
许　鹏　西安市红会医院
杨建国　悉尼大学研究员，现任北京化工大学兼职教授
杨文婕　中国疾病预防控制中心营养与健康所
杨晓栋　陕西省地方病防治研究所
杨玉洁　深圳大学生命与海洋科学学院
姚　聪　西安交通大学第二附属医院
袁　苗　华中科技大学化学与化工学院，生物无机化学与药物湖北省重点实验室
张　纯　西安交通大学第二附属医院
张　峰　西安交通大学医学部公共卫生学院
张　焱　深圳大学生命与海洋科学学院
张丽红　复旦大学上海医学院
张茂娜　深圳大学生命与海洋科学学院
张世秀　山东大学公共卫生学院
张子威　东北农业大学动物医学学院
赵　华　四川农业大学动物营养研究所
赵　玲　华中农业大学动物科技学院
赵　璐　浙江大学医学院公共卫生学院
郑　林　深圳大学生命与海洋科学学院
郑文兴(Wen-Hsing Cheng，美)　美国密西西比州立大学农业与生命科学院食品科学、营养与健康促进系
周　军　华中科技大学化学与化工学院，生物无机化学与药物湖北省重点实验室
周继昌　中山大学公共卫生学院（深圳）；深圳市慢性病防治中心
祝建洪　温州医科大学营养与疾病研究所

原 书 主 编

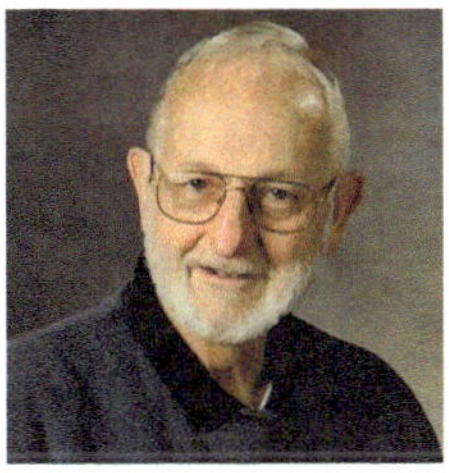

Dolph L. Hatfield
Mouse Cancer Genetics Program
National Cancer Institute
National Institutes of Health
Bethesda, MD, USA

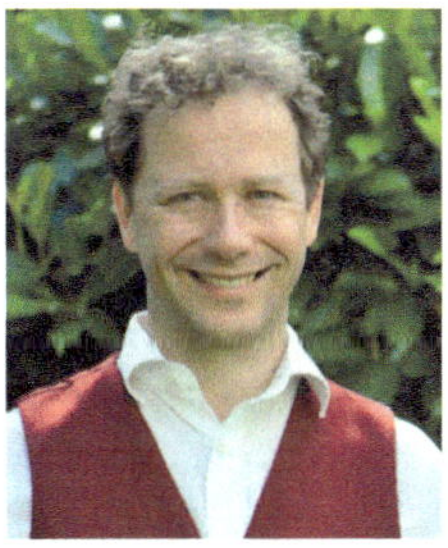

Ulrich Schweizer
Institut für Biochemie und
Molekularbiologie
Rheinische Friedrich-Wilhelms-Universität
Bonn
Bonn, Nordrhein-Westfalen, Germany

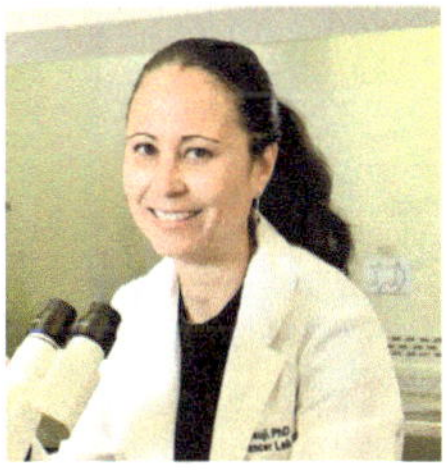

Petra A. Tsuji
Department of Biological Sciences
Towson University
Towson, MD, USA

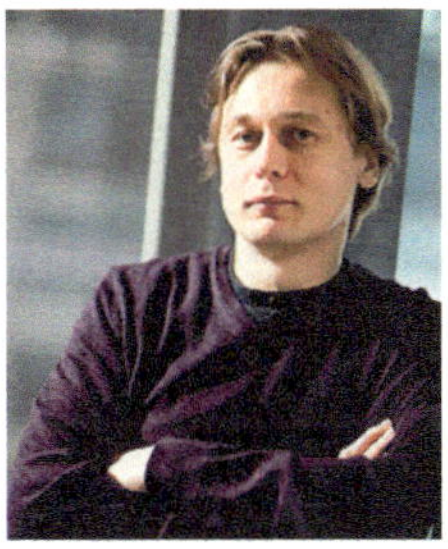

Vadim N. Gladyshev
Division of Genetics
Department of Medicine
Brigham and Women's Hospital
Harvard Medical School
Boston, MA, USA

特 别 致 谢

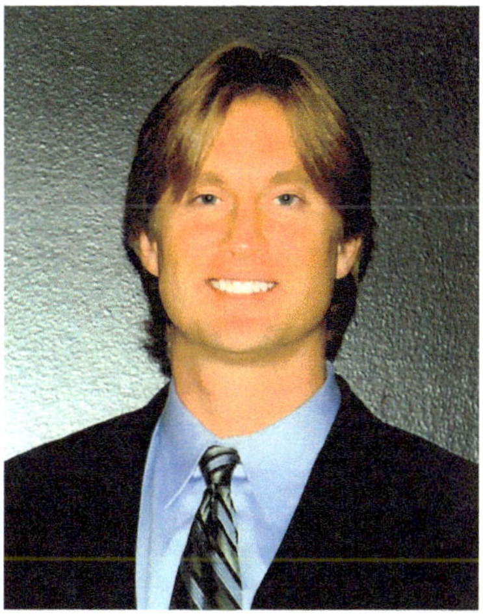

Bradley A. Carlson

Bradley A. Carlson（Brad）在迄今全部四个版本的 *Selenium: Its Molecular Biology and Role in Human Health*（《硒：分子生物学与人体健康》），特别是在作者与章节最多的第四版中做了主要的筹备工作。

他不仅在章节审阅过程中，而且在本书细节组织、最终定版过程中都发挥了重要作用，并因此使得本书提前付梓。

原书主编们对 Brad 的出色工作表示衷心感谢！

原 书 题 词

谨以此书献给硒（Se）研究领域的先驱们，他/她们为近年来出现的大量研究奠定了基础，为洞察 Se 生物学及其在人与其他动物的健康和生存中的作用提供了大量信息。1817 年，瑞典化学家 Jöns Jacob Berzelius 从硫酸生产的副产物中鉴定出 Se 元素，这位 Se 的发现者受到特别赞誉。时逢 Berzelius 发现 Se 的 200 周年纪念之际，这个系列专著的最新版的出版尤为及时。这个纪念活动也是 2017 年 8 月在瑞典斯德哥尔摩召开的第 11 届硒生物学和医学国际论坛暨第 5 届硒与环境和人类健康国际大会的主题。

在早期系列研究中，Kurt Franke 的一项研究影响了我们如何在哺乳动物健康中看待 Se。1934 年，他报道了主要发生在家畜和战马中的碱毒病及失明蹒跚病，这些疾病是动物摄入富 Se 植物所导致的。这些富 Se 植物生长在美国中西部富 Se 土壤上，而家畜和战马则饲以这些植物[1]。这个重要发现证实，高水平的 Se 对动物是有毒性的。20 年之后的一项研究又开始改变人们对 Se 在哺乳动物健康中的看法，这不同于 Franke 致力的工作。当时，Jane Pinsent 发现大肠杆菌甲酸脱氢酶的合成需要 Se [2]。

接着在 1957 年，Klaus Schwarz 和 Calvin Foltz 证实 Se 对大鼠的肝坏死具有保护作用[3]，这便彻底改变了人们对 Se 的印象；Se 很快被视为哺乳动物的必需微量元素。Schwarz 和 Foltz 的发现在其报道后迅速影响了畜禽业，并且是里程碑式的影响：农业动物的许多疾病被认为与缺 Se 有关，如家禽的渗出性素质、胰腺退化，猪的营养性肝病，牛和羊的白肌病[4]。事实上，1986 年全球畜禽饲料补 Se 挽回了行业数亿美元的损失[5]，按今天的金融标准，相当于数十亿美元。1957 年，J.E. Oldfield 在羊的白肌病方面的开创性工作很大程度上奠定了 Se 影响畜禽产业的基础[4]（请关注该文献关于 Oldfield 先生近期辞世的脚注）。

在 Se 研究发展领域，早期的另一项研究是 Leopold Flohé [6]和 J.T. Rotruck [7]于 1973 年发现 Se 是谷胱甘肽过氧化物酶 1 的共价连接组分。同年，Thressa Stadtman 在甘氨酸还原酶的蛋白 A 中发现 Se [8]，Jan Andreesen 提出了甲酸脱氢酶合成需要 Se 的原因是蛋白质本身含有该元素[9]。接着，1976 年，Thressa Stadtman 提出硒蛋白的含 Se 组分是硒代半胱氨酸（Sec）[10]。此外，1986 年，Chambers 等[11]和 Zinoni 等[12]证实小鼠谷胱甘肽过氧化酶 1 和细菌甲酸脱氢酶基因中的 TGA 都在其基因产物中一致地被编码为 Sec 残基。这些后来的发现都为遗传密码包括 21 个氨基酸残基提供了最初的证据，而这种编码方式有待解释。深入研究 Sec 合成和插入细菌蛋白质的出色工作首先来自 August Böck [13]，这为后来在古生菌和真核生物中描述这些过程设置了构思框架，并具有指导作用。我们给有兴趣的读者推荐综述[14]，它全面包括了早期 Se 研究的更多细节。

这些和许多其他 1817 年至 20 世纪末的重要发现为认识 Se 如何在分子水平可能发挥的作用奠定了基础。Se 在许多生物学过程中的显著而复杂的影响明确地表明，研究 Se 和 Sec 这个第 21 种构成蛋白质的氨基酸非常重要。在 Se 发现 200 周年来临之际，我们谨将此书献给 Se 研究的先驱们，以示无比感激！

文　献

1. KW Franke 1934 *J Nutr* 8: 597
2. J Pinsent 1954 *Biochem J* 57: 10
3. K Schwarz, CM Foltz 1957 *J Am Chem Soc* 79: 3292
4. JE Oldfield 2002 *J Animal Sci Online Supplement* 11: 1[1]
5. GF Combs, Jr., SB Combs 1986 *The Role of Selenium in Nutrition*, (Academic Press, New York)
6. L Flohé et al. 1973 *FEBS Lett* 32: 132
7. JT Rotruck et al. 1973 *Science* 179: 588
8. DC Turner, TC Stadtman 1973 *Arch Biochem Biophys* 154: 366
9. JR Andreesen, LG Ljungdahl 1973 *J Bacteriol* 116: 867
10. JE Cone et al. 1976 *Proc Natl Acad Sci U S A* 73: 2659
11. I Chambers et al. 1986 *EMBO J* 5: 1221
12. F Zinoni et al. 1986 *Proc Natl Acad Sci* 83: 4650
13. S Yoshizawa, A Böck 2009 *Biochim Biophys Acta* 1790: 1404
14. L Flohé L 2009 *Biochim Biophys Acta* 1790: 1389

原著主编：Dolph L. Hatfield、Ulrich Schweizer、Petra A. Tsuji 和 Vadim N. Gladyshev

Elias S.J. Arnér，Se 2017 国际大会主席。第 11 届硒生物学和医学国际论坛暨第 5 届硒与环境和人类健康国际会议，瑞典斯德哥尔摩，2017 年 8 月 13～17 日

（周继昌　译；雷新根　校）

1 我们悲痛地告知大家，我们亲爱的同行、朋友、Se 研究领域的先驱，James E. Oldfield 于 2016 年 4 月 3 日辞世。

中译本序一

瑞典科学家贝采利乌斯（Jöns Jacob Berzelius）在1817年发现了硒元素。在世界各地准备庆祝这一伟大发现200周年的2017年年初，浙江大学教授、著名微量元素专家王福俤博士盛邀我共同组织编译最新版（第四版）*Selenium: Its Molecular Biology and Role in Human Health*，我们中译本的书名为《硒：分子生物学与人体健康》。作为一名硒的研究者和原著作者之一，同时基于与原著主编、大部分作者及国内几代硒研究同行的情谊，我欣然接受了福俤好友的邀请，并力荐我曾经指导过的周继昌博士与王福俤教授邀请的张丽红博士作为主编译助理，启动了这项意义深远并非常及时的编译工作。

原著首席主编Hatfield博士是世界著名的硒生物学专家，对硒蛋白合成，特别是对硒代半胱氨酸转运核糖核酸的作用机制研究做出了卓越的贡献。他不仅学术精湛，且德高望重，倾心提携年轻一辈，培养了包括另外两位主编在内的多名优秀青年学者。其中，Vadim是目前全球最出色的硒专家，发现了25种人体硒蛋白；另外一位学生Peko是Hatfield博士研究生涯后期的博士后学生，可谓犹如硒月亮女神一样集美丽善良与智慧于一身的女科学家的优秀代表。Uli虽不是他的正式学生，但备受其器重，并且是欧洲硒研究领域新生代的杰出代表，在硒蛋白P与神经功能方面取得了出色的成就。

Dolph对中国非常友好，十分爱好中国文化特别是佛教。除与其他三位主编一起参加了2011年在湖北恩施举行的“第14届国际人与动物微量元素大会”（TEMA14）外，他还多次在国内进行学术交流。今年，他自费游览了西藏，并于八十岁生日当天在澳门尝试了全球最高的高空弹跳，美国国家广播公司（ABC）实况转播了他的这次惊人壮举。Dolph希望谨将此书的中文版献给他长期的亲密助手Brad，同时也感谢所有活跃在硒研究前沿的原著作者们。

我国老一辈科学家对硒的生物学研究和认识贡献巨大，特别是以莫东旭、徐光禄教授为主在1964年成立的西安医学院克山病研究室，以杨光圻、葛可佑、陈孝曙、陈君石、夏弈明、朱莲珍教授等为主在1968年组建的中国医学科学院克山病科研小分队，奋斗在基层的东北和西南地区地方病及卫生防疫站的科研工作者，以及徐辉碧、王治伦等科学家，他们在克山病、大骨节病、硒化学生物功能多样性及硒需要量等方面做出了历史性的贡献。在动物科学方面，已故的刘金旭、杨凤、端木道教授为硒研究拓荒开路，中国农科院苏琪先生做了大量的基础工作。本书有幸邀请到夏弈明、陈孝曙、陈君石、王治伦、王铜、徐辉碧、黄开勋和高俊全这八位资深科学家撰写和审定这些不能忘却的历史。我们谨以此书向他们和所有的硒研究前辈表示崇高的敬意！

参与本书编译的大部分作者都是活跃在硒研究第一线的国内骨干和后起之秀，大多都是年富力强，肩负着承前启后、继往开来的历史使命。这里特别要值得一提的是，六位副主编译者对于此书的审校工作付出了辛勤劳动，刘琮教授负责审校第7、24～26、28、35、37、41～43章，张焱教授负责审校第1、2、4～6、8、10～12和48章，郑文兴教授负责审校第27、29、32、34、36、38、40、44、45和50章，周军教授负责审校第3、9、16～18、21、33、39、47和49章，祝建洪教授负责审校第13～15、19、20、22、23、30、31和46章，闵军霞教授负责其余部分的审校，在此表示衷心的感谢！我们衷心地祝愿国内硒同行大展宏图，把硒的研究和应用推向一个新的高度。

中国是目前硒研究最活跃的地区，举国上下，硒潮滚滚，从政府到企业、从科学家到广大公众都希望硒能促进人体健康、带动经济发展。心切情急之下，难免对硒的宣传和期望越过我们对硒的真正认识，有些不负责任者甚至夸大其词，误导民众。我们真诚地希望此书能成为一部最权威的、客观的参考书，为广大的中文读者提供准确、可靠、崭新的硒生物学理论和应用视角，确保硒元素能用于促进人类营养与健康，同时预防硒缺乏和硒中毒及不良后果。

在本书的编译出版过程中，周继昌、张丽红博士做了大量细致的组织、协调和汇编工作，谨对他们的辛勤付出表示衷心感谢！中国农业大学北京食品营养与人类健康高精尖创新中心、湖北省富硒产业技术研究院/恩施州硒应用技术与产品开发研究院、济源市万洋华康生物科技有限公司提供了出版经费支持。由于原著内容浩瀚，专业技术性甚强，虽然各位编译者尽心尽力，恐错误仍难以避免，敬请各位读者谅解指正。如有疑问之处，请以原著及其引用的原始文献为准。

谨祝各位读者工作顺利、生活幸福！

2017年12月19日

中译本序二

万千物质皆芬芳，微量元素铸健康；

创新发现智激昂，科学解密福四方！

借以这首小诗抒发胸怀，献给本书编译者以及微量元素科研领域耕耘的前辈及同仁们！

硒（selenium，Se）是人类必需的微量元素，几乎存在于所有生命体中。硒缺乏会导致人类众多疾病的发生，不同地区人群对膳食硒摄入的适应是通过调控硒蛋白合成及硒在体内利用完成的。硒元素在维持细胞氧化还原平衡、发育、免疫、生殖健康及甲状腺激素代谢等方面发挥作用；硒蛋白的结构、合成机制、进化及生理病理功能等方面已得到了深入的解析。但硒及硒蛋白生物学过程还存在诸多不解之谜，许多新硒蛋白在细胞中的作用还需要被阐明。转瞬间，硒元素已被人类认识整整两百个年头，硒研究是郁郁苍苍成长的大森林，畅游其中会带给你无尽的喜悦。

我与硒元素的渊源始于我的硕士研究生涯，也是我从事微量元素研究的开始。1993～1995 年，我在同济大学医学院（原上海铁道医学院）攻读硕士学位时开展了“硒和维生素 E 预防大鼠动脉粥样硬化形成的实验研究”的研究课题并撰写了毕业论文。感谢我的硕士研究生导师——著名营养学家蔡梅雪教授和祝寿嵩教授，是他们向我展示了硒的无尽美丽，并将我挽留在魅力无限的微量元素王国里。我的博士研究（1995～1998 年）师从著名营养学家赵法伋教授和神经生化学家景乃禾研究员，开展了锌与脑科学研究。2002 年，我来到美国密苏里哥伦比亚大学著名锌代谢专家 David Eide 博士实验室开展了两年多的博士后工作和学习；应美国科学院院士、著名铁代谢专家 Nancy Andrews 博士邀请于 2004 年秋至 2008 年在哈佛医学院工作，开始了铁研究的征程；2008 年至 2009 年近一年时间与美国科学院院士、著名锌营养专家 Robert Cousins 博士在美国佛罗里达大学共事。2009 年我回到中国组建科研团队，开拓微量元素代谢研究的崭新征程。在我渐渐远离硒元素时，2017 年 8 月我们的 *Hepatology* 封面论文又奇迹般的将我拉近这个熟悉而又神秘的元素。该成果采用中国家喻户晓的“黄鼠狼给鸡拜年”这一寓言讲述铁死亡（ferroptosis）的机制，首次揭示了肝脏损伤中存在铁死亡的新模式，明确铁稳态失衡诱发铁死亡新机制，揭示铁死亡是防治肝脏损伤的关键靶点。铁死亡是一种铁依赖的、非凋亡的新型细胞死亡方式，硒蛋白 Gpx4 正是其发生发展过程中关键的调节酶。今天是感恩节，在此为中译本作序，又恰逢在深圳参加“第三届深圳—香港阿尔茨海默病早期诊断与防治策略研讨会”，该会议正是倪嘉缵院士发起并推进的硒元素与重大慢病防治的科学盛会。从 1993 年至今，匆匆走过整整 24 年，我注定与硒共舞，与微量元素为伴。

为发展我国生物微量元素研究的大业，我发起并成功举办了两届“中国生物微量元素大会”。其中，第一届（2012 年）在上海；第二届（2014 年）在杭州。2015 年在杭州成功承办第六届国际生物铁大会（BioIron）。这些微量元素的盛会，不仅将中国微量元素领域专家聚集一堂，还开启了与国际同行深度交流及合作的新纪元。然而，纵观微量元素研究领域，我深刻地感受到相关书籍的匮乏。我们需要为微量元素研究者及各个领域中对微量元素充满兴趣的广大读者提供必要的书籍，使他们能够以更快捷的方式，系统而深入地了解与人类健康息息相关的微量元素！2013 年，我和王占友教授主编译的《锌与人类健康》成功出版；次年与谢俊霞教授主编译的《铁与人类健康》作为其姊妹篇正式出版；2017 年，与雷新根教授联袂主编译本书《硒：分子生物学与人体健康》。不忘初心，努力前行！

本书与上述两部著作采用同样的定位，即在原著的基础上，精选最新的国内外研究成果进一步补充和完善，从多个角度对硒研究进行了系统而详尽的论述，并在本书附录中提供了中英文专业词汇对照索引。作为本书的另一亮点，我们邀请国内硒领域夏弈明、王治伦、徐辉碧和黄开勋四位资深专家结合自己的研究方向与成果撰写了三章综述，使本书在秉承原著国际前沿的基础上更彰显了中国科学研究的原创硕果，这对读者来说同样是一种难得的财富。本书的中文编译工作汇聚了国内硒研究的精英队伍，近 70 人参与编著；他们当中，既有在硒领域耕耘多年的专家，也有精力充沛的青年学者、博士后和研究生，他们对硒研究有着特殊的情怀，充满着炽热的激情！本书编译的合作伙伴——美国康奈尔大学雷新根教授是我的挚友，从事硒研究三十多年，原创成果建树诸多，是国际著名硒营养学家；他长期活跃在硒科学家群体中，传播永无穷尽的硒种子。值此书定稿之际，衷心感谢所有为本书编译出版做出贡献的朋友们！更加感谢本书的两位秘书张丽红博士和周继昌博士勤勤恳恳的奉献！期待更多的科学家加入硒以及微量元素研究的队伍，共同走进微量元素研究的新时代！

在编译过程中，我们力求准确，并尽量采用已有的中文相关术语，但由于水平有限，难免有不妥之处，敬请读者批评指正。

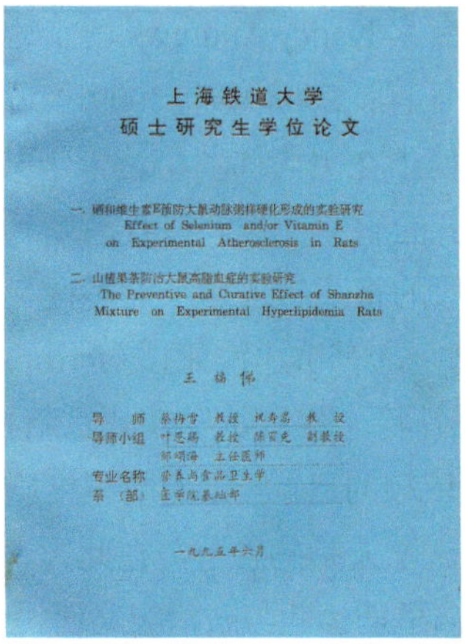

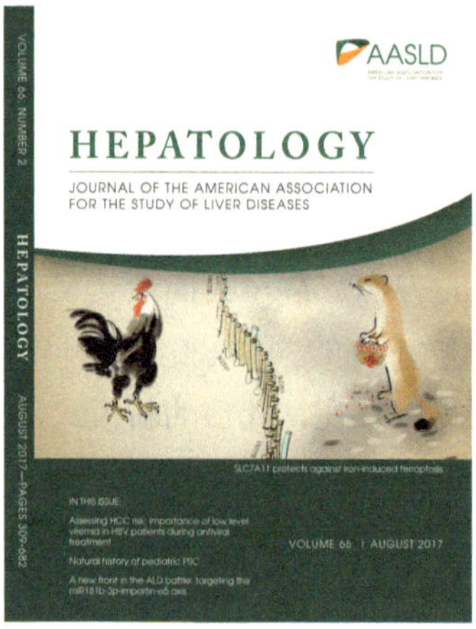

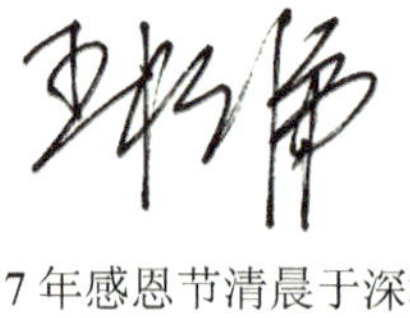

2017 年感恩节清晨于深圳

原 书 序

硒（Se）这种基本元素与氧（O）、硫（S）、碲（Te）一样，同属元素周期表的氧族元素。“而且，Se 在化学性质方面介于 S 和 Te 之间，基本上有着更多 S 而非 Te 的性质（根据英文原著作者对瑞典语的翻译而进行的英汉翻译）”，这是 1817 年 Se 的发现者 Jöns Jacob Berzelius 首先发现该元素时做出的明智论断[1]，这确实是对 Se 化学性质的一个形象而准确的描述。今天，在即将迎来 Berzelius 发现 Se 的 200 周年纪念日之际，我们对该元素在生物学中的功能认识有了极大拓展。过去数十年的研究已经揭示了 Se 是如何与氧化还原化学中各种重要反应发生复杂联系的，其中硒蛋白利用了硒代半胱氨酸（Sec）形式的 Se 所具有的独特化学特征，而 Sec 又是通过非常复杂的合成机制（事实上是对遗传密码子的重定义）而翻译插入硒蛋白的。我们也知道，低分子质量硒化物及其代谢物也能像硒蛋白一样，对细胞与生物体具有健康促进或毒性作用，最终结局取决于化合物的本质、浓度及其暴露情况。相反地，由于在表达硒蛋白的绝大多数生物中，至少有一种硒蛋白可能是必不可少的，因而缺 Se 也能使人和其他哺乳动物的疾病增加。然而，究竟有多少其他生物（如植物和各种微生物）可以不需要硒蛋白而生存？亦或相反，为什么许多具有硒蛋白的生物好像依赖于硒蛋白？我们对此并不完全清楚。事实上，还有很多问题没有得到解答。如同在 Berzelius 那个早期时代就存在的问题一样，Se 生物学，以及 Se、S、O 之间分子相互作用的许多方面仍令人费解。

在 Dolph Hatfield、Ulrich Schweizer、Petra Tsuji 和 Vadim Gladyshev 四位著名硒蛋白研究科学家主编的第四版 *Selenium: Its Molecular Biology and Role in Human Health*（《硒：分子生物学与人体健康》）专著中，将有 50 章内容介绍并讨论近年来 Se 和硒蛋白研究的飞速发展。这些章节组成 5 个主题部分。第一部分介绍硒蛋白合成的复杂分子细节，并抛出一系列重要问题：什么机制导致终止密码 UGA 被另外用作 Sec 的有义密码子，并用 mRNA 二级结构作为解码信号？什么分子机制使这个解码过程产生了特异性和有效性，以及硒蛋白合成究竟如何特异和有效？不同种类的生命体，其硒蛋白合成的共同特性与差异是什么？Sec 自身合成和降解，以及含硒化合物代谢，这些高度复杂的反应如何融入生物过程的大背景？Sec 和半胱氨酸之间绝对的化学性质差异及此差异发挥的生物学作用是什么？这些根本的主要问题虽仍未解决，但相关知识已有快速增长，第一部分的 10 个章节将展示并涵盖这些内容。

本书的第二部分集中关注活性明确的硒蛋白的生物学作用，以及其他一些仅有推测功能或未知功能的硒蛋白。不同生物体表达哪些硒蛋白？它们的表达模式是怎样调节的？它们在分离或生物学形式下的功能是什么？对单个硒蛋白功能的更好理解能不能有助于认识疾病的发生？如果可以，这种认识能不能利用单个特异性硒蛋白靶标构成新疗法的基础？有些硒蛋白比其他硒蛋白研究得更多，但对全部硒蛋白，仍然有许多遗留未答的问题。第二部分的 14 个章节正是关注上述话题及其新近发展。

许多流行病学研究揭示，Se 摄入确实对人类健康和疾病有直接影响，但对其中原因仍然缺乏一个完整或仅部分、表浅的认识。极度高 Se 摄入可导致中毒效应，而缺 Se 也可导致疾病。有趣的是，Se 的营养摄入量范围跨度如此狭窄，以至于食物 Se 含量少许的波动和该食物的长期摄入都可能与疾病相关。在本书第三部分，有 11 个章节讨论 Se 摄入与人类健康相关的奇妙之处。

尽管 Se 的生物学效应可能同时来自其低分子质量化合代谢物和硒蛋白的作用，但硒蛋白在人体发挥的许多重要功能对维持适宜的健康状态至关重要。因此，第三部分讨论的 Se 摄入水平与疾病联系的许多流行病学观察结果很可能是与硒蛋白功能相关的，也许缺 Se 可导致一种或多种硒蛋白表达和功能不足的情况更是如此。重要的是，和一般蛋白质一样，硒蛋白功能与其表达控制紧密相关，而后者又受到 Se 的可利用度和硒蛋白编码基因及其转录、翻译体系完整性的影响。由于这些基因和因子可能受其突变和其他基因改变的影响，硒蛋白功能也会受遗传变异或缺陷的调节。第四部分的 10 个章节将进一步讨论上述方面的 Se 和硒蛋白功能，并关注疾病相关的特定硒蛋白的表达模式和功能。

在最后的第五部分，5 章内容将讨论 Se 和硒蛋白功能研究的不同动物模型。这些模型包括针对特定硒蛋白或硒蛋白合成所需因子的基因打靶小鼠，以及具有独特 Se 利用或 Se 效应的其他动物，如裸鼠或家畜家禽。来自这些动物的观察和结论，可以使我们详细而明确地获得 Se 生物学功能的重要信息。

正如本书多达 50 章内容的有力展示，自最初 Berzelius 发现 Se 以来，该元素的研究已经取得了极大进步，近几年来更几乎是呈指数形式增长。今天，在 PubMed 文献数据库中，搜索“selenium or selenocysteine or selenoprotein（硒或硒代半胱氨酸或硒蛋白）”能找到超过 3 万篇论文。尽管如此，该领域显然还有很多知识不为人知，特别是一些关键问题亟待解答。当哺乳动物的生存看起来离不开硒蛋白时，那么多不依赖于硒蛋白的生物又是怎样存活的？对自然界中迄今仅见的所有这些硒蛋白，不同研究深度之外的功能和生物学作用是什么？Se 生物学作用偏差与疾病的任何因果联系怎样用于新的有效治疗？本书中的内容为上述问题和话题提供了一个最为坚实的基础。现在我们正迎来 Berzelius 发现 Se 的 200 周年纪念日，史无前例的大型 Se 研究国际盛会将于 2017 年 8 月 13～17 日在瑞典首都斯德哥尔摩召开（见 www.Se2017.se），Se 研究的绝大多数科学家将有望相聚一堂。在这次大会上，本书也将作为讨论和报告的核心基础，广泛涵盖迄今所知的 Se 分子生物学及其与人和动物健康的联系。Se 研究空前活跃，我们期待着这一主题将有令人兴奋的发展，并希望正在进行的 Se 研究结果可以为改善人类健康提供更好的评测。为了达到这个目标，我们推荐对 Se 研究积极活跃而饱含兴趣的科学家阅读此书，这将有助于给该领域的多方研究者提供一个知识互通的共同平台。衷心感谢对本书各章撰写和编辑做出卓越努力的编者，以及 Se 研究领域为深入拓展 Se 知识疆土而不懈努力的每一位科学家！

Elias S. J. Arnér

于瑞典斯德哥尔摩

参 考 文 献

1. JJ Berzelius 1818 "Undersökning af en ny Mineral-kropp, funnen i de orenare sorterna af det i Falun tillverkade svaflet" *Afhandlingar i fysik, kemi och mineralogi* 6: 42

（周继昌　译；雷新根　校）

原书前言

本书第一版于 2001 年出版，很大程度上涵盖了过去 30 年的硒研究成果，尤其是“这一令人着迷元素的生化、分子和基因方面的新见解”，全书包含 25 章，46 位编著者参与。随着硒的研究逐年扩展，第二版于 2006 年出版，含 35 章，71 位编著者参与；第三版于 2012 年出版，含 45 章，96 位编著者参与。Marla Berry 作为共同主编，为第二版和第三版的成功出版贡献了重要作用。本版（第四版）由 Ulrich Schweizer 和 Petra（Peko）Tsuji 共同主编。

本书第四版与前几版同样体现了硒研究的增长和多样，含 50 章，119 位编著者参与。在过去 5 年中，硒研究蓬勃发展的主要领域是对硒蛋白在人类健康和疾病中的功能及调控的持续深入解析，尤其是癌症。尽管众多已发表的文章强调硒具有化学预防活性，在过去的几年，这一元素却也显示出对癌症的促进作用，而这种模式很可能同样适用于其他慢性疾病。回顾前期的研究，硒对恶性肿瘤的促进作用并不奇怪，因为不健康的细胞，尤其是癌细胞，需要强大、有效的系统来维持它们的氧化还原平衡，并支持其快速生长。硒蛋白展现的对癌症的预防和促进双重作用，以及与不同氧化还原酶系统的相互作用，正如“Dr. Jekyll and Mr. Hyde”。这些内容在各章中进行了讨论。

有趣的是，近期发现谷胱甘肽过氧化物酶 4 在恶性肿瘤的进展和铁死亡（一种非凋亡的细胞死亡形式）中发挥作用。硫氧还蛋白还原酶的研究凸显了该硒酶在氧化还原生物学中的重要作用。很显然，硒依赖性的脱碘酶不仅促进了甲状腺激素的稳态，而且局部调控赋予它们在器官发育及干细胞生物学中的关键作用，进而影响伤口愈合和癌症进展。

现代遗传学在硒研究中发挥了重要的作用。小鼠模型帮助识别硒蛋白的生理功能。目前，除 6 种硒蛋白外，许多缺失某种硒蛋白编码基因的小鼠都显现相应硒蛋白的失活，且出现了有趣的表型。同时，一些影响硒蛋白或者它们的生物合成的遗传性疾病已在人体得到了认识，其症状的严重性也凸显出硒蛋白在人类健康中的作用。在几种硒蛋白的基因中发现的多态性对相应的硒蛋白功能（包括与疾病的紧密联系）产生不同的影响。

硒研究的重要领域有些已经基本得到解答有些进展缓慢，但以前已提供了大量信息。因此，这些领域也被列入书中，为非硒研究工作领域的读者提供原始资料。而且，这些信息的编入使本版尽可能完整地展示硒生物学领域的诸多方面。

正如当前和以前的版本所体现的，由于哺乳动物所有硒蛋白基因的发现，以及硒蛋白在细胞代谢、健康和发育方面作用的阐明，在过去的 15 年里，大部分的硒研究都集中在硒蛋白上。因此，21 世纪初存在于硒研究领域的辩论“小分子质量硒化合物或硒蛋白，谁在硒对健康作用中起重要作用”，转向了硒蛋白的一侧。然而，我们预期小分子质量的硒化合物会再次成为硒毒性的研究焦点。

当前版本涵盖了硒研究领域的诸多方面，由于内容来自于不同的科研人员，彼此之间见解和观点偶存差异。我们认为这些不同之处对读者更是一种财富，因为这正阐明了不同科研人员如何处理这些问题，并为当前硒领域的研究提供更全面的观点。

施普林格（Springer）出版社告知我们，在 2014 年所有出版的电子书中，本书第三版名列前 25%（就发行、浏览和下载方面）。我们盼望扩编的新版专著受到读者更多的爱戴和欢迎。我们期待着硒、硒蛋白，以及它们在健康和发育领域激动人心的更多的科学新发现。

Bethesda，MD，USA　Dolph L. Hatfield
Bonn，Germany　Ulrich Schweizer
Towson，MD，USA　Petra A. Tsuji
Boston，MA，USA　Vadim N. Gladyshev

（张丽红　译；王福俤　校）

原书参与者

Houssni Abid Laboratory of Neuronal and Neuroendocrine Differentiation and Communication, INSERM U982, University of Rouen Normandy, Mont-Saint-Aignan, France

Ifat Alsharif Laboratory of Neuronal and Neuroendocrine Differentiation and Communication, INSERM U982, University of Rouen Normandy, Mont-Saint-Aignan, France

José Pedro Friedmann Angeli Helmholtz Zentrum München, Institute of Developmental Genetics, Neuherberg, Germany

Youssef Anouar Laboratory of Neuronal and Neuroendocrine Differentiation and Communication, INSERM U982, University of Rouen Normandy, Mont-Saint-Aignan, France

Elias S. J. Arnér Division of Biochemistry, Department of Medical Biochemistry and Biophysics, Karolinska Institutet, Stockholm, Sweden

Annalisa Bargellini CREAGEN - Environmental, Genetic and Nutritional Epidemiology Research Center, University of Modena and Reggio Emilia, Modena, Italy

Marianna K. Baum Department of Dietetics and Nutrition, Stempel College of Public Health and Social Work, Florida International University, Miami, FL, USA

Marla J. Berry Department of Cell and Molecular Biology, John A. Burns School of Medicine, University of Hawaii, Honolulu, HI, USA

Katarzyna Bierla CNRS-UPPA, UMR 5254, Laboratoire de Chimie Analytique Bio-inorganique et Environnement (LCABIE-IPREM), Pau, France

Paola Borella CREAGEN - Environmental, Genetic and Nutritional Epidemiology Research Center, University of Modena and Reggio Emilia, Modena, Italy

Valentina Bosello-Travain Department of Molecular Medicine, University of Padova, Padova, Italy

Loubna Boukhzar Laboratory of Neuronal and Neuroendocrine Differentiation and Communication, INSERM U982, University of Rouen Normandy, Mont-Saint-Aignan, France

Mickaël Briens Architecture et Réactivité de l'ARN, CNRS, Université de Strasbourg, Strasbourg, France

Adisseo France S.A.S., Centre for Expertise and Research in Nutrition, Commentry, France

Regina Brigelius-Flohé German Institute of Human Nutrition Potsdam-Rehbrücke, Nuthetal, Germany

Anne-Laure Bulteau Laboratoire de Chimie Analytique Bio-Inorganique et Environnement, LCABIE, IPREM, CNRS/UPPA, UMR5254, Pau, France

Institut de Génomique Fonctionelle de Lyon, IGFL, CNRS/ENS UMR5242, Lyon, France

Barbara Burlingame School of Public Health, Massey University, Wellington, New Zealand

Adriana Campa Department of Dietetics and Nutrition, Stempel College of Public Health and Social Work, Florida International University, Miami, FL, USA

Bradley A. Carlson Molecular Biology of Selenium Section, Mouse Cancer Genetics Program, Center for Cancer Research, National Cancer Institute, National Institutes of Health, Bethesda, MD, USA

Dorthe Cartier Laboratory of Neuronal and Neuroendocrine Differentiation and Communication, INSERM U982, University of Rouen Normandy, Mont-Saint-Aignan, France

Sergi Castellano Department of Evolutionary Genetics, Max Planck Institute for Evolutionary Anthropology, Leipzig, Germany

Matthieu Castex Laboratory of Neuronal and Neuroendocrine Differentiation and Communication, INSERM U982, University of Rouen Normandy, Mont-Saint-Aignan, France

Abdeslam Chagraoui Laboratory of Neuronal and Neuroendocrine Differentiation and Communication, INSERM U982, Normandy University of Rouen, Mont-Saint-Aignan, France

Krishna Chatterjee Wellcome Trust–MRC Institute of Metabolic Science, University of Cambridge, Cambridge, UK

Laurent Chavatte Laboratoire de Chimie Analytique Bio-Inorganique et Environnement, LCABIE, IPREM, CNRS/UPPA, UMR5254, Pau, France

Centre International de Recherche en Infectiologie, CIRI, Lyon, France

INSERM U1111, Lyon, France

CNRS/ENS UMR5308, Lyon, France

Gerald F. Combs Jr. Jean Mayer USDA Human Nutrition Research Center on Aging, Tufts University, Boston, MA, USA

Marcus Conrad Helmholtz Zentrum München, Institute of Developmental Genetics, Neuherberg, Germany

Paul R. Copeland Department of Biochemistry and Molecular Biology, Rutgers - Robert Wood Johnson Medical School, Piscataway, NJ, USA

Giorgio Cozza Department of Molecular Medicine, University of Padova, Padova, Italy

Rebecca N. Dardashti Institute of Chemistry, The Hebrew University of Jerusalem, Jerusalem, Israel

Linoy Dery Institute of Chemistry, The Hebrew University of Jerusalem, Jerusalem, Israel

Shahar Dery Institute of Chemistry, The Hebrew University of Jerusalem, Jerusalem, Israel

Alan M. Diamond Department of Pathology, University of Illinois at Chicago, Chicago, IL, USA

Bastihalli T. Diwakar Department of Veterinary and Biomedical Science, Center for Molecular Immunology and Infectious Disease and Center for Molecular Toxicology and Carcinogenesis, The Pennsylvania State University, University Park, PA, USA

Malgorzata Dobosz-Bartoszek Department of Biochemistry and Molecular Genetics, College of Medicine, University of Illinois at Chicago, Chicago, IL, USA

Nobuyoshi Esaki Kyoto Study Center, The Open University of Japan, Kyoto, Japan

Anthony Falluel-Morel Laboratory of Neuronal and Neuroendocrine Differentiation and Communication, INSERM U982, University of Rouen Normandy, Mont-Saint-Aignan, France

Ana Ferreiro Pathophysiology of Striated Muscles Laboratory, Unit of Functional and Adaptive Biology (BFA), University Paris Diderot, Sorbonne Paris Cité, BFA, UMR CNRS 8251, Paris, Cedex 13, France

INSERM U787, Myology Group, Institut de Myologie, Groupe Hospitalier Pitié-Salpêtrière, Paris, France

UPMC, UMR787, Paris, France

AP-HP, Centre de Référence Maladies Neuromusculaires Paris-Est, Groupe Hospitalier Pitié-Salpêtrière, Paris, France

Tommaso Filippini CREAGEN - Environmental, Genetic and Nutritional Epidemiology Research Center, University of Modena and Reggio Emilia, Modena, Italy

Emily R. Finch Department of Veterinary and Biomedical Science, Center for Molecular Immunology and Infectious Disease and Center for Molecular Toxicology and Carcinogenesis, The Pennsylvania State University, University Park, PA, USA

Vladimir I. Fisinin Russian Academy of Science, Moscow, Russia

All-Russian Institute of Poultry Husbandry, Sergiev Posad, Russia

Leopold Flohé Departamento de Bioquímica, Universidad de la República, Montevideo, Uruguay

Sarah E. Galinn Department of Biological Sciences, Towson University, Towson, MD, USA

Vadim N. Gladyshev Division of Genetics, Department of Medicine, Brigham and Women's Hospital, Harvard Medical School, Boston, MA, USA

Ting Gong Department of Cell and Molecular Biology, John A. Burns School of Medicine, University of Hawaii, Honolulu, HI, USA

Department of Molecular Biosciences and Bioengineering, University of Hawaii at Manoa, Manoa, HI, USA

Roderic Guigó Bioinformatics and Genomics Programme, Centre for Genomic Regulation (CRG), The Barcelona Institute of Science and Technology, Barcelona, Catalonia, Spain

Universitat Pompeu Fabra (UPF), Barcelona, Catalonia, Spain

Institut Hospital del Mar d'Investigacions Mèdiques (IMIM), Barcelona, Catalonia, Spain

Abdallah Hamieh Laboratory of Neuronal and Neuroendocrine Differentiation and Communication, INSERM U982, University of Rouen Normandy, Mont-Saint-Aignan, France

Diane E. Handy Cardiovascular Division, Department of Medicine, Brigham and Women's Hospital and Harvard Medical School, Boston, MA, USA

Janelle M. Hartman Department of Biological Sciences, Towson University, Towson, MD, USA

Dolph L. Hatfield Molecular Biology of Selenium Section, Mouse Cancer Genetics Program, Center for Cancer Research, National Cancer Institute, National Institutes of Health, Bethesda, MD, USA

John Hesketh Human Nutrition Research Centre and Institute for Cell and Molecular Biosciences, Newcastle University, Newcastle-upon-Tyne, UK

School of Biomedical Sciences, Faculty of Medical Sciences, Newcastle University, The Medical School, Newcastle-upon-Tyne, UK

Peter R. Hoffmann John A. Burns School of Medicine, University of Hawaii, Honolulu, HI, USA

Michael T. Howard Human Genetics, University of Utah, Salt Lake City, UT, USA

Anna P. Kipp German Institute of Human Nutrition Potsdam-Rehbrücke, Nuthetal, Germany

Josef Köhrle Institut für Experimentelle Endokrinologie, Charité-Universitäts-medizin Berlin, Berlin, Germany

P. Reed Larsen Thyroid Section, Division of Endocrinology, Diabetes and Hypertension, Brigham and Women's Hospital, Boston, MA, USA

Byung Cheon Lee College of Life Sciences and Biotechnology, Korea University, Seoul, South Korea

Byeong Jae Lee School of Biological Sciences, Seoul National University, Seoul, South Korea

Yona Legrain Centre de Génétique Moléculaire, CGM, CNRS, UPR3404, Gif-sur-Yvette, France

Xin Gen Lei Department of Animal Science, Cornell University, Ithaca, NY, USA

Alain Lescure Architecture et Réactivité de l'ARN, CNRS, Université de Strasbourg, Strasbourg, France

Chang Liao Department of Veterinary and Biomedical Science, Center for Molecular Immunology and Infectious Disease and Center for Molecular Toxicology and Carcinogenesis, The Pennsylvania State University, University Park, PA, USA

Isabelle Lihrmann Laboratory of Neuronal and Neuroendocrine Differentiation and Communication, INSERM U982, University of Rouen Normandy, Mont-Saint-Aignan, France

Jun Liu Department of Chemistry and Biochemistry, University of Delaware, Newark, DE, USA

Alexei V. Lobanov Division of Genetics, Department of Medicine, Brigham and Women's Hospital, Harvard Medical School, Boston, MA, USA

Ryszard Lobinski CNRS-UPPA, UMR 5254, Laboratoire de Chimie Analytique Bio-inorganique et Environnement (LCABIE-IPREM), Pau, France

Joseph Loscalzo Cardiovascular Division, Department of Medicine, Brigham and Women's Hospital and Harvard Medical School, Boston, MA, USA

Matilde Maiorino Department of Molecular Medicine, University of Padova, Padova, Italy

Marco Mariotti Division of Genetics, Department of Medicine, Brigham and Women's Hospital, Harvard Medical School, Boston, MA, USA

Bioinformatics and Genomics Programme, Centre for Genomic Regulation (CRG), The Barcelona Institute of Science and Technology, Barcelona, Catalonia, Spain

Universitat Pompeu Fabra (UPF), Barcelona, Catalonia, Spain

Institut Hospital del Mar d'Investigacions Mèdiques (IMIM), Barcelona, Catalonia, Spain

Alessandro Marsili Endocrinology Unit, Department of Clinical and Experimental Medicine, University of Pisa, Pisa, Italy

Sabrina Sales Martinez Department of Dietetics and Nutrition, Stempel College of Public Health and Social Work, Florida International University, Miami, FL, USA

Catherine Méplan School of Biomedical Sciences, Faculty of Medical Sciences, Newcastle University, The Medical School, Newcastle-upon-Tyne, UK

Human Nutrition Research Centre and Institute for Cell and Molecular Biosciences, Newcastle University, Newcastle-upon-Tyne, UK

Norman Metanis Institute of Chemistry, The Hebrew University of Jerusalem, Jerusalem, Israel

Hisaaki Mihara Department of Biotechnology, College of Life Sciences, Ritsumeikan University, Kusatsu, Shiga, Japan

Giovanni Miotto Department of Molecular Medicine, University of Padova, Padova, Italy

Reem Mousa Institute of Chemistry, The Hebrew University of Jerusalem, Jerusalem, Israel

Androniki Naska Department of Hygiene, Epidemiology and Medical Statistics, School of Medicine, National and Kapodistrian University of Athens, Athens, Greece

Alexandr A. Nikonorov Institute of Bioelementology (Russian Satellite Centre of Trace Element – Institute for UNESCO), Orenburg State University, Orenburg, Russia

Department of Biochemistry, Orenburg State Medical University, Orenburg, Russia

Laura Orian Department of Chemical Sciences, University of Padova, Padova, Italy

Jin Mo Park Cutaneous Biology Research Center, Massachusetts General Hospital and Harvard Medical School, Charlestown, MA, USA

Kristin M. Peters Department of Biological Sciences, Towson University, Towson, MD, USA

Mark H. Pinkerton Department of Biochemistry and Molecular Biology, Rutgers-Robert Wood Johnson Medical School, Piscataway, NJ, USA

Matthew W. Pitts Department of Cell and Molecular Biology, John A. Burns School of Medicine, University of Hawaii, Honolulu, HI, USA

K. Sandeep Prabhu Department of Veterinary and Biomedical Science, Center for Molecular Immunology and Infectious Disease and Center for Molecular Toxicology and Carcinogenesis, The Pennsylvania State University, University Park, PA, USA

Gaëtan Prevost Laboratory of Neuronal and Neuroendocrine Differentiation and Communication, INSERM U982, University of Rouen Normandy, Mont-Saint-Aignan, France

Bettina Proneth Helmholtz Zentrum München, Institute of Developmental Genetics, Neuherberg, Germany

Margaret P. Rayman Department of Nutritional Sciences, University of Surrey, Guildford, UK

Post S. Reddy Institute of Chemistry, The Hebrew University of Jerusalem, Jerusalem, Israel

Michael Rother Institut für Mikrobiologie, Technische Universität Dresden, Dresden, Germany

Antonella Roveri Department of Molecular Medicine, University of Padova, Padova, Italy

Sharon Rozovsky Department of Chemistry and Biochemistry, University of Delaware, Newark, DE, USA

Rama Saad Department of Pathology, University of Illinois at Chicago, Chicago, IL, USA

Didac Santesmasses Bioinformatics and Genomics Programme, Centre for Genomic Regulation (CRG), The Barcelona Institute of Science and Technology, Barcelona, Catalonia, Spain

Universitat Pompeu Fabra (UPF), Barcelona, Catalonia, Spain

Institut Hospital del Mar d'Investigacions Mèdiques (IMIM), Barcelona, Catalonia, Spain

Edward E. Schmidt Division of Biochemistry, Department of Medical Biochemistry and Biophysics, Karolinska Institutet, Stockholm, Sweden

Microbiology and Immunology, Montana State University, Bozeman, MT, USA

Erik Schoenmakers Wellcome Trust–MRC Institute of Metabolic Science, University of Cambridge, Cambridge, UK

Nadia Schoenmakers Wellcome Trust–MRC Institute of Metabolic Science, University of Cambridge, Cambridge, UK

Lutz Schomburg Institut für Experimentelle Endokrinologie, Charité-Universitätsmedizin Berlin, Berlin, Germany

Ulrich Schweizer Institut für Biochemie und Molekularbiologie, Rheinische Friedrich-Wilhelms-Universität Bonn, Bonn, Germany

Ashley E. Shay Department of Veterinary and Biomedical Science, Center for Molecular Immunology and Infectious Disease and Center for Molecular Toxicology and Carcinogenesis, The Pennsylvania State University, University Park, PA, USA

Miljan Simonović Department of Biochemistry and Molecular Genetics, College of Medicine, University of Illinois at Chicago, Chicago, IL, USA

Margarita G. Skalnaya Russian Society of Trace Elements in Medicine, ANO "Centre for Biotic Medicine", Moscow, Russia

Anatoly V. Skalny Laboratory of Biotechnology and Applied Bioelementology, Yaroslavl State University, Yaroslavl, Russia

Russian Society of Trace Elements in Medicine, ANO "Centre for Biotic Medicine", Moscow, Russia

Institute of Bioelementology (Russian Satellite Centre of Trace Element – Institute for UNESCO), Orenburg State University, Orenburg, Russia

All-Russian Research Institute of Medicinal and Aromatic Plants (VILAR), Moscow, Russia

Jordan Sonet Laboratoire de Chimie Analytique Bio-Inorganique et Environnement, LCABIE, IPREM, CNRS/UPPA, UMR5254, Pau, France

Roger A. Sunde Department of Nutritional Sciences, University of Wisconsin, Madison, WI, USA

Peter F. Surai Trakia University, Stara Zagora, Bulgaria

Szent Istvan University, Godollo, Hungary

Sumy National Agrarian University, Sumy, Ukraine

Odessa National Academy of Food Technology, Odessa, Ukraine

Russian Academy of Science, Moscow, Russia

Joanna Szpunar CNRS-UPPA, UMR 5254, Laboratoire de Chimie Analytique Bio-inorganique et Environnement (LCABIE-IPREM), Pau, France

Yannick Tanguy Laboratory of Neuronal and Neuroendocrine Differentiation and Communication, INSERM U982, University of Rouen Normandy, Mont-Saint-Aignan, France

Alexey A. Tinkov Laboratory of Biotechnology and Applied Bioelementology, Yaroslavl State University, Yaroslavl, Russia

Institute of Bioelementology (Russian Satellite Centre of Trace Element-Institute for UNESCO), Orenburg State University, Orenburg, Russia

Department of Biochemistry, Orenburg State Medical University, Orenburg, Russia

Ryuta Tobe Department of Biotechnology, College of Life Sciences, Ritsumeikan University, Kusatsu, Shiga, Japan

Stefano Toppo Department of Molecular Medicine, University of Padova, Padova, Italy

Zahia Touat-Hamici Centre de Génétique Moléculaire, CGM, CNRS, UPR3404, Gif-sur-Yvette, France

Petra A. Tsuji Department of Biological Sciences, Towson University, Towson, MD, USA

Fulvio Ursini Department of Molecular Medicine, University of Padova, Padova, Italy

Marko Vatamaniuk Department of Animal Science, Cornell University, Ithaca, NY, USA

Marco Vinceti CREAGEN - Environmental, Genetic and Nutritional Epidemiology Research Center, University of Modena and Reggio Emilia, Modena, Italy

Louise White Department of Evolutionary Genetics, Max Planck Institute for Evolutionary Anthropology, Leipzig, Germany

Lin Yan Grand Forks Human Nutrition Research Center, USDA-ARS, Grand Forks, ND, USA

Mattia Zaccarin Department of Molecular Medicine, University of Padova, Padova, Italy

Ann Marie Zavacki Thyroid Section, Division of Endocrinology, Diabetes and Hypertension, Brigham and Women's Hospital, Boston, MA, USA

Yan Zhang Shenzhen Key Laboratory of Marine Biotechnology and Ecology, College of Life Sciences and Oceanography, Shenzhen University, Shenzhen, China

Institute for Nutritional Sciences, Shanghai Institutes for Biological Sciences, Chinese Academy of Sciences, Shanghai, China

目　　录

中国硒研究之回顾

第一部分　硒蛋白生物合成机制

第二部分 硒蛋白的分布及功能

第三部分　膳食硒与人体健康

第四部分 硒蛋白与人体健康

中国硒研究之回顾

◎ 中国在人体硒营养研究方面的历史贡献

◎ 硒与大骨节病关系研究及其进展

◎ 硒的生物效应两面性及其活性氧自由基机制研究回顾

中国在人体硒营养研究方面的历史贡献

撰写人：夏弈明* 评阅人：陈孝曙 陈君石

中国的人体硒营养研究始于20世纪60年代中期。回顾几十年的研究历程，会有一种兴奋自豪的感觉，因为中国的硒营养研究曾经辉煌，取得过重要成就，走在国际前沿。当然，研究工作与需求有关，不能苛求永保国际前沿地位。作为亲历者，愿就我国在人体硒营养研究方面的历史贡献进行粗略的回顾。

一、硒与克山病关系的研究成果为硒是人体必需微量元素的确认奠定了基础

1957年Schwarz等报告硒（selenium，Se）是阻止大鼠食饵性肝坏死的第三因子的主要组分。这是硒具有动物营养作用的第一份报告，被誉为硒营养研究的第一个里程碑。随后，硒能预防家禽和牲畜中各种与低硒和低维生素E有关疾病的报告不断发表，如小鸡的渗出性素质、猪的食饵性肝坏死、牛羊白肌病等。不久后，新西兰、澳大利亚、芬兰、加拿大、英国和美国等国家在农牧业中广泛采用各种补硒措施，使农业生产者从中得到了极大的经济收益。之后的1973年，Rotruck等发现硒是谷胱甘肽过氧化物酶（glutathione peroxidase，GPX）的必需组分，即没有硒存在，这个酶就没有活力，从而揭示了硒的第一个生物活性形式，这被誉为硒营养研究的第二个里程碑。1973年WHO专家委员会将包括硒在内的14种微量元素确定为动物所必需的，但当时并没有确定硒是否也为人体所必需。

硒是人体必需微量元素的认识主要来自于中国20世纪60～80年代克山病防治研究成果，即发现克山病地区人群均处于低硒状态，补硒能有效地预防克山病急发。从这两个方面揭示了硒缺乏是克山病发病的基本因素，同时也证明了硒是人体必需微量元素。

1. 营养学研究介入克山病病因防治的因缘

克山病（Keshan disease，KD）是一种以多发性灶状心肌坏死为主要病变的地方性心肌病。它具有地区性分布、季节年度高发和人群多发这三大流行病特征。在我国从东北到西南的15个省（自治区）的农村出现过暴发流行[1]。

最早暴发流行的报告是1935年黑龙江省克山县，因原因不明而以县名命名为克山病。暴发流行时，其发病率和死亡率极高，景象十分凄惨。有资料记载的北方11省在1959年、1964年和1970年发病率分别达60.18/10万、41.73/10万和40.42/10万，而死

* 中国疾病预防控制中心营养与健康所

亡率分别达 19.96/10 万、9.78/10 万和 6.76/10 万[2]。为了挽救和保护广大病区人民的生命与健康，迫切地需要找到确切的克山病病因，寻求有效的预防和治疗方法，以期控制克山病的猖獗流行。1960 年成立了中共中央北方防治地方病领导小组办公室，各省、区、县也组建了相应的领导小组，把克山病列为重点防治的地方病。1964 年在哈尔滨医科大学、吉林医科大学和西安医学院组建克山病研究室，成为我国克山病防治研究的专门机构。

当时长期深入病区的哈尔滨医科大学于维汉教授，提出了克山病发病可能与营养有关的想法，并与中国医学科学院营养工作者联系，使之于 1968 年开始营养学介入克山病病因和防治研究，并组建“中国医学科学院克山病防治科研小分队”（以下简称医科院小分队）[3]。之后，流行病学调查先行，实验室和现场防治工作同时进行，相互配合、相互印证。

2. 口服亚硒酸钠预防克山病的初探

1968 年医科院小分队在黑龙江省的克山病防治和流行病学调查中，常看到病区有患白肌病（white muscle disease，WMD）的家畜。兽医用亚硒酸钠针剂注入母畜就可预防幼畜白肌病发生。陕西省兽医研究所观察到克山病和白肌病在流行特点、临床症状及病理改变等方面有某些类似。有人建议在饮食或粮食中加硒预防克山病。1965 年西安医学院在槐树庄农场进行了肌肉注射和口服亚硒酸钠对克山病预防的试点。西安医学院统计 1973 年前的数据表明，在服硒的 839 人中无新发病人，而对照的 500 人中有 10 人新发，因观察人数太少不能下结论[4]。

为得到人体服用亚硒酸钠的安全剂量，1968～1969 年医科院小分队在实验室里进行了一系列的动物（大鼠和狗）口服亚硒酸钠急性慢性毒理学实验，推算出成人每周口服 2mg 亚硒酸钠是安全的，并在自身试服且未见毒性后，建议现场应用。各人群每周口服亚硒酸钠剂量为：1～5 岁 0.5mg、6～10 岁 1mg、11 岁以上 2mg[5]。

剂量确定之后的 1969 年冬，在黑龙江省尚志县亮河公社九里大队给 20 名潜在型和慢型克山病患者试服亚硒酸钠，结果在 2 个月后的克山病高发期无一人急发。之后，每年秋冬连续观察口服亚硒酸钠片预防克山病的效果，至 1974 年春累计观察服硒和对照人数分别为 17 113 和 15 785 人，服硒组无新发克山病人，而对照组共有 23 人新发。虽然看到有一定的预防效果，但分年度看，观察点克山病发病有自然下降趋势，因而不能得出肯定结论（表 1）[6]。

表 1 1969～1974 年黑龙江省服硒和对照组发病情况比较

县名	时间	服硒组		对照组	
		人数	发病数	人数	发病数
尚志	1969 年冬	20	0		
尚志	1970/9～1971/3	182	0	583	6
尚志	1971/9～1972/3	566	0	569	4
尚志	1972/10～1973/3	4 202	0	5 116	5
密山、林口、虎林	1972/11～1973/3	1 687	0	2 377	5
尚志、密山、林口、虎林	1973/10～1974/3	10 456	0	7 140	3
	合计	17 113	0	15 785	23

3. 克山病的内外环境处于低硒状态

由于克山病是一种地方病，也即它在流行病学上有严格的地区性分布特点，这就决定了克山病的发病因素只存在于病区或只在病区范围内起作用。因此，寻找病区和非病区内外环境的差别是克山病病因研究的基本出发点。虽然上述用亚硒酸钠预防克山病得到可喜“苗头”，但为了预防效果的观察有更可靠的科学依据，就必须弄清病区居民是否处于内外环境低硒状态。

1972年医科院小分队在国内首先建立了生物材料中微量硒的测定方法[7,8]。1972～1973年对最初的127份全血硒和65份发硒测定结果表明，克山病病区居民全血硒和发硒含量均显著低于非病区，但病区的病人和非病人无显著差异；结果还提示病区血硒下降的原因可能与食物中硒的摄入量较低有关（表2）[5]。

表2　1972～1973年克山病区和非病区各类人群血硒和发硒含量比较

地区	人群类别	血硒含量*/（mg/kg）	发硒含量*/（mg/kg）
克山病区	克山病人	0.018 ± 0.009（40）[a]	0.107 ± 0.053（21）[a]
	非克山病人	0.021 ± 0.007（24）[a]	
非克山病区（邻近病区）	农民	0.032 ± 0.004（20）[b]	0.187 ± 0.051（20）[b]
	职工	0.041 ± 0.021（10）[b]	
非克山病区（远离病区）	职工（曾去过病区）	0.173 ± 0.044（16）[c]	0.712 ± 0.097（13）[c]
	职工（未去过病区）	0.255 ± 0.039（17）[d]	0.834 ± 0.156（11）[d]

*以 $\bar{X} \pm SD$ 表示，括弧内为样品数。纵列比较，上角不同字母有统计显著性差异，$P<0.05$。

1975年医科院小分队又建立了当时唯一知道的含硒酶——谷胱甘肽过氧化物酶（GPX）的测定方法[9，10]，并于当年在四川、山东的病区和非病区做了463份血样测定，结果表明，代表硒生物活性形式的GPX也是病区低于非病区，病区农业户低于职工户，而病区的病人和非病人也无显著差异；所调查人群GPX活力与血硒或发硒呈明显正相关[11，12]。硒水平和GPX活性的测定充分肯定了克山病人的内环境处于低硒状态。

那么病区人群内环境处于低硒状态是否与硒摄入量低下有关呢？为此，医科院小分队在全国典型病区（11省42县77采样点）和非病区（20省86县110采样点）进行了内（血、发、尿）外（大米、玉米、面粉等主粮和土壤等）环境中硒含量的测定，结果显示了与上述相应的结果，充分肯定了克山病均分布在低硒地区，无一例外，并大致划分了病区和非病区粮食和人体血、发等硒含量的界限值[13]，此数值也为以后硒营养状况评价提供了依据（表3）。

表3　硒含量范围划分表　（单位：mg/kg）

	克山病区	克山病区与非病区交叉地带	非病区
全血硒	<0.020	0.020～0.050	>0.050
发硒	<0.120	0.120～0.200	>0.200
主粮硒	<0.010	0.010～0.020	>0.020

与此同时，许多克山病防治工作组也进行了大量的内外环境硒含量测定工作[14]。地学工作者更是在宏观上，从地质地貌、水土作物、人畜毛发等生态物质硒含量等方面，

确定了我国存在有与克山病分布一致的、从我国东北到西南的低硒地带；绘制了我国硒营养背景图、硒生态景观图和克山病分布图等，并汇编入《中华人民共和国地方病和环境图集》[15]。相关农业部门为解决牲畜家禽硒缺乏相应疾病问题，对青饲料、土壤等硒含量进行分析，绘制了《中国饲料、牧草中含硒量分布图》，得到了相似的结果，再次证实了我国确实存在一个生态环境低硒地带[16]。

4. 补硒能有效预防克山病发病的肯定

在硒含量分析已初步表明病区内外环境处于低硒状态基础上，以及前期用硒预防克山病得到可喜苗头的鼓舞下，1974 年医科院小分队与四川省西昌地区卫生防疫站协作，在克山病高发区进行了大规模口服亚硒酸钠片预防克山病效果的严格双盲对比观察。在冕宁县 3 个公社 119 个生产队中，以单双数生产队区分为服硒组和对照组。服硒组 1～5 岁儿童每周一次口服 0.5mg 亚硒酸钠，6～9 岁是 1.0mg；对照组服淀粉片。为了准确地掌握发病情况和及时救治危重病人，在试点区设立了观察点，对病人进行了临床、心电图、心脏 X 射线等检查，并对其中部分患者进行血液硒含量、GPX 活力、血清 GOT 和 GPT 活力，以及其他生化指标的测定。结果表明，在对照组的 3985 名儿童中有 54 人发病，其发病率为 13.6‰，而当年服硒组 4510 名儿童中仅有 10 人发病，发病率为 2.2‰，经统计分析，两组发病率有显著差异（$P<0.01$）。从 1974～1977 年累计观察服硒人数达 3.66 万，其发病率由服硒前的 13.6‰，逐年降到 2.2‰、1.0‰、0.3‰、0‰，得到了补硒可有效预防克山病的肯定效果[17，18]。西安医学院于 1975 年起在陕西省黄龙县店头公社等病区进行亚硒酸钠预防克山病急性发病效果观察，发现效果同样显著[19]。

之后，医科院小分队为继续观察补硒效果，扩大了服硒范围。1976～1980 年冕宁县内病情较重的 4 个公社全面服硒，五年总计发病率为 0.12‰，而未服硒的 3 个公社为 3.75‰。其中，在服硒公社发病的 24 例中有 18 例并未服硒（表 4）[6]。

表 4　1976～1980 年四川省冕宁县服硒公社与未服硒公社克山病发病率的比较

年份	服硒公社			未服硒公社		
	总人口	新发病例	发病率/‰	总人口	新发病例	发病率/‰
1976	41 181	4	0.09	5 999	33	5.50
1977	41 758	3	0.07	6 243	12	1.92
1978	41 533	5	0.12	6 310	32	5.07
1979	41 248	8	0.19	6 411	23	3.59
1980	41 384	4	0.10	6 463	18	2.79
总计	207 104	24	0.12	31 426	118	3.75

与此同期，硒的预防观察逐步扩大至冕宁县以外的德昌、西昌、越西、普格等县。1976～1980 年这 5 个县服硒人群发病率每年均低于未服硒人群，五年总计服硒人群发病率为 0.27‰，未服硒人群为 1.55‰，差别非常显著[6]（表 5）。

1982 年医科院小分队对四川服硒片和硒盐 10 年的冕宁县、喜德县进行普查，结果说明补充硒不但有预防急型和亚急型克山病的作用，并且有减少潜在型克山病发病、减轻心肌受克山病致病因素的作用[20]。

表5 1976～1980年四川省冕宁等5县服硒与未服硒克山病发病率的比较

年份	服硒人群			未服硒人群		
	人数（1～12岁）	新发病例	发病率/‰	人数（1～12岁）	新发病例	发病率/‰
1976	45 515	8	0.17	243 649	488	2.00
1977	67 754	15	0.22	222 944	350	1.57
1978	65 953	10	0.15	220 599	373	1.69
1979	69 910	33	0.47	223 280	300	1.34
1980	74 740	22	0.29	197 096	202	1.02
总计	323 872	88	0.27	1 107 568	1 713	1.55

硒预防克山病的措施（硒片、硒盐、施硒肥等）从1976年起在全国各重病区逐步推广，克山病发病率逐年下降，截至1984年底北方重病区已有470万人坚持硒预防，有力地控制了各重病区急型、亚急型克山病的发病，之后全国再未见暴发流行[1]。这不能不说是硒预防克山病有效的最好证据，它是我国预防医学工作者保护人民健康的重大贡献。

5. 硒与克山病关系研究成果的国际地位和营养学意义

医科院小分队第一次公开发表硒与克山病关系成果的中英文文章是在1979年[17，18]。之前，这篇英文稿寄给了6位国际知名专家，其中澳大利亚微量元素权威 Underwood EJ 教授看后很兴奋，给予了高度评价。随即他请应中国农业部邀请访华的 Oldfield JE 教授（动物缺乏硒导致白肌病的发现者之一）临时顺访医科院小分队，详细了解我们在硒与克山病方面的工作，并带回样品检测。Oldfield JE 教授回美国后来信邀请医科院小分队参加1980年在美国召开的第二届国际硒研讨会（International Symposium on Selenium in Biology and Medicine，以下简称国际硒研讨会）。医科院小分队委派杨光圻教授出席第二届国际硒研讨会，报告了硒与克山病关系的研究成果，一时引起极大轰动，因为这是硒与人体健康有关的第一份直接证据。杨光圻教授也因此受邀在美国停留一个月进行讲学。由于当时在国际上多为农业畜牧业专家在进行硒的研究，与防治疾病有关的研究只限于动物，没有人体实验数据。因此，我国硒与克山病关系研究，尤其是大规模的人群补硒干预试验，填补了国际研究空白，被誉为硒研究的第三个里程碑。为此，国际硒会组委会提出1984年的第三届国际硒研讨会在北京召开。在北京举行的第三届国际硒研讨会上，中国医学科学院防治克山病科研小分队和西安医学院克山病研究室荣获了国际生物无机化学家协会1984年度 Schwarz 奖。此研究成果也成为国际营养学界确立硒是人体必需微量元素的主要依据。1990年 FAO/IAEA/WHO 联合组织人体营养专家委员会（杨光圻教授是委员之一），根据1973年以来研究技术的发展和研究思路的扩展，讨论并明确了必需微量元素的定义（即若该元素的摄入量减少到低于某一限值，总会导致同一种重要生理功能的损伤；或该元素是机体内生物活性物质有机结构的必须组分）。专家委员会还强调，一种元素在一个动物种属中被证明是必需的，但并不能推断为对另一种动物或人也必需，而要对单个种属分别证明。基于以上定义和研究依据，专家委员会将硒明确地归入“人体必需微量元素”，并于1996年公布[21]。

二、中国人体地方性硒中毒的研究提供了迄今最详尽的人体硒中毒的科学资料，使人体硒最大安全摄入量研究成为可能

尽管 1936～1940 年 Smith ML 等在美国怀俄明州和南达科他州、1972～1976 年 Jaffe WG 等在委内瑞拉等高硒地区调查观察到一些人体临床症状，但都未能得到确信的硒中毒体征和症状。

1959～1964 年中国湖北恩施地区暴发流行原因不明的脱发脱甲症，并呈现明显的地区性和家庭性特征。最严重的村庄发病率高达 82.6%，牲畜也有中毒死亡，村民不得不迁离。1965 年 12 月，湖北省卫生防疫站给中国医学科学院卫生研究所营养室来信，叙述了人、畜发病情况，并寄来当时认为致病的玉米样品。自此杨光圻工作组参与病因调查研究。1966 年杨光圻教授从浩瀚的文献中发现牲畜和病人的症状与美国南达科他州等地报告的硒中毒有相似之处，因而考虑硒中毒的可能性。在用病区玉米喂养大鼠后，观察到典型的硒中毒和大片肝坏死症状，以及含砷饮水对玉米毒性的拮抗作用。与此同时进行了硒含量测定，发现各样品均含大量硒，其中一份玉米硒含量竟然高达 44mg/kg（相当于硒摄入量 38mg/d，3～4 天内头发全部脱落），从而证明了致病原因确实是硒中毒。调查高硒环境成因时发现，当地石煤硒含量高达 13.2～1332mg/kg。当地有用石煤火熏土作底肥习惯，造成土壤硒严重污染，作物硒含量也随之增加；村民又习惯在室内无烟囱条件下，用石煤做饭、烤火和烤干粮食，造成食物硒严重污染，极易导致人畜硒中毒[22，23]。这也由此发现了湖北恩施地区是世界上硒水平最高地区。1980 年报告陕西紫阳县石煤含硒高达 5.66～32mg/kg，也有人畜硒中毒发生，是中国第二高硒地区[24]。

之后，杨光圻工作组继续对病区硒中毒病人的临床症状进行了细致的观察分析。按头发指甲脱落及神经系统等症状严重程度，将急性硒中毒病人分为轻症、重症、严重中毒等三种类型；按指甲受损等症状严重程度将慢性硒中毒病人区分为（++）和（+）不同病变阶段。与此同时，测定了各类病人全血硒、血浆硒、尿硒及外环境硒，得到了迄今唯一的、最详尽的人体硒中毒临床症状和内外硒环境的科学资料。有了不违反伦理的天然高硒状态人群作为受试对象，使人体硒最大安全摄入量研究成为可能[25]。

三、人体硒需要量和安全摄入量范围研究成果为各国制订硒的膳食参考摄入量（DRI）提供最可信的参考依据

在防治克山病和硒中毒研究中，认识到硒摄入不足或过多是克山病发病和硒中毒的关键因素。因此，摆在营养工作者面前急待解决的问题是，能保持健康水平的硒适宜摄入量是多少？1982～1992 年中国预防医学科学院杨光圻工作组在低硒的四川克山病区和高硒的湖北恩施地区进行了硒的需要量和安全量研究，得到了人体需要量和安全量等最有参考价值的有关数据：避免发生克山病的膳食硒最低需要量为 17μg/d 或 0.30μg/kg/d；使血浆谷胱甘肽过氧化物酶（GPX）达到饱和的膳食硒生理需要量为 41μg/d 或 0.68μg/kg/d；膳食硒最高安全摄入量为 400μg/d 或 7μg/kg/d。膳食硒的平均最低毒副反应水平（LOAEL）

为（1271±454）μg/d 或（23±8）μg/kg/d；敏感个体的最低毒副反应水平（LOAEL）为 900μg/d 或 17μg/kg/d。膳食硒的平均无毒副反应水平（NOAEL）为（819±126）μg/d 或（15±2）μg/kg/d；敏感个体的平均无毒副反应水平（NOAEL）为 600μg/d 或 11μg/kg/d，也即硒的个体最高安全摄入量[26]。

虽然新西兰也是硒水平较低的国家，在 1995 年也曾进行过人体补硒的硒需要量实验研究，但因受试者的起始硒水平较高（膳食硒约为 29μg/d，血浆硒约 65ng/ml，血浆 GPX 活性已达 2/3 饱和），导致补硒后变化不明显而未能得到较确切的数据。1983 年在四川克山病区进行的硒需要量实验，受试者的起始硒水平很低（膳食硒约为 11μg/d，血浆硒仅约 23ng/ml，血浆 GPX 活性仅为正常的 20%～30%），使之得到较可信的上述硒需要量数据。鉴于我国存在世界上硒水平最低的克山病地区和硒水平最高的硒中毒地区，因而具备硒水平最低和最高的人群，为硒的需要量和安全量研究提供了天然研究对象。因此，中国实验所得到的数据，不仅成为中国，也成为世界各国营养学界制订本国 RDA 或 DRI 的参考依据[21，27]。

随着硒基础研究的深入，发现血浆硒蛋白 P（SEPP1）也是评价硒营养状态的有用指标。2007 年在四川克山病区再次进行了人体补硒的硒需要量研究。虽然受试者的起始硒水平已高于 1983 年，但仍属于低硒水平（膳食硒约为 14μg/d，血浆硒约 37ng/ml，血浆 GPX 活性约为正常的 42%，血浆 SEPP1 约为正常的 36%）。结果得到，使血浆 GPX 达到饱和的硒需要量为 35μg/d，而使血浆 SEPP1 达到饱和的硒需要量为 49μg/d。结论认为，就目前所能得到的实验数据和当前研究水平来看，血浆 SEPP1 是反映人体硒营养状态和测定人体硒需要量的最佳指标。所以，满足 SEPP1 合成的硒需要量 49μg/d（58kg BW），经体重和个体变异等因素适当调节后，可作为人体硒需要量和修订膳食硒参考摄入量 DRI 的参考[28～30]。中国科学家提出的人体硒最低需要量、生理需要量和安全摄入量值，已为各国营养学界认可和应用，使中国硒营养研究工作迈入国际先进行列。

四、结　语

中国的硒营养研究曾经辉煌，走在国际前沿。我国荣获 1984 年第三届和 1996 年第六届国际硒研讨会举办权，许多中国学者参会交流，是硒研究的顶峰时期。遗憾的是，之后中国虽然仍保有国际硒研讨会组委会委员位置，但参会人数寥寥无几，似乎没有较有份量的内容在会上交流。相对于国外研究进展，我们国内基础研究较为薄弱，只有有限的几所院校和研究单位从事较深入的硒基础研究。

对于一个与人体健康密切相关的微量元素——硒，我们对它的现有认识只能算是已揭开了一层令人兴奋的面纱，距全面破解还为之甚远，许多未知有待今后探讨，如许多未知硒蛋白正等待着我们发现；新发现的硒蛋白的功能，以及表达和调控细节还不清楚；硒防病的作用机制还有待证实；等等。科学工作者的使命就是不断求索，使硒在抵御疾病及保证人体健康中更有效地发挥作用。望今后我国在硒研究方面能再创辉煌。

参考文献

[1] 夏弈明. 克山病//葛可佑主编. 中国营养科学全书. 北京: 人民卫生出版社, 2004: 1672-1681

[2] 孙建纯. 从防治克山病工作所取得的成就看坚持“预防为主”方针的重要//中共中央地方病防治领导小组办公室编. 中国克山病及其防治研究. 北京: 中国环境科学出版社, 1987: 1-24

[3] 夏弈明. 硒缺乏-克山病//翟凤英主编. 中国营养工作回顾. 北京: 中国轻工业出版社, 2005: 147-158

[4] 徐光禄, 谢景奎. 克山病水土病因——亚硒酸钠预防克山病发病及缺硒与克山病病因的关系. 中国克山病及其防治研究. 北京: 中国环境科学出版社, 1987: 173-179

[5] 中国医学科学院防治克山病科研小分队. 硒与克山病发病关系的研究. 全国克山病病因研究协作组编. 一九七三年全国克山病病因研究座谈会资料汇编, 1974: 181-200

[6] 陈君石. 口服亚硒酸钠预防克山病发病的研究. 营养学报, 1982, 4(3): 243-249

[7] 中国医学科学院防治克山病科研小分队. 硒和克山病水土病因的研究——I 生物样品中微量硒的荧光测定法. 克山病科研资料汇编, 北京, 1977: 24-29

[8] 王光亚, 周瑞华, 孙淑庄, 等. 生物样品、水及土壤中痕量硒的荧光测定法一: 发、血、尿和其他组织中痕量硒的测定. 营养学报, 1985, 7(1): 39-45

[9] 中国医学科学院防治克山病科研小分队. 全血中谷胱甘肽过氧化物酶测定方法. 克山病科研资料汇编, 北京, 1977: 61-66

[10] 夏弈明, 朱莲珍. 血和组织中谷胱甘肽过氧化物酶活力的测定方法 I. DTNB 直接法. 卫生研究, 1987, 16(4): 29-33

[11] 中国医学科学院防治克山病科研小分队. 全血中谷胱甘肽过氧化物酶活力与克山病发病的关系. 克山病科研资料汇编, 北京, 1977: 67-70

[12] 朱莲珍, 夏弈明, 杨光圻. 克山病地区和非病区人群的全血谷胱甘肽过氧化物酶活力. 营养学报, 1982, 4(3): 229-233

[13] 杨光圻, 王光亚, 殷泰安, 等. 我国克山病的分布和硒营养状态的关系. 营养学报, 1982, 4(3): 191-200

[14] 徐光禄, 薛文岚, 张培毅, 等. 克山病区与非病区人群饮食硒含量和机体硒状态. 营养学报, 1982, 4(3): 183-190

[15] 中华人民共和国地方病与环境图集编纂委员会. 中华人民共和国地方病与环境图集. 北京: 科学出版社, 1989: 39-71

[16] 中国农业科学院畜牧研究所. 中国饲料、牧草中含硒量分布图. 北京: 中国农业科技出版社, 1985

[17] 中国医学科学院防治克山病科研小分队. 硒与克山病关系研究. 中国医学科学院院报, 1979, 1(1): 75-80

[18] Keshan Disease Research Group of the Chinese Academy of Medical Sciences. Observation on effect of sodium selenite in prevention of Keshan disease. Chinese Medical J, 1979, 92: 471-476

[19] 西安医学院克山病研究室. 亚硒酸钠预防克山病急性发病效果观察. 中华医学杂志, 1979, 59(8): 457-459

[20] 闻芝梅, 陈孝曙, 傅萍. 长期补硒地区克山病病情的调查. 中国地方病学杂志, 1986, 4(1): 73-76

[21] WHO. Selenium. Trace elements in human nutrition and health. Geneva: WHO, 1996: 105-122

[22] 杨光圻, 周瑞华, 孙淑庄, 等. 人的地方性硒中毒和环境及人体硒水平. 营养学报, 1982, 4(2): 81-89

[23] Yang G, Wang S, Zhou R, et al. Endemic selenium intoxication of humans in China. Am J Clin Nutr, 1983, 37: 872-881

[24] 程静毅, 梅紫青. 陕西省紫阳县硒中毒区初步调查, 陕西农业科学, 1980, 6: 7

[25] Yang G, Zhou R, Further observation on the human maximum safe dietary selenium intake in a

seleniferous area of China. J Trace Elem Electrolytes Health Dis, 1994, 8: 159-165

[26] Yang G, Xia Y. Studies on human dietary requirements and safe range of dietary intakes of selenium in China and their application in the prevention of related endemic diseases. Biomedical and Environmental Sciences, 1995, 8: 187-201

[27] 中国营养学会. 中国居民膳食营养素参考摄入量. 北京: 中国轻工业出版社, 2000: 210-225

[28] Xia Y, Hill KE, Li P, et al. Optimization of selenoprotein P and other plasma selenium biomarkers for the assessment of the selenium nutritional requirement: a placebocontrolled double-blind study of selenomethionine supplementation in selenium-deficient Chinese subjects. Am J Clin Nutr, 2010, 92: 1-7

[29] 夏弈明, Hill KE, 李平, 等. 中国成人硒需要量研究. 营养学报, 2011, 33(2): 109-113

[30] 中国营养学会. 中国居民膳食营养素参考摄入量. 2013 版. 北京: 科学出版社, 2014: 250-257

硒与大骨节病关系研究及其进展

撰写人：王治伦* 评阅人：王 铜

2018年是我们完成的“硒与大骨节病关系研究”成果获得国际生物无机化学家协会为硒与人体健康研究成果设立的“克劳斯·施瓦茨（Klaus Schwaz）奖”22周年。为了这个不能忘却的纪念，现将我们完成的硒与大骨节病（Kashin-Beck disease，KBD）关系研究成果及其进展报告如下。

1972年，本所莫东旭用KBD病区水、粮饲养大白鼠的实验中，出现39.71%的大白鼠死于急性大片肝坏死；追查原因时，检测了所用KBD病区水、粮中的微量元素，首次发现KBD病区水、粮硒含量均明显低于非病区，引起我们对硒与大骨节病关系研究的重视，从此硒与KBD关系成为我们重点研究的问题。我们的研究工作涉及了KBD病因、发病机制、诊断、防治等最基本方面，包括KBD内外环境流行病学、临床诊断、病理形态学、X射线学、分子生物学、生物化学、血液酶学、骨与软骨代谢、肌肉代谢、预防与治疗措施等方面的研究。这些基本方面的研究经验与成果至今已发表论文100余篇。1996年国际生物无机科学家协会授予西安医科大学莫东旭、王治伦教授与地方性骨病研究所“克劳斯·施瓦茨奖”，见图1。设立该奖是“奖励在硒研究中做出杰出贡献的科学家”。

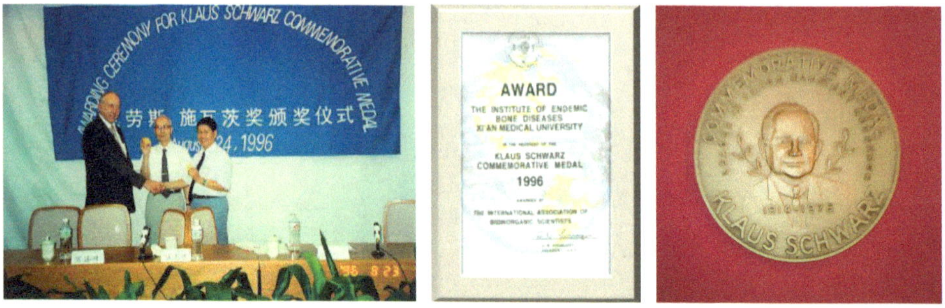

图1 国际生物无机化学家协会授予西安医科大学莫东旭教授（左图中）、王治伦教授（左图右）与地方性骨病研究所“克劳斯·施瓦茨奖”。

一、KBD概况

1. KBD的命名

KBD是一种慢性、地方性、致畸性骨关节病，是损害儿童发育过程中软骨内化骨

* 作者简介：王治伦（1946—），男，教授，博士生导师。西安交通大学医学部公共卫生学院地方病研究所，国家卫生健康委员会微量元素与地方病重点实验室。研究方向：1. 大骨节病病因、发病机理与防治研究；2. 微量元素及硒的研究。Email：wzlun@mail.xjtu.edu.cn，手机号码：13087580029

型透明软骨（骺软骨、骺板软骨和关节软骨）、导致软骨内化骨障碍的骨关节病（secondary deformation osteoarthritis）。早在公元 633 年（中国唐朝贞观七年）书法大师欧阳询在中国最严重的 KBD 病区陕西省麟游县书写名碑《九成宫醴泉铭》就描写该泉水能消除久积不治之症，和当地高硒水预防 KBD 不谋而合，说明 1300 年前我国可能有 KBD 流行[1]。1644 年《山西省安泽县志》和 1908 年吉林省刘建封撰写的《长白山江岗志略》已指出该病为水土病，并且描述了该病的临床表现。1849 年俄国地界勘察师 Yurensky I M 在国际上首次报道了俄国远东的赤塔地区乌洛夫河流域发现 KBD，其后俄国军医 Kashin N I（1859—1868 年）和 Beck E E 夫妇（1899—1908 年）进行了最初的病因、流行病学和临床研究，为纪念他们对本病研究的贡献，国际上命名大骨节病为“Kashin-Beck disease”，简称 KBD[2]。中国称为“大骨节病”“柳拐子病”“算盘指病”等。

2. KBD 流行概况

KBD 主要发生在中国。俄罗斯西伯利亚的赤塔和阿穆尔州，朝鲜北部山区的咸镜北道、咸镜南道和平安北道有少量流行。在中国，从东北到西南斜长地带的黑龙江、吉林、辽宁、内蒙古、北京、山西、山东、河北、河南、陕西、甘肃、青海、四川、重庆、西藏 15 个省（直辖市、自治区）366 个县（含县级市、旗）流行该病。其中 I 度以上患者 700 万人，病区受威胁人口 10 418 万人（2015 年中国卫生统计年鉴）。目前中国西部地区 KBD 病情较重。KBD 病区是中国的低硒区。KBD 在少年儿童时期发病，成人为继发性骨关节炎。性别患病率无显著性差异。各个民族均可发病。该病主要发生在主食食用病区自产粮的农业户中，食用商品粮家庭基本不发病。非病区少年儿童迁入 KBD 病区可发病。KBD 有家庭聚集性，这与相同环境和生活习惯有关，因为实践证明该病没有遗传性，俄罗斯赤塔 KBD 病区通过搬迁该病得到控制[2]。

3. KBD 临床表现

KBD 患儿骺板软骨和关节软骨变性坏死，软骨内化骨过程破坏，骨骼生长发育随之障碍，引起骨端变形粗大，骨关节也增粗变形，出现骨质破坏、关节畸形、指（趾）和四肢变短、身材矮小和残疾，患者发生关节疼痛和运动障碍，生活能力和劳动能力下降。KBD 发病缓慢，以四肢关节损害为主，表现为对称性指末弯、四肢关节疼痛、晨僵、增粗、变形、运动功能障碍、肌肉萎缩，严重者出现短指、短肢，甚至矮小畸形，依据关节损害严重程度可分为前驱期、Ⅰ度、Ⅱ度和Ⅲ度，呈多发性和对称性。发病年龄越小、骺板软骨损害越重，关节畸形或身材矮小越严重。KBD 成人和儿童患者照片见图 2。

4. KBD 发生过程及 X 射线改变

KBD 病区青少年多罹患，主要 X 射线改变为干骺端和骨端损害以及骨关节损害。KBD X 射线改变主要见于四肢长短管状骨的干骺端、骨端、骨骺和关节软骨，常见掌指骨干骺端部位模糊中断、消失，硬化增宽、凹陷；骨骺不同程度变形；骨端及四肢中、小关节软骨下骨质边缘毛糙、不规则或平直、骨刺、增粗变形和关节间隙狭窄；严重者肱骨缩短、跟距骨压缩性改变、膝关节内翻或外翻畸形，股骨头发育不良和股骨颈变短及椎体前缘压缩性变化。KBD 儿童患者手指的 X 射线损害见图 3。

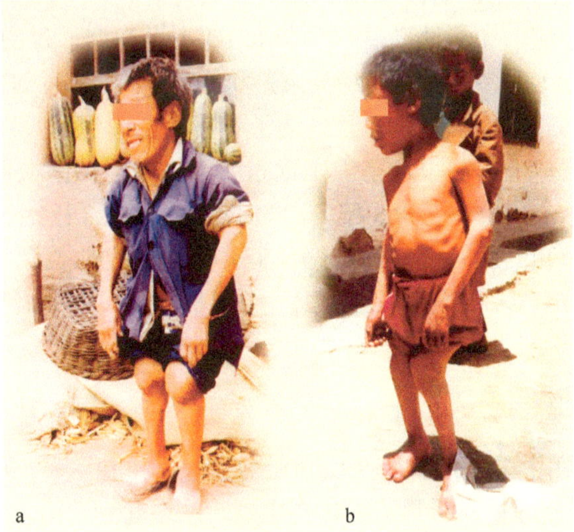

图 2 KBD 成人（a）和儿童患者（b）照片。

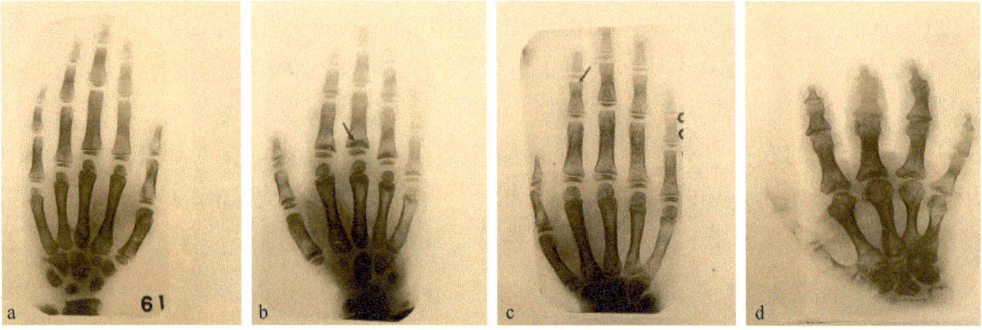

图 3 KBD 儿童患者手指的 X 射线损害。

a. 正常；b. 干骺端损害；c. 骨端损害；d. 骨关节损害

5. KBD 主要病理改变

主要为骺板和关节软骨的深层软骨细胞坏死，继发骨软骨的生长障碍，导致关节畸形，影响关节功能，严重时可致侏儒。KBD 患者骺板软骨和关节软骨的深层软骨细胞坏死病理照片见图 4。人体绝大多数骨头都是由软骨产生，由软骨变为成骨，称作“软骨内化骨”，人体靠着这种软骨内化骨产生骨骼，使得骨的长度不断增加，使人体的长骨不断变长，个子长高。靠近关节的地方有一个骺板软骨，靠近骨端的地方有一个关节软骨，它们主宰软骨内化骨。处于生长发育期的少年儿童，软骨内化骨最活跃的地方是骺板软骨和关节软骨。KBD 发生时，病因使少年儿童的骺板软骨和关节软骨发生变性和坏死，软骨内化骨过程遭到破坏，骨骼的生长发育也随之发生障碍，导致骨端发生变形粗大，骨关节也随之增粗变形，出现骨质破坏和关节畸形。

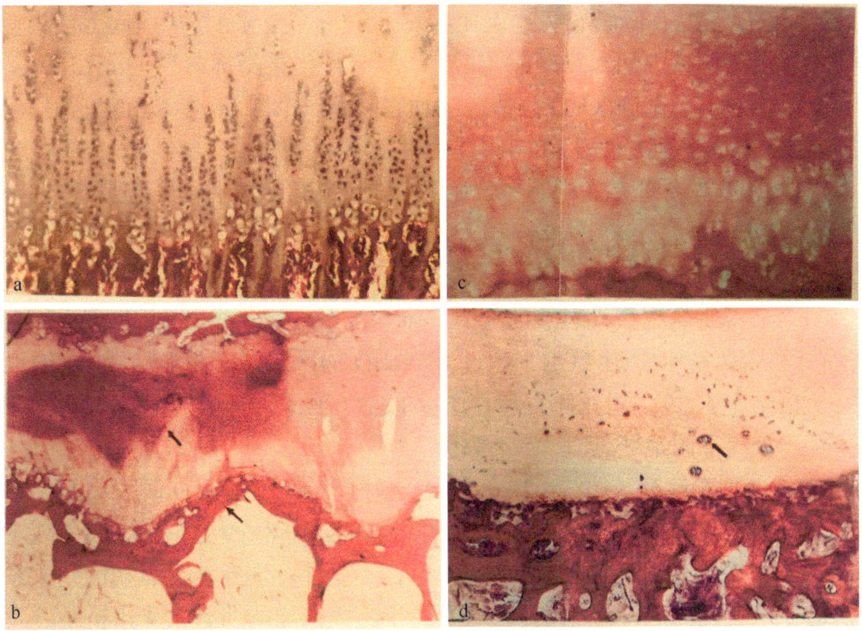

图 4 KBD 患者骺板软骨和关节软骨的深层软骨细胞坏死病理照片。

a. 正常骺板软骨；b. KBD 患者的骺板软骨；c. 正常关节软骨；d. KBD 关节软骨

二、硒与 KBD 的内外环境流行病学研究

（1）1972 年，莫东旭等采用 KBD 病区水、粮饲养大鼠，209 例大鼠中 83 例（39.7%）发生急性大片肝坏死，而饲养非病区西安粮的 52 例大鼠中无一例发生。发现大鼠饲料和饮水中硒含量病区比非病区约低一倍[3]。本实验为 KBD 病区水、粮低硒引起动物体内缺硒的首次发现，并为 KBD 低硒学说奠定了基础。我们课题组自此从内外环境流行病学、临床诊断、病理形态学、X 射线学、分子生物学、生物化学、血液酶学、骨与软骨代谢、肌肉代谢、预防与治疗措施等方面，对 KBD 的病因、发病机制、诊断、防治等方面进行了大量系统研究。

（2）1978 年，李继云等调查发现大骨节病儿童的发硒含量低于非病区一般儿童的发硒含量[4]。

（3）1980 年，王治伦等在中国 KBD 最重的病区——陕西省麟游县调查发现，大骨节病区外环境水、土、粮硒含量均低，受环境影响的大骨节病患者发硒含量仅为 38～40ppb①[5]。

（4）1983～1985 年，莫东旭等采用 KBD 病区低硒粮饲养动物引起低硒营养状态，表现为血清硒含量和谷胱甘肽过氧化物酶（GPX）活性降低；血清谷草转氨酶（GOT）、谷丙转氨酶（GPT）、乳酸盐脱氢酶（LDH）、羟丁酸脱氢酶（HBDH）、脂质过氧化物（LPO）和游离脂肪酸（FFA）活性增高，与血清硒含量呈负相关关系；尿肌酐、尿磷、尿硫和尿羟脯氨酸的排出量均随硒水平降低而减少；同时出现软骨氨基己糖和硫含量减少。采

① $1ppb=1\times10^{-9}$。

用 KBD 病区低硒粮食、低硒非病区粮食、人工合成低硒饲料均可引起上述类似生化学异常改变。在低硒饲料中加入亚硒酸钠后，上述异常生化指标恢复正常[6]。

（5）王治伦参加了全国 KBD 病情连续动态监测。全国 18 年 KBD 流行病学调查发现：中国 KBD 病情呈地方性发病，KBD 病区范围未变[7]。对中国 26 个省、自治区进行调查，KBD 病区主要分布在中国的低硒地带上，病区人群处于低硒营养状态[8]。

（6）病例对照研究。1988～1989 年，王治伦等以人群分组为单位在国内外首次进行了 KBD 病例对照调查。对 KBD 病区、相对非病区和非病区组 5～11 岁儿童各 200 名，调查了 28 项与 KBD 病因假设有关的危险因素和混杂因素，经 Logistic 多元回归分析，KBD 病区组粮硒含量比值比（OR）超过 4，KBD 病区组发硒与非病区组 OR 为 6，与相对非病区相比为 4.2[9]。黑龙江省和甘肃省的同一项目研究结果相似，说明 KBD 内外环境均低硒在全国不同地区具有一致性[10]。

（7）KBD 新发率研究。1987～1988 年，王治伦等对一个 KBD 病区 11 个村子的 298 例 6～13 岁健康儿童进行一年追踪，人群发硒<110ng/g，8 个村子有 KBD 新发病人，发病率从 1.96%至 22.73%不等，说明低硒与 KBD 不是伴行现象，具有病因学关系[11]。

（8）迄今未发现高硒 KBD 病区。1993 年，曾报道陕西省安康市桥亭乡发现高硒 KBD 病区。为此，王治伦等当年用双盲法对该乡进行了调查，该乡人群发硒水平为 104.8ng/g，低于 KBD 病区发硒 110ng/g 的临界值。我们复习了 1979 年该乡的调查资料，KBD 的 X 射线干骺端阳性率为 40.0%，人群发硒水平为 73.6ng/g。从一个 KBD 病区相隔 15 年的演变可以看出 KBD 病区的确长期处于稳定性和持续性的低硒环境[12]。

（9）低硒非病区的调查。毕华银等对低硒非病区进行了多次流行病学调查，均看到低硒的 KBD 病区、低硒两病（KBD、克山病）并存病区的存在。又两次（1983 年和 1993 年）对四川省南部县进行了调查，看到儿童的硒（105ng/g）和血硒（20ng/ml）均低，经临床、X 射线和 EKG 检查未发现 KBD 和克山病，确证了低硒非病区的客观存在。说明低硒是 KBD 发病的重要环境因素，KBD 的病因是复合因子，单纯低硒不会引起 KBD[13]。

三、硒与 KBD 患者的食物链和体内代谢研究

1. KBD 病区儿童硒平衡代谢研究

对 KBD 病区儿童的硒平衡代谢研究表明，KBD 病区儿童的硒代谢为正平衡（+1.43μg/d），但大大地低于非病区儿童（+37.85μg/d）。KBD 病区儿童的硒摄入量仅为非病区儿童的 1/8，是因 KBD 病区主食中含硒量低之故。KBD 病区儿童尿和粪排出的硒量低于非病区儿童；硒的吸收率亦低，仅为非病区儿童一半。检查肾脏的血浆硒廓清率（CSe）可以看到 KBD 病区儿童的 CSe 与非病区儿童相比呈增高趋势，分析原因可能是因 KBD 病区儿童体硒低，硒代谢速率升高的表现[14]。

2. KBD 病区儿童硒负荷研究

如果只测定 KBD 病区儿童血、尿和发硒含量，只能从一个侧面反映体内硒水平，尚难确定真正缺硒状况下体内硒代谢变化。为了准确反映机体硒状态和硒代谢情况，吕

社民等对 KBD 病区儿童进行了硒负荷代谢研究。一次性硒负荷后尿硒排泄少和排泄高峰后延；补硒的 KBD 病区儿童硒负荷结果与非病区儿童一致。证实了 KBD 病区儿童存在着与机体代谢相关的硒缺乏[15]。

3. 低硒与脏器损害的酶活性关系研究

刘致函在 1979 年以前已经发现，KBD 儿童发硒、尿硒含量和全血 GPX（GPX1 和 GPX3 的总活性）活性均比 KBD 病区内健康儿童还低[16]。中共中央地方病防治领导小组办公室组织的 1979～1982 年永寿 KBD 科学考察研究发现（注：永寿是陕西省咸阳市的一个 KBD 重病县）：KBD 病儿硒缺乏，其发硒、尿硒和全血的 GPX 活性不但比非病区儿童低，甚至比病区内健康儿童还低。补硒后，其发硒、尿硒和全血的 GPX 活性与非病区儿童及病区内健康儿童基本一致。KBD 病区儿童血清的 GOT、GPT、LDH、HBDH 等酶的活性高于非病区儿童，可能是因低硒引起红细胞内的酶发生“非攻击性释放”所致[17]。采用低硒 KBD 病区、克山病病区和低硒非病区粮食以及低硒串珠酵母饲料喂养大鼠，能完全复制出这些酶活性改变，而且与血硒水平呈显著负相关。说明这些酶活性改变是由低硒因素引起而与是否为 KBD 病区无关[18]。另外，用 KBD 病区低硒粮和加硒粮喂养大鼠时又观察到，低硒组大鼠心、肝溶酶体的组织蛋白酶 D 活性高于加硒组，而且该酶活性与血硒含量呈非常显著的负相关关系，提示与低硒导致溶酶体膜稳定性破坏有关[19]。低硒粮（采自 KBD 病区、克山病病区和低硒非病区）和低硒串珠酵母饲料均可使大鼠发生严重的肝、心和横纹肌组织的坏死性损害[18, 20, 21]。X 射线改变的 KBD 患儿，血清 ALP 活性均高于 KBD 病区非患儿和非病区健儿[22]。我们用低硒 KBD 病区粮或低硒串珠酵母饲料均不能引起大鼠血清 ALP 活性升高的现象[20, 21]，说明该现象与低硒因素没有联系。这些研究说明低硒是 KBD 病因的重要环境因素，但是 KBD 病因不能用单纯低硒解释。

4. 硒对 KBD 的脂质过氧化作用研究

我们进行了 KBD 儿童体内氧化损伤的流行病学调查，发现轻、中、重 KBD 病区患者血清中脂质过氧化终产物丙二醛明显升高。发现 KBD 患儿和病区内对照儿童血清抗氧化酶（SOD、CAT、T-AOC）均升高，表明病区儿童的抗氧化水平普遍高于非病区儿童，病区儿童处于高氧化应激状态。还发现 KBD 病区儿童体内缺硒时，血清脂质过氧化物（LPO 用 TBA 值表示）和游离脂肪含量均比非病区儿童高。用 KBD 病区低硒饲料喂养大鼠时，亦看到大鼠肝脏的 LPO 含量（用 TBA 值表示）明显高于 KBD 病区低硒饲料补硒组和非病区饲料组。还检测了 KBD 患儿血浆三种巯基（总巯基、非蛋白巯基、蛋白结合巯基）和全血硒含量。看到 KBD 病区儿童（包括 KBD 患儿组和非患儿组）体内三种血浆巯基和血硒含量都低于非病区儿童，而且 KBD 患儿组下降最为明显：KBD 患儿组血硒与三种巯基的相关分析显示出有意义的正相关关系。表明 KBD 患儿血浆巯基减少与缺硒有关，提示 KBD 患儿抗氧化防御系统受损[23]。

5. 硒对 KBD 软骨组织的作用研究

KBD 患者体内最主要的病理变化是软骨组织，尤其是四肢骨骼内的软骨组织发生一种具有特征性的软骨坏死。因此，低硒能否影响软骨的代谢和形态结构，是我们研究的重点之一。我们用尿液中的氨基多糖和羟脯氨酸含量来反映体内蛋白多糖和胶原代谢状况时，看到了 KBD 病区低硒儿童的尿硒与尿羟脯氨酸、氨基己糖、己糖醛酸和硫酸基含量之间，有显著正相关关系，在非病区儿童没有看到这种关系[24～26]。我们又用低硒 KBD 病区粮饲养大鼠，看到多种代谢酶（serum alkaline phosphatase）活性增加，而非硫酸化糖胺聚糖（non-sulfated glycosaminoglycan）含量和硫酸化因子的活性显著降低；血浆总巯基和蛋白结合巯基的含量也显著降低，这些代谢异常可能影响关节软骨的正常发育；我们还看到尿硒、尿羟脯氨酸和肋软骨中的氨基己糖含量明显降低[22]；用人工合成低硒饲料（串珠酵母饲料）喂养大鼠，亦见血硒与肋软骨中的胶原、氨基己糖和硫酸基含量之间均呈显著正相关关系，即与 KBD 病区低硒儿童中观察到的现象完全相似[27]。通过大鼠喂养实验还看到，低硒 KBD 病区粮可导致软骨中的Ⅱ型胶原羟化不足，补硒后则可提高[26, 28]；对 KBD 病区粮饲料补硒后，能改善大鼠软骨的代谢异常[21, 26]。因此，KBD 病区儿童的软骨代谢特点显然与低硒因素有关。

6. 硒对 KBD 肌肉损伤的生物学变化研究

KBD 患者（主要为Ⅱ度和Ⅲ度患者）由于长期进行性运动能力受损，其临床表现除了骨关节病变以外，还包括继发性废用性肌肉萎缩。1975 年调查发现儿童 KBD 患者 24 小时尿液肌酐含量显著低于非病区儿童，且血清和尿液中肌酐含量均降低的同时，肌酸磷酸激酶活性增加，以上结果反复得到验证[22, 29, 30]。尿硒含量与肌酐指数呈正相关关系[31]。病区低硒儿童补硒后即见尿肌酐升高；用病区低硒粮喂养大鼠亦复现出血肌酐含量降低及补硒后升高[32]。低硒粮喂养大鼠 24 小时尿肌酐、肌酸和无机磷排泄量及血浆肌酐浓度与 CPK 同工酶活性的检查结果，与低硒 KBD 病区儿童的结果亦相似[33]。故推测硒对肌酐代谢不但必需，而且在肌肉细胞能量代谢中起重要作用。缺硒可减弱磷酸肌酸合成，是导致肌肉萎缩因素之一。

7. 硒与某些微量元素、血中蛋白质、氨基酸、维生素之间的关系研究

（1）硒与磷。熊咏民等研究了硒与 KBD 磷代谢的关系。发现 KBD 病区儿童体内低硒导致血浆磷浓度和尿磷排泄量降低。还发现 KBD 病区儿童补硒后，肾小球磷滤过率上升和肾小管磷吸收率下降，说明 KBD 病区儿童中，硒是影响磷代谢的重要因素，进而影响骨代谢[34]。

（2）硒与硫。莫晓燕等发现 KBD 病区低硒儿童尿 SO_4^{2-}排泄量比非病区儿童下降 13.2%；而尿硫酸酯排出升高，是非病区儿童的 1.4 倍[35]；我们在低硒动物实验中亦发现类似现象[36]。我们发现 KBD 患儿硫酸化不足的氨基多糖从尿中排出增多，而含硫酸基的氨基多糖排出量减少。而且 KBD 患儿尿氨基多糖中的 SO_4^{2-}含量均低于对照组[37]；KBD 患儿尿中硫酸软骨素含量减少；补硒后，无论是 KBD 病区的低硒儿童或用 KBD 病区粮喂养的低硒大鼠均出现尿硫排泄量增高及氨基多糖低硫酸化状况改善。硫酸软骨素是软骨主要成分，说明硒对软骨代谢有十分重要的作用[35, 36, 38, 39]。

（3）硒与钼。王惠芬等在低硒动物实验看到肝组织硒水平与钼含量之间呈显著负相关，提示硒与钼有拮抗作用[40, 41]。

（4）血清蛋白质与氨基酸。莫晓燕等发现低硒 KBD 病区儿童的血清蛋白质、甘氨酸、丙氨酸、赖氨酸、亮氨酸和半胱氨酸含量均与发硒呈正相关关系，说明硒可以促进蛋白质吸收[42]。

（5）硒与维生素 E。史增敦观察到低硒饲料饲养母代大鼠不能影响其血清中维生素 E 含量，但能使子代大鼠血清中的维生素 E 含量升高，分析原因是子代大鼠通过增加维生素 E 的吸收、利用、运转和存贮以对抗低硒状态的代偿表现，说明硒和维生素 E 有协同作用[43, 44]。

（6）硒与维生素 A。曹峻岭等进行了家兔和人胚关节软骨细胞培养实验，在培养液中加入硒和 KBD 患儿血清，测定了其中维生素 A 和硒含量，发现硒可以促进维生素 A 的吸收，这一发现不但合理解释了硒对维生素 A 缺乏症和干眼症的作用，还说明了硒能促进骨代谢和造血功能、提高免疫力[44, 45]。

（7）硒与铊。铊是毒性很强的微量元素，袁时宁用铊注入鸡胚卵黄囊看到了铊致鸡胚肢的肥大软骨细胞发生 $^{35}SO_4$ 代谢障碍和细胞坏死；注入亚硒酸钠后对铊有拮抗作用[46]。

（8）硒与真菌毒素。莫东旭分别用真菌毒素——T-2 毒素及串珠镰刀菌毒素喂饲小香猪，导致其四肢软骨细胞发生坏死，投服亚硒酸钠后可使关节软骨的坏死损害减轻，说明硒有较强的拮抗毒物作用[47]。

以上研究表明，KBD 患者存在“环境低硒-食物链吸收低硒-人体低硒”关联，并且造成一系列异常的生理生化和病理改变。

四、KBD 病区粮食 T-2 毒素含量研究

苏联学者提出 KBD 病因是粮食真菌毒素中毒引起的，但是未提出是何种粮食真菌毒素中毒，并且该研究缺乏动物模型和病理实验证实。陈静宏、王治伦研究发现，T-2 毒素在 KBD 病区超常聚集。T-2 毒素是镰刀菌毒素生长过程中产生的有毒代谢产物，是一种生物因素。T-2 毒素中毒可以解释 KBD“波浪型”和“一次性打击”的流行特征。我们对当时全国 KBD 病情特别活跃的青海省病区与对照组主食面粉 T-2 毒素含量对比研究结果见表 1[48]。

表 1　青海省 KBD 活跃病区与对照组面粉 T-2 含量对比

地区	N	面粉 T-2（μg/kg）
青海病区	272	72.20±54.82*
对照组	279	15.70±17.24

*与对照组比较 $P<0.01$。此表说明，KBD 病情与主食粮食 T-2 毒素污染有关系。

五、KBD 具有独特的“地方性”和“波浪型”两大流行特征

大量流行病学研究反复证明了 KBD 病区环境低硒。环境低硒的稳定性和持续性，

可解释 KBD 的“地方性”流行特征，但是无法解释 KBD 的“波浪型”流行特征。T-2 毒素中毒可解释 KBD“波浪型”和“一次性打击”的流行特征，但是无法解释 KBD 的“地方性”流行特征。因此王治伦根据以上两种 KBD 流行病学特征提出 KBD 可能是环境条件下生物因素中毒引起的，本研究说明该病可能是低硒条件下 T-2 毒素中毒引起，这样才能同时圆满解释 KBD 的“地方性”和“波浪型”两大流行特征[49]。基于该假设，我们对低硒和 T-2 毒素与 KBD 的病因学关系又进行了动物模型、病理形态学实验的基础研究。

1. KBD 的动物模型和病理形态学实验研究

要确定一个疾病的病因，一定要做动物模型和病理形态学实验研究进行证实。

（1）一般情况

我们进行了低硒条件下 T-2 毒素灌胃饲养大鼠的 KBD 动物模型实验。常规组外观表现同实验前；低硒组和常规+T-2 毒素组外观和体重变化都介于常规组和低硒+T-2 毒素组之间，低硒+T-2 毒素组变化最明显，见表 2[50]。

表 2　低硒条件下 T-2 毒素饲养灌胃 30 天大鼠体重的变化（g，$\bar{x}\pm s$）

组别	n	实验前	第 1 周末	第 2 周末	第 3 周末	第 4 周末
常规组	20	268.76±20.47	285.14±21.62	312.35±23.04	331.27±20.21	348.98±19.36
低硒组	20	235.07±21.23	249.52±21.08	267.37±20.17	284.46±19.86	295.76±20.58*
常规+ T-2 组	25	268.76±20.47	271.38±21.07	280.57±20.19	291.66±21.77	303.18±21.41*
低硒+ T-2 组	25	235.07±21.23	240.19±21.83	247.24±21.52	255.61±22.13	263.10±21.45#

*与常规组相比 $P<0.05$；#与低硒组相比 $P<0.05$。

（2）大鼠饲料、血清硒水平测定结果

大鼠饲养一月末，随机抽取各组大鼠尾血，进行全血硒含量和大鼠饲料硒含量测定，结果见表 3。表 3 说明：与常规组比较，低硒组饲料和大鼠血硒值明显低于常规组，有显著性差异（$P<0.05$）[50]。

表 3　大鼠饲料、全血硒水平比较（$\bar{x}\pm s$）

组别	n	饲料硒（ng/g）	血硒（ng/ml）
常规组	15	116.51±13.31	73.92±30.01
低硒组	15	0.09±0.11*	4.16±3.56*

*表示与常规组比较，$P<0.05$。

（3）病理学检查结果[51]

A. 关节软骨的病理学改变

光镜下观察发现见图 5：

①关节软骨细胞死亡　低硒饲料加低 T-2 毒素组和低硒饲料加高 T-2 毒素组大鼠模型可见在骨质交界处的软骨组织深层有片状坏死，见图 5d；软骨细胞死亡变为红染的“细胞影子”，见图 5d～i，或红染的无结构区域，见图 5g～h。所有大鼠关节软骨表层组织结构和软骨细胞形态未见异常，病灶呈近骨性分布。

②关节软骨的营养不良性变化　高/低 T-2 毒素组和低硒饲料加高/低 T-2 毒素组，在软骨组织深层均可见多处软骨基质内出现明显的胶原纤维束，即“原纤维显现”，见图 5f；但以低硒饲料加高/低 T-2 毒素组改变尤其明显。

③坏死灶近骨缘的钙化　低硒饲料加高/低 T-2 毒素组，坏死灶近骨缘可出现数层重叠的波纹状钙化线，钙化线下肥大细胞数量减少甚至消失，钙化线上下细胞排列紊乱，在软骨囊内可见细胞死亡残留的细胞红色影子，甚至细胞影子消失而呈同质化，见图 5g。

④坏死灶的机化　低硒饲料加高/低 T-2 毒素组，少数大鼠模型出现了初级骨髓方面增生的血管和结缔组织形成的肉芽组织，并在软骨深层可见软骨细胞团形成和多处红染的无结构区域，见图 5h。

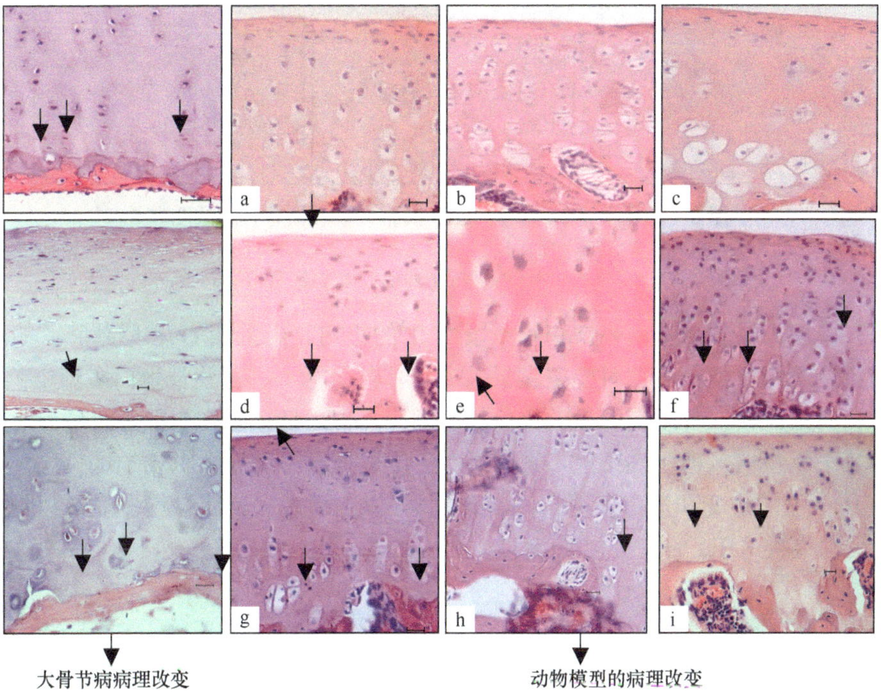

图 5　低硒和 T-2 毒素对 KBD 模型大鼠关节软骨的影响。

左边第一列从上至下的三张图表示 KBD 病理改变，上图是干骺端病理改变，中、下图是骨端病理改变。a～i 是动物模型的病理改变：a. 常规饲料组；b. 低硒饲料组；c. 高 T-2 毒素组；d～i. 低硒饲料加低或高 T-2 毒素组。d，e. 箭头所示为细胞死亡残留的细胞红色影子；f. 箭头所示为“原纤维显现”区。g. 箭头所示为波纹状钙化线。h. 箭头所示为类软骨细胞团和肉芽组织。i. 箭头所示为无细胞红染区。Bar=20μm

以上模型大鼠关节软骨的病理学改变在低硒饲料加高 T-2 毒素组和低硒饲料加低 T-2 毒素组之间未见明显差异。

以上模型大鼠关节软骨的病理学改变与人类 KBD 的病理学改变相似。

B. 骺板软骨的病理学改变见图 6。骺板软骨病理学改变的损伤有两种类型的骺板软骨坏死，一种如图 6d 所示为局灶性伴有红染的因子细胞；一种为全层或片状的软骨坏死，表现为红染的结构样改变，见图 6d 和 6e。骺板软骨的病理学改变和人类 KBD 的病理学改变相似。

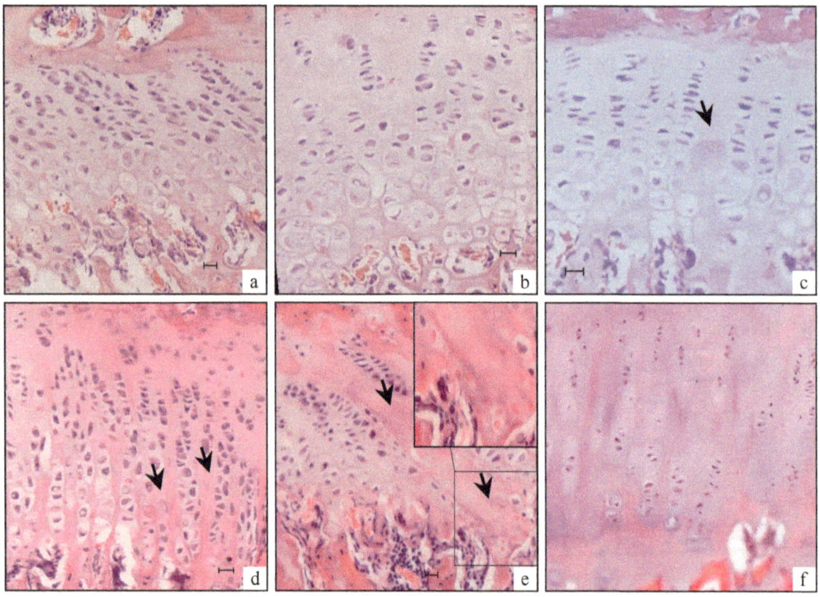

图 6 低硒和 T-2 毒素对 KBD 模型大鼠骺板软骨的改变。

a. 常规饲料组；b. 低硒饲料组；c. 高 T-2 毒素组；d，e. 低硒饲料加低或高 T-2 毒素组，箭头所示为红染的结构样改变，为细胞死亡残留的细胞红色影子；f. KBD 病人骺板；d，e. Bar=20μm

（4）模型大鼠软骨蛋白多糖和胶原蛋白 II 的影响。用番红 O 和甲苯胺蓝的硫酸蛋白多糖免疫组织化学染色法对模型大鼠关节软骨各组标本进行软骨蛋白多糖染色，发现和正常饲料组比较，各组蛋白多糖染色均有减少，但以低硒加 T-2 毒素组最为明显，尤其深层几乎无蛋白多糖阳性染色，见图 7。对 II 型胶原用免疫组织化学法染色，发现胶原蛋白 II 染色的改变和蛋白多糖相似，见图 8。以上模型大鼠软骨蛋白多糖和胶原蛋白 II 的改变与人类 KBD 的改变相似[51]。

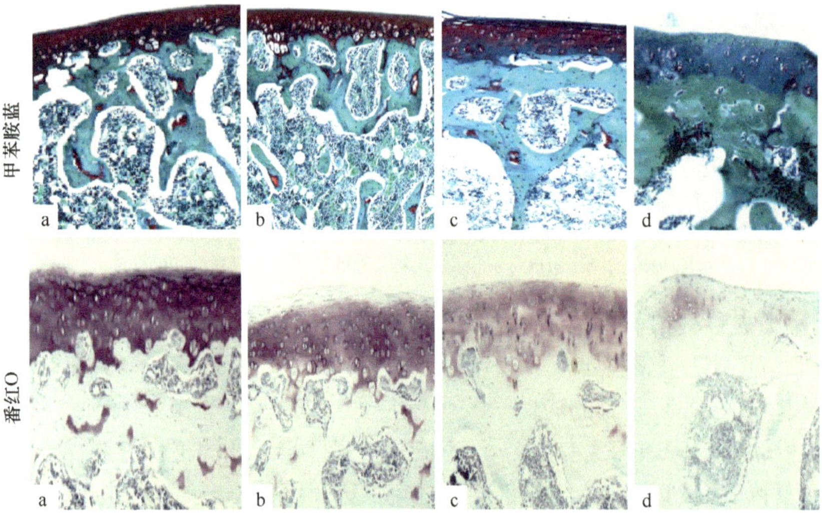

图 7 KBD 模型大鼠关节软骨蛋白多糖的影响。

用甲苯胺蓝和番红 O 的硫酸蛋白多糖免疫组织化学染色法对大鼠关节软骨各组标本进行软骨蛋白多糖染色。

a. 正常饮食组；b. 低硒饮食组；c. 正常饮食+T-2 组；d. 低硒饮食+T-2 组。（×40）

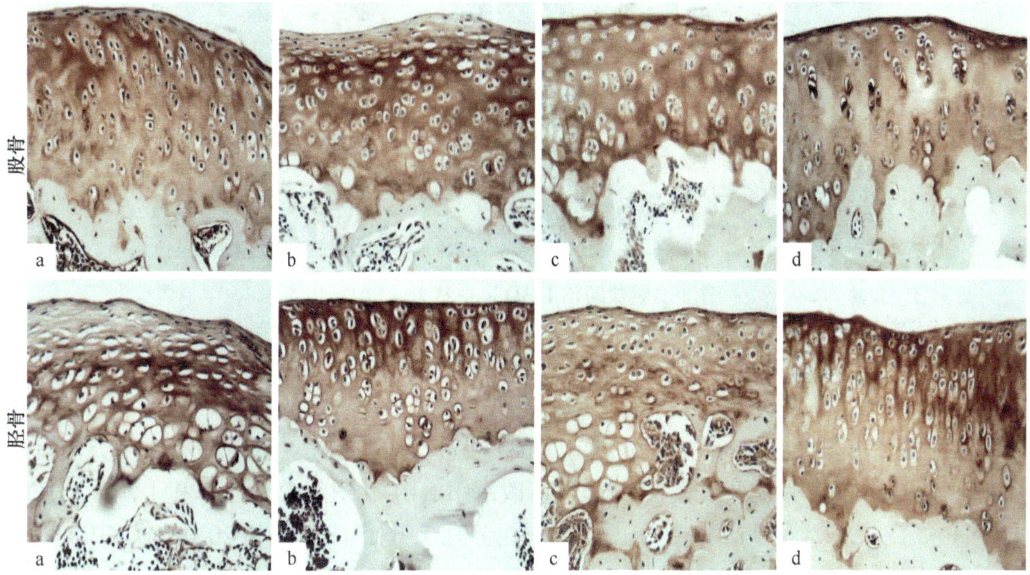

图 8 KBD 模型大鼠胶原蛋白 II 的改变。
对 II 型胶原用免疫组织化学法染色。a. 正常饮食组；b. 低硒饮食组；c. 正常饮食+T-2 组；d. 低硒饮食+T-2 组。(×40)

（5）我们用大鼠活体内诱导软骨生成的模型研究了低硒对 KBD 软骨的影响。实验看到低硒可使诱导生成的软骨细胞无论在分化速度、成熟程度、细胞数量和肥大软骨细胞内的 ALP 活性均降低；而且低硒饲养可使大鼠的胫骨骺板厚度、肥大细胞层厚度和干骺端骨质层厚度都明显地低于对照组，这些改变均与 KBD 的改变相似[52]。

2. 对低硒+T-2 毒素复制 KBD 动物模型和病埋形态学实验研究结论

用假设的 KBD 病因复制出该疾病的动物模型是病因研究极其重要的方面。在 KBD 169 年的研究史中，近 80 余载有动物实验伴随，这期间有关研究者从各自实验目的和条件出发，试图建立 KBD 的动物模型，我们以前曾饲养 2000 余只大鼠和小香猪，均未能引起这些动物四肢软骨出现类似人类 KBD 那样的软骨坏死。这次我们用低硒+T-2 毒素的病因假说复制成功 KBD 的动物模型，验证了王治伦提出的“低硒+T-2 毒素是 KBD 的病因假说”[51]。

六、补硒防治 KBD 的研究工作

（1）王治伦教授首创了硒盐防治 KBD 的方法，取得良好效果。1980～1981 年，王治伦在国际首先采用 1/6 万含硒食盐防治 KBD。研究看到，试验组的 X 射线总阳性率和干骺端阳性率由原来的 63.04%和 45.65%下降至 40.91%和 9.10%，无新发病例；而未服硒盐对照组的 X 射线总阳性率和干骺端阳性率基本未变，而且新发 KBD 患者 2 例；由于硒盐补硒方法简便易行，在中国 1600 万 KBD 病区人口中推广使用，效果良好。中共中央地方病防治领导小组办公室在 1981 年召开的鉴定会给予肯定。王治伦进行的硒盐防治大骨节病 X 射线效果照片见图 9 [54]。

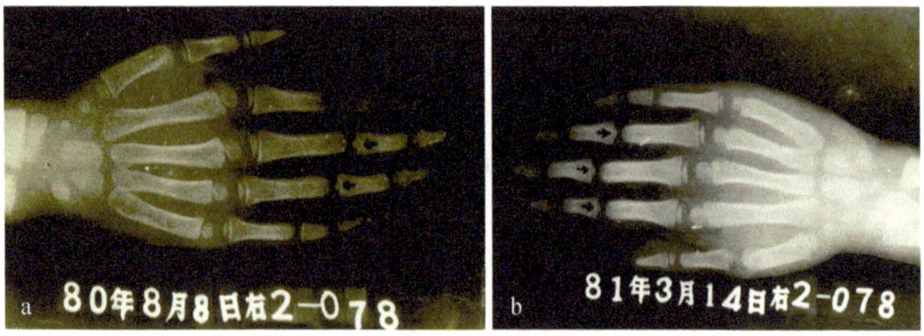

图 9 硒盐防治 KBD X 射线效果照片。

a. 儿童大骨节病患者，女，7 岁，麟游县两亭乡水磨沟村人。防治前：第 2、3、4 指骨中节干骺端“先期钙化带”中断，凹陷。b. 服硒盐防治后：第 2、3、4 指骨中节干骺端和“先期钙化带”修复正常。（中国地方病学杂志 1983 年第 3 期发表该论文）

（2）王治伦 1977～1987 年在陕西省 KBD 活跃重病区麟游县天堂村首次用天然富硒（1.38μg/L）的深井水改水预防 KBD10 年，改水组 KBDX 射线总阳性率和干骺端阳性率分别下降了 87.24%和 95.74%；未改水对照组分别上升了 19.60%和 20.19%。KBD X 射线新发率改水组为 0，未改水对照组为 8.56%；该村已由原来的活跃重病区变为非病区。被中共中央地方防治领导小组办公室简报报道[55]。

以上两个补硒防治大骨节病的研究，说明补硒确实对大骨节病有良好的防治效果。

七、结论——硒对 KBD 的病因学和医学生物学意义

我们进行的硒与 KBD 关系研究，证实了 KBD 病区的水、土、粮均低硒，KBD 病区人群处于低硒营养状态。我们用低硒+T-2 毒素复制出了 KBD 动物模型，动物的低硒实验能复制出低硒人群的一些表现，硒对人和动物一些重要功能系统（如抗过氧化防御系统和提高免疫力，骨与软骨正常成分维持和代谢，肌肉能量代谢，体内某些微量元素、维生素和生理功能物质如蛋白质、造血功能等方面）具有重要的医学生物学意义，我们还发现了硒拮抗毒物作用等；补硒对 KBD 有良好防治效果，是适于在低硒 KBD 病区推广的有效措施，在国内外首先发明了硒盐防治 KBD 的方法，在中国 KBD 病区 1600 万人群中服用硒盐取得良好效果，究其原因是补硒打断了 KBD 发病的环节。另外，我们也看到了低硒非病区的存在；流行病学调查和动物实验说明低硒在 KBD 发病机制某（些）环节中起重要作用，是 KBD 发病的重要条件，但是不能明确支持单纯缺硒作为 KBD 始动病因，低硒是 KBD 发生的重要条件。我们的研究表明“低硒+T-2 毒素”是 KBD 的病因，这对硒与疾病的关系研究有十分重要的意义；现在许多资料讲缺硒是 400 多种疾病的原因，这样会把硒说成“万金油”，对科学看待硒与健康的关系十分不利。我们的研究说明硒确实和人体健康有十分密切的关系，但是，不同疾病缺硒所起的作用不同，受本研究启发，王治伦提出“硒+”理论，即“硒+该疾病的相关因素”，这需要科学工作者针对与硒相关的疾病逐一进行深入研究，科学合理解释硒与该相关疾病的关系，为科学补硒奠定坚实的理论基础。我们的研究工作先后获得国际生物无机化学家协会“克劳斯·施瓦茨奖”、全国科学大会奖、全国医药卫生科学大会奖、卫生部甲级科技成果奖、三项陕西省科技进步奖，国际著名杂志 *Science* 报道了我们的研究成果。

说明与致谢 1. 在本成果的研究阶段，当时本所全体同志均参加了研究工作，特此说明。
2. 本文有些内容涉及有关单位及科研人员研究工作，文章中均已指出，谨致衷心感谢!
3. 本文是对本所硒与大骨节病研究的一百多篇论文的综合描述，涉及论文较多，如需要，请与作者联系。

参考文献

[1] 王治伦, 刘多森, 王善继. 我国古代关于大骨节病的研究概况. 西安医科大学学报, 1993, 14(联合国儿童基金会大骨节病项目文集): 55-59
[2] 王治伦, 王如. 大骨节病的防治. 第 1 版. 北京: 中国环境科学出版社, 1999
[3] 莫东旭, 郭尚温, 刘致函, 等. 大骨节病病区水粮引起大白鼠膳食性肝坏死. 西安医学院学报, 1975, (4): 76-85
[4] 李纪云, 任尚学, 陈代中. 环境中的硒与大骨节病关系的探讨. 地方病通讯, 1979, 12: 22-27
[5] 王治伦, 庞建麟, 肖耀文, 等. 硒盐防治大骨节病的 X 线效果观察. 中国地方病学杂志, 1983, 2(3): 171-173
[6] 莫东旭. 大骨节病区低硒和不同因素复合的实验病理和实验生化学研究总结. 西安医科大学学报, 1987, 副刊(1): 1-14
[7] 王治伦. 大骨节病研究进展. 中国地方病学杂志, 2007, 26(第 6 次全国地方病学术会议论文集): 15-20
[8] 莫东旭. 大骨节病的病因学说中无机元素研究的进展. 地方病通讯, 1984, 4: 8
[9] 王治伦, 吕社民, 殷培璞, 等. 大骨节病病例对照调查. 西安医科大学学报, 1993, 14(联合国儿童基金会大骨节病项目文集): 1-6
[10] 王治伦, 吕社民, 张建军, 等. 陕西、黑龙江、甘肃 3 省大骨节病病例对照调查的对比分析. 西安医科大学学报, 1993, 14(联合国儿童基金会大骨节病项目文集): 53-59
[11] 王治伦, 丁德修, 吕社民, 等. 大骨节病新发病例的流行病学调查分析. 西安医科大学学报, 1993, 14(联合国儿童基金会大骨节病项目文集): 31-41
[12] 王治伦, 毕华银, 于志道, 等. 安康市大骨节病活跃重病区消退为非病区的流行病学调查报告. 西安医科大学学报, 1993, 14(联合国儿童基金会大骨节病项目文集): 28-30
[13] 毕华银, 谭建安, 杨虞勋, 等. 低硒及有关因素在克山病、大骨节病病因中的作用的比较研究. 中国协和医科大学科学年会学术论文集. 第 1 版. 北京: 中国协和医科大学出版社, 1994, 177-181
[14] 吕社民, 白偲, 王治伦, 等. 大骨节病病区儿童硒的肾脏血浆廓清率研究初报. 西安医科大学学报, 1991, 12(2): 137-138
[15] 吕社民, 白偲. 大骨节病病区儿童的硒负荷试验结果分析.西安医科大学学报, 1992, 13(4): 333-338
[16] 刘致函. 微量元素硒与大骨节病的关系探讨. 西安医学院学报, 1980, (3): 25-33
[17] 奚光增, 李志清, 王琦林. 患儿血浆酶活性及某些组分的改变. 永寿大骨节病科学考察文集. 第一版, 北京: 人民卫生出版社, 1984, 287-300
[18] Mo DX, Zhang SY.The pathogenic effects of cereals obtained from different Se-deficient areas (Kashin-Beck disease, Keshan disease, and non-edemic areas) on rats.J Xi'an Med Univ, 1989, 1(1): 7-13
[19] 莫晓燕, 张矢远, 李斯纯. 大骨节病区低硒粮饲料对大鼠心肝组织蛋白酶 D 活性的影响, 地方病通报, 1992, 7(2): 19-22
[20] 莫东旭, 张矢远, 白偲. 低硒对大鼠血液酶类、肝脏、肌肉和软骨的影响. 中华病理杂志, 1986, 15(4): 244-247

[21] 莫东旭, 张矢远, 白偲. 低硒大骨节病区粮食饲料和补硒饲料对大白鼠体内的生化代谢和病理形态学的影响. 西安医科大学学报, 1987, 副刊(1): 15-26
[22] 郭雄, 殷培璞, 张矢远, 等. 大骨节病区临床生化指标判别分析病区与非病区及与病人体征的对应表现——电算机逐步判别分析. 中国地方病学杂志, 1986, 5(3): 184-187
[23] 王伟, 王治伦, 陈静宏, 等. 青海省兴海县大骨节病区儿童血清丙二醛及抗氧化酶水平观察. 中国地方病学杂志, 2012, 31(1): 51-54
[24] 莫晓燕, 张矢远, 李斯纯, 等. 不同病情大骨节病病区儿童血硒尿硒与尿液生化指标的研究. 西安医科大学学报, 1989, 10(4): 340-343
[25] 李斯纯, 莫晓燕, 张矢远, 等. 大骨节病区儿童尿羟脯氨酸、尿氨基多糖排泄量与尿硒关系的分析. 地方病通报, 1992, 7(2): 73-76
[26] 莫晓燕, 付志厚, 于志道, 等. 硒与大骨节病软骨代谢的研究. 中华骨科杂志, 1994, 14(10): 632-633
[27] 张矢远, 白偲, 于志道, 等. 不同硒水平人工合成饲料饲养大白鼠肋软骨氨基多糖组分研究. 西安医科大学学报, 1987, 副刊(1): 78-81
[28] 张矢远, 莫晓燕. 硒与大骨节病的软骨代谢异常. 地方病通报, 1993, 8(4): 125-127
[29] 蒋一芳, 白偲, 张矢远, 等. 大骨节病区和临近非患区不同硒水平儿童尿中肌酐含量的研究——兼论低硒与发病率之间的关系. 地方病通讯, 1984, (2): 44-46
[30] 吕社民, 白偲, 张矢远, 等. 不同年龄段大骨节病患儿童硒状态对比分析. 中国地方病学杂志, 1991, 6(5): 257-259
[31] 吕社民, 白偲, 张矢远, 等. 从大骨节病病区儿童的硒代谢看与大骨节病的关系. 陕西地方病通讯, 1990, (2): 35-38
[32] 蒋一芳. 有关低硒、补硒的非合成饲料以及人工合成饲料的三次动物实验结果之概述. 西安医科大学学报, 1987, 副刊(1): 94-99
[33] Jiang YF, Bai C, Yu ZD, et al. Muscular metabolism in children with low Se state. Aota Acad Med Xi'an, 1985, 17-21
[34] 熊咏民, 吕社民, 樊唯真, 等. 硒对大骨节病区儿童肾脏磷代谢的影响. 地方病通报, 1992, 7(2): 89-72
[35] 莫晓燕, 张矢远. 大骨节病与硒、硫关系的研究. 地方病通报, 1995, 10(3): 1-3
[36] 张矢远, 莫晓燕, 曹峻岭, 等. 人工合成不同硒水平饲料对大鼠尿硫的影响. 西安医科大学学报, 1987, 副刊(1): 82-83
[37] 莫晓燕, 李斯纯, 张矢远, 等. 大骨节病患儿尿氨基多糖组分和二糖谱研究. 中国地方病防治杂志, 1994, 9(4): 197-199
[38] 曹峻岭, 张矢远, 于志道. 不同硒含量人工合成饲料喂养大白鼠尿中氨基多糖测定. 西安医科大学学报, 1988, 9(1): 116-118
[39] 王治伦, 白偲, 吕社民, 等. 硒和硫与大骨节病关系的研究. 微量元素研究进展. 第一版, 北京: 化学工业出版社, 1995, 75-78
[40] 王惠芬. 大骨节病区和非病区粮食饲料中的微量元素含量及接受相应饲料的大鼠肝脏微量元素含量的测定. 西安医科大学学报, 1987, 副刊(1): 32-34
[41] 王惠芬, 白偲, 张矢远. 不同硒水平的人工合成饲料对大鼠肝钼含量的影响. 西安医科大学学报, 1987, 副刊(1): 100-102
[42] 莫晓燕, 张矢远, 薛文岚. 大骨节病病区患儿与非患儿血中硒和巯基关系的对比研究. 中国地方病防治杂志, 1995, 14(3): 150-152
[43] 史增敦, 莫东旭, 陈凤石. 饲料低硒对大鼠血清 VE 含量的影响. 中国地方病学杂志, 1988, 7(3): 136-138
[44] 曹峻岭, 熊咏民, 王长英, 等. 大骨节病儿童血清对培养软骨细胞的影响——兼论与硒、维生素

E、维生素 A 的关系. 陕西地方病通讯, 1990, (2): 39-42
[45] 曹峻岭, 郭传友, 李斯纯, 等. 硒锌对培养软骨细胞生长代谢的影响. 中国地方病防治杂志, 1992, 7(5): 273-274
[46] 袁时宁, 莫东旭. 铊致软骨坏死及亚硝酸钠拮抗作用的实验研究. 中华病理杂志, 1987, 16(3): 208-209
[47] 莫东旭. T-2 毒素、MON 和硒对中国小型猪罹患骨软骨病的影响. 中国地方病防治杂志, 1996, 11(3): 130-133
[48] 陈静宏, 王治伦. 低硒条件下 T-2 毒素中毒与大骨节病关系. 中国地方病学杂志, 2010, 29(5): 589-590
[49] 王治伦. 大骨节病 4 种病因学说的同步研究. 西安交通大学学报(医学版), 2005, 26(1): 1-7
[50] 宋代琴, 王治伦, 陈静宏, 等. 低硒条件下 T-2 毒素对大鼠体重、骨生长的影响. 中国地方病防治杂志, 2010, 25(4) : 251-254
[51] 陈静宏, 王治伦, 杨浩杰, 等. 低硒与 T-2 毒素致大鼠的大骨节病动物模型实验研究. 中国地方病防治杂志, 2010, 25(2): 98-101
[52] 于伯泉, 曹峻岭, 陈静宏, 等. T-2 毒素和硒对人软骨蛋白聚糖酶的影响. 中国地方病学杂志, 2012, 31(1): 46-50
[53] 杨浩杰, 王治伦, 陈静宏, 等. T-2 毒素中毒对低硒大鼠关节软骨细胞凋亡相关基因 mRNA 表达的影响. 西安交通大学学报(医学版), 2011, 32(3): 272-274
[54] 王治伦, 庞建麟, 肖耀文, 等. 硒盐防治大骨节病的 X 线效果观察. 中国地方病学杂志, 1983, 2(3): 171-174
[55] 王治伦, 张建军, 吕社民, 等. 高硒机井水预防大骨节病的效果观察.中国地方病防治杂志, 1989, 4(5): 278-279

硒的生物效应两面性及其活性氧自由基机制研究回顾

撰写人：徐辉碧* 黄开勋 评阅人：高俊全

一、引 言

1976 年，Schrauzer 等报告提出[1, 2]，人体及动物体内均存在硒与癌症的负相关关系。人们认识到，硒有预防癌症的功能。几十年来，在硒预防癌症中，围绕硒的剂量等问题，虽然学术界有不同的认识，但是在“硒与癌症”关系的研究中，人们对有关基础研究仍有很大兴趣。

1. 硒与癌症相关性研究中提出的问题

20 世纪 80 年代初，我们探讨了在“硒与癌症”相关性的研究中相对长远的研究方向。通过阅读大量国内外有关文献，以及参加稽汝运院士于 1983 年在上海举办的“国际化学致癌机理学术讨论会”，听了英国著名生物无机化学家 Williams 教授和中国科学院生物物理研究所忻文娟教授的报告，他们在报告中介绍了“活性氧自由基与癌症关系”，特别是 Williams 的报告中指出：“缺硒会导致活性氧自由基的增加，这如同癌症发生”。有关文献和这些报告使我们得到启示，于是，我们明确了研究的切入点：硒与活性氧（ROS）作用。在 1984～1995 年，我们团队经历了十几年的系统研究，获得了一些有意义的结果。至今，我们的一些研究工作还常常涉及硒与 ROS 作用。

2. 选定小分子硒化合物作为研究对象

硒在体内存在的形态主要是硒蛋白，但小分子硒化合物可模拟硒的大分子，而且容易获得。同时体内也有一定数量的小分子硒化合物，因此，对它们的生物功能的研究是重要的。

3. 活性氧自由基的物种

活性氧自由基的物种主要包括脂质过氧自由基（$ROO^{\cdot}$）、超氧阴离子（$O_2^{-\cdot}$）、羟基自由基（$^{\cdot}OH$）、单线态氧（$^1O_2$），我们专门对这些物种进行逐个研究。用电子自旋共振（ESR）等方法进行检测，探讨硒的防癌作用与 ROS 产生的有关规律。

4. 硒催化产生活性氧自由基的研究

1988 年日本学者 Seko 在“第四届国际硒的生物医学研讨会”上（德国 Tubingen）的报告提出，硒的毒性是由于硒催化产生 ROS，这促使我们进行了硒的毒性与 ROS 的关系的研究。

* 华中科技大学化学与化工学院。Email：hbxu@hust.edu.cn

5. 硒生物学效应的两面性的活性氧自由基机理

从硒对 ROS 的清除和催化产生研究了硒的生物效应的两面性，比较早地总结出了硒的浓度、ROS 与生物效应三者的关系——Weinberg 曲线（即 U 型曲线）。在我们工作 30 年后的 2017 年，在瑞典国际硒会上 David J. Waters 报告了硒和前列腺癌关系的 U 型曲线，结论与我们的研究结果类似，说明硒的这个方向的研究工作是重要且有生命力的。

二、用电子自旋共振（ESR）证实了硒化合物是活性氧自由基的清除剂

1. 硒对脂质过氧自由基（ROO˙）的清除作用

Shimazu 和 Tappel 等[3]曾提出硒化合物抗氧化及对辐射保护作用的机制，可能是作为自由基清除剂，但长期以来未被实验直接证实。我们团队研究生张罗平[4]的论文就是针对这个问题而设计的。使用的硒化合物有：二氧化硒、亚硒酸钠、二乙酸硒化物、二丙酸硒化物和二丙晴硒化物。后三种化合物由北京大学李崇熙教授提供。

用卵磷脂作为生物膜的模型体系，在低温下经紫外线辐照可产生脂质过氧自由基（ROS 之一）的 ESR 信号，其 g 值与峰形均与文献记载的脂质过氧自由基相同。加入硒化合物时，相同条件下产生脂质过氧自由基的 ESR 信号幅值明显衰减，且硒化合物的浓度越高，衰减越大。结果如图 1 所示。体系所用溶剂异丙醇和硒化合物在同样条件下不产生 ESR 信号或信号微弱，如图 2 所示。表明硒化合物可以清除卵磷脂中的脂质过氧自由基。

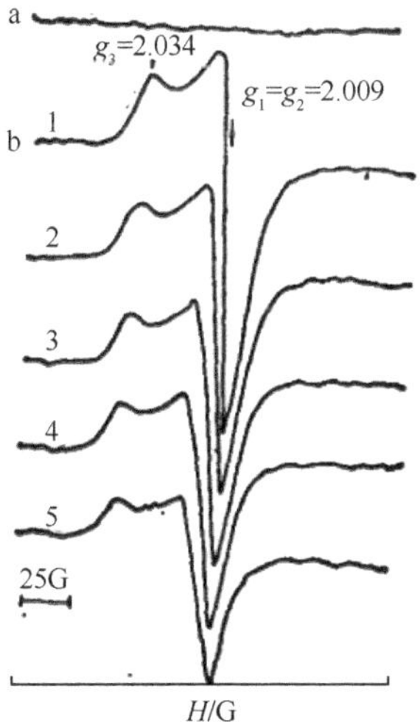

图 1　不同浓度二羧甲基硒对卵磷脂异丙醇体系 ESA 信号的影响。

a. 紫外辐照前卵磷脂的 ESR 谱；b. 照射后硒化合物浓度：1—0mol/L；2—0.01mol/L；3—0.05mol/L；4—0.10mol/L；5—0.20mol/L

实验还表明：有机硒化合物清除自由基的能力大于无机硒化合物。对三个有机硒化合物二乙酸硒化物、二丙酸硒化物、二丙晴硒化物的清除自由基的能力与二氧化硒进行了比较，实验结果是：$Se(CH_2CH_2COOH)_2>Se(CH_2CH_2CN)_2>Se(CH_2COOH)_2>SeO_2$。

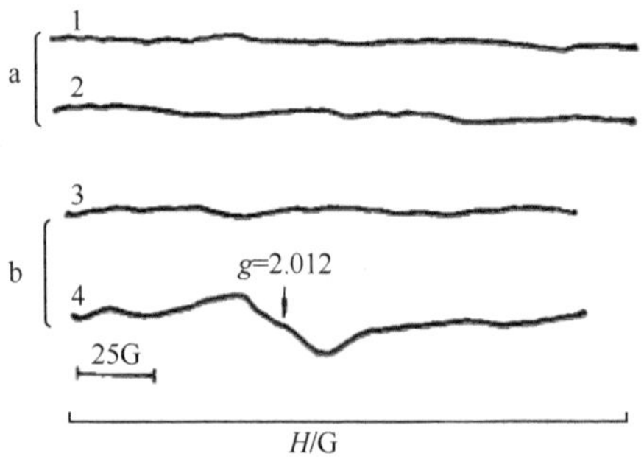

图 2 异丙醇与二羧甲基硒化物的 ESR 谱。

a. 异丙醇；b. 0.5mol/L 二羧甲基硒化物异丙醇溶液；1，3—UV 照射前；2，4—UV 照射后

这可能与不同硒化合物电子供体能力及其对卵磷脂分子中不饱和脂肪酸链的亲和力有关。胡松洲等[5]用上述硒化合物研究其对几种不饱和脂肪酸过氧自由基的作用，观察到不饱和脂肪酸的不饱和度越大，硒化合物的保护作用越大。

综上所得的结论是：通过实验首次用电子自旋共振（ESR）技术证实了硒化合物是脂质过氧自由基的清除剂。这个结果给我们以信心，使研究工作沿着这一思路往前走，探讨硒化合物与 ROS 的各主要物种的作用。

2. 硒对羟基自由基（·OH）的清除作用

羟基自由基（·OH）是一种目前所知活性氧中最活泼的自由基，它主要通过发生加成和脱氢反应与多种生物分子相互作用，造成氧化性损伤，使细胞损伤坏死及突变。由于硒化合物有较好的抗氧化性，具有防癌及抗癌作用，我们推测硒化合物的抗癌机制与清除活性氧有关，但此方面实验证据非常有限。张罗平等[6]采用 ESR 技术，在低温紫外辐照的条件下，直接证实了某些硒化合物能清除磷脂产生的脂质过氧自由基。但硒化合物对羟基自由基（·OH）的清除作用少见报道。鲍俊华等[7, 8]采用自旋捕集技术，研究了硒化合物对羟基自由基的清除作用。自旋捕剂 DMPO（5,5-dimethyl-1-pyrroline-N-oxide）由中国科学院长春应用化学研究所提供。在避光及氮气中，混合磷酸缓冲溶液（pH=7.4）、Fe^{2+}EDTA 溶液、不同浓度的硒化合物溶液和 DMPO，于 37℃恒温 30s，再加入过氧化氢溶液。混匀后，室温反应 15min，在电子自旋共振仪上记录 ESR 谱。实验观察到亚硒酸钠对羟基自由基（·OH）的清除作用。亚硒酸钠对 DMPO-OH 信号的线型、线宽和 g 值均无影响，但使 DMPO-OH 信号的强度明显下降。而且随着硒化合物浓度的增加，ESR 信号衰减越大，即清除作用越大，结果见图 3。

Ebselen 被称为是类似谷胱甘肽过氧化物酶（GSH-Px）的抗氧化活性的一种小分子有机硒化合物。涂欢等[9]研究了 Ebselen 与羟基自由基的作用，获得了与上述相似的结果。

3. 硒对单线态氧的淬灭作用

邢军和伍跃辉等[10]研究了亚硒酸钠和 Ebselen 对单线态氧的淬灭作用。单线态氧（$^1O_2$）用光敏剂亚甲蓝溶液通氧气饱和再光照的方法来产生，分别用荧光检测和 ESR 检测。荧光分光光度计在激发波长为 500nm 时观测亚甲蓝光敏化产生的单线态氧在 760nm

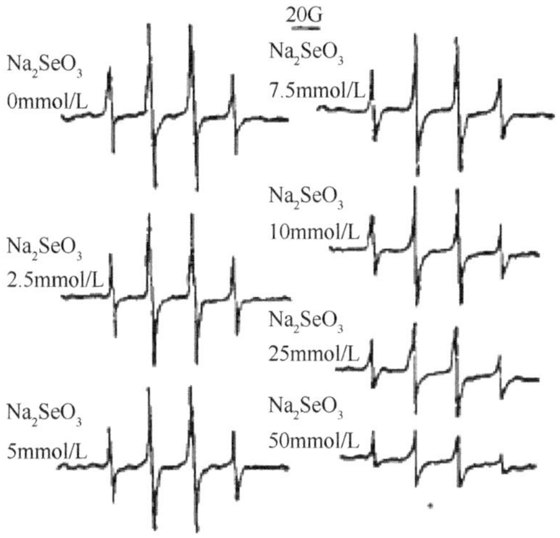

图 3 亚硒酸钠对羟基自由基的清除作用。

处的光发射峰值，在没有光敏剂或通氮气赶走氧气的情况下，此峰均不出现。由于单线态氧的寿命非常短，实验中采用空间受阻胺 2, 6, 6-四甲基哌啶醇（TMP）作为单线态氧的捕获剂，它与单线态氧生成稳定的氮氧自由基，所得 ESR 谱图是稳定氮氧自由基三线特征谱图。在没有光敏剂亚甲蓝存在时也检测不到有关的 ESR 信号。实验证实这正是所采用的亚甲蓝光敏化体系产生单线态氧，利用荧光法研究亚硒酸钠对单线态氧淬灭作用表明，亚硒酸钠能淬灭单线态氧，而且随着亚硒酸钠浓度增加，其淬灭能力增强。实验表明，当细胞 DNA 受单线态氧损伤时，硒化合物对 DNA 有保护作用。此过程的本质是硒化合物淬灭单线态氧所致。亚硒酸钠和 Ebselen 对 DNA 受单线态氧损伤的保护作用结果如表 1 和表 2 所示。

表 1　Na_2SeO_3 对 $^1O_2$ 损伤细胞 DNA 的保护作用

Na_2SeO_3 浓度（μmol/L）	0.00	0.01	0.10	1.00	10.0	100
$\bar{R}g$±SD	0.507±0.002	0.630±0.002	0.828±0.007	0.781±0.027	0.570±0.028	0.536±0.021

表 2　Ebselen 对 $^1O_2$ 损伤细胞 DNA 的保护作用

Ebselen 浓度（μmol/L）	0.00	0.01	0.10	1.00	10.0	100
$\bar{R}g$±SD	0.505±0.021	0.594±0.009	0.705±0.011	0.786±0.009	0.842±0.007	0.864±0.004

4. 硒对超氧阴离子（$O_2^{-\cdot}$）的清除作用

神经系统中的 ROS 与疾病发生发展过程常相伴而生。易永等[11]用 Fura 2 显微荧光测量技术研究发现，硒化合物 Ebselen 对羟基自由基引发的单个神经元细胞内$[Ca^{2+}]i$ 升高有抑制作用。后来进一步研究了硒化合物 Ebselen 对超氧阴离子（$O_2^{-\cdot}$）的清除作用。它是通过对突触体谷氨酸摄取的抑制进行研究的。结果表明，Ebselen 在 10^{-6}mol /L 浓度下，能有效拮抗超氧阴离子（$O_2^{-\cdot}$）对突触体谷氨酸摄取的抑制（$P<0.01$），如图 4 所示[12]。

其作用与它抑制超氧阴离子（$O_2^{-\cdot}$）导致的突触膜 Na^+，K^+-ATPase 活性下降有关（$P<0.01$），而 Ebselen 本身对 Na^+，K^+-ATPase 活性无明显影响（$P>0.05$）。这表明，Ebselen

抗氧化作用除了与它所具有的 GSH 过氧化物酶样催化活性有关外，还与它对 $O_2^{-\cdot}$ 的直接清除作用有关。已有证据表明，Ebselen 抑制三磷酸肌醇（IP3）引起的钙库内钙的释放就是通过与细胞内 IP3 受体的巯基结合，从而阻止 IP3 与受体的作用有关。

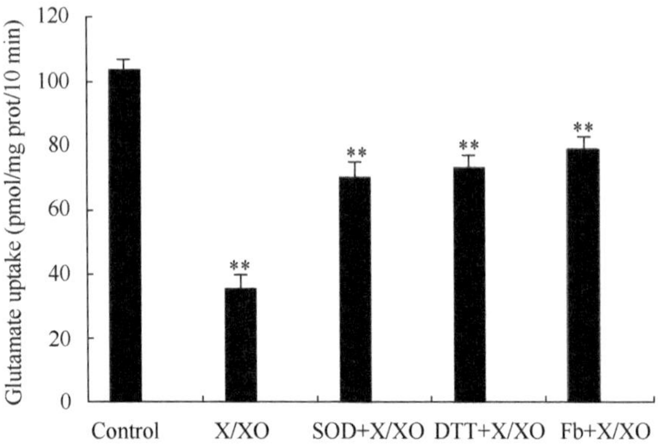

图 4 硒拮抗超氧阴离子（$O_2^{-\cdot}$）对突触体谷氨酸摄取的抑制。

5. 硒对生物膜中活性氧自由基的清除作用

范华汉等[13]用红细胞膜进行了相关研究。红细胞膜在低温下经紫外线辐照也可产生脂质过氧自由基的 ESR 信号。用有机硒化合物共同培养红细胞膜，对照组为不含硒的红细胞膜。结果表明有机硒化合物共同培养红细胞膜具有清除 ROS 的能力，不含硒的红细胞膜则无作用。发现红细胞膜经与包含有机硒化合物的脂质体共培养后，紫外照射产生的脂质过氧自由基信号明显低于硒空白红细胞膜中的信号，如图 5 所示。表明硒化合物清除了红细胞膜中的脂质过氧自由基。

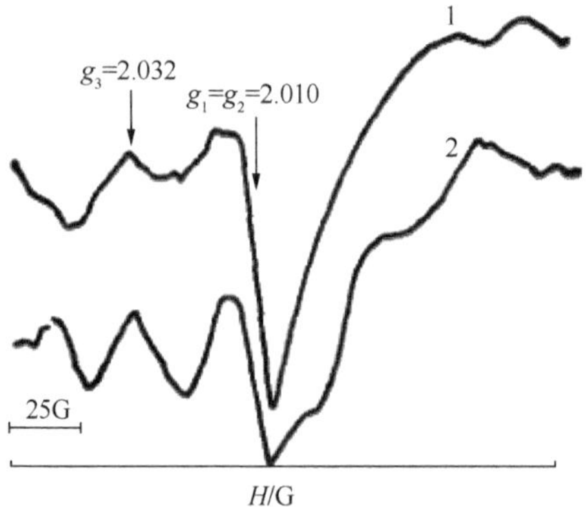

图 5 二已基二硒化物对红细胞膜中脂质过氧自由基的清除作用。

1. 硒空白样品；2. 含硒样品

6. 硒对生物膜中活性氧自由基的清除作用的奇偶规律

汪新文等[13]合成了系列二烷基二硒化合物（R 碳原子数 n=2～6）研究了它们与 ROS 作用。ESR 实验进一步证实所合成的硒化合物都能清除 ROS。结果还表现出清除效果依 R 碳原子数为奇数或偶数而异的奇偶规律。即在 Se_2R_2 的 R（代表烷基）中，碳原子数为奇数时，对脂质过氧自由基的清除效果明显大于偶数时，但随着碳原子数的增加，清除效果渐趋一致（图 6）。该结果与 Schwarz 等在硒的生物效应中发现的奇偶规律相符合。

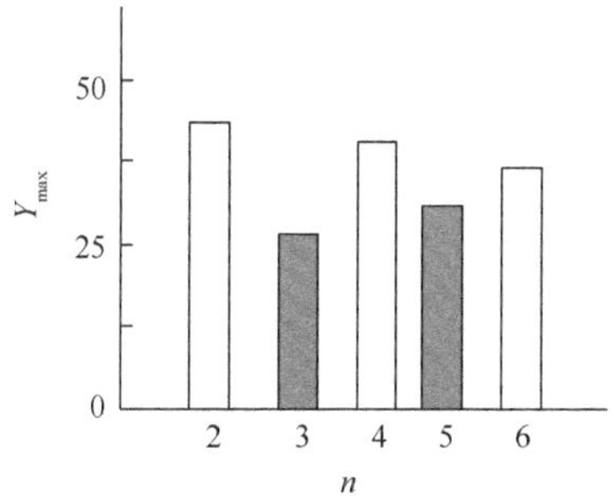

图 6 硒的生物效应中的奇偶规律。

三、硒与脂质过氧自由基作用的分子机制——硒中心自由基的产生

硒与 ROS 是如何作用的？Shimazu 和 Tappel 等[3]曾推测硒在清除脂质过氧自由基或作为辐射保护剂的过程中，可能会形成硒中心自由基。那么硒中心自由基是如何形成的？我们系统研究了这个问题。

1. 质谱研究表明，硒化合物容易形成硒中心自由基

我们利用质谱研究发现，在 70eV 电子轰击下，$Se(CH_2COOH)_2$ 可裂解为$\cdot SeCH_2COOH$ 碎片；在 20eV（接近于紫外辐照能量）电子轰击下，RSeSeR 也可裂解生成 RSeSe· 碎片（图 7），这些结果均展示了硒化合物分子中的硒—碳键断裂生成了硒中心自由基$\cdot SeCH_2COOH$ 及·SeSeR，同时还观察到当 RSeSeR 中的 R 链上碳原子数为奇数时，有较多的硒—碳键断裂，生成更多的·SeSeR 碎片；而为偶数时则有较少硒中心自由基生成。这些结果表明，硒化合物对 ROS 的清除可能是通过硒中心自由基进行的。

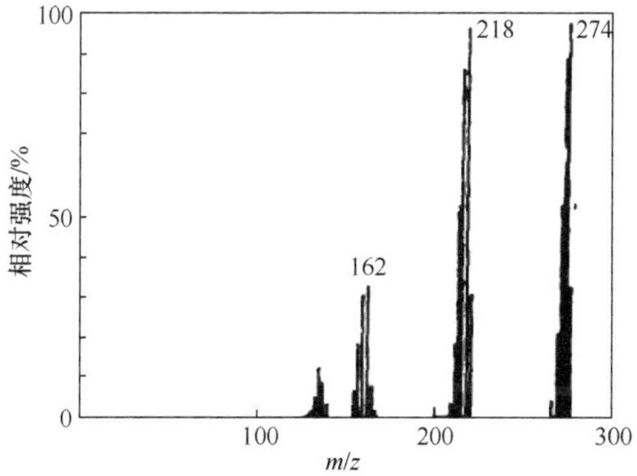

图 7 $CH_3CH_2CH_2CH_2SeSeCH_2CH_2CH_2CH_3$ 的质谱图。

2. 量子化学计算支持硒中心自由基形成

孙杰对相关硒化合物进行了量子化学计算[13]，根据重元素 CNDO/2 参量法对硒选择了 CNDO/2 参量的基础上，采用 $CH_3Se\cdot$类型的硒中心自由基的构型优选值，通过自旋非限制性（UHF）的 CNDO/2（s-p-d）方法对上述研究过的二乙酸硒化物、二丙酸硒化物和二丙腈硒化物进行了有关计算（除与硒原子相连的键长和键角外，均采用 Pople 的标准平均键长和键角）。计算结果表明，上述三种硒化合物相应的硒中心自由基在平衡构型时，硒—碳键长为 1.845Å，∠SeCH=109.5°，而在相应的 Se（CH_3）$_2$中，∠SeCH=105.5°，这表明硒中心自由基与相应的硒化合物相比，在接近亲电自由基时的空间位阻要小。在上述结果的基础上，对上述三种硒中心自由基进行了进一步计算，结果表明，自由基中未成对电子主要定域于硒原子的 Px 轨道上，各原子上的净电荷分布如图 8 所示。这样无论从硒原子，特别是其 Px 轨道的空间位置，或是从其上所带的电荷来看，都十分有利于它捕捉亲电的脂质过氧自由基。硒原子上所带净电荷的大小顺序是：$Se(CH_2CH_2COOH)_2$>$Se(CH_2CH_2CN)_2$>$Se(CH_2COOH)_2$，未成对电子所处轨道（HOMO）的能级高低顺序也是 $Se(CH_2CH_2COOH)_2$>$Se(CH_2CH_2CN)_2$>$Se(CH_2COOH)_2$（表 3）。

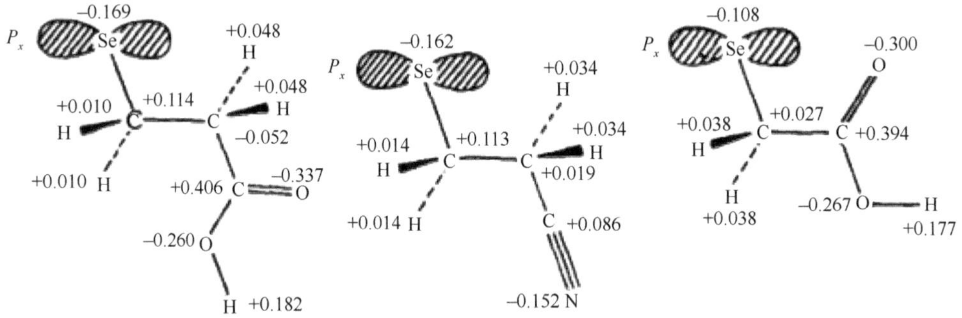

图 8 各硒中心自由基的 Px 轨道和各原子上的净电荷分布。

表 3 硒中心自由基的 HOMO 能级

硒中心自由基 i	$\cdot SeCH_2CH_2COOH$	$\cdot SeCH_2CH_2CN$	$\cdot SeCH_2COOH$
HOMO 能级	−0.467 713	−0.488 065	−0.493 805

综上所述，硒化合物可以清除脂质过氧自由基，并且是通过硒中心自由基来起作用的，硒化合物对脂质过氧自由基的清除作用与其所形成硒中心自由基的难易相关，所形成硒中心自由基越稳定，越容易形成，对脂质过氧自由基的清除能力也越强。硒化合物对 ROS 的清除作用是其对生命体有益作用的机制之一。

四、硒化合物毒性的分子机制——硒催化产生活性氧自由基

硒化合物的生物效应一方面表现硒清除 ROS 的有益作用，另一方面在一定条件下（如较高硒浓度等）因催化产生 ROS 而表现出毒性。1988 年 Seko 在“第四届国际硒的生物医学研讨会”上的报告提到，在不同生理 pH 下且有氧和谷胱甘肽存在，亚硒酸钠能产生超氧阴离子、羟基自由基和过氧化氢等 ROS，并提示硒化合物的毒性可能与 ROS 的产生有关。他们的结果正式发表虽然比较晚[14, 15]，但我们认为这是硒的生物效应研

究中一个重要进展。我们对这个问题很有兴趣，会后我们立即组织研究生从多个方面研究了硒化合物催化产生 ROS 的问题。

冯志明等[16]用一种羟基自由基捕获剂 DMPO 捕获系统中产生的自由基，发现在不同生理 pH 条件下，亚硒酸钠、GSH、H_2O_2 体系中可以观察到典型的 DMPO-OH 的 ESR 信号，信号与文献报道的 DMPO-OH 信号一致，表明体系中产生了羟基自由基。当体系中加入一定量的 SOD 时，体系中检测不到 DMPO-OH 的 ESR 信号。可以看出，亚硒酸钠在 GSH 的存在下可以催化 H_2O_2 产生 ROS。

程驿和冯志明等[17, 18]进一步对亚硒酸钠、还原性谷胱甘肽、过氧化氢（或自然溶解氧）进行了研究，用邻苯三酚自氧化法证实了在此反应体系中，通过亚硒酸钠的催化作用产生了超氧阴离子自由基。这可能是由于亚硒酸钠和过氧化氢的中间产物 GSSeSG 易从过氧化氢中夺取氧产生超氧阴离子。

为了进一步说明硒化合物催化产生自由基的事实，我们还研究了硒化合物催化鲁米诺化学发光产生 ROS 的问题。鲁米诺被过氧化氢氧化可以产生化学发光，而且这种化学发光在亚硒酸钠和 GSH 共存时大为增强。在一定浓度的 GSH 存在时，随着亚硒酸钠浓度的升高，体系化学发光逐渐增强，当 GSH 和亚硒酸钠的浓度比值等于 10 时，化学发光达到极大值。继续增加亚硒酸钠浓度，使 GSH 和亚硒酸钠的浓度比值小于 10 时，发光强度逐渐减小。说明亚硒酸钠和 GSH 共存催化了发光反应。上述亚硒酸钠催化发光体系中加入超氧化物歧化酶 SOD，则体系的发光明显减弱。表明发光中间过程中有超氧阴离子参与，而亚硒酸钠催化过程中部分作用与超氧阴离子有关。即使是一些其他的有机硒化合物，如，λ-硒化角叉菜胶和 Ebselen 也有上述催化作用，但催化产生 ROS 的作用要小于亚硒酸钠。它们的催化能力顺序为：亚硒酸钠>Ebselen>λ-硒化角叉菜胶。而这个顺序与它们的毒性一致。

GSSeSG 和 O_2 反应是一个氧化-还原反应，在反应过程中 O_2 获得一个电子生成超氧负离子，超氧负离子再通过歧化反应形成羟基自由基。图 9 为反应中间产物 GSSeSG 的紫外光谱动态化。

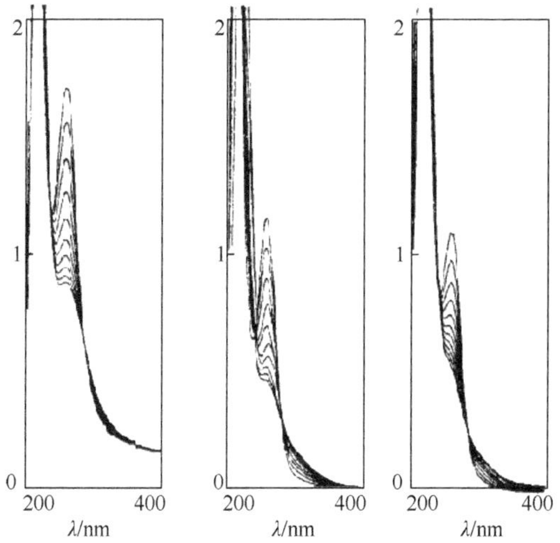

图 9 反应中间产物 GSSeSG 的紫外光谱动态化。

从上述研究看出：本文的研究主要是阐明硒在一定条件下会催化产生 ROS。国内外大量研究已证实 ROS 具有两面性，低浓度下起着信号分子的作用，而高浓度时，会对生物大分子和生物组织产生明显的氧化损伤。

五、一种新型的硒、自由基与生物效应关系的曲线

纵观上述两方面的研究，我们发现硒化合物既能催化产生 ROS，又能清除 ROS，对硒的这种两面性表现如何统一进行表达？为此，我们提出了一种新型的微量元素生物效应关系的 Weinberg 曲线（即 U 型曲线）[19～21]。通过在原有两个坐标（浓度、效应）的微量元素生物效应关系的 Weinberg 曲线图上，加一个坐标（ROS 浓度的倒数），成为三个坐标对应两条曲线的 Weinberg 曲线图（图 10）。以此来解释硒的生物效应两面性的 ROS 机理。这三个数量处于统一生物体，随着条件的变化表现硒的不同的效应及机理，如图 10 两条曲线所示。我们以这一新型的微量元素生物效应关系的 Weinberg 曲线，作为硒的生物效应两面性的 ROS 机制的小结。

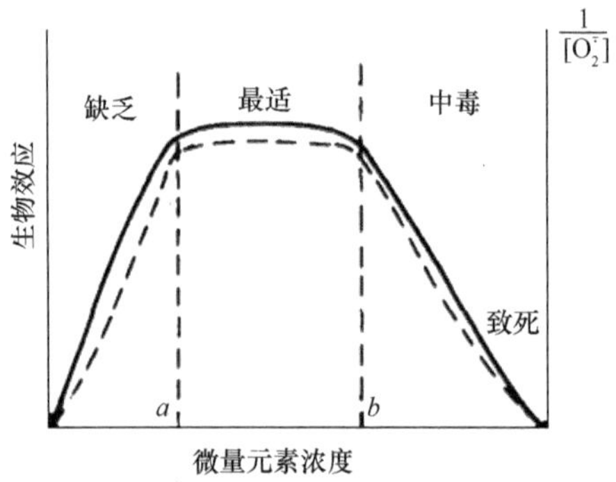

图 10 新型硒、自由基与生物效应曲线。

总之，新型硒、自由基与生物效应曲线充分表现了硒对 ROS 的清除和产生与硒的剂量密切相关。它反映了体内硒生物学效应的实际状况。在生物体系中已证实：一方面，低浓度的硒主要表现为对 ROS 的清除作用（有益）；另一方面，高浓度的硒主要表现为产生 ROS 的催化作用（有害）。流行病研究也表明了硒的生物效应的两面性。在我国已发现有高硒区和低硒区，如在湖北恩施的某些高硒地区居民，由于摄入较多的硒（>800μg/d）而出现脱发、掉指甲等慢性中毒症状；而克山病则发生在居民硒摄入水平极低（<15μg/d）的地区。本文研究的硒的生物效应的两面性与流行病研究是一致的。

致谢 北京大学医学部王夔院士、中国科学院长春应用化学研究所倪嘉缵院士对本项研究给予了长期的关心和指导；本文在撰写过程中得到孙恩杰教授的帮助，特此致谢。

参加本研究工作的有华中科技大学的教授和研究生，他们是：

1. 教师：徐辉碧、苏 嫦、廖宝凉、周井炎、黄开勋、范华汉、孙 杰

2. 研究生：张罗平、胡松洲、汪新文、吴叔鸰、孙恩杰、鲍俊华、冯志明、伍跃辉、程 驿、邢 军、邹 娟、杨祥良、涂 欢、陈春英、易 永（按入学时间排序）

参考文献

[1] Schrauzer GN. Selenium and cancer: a review. Bioinorg Chem, 1976, 5(3): 275-281

[2] Schrauzer GN, White DA, Schneider CJ. Cancer mortality correlation studies-III: statistical associations with dietary selenium intakes. Bioinorg Chem, 1977, 7(1): 23-31

[3] Shimazu F, Tappel AL. Selenoamino Acids: Decrease of Radiation Damage to Amino Acids and Proteins. Science, 1964, 143(3604): 369-371

[4] 张罗平, 徐辉碧, 刘征先. 用 ESR 研究硒对过氧自由基的清除作用. 华中理工大学学报(自然科学版), 1985, (3): 101-106

[5] 胡松洲, 徐辉碧, 李崇熙. 硒化合物对不饱和脂肪酸过氧自由基的作用. 无机化学学报, 1987, 3(1): 100-103

[6] 张罗平, 徐辉碧, 刘征先, 等. 硒对过氧自由基清除作用的直接观察. 自然杂志, 1985, (1): 75-76

[7] 徐辉碧, 鲍俊华, 杨祥良. Ebselen对羟基自由基作用的ESR研究. 华中理工大学学报(自然科学版), 1991, (1): 7-11

[8] 鲍俊华, 苏嫦, 徐辉碧. 硒化合物对羟基自由基作用的研究. 无机化学学报, 1992, 8(2): 107-109

[9] 涂欢, 徐涛, 易永, 等. 羟基自由基引起神经细胞[Ca^{2+}]i增高的机制和Ebselen的抑制作用. 生物物理学报, 1996, 12(3): 522-526

[10] 廖宝凉, 徐辉碧, 邢军, 等. 微量Se保护细胞膜和细胞内DNA免受^{1}O2损伤的研究. 华中理工大学学报(自然科学版), 1991, (1): 21-27

[11] 易永, 蔡东, 瞿安连, 等. Ebselen抑制$ONOO^-$对神经元[Ca^{2+}]i的影响. 华中理工大学学报(自然科学版), 1998, (5): 20-23

[12] 易永, 杨祥良, 赵西龙, 等. 增强谷氨酸与其受体的结合力及 Ebselen 的保护作用. 生物化学与生物物理进展, 1997, (6): 537-539

[13] 徐辉碧, 张罗平, 范华汉, 孙杰, 汪新文, 胡松洲. 硒化合物与脂质过氧自由基作用的研究. 化学学报, 1989, 09: 901-905

[14] Kitahara J, Seko Y, Imura N. Possible involvement of active oxygen species in selenite toxicity in isolated rat hepatocytes. Arch Toxicol, 1993, 67(7): 497-501

[15] Seko Y, Imura N. Active oxygen generation as a possible mechanism of selenium toxicity. Biomed Environ Sci, 1997, 10(2-3): 333-339

[16] 徐辉碧, 冯志明, 韩秀娴. 亚硒酸钠诱导白内障的机理研究. 中华实验眼科杂志, 1990, (2): 69-72

[17] 徐辉碧, 程驿, 冯志明. 亚硒酸钠催化谷胱甘肽、过氧化氢产生超氧阴离子的研究. 华中理工大学学报(自然科学版), 1991, (1): 1-6

[18] 徐辉碧, 冯志明, 程驿. 硒化合物毒性的自由基机理. 华中理工大学学报(自然科学版), 1991, (1): 13-19

[19] 徐辉碧, 孙恩杰, 杨祥良, 等. 硒的生物效应的活性氧自由基机理. 华中理工大学学报, 1991, (5): 33-37

[20] 陈春英, 徐辉碧. 化学模拟体系中硒浓度、生物效应与氧自由基关系的研究. 营养学报, 1996, (1): 57-60

[21] 孙恩杰, 徐辉碧, 刘琼, 等. 硒的剂量-效应 Weinberg 原理的自由基机制. 微量元素与健康研究, 1997, (2): 7-8

第一部分

硒蛋白生物合成机制

硒通过高度特异的途径合成为第 21 种氨基酸（硒代半胱氨酸）而进入各种硒蛋白。本部分阐述硒代半胱氨酸合成所需的分子部件、代谢通路，以及进入硒蛋白的过程。

第 1 章

硒代半胱氨酸 tRNA$^{[Ser]Sec}$：从无义抑制子 tRNA 到硒蛋白生物合成中的经典组分

Bradley A. Carlson, Byeong Jae Lee, Petra A. Tsuji, Ryuta Tobe, Jin Mo Park, Ulrich Schweizer, Vadim N. Gladyshev, and Dolph L. Hatfield

徐学明 译

摘 要 当硒代半胱氨酸（Sec）tRNA$^{[Ser]Sec}$最初被发现时，因为它只解码通常决定蛋白质合成停止的无义密码子 UGA，被认为是在哺乳动物和禽类中发现的第一个无义抑制子 tRNA。随后的研究显示这个 tRNA 是 Sec-tRNA，它将 Sec 作为第 21 种蛋白质的氨基酸插入蛋白质。当确定该 tRNA 在 Seryl-tRNA 合成酶催化下被丝氨酸氨基酰化，从而作为 Sec 合成的支架后，Sec-tRNA 被恰当地命名为 Sec-tRNA$^{[Ser]Sec}$。哺乳动物 Sec-tRNA$^{[Ser]Sec}$群体由两种亚型组成，其区别在于被称为 Um34 的 34 位上的尿苷是否有一个单一的 2′-*O*-甲基化部分。无甲基化的 Um34 亚型参与合成管家型的硒蛋白亚类，而甲基化的 Um34 亚型负责与应激相关的硒蛋白的合成。这些 Sec-tRNA 的新功能与其他独特特征是本章的主题，同时也支持这种 tRNA 是硒蛋白生物合成中经典组分的看法。

B. A. Carlson (✉) • D. L. Hatfield (✉)
Molecular Biology of Selenium Section, Mouse Cancer Genetics Program,
Center for Cancer Research, National Cancer Institute,
National Institutes of Health, Bethesda, MD 20892, USA
e-mail: carlsonb@mail.nih.gov; hatfield@mail.nih.gov
B. J. Lee
School of Biological Sciences, Seoul National University, Seoul, South Korea
P. A. Tsuji
Department of Biological Sciences, Towson University,
8000 York Road, Towson, MD 21252, USA
R. Tobe
Department of Biotechnology, College of Life Sciences, Ritsumeikan University,
1-1-1 Nojihigashi, Kusatsu, Shiga 525-8577, Japan
J. M. Park
Cutaneous Biology Research Center, Massachusetts General Hospital
and Harvard Medical School, Charlestown, MA, USA
U. Schweizer
Institut für Biochemie und Molekularbiologie, Rheinische Friedrich-Wilhelms-Universität
Bonn, Nussallee 11, 53115 Bonn, Germany
V. N. Gladyshev
Division of Genetics, Department of Medicine, Brigham and Women's Hospital,
Harvard Medical School, Boston, MA, USA

关键词 管家型硒蛋白，硒代半胱氨酸，硒代半胱氨酸 tRNA，硒蛋白生物合成，硒蛋白，应激相关硒蛋白，UGA 密码子

1.1 引 言

硒代半胱氨酸（selenocysteine，Sec）tRNA 发现于 1970 年，当时在哺乳动物和禽类肝脏中发现一种丝氨酰-tRNA 可形成磷酸丝氨酰 pSer-tRNA [1]，而且只解码 UGA 密码子[2]。随后发现，pSer-tRNA 和解码 UGA 的丝氨酰-tRNA 是同一 tRNA[3]。然而，由于解码 UGA 的丝氨酰-tRNA 能抑制兔 β-珠蛋白 mRNA 中的 UGA 终止密码子[3]，因此在早期被认为是无义抑制子 tRNA，直到发现原核生物和真核生物的 Sec 的生物合成是在该 tRNA 上进行，它才被定义为 Sec-tRNA$^{[Ser]Sec}$ [4，5]。从 1970 年被发现，到发现它是硒蛋白生物合成中不可或缺的成分，该 tRNA 的许多不寻常的特征被不断报道。Sec-tRNA 两个基本的细胞功能是使用 tRNA $^{[Ser]Sec}$ 作为支架并在其上合成遗传密码中的第 21 个氨基酸 Sec（在第 4 章讨论），以及在硒蛋白 mRNA 中解码 UGA Sec 密码子并将 Sec 掺入硒蛋白（在第 2 和第 5 章讨论）。由于硒蛋白的合成依赖于 Sec-tRNA$^{[Ser]Sec}$，对 Sec-tRNA 的表达进行调控已被用于调节硒蛋白的表达，从而研究硒蛋白在健康和发育方面的作用（在第 46 章讨论）。

1.2 tRNA 的一级和二级结构

自从 Sec-tRNA 一开始作为丝氨酰-tRNA 被发现[1，2]，它的含量在所有能检测到的组织和细胞中与相应的丝氨酰-tRNA 总体含量相比非常少（综述见[6]）。这个 tRNA 以两种不同亚型存在[7]，其区别在于被称为 Um34 的 34 位上是否有一个 2′-*O*-甲基核苷。这个 34 位上高度修饰的碱基是 5-甲氧基羰基甲基尿苷（mcm^5U），而在这个位置上的另一种甲基化核苷是 5-甲氧羰基甲基 2′-*O*-甲基尿苷（mcm^5Um）。有趣的是，哺乳动物 Sec-tRNA 都有 90 个核苷酸长，这使它成为高等脊椎动物中序列最长的 tRNA。这个 tRNA 另一个独特之处是它具有相对较少的修饰碱基，因此，与所有其他通常含有 15～17 个修饰碱基的 tRNA 相比，它几乎没有什么修饰。

如图 1.1 所示，Sec-tRNA 两种类型的二级结构是在 34、37、55 和 58 位上有 4 个修饰碱基的三叶草模型，分别为 mcm^5U、*N*6-异戊烯基腺苷（i^6A）、假尿苷（ψ）和 1-甲基腺苷（m^1A）[7]。核苷 mcm^5Um 也被标出。与任何其他已知的 tRNA 不同，Sec-tRNA 是一种新的三叶草结构，它的接受茎和 TψC 茎含有 13 个碱基（其他 tRNA 只含 12 个碱基），其中接受茎含有 9 个碱基，TψC 茎有 4 个。因此，Sec-tRNA 以 9/4 三叶草形式存在，其他 tRNA 则是 7/5 形式[8，9]。该 Sec-tRNA 的 D 茎包含 5～6 个碱基对，比所有其他 tRNA（3～4 个碱基对）更多。此外，Sec-tRNA 不具有在其他 tRNA 的 D 环中发现的二氢尿嘧啶碱基。它的长可变臂和接受茎/TψC 茎的额外碱基使得这种 tRNA 比标准的 tRNA 长得多。与其他 tRNA 相比，Sec-tRNA 确实是迄今为止最独特的 tRNA。这些特征也解释了延长因子 EF-Tu 和 eEF1α 不能与 tRNA$^{[Ser]\ Sec}$ 结合而是需要特异性的延长因子，分别是细菌的 SelB 和真核生物的 EF-SEC。

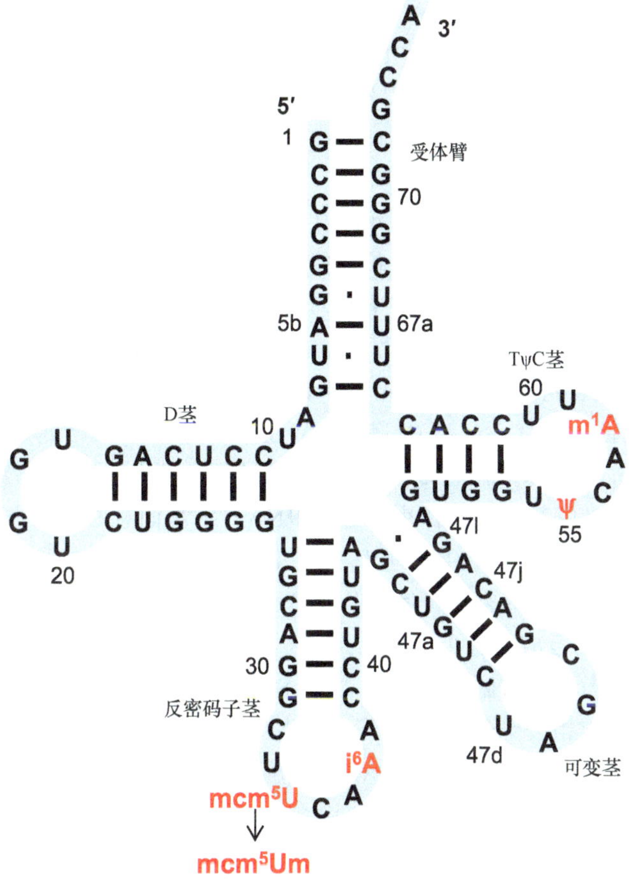

人类 tRNA$^{[Ser]Sec}$

图 1.1　人类 tRNA$^{[Ser]Sec}$ 类似三叶草模型的一级结构。哺乳动物 tRNA$^{[Ser]Sec}$ 有 90 个碱基，碱基编号如图中所示（也参见[9]）。受体臂由配对的 5′端和 3′端碱基构成，6 个配对和 4 个非配对碱基的 D 茎和环构成 tRNA 左侧部分，6 个配对和 7 个非配对碱基的反密码子茎和环构成 tRNA 下部，5 个配对和 4 个非配对碱基的可变茎和环，以及 4 个配对和 7 个非配对碱基的 TψC 茎和环构成 tRNA 右侧部分。如文中所述，哺乳动物的 tRNA$^{[Ser]Sec}$ 中碱基的修饰分布在位置 34（mcm^{5}U）、37（i^{6}A）、55（ψ）和 58（m^{1}A）。两个异构亚型彼此的区别为位置 34 的 2′-*O*-ribosyl 部分的单甲基。

Sec-tRNA 被确切地命名为 tRNA$^{[Ser]Sec}$ 是因为它最初是通过丝氨酰-tRNA 合成酶（SERS）催化由丝氨酸（Ser）氨酰化的；再在 tRNA 上由 Ser 合成 Sec，最后将 Sec 插入蛋白质。通常情况下，tRNA 是用与其相应的氨酰-tRNA 合成酶催化连接上去的氨基酸命名的，与真核生物中任何其他已知的 tRNA 不同，Sec 是直接在其 tRNA 上合成的。这个过程的新颖性可以从它独特的名字 tRNA$^{[Ser]Sec}$ 上体现出来。

1.3　Um34 是 Sec-tRNA$^{[Ser]Sec}$ 上最特异性的修饰

在 Sec-tRNA$^{[Ser]Sec}$ 的成熟过程中，最终的修饰是 Um34 的生成，这是一个高度特异性的事件。例如，它的合成依赖于 Sec-tRNA 的二级和三级结构[10]，而其加入到 tRNA 中又对该分子的三级结构有显著的影响[7]。其合成还依赖于硒的状态[7，11，12]，而且它的存在掌控着应激相关硒蛋白的合成[13，14]。Um34 修饰的程度依赖于硒状态，反过来又控制了应激相关硒蛋白的表达；换言之，硒水平越高，mcm^5Um 产生也越多，从而增强应激相关硒蛋白的表达[7，11，12]。

一个悬而未决的问题是 Um34 掺入 mcm^5U 亚型究竟是在 Sec-tRNA $^{[Ser]Sec}$ 成熟过程中的哪个阶段发生的。第 55 位和第 58 位上修饰碱基 Ψ 与 m^1A 的合成分别发生在细胞核中，而 mcm^5U 的合成发生在细胞质中[15，16]。然而，爪蟾卵母细胞注射 tRNA $^{[Ser]Sec}$ 转录物后进行碱基分析发现，该 37 位上 i^6A 修饰在有与没有 Um34 修饰的 $tRNA^{[Ser]Sec}$ 上都存在[15]。由于只有两种亚型，mcm^5U 和 mcm^5Um 在细胞及组织中均有发现，我们推测 Um34 的合成必须要有 i^6A 存在于 tRNA 上，而且 i^6A 的合成具有可逆性[17]。tRNA $^{[Ser]Sec}$ 上的 Um34 修饰很显然必须要有一个氨基酸（很可能是 Sec）的附着，这表明相应的甲基化酶是高度特异性地作用于 Sec-tRNA $^{[Ser]Sec}$，而且 Um34 修饰必须要有 i^6A 的存在。催化 i^6A 合成的酶——异戊烯基转移酶 1（TRIT1），已在哺乳动物细胞中发现，虽然这种酶催化的可逆性尚未得到证实，但催化反应具有很高的可逆性似乎是不可能的[18]。这也与当初 i^6A 的合成具有可逆性的推测（见上文和[17]）不相符合。因为缺乏 i^6A 的异构型不能表达应激相关的硒蛋白[13，14]，Sec-tRNA $^{[Ser]Sec}$ 必须同时具有 Um34 和 i^6A 修饰才能用于应激相关硒蛋白的合成。因此，在体内必须有 i^6A 的存在才能合成 Um34。这些现象也产生了问题，如果 TRIT1 反应可逆性不高，以及不能在缺乏 i^6A 的 mcm^5U 上合成 Um34，那么 Um34 的体内合成是发生在细胞的什么部位，以及在 tRNA $^{[Ser]Sec}$ 成熟过程中什么阶段呢？

Sec-tRNA $^{[Ser]Sec}{}_{mcm^5Um}$ 是应激相关硒蛋白的合成所必要的，而 Um34 [19]和 i^6A 修饰（见[20]及其中的参考文献）还能增强密码子：反密码子识别的准确性。还应该指出的是，tRNA 34 位上 mcm^5U 合成在 *Arabidopsis* 中也被报道[21]，而哺乳动物 tRNA 甲基转移酶 ALKBH8 及其附加蛋白 TRM112，已经被发现在 tRNA $^{[Ser]Sec}$ 上 mcm^5U 形成过程中催化了最后的甲基化步骤[22]。ALKBH8 敲除小鼠缺乏 Um34 修饰且 GPX1 表达减少，表明 mcm^5U 形成是 Um34 合成所必需的[22]。

1.4 *Trsp*，Sec-$tRNA^{[Ser]Sec}$ 基因

Sec-tRNA $^{[Ser]Sec}$ 基因被定义为 *Trsp*。除在斑马鱼中有两个基因拷贝[23]外，它在其他所有生物中都是单拷贝基因。一项 RT-PCR 技术被开发用于低等真核生物 tRNA $^{[Ser]Sec}$ 的识别和测序[24]，目前 *Chlamydomonas reinhardtii* [24]、*Dictyostelium discoideum* 和 *Tetrahymena thermophila* [25]中相应的 tRNA 已经被测序。迄今已测序的最长真核生物 tRNA $^{[Ser]Sec}$ 基因来自疟原虫，其长度为 93 个核苷酸[26，27]。人类 *Trsp* 位于 19 号染色体上[28]，小鼠的位于 7 号染色体上[29]。

1.5　*Trsp* 的转录

尽管有报道 *Trypanosoma brucei* 的 *Trsp* 由聚合酶 II 转录[30]，*Trsp* 与所有其他真核 tRNA 一样是由聚合酶 III 转录的（综述[17]）。然而，*Trsp* 的转录在很大程度上是由三个上游调控元素控制的，其中一个是位于-20 与-35 之间的类似于 TATA 盒，一个是位于-46 与-66 位之间的近端序列元件（PSE），还有一个是位于-195 和-210 位之间的远端序列元件（DSE）[31，32]（图 1.2）。另一方面，通常的 tRNA 转录主要由两个基因内启动子元件 A 盒和 B 盒决定。*Trsp* 同样有一个基因内 A 盒和一个 B 盒[33]，但是这两个内部启动子在 Sec tRNA[Ser]Sec 基因转录中的作用在很大程度上还是未知的[34]，而且大部分仍然存有争议[16，17]。*Trsp* 的转录始于该基因内的第一个核苷酸，因此，转录产物缺乏像所有其他 tRNA 中发现的前导序列；然而，它通常具有像 tRNA 一样的 3′-尾序列，在所检测的所有动物中这个尾序列会被切除而留下由 87 个核苷酸组成的转录物，然后加入 CCA 末端生成完整的 tRNA 序列[35]。Sec-tRNA[Ser]Sec 第一个核苷酸的 5′-三磷酸在 tRNA 成熟过程中保持完整，但其在 Sec 生物合成和掺入蛋白质中可能的作用尚未明了。

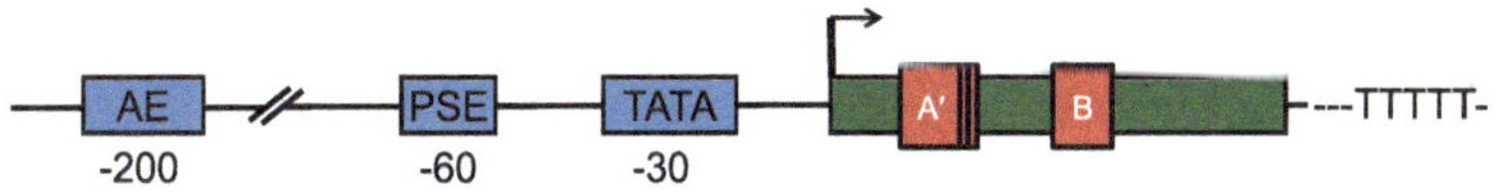

图 1.2　控制 *Trsp* 转录的转录元件。如文中所述，上游和基因内调控部位控制 *Trsp* 的转录。下游的-TTTTT-序列作为终止信号留下的 3′-尾部序列，这个尾部序列会被去除以产生基因转录物。

TATA 盒作为 *Trsp* 转录效率的必需元件在爪蟾卵母细胞内[34，36]和体外 HeLa 细胞提取物中[36]得到证实。TATA 盒和 PSE 解码元件作为控制转录调节因子附着的基本启动子在其他聚合酶 III 转录的 RNA 中也被发现[31]，尽管在这些区域序列存在变异，特别是 *Trsp* 的 PSE，它甚至在不同的物种中也存在变异（综述[17]）。

在控制 *Trsp* 转录的三个上游调节区中，DSE 更令人感兴趣。它含有一个 SPH 基序和一个八聚体序列共同构成 *Trsp* 激活元件（AE）而与 Sec-tRNA 转录活化因子（STAF）结合（[37]，参见[38]和其中的参考文献）。该 AE 在爪蟾卵母细胞中是最佳转录所必需的[31]，但这个调控元件在爪蟾卵母细胞提取物中却不起作用[39]。在 PSE 和 DSE 之间插入一个 DNA 的大片段而导致 *Trsp* 转录及硒蛋白转录的表达减少，对小鼠胚胎是致死性的[40]。STAF 的特点已在青蛙和老鼠上被证实，它显示出在 RNA Pol II 和 III 转录的许多基因中起作用（[41，42]和其中的参考文献）。携带缺失 AE 的转基因（命名为 *ΔAE*^{t}）同时也缺失 *Trsp*（命名为 *ΔTrsp*）的小鼠仅依赖于 *ΔAE* 转基因来表达的 tRNA[Ser]Sec[43]。有趣的是，这些小鼠中产生的 tRNA[Ser]Sec 量在不同的器官和组织中与野生型有着显著的差异。一些器官和组织中表达更多的总 tRNA[Ser]Sec，而另一些器官和组织中则表达较少。但在所有器官和组织中观察到的一致现象是 *ΔAE*^{t}/Δ*Trsp* 小鼠中的 mcm^{5}Um 亚型的量总是比野生型小鼠少[43]。这一发现中 AE 区缺失是如何影响 tRNA[Ser]Sec 分布水平，特别

是 mcm^5Um 的水平令人好奇，且还需要进一步的工作。

1.6 Sec-tRNA$^{[Ser]Sec}$遗传密码子是 UGA

1986 年，两组报告表明 TGA 出现在哺乳动物谷胱甘肽过氧化物酶 1（GPX1）[44]和细菌甲酸盐脱氢酶（fdhF）[45]基因的阅读框中，而且它们的位置与相应蛋白质中的 Sec 正好一致。这是一个惊人的发现，因为 UGA 在哺乳动物和大肠杆菌蛋白质合成过程中被当作终止密码子。这些发现提供了第一个证据表明遗传密码可能含有第 21 种氨基酸。

在 *fdhF* 的 TGA 密码子突变为任何一个其他一些密码子而导致同义氨基酸掺入甲酸盐脱氢酶但并没有修改为 Sec [46]。这一观察进一步显示该 Sec 很有可能是第 21 个蛋白质氨基酸。由于真核生物中少量的 phosphoseryl-tRNA 被发现能特异性解码 UGA [3]，需要排除磷酸丝氨酸首先掺入硒蛋白，然后在转译成蛋白质后将其修改为 Sec 的可能性。当发现 tRNA $^{[Ser]Sec}$ 在大肠杆菌中由 *SelC* 编码和哺乳动物的 tRNA $^{[Ser]Sec}$ 显示出在相应的 tRNA 合成 Sec [4，5]时，Sec 被明确地证明为遗传密码中的第 21 种氨基酸。

1.7 tRNA$^{[Ser]Sec}$的结晶

针对各种来源的 tRNA$^{[Ser]Sec}$ 转录物的三维结构已经开展了众多细致的研究，包括人[47～49]、老鼠[50]、古菌[51，52]和细菌[53，54]，有的仅仅是转录物[47，50]，有的则是与蛋白质的复合物[48，49，51～54]。虽然转录物须有几个位置突变以实现结晶或增强 tRNA$^{[Ser]Sec}$ 与蛋白质复合物的形成，这些研究仍然揭示了 tRNA$^{[Ser]Sec}$ 的功能及其在硒蛋白生物合成中与蛋白质的相互作用。然而，这些研究的主要限制是无法应用天然产生的 tRNA$^{[Ser]Sec}$ 中的碱基修饰。缺少 i^6A 修饰的小鼠 tRNA $^{[Ser]Sec}$ 会导致反密码子环异常而产生非正常 A_{37}-U_{33} 碱基配对[50]。已知含有 mcm^5U 的 tRNA$^{[Ser]Sec}$ 的二级和三级结构与含有 mcm^5Um 的 tRNA$^{[Ser]Sec}$ 是很不相同的[7]，而对两种天然存在的异构体的晶体结构分析极有可能为理解它们在硒蛋白合成中不同的作用提供新的见解。

1.8 结　　语

Sec 在蛋白质功能中的关键作用已由如下证据得到了肯定：*Trsp* 在进化过程中的出现和保留，Sec 在 tRNA$^{[Ser]Sec}$ 上的合成，tRNA$^{[Ser]Sec}{}_{mcm^5U}$ 上 Um34 依赖硒的甲基化而产生第二个亚型 tRNA$^{[Ser]Sec}{}_{mcm^5Um}$，选择性地使用这两个亚型去合成管家相关和应激相关的硒蛋白这两个亚类，利用一些特异性的组件把 Sec 通过解码 UGA Sec 密码子从两个亚型上掺入蛋白质而合成多种硒蛋白，并用于细胞代谢包括健康和发生的各个方面。

以 Sec 形式含硒的硒蛋白的出现可能发生在生物进化早期，在出现三种生物类别之前[55]。在进化过程中保持应用 Sec 的原因肯定是因为 Sec 位于氧化还原活性蛋白质的催化位点上，是维持氧化还原稳定状态的重要组成部分。一个重要的问题是为什么只有一些生物体利用这样一个系统？蛋白质选择 Sec 的化学基础将在第 7 章中讨论。

这里存在有关 Sec-tRNA$^{[Ser]Sec}$ 和其在细胞代谢中的应用的几个突出问题。例如，硒缺乏和充足条件下两种亚型的周转率是多少？什么将 Um34 上 mcm^{5}U 转化成 mcm^{5}Um 甲基化酶？该甲基化发生在细胞质还是细胞核？什么因素控制在合成应激相关的硒蛋白时选择使用 mcm^{5}Um？tRNA$^{[Ser]Sec}{}_{mcm^5U}$ 亚型是专门用于管家硒蛋白合成，还是也应用于应激相关的硒蛋白的合成？小鼠中-200 位上 AE 调控区缺失是怎样引起两种 Sec-tRNA$^{[Ser]Sec}$ 亚型水平在不同器官和组织中的巨大差异，且总是导致 mcm^{5}Um 比 mcm^{5}U 的减少更大？*Trsp* 基因内的 A 盒和 B 盒在其转录中的作用是什么？天然的 tRNA$^{[Ser]Sec}$ mcm^{5}U 与 tRNA$^{[Ser]Sec}{}_{mcm^5Um}$ 的晶体结构会有什么差异？它们的结构是否会显示这两种亚型与蛋白质相互作用并将各自的 Sec 掺入新生多肽链（即解码 UGA）功能？在转录组件中是否还有其他新的因素参与 tRNA$^{[Ser]Sec}$ 的转录？进一步研究这些问题将提供更多的资料解析两种 Sec-tRNA$^{[Ser]Sec}$ 亚型的作用，从而阐明 2′-*O*-hydroxylmethyl 组分如何可以选择性控制合成硒蛋白的各种亚类，并确定富硒是如何上调 Sec-tRNA$^{[Ser]Sec}{}_{mcm^5Um}$ 应激相关的硒蛋白的表达。

致谢　这项工作由美国国立卫生研究院（NIH）、美国国立癌症研究所（NCI）、美国癌症研究中心（CCR）的院内研究计划对 D. L. Hatfield 的支持，以及 NIH 课题 CA080946、GM061603 和 GM065204 对 V. N. Gladyshev 的资助；DFG Priority Program 1784 对 U. Schweizer（Schw914/5-1）的资助，以及 Towson 大学的 Jess and Mildred Fisher 科学与数学学院对 Jess and Mildred Fisher 生物科学主席 P. A. Tsuji 的资助。

参 考 文 献

1. PH Maenpaa, MR Bernfield 1970 *Proc Natl Acad Sci U S A* 67: 688
2. D Hatfield, FH Portugal 1970 *Proc Natl Acad Sci U S A* 67: 1200
3. D Hatfield et al 1982 *Proc Natl Acad Sci U S A* 79: 6215
4. BJ Lee et al 1989 *J Biol Chem* 264: 9724
5. W Leinfelder et al 1989 *J Biol Chem* 264: 9720
6. DL Hatfield et al 2006 *Prog Nucleic Acid Res Mol Biol* 81: 97
7. AM Diamond et al 1993 *J Biol Chem* 268: 14215
8. A Bock et al 1991 *Trends Biochem Sci* 16: 463
9. C Sturchler et al 1993 *Nucleic Acids Res* 21: 1073
10. LK Kim et al 2000 *RNA* 6: 1306
11. HS Chittum et al 1997 *Biochim Biophys Acta* 1359: 25
12. D Hatfield et al 1991 *Nucleic Acids Res* 19: 939
13. BA Carlson et al 2007 *J Biol Chem* 282: 32591
14. BA Carlson et al 2005 *J Biol Chem* 280: 5542
15. IS Choi et al 1994 *Biochemistry* 33: 601
16. C Sturchler et al 1994 *Nucleic Acids Res* 22: 1354
17. DL Hatfield et al 1999 in *Comprehensive Natural Products Chemistry,* JW Kelly Ed (Elsevier Sc Ltd, Oxford) Vol 4 p 353
18. N Fradejas et al 2013 *Biochem J* 450: 427
19. R Tobe et al 2013 *J Biol Chem* 288: 14709
20. EM Gustilo et al 2008 *Curr Opin Microbiol* 11: 134

21. V Leihne et al 2011 *Nucleic Acids Res* 39: 7688
22. L Songe-Moller et al 2010 *Mol Cell Biol* 30: 1814
23. XM Xu et al 1999 *FEBS Lett* 454: 16
24. M Rao et al 2003 *RNA* 9: 923
25. RK Shrimali et al 2005 *Biochem Biophys Res Commun* 329: 147
26. AV Lobanov et al 2006 *Nucleic Acids Res* 34: 496
27. BA Carlson et al 2006 in *Selenium: Its Molecular Biology and Role in Human Health,* DL Hatfield et al Eds (Springer Science + Business Media, LLC, New York) p 29
28. OW McBride et al 1987 *J Biol Chem* 262: 11163
29. T Ohama et al 1994 *Genomics* 19: 595
30. E Aeby et al 2010 *Nucleic Acids Res* 38: 5833
31. E Myslinski et al 1992 *Nucleic Acids Res* 20: 203
32. JM Park et al 1995 *Gene* 162: 13
33. DL Hatfield et al 1983 *Proc Natl Acad Sci U S A* 80: 4940
34. P Carbon, A Krol 1991 *EMBO J* 10: 599
35. BJ Lee et al 1987 *Proc Natl Acad Sci U S A* 84: 6384
36. BJ Lee et al 1989 *J Biol Chem* 264: 9696
37. C Schuster et al 1995 *EMBO J* 14: 3777
38. K Adachi et al 2000 *Biochem J* 346 Pt 1: 45
39. JM Park et al 1996 *Biochem Biophys Res Commun* 226: 231
40. VP Kelly et al 2005 *Mol Cell Biol* 25: 3658
41. OA Barski et al 2004 *Genomics* 83: 119
42. M Schaub et al 1999 *J Biol Chem* 274: 24241
43. BA Carlson et al 2009 *Biochem J* 418: 61
44. I Chambers et al 1986 *EMBO J* 5: 1221
45. F Zinoni et al 1986 *Proc Natl Acad Sci U S A* 83: 4650
46. F Zinoni et al 1987 *Proc Natl Acad Sci U S A* 84: 3156
47. Y Itoh et al 2009 *Nucleic Acids Res* 37: 6259
48. S Palioura et al 2009 *Science* 325: 321
49. C Wang et al 2015 *Nucleic Acids Res*
50. OM Ganichkin et al 2011 *PLoS One* 6: e20032
51. S Chiba et al 2010 *Mol Cell* 39: 410
52. RL Sherrer et al 2011 *Nucleic Acids Res* 39: 1034
53. Y Itoh et al 2013 *Science* 340: 75
54. Y Itoh et al 2013 *Nucleic Acids Res* 41: 6729
55. VM Labunskyy et al 2014 *Physiol Rev* 94: 739

第 2 章

硒代半胱氨酸掺入过程的真核机制及其体外重建

Mark H. Pinkerton and Paul R. Copeland

石彦波　译

摘　要　硒代半胱氨酸（Sec）的掺入需要多重因素与延长的真核生物核糖体之间高度编排的相互作用。本章重点介绍一些能将 Sec-tRNA$^{[Ser]Sec}$ 传递到核糖体 A 位点的已知因子的作用机制，用于大多数硒蛋白中单个 Sec 的掺入过程及合成硒蛋白 P 所需的多次 Sec 掺入过程。重点突出体外翻译系统在这些机制中所发挥的作用。

关键词　核糖体，兔网织红细胞裂解物，硒代半胱氨酸插入序列，SECIS 结合蛋白 2，特异性延伸因子，硒代半胱氨酸掺入，硒蛋白 P，翻译，小麦胚芽裂解产物

2.1　引　　言

硒（Se）是人类必需的微量元素，几乎存在于所有生命体中。Se 通过氨基酸硒代半胱氨酸（Sec）进入蛋白质，Sec 被当作第 21 种氨基酸发现于 20 世纪 70 年代后期[1，2]。Sec 在结构上类似于氨基酸丝氨酸（Ser）和半胱氨酸（Cys），由 Ser 前体合成，本书第 4 章将对相关细节进行介绍。硒蛋白被掺入蛋白质的机制为人类许多基本功能所必需。为什么 Se 如此重要？这是因为 Se 缺乏是导致人类众多疾病的根本原因之一。由于硒蛋白具有比含 Cys 相似蛋白更高的酶效和更快的化学反应速率，故硒蛋白拥有更高的氧化还原电位[3，4]，因此那些在活性位点含有 Sec 而不是 Cys 的生物酶具有更强的抵抗氧化抑制的能力[5]。正是因为这些特殊的氧化还原特性，能在人和其他真核生物的抗氧化酶（如谷胱甘肽过氧化物酶、硫氧还蛋白还原酶和碘化甲状腺氨酸脱碘酶）中发现 Sec 的存在也就不足为奇了。然而 Sec 和 Se 作为营养需求的重要性却因真核生物的种类不同而表现各异。例如，真菌和高等植物不需要利用 Sec，因此完全没有 Sec 掺入的能力。其他生物体，特别是果蝇，虽然具有所需的机制，但仅仅能合成三种硒蛋白，而且这三

M. H. Pinkerton • P. R. Copeland (✉)
Department of Biochemistry and Molecular Biology, Rutgers-Robert Wood Johnson Medical School, Piscataway, NJ 08854, USA
e-mail: paul.copeland@rutgers.edu

种硒蛋白还不是生存、繁殖或保护免受氧化应激所必需的[6]。

目前对细菌掺入 Sec 的合成和翻译的分子机制已经有了很好的表征（参见第 3～5 章），过去的 20 年中，人们解析了 Sec 掺入的真核机制。真核生物中 Sec 的掺入依赖于 mRNA 内的顺式作用因子和一些能将硒代半胱氨酰-tRNA（Sec-tRNA[Ser]Sec）引入核糖体的反式作用因子。Sec-tRNA[Ser]Sec 识别出硒蛋白 mRNA 中的 UGA 终止密码子，因而不同于典型遗传密码。特别是当硒蛋白 mRNA 在 3′非翻译区（3′-UTR）中含有茎环结构时，将重新编码。最初该元件被发现是合成 1 型碘化甲状腺氨酸脱碘酶（DIO1）所必需的，并被命名为 Sec 插入序列元件或 SECIS 元件[7]。在寻找 SECIS 结合蛋白时，发现一个 120kDa 的蛋白因子与 *Gpx4* 的 SECIS 元件具有特异性的相互作用[8]。该因子最终命名为 SECIS 结合蛋白 2（SBP2 或 SECISBP2）并被证明是 Sec 体外掺入所必需的[9]。在发现 SBP2 后不久，特异性延伸因子（eEFSec）也被发现是特异性 Sec-tRNA[Ser]Sec 结合因子[10，11]。最近研究证实，这些核心因素是在重建的无细胞体外系统中 Sec 掺入蛋白质的最基本要求[2]。然而一些根本问题依然存在，很可能影响 Sec 掺入的效率和持续性。此外，本章后半部分还将讨论其他一些涉及调节硒蛋白表达的因素。下面我们将对已知的真核细胞分泌机制进行综述，并对体外系统及深入理解硒蛋白表达的重要性加以讨论。

2.2 UGA 重编码

重编码是一种特殊的翻译事件，主要是指核糖体掺入的氨基酸不同于那些由同源密码子和标准的遗传密码对应的氨基酸。重编码过程从根本上描述了 Sec 的结合机制。编码不同氨基酸的密码子的重新编码在生物学中一度未知，但是已有研究发现多种生物改变了标准的遗传密码进行翻译。UAA、UAG 或 UGA 是核糖体的标准终止密码子，但只有 UAG 和 UGA 似乎是在生物体中重新编码的密码子[12]。UGA 终止密码子似乎是支原体和线粒体中最常被重新编码的对象，两者都使用 UGA 编码色氨酸而不是终止翻译[13，14]，而吡咯赖氨酸由 UAG 主要在产甲烷古菌中编码[15]。通常，终止密码子的重新定义来自 tRNA 特异性差异，即终止因子识别的终止密码子的缺乏[16]，或由于大肠杆菌缺乏 tRNA-Trp 而导致的抑制[17]。然而，在 Sec 掺入过程中，tRNA 特异性和缺乏 UGA 识别不起作用，而是要求特定因子的组合与标准的翻译延伸系统协调一致以重新编码 UGA。因此，该系统在终止密码子的重新编码中是整个生命领域里独一无二的[18，19]。

2.3 SECIS

Sec 掺入的翻译需要特殊机制来确保只有硒蛋白 mRNA 的 UGA 密码子被重新编码。硒蛋白 mRNA 在 3′-UTR 中含有 SECIS 顺式元件，这是 Sec 掺入过程中唯一需要的顺式作用元件。DIO1 3′-UTR 序列中含有一段松散的保守序列，该序列在体外和非洲爪蟾卵母细胞中均含有 Sec 掺入的保守序列，对这两段保守序列的比对发现了 SECIS 并首次报道[7]。后续研究进一步阐述了 SECIS 元件存在于专门编码 Sec 蛋白的 mRNA 的

3′-UTR [20]。

SECIS 元件包含跨物种和不同 mRNA 3′-UTR 的高度可变序列，但是共享一个类似的二级结构，其中包括两个螺旋、一个内部茎环和一个顶环。SECIS 元件的螺旋和环状结构被用来定义 SECIS 元件的两种类型。类型 1 中包含一个相对较大的顶环，以及一个被 12～14 个碱基对形成的螺旋所分割的内部环状结构。类型 2 中另有一个短的仅含 2～7 个碱基对的螺旋、一个内部隆起结构和一个较小的顶环结构[21]。顶环包含保守的 AAR 残基，内环含有一个保守的 SECIS 核，核中包括一个沿着 5′端和 3′端不配对的 AUGA 和 UGR。顶环和内环都是 Sec 掺入所必需的[20]。AAR 残留物是 Sec 掺入所必需的，但其功能尚未阐明，而且还造成了进一步的混淆，问题出在 SelM 和 SelO 中的 SECIS 元件上，因为 SECIS 中的 AAR 被 CCX 残基所替代造成这样的结果[22，23]。

SECIS 元件含有的一个保守特征决定了其结构和功能。SECIS 的 AUGA 序列形成了具有 3′侧的非 Watson-Crick 碱基对，形成了一个扭结（K-turn）形状，在螺旋中形成约 120°的弯曲[24]。通过 K-turn 结合基序中被称为 L7Ae 的结构域，K-turn 与蛋白质 SBP2 结合[25～29]。K-turn 的功能可能来自于它们在构象中的灵活性，因为它们似乎可以像铰链一样移动以支持可变构象[30]。在 Mg^{2+}存在的情况下，铰链处于完全弯曲的状态，这可以解释 Mg^{2+}对 SECIS/SBP2 结合的抑制现象[31]。在一个针对硒蛋白 N（SEPN1）的 SECIS 元件中含有纯合子由 AUGA 到 ACGA 的单纯点突变的体内研究中，AUGA 区域的重要性被强调，因为该突变阻止了 SBP2 与 SECIS 元件的结合，导致了先天性肌病的发生[32]。

SECIS 元件也具有极强的编码能力来调控 Sec 的掺入。研究发现这种调控在体外和体内的嵌合构建中，各种 SECIS 元件的 UGA 重编效率存在巨大差异[2，33，34]。提高翻译效率的一些预测因子包括 SECIS 元件螺旋 2 中的 GC 碱基对及内环 5′侧的 U [33]。SECIS 元件与 UGA 的间距也会发生变化，在已知转录物中该间距为 104～5200 个核苷酸，但在 UGA 下游的 51 个核苷酸似乎是最小的间隔要求[35]。此外，SBP2 对 SECIS 元件的亲和力与翻译的效率之间并不相关[33，34]，与 EFSec 或 SBP2 的浓度也不相关[36]。迄今为止，SECIS 调控 Sec 掺入效率的机制仍然是一个未解之谜。

2.4　SECIS 结合蛋白 2

SECIS 元件作用的发挥，至少一定程度上是通过与 SBP2 的结合实现的，其确认过程建立在发现了一个能特异性交联到 *Gpx4* SECIS 元件的 120kDa 蛋白的基础上[8]。随后的纯化和表征发现这一特性对于 Sec 的掺入至关重要[9]。SBP2 的已知功能包括 SECIS 结合、核糖体结合，以及与 eEFSec 的短时相互作用。SBP2 的截短体和位点特异性突变最初用于证明 SBP2 含有三个不同的结构域：①一个未知功能的约含 400 个氨基酸的 N 端结构域，它是一个约 100 个氨基酸的“Sec 掺入结构域（SID）”中心；②一个在 C 端含有约 300 个氨基酸结构域，并且其中包含保守的 L7Ae RNA 结合域[9，25，29，37～39]。

有意思的是，SID 和 RNA 结合域足以说明 SBP2 的所有已知功能，因此体外 Sec

的掺入不需要 SBP2 N 端结构域这一观点无需更多的证明[9，40]。N 端结构域中含有保守的氨基酸序列，这一特点为 N 端结构域的功能提供了证据[41]，人类中该区域的突变预测了 N 端结构域截断体的存在（[42]中综述提及）。另外，N 端被预测含有一段富含赖氨酸的核定位序列（NLS）[9]。在高氧化应激条件下的肝细胞研究中证实了功能性 NLS 的存在。当核出口被克霉素 B 阻断时，硒蛋白水平降低。Sec 掺入的减少表明 SBP2 可能在氧化应激期间被分流到细胞核以避免氧化损伤[43]。

SID 和 RNA 结合结构域之间的功能关系复杂。即使 SID 和 RNA 结合结构域分别表达为单独的蛋白质，它们依旧能形成稳定的 SECIS 依赖性复合物，并且在体外 Sec 掺入过程中保留其所有功能，当然稳定的核糖体结合能力除外[39]。SID 已经被描述为 RNA 结合域的延伸[44]，但它并不与 SECIS 元件接触，而是在增加 RNA 结合结构域的 SECIS 亲和力中起作用[39]。SID/RNA 结合域相互作用的复杂性可以通过以下事实充分说明：保守的 IILKE $^{526\text{-}530}$ 突变为丙氨酸消除了 Sec 掺入，以及与 RNA 结合结构域稳定的相互作用，但并不影响高亲和力 SECIS 的结合能力[39]。在 SBP2 的 C 端，相同的突变导致 SECIS 结合完全失活。作者据此得出结论：SID 和 RNA 结合结构域之间的物理连接限制了构象选择，有待高分辨率结构测定来阐明其结构意义。

综上所述，SBP2 与核糖体结合的能力尚不十分清楚。近期一项对于 SBP2 和大核糖体亚基之间相互作用初步表征的工作（见[45]中的综述）包括通过引物延伸分析的选择性 2′-羟基酰化筛选核糖体构象变化[46]，以及筛选与 28S rRNA 上的扩增片段 7L 的 SBP2 的核糖体结合位点[47]。尽管这些数据十分诱人，但人们对 SBP2 在与核糖体稳定结合时所发挥的作用仍知之甚少。解决这一机制将需要大量与结构性研究相结合的努力。

2.5 Sec-特异性延伸因子

作为将 Sec-tRNA$^{[Ser]\ Sec}$递送到核糖体的因子，eEFSec 是 Sec 掺入过程的核心。基于与其古菌对应蛋白 SelB 的序列相似性发现了 eEFSec。与 SelB 很相似，eEFSec 是一种 GTP 结合蛋白，对于 GTP 和 GDP 具有大致相同的亲和力，因此缺乏鸟嘌呤核苷酸交换因子（GEF）对功能的作用[10，11]。与 SelB 不同，eEFSec 并不结合 SECIS 元件。相反，实验表明，当核糖体在硒蛋白 mRNA 中遇到 UGA 密码子时，eEFSec 和与 SBP2 结合的 SECIS 元件形成短时复合物，并且在翻译期间将 SectRNA$^{[Ser]\ Sec}$递送至核糖体 A 位点。

与 eEFSec 相反，典型的翻译延伸因子 1a（eEF1A）在蛋白质延长过程中起主要作用，因为它可将氨基酰化的 tRNA 携带到核糖体以使翻译延续。eEF1A 包含 3 个与 eEFSec 系统发育相关的结构域。目前对 eEF1A 结构域的功能表征如下：结构域 I 是结合核糖体和鸟苷-5′-三磷酸磷酸酶（GTPase）活性所必需的，其驱动结构域 II 中氨酰-tRNA 的结合，而结构域 III 特异性地参与结合 tRNA 的受体臂及与 GEF eEF1B [48]的相互作用。上述表征为我们理解 eEFSec 中类似结构域的功能提供了线索。然而，这并不能解释两种伸长因子之间的功能差异。eEFSec 和 eEF1A 之间的主要功能差异源于 tRNA 的特异性，因为 eEFSec 只能与 Sec-tRNA$^{[Ser]Sec}$结合，而 eEF1A 与 20 个经典的 tRNA 结合。使用 X 射线晶体学分析古菌 SelB 的结构揭示了一种如同在 IF2/eIF5B 而不是 eEF1A[49]中先前报道的杯状结构。尽管增加了对 eEF1A 的了解，但 eEFSec 各结构域的确切作用仍不十分清楚，目前只能基于与 eEF1A 相似度的推测。

两个延伸因子之间最明显的区别是 eEFSec C 端附加的独特结构域——结构域 IV，与 eEFSec 的所有已知功能密切关联：SBP2/SECIS 结合、SectRNA$^{[Ser]\ Sec}$ 结合和 GTP 水解[50]。当 tRNA$^{[Ser]\ Sec}$ 被过表达时，或者当使用电泳迁移率变动测定来捕获瞬时复合物时，eEFSec 和 SBP2/SECIS 复合物之间的相互作用仅在细胞中能观察到[39]。这种相互作用需要结构域 IV 的存在，这种客观事实可能表明 SBP2/SECIS 复合物诱导了 eEFSec 中稳定构象的变化，使得其可以识别 UGA 密码子，但是这一假设还有待验证。

GTP 水解在 eEF1A 和 eEF2 的正常功能中起重要作用。然而，GTP 水解在 eEFSec 中的作用似乎不同。在 eEF1A 和 eEF2 中，GTP 水解对于通过延伸循环逐步进化所需的构象变化至关重要。在 eEF1A 和 eEF2 中，水解后 GEF 被用来交换 GDP，用于 GTP 以允许构象发生变化，促进 tRNA 结合。对于 Sec-tRNA$^{[Ser]Sec}$ 而言，SelB 的 GTP 结合形式比 GDP 结合或去辅基（apo-）形式具有更高的亲和力。结合 GTP 后，SelB 发生构象变化，然后稳定 SelB/GTP/Sec-tRNA$^{[Ser]Sec}$ 复合物[52]。据认为，在 SECIS 元件存在下，SectRNA$^{[Ser]Sec}$ 被 SelB 递送到核糖体 A 位点，然后 SelB 水解 GTP，导致 SectRNA$^{[Ser]Sec}$ 从 eEFSec [53]的快速释放。虽然细菌 SelB 和真核 eEFSec 之间存在很多差异，但两者的核糖体 A 位点容纳 Sec-tRNA$^{[Ser]Sec}$ 的基本机制似乎是保守的。

2.6　其 他 因 素

虽然这些核心因素已被证实足以满足 Sec 掺入所需[2]，但一些直接的实验证据或系统发育关系表明还有其他的一些因素也参与了 Sec 的掺入过程。后者最明显的例子是 SECIS 结合蛋白 2 类蛋白（SECISBP2L）。基于 SECISBP2L 的 C 端结构域与 SBP2 的相似性，通过 BLAST 搜索找到了 SECISBP2L，发现它们的氨基酸一致性达 46%[9]。与 SBP2 类似，SECISBP2L 同时具有 RNA 结合结构域和 Sec 掺入结构域，因此可以与 AUGA 核心特异性结合。SECISBP2L 在体外 Sec 掺入过程中并未表现出功能活跃，而且目前也没有任何可表明其功能的直接证据[41]。SECISBP2L 可识别功能的缺乏至今仍是一个未解之谜，系统发育分析没能从起源上阐明这一问题，这似乎表明 SBP2 和 2L 是直系同源基因，来自于脊椎动物早期进化过程中基因复制事件之后产生的分化[41]。此外，与脊椎动物 SBP2 相比，脊椎动物 SECISBP2L 似乎更接近无脊椎动物的 SBP2，这一观点是通过对它们保守区域的数量比较得出的。目前，可以确定的是，脊椎动物中 SBP2 和 SECISBP2L 的偏离导致 SECISBP2L 失去支持 Sec 掺入的能力。虽然 SECISBP2L 在体外的 Sec 掺入过程中不起作用，但其在体内过程中可能具备其他一些尚未发现的功能。尽管缺乏直接证据，但是令人惊奇的是，Secisbp2 缺失小鼠保留了实质性的硒蛋白合成能力[54]，这很可能与 SECISBP2L 尚未确定的功能有关。

另一个非必需 SECIS 结合蛋白——真核起始因子 4a3（eIF4A3）也被识别出来，但对它的了解仍不甚明了。eIF4A3 是一种 RNA 依赖性 ATP 酶、ATP 依赖性 RNA 解旋酶和一个 DEAD 盒蛋白家族的成员，被发现具有调节 Sec 掺入的功能[55]。虽然 eIF4A3

与 eIF4A（I 和 II）的另外两种异构体相似，但它的功能似乎截然不同。除了在无义介导的mRNA 衰变中具有功能外[56]，eIF4A3 还可以结合 *GPX1* SECIS 元件的内部和顶端环。通过 eIF4A3 与 SECIS 的结合阻止了 SBP2 的结合，从而在体外抑制了 Sec 掺入。它似乎具有一种存在差异性的结合亲和力，特别是对 *GPX1* 而不是 *GPX4* 的 SECIS 元件，使得其在调节硒蛋白合成中起作用[57]。在 McArdle 7777 大鼠肝癌细胞中，eIF4A3 表达在没有 Se 的情况下上调，并降低 Gpx1 的表达水平，而 Gpx4 水平却不受影响[55]。因此，当 Se 在有限的条件下，eIF4A3 已经成为可以决定硒蛋白表达水平的一个潜在的关键因素（见综述[58]）。

核糖体蛋白 L30（RPL30）是涉及 Sec 掺入的另一种 SECIS 结合蛋白[59]，大小约为 14.5kDa，是大核糖体亚基的一部分[60]。像 SBP2 一样，RPL30 还含有 L7Ae RNA 结合基序，并在体外同 SBP2 竞争与 SECIS 元件结合[59，61]。虽然 RPL30 被证明刺激了转染细胞中的 Sec 掺入，但不知道它是否为 Sec 掺入所必需，也不清楚它是否可以结合所有 SECIS 元件。RPL30 的 SECIS 结合活性与系统发育分析相一致，这说明 SBP2 的 L7Ae 基序来自 RPL30 [41]。RNase 足迹测定显示 SBP2 和 RPL30 的结合在 SECIS 元件上具有一些重合之处，但各自也具有各自位点[61]。目前的 RPL30 活性模型是通过结合 SECIS 促进 SBP2/SECIS 复合物的解离，从而使核糖体延伸得以继续。

2.7 独特的 Sec 整合：硒蛋白 P

血浆硒蛋白——硒蛋白 P（SEPP1）的独特之处在于它的 mRNA 中具有多个 UGA 密码子。在人类和大鼠中，有 10 个 Sec 残基，但是在其他真核物种中却是高度可变的。大多数 Sec 残基倾向于集中在蛋白质的 C 端，但是第一个 UGA 密码子的位置是高度保守的。*SEPP1* mRNA 的另一个独特特征是具有一个长达 800 个核苷酸的 3′-UTR，包含了两种类型的 SECIS 元件（类型 1 和类型 2）。兔网织红细胞裂解物中的体外翻译试验已经证明，Sec 结合到单个 UGA 转录物中的效率相对较低，为 5%～8%[40]。以这样的低效率，似乎无法有效地产生具有多种 UGA 的蛋白质，但是在血浆中却观察到 26μg/ml 的 SEPP1 蛋白，并在组织培养物中发现高表达的 SEPP1，这表明具有比体内高很多的效率（参见文献[62]和本书第 22 章）。事实上，近期的研究表明，第一个 UGA 密码子下游的 UGA 密码子整合 Sec 的效率更高[63]。通过核糖体谱分析对体内 UGA 重定义的结果显示，肝脏硒蛋白的生物合成中有超过 10%的 UGA 发生了重定义（参见第 3 章和文献[64]）。因此，在考虑 SEPP1 合成的要求时，存在着两个问题：具有 10 个 Sec 密码子的蛋白质如何被有效地产生？多个 Sec 残基是如何陆续地掺入并产生全长 SEPP1 蛋白（参见本书第 3 章）？

SEPP1 翻译效率和持续性被认为是受 SEPP1 的 3′-UTR 中顺式元件的调节，后者参与了 Sec 整合过程中 UGA 的重新编码。在 SEPP1 的初始序列分析中，有些顺式元件在跨物种寻找保守区域中被假定，其中发现 3′-UTR 中的围绕或包括两个 SECIS 元件的区域是高度保守的[65]。假设两个 SECIS 元件参与了 Sec 掺入过程[66]；然而，体外测试显示 SEPP1 翻译不需要 II 型 SECIS 或大部分 3′-UTR 的参与[63，67]。将 SEPP1 3′-UTR 与其他硒蛋白 3′-UTR 交换导致效率降低，但仍观察到全长 SEPP1 蛋白的体外生成，清楚地表明了效率和持续性的分离[63，67]。

2.8　体外翻译系统对 Sec 整合的影响

无细胞体外翻译系统是研究人员确定 Sec 掺入相关因素时所需的关键工具。SBP2 和 eEFSec 的识别、验证及表征在很大程度上取决于两种体外翻译系统：兔网织红细胞和小麦胚芽裂解产物。这两个系统都有其用途和局限性，而且有可靠的方法来解决翻译中的一些基本问题。在发现 SBP2 之前，研究人员使用兔网织红细胞裂解物系统来研究 tRNA$^{[Ser]Sec}$ 抑制翻译终止的能力[68，69]。当发现 SBP2 在该系统中极其有限时，兔网织红细胞裂解物的应用明显扩大，为 SBP2 是 Sec 结合所必需的这一观点铺平了道路[9]，并对其结构域的功能进行了广泛的表征[25，33，39，40，70]。该系统缺乏 SBP2 的生理学基础仍是一个很有意思却有待研究的问题。对于 eEFSec 而言，尚无证据表明该因子在兔网织红细胞裂解物中是受限制的，需要开发新的系统对其进行生化表征。

商业化的小麦胚芽裂解体系被尝试着用在仅利用已知因素来重新构建 Sec 掺入的研究中，这主要是利用了高等植物无需 Sec 且没有任何 Sec 掺入因子的客观存在这一特点而为。最初发现添加 SBP2、eEFSec、Sec-tRNA$^{[Ser]Sec}$ 和哺乳动物核糖体足以促进稳定的 Sec 掺入到含有 SEPP1 3′-UTR 的荧光素酶报道基因构建之中[2]。随后采用不同批次的小麦胚芽裂解物的研究工作证明不需要哺乳动物核糖体[67]，从而确定 SBP2、eEFSec 和 Sec-tRNA$^{[Ser]Sec}$ 足以促进 Sec 掺入，即使在没有进化的核糖体与这些因素共同配合的情况下也是如此。

小麦胚芽裂解系统在为研究 Sec 掺入和 Sec-tRNA$^{[Ser]Sec}$ 合成的所有基本机制问题方面表现了巨大的潜力，提供了试验平台。例如，三种不同的 SECIS 元件显示出明显不同的 Sec 掺入效率[2]，这与之前在兔网织红细胞裂解物中观察到的现象是一致的[33]。此外，最近发现，尽管在兔网织红细胞裂解物中可以很容易地制备出全长 SEPP1 蛋白，但在小麦胚芽裂解产物中仅观察到单一的 Sec 掺入[67]，从而为那些 Sec 掺入过程必需的却仍未识别出来的因子的存在提供了强有力的证据。如图 2.1 所示，这个基于小麦的研究体系是回答与 SEPP1 合成机制相关的几个关键问题所在，这仅仅是以我们现有水平对 Sec 掺入基本机制了解的一个例子而已。

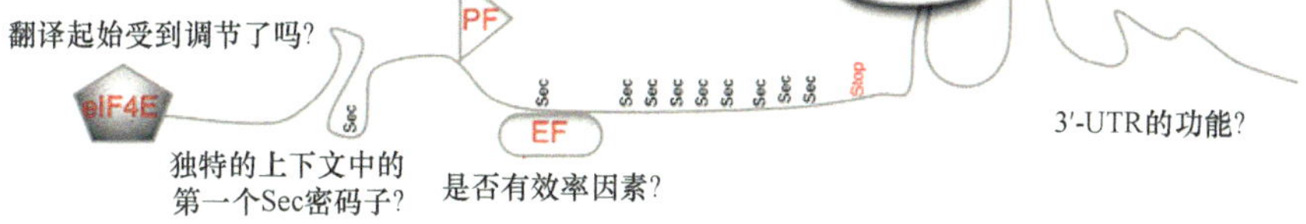

图 2.1　关于使用基于小麦胚芽裂解物的体外翻译系统进行 SEPP1 合成的机制问题说明。该图显示了 SEPP1 mRNA 结构，其中含有 10 个 Sec 密码子和 2 个 SECIS 元件，以及已知的（SBP2，eEFSec）、假设的持续性因子（PF）和效率（EF）因子，还有对密码子上下文、调节翻译起始和 SEPP1 3′-UTR 保守的非 SECIS 部分功能的潜在作用描述。

2.9 结　　语

在发现 SECIS 元件后的 25 年中，人类在理解硒蛋白掺入的机制和规律方面取得了长足的进步，但依然有一些问题存在。对于必需的 Sec 整合因子和基本功能的了解，为理解硒蛋白调节的复杂性提供了更多的阐述。对这些机制的更多了解为以前许多未知疾病的来源提供了更多的解释，今后也将继续下去。许多问题仍然存在于通过 SBP2/SECIS 和 Sec-tRNA$^{[Ser]Sec}$ 递送至核糖体的 eEFSec 复合物形成的 Sec 掺入的基本机制之中。我们还不知道 Sec-tRNA$^{[Ser]Sec}$ 是如何被纳入核糖体的，GTP 的水解在 eEFSec 的作用和机制中所担任的角色是什么，整个事件发生的时间顺序又是怎样的。由于无细胞提取物和组织培养之间的效率差异尚不清楚，因此我们无法确定是否发现了参与体内调节 Sec 掺入所需的所有因素。体外翻译系统对于我们了解 Sec 掺入的基本问题起到了极大的帮助作用，在一定程度上可以解密 Sec 掺入的分子机制。

致谢　感谢美国国立卫生研究院（NIH）对此项工作给予的资助（GM 077073）。

参 考 文 献

1. JW Forstrom et al 1978 *Biochemistry* 17: 2639
2. N Gupta et al 2013 *J Mol Biol* 425: 2415
3. D Steinmann et al 2008 *Biochemistry* 47: 9602
4. T Nauser et al 2006 *Biochemistry* 45: 6038
5. GW Snider et al 2013 *Biochemistry* 52: 5472
6. M Hirosawa-Takamori et al 2004 *EMBO Rep* 5: 317
7. MJ Berry et al 1991 *Nature* 353: 273
8. A Lesoon et al 1997 *Mol Cell Biol* 17: 1977
9. PR Copeland et al 2000 *EMBO J* 19: 306
10. D Fagegaltier et al 2000 *EMBO J* 19: 4796
11. RM Tujebajeva et al 2000 *EMBO Rep* 1: 158
12. NN Ivanova et al 2014 *Science* 344: 909
13. JM Inamine et al 1990 *J Bacteriol* 172: 504
14. Y Inagaki et al 1998 *J Mol Evol* 47: 378
15. B Hao et al 2002 *Science* 296: 1462
16. G Bertram et al 2001 *Microbiology* 147: 255
17. H Engelberg-Kulka 1981 *Nucleic Acids Res* 9: 983
18. AA Turanov et al 2013 *Nucleic Acids Res* 41: 6952
19. J Donovan, PR Copeland 2010 *Antioxid Redox Signal* 12: 881
20. MJ Berry et al 1993 *EMBO J* 12: 3315
21. E Grundner-Culemann et al 1999 *RNA* 5: 625
22. KV Korotkov et al 2002 *Mol Cell Biol* 22: 1402
23. GV Kryukov et al 2003 *Science* 300: 1439
24. R Walczak et al 1996 *RNA* 2: 367
25. K Caban et al 2007 *Mol Cell Biol* 27: 6350
26. EV Koonin et al 1994 *Nucleic Acids Res* 22: 2166
27. R Walczak et al 1998 *RNA* 4: 74

28. DJ Klein et al 2001 *EMBO J* 20: 4214
29. PR Copeland et al 2001 *Mol Cell Biol* 21: 1491
30. F Rázga et al 2005 *Biophys J* 88: 3466
31. PR Copeland, DM Driscoll 1999 *J Biol Chem* 274: 25447
32. V Allamand et al 2006 *EMBO Rep* 7: 450
33. L Latrèche et al 2009 *Nucleic Acids Res* 37: 5868
34. J Donovan, PR Copeland 2012 *PLoS One* 7: e35581
35. GW Martin et al 1996 *RNA* 2: 171
36. L Latrèche et al 2012 *RNA Biol* 9: 681
37. A Krol 2002 *Biochimie* 84: 765
38. C Allmang et al 2002 *RNA* 8: 1308
39. J Donovan et al 2008 *J Biol Chem* 283: 35129
40. A Mehta et al 2004 *J Biol Chem* 279: 37852
41. J Donovan, PR Copeland 2009 *BMC Evol Biol* 9: 229
42. AM Dumitrescu, S Refetoff 2013 *Biochim Biophys Acta* 1830: 3987
43. LV Papp et al 2006 *Mol Cell Biol* 26: 4895
44. JL Bubenik, DM Driscoll 2007 *J Biol Chem* 282: 34653
45. K Caban, PR Copeland 2006 *Cell Mol Life Sci* 63: 73
46. K Caban, PR Copeland 2012 *J Biol Chem* 287: 10664
47. O Kossinova et al 2014 *RNA* 20: 1046
48. CG Noble, H Song 2008 *Cell Mol Life Sci* 65: 1335
49. A Roll-Mecak et al 2000 *Cell* 103: 781
50. JN Gonzalez-Flores et al 2012 *J Biol Chem* 287: 38936
51. AM Zavacki et al 2003 *Mol Cell* 11: 773
52. A Paleskava et al 2012 *J Biol Chem* 287: 27906
53. A Hüttenhofer, A Böck 1998 *Biochemistry* 37: 885
54. S Seeher et al 2014 *Antioxid Redox Signal* 21: 835
55. ME Budiman et al 2009 *Mol Cell* 35: 479
56. NH Gehring et al 2005 *Mol Cell* 20: 65
57. ME Budiman et al 2011 *Nucleic Acids Res* 39: 7730
58. RA Sunde, AM Raines 2011 *Adv Nutr* 2: 138
59. L Chavatte et al 2005 *Nat Struct Mol Biol* 12: 408
60. J Vilardell et al 2000 *Mol Cell* 5: 761
61. AL Bifano et al 2013 *BMC Mol Biol* 14: 12
62. JG Yang et al 1989 *J Nutr* 119: 1010
63. SM Fixsen, MT Howard 2010 *J Mol Biol* 399: 385
64. MT Howard et al 2010 *J Biol Chem* 288: 19401
65. KE Hill et al 1993 *Proc Natl Acad Sci U S A* 90: 537
66. Z Stoytcheva et al 2006 *Mol Cell Biol* 26: 9177
67. SP Shetty et al 2014 *J Biol Chem* 289: 25317
68. A Diamond et al 1981 *Cell* 25: 497
69. MJ Berry et al 1994 *Nucleic Acids Res* 22: 3753
70. MT Howard et al 2007 *RNA* 13: 912

第 3 章

核糖体分析探索硒蛋白翻译

Michael T. Howard

李 兵 王松岩 刘盈盈 编译

摘 要 硒蛋白已知的功能是氧化还原酶，在维持细胞氧化还原平衡、生殖健康、甲状腺激素代谢、发育和免疫功能等方面发挥作用。硒蛋白生物合成的独特性在于翻译过程中需要重新定义一个框架内 UGA 密码子来编码硒代半胱氨酸而不是终止翻译。这种非经典的翻译形式是硒蛋白合成的一个瓶颈，并且受基因特异性调控。在本章，核糖体分析技术的应用将会被讨论，其中包括保护 mRNA 片段的核糖体的深度测序，从而探讨硒蛋白的生物合成机制。这种技术能够以密码子分辨率来量化核糖体的丰度和位置，对于硒蛋白 mRNA 长期存在的硒代半胱氨酸掺入的效率和调节等问题提供了重要启示，对将来的研究产生的新问题亦会发挥重要作用。

关键词 重新编码，核糖体足迹，核糖体停顿，核糖体分析，硒，硒代半胱氨酸，硒蛋白，翻译

3.1 引 言

硒（selenium，Se）以氨基酸硒代半胱氨酸（selenocysteine，Sec）的形式[1，2]掺入一小部分哺乳动物蛋白中，由约 25 个哺乳动物基因编码。硒代半胱氨酸（Sec）还可用于表达蛋白的连接和生物结合[52]。Sec 除了赋予硒蛋白有益的物理性质外，它在氨基酸中也是独一无二的，因为在翻译过程中，当通常指定为翻译终止的 UGA 密码子被 Sec-tRNA$^{[Ser]Sec}$解码为 Sec 时，Sec 的掺入便发生了。翻译过程中 UGA 重新定义和 Sec 掺入的过程被认为是效率低下，至少部分原因是需要专门的 Sec 插入因子来“重编程”核糖体并招募 Sec-tRNA$^{[Ser]Sec}$，在此过程中与翻译终止进行竞争。许多实验室的研究已经发现了 Sec 掺入装置的核心成分。在真核生物中，这些核心成分包括在所有硒蛋白

M. T. Howard (✉)
Human Genetics, University of Utah,
15 N. 2030 E, Room 7110, Salt Lake City, UT 84112, USA
e-mail: mhoward@genetics.utah.edu

mRNA 的 3′-UTR 端发现的顺式启动的 Sec 插入序列元件（Sec insertion sequence element，SECIS）[3～5]和硒代半胱氨酸重定义元件（the Sec redefinition element，SRE），它们位于 UGA-Sec 密码子的子集附近[6～8]。还需要几种反式作用因子，包括 Sec-tRNA[Ser]Sec、参与 tRNA 成熟和 Sec 合成的蛋白质、将 Sec-tRNA[Ser] Sec 递送到核糖体的 Sec-tRNA[Ser] Sec 延伸因子（the Sec-tRNA[Ser]Sec elongation factor，eEFSec）[9～11]，以及 SECIS 结合蛋白 2（the SECIS binding protein 2，Secisbp2）[12，13]。Secisbp2 被认为在 Sec-tRNA [Ser] Sec 募集到核糖体中起重要作用，并且在调节硒蛋白 mRNA 稳定性方面具有独立的作用[14]。除了这些核心成分，一些因子作为辅助蛋白被提出，认为它们可以通过调节 Sec 掺入的效率和/或 mRNA 稳定性来应对环境变化，如硒的可利用性、炎症或氧化应激[15，16]。Sec 掺入装置的组分如图 3.1 所示。

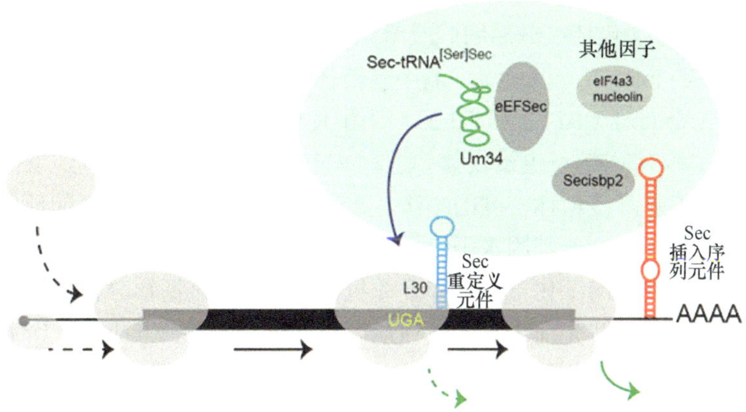

图 3.1　Sec 掺入装置的顺式和反式作用特征。其他细节见正文。

除了理解硒蛋白生物合成与人类健康相关问题的机制和调节的重要性外，Sec 被合成和掺入蛋白质的过程对我们理解标准化的遗传解码机制有广泛的影响。特别是硒蛋白是独特的生物学实例：标准的核糖体解读遗传密码怎样被破坏来调节基因表达，重新定义密码子含义，甚至编码非标准的氨基酸如 Sec。

核糖体分析是一种新的方法学，它非常适合解决关于 UGA“重新编码”的机制、Sec 掺入的效率和硒蛋白合成的翻译控制等问题。这项技术涉及核糖体保护 mRNA 片段（核糖体足迹）的深度测序，以亚密码子分辨率对活跃翻译的 mRNA 提供了一种量化核糖体密度和位置的方法[17]。尤其是，这项技术能够发现基因特异性或者区域特异性翻译速率、核糖体停顿位点、调节性 5′非翻译区（untranslated region，UTR）短可读框（open reading frame，ORF）的翻译、另一种翻译起始密码子的应用，甚至核糖体构象的变化[18]。该方法的原理和应用于硒蛋白生物合成[19]问题的特殊例子将在此介绍。

3.2　核糖体分析揭示基因表达的翻译调控

翻译是一个 mRNA 模板被核糖体读取以产生蛋白质的过程。基因表达的这一关键步骤消耗了大量能量，并且受到了高度调控。已知的翻译调控方法包括许多途径来改变翻译的起始速率和沿 mRNA 的延伸速率[20]。例如，5′-UTR 的长度、序列和二级结构会影响核糖体进入起始密码子，或者使用内部核糖体进入位点启动翻译可以同时“绕过”5′-UTR 帽依赖的启动和扫描。在可读框内的一些密码子和区域可能被翻译得比其他的更慢，这导致翻译的瓶颈和核糖体以不同的目的在不同的地方停顿。此外，顺式和反式作用因子在某些情况下已经进化且可以改变基因编码规则[21，22]，例如，在硒蛋白合成过程中，程序化的无三联体解码导致+1 或–1 可读框的翻译，或一个特定密码子含义的改变。

虽然在全球范围内测量转录调节和 mRNA 水平变化的方法多年来已经存在［例如，通过微阵列或转录组测序技术（RNA-Seq）］，但是直到最近随着核糖体分析的发展，在相同的规模下监测蛋白质表达的翻译控制已经成为可能[18]。这一技术是基于翻译中的核糖体保护 mRNA 的约 30 个核苷酸（nucleotide，nt），防止被核糖核酸酶消化的一项观察[23，24]。该方法包括：分离细胞或组织中的核糖体∶mRNA 复合物，用核糖核酸酶消化未受保护的 mRNA，以及深度测序核糖体保护的 mRNA 足迹 RPF（the ribosome protected mRNA footprint RPF）（图 3.2）。为了使核糖体足迹标准化为 mRNA 丰度的变化以确定翻译效率，总 RNA 也被收集并进行 RNA-Seq 分析。对映射到个体转录的足迹数量的计数提供了测量核糖体密度的方法，并提供了蛋白质合成速率的近似值。重要的是，额外的信息隐藏在这一基因水平的翻译活动概要之下。在单个 mRNA 周围的特定位置或区域核糖体密度的变化可以解释翻译机制。例如，核糖体分析已经揭示了可替代的翻译起始位点的存在和先前未知的蛋白质编码序列，以及 5′-UTR 调节性的上游 ORF 翻译的证据[25]。核糖体停顿位点出现在核糖体密度增加的区域，这些位点可能映射到

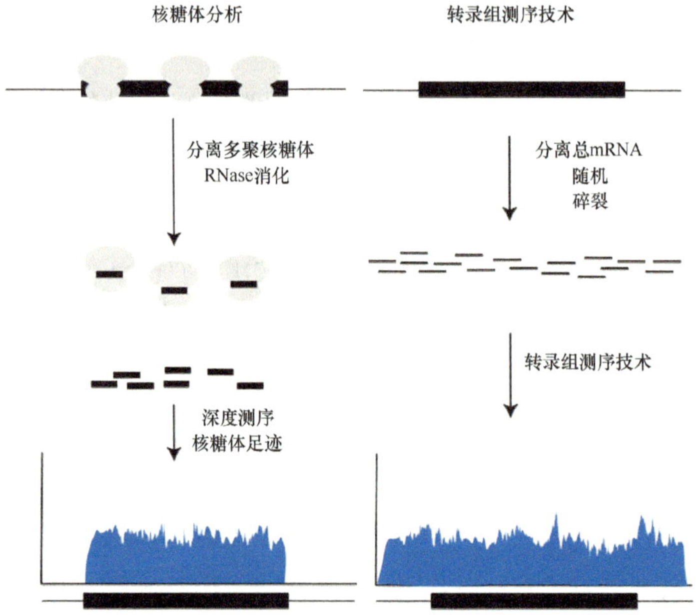

图 3.2 核糖体分析和转录组测序技术的概念性观点。在核糖体分析中，总的多聚核糖体被分离，然后用核糖核酸酶消化，产生的核糖体保护 mRNA 片段（RPF）是孤立的，并给予深度测序。将 RPF 映射到参考基因组或带注释的 mRNA 来识别重要的定量翻译特征。将 RPF 标准化到 mRNA 丰度的变化来确定翻译效率。

核糖体被停滞位点的特定密码子[26，27]。翻译起始和终止的位点可以被分别绘制成核糖体密度突然增加或减少的位点。包括抑制翻译起始、延伸或终止的药物，在特定情况下可以很有效地在蛋白质合成的不同阶段捕获核糖体。

被排序片段的数量成为这种方法优势的基础。Illumina HiSeq 仪器中典型的测序通道可以测定 2 亿多个碎片的序列。然后，测序产生的序列被映射回参照基因组或 mRNA，并接受生物信息分析，以量化 RPF 的数量和它们在所有活跃翻译的编码序列周围的位置。一旦完成这项工作，一些生物信息检测将被用来确定核酸酶抵抗的碎片是否来自于翻译中的核糖体。例如，相对于 5′-和 3′-UTR 及三联体密码子来说，RPF 在 mRNA 的编码序列中应该是高度丰富的，因为这是核糖体的步长。考虑到核糖体分析的整体特征，相对于所有 mRNA 带注释的起始及终止密码子，通过检查 RPF 的分布来检查这些特征是可能的。来自于 Howard 实验室小鼠肝脏实验的一个典型的核糖体分析例子如图 3.3a 所示。从这里可以看出所有 mRNA 的 RPF 被一起检测，那就是通过设定每个 mRNA 起始和终止密码子的首个核苷酸为 0（起始密码子 0-左，终止密码子 0-右），并且在起始和终止密码子任何一侧 RPF 5′端的位置均有 100nt。从这一分析中可以清楚地看到，相对于 5′-和 3′-UTR 而言，足迹在编码序列中是高度富集的。5′-UTR 处的足迹略高于 3′-UTR，表示短暂的上游 ORF 翻译。在编码序列中观察到的峰值恰好是 3nt 间隔，正如所预计的核糖体的密码子步长。

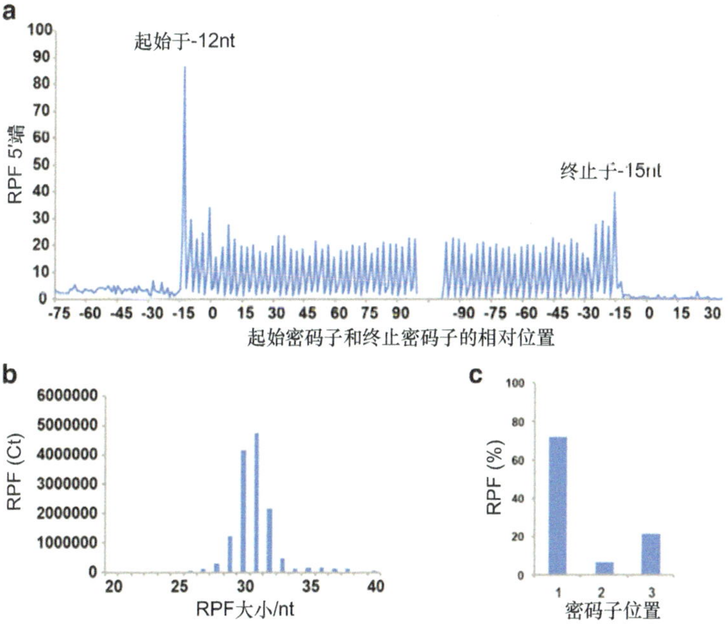

图 3.3　核糖体足迹的特征。（a）Meta-分析：所有 mRNA 核糖体足迹（5′端）的相对丰度是相对于起始密码子（起始密码子的第一个 nt 为位置 0-左）和终止密码子（终止密码子的第一个 nt 为位置 0-右）来显示的。5′端在 AUG 起始密码子上游 12nt 处突然开始，并在终止密码子上游 15nt 处突然停止。这表明核糖体 P-和 A-位点分别位于核糖体足迹的 12～14 和 15～17 核苷酸上。在编码序列中可以观察到一个明显的与核糖体密码子大小一致的三核苷酸重复模式。（b）RPF 的大小分布。（c）5′端在密码子的第一、第二或第三个位置上 RPF 的百分比表明了核糖体足迹的分期。

通过这些数据来预测占据核糖体 P-和 A-位点的 RPF 中的核苷酸位置也是可能的。在启动过程中，起始密码子被定位于核糖体的 P-位点，而在终止过程中终止密码子位于 A-位点。基于在 RPF 5′端的哪个地方突然开始（从起始密码子第一个碱基开始-12 的位置）、在哪个地方停止（从终止密码子第一个碱基开始-15 的位置），可以猜测在这个实验中，P-位点的第一个碱基和 A-位点的第一个碱基分别是 RPF 5′端下游的第 12 和第 15 碱基。正如所料，RPF 的大小占据了大约 30 个碱基（图 3.3 b），并且 RPF 的三联体时相与密码子的分步阅读相一致（图 3.3 a，c）。根据这些数据，我们可以推测大多数 RPF 来自于翻译的核糖体。

3.3 应用核糖体分析来研究硒蛋白的生物合成

众所周知，饮食硒水平对硒蛋白表达具有组织特异性和基因特异性[28～31]。例如，当硒含量有限时，某些组织如大脑和睾丸可维持其硒水平，而其他组织并不能够维持其硒水平。这种效应最有可能是由于这些组织对可用硒池进行优先运送、摄取、封存和再循环。在基因水平，一些具有关键功能的硒蛋白表达，如 Gpx4 和 Txnrd1，对硒状态的变化具有耐受性，而其他在应激相关反应中涉及的硒蛋白表达，如 Gpx1、Msrb1 和 Sepw1 对硒水平非常敏感。

尤其是 Sec 的翻译和插入是分步骤进行的，在此过程中硒蛋白的合成是受控制的[19，32]。硒依赖性 $tRNA^{[Ser]Sec}$ 的修饰被认为是可利用的硒水平与基因特异性硒蛋白生产之间的一个直接关联。在哺乳动物中有两种亚型的 $tRNA^{[Ser]Sec}$，其区别在于存在或不存在 Um34 甲基组，致使反密码子环包含 5-甲氧基羰基甲基尿苷（5-methoxycarbonylmethyluridine，mcm^5U）或 5-甲氧基羰基甲基-2′-*O*-甲基尿苷（5-methoxycarbonylmethyl-2′-*O*-methyluridine，mcm^5Um）。两种 $tRNA^{[Ser]Sec}$ 亚型的比例与硒水平[33，34]紧密相关，并且预防 Um34 甲基化的突变揭示了管家硒蛋白是优先合成的，而应激相关硒蛋白的合成是减少的[35～37]。进一步证据表明了 3′-UTR SECIS 在 Sec 掺入的基因特异性翻译控制中的身份。目前的模型支持 Secisbp2 与 SECIS 元件相互作用需要 Sec 掺入，目前的数据表明 Secisbp2 与单个硒蛋白 mRNA 3′-UTR SECIS 元件亲和力的差异可以部分解释 mRNA 稳定性[38]或 Sec 掺入效率[39]的基因特异性差异。另有研究表明其他 SECIS 结合蛋白如 L30 [40]和 eIF4a3 [15]为这个过程的硒应答调节子。有趣的是，最近的一项研究也显示出一个硒蛋白子集有超甲基化 5′帽[41]，这表明在某些情况下募集核糖体到硒蛋白 mRNA 的模式可以被改变。

许多研究应用报道构建体或 cDNA 转染到培养的真核细胞检测 Sec 掺入的效率。这些研究一致认为 Sec 掺入是低效的，并且受硒调节。由于大多数硒蛋白只携带一个 UGA-Sec 密码子，低效机制似乎是一个可能的假说。矛盾的是，脊椎动物血浆中硒转运蛋白——硒蛋白 P（Sepp1）根据物种的不同携带 7～17 个不等的 UGA-Sec 密码子[42]。从这个例子可以看出，在一些 UGA-Sec 密码子中 UGA 的重新定义必须是高效的，从而推测活体内 Sec 掺入可能以更高的效率发生。我们实验室使用 Secisbp2 补充的兔网织红细胞裂解物和报道构建体研究 *Sepp1* 的翻译，结果表明在第一个 UGA 密码子处 Sec 掺入后，下游 UGA 密码子处的插入效率具有更高的持续性[43]。类似地，*Sepp1* cDNA 的研究表明该 Sec 掺入是低效的，并且在信息接近结束时 Sec 掺入 UGA 密码子的效率较高[32]。第一个 UGA 的重要性在具有高终止信号的斑马鱼 *Sepp1* 基因的研究中被进一步阐明，基于蔗糖梯度的多核糖体分析及特定要素的突变诱导了一个模型，在这个模型里第一个 UGA 作为一个检查点来调节更多的前行中的下游 Sec 掺入[44]。虽然提供的模型可以解释核糖体产生全长 Sepp1 的能力，但是在所有测试的模型系统中得出的一般结论仍然意味着用单个 UGA-Sec 密码子将 Sec 掺入硒蛋白 mRNA 是低效的。

在硒蛋白从天然的基因组结构产生 mRNA 到硒蛋白表达期间检测 Sec 掺入的效率在以前是不可能的，因为相对于含有 Sec 的全长蛋白质来说，无法可靠地监测一个不稳定的终端产物[45]。为了在活体内解决这个问题，我们认为核糖体分析可能是一个合适的方法，那就是通过监测 UGA-Sec 密码子前后核糖体密度的变化来代替测量 Sec 掺入[19]。当位于 UGA-Sec 5′端的 RPF（5′RPF）预计会反映出启动 mRNA 翻译的核糖体数量时，UGA-Sec 密码子 3′端的 RPF（3′RPF）与成功插入 Sec 并正在翻译下游密码子的核糖体数量同样是成正比的（图 3.4a）。

3.3.1 硒代半胱氨酸插入效率

为了检测饮食硒摄入量变化时硒蛋白表达的翻译控制，用含有一定量硒水平的饮食喂养小鼠，然后分离肝脏进行核糖体分析和 RNA-Seq 来分别监测翻译及 mRNA 丰度。令人吃惊的是，与上游 5′端 RPF 密度相比，所有硒蛋白 mRNA UGA-Sec 密码子下游的 3′端 RPF 的丰度是降低的[19]（比较图 3.4b，c），这意味着在活体内 Sec 掺入是低效的。尽管观察到随着饮食中硒水平的变化 mRNA 水平发生变化，但是发现核糖体足迹的变化更大。重要的是，与那些喂食硒缺乏饮食的小鼠相比，在喂食含有足够或超营养硒水平食物的小鼠中，UGA-Sec 下游的 RPF 大大增加了（图 3.4c 和[19]）。所有检测的硒蛋白都发现了这个结果（除了 C 端 UGA-Sec 密码子附近的硒蛋白 mRNA 或那些表达量非常低而不能够被检测到的硒蛋白 mRNA），表明活体内 Sec 掺入是低效的，但所有硒蛋白中 UGA-Sec 下游的 RPF 水平都受硒状态的密切调控。

由于存在 10 个似乎要求高水平 Sec 掺入的 UGA-Sec 密码子，所以 Sepp1 特别令人感兴趣。测量 *Sepp1* 上的 RPF 发现在第一个 UGA-Sec 密码子处核糖体明显缺失（图 3.4d）。虽然由于它们的紧密性，第二个 UGA-Sec 下游的 UGA-Sec 密码子之间的核糖体密度难以区别，但是核糖体密度持续到信息的终端。这就是 *Sepp1* mRNA 在活体内翻译的第一个观点，这一观点意味着至少对第一个 UGA-Sec 密码子来说，Sec 掺入是低效的，并且是受调节的。为了证实并检测活体内 *Sepp1* 生物合成过程中参与调节 Sec 掺入的机制，一些相关实验正在进行。

3.3.2 UGA-Sec 密码子附近和 5′-UTR 的核糖体占有率

UGA-Sec 密码子的缓慢解码已经被推测是 Sec 掺入的动力学特征[44，46]并将导致核糖体停顿。为了解决这个问题，我们在 UGA-Sec 密码子附近测绘了预测的核糖体足

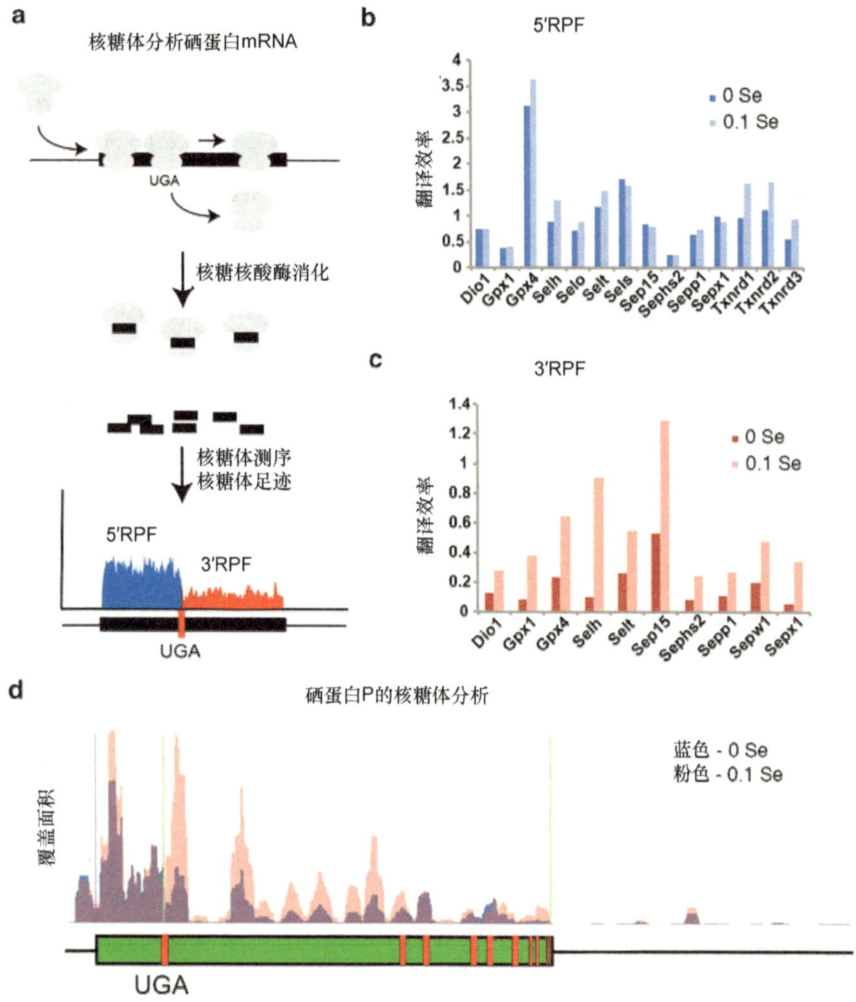

图 3.4 核糖体分析和硒蛋白。(a) 硒蛋白 mRNA 假设的核糖体分析。由于 Sec 掺入和终止之间的竞争，UGA-Sec 密码子 5′ (5′RPF) 和 3′ (3′RPF) 的核糖体密度被分别考虑。用喂养含有 0 或 0.1ppm①饮食的小鼠肝脏中分离出来的硒蛋白 mRNA 来显示 UGA-Sec 密码子上游 (b) 或下游 (c) 的翻译效率。一些硒蛋白 mRNA 不能被分析是因为 UGA-Sec 密码子距 ORF 5′或 3′端太近。(d) 喂养无硒饮食 (0ppm 硒，蓝色) 或充足硒饮食 (0.1ppm 硒，粉色；重叠部分显示为紫色) 小鼠肝脏中 *Sepp1* mRNA 的核糖体足迹覆盖范围。核糖体覆盖范围标准化为 *Sepp1* mRNA 丰度。图下方绿色框内用红色竖条表明了 ORF 和 UGA-Sec 密码子的位置。

迹 A-位点[19]。令人惊讶的是，大多数硒蛋白在 UGA-Sec 密码子附近几乎没有核糖体足迹的积聚，除了 4 个应激相关硒蛋白 mRNA (*Gpx1*、*Msrb1*、*Sepw1* 和 *Selh*)。对于这些 mRNA 来说，在 UGA-Sec 或 5 个前驱密码子中测绘到 A-位点足迹的数量占每个 mRNA 总足迹的 20%～80%。其中的绝大多数 A-位点不是在 UGA-Sec 测绘到，而是恰好在 UGA-Sec 近端的密码子测绘到。令人惊讶的是，这些被硒严格调控的基因在 UGA-Sec 密码子上游也含有丰富的核糖体停顿。这些结果意味着翻译的延迟发生在核糖体遇到

① 1 ppm=1×10^{-6}，余同。

UGA-Sec 密码子之前，对这些 mRNA 来说 UGA-Sec 密码子或者是唯一的，或者是特别明显的。此外，在这些 UGA-Sec 近端密码子处延迟的足迹数目随着硒水平的增加而增加。也许这种延迟对核糖体是必需的，以便其在遇到 UGA-Sec 密码子之前接收 Sec 掺入信号，又或许它可能与控制 mRNA 稳定性的机制相关联。什么机制导致伸长延迟以及它是怎样促进了 Sec 掺入的机制尚需进一步研究。

在特定的 mRNA 中 5′-UTR 通过翻译的短 ORF 来调节翻译效率的能力被很好地记录。通过生化和遗传手段进行实验室检测的范例包括酵母转录因子 GCN4 和哺乳动物应激反应基因 ATF4 [47，48]。每个范例的上游 ORF 的翻译已经在核糖体分析试验中被证实，这说明核糖体分析能够捕获主要编码序列外部记录的翻译案例。酵母和哺乳动物细胞的核糖体分析进一步揭示了在整个转录组 AUG 和非-AUG 密码子处启动的上游 ORF 的广泛翻译[17，26，49，50]。与这一观察结果一致的是，几种硒蛋白 mRNA 包括 *Selh*、*Selt*、*Sephs2* 和 *Txnrd1* 5′-UTR 中的 RPF 已被确认，表明翻译起始被调节的可能性[19]。然而，这些上游核糖体对肝脏中翻译启动具有硒依赖性的作用似乎不太可能，因为起始密码子和 UGA-Sec 密码子之间的翻译效率通过饮食硒保持相对不变。对这三个 mRNA（*Selh*、*Sephs2* 和 *Selt*）来说，从上游足迹到第一个 AUG 之间有一个连续的 ORF，这提示了一个可供选择的可能性：ORF 翻译可能从注释的 AUG 密码子上游开始并导致了 N 端延伸到预测的蛋白质。5′-UTR 翻译对硒蛋白合成的重要性还需要更多的试验来验证。

3.4　结论：对硒的见解、局限性及未来的方向

核糖体分析为体内翻译硒蛋白 mRNA 的过程中核糖体的数量和分布提供了新的观点[19]。这个结果更深入地揭示了在这个领域长期存在的一些问题。转录组测序技术证实了以前所显示出的许多事情；食物中的硒调节了 mRNA 水平，因此当硒含量减少时，应激相关硒蛋白 mRNA 是减少的。也许最重要的是发现 Sec 掺入在活体内是低效的，并且以基因特异性的方式受饮食硒水平动态调节。UGA-Sec 密码子上游的核糖体密度是最不受饮食硒影响的，而对所有检测的硒蛋白来说，下游的核糖体密度在喂养充足硒水平或超营养硒水平饮食的小鼠肝脏中是增加的。UGA-Sec 密码子之后翻译的增加对应激相关性硒蛋白来说尤其富有戏剧性，并且较 mRNA 水平的变化具有更大的强度。这表明在饮食硒对硒蛋白合成的调节中翻译是主导因素。同时也获得了这样的认识：当 Sec 掺入效率低下时，含有 10 个 UGA-Sec 密码子的 mRNA 是如何被翻译的。结果表明 Sec 掺入是低效的，并且在第一个 UGA-Sec 处被调控，但其后又是不断提速前进的。最后，在一些硒蛋白 mRNA 的上游 ORF 中发现了核糖体足迹，提示了另一个可能的调控水平，或者是由带注释的起始密码子上游翻译的启动所引起的硒蛋白 N 端的延伸。

尽管核糖体分析为硒蛋白 mRNA 的翻译提供了一个令人兴奋的新思路，但是在解释结果时我们仍要谨慎一些。这种分析方法相对年轻，并且实验方法和数据分析平台也在稳步发展中。一般来说，从细胞/组织获取到核酶消化再到文库构建的每一步都可能导致核糖体分析的失真。例如，核糖体必须迅速被捕获以防止核糖体继续裂解。起始密码

子处不成比例的大量核糖体足迹被认为是阻止延伸的假象，而不是核糖体扫描和翻译起始的表现。对药物处理与快速冷冻样品的核糖体分析的比较表明了核糖体覆盖在 5′-UTR ORF 和终止密码子处的进一步差异[50]。在文库构建过程中，核酸酶的消化和连接酶的偏好引入了额外的、可以影响有效捕获特定 mRNA 片段的因素。当检测用同样方法准备的两种不同生物学样本之间核糖体活性的差异性变化时，许多上述问题被缓和处理了。然而，这也是在解释核糖体分析数据时要谨慎的一个理由。

在核糖体分析的标准应用中，蛋白质的合成测定速率是由所分析的 mRNA 全长的平均核糖体密度来推断的。这是假设所有核糖体都完成了翻译，并且一种细胞中不同 mRNA 之间的延伸率相似。已知的例外包括许多 mRNA 起始密码子附近累积的足迹、核糖体停顿位点和 UGA-Sec 密码子处核糖体终止。这些因素可以通过诸如从设计的用于反映蛋白质表达的测量方法中排除核糖体停顿的起始区域或位点得到补偿。在硒蛋白 mRNA 这个例子中，蛋白质合成速率的估计是基于 UGA-Sec 密码子 3′端的核糖体数目计算的，如前所述。

直接测量延伸率的实验方法包括翻译起始的药理学抑制，以及之后在不同时间点[26，51]用延伸抑制剂进行处理。结果产生核糖体逃逸的连续快照（核糖体从 5′端到 3′端的逐步清除），由此可以直接推断出延伸率。使用这种方法，并且基于其特征（高 vs.低表达，长度，分泌的或细胞质的，密码子适应指数）对基因进行分组。据报道，平均延伸率是显著一致的，为 5～6 个密码子/秒[26]。虽然在理论上，这种方法可以应用于单个 mRNA，但是迄今为止它仅仅作为通过组合来自多个 mRNA 的核糖体分布来计算的平均延伸率而被报道[26]。硒蛋白合成令人感兴趣的是 Sec 掺入是否可以以某种方式改变核糖体进而影响 UGA-Sec 密码子下游的延伸率。在 *Sepp1* 的例子中这样的观察可能特别重要，因为它可以预见核糖体的变化，以及在第一个 UGA-Sec 密码子处成功掺入 Sec 之后 Sec 插入效率增加的机制。

随着方法学的不断发展，核糖体分析必将成为科学家们研究硒蛋白合成相关的调控机制的一个有力工具。未来的方向包括通过联合应用起始及延伸抑制剂直接测量个体硒蛋白 mRNA 的翻译延伸率，以及翻译的组织特异性差异。核糖体分析同样提供了一个检查亚细胞定位和硒蛋白翻译调控的方法，例如，通过细胞分离检测内质网或其他细胞腔室中的硒蛋白合成。核糖体分析也可能具有治疗实用性，可以作为工具来检验药物影响翻译的相关机制，或者用于开发那些被专门设计从翻译水平影响硒蛋白表达的新化合物。我们对硒蛋白生物合成理解上的进一步重大进展可能来自于日益进步的方法学和对具有庞大信息量的核糖体分析数据集的创新性分析。

致谢 我要感谢 Dolph Hatfield 博士和 Bradley Carlson（美国国立卫生研究院）在开发核糖体分析以分析硒蛋白表达方面的洞察力和实验性贡献；感谢 Brian Dalley、Lisa Baird 和 Christine Anderson（犹他大学）的技术专长；感谢 Raymond Gesteland 博士和 John Atkins 博士（犹他大学）多年来的鼓励及建议。这项工作得到了国立卫生研究院 GM114291（M.T.H.）和 ES0022716（M.T.H.）的资助。

参考文献

1. VM Labunskyy et al 2014 *Physiol Rev* 94: 739
2. GV Kryukov et al 2003 *Science* 300: 1439
3. MJ Berry et al 1993 *EMBO J* 12: 3315
4. KE Hill et al 1993 *Proc Natl Acad Sci U S A* 90: 537
5. Q Shen et al 1993 *J Biol Chem* 268: 11463
6. MT Howard et al 2005 *EMBO J* 24: 1596
7. MT Howard et al 2007 *RNA* 13: 912
8. JL Bubenik et al 2013 *PLoS One* 8: e62102
9. D Fagegaltier et al 2000 *EMBO J* 19: 4796
10. RM Tujebajeva et al 2000 *EMBO Rep* 1: 158
11. AM Zavacki et al 2003 *Mol Cell* 11: 773
12. PR Copeland et al 2000 *EMBO J* 19: 306
13. PR Copeland et al 2001 *Mol Cell Biol* 21: 1491
14. S Seeher et al 2014 *Antioxid Redox Signal* 21: 835
15. ME Budiman et al 2009 *Mol Cell* 35: 479
16. AC Miniard et al 2010 *Nucleic Acids Res* 38: 4807
17. NT Ingolia et al 2009 *Science* 324: 218
18. GA Brar, JS Weissman 2015 *Nat Rev Mol Cell Biol* 16: 651
19. MT Howard et al 2013 *J Biol Chem* 288: 19401
20. N Sonenberg, AG Hinnebusch 2009 *Cell* 136: 731
21. JF Atkins et al 2010 *Recoding, Expansion of Decoding Rules Enriches Gene Expression* Springer Science + Business Media LLC, New York
22. PV Baranov et al 2002 *Gene* 286: 187
23. JA Steitz 1969 *Nature* 224: 957
24. SL Wolin, P Walter 1988 *EMBO J* 7: 3559
25. NT Ingolia et al 2014 *Cell Rep* 8: 1365
26. NT Ingolia et al 2011 *Cell* 147: 789
27. R Shalgi et al 2013 *Mol Cell* 49: 439
28. D Behne et al 1988 *Biochim Biophys Acta* 966: 12
29. KE Hill et al 1996 *Biochim Biophys Acta* 1313: 29
30. XG Lei et al 1995 *J Nutr* 125: 1438
31. AM Raines, RA Sunde 2011 *BMC Genomics* 12: 26
32. SP Shetty et al 2014 *J Biol Chem* 289: 25317
33. D Hatfield et al 1991 *Nucleic Acids Res* 19: 939
34. HS Chittum et al 1997 *Biochim Biophys Acta* 1359: 25
35. ME Moustafa et al 2001 *Mol Cell Biol* 21: 3840
36. BA Carlson et al 2005 *J Biol Chem* 280: 5542
37. BA Carlson et al 2007 *J Biol Chem* 282: 32591
38. JE Squires et al 2007 *Mol Cell Biol* 27: 7848
39. JL Bubenik et al 2014 *RNA Biol* 11: 1402
40. L Chavatte et al 2005 *Nat Struct Mol Biol* 12: 408
41. L Wurth et al 2014 *Nucleic Acids Res* 42: 8663
42. GV Kryukov, VN Gladyshev 2000 *Genes Cells* 5: 1049
43. SM Fixsen, MT Howard 2010 *J Mol Biol* 399: 385
44. Z Stoytcheva et al 2006 *Mol Cell Biol* 26: 9177
45. HC Lin et al 2015 *Science* 349: 91

46. JE Fletcher et al 2000 *RNA* 6: 1573
47. TE Dever 2002 *Cell* 108: 545
48. F Zhang, AG Hinnebusch 2011 *Nucleic Acids Res* 39: 3128
49. MV Gerashchenko et al 2012 *Proc Natl Acad Sci U S A* 109: 17394
50. MV Gerashchenko, VN Gladyshev 2014 *Nucleic Acids Res* 42: e134
51. S Lee et al 2012 *Proc Natl Acad Sci U S A* 109: E2424
52. J Liu et al 2017 *J Am Chem Soc* 139：3430

第 4 章

真核生物硒代半胱氨酸与半胱氨酸的从头（De Novo）生物合成途径

Vadim N. Gladyshev, Bradley A. Carlson, and Dolph L. Hatfield

徐学明　译

摘　要　硒代半胱氨酸（Sec）生物合成的一个特点是该氨基酸在其 tRNA（定义为 tRNA$^{[Ser]Sec}$）上合成，然后在密码子 UGA 处将硒代半胱氨酸（Sec）作为第 21 个合成蛋白质的氨基酸插入蛋白质中。在真核生物和古菌中，Sec 生物合成涉及几个步骤。tRNA$^{[Ser]Sec}$ 首先被丝氨酰-tRNA 合成酶（SerS）进行丝氨酸氨基酰化，然后在磷酸丝氨酰-tRNA$^{[Ser]Sec}$ 激酶（PSTK）催化下磷酸化 Ser-tRNA$^{[Ser]Sec}$ 形成 *O*-phosphoseryl-tRNA$^{[Ser]Sec}$，接着在 Sec 合成酶（SEPSECS）催化下与硒磷酸盐（selenophosphate）反应产生 Sec-tRNA$^{[Ser]Sec}$。硒磷酸盐由硒磷酸合成酶 2（SPS2）从硒化物和/或其他硒代谢物及 ATP 催化产生。有趣的是，硫化物可以代替硒化物在 SPS2 催化的反应中产生硫磷酸盐，然后在 Sec 合成酶（SEPSECS）的催化下形成半胱氨酰（Cys）-tRNA$^{[Ser]Sec}$，产生的 Cys-tRNA$^{[Ser]Sec}$ 可以在哺乳动物硒蛋白 mRNA 的 Sec 密码子 UGA 处将其上的 Cys 插入蛋白质中。这种 Cys/Sec 替代在体内自然发生，替代发生率取决于饮食中硒的含量。

关键词　密码子 UGA，半胱氨酸，从头合成，硒代半胱氨酸，硒代半胱氨酸 tRNA，硒蛋白生物合成，硒蛋白

V. N. Gladyshev
Division of Genetics, Department of Medicine, Brigham and Women's Hospital,
Harvard Medical School, Boston, MA, USA
B. A. Carlson • D. L. Hatfield (✉)
Molecular Biology of Selenium Section, Mouse Cancer Genetics Program,
Center for Cancer Research, National Cancer Institute, National Institutes of Health,
Bethesda, MD 20892, USA
e-mail: hatfield@mail.nih.gov

4.1 引　言

在真核生物中，含硒氨基酸、硒代半胱氨酸（Sec）的生物合成与任何其他已知的氨基酸不同，该氨基酸在其 tRNA（定义为 $tRNA^{[Ser]Sec}$）上合成。$tRNA^{[Ser]Sec}$ 有许多与所有其他典型的 tRNA 不同的独特特征，这在第 1 章中已详述。除了丝氨酰-tRNA 合成酶（SERS）通过丝氨酸氨酰化 $tRNA^{[Ser]Sec}$ 启动 Sec 的生物合成外，其他参与该氨基酸合成的所有酶都专属于 Sec 的生物合成（见[1，2]和其中的参考文献）。

有趣的是，如下所述，半胱氨酸（Cys）可以在 $tRNA^{[Ser]Sec}$ 取代 Sec 及 Cys 可以替代 Sec 掺入蛋白质。在细胞代谢中，由于这两个氨基酸的结构是如此相似，不同的仅是硒原子与硫原子，Cys 替代 Sec 或 Sec 替代 Cys 并不是太令人惊讶。此外，这两种氨基酸具有相似的化学性质，当其存在于酶的活性位点时，可能会催化一些相同的反应。已知的硒代替硫的一个例子就包括硒代甲硫氨酸代替甲硫氨酸掺入蛋白质（综述[3，4]）。另外，含有硒代甲硫氨酸形式的硒的富硒酵母被广泛使用在膳食补充剂行业生产硒补充剂[5～7]。虽然硫代替硒在蛋白质中较少见，但也已被证明在体外培养的哺乳动物细胞中及小鼠的肝脏中发生（参见[2]和其中的参考文献）。Sec 的生物合成和 Cys 如何替代特定硒蛋白中的 Sec 的分子机制将在下文描述。

4.2 Sec 生物合成

硒蛋白 mRNA 中编码 Sec 的密码子是 UGA。硒蛋白 mRNA 中的 Sec 密码子 UGA 的位置可以位于从 N 端到 C 端倒数第二个密码子的任何地方。一些硒蛋白 mRNA 也使用 UGA 作为终止密码子[8]。UGA Sec 密码子与在将 UGA 密码子翻译成 Sec 中起主要作用的 Sec 插入序列（SECIS）元件之间的距离是确定 Sec 插入蛋白质效率的重要因素（见[9，10]和其中的参考文献）。有趣的是，在纤毛游仆虫 *Euplotes* 中，UGA 甚至可以在同一 mRNA 上既编码 Sec 也编码 Cys，在此，SECIS 元件与 UGA Sec 密码子的相对位置是决定这个密码子是否编码 Sec 或 Cys 的主要决定因素[11]。

Sec 在 $tRNA^{[Ser]Sec}$ 上的生物合成途经最初是 Böck 和他的同事（综述[12]）在大肠杆菌（*E. coli*）中发现并构建起来的。详细描述见第 5 章，这里不作进一步讨论。真核细胞和古菌中 Sec 在 $tRNA^{[Ser]Sec}$ 上的生物合成比在细菌中更复杂[1，13]，它包括 5 个主要步骤：①$tRNA^{[Ser]Sec}$ 首先被丝氨酸-tRNA 合成酶（SerS）利用丝氨酸氨基酰化形成 Ser-$tRNA^{[Ser]Sec}$；②一种激酶（磷酸丝氨酰基-$tRNA^{[Ser]Sec}$ 激酶，PSTK）磷酸化在 Ser-$tRNA^{[Ser]Sec}$ 上的丝氨酸从而形成中间体——磷酸丝氨酰-$tRNA^{[Ser]Sec}$（pSer-$tRNA^{[Ser]Sec}$）；③硒磷酸合成酶 2（SPS2）催化合成活性硒供体硒磷酸盐（$H_2SePO_3^-$）；④和⑤pSer-$tRNA^{[Ser]Sec}$ 转化为另一种可能的中间体 dehydroalanyl-$tRNA^{[Ser]Sec}$，$H_2SePO_3^-$ 被提供给这一中间体而产生 Sec-$tRNA^{[Ser]Sec}$，这两个步骤是都由 Sec 合成酶（SEPSECS）催化完成的（图 4.1）。

如上所述，Sec 生物合成的第一步是丝氨酸附着到 $tRNA^{[Ser]Sec}$，通过 SERS 进行，需要 ATP 和 Mg^{2+}，如图 4.1 所示。

4.2.1　发现 Sec 生物合成的基础

Sec-tRNA$^{[Ser]Sec}$ 于 1970 年在哺乳动物和鸟类肝脏中被发现，它最初被定义为次要的丝氨酰-tRNA，可形成 pSER-tRNA$^{[Ser]Sec}$[14]或解码特异性的终止密码子 UGA[15]。由于这个 tRNA 仅识别 UGA 和在蛋白质合成中解码 UGA[16]的特性，它被认为是一个无意义的抑制子 tRNA。随后这种 tRNA 显示具有许多新颖而独有的特征（第 1 章）。这些早期的研究发现归纳为 tRNA$^{[Ser]Sec}$ 能被丝氨酸氨酰化，特异解码 UGA 和形成 pSer-tRNA$^{[Ser]Sec}$。

4.2.2　第 1 步：tRNA$^{[Ser]Sec}$ 的氨基酰化

如上所述，Sec 生物合成的第 1 步是在 SerS 催化下在 tRNA$^{[Ser]Sec}$ 上连接丝氨酸。这个过程需要 ATP 和 Mg^{2+}，见图 4.1。

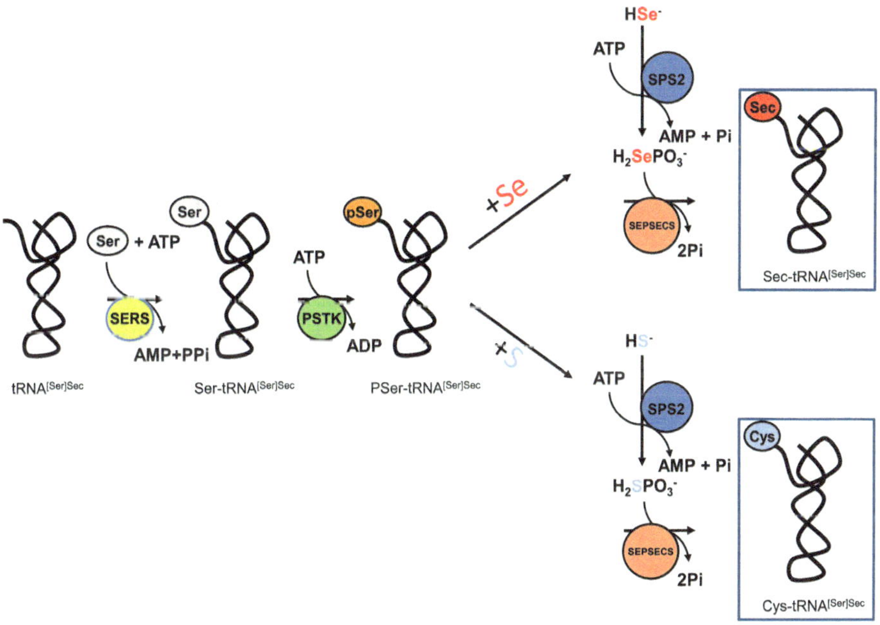

图 4.1　古菌和真核生物中的 Sec 生物合成及哺乳动物中半胱氨酸的从头合成。每个反应的最终产物用方框标记。细节已在文中描述。缩写：Pi，无机磷酸盐；PPi，焦磷酸无机盐。

4.2.3　第 2 步：丝氨酸部分的磷酸化

自 1970 年首次检测到活性[14]，在过去的 30 多年里，磷酸丝氨酰-tRNA$^{[Ser]Sec}$ 激酶（PSTK）一直是难以捕捉的一个酶，直到 2005 年应用比较基因组学的方法才被发现[17]。以下的理性分析解析了 PSTK 基因（*Pstk*）[17]的发现过程。由于细菌中合成 Sec 的合成酶 SelA 在古菌和真核生物中不存在，真核生物和古菌于是被假定都是通过涉及 pSer-tRNA$^{[Ser]Sec}$ 作为中间体的途径合成 Sec 的。通过对仅存在于那些编码硒蛋白的古细菌中的激酶基因的生物信息学分析发现了 4 种可能成为 *PSTK* 的基因。把这 4 个激酶基因再与拥有 Sec 生物合成和插入机制的真核生物的同源基因的序列进行分析，最后得到仅一个可能编码 PSTK 的激酶基因。随后的蛋白质生化特征分析证明它确实是 PSTK[17]。

4.2.4 步骤 3：生成硒磷酸——活性硒供体

在哺乳动物中被发现的两个硒磷酸合成酶基因，定义为 *Sps1* [18，19]和 *Sps2* [20]，与细菌 *SELD* 有同源性，并且被认为负责合成 H_2SePO_3。有趣的是，*Sps2* 对应于 *SELD* 上编码 Cys 的位置有一个 UGA 密码子。这意味着 *Sps2* 表达合成的蛋白质能对硒蛋白合成具有自身调节作用[20]。生化实验分析显示，SelD 和 SPS2 的 Sec 被 Cys 替换的突变体都能合成 H_2SePO_3，而 SPS1 不能合成。这表明 SPS2 是哺乳动物中功能性的硒磷酸合成酶，而 SPS1 很可能在细胞代谢中具有另外的作用[1，21]。

4.2.5 Sec 的合成

由于哺乳动物中没有发现细菌中在 $tRNA^{[Ser]Sec}$ 上合成 Sec 的 *selA* 的直系同源基因，只能应用比较基因组学方法来搜寻这个蛋白质。通过在真核和古菌基因组中涉及 Sec 生物合成的基因、硒蛋白基因和已知 Sec 合成中的所需组分中搜寻共同存在的候选基因[1]，揭示了一个基因，它与以前在自身免疫性慢性肝炎患者中发现的被称为可溶性肝抗原（SLA）的蛋白质相同[22]。SLA 已被证明可与 $tRNA^{[Ser]Sec}$ 共沉淀，并存在于与其他涉及 Sec 代谢的蛋白质相关的复合物中，这提供了其在 Sec 生物合成中可能发挥作用的证据。

编码 SLA 的基因现在被称 *Sepsecs* [1]。在最初的实验中，这个假定的 SEPSECS（Sec 合成酶）被发现与 PSer-$tRNA^{[Ser]Sec}$ 能很强地结合，而与 $tRNA^{[Ser]Sec}$ 的结合则弱一些，与丝氨酰-$tRNA^{[Ser]Sec}$ 结合不佳，而与 $tRNA^{Ser}$ 和丝氨酰-$tRNA^{Ser}$ 不结合。接下来的实验数据包括：①*O*-phosphoserine 可以被 SEPSECS 有效地从底物上水解；②所得中间体容易接受活性硒供体以形成 Sec-$tRNA^{[Ser]Sec}$，进一步支持 SECSEPS 假定的合成酶功能。最后，综合实验数据显示 SEPSECS 就是真核和古菌中的 Sec 合成酶[1]。

4.3 体外和体内 Cys 的从头（De Novo）合成和 Cys/Sec 替代合成

如上所述，Cys 和 Sec 在结构上类似。然而它们的遗传密码不同，Cys 由密码子 UGU/UGC 编码，而 Sec 则由 UGA 编码。在硫氧还蛋白还原酶 I（TXNRD1）中由 Cys 替代 Sec 已经在硒缺乏大鼠的肝脏中观察到[23]，然而其发生机制没能确定。因此，如下所述，我们通过实验分析了将 Cys 插入 TXNRD1 以替代 Sec 的机制。

4.3.1 体内研究

当分析培养基中加入硫代磷酸（$H_2SPO_3^-$）的 NIH 3T3 细胞内的硒蛋白时，发现

TXNRD1 中 Sec 已几乎完全被 Cys 取代了[24]。另一方面，当小鼠维持硒缺乏（0ppm 硒）、硒足量（0.1ppm 硒）或富硒（2.0ppm 硒）饮食饲养时，其肝脏中的硫氧还蛋白还原酶 I（TXNRD1）和硫氧还蛋白还原酶 III（TXNRD3）随后被纯化并用质谱进行分析[24]，在硒缺乏组肝脏中约 50%的 TXNRD1 和 TXNRD3 被发现含有 Cys 替代 Sec，在硒足量组约有 10%，而在富硒组中没有 Cys 替代 Sec。这些研究提供了确定 Cys 替代 Sec 的准确机制的背景。

4.3.2 体外研究

为了在体外建立用 Cys 替代 Sec，我们最初进行了由 SPS2 催化的硫化物可以代替硒化合物合成 Cys 的可行性试验[24]。因此，我们准备了用于从 pSer-tRNA$^{[Ser]Sec}$ 合成 Sec-tRNA$^{[Ser]Sec}$ 所需的酶和其他组分进行 Sec 的生物合成。当把 pSer-tRNA$^{[Ser]Sec}$、SEPSECS、硫化钠、ATP 和 SPS2（Cys）共同孵育时，产生的 H_2SPO_3 与 pSer-tRNA$^{[Ser]Sec}$ 反应，而后由 SEPSECS 催化得到了 Cys-tRNA$^{[Ser]Sec}$。这两个反应证明 H_2SPO_3 可以替代 H_2SePO_3 而生成 Cys-tRNA$^{[Ser]Sec}$[24]。哺乳动物中半胱氨酸（Cys）在 tRNA$^{[Ser]Sec}$ 上的从头合成如图 4.1（下部）所示。

4.4 结　　语

真核生物和古菌中必需元素硒掺入遗传密码中的第 21 种氨基酸 Sec 的生物合成途径已被最终建立起来（图 4.1）。如图所示，Sec 生物合成发生在其 tRNA——tRNA$^{[Ser]Sec}$ 上。它是真核生物中唯一已知的在其 tRNA 上合成的氨基酸，也是哺乳动物中最后一个生物合成被解析的编码蛋白质的氨基酸。Sec-tRNA$^{[Ser]Sec}$ 在新产生多肽链时解码 mRNA 中 UGA 密码子，将其 Sec 部分插入产生的硒蛋白（第 2 章）。硒和硒蛋白的许多有益健康的主要作用归因于硒，它的一些作用包括：①用作癌症化学预防剂（第 27 章）；②延缓 HIV 病毒阳性患者的艾滋病发病（第 28 章）；③降低心脏病的发病率；④增强免疫功能（第 42 章）；⑤调节老化过程。因此，解析硒如何进入蛋白质的途径是了解这个元素在健康中的整体功能的一个重要步骤。

Pstk 和 *Sepsecs* 是参与 Sec 生物合成的两个重要基因（图 4.1）。它们都是通过计算与比较基因组学方法搜寻，然后进行生化实验分析在哺乳动物中发现并确定的。这些数据表明，所有古菌和真核生物都采用如图 4.1 所示的硒蛋白生物合成途径合成硒蛋白。

SPS1 或 SPS2 或这两种酶是否用于活性硒供体 H_2SePO_3 的合成的问题已在生化研究中基本得到解决。SPS2 被认为是 H_2SePO_3 的合成酶，而 SPS1 的确切作用则仍然难以捉摸[1，21]。然而，后者最近被证明是一种必不可少的蛋白质，具有调节哺乳动物氧化还原稳态的作用[25]。TXNRD1 和 TXNRD3 中的 Cys 替代 Sec 在培养的细胞和小鼠体内都有发生，其发生的机制在体外试验研究中得到了解析[24]。因此，Cys 可以从头合成并用 Cys 替代 Sec，显示了 Cys 在哺乳动物代谢中新的作用。

致谢 这项工作是由美国国立卫生研究院（NIH）、美国国立癌症研究所（NCI）、癌症研究中心（CCR）的院内研究计划对 D. L. Hatfield 的支持，以及 NIH 课题 CA080946、GM061603 和 GM065204 对 V. N. Gladyshev 的资助完成的。

参 考 文 献

1. XM Xu et al 2007 *PLoS Biol* 5:e4
2. AA Turanov et al 2011 *Adv Nutr* 2:122
3. GN Schrauzer 2000 *J Nutr* 130:1653
4. TG Sors et al 2005 *Photosyn Res* 86:373
5. M Kieliszek, S Blazejak 2013 *Nutrition* 29:713
6. MP Rayman 2004 *Br J Nutr* 92:557
7. CM Weekley, HH Harris 2013 *Chem Soc Rev* 42:8870
8. VM Labunskyy et al 2014 *Physiol Rev* 94:739
9. Z Stoytcheva et al 2006 *Mol Cell Biol* 26:9177
10. AA Turanov et al 2013 *Nucleic Acids Res* 41:6952
11. AA Turanov et al 2009 *Science* 323:259
12. S Yoshizawa, A Bock 2009 *Biochim Biophys Acta* 1790:1404
13. J Yuan et al 2006 *Proc Natl Acad Sci U S A* 103:18923
14. PH Maenpaa, MR Bernfi eld 1970 *Proc Natl Acad Sci U S A* 67:688
15. D Hatfield, FH Portugal 1970 *Proc Natl Acad Sci U S A* 67:1200
16. A Diamond et al 1981 *Cell* 25:497
17. BA Carlson et al 2004 *Proc Natl Acad Sci U S A* 101:12848
18. SC Low et al 1995 *J Biol Chem* 270:21659
19. IY Kim, TC Stadtman 1995 *Proc Natl Acad Sci U S A* 92:7710
20. MJ Guimaraes et al 1996 *Proc Natl Acad Sci U S A* 93:15086
21. XM Xu et al 2007 *Biochem J* 404:115
22. C Gelpi et al 1992 *Proc Natl Acad Sci U S A* 89:9739
23. J Lu et al 2009 *FASEB* 8:2394
24. XM Xu et al 2010 *Proc Natl Acad Sci U S A* 107:21430
25. R Tobe et al 2016 *Biochem* J doi: 10.1042/BCJ20160393

第 5 章

原核生物硒蛋白的生物合成与功能

Michael Rother

郑 林 张 焱 译

摘 要 硒蛋白是指含有硒代半胱氨酸的蛋白质，存在于真核生物、细菌和古菌这三域系统的生物中。硒代半胱氨酸主要位于具有不同生物功能的氧化还原酶的催化位点中。在蛋白质翻译过程中，硒代半胱氨酸合成和插入蛋白质的途径与 20 种常见氨基酸不同，主要是由于硒代半胱氨酸在其 tRNA 上合成并由通常作为翻译终止信号的 UGA 密码子所编码。硒代半胱氨酸的生物合成和插入途径在革兰氏阴性菌中已经比较明确，但在革兰氏阳性菌和古菌各个系统中的认识仍然存在相当大的差异。本章总结了原核生物硒蛋白的合成和功能，主要侧重于细菌和古菌通路之间的差异。

关键词 古菌，细菌，重编码，硒代半胱氨酸，硒蛋白，翻译

5.1 引 言

硒由瑞典化学家永斯·雅各布·贝采利乌斯（Jöns Jacob Berzelius）在 19 世纪初从硫酸生产工厂的铅室中首次分离出来，以希腊语“月亮女神”（Selene）命名[1]。硒在 19 世纪 50 年代确认其有益作用之前，一直被认为是有毒物质。现在，由于各种含硒细胞大分子的重要作用，硒已经被作为许多生物的必需微量元素。

尽管对大多数生物体来说，硒发挥生物学效应的剂量“窗口”比较狭窄（在哺乳动物中，硒浓度低于约 0.05ppm 为缺乏，高于约 5ppm 则具有毒性[2]），且生物可利用的硒在环境中的浓度也较低（硒酸盐的一般环境浓度范围为 0.1～20nmol/L），目前关于生物是否含有特定的硒转运蛋白，以及何种类型的硒被运送到细胞中等一些基本问题仍不清楚。在大肠杆菌（*Escherichia coli*）中，硒特异性插入大分子的过程在 0.1μmol/L 亚硒酸盐培养基中即饱和[3]；但是硒是如何通过大肠杆菌细胞膜进行转运的尚不清楚。最近

M. Rother (✉)
Institut für Mikrobiologie, Technische Universität Dresden, Dresden, Germany
e-mail: michael.rother@tu-dresden.de

有研究人员发现了一种跨膜蛋白 YedE，该蛋白质含有两个硫转运结构域，并在一个可同时编码潜在硫转移酶 YedF 的操纵子中编码，且仅存在于可利用硒的物种中，因此有可能是硒特异性转运蛋白[4]。然而，这些可能性仍需要通过实验验证。在硒浓度较高的情况下，大肠杆菌可通过硫同化途径来进行硒的代谢[5]。

硒的生物学活性主要体现为三种形式：①作为某些 tRNA 中的碱基修饰（5-[（甲氨基）甲基]-2-硒尿苷，5-[（methylamino）methyl]-2-selenouridine）组分[6]；②作为一种非共价结合的含硒辅因子[7]；③作为共翻译插入的硒代半胱氨酸（selenocystene，Sec）。在本章中，我们只讨论 Sec 的情况。

5.2 硒代半胱氨酸

Sec 是迄今为止各种生物活性硒中研究最为深入的形式。它在 1976 年被发现[8]，仅在以后的 10 年间就发现 Sec 在 mRNA 上的 UGA 密码子处共翻译地插入到多肽链中[9，10]，这导致其被命名为第 21 种遗传编码氨基酸。

含有 Sec 的蛋白质称为硒蛋白，在真核生物、细菌和古菌的三域系统的物种中都有发现，并且 Sec 几乎完全位于氧化还原酶的催化位点内。关于为什么生物体会使用 Sec 的问题目前尚未完全研究清楚，原因在于：①大多数已知生物在没有 Sec 的情况下生存良好；②对于大多数硒蛋白来说，其催化过程中 Sec 的特定功能仍然未知；③原核生物中，除了一个硒蛋白——梭菌甘氨酸还原酶之外，所有硒蛋白在 Sec 位置都对应存在着半胱氨酸（cysteine，Cys）的同源蛋白[11]。然而，Sec 的利用可能与其物理化学属性相关[12]。其亲核性高，再加上低 pK_a 值（Sec 为 5.2，Cys 为 8.3）引起的硒醇基团在生理 pH 条件下去质子化，使得 Sec 比 Cys 具有更高的反应活性。

5.3 细菌硒蛋白的合成

5.3.1 大肠杆菌中 Sec 的生物合成和插入机制

Sec 生物合成及其插入硒蛋白的机制首次在大肠杆菌中得到阐明（图 5.1a）。通过遗传学筛选，发现了 4 个可影响硒代谢的基因：*selA*、*selB*、*selC* 和 *selD*[13]。*selC* 编码 Sec 特异性 tRNA（$tRNA^{Sec}$，$tRNA_{UCA}$）[14]。$tRNA^{Sec}$ 是大肠杆菌中最长的 tRNA，并且许多来源于典型 tRNA 共有序列的“不变”碱基位点都存在各种变异[15]。它有一个非常长的额外臂和一个近 6 个碱基对的 D 茎（D stem），从而将 D 环减少到只有 4 个核苷酸，这就限制了分子内的三维相互作用[16]。然而，与典型的 tRNA 最显著的差异是 8 碱基对氨基酰接受茎；所有其他物种的 tRNA 只有一个 7 碱基对的对应茎结构。

在经典型丝氨酰-tRNA 合成酶（SerRS）的作用下，$tRNA^{sec}$ 利用 L-丝氨酸使其被氨基酰化（图 5.1a）[14]。丝氨酰-$tRNA^{Sec}$ 在 Sec 合成酶（*selA* 基因产物）催化下转变为硒代半胱氨酰-$tRNA^{Sec}$，Sec 合成酶使用 5′-磷酸吡哆醛（PLP）作为辅因子[15]。该催化反应的活化硒供体是硒（单）磷酸，是硒磷酸合成酶（SPS，*selD* 基因产物[17～19]）利用还原性硒化物合成的。尽管硫代磷酸盐在体外的 Sec 合成酶反应中可作为底物生成半胱氨酰-tRNA^{Sec}，但是其催化效率要低得多[20]。此外，大肠杆菌的 SPS 对硒具有高度特异性[20]。有趣的是，哺乳动物 SPS2（本身也是硒蛋白）在硒和硫的选择上并不那么明确，可能在硒非常缺乏的条件下“有意地”生成半胱氨酰-tRNA^{Sec}。

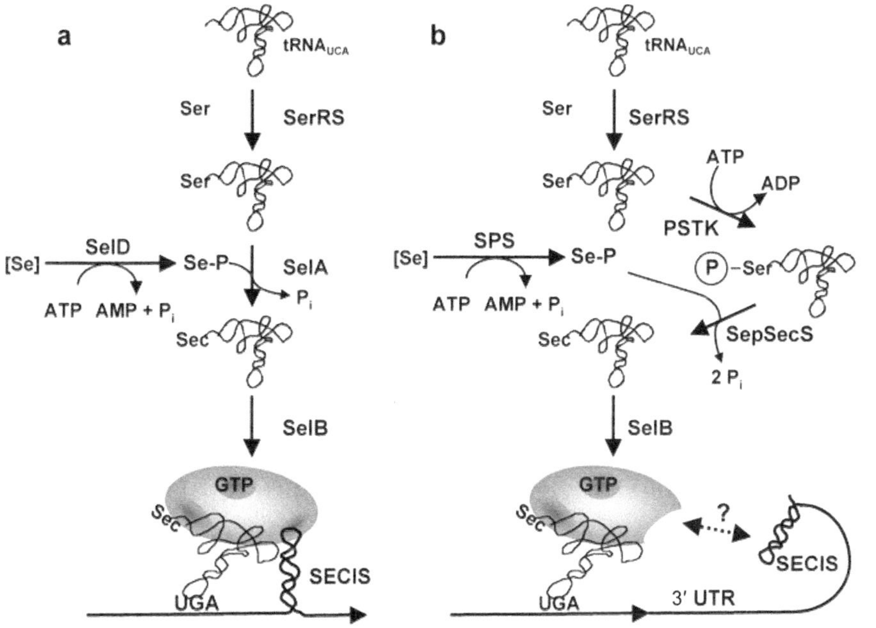

图 5.1　细菌（a）和古菌（b）中 Sec 生物合成及插入示意图。缩写：3′-UTR，3′非翻译区；P_i，正磷酸盐；PSTK，丝氨酰-tRNA^{Sec}激酶；[Se]，还原硒；Sec，硒代半胱氨酸；SelA，Sec 合酶；SelB，Sec 特异性延伸因子；SelD 和 SPS，硒磷酸合成酶；SepSecS，*O*-磷酸丝氨酰-tRNA^{Sec}：硒代半胱氨酸合成酶；Ser，丝氨酸；SerRS，丝氨酰-tRNA 合成酶；Se-P，硒（单）磷酸；虚线箭头表示未知的重编码机制。该图从[77]改编而成。

Sec 合成酶是一个环形的同型二聚体[22]，以 1∶1 的化学计量比与 tRNA^{Sec}结合[22，23]。此外，tRNA^{Sec}-SelA 复合物通过 SPS 结合，形成一个 1.3MDa 的三维复合物，可将另外有毒的硒化物引导至 Sec 合成酶[24]。

tRNA^{Sec}仅被 Sec 特异性延伸因子 SelB（*selB* 基因产物）所识别[25]。大肠杆菌 SelB 的三个 N 端结构域与经典的翻译延伸因子 EF-Tu 具有明显同源性[26]；它结合硒代半胱氨酰-tRNA^{Sec}和 GTP，不仅能将 tRNA^{Sec}和其他 tRNA 区分开，还能将硒代半胱氨酰-tRNA^{Sec}与普通 tRNA^{Sec}、丝氨酰-tRNA^{Sec}或丙氨酰-tRNA^{Sec}区分开[28]。

细菌 SelB 的一个独特性质是它能与一个约 40 个核苷酸的茎环结构相互作用，这种结构被称为 SECIS（Sec insertion sequence，Sec 插入序列）元件，位于 UGA 密码子 3′端的紧邻下游（该术语来源于相应的真核 mRNA 元件[29]）。SelB 与 SECIS 元件结合是由 SelB 的 L 型、大小为 17kDa 的 C 端结构域 IV 所介导，该结构域由 4 个翼状螺旋结构域组成，这些结构域并不存在于 EF-Tu 中[30]。SelB、硒代半胱氨酰-tRNA^{Sec}、SECIS 元件和 GTP 之间四聚复合物的形成是相互协同的，其中硒代半胱氨酰-tRNA^{Sec}与 GTP 状态下的 SelB 的结合度远远高于 GDP-状态下的 SelB[31]。SECIS 元件在硒代半胱氨酰-tRNA^{Sec}的存在下更是具有 10 倍以上的亲和力[32]。此外，与 SECIS 的结合不仅将 GTP-SelB-tRNA 三聚复合物束缚在翻译位点附近，而且还能激活分子。当与 SECIS 结合时，GTP 水解活性在核糖体处被激活[33]，继而超过百万倍地加快了硒代半胱氨酰-tRNA^{Sec}的释放速度[31]。这些发现表明，与 SECIS 结合可诱导复合物发生构象变化，使 SelB 更适合与核糖体发生相互作用，然后发生 GTP 水解，以及在 A 位点附近释放硒代半胱氨酰-tRNA^{Sec}。这会导致 SelB 与 mRNA 的亲和力下降，进而使 SelB-SECIS 复合物发生解离。与 EF-Tu 不同，SelB 对 GTP 的亲和力比 GDP 高约 10 倍，且不需要核苷酸交换因子（EF-Ts）[25]。

5.3.2 其他细菌硒蛋白的合成

目前尚不清楚是否所有细菌都遵循大肠杆菌硒蛋白的合成过程，因为在这方面没有对其他细菌进行详细研究，但是参与 Sec 生物合成和插入一整套因子的存在表明该过程具有很强的保守性。此外，即便不是很典型的 SECIS 序列，也可用于识别细菌中的硒蛋白基因[34]。然而，与大肠杆菌相比，一些细菌则表现出惊人的差异。例如，流感嗜血杆菌（*Haemophilus influenzae*）是一种类似于大肠杆菌的γ-变形菌，却能合成含 Sec 的硒磷酸合成酶[35]。

革兰氏阳性菌的硒蛋白基因不能在大肠杆菌中功能性表达的事实说明，细菌中可能存在 UGA 解码为 Sec 的不同机制。事实上，即使在表达几种硒蛋白基因的同一物种中也很难对革兰氏阳性 SECIS 得到一个合理的共有序列[37]。另一方面，有研究发现 *Eubacterium acidaminophilum* 的 tRNA^{Sec}/SelB 基因在大肠杆菌中对于来源于 *Desulfomicrobium baculatum*、*Campylobacter jejuni* 和 *Treponema denticola* 的硒蛋白 mRNA 的 UGA 通读（read-through）有效，表明革兰氏阳性菌的 SelB/SECIS 的相互作用相当复杂[38]。

5.4 古菌中的硒蛋白合成

古菌是另一个原核生物域。鉴于 *Methanococcus maripaludis* 可开展遗传学操纵及其硒蛋白合成机制的非必需性，该物种是目前研究古菌硒代谢的主要模式生物[39]。有趣的是，在 8 种已知的古菌硒蛋白中，有 6 种直接参与这些物种的主要能量代谢，即甲烷生成[40]。在超过 500 个古菌基因组被测序之后，唯一含有硒蛋白的古菌仍然是属于甲烷球菌目（Methanococcales）和甲烷火球菌目（Methanopyrales）的产甲烷菌。

与细菌相比，古菌的 tRNA^{Sec}与真核生物更为接近，并且具有可区别于其他 tRNA 的所有结构特征[15]。在古菌中没有发现 SelA 的同源蛋白，而是发现了一种特异性激酶，仅存于含硒蛋白的古菌和真核生物中[41]。生物化学分析显示，该蛋白质将一个磷酸基团从 ATP 转移到丝氨酰-tRNA^{Sec}从而产生 *O*-磷酸丝氨酰-tRNA^{Sec}（*O*-phosphoseryl-tRNA^{Sec}），该激酶则被命名为 *O*-磷酸丝氨酰-tRNA^{Sec}激酶（PSTK）[41，42]。该反应在体内的生理学意义直到发现了一个来自于 *Methanococcus maripaludis* 且与可溶性肝脏抗原/肝胰蛋白（SLA/LP）[43，44]具有同源性的含 PLP 蛋白才弄清楚，该 PLP 蛋白在硒磷酸存在条件下，可催化 *O*-磷酸丝氨酰-tRNA^{Sec}转化为硒代半胱氨酰-tRNA^{Sec}。由于这些发现，该酶被命名为 *O*-磷酸丝氨酰-tRNA^{Sec}：Sec 合成酶（*O*-phosphoseryl-tRNA^{Sec}：selenocysteine synthase，SepSecS）[45]。一个同步开展的生物化学研究表明，哺乳动物中具有相同通路，SepSecS 又被称为 SecS[46]。尽管催化非常相似的反应，四聚体的 SepSecS 和十聚体的 SelA 似乎是通过趋同进化产生的[22，47]。

细菌 Sec 合成酶具有的丝氨酰-tRNA^{Sec}转化为硒代半胱氨酰-tRNA^{Sec}的功能，在进化过程中被扩展并在古菌和真核生物中被分为两个反应——PSTK 和 SepSecS，这就产生了一个问题：使用一个“额外的”且在进化过程中非常稳定的酶 PSTK，到底有什么进化优势？目前，有三种合理的解释：①与 SelA 相比，PSTK/SepSecS 体系中的 *O*-磷酸丝氨酰基可提供一个比丝氨酰基更好的离去基团（磷酸盐），有利于硒的取代，整个动态效率也得以改善[45]；②丝氨酰-tRNA^{Sec}比其他氨酰-tRNA 对于脱酰作用更敏感[48]，基于 PSTK 的磷酸化可以稳定氨酰-tRNA[41]；③在体外，来自于 *O*-磷酸丝氨酰-tRNA^{Sec}的半胱氨酰-tRNA^{Sec} 形成[21]要比来自丝氨酰-tRNA^{Sec} 的形成[20]更有效，在硒稀缺的情况下可以更好地实现 Sec 被 Cys 取代。在严重硒缺乏的条件下，大鼠硫氧还蛋白还原酶的 Sec 位置上可整合入 Cys，可能是为了挽救部分酶活性[49]。然而，利用 Sec 的古菌如 *Methanococcus voltae* 或 *M. maripaludis* 可合成全套分离编码的含 Cys 同工酶，使其在硒缺乏条件下取代硒蛋白[40]。此外，*M. maripaludis* 能通过与 Sec 解码无关的机制在编码 Sec 的 UGA 位置插入 Cys 或色氨酸[50]。因此，*M. maripaludis* 似乎没有必要通过半胱氨酰-tRNA^{Sec}来使 Sec 密码子易于 Cys 插入。

正如在细菌和真核生物中观察到的，古菌中 Sec 的插入是由 mRNA 上的 UGA 直接引导的。然而，古菌 SECIS 元件并不存在于硒蛋白 mRNA 的编码区，而是存在于 3′非翻译区（3′-UTR）[51，52]。值得注意的是，在生命的三域系统中采用的 SECIS 元件似乎完全不相关。

由于 SelB 是细菌硒蛋白合成机制的一个关键组分，其在古菌中的情况可能也是一样的。实际上，古菌 SelB 的同源蛋白（aSelB）结合鸟嘌呤核苷酸和氨酰-tRNA^{Sec}，而一种缺乏 SelB 的 *M. maripaludis* 菌株并不能产生硒蛋白[54]。aSelB 的 C 端延伸段相当短，并且与细菌 SelB 完全不相关，主要负责与 SECIS 结合。虽然晶体结构的分析表明 aSelB 的 C 端延伸段可能结合 RNA[5]，但我们在 *M. maripaludis* 系统中对 aSelB-SECIS 相互作用的各种验证努力并不成功（[53]；C. Sattler、S. Goetz、M. Rother，未发表）。这些观察结果及在真核系统中情况相似的事实表明，在古菌中，存在于 3′-UTR 并影响重编码的 SECIS 元件和重编码位点（UGA 位置的核糖体上）之间的信息交流是建立在一个或更多未知因素基础上的。

5.5　原核生物的硒蛋白

尽管大多数原核生物不含硒蛋白，但几乎所有的进化分支都有含硒蛋白的物种。它们的共有特征似乎都是（兼性）厌氧生活方式，这可能也反映了 Sec 利用特性的原始本质。硒蛋白的准确识别仍然依赖于质谱法或放射性硒插入来验证蛋白质中 Sec 的存在。然而，生物信息学方法已被证明非常有助于识别潜在的硒蛋白基因和含硒蛋白的物种

[55,56]。这些预测是基于搜索测序基因组中的 UGA 密码子，或者结合识别潜在的 SECIS 元件[34]，或者通过分析与 UGA 密码子相邻的序列，因为大多数硒蛋白都有含 Cys 的同源蛋白（Sec 被 Cys 替代）[57]。基于生物信息学分析，已有超过 50 个家族的硒蛋白被发现[58，59]，其中至少 25 个家族存在于原核生物中[60]。通过大数据集分析得到的另一个重大发现是原核生物硒蛋白质组的大小。分枝杆菌仅编码唯一的硒蛋白——甲酸脱氢酶，*Alkaliphilus oremlandii* OhILA 编码 13 个硒蛋白，而 *Syntrophobacter fumaroxidans* 编码 39 个硒蛋白[56，57，61]。

5.5.1 预测的硒蛋白

许多“新”原核生物硒蛋白通过生物信息学方法识别[59]，其中大部分是氧化还原酶，参与信号转导、活性氧解毒，以及维持细胞氧化还原稳态（例如，烷基过氧化物酶样蛋白、砷酸盐还原酶、二硫键氧化还原酶样蛋白、谷氧还蛋白、谷胱甘肽过氧化物酶、谷胱甘肽 *S*-转移酶、过氧化物氧还蛋白、硫醇硫异构酶样蛋白、硫氧还蛋白等）。有意思的是，还存在哺乳动物脱碘酶和硒蛋白 W 的同源蛋白。这些“真核”硒蛋白在原核生物中的功能未知。

5.5.2 甲酸脱氢酶

甲酸脱氢酶（formate dehydrogenase，FDH）是自然界中分布最为广泛的硒蛋白。过去研究发现，编码 FDH 的基因与编码 Sec 生物合成和插入体系的基因一起可发生广泛地水平转移[60]。FDH 催化可逆的二氧化碳还原成甲酸的反应，可参与能量代谢、碳固定或 pH 稳态平衡。FDH 不同的细胞作用主要体现在亚单位组成、动力学属性和利用电子受体的类型等方面的显著差异[62]。含 Sec FDH 的天然电子受体可以是细胞色素（大肠杆菌 FdhN 的电子受体是 cyt_b）、$NADP^+$（对应于 *Moorella thermoacetica* 中的酶）、铁氧还蛋白（对应于 *Clostridium pasteurianum* 中的酶）或 F_{420}（2-脱氮杂酚衍生物，功能类似于 NAD^+；在产甲烷古菌的 FDH 中），其中 FDH 主要是在甲酸氧化中起作用而不是二氧化碳还原。此外，FDH 含有铁-硫簇和含钼或钨的蝶呤辅因子[63]。

5.5.3 氢化酶

含 Sec 的镍/铁氢化酶（Ni-/Fe-hydrogenase）是原核生物中第二常见的硒蛋白。氢化酶主要催化质子的可逆还原，并广泛分布在原核生物和低等真核生物中。其使用的电子载体因不同物种而异。在镍/铁氢化酶的活性位点，三个 Cys 加一个 Sec（或四个 Cys）残基结合一个镍原子，其中两个 Cys 也结合一个铁原子[64]。产甲烷古菌中含 Sec 的氢化酶既可以是辅酶 F_{420} 还原型，也可以是辅酶 F_{420} 非还原型。后者与异二硫化物还原酶紧密相关，来自 H_2 氧化的电子通过铁硫簇和 FAD，并利用基于黄素的电子分叉机制从氢化酶转移到异二硫化物和铁氧还蛋白[65]。这种紧密相互作用与电子转移的核心就是含有两个 Sec 的氢化酶 δ 亚基 VhuD [66]。

5.5.4 甘氨酸还原酶

甘氨酸还原酶（glycine reductase）系统几乎仅存在于氨基酸发酵的梭菌中[67]。它由三种蛋白 P_A、P_B 和 P_C 组成。P_C 不含 Sec，而 P_B 是底物特异性的硒蛋白。虽然甘氨酸、甜菜碱、肌氨酸和脯氨酸等还原酶的 P_B 蛋白相应亚基都含有 Sec[67]，Sec UGA 密码子被 Cys UGU 或 UGC 密码子替代的同源蛋白亦在数据库中被确定发现[11]。P_A 是唯一不存在含 Cys 同源蛋白的硒蛋白[57]。肌氨酸还原酶和甜菜碱还原酶与甘氨酸还原酶共享其 P_A 和 P_C 组分，但是拥有不同的底物特异性 P_B 蛋白[68]。

5.5.5 脯氨酸还原酶

与甘氨酸还原过程相比，梭菌中 D-脯氨酸还原为 5-氨基戊酸可能存在不同的机制。然而，D-脯氨酸还原酶（D-proline reductase）类似于甘氨酸还原酶的 P_B 蛋白，由三种不同的亚基组成，包括含 Sec 的 PrdB，以及通过加工前蛋白 PrdA 产生的两种蛋白[69]。

5.5.6 甲硫氨酸亚砜还原酶

甲硫氨酸亚砜还原酶（methionine sulfoxide reductase，Msr）通过对活性氧作用，可还原蛋白质中氧化的甲硫氨酸残基[70]。MsrA 是 S 型甲硫氨酸亚砜还原的特异性酶，而 MsrB 则针对的是 R 型。MsrA 和 MsrB 是否为硒蛋白取决于不同物种。含有 Sec 的 MsrA 在 *Alkaliphilus oremlandii* OhILA 中发现[61]。生化分析表明，含 Sec 的 Msr 具有非常高的活性，但与含 Cys 的同源蛋白相比，还原性再生硒蛋白的过程将更为困难[71，72]。

5.5.7 硒（单）磷酸合成酶

在真核生物、细菌和古菌中都发现了含有 Sec 的 SPS 蛋白。该酶在 Sec 合成过程中提供了活化的硒供体。在这些酶催化过程中 Sec 残基到底发挥了怎样的确切作用尚不明确，但它可引起硫化物的混入并导致硫代磷酸盐的生成。此外，Sec 合成过程中对含 Sec 酶的需求可允许将环境信号（如硒的可利用性）直接整合到硒蛋白合成的调控机制中。

5.5.8 甲酰-甲烷呋喃脱氢酶

甲酰-甲烷呋喃脱氢酶（formyl-methanofuran dehydrogenase，FMD）可将二氧化碳和甲烷呋喃催化还原成甲酰甲烷呋喃，这是所有产甲烷古菌利用二氧化碳产生甲烷的初始步骤。FMD 含有钼/钨和铁硫簇，并由 5 个亚基组成，其中 2 个与 FDH 具有很大的相似性[73]。

5.5.9 异二硫化物还原酶

必需氢营养型甲烷菌可通过一个由 F_{420}-非还原氢化酶和可溶性异二硫化物还原酶

（heterodisulfide reductase）组成的细胞多酶复合物来还原辅酶 M 和辅酶 B 中的异二硫化物。异二硫化物还原酶是一种铁硫蛋白，其中在 *Methanococcus* 和 *Methanopyrus* 物种中也含有 Sec。然而，Sec 在该酶中的作用未知。

5.5.10 HesB 样硒蛋白

M. maripaludis 含有一种小的、约 11kDa 的硒蛋白，类似于来自聚球藻（*Synechococcus*）的HesB蛋白，最初是通过基因组分析得到的[57]。然而，研究发现它并不是必需蛋白[74]。除了与参与铁硫簇组装的 IscA 之间有着远缘关系外，关于 HesB 样硒蛋白的功能目前一无所知。

5.5.11 苯甲酰-辅酶 A 还原酶

具有降解芳香族化合物能力的严格厌氧型硫酸盐还原菌（如 *Geobacter* 和 *Desulfococcus*）可合成三种硒蛋白[75]。从基因组序列研究推测，其中一个与 F_{420}-非还原氢化酶同源的 BamH 蛋白可能是苯甲酰-辅酶 A 还原酶（benzoyl-CoA reductase）BamBCDEFGHI 的一个含 Sec 亚基[76]。然而，Sec 在该复合物中的作用仍有待阐明。

5.6 结　语

尽管原核生物中硒蛋白合成的生理、机制、结构和进化等方面已经得到了深入的了解，但是离充分认识这些物种中硒的生物学过程还存在相当大的差距。例如，对于硒是如何被特异性地转运并穿过细胞膜的目前仍不清楚。此外，一些微生物（如 *M. maripaludis*）可以以硒响应的方式调控基因表达，但是如何感知环境中硒可利用性的内在机制还不明确。在古菌中，利用 3′-UTR 中的 SECIS 元件对 UGA 密码子从无义密码子到 Sec 密码子的重编码过程与真核生物中的机制相似。然而，古菌中参与这种重编码的相关因素尚未确认。最后，许多新发现的硒蛋白在细胞中的作用也需要被阐明。因此，致力于原核生物硒生物学的研究有望为揭示这种简单生物中的复杂代谢与调控网络带来新的见解。

致谢　我非常感谢 August Böck 的指导。我们在古菌中开展的硒生物学研究工作得到了来自 Deutsche Forschungsgemeinschaft 的经费资助。

参 考 文 献

1. L Flohé 2009 *Biochim Biophys Acta* 1790: 1389
2. LD Koller, JH Exon 1986 *Can J Vet Res* 50: 297
3. F Zinoni et al 1987 *Proc Natl Acad Sci U S A* 84: 3156
4. J Lin et al 2015 *Genome Biol Evol* 7: 664
5. A Böck et al 2006 in *Selenium: Its Molecular Biology and Role in Human Health,* DL Hatfield et al Eds (Springer, New York) p 9

6. GR Björk 1995 in *tRNA: Structure, Biosynthesis, and Function,* D Söll, UL Rajbhandary Eds (ASM Press, Washington, D.C.) p 165
7. GL Dilworth 1982 *Arch Biochem Biophys* 219: 30
8. JE Cone et al 1976 *Proc Natl Acad Sci USA* 73: 2659
9. I Chambers et al 1986 *EMBO J* 5: 1221
10. F Zinoni et al 1986 *Proc Natl Acad Sci U S A* 83: 4650
11. DE Fomenko et al 2007 *Science* 315: 387
12. LA Wessjohann et al 2007 *Biol Chem* 388: 997
13. W Leinfelder et al 1988 *J Bacteriol* 170: 540
14. W Leinfelder et al 1988 *Nature* 331: 723
15. S Commans, A Böck 1999 *FEMS Microbiol Rev* 23: 335
16. C Baron et al 1993 *J Mol Biol* 231: 274
17. A Ehrenreich et al 1992 *Eur J Biochem* 206: 767
18. Z Veres et al 1992 *Proc Natl Acad Sci U S A* 89: 2975
19. MD Wolfe 2004 *EcoSal Plus* doi: 10.1128/ecosalplus.3.6.1.1.2
20. P Tormay et al 1998 *Eur J Biochem* 254: 655
21. XM Xu et al 2011 *Proc Natl Acad Sci U S A* 107: 21430
22. Y Itoh et al 2013 *Science* 340: 75
23. LR Manzine et al 2013 *FEBS Lett* 587: 906
24. IR Silva et al 2015 *J Biol Chem* 290: 29178
25. K Forchhammer et al 1989 *Nature* 342: 453
26. Y Itoh et al 2015 *Nucleic Acids Res* 43: 9028
27. C Baron, A Böck 1991 *J Biol Chem* 266: 20375
28. K Forchhammer et al 1991 *Biochimie* 73: 1481
29. MJ Berry et al 1991 *Nature* 353: 273
30. S Yoshizawa, A Böck 2009 *Biochim Biophys Acta* 1790: 1404
31. A Paleskava et al 2010 *J Biol Chem* 285: 3014
32. M Thanbichler et al 2000 *J Biol Chem* 275: 20458
33. A Hüttenhofer, A Böck 1998 *Biochemistry* 37: 885
34. Y Zhang, VN Gladyshev 2005 *Bioinformatics* 21: 2580
35. R Wilting et al 1998 *Arch Microbiol* 169: 71
36. P Tormay, A Böck 1997 *J Bacteriol* 179: 576
37. T Gursinsky et al 2000 *Arch Microbiol* 174: 200
38. T Gursinsky et al 2008 *Appl Environ Microbiol* 74: 1385
39. M Rother, JA Krzycki 2010 *Archaea* 453642
40. T Stock, M Rother 2009 *Biochim Biophys Acta* 1790: 1520
41. BA Carlson et al 2004 *Proc Natl Acad Sci U S A* 101: 12848
42. JT Kaiser et al 2005 *Biochemistry* 44: 13315
43. M Costa et al 2000 *Clin Exp Immunol* 121: 364
44. I Wies et al 2000 *Lancet* 355: 1510
45. J Yuan et al 2006 *Proc Natl Acad Sci U S A* 103: 18923
46. XM Xu et al 2007 *PLoS Biol* 5: e4
47. S Palioura et al 2009 *Science* 325: 321
48. JH Matthaei et al 1966 *Cold Spring Harbor Symp Quant Biol* 31: 25
49. J Lu et al 2009 *FASEB J* 23: 2394
50. D Seyhan et al 2015 *Biochim Biophys Acta* 1850: 2385
51. R Wilting et al 1997 *J Mol Biol* 266: 637
52. M Rother et al 2001 *Mol Microbiol* 40: 900
53. M Rother et al 2000 *J Mol Biol* 299: 351
54. M Rother et al 2003 *J Bacteriol* 185: 107

55. Y Zhang et al 2005 *Genome Biol* 6: R37
56. Y Zhang, VN Gladyshev 2010 *J Biol Chem* 285: 3393
57. GV Kryukov, VN Gladyshev 2004 *EMBO Rep* 5: 538
58. Y Zhang, VN Gladyshev 2008 *PLoS Genet* 4: e1000095
59. VM Labunskyy et al 2014 *Physiol Rev* 94: 739
60. Y Zhang et al 2006 *Genome Biol* 7: R94
61. HY Kim et al 2008 *Proteins* 74: 1008
62. JG Ferry 1990 *FEMS Microbiol Rev* 87: 377
63. JR Andreesen, K Makdessi 2008 *Ann N Y Acad Sci* 1125: 215
64. E Garcin et al 1999 *Structure* 7: 557
65. AK Kaster et al 2011 *Proc Natl Acad Sci U S A* 108: 2981
66. KC Costa et al 2013 *J Bacteriol* 195: 5160
67. JR Andreesen 2004 *Curr Opin Chem Biol* 8: 454
68. K Hormann, JR Andreesen 1989 *Arch Microbiol* 153: 50
69. B Bednarski et al 2001 *Eur J Biochem* 268: 3538
70. ER Stadtman et al 2003 *Antioxid Redox Signal* 5: 577
71. HY Kim, VN Gladyshev 2005 *PLoS Biol* 3: e375
72. HY Kim et al 2006 *Biochemistry* 45: 13697
73. JA Vorholt et al 1996 *Eur J Biochem* 236: 309
74. T Stock et al 2010 *Mol Microbiol* 75: 149
75. F Peters et al 2004 *J Bacteriol* 186: 2156
76. S Wischgoll et al 2005 *Mol Microbiol* 58: 1238
77. M Thanbichler, A Böck 2001 *BioFactors* 14: 53

第 6 章
硒与人类进化

Louise White and Sergi Castellano

赵　璐　李玉锋　编译

摘　要　人类居住环境中土壤硒含量差异很大，因此世界各地人群饮食中硒这一必需微量元素的含量也有很大差异。不同地区人群通过基因水平的改变，从而可以适应不同地区饮食中不同的硒水平。所涉及的基因既包括调控宏量营养素的基因，如乳糖、淀粉，也包括了调控微量营养素的基因，如硒、铁、碘等。近期研究提示，不同地区人群对膳食硒摄入的适应是通过调控硒蛋白合成及硒体内利用的一类基因完成的。在中国缺硒地区生活的人群中，调控机体硒适应性的遗传信号尤为明显，提示硒的稳态平衡在近代人类进化中非常重要，而机体调控利用硒机制的变化有助于人类在硒缺乏地区生存。

关键词　饮食，人类，区域适应，微量元素，自然选择，营养，硒

6.1 引　　言

在人类发展的历史上，人类基因组会主动适应环境条件使得我们能够在全球各种不同的环境条件下定居[1]。营养不足是生存与繁衍的重要威胁。世界各地食物所能提供的必需营养素组分和水平差异万千，在人类进化史上经常能发现营养素摄入代谢相关基因发生变化以适应特定地区自然条件，称为“区域适应（local adaption）”[2]。世界各地的必需微量元素硒（selenium，Se）的水平差异悬殊[3]，这些差异及已知缺硒对人类健康和生殖能力的影响[4]，共同提示人群中累积数代的膳食硒摄入水平差异，可能影响机体硒蛋白及硒代谢相关基因的进化。

本章将介绍人类对膳食中不同硒水平产生适应而发生基因修饰的研究成果。我们首先介绍其他营养相关基因中发生正向选择（某人群中，对生存或繁殖有促进作用的那些

L. White • S. Castellano (✉)
Department of Evolutionary Genetics, Max Planck Institute
for Evolutionary Anthropology, Leipzig, Germany
e-mail: louise.white@eva.mpg.de; sergi.castellano@eva.mpg.de

等位基因的分布概率增加）的例子。其次，我们将列出对硒的区域适应有关键作用的两个要素：硒水平的地区差异和硒相关基因的遗传差异。再次，我们将列出全球范围内人类对饮食硒水平产生区域适应的证据，并将详细介绍我国硒缺乏类疾病的相关情况[5]。最后，我们将探讨参与这一适应过程的相关基因和单核苷酸多态性（single nucleotide polymorphism，SNP）。

6.2 膳食与自然选择

世界各地的食物组分差异巨大，这些差异决定了发生区域适应的范围。因此，营养素相关基因常常成为自然选择的靶点[2]。人类重要等位基因的环境适应中，两个典型例子分别是乳糖和淀粉代谢相关基因对环境因素的适应。

乳糖是哺乳动物母乳中的主要碳水化合物，消化乳糖需要 *LCT* 基因编码的乳糖酶催化乳糖水解。大部分哺乳动物只在断奶前分泌乳糖酶，以分解母乳中的乳糖，而在成年期由于体内缺乏乳糖酶，故不能完全消化乳汁[6]。随着畜牧业和乳制品业的出现，世界部分地区的人群即使在婴儿期后也饮用乳制品，如牛乳等。与该饮食习惯的变化相对应，在欧洲和非洲人群中，分别检测到了乳糖酶表达延长到成年期这一环境适应现象。在欧洲人群中，*LCT* 基因-13 910 位置高表达 T 等位碱基，这一变化可增强 *LCT* 启动子活性，使乳糖酶在婴儿期后仍能得以转录[7]。在从南至北的变异群中，6%～96%的欧洲人群携带该乳糖酶持续表达的等位碱基[8]。而公元前 2450 年古代欧洲人群 DNA 样本中并未检测到 *LCT* -13 910 T 等位碱基，因此，人们推断直到约 4000 年前，该等位碱基还非常稀少[9]。*LCT* -13 910 T 等位碱基频率的快速升高正发生于欧洲田园主义的兴起期，这提示乳糖酶持续表达对该环境适应有利，从而导致了该等位碱基的正向选择[8，10]。相应的，*LCT* 基因位点也显示了正向选择的标志——较长单倍体、低微卫星多态性，以及较进化中性基因而言更高程度的人群分化[10]。在非洲人群中，有 3 个不同 *LCT* 位点等位碱基（-14 010C，-13 915G，-13 907G）可能与田园式生活人群的正向选择相关[11，12]。

淀粉是后农业社会中人类膳食的主要成分[13]。参与淀粉消化的两种酶之一是由 *AMY1* 基因编码的唾液α淀粉酶[14]。该基因在以农产品为主食的祖辈人群中，呈现正向选择现象（高人群分化）[13]。

在人类进化过程中同样发现微量元素代谢相关基因的正向选择。铁是呼吸、DNA 合成及血液氧运输所必需的微量元素[15]。携带铁摄入调控基因 *HFE* 的 C282Y 突变的杂合子个体膳食铁肠道吸收水平增高，导致血清铁浓度及血红蛋白水平升高[16]。鉴于15%～30%全球人群体内铁缺乏，并常伴发相关疾病发生[17]，而可促进铁吸收的 C282Y 基因突变在低铁膳食环境中可能具有保护作用。然而，C282Y 突变纯合子机体内铁水平进一步升高，反而会引起铁在肝脏及其他器官中的毒性蓄积（遗传性血色素病）[18]。尽管该突变的纯合子对健康不利，单倍体分析提示 *HFE* C282Y 突变在欧洲呈现正向选择[19]。然而，人群水平的铁缺乏与土壤中铁含量的地区差异无关，提示欧洲的地理环境并不是选择 *HFE* 基因型的主要因素[20]。一种可能是随着农业的发展，人群饮食从以肉类为主的高铁饮食向以谷类为主的低铁饮食转变，因此铁蓄积表型在欧洲变得非常重要[21]。

微量元素碘是机体合成甲状腺激素三碘甲状腺氨酸（triiodothyronine，T3）和甲状腺素（thyroxine，T4）的必需微量元素。这些甲状腺激素在代谢、脂肪、心脏功能及肝酶和垂体激素的调控中都有重要作用[22]。世界范围内碘的分布不一，许多地区碘缺乏[23]。全基因组分析发现促进甲状腺肿碘化物回收的 *IYD* 基因和在甲状腺激素表达时可激活甲状腺受体的 *TRIP4* 基因在非洲俾格米人群中正向选择[24]。俾格米人和班图人都在碘缺乏地区生活，但俾格米人发生甲状腺肿的概率仅为班图人的 25%，提示上述基因的改变帮助俾格米人适应了环境碘缺乏[24]。

由于硒是在全球饮食分布中存在广泛差异的必需微量元素，参与硒代谢或硒代半胱氨酸（selenocysteine，Sec）合成和插入的基因很有可能同样受人类进化自然选择影响。

6.3　硒的世界分布

人类膳食硒摄入量主要由土壤中硒的含量所决定[3]，而土壤中硒含量主要由土壤下基岩中硒的含量所决定，但其他一些因素（如降水量）也可能有所影响[26]。全球土壤中硒含量差异巨大。例如，印度部分地区土壤硒含量为 0.025mg/kg，而爱尔兰部分地区为 1200mg/kg[3]。在局部范围内也可能有巨大差异，例如，我国境内既有世界上土壤硒含量最高的区域，也有土壤硒含量最低的区域[3]。

土壤硒水平的差异导致世界各地人群中硒含量的差异[3，27]。据报道，全球约有 10 亿硒缺乏人群[25]，而这些人可能因为缺硒而导致死亡率升高、免疫紊乱、不育、认知能力衰退等[4]。全球人群每日硒摄入量差异也巨大，从马拉维部分地区的每天 10μg 到中国部分地区的每天 4900μg [28，29]。硒摄入量的巨大差异驱使那些在富硒和缺硒地区生活的人群发生遗传适应。

6.4　人类硒相关基因的遗传变异

直到最近，硒蛋白及其他硒相关基因的人类遗传变异才被科学家关注。这些基因中大部分被报道的多态性均偏向一些拥有已知或疑似功能的基因变异。这些基因变异的发现多归于它们在人群中的中等或高携带率，尽管这并不一定提示区域适应。自然选择的发现依赖于与功能性等位基因连锁的非功能性位点的多态性分布[30]。因此，为了充分检测环境因素膳食硒的遗传适应，必须获得全球人群中无偏差包含编码区和非编码区基因变异型多态性的数据库。这类研究能够发现单个或少数人群中的变异型，以及低频基因变异。这些基因变异更有可能引起区域适应，并与饮食中硒水平相关。

随着最近硒蛋白数据库 SelenoDB 的第二次数据公布，此类数据得以公开获取[31]。我们在 53 个拥有不同硒营养史的人群中调查硒蛋白及参与调控硒和 Sec 代谢基因的遗传多态性。这些人群数据来自 CEPH-HGDP，一个包含了非洲、中东、欧洲、亚洲、大洋洲和美洲的资源库。这些人群在近代均无迁徙史，因此非常适合区域适应相关研究[32]。通过芯片捕获技术，对所有编码区、非翻译区、内含子中近外显子 200 个核苷酸（nucleotides，nt），以及包含启动子区域的基因上游 2000nt 进行了富集，利用 Illumina 平台进行测序[31]。随后，作者对所得到的基因变异型进行了严格筛选，并获得了在所有人群中统一的高质量数据。SelenoDB 2.0 目前包括 928 个个体的多态性数据，包含硒蛋白和硒相关基因的近 8000 个 SNP。其中，近 75%的 SNP 为初次报道。该数据库是对硒相关基因进行进化、功能及医学相关研究的宝贵资源。

6.5 人类对不同膳食硒水平的适应

自 60 000 多年前走出非洲[33]，人类在各种各样的环境中定居。为了在这些差异巨大的环境中生存下来，人们不仅在文明和科技上有了各种进步，在遗传上也做出了诸多适应[2，34]。在人类进化过程中，遗传变异型的正向选择帮助机体更有效地利用食物成分，如碳水化合物、微量营养素等（见 6.2 节）。人类对新环境的殖民扩张使自己面临了各种膳食硒水平的挑战（见 6.3 节）。鉴于硒元素对人类健康与繁殖力的重要影响，我们推测在硒不足环境下生存的人群中，其硒利用调控相关基因发生了适应性进化。

现代人群基因组中的若干特征提示正向选择的发生。如果我们想研究人类在世界范围内迁移并在新环境定居过程中发生的区域适应，人群分化模式相关检测有助于我们发现该时间窗内的正向选择信号[35]。那些呈现高人群分化水平的基因通常更有可能是对地区环境条件发生适应性变化的候选基因。因为当祖辈人群分化为居住在不同环境的两个人群时，那些与环境条件适应能力无关的等位基因通常在两个人群中携带率相似。与之相反，对某一种环境条件生存有利的等位基因可能在该环境定居人群中携带率升高，而不会在另一环境定居人群中升高。因此，在这两个人群中会发生显著的等位基因携带率的差异。不同人群中等位基因携带率的差异可以通过 F_{ST} 统计方法定量化分析[36]，该方法以整体遗传差异性为基准，检测任意两个人群间等位基因携带率差异的显著性。F_{ST} 值在 0（无人群差异性）和 1（人群间无任何相同等位基因）间波动[37]。

与其他所有遗传适应性相关检测一样，当使用 F_{ST} 统计方法时，需要注意区分中性与正向选择情况下的遗传差异性分布。因此，可将进化中性的位点作为对照，如假基因（pseudogenes）。首先计算相同人群中候选基因和假基因的 F_{ST} 值，其次对每两个相比较人群，仅使用与中性假基因 F_{ST} 值最相关的候选基因 F_{ST} 值。这样，能够消除一些进化中性人口统计学事件对 F_{ST} 值的影响，如人群大小的变化。

人类共计 25 个硒蛋白的正常表达依赖于至少 19 个机体硒调控相关基因，而这些基因都依赖于单一营养素硒的供应。因此，这些基因可能作为一个组，以一种相互依存的关系进行自然选择（多基因适应）。为了探寻硒相关基因的多基因适应，研究这些组中的基因是否在世界部分区域发生了超过中性预期的分化，科研人员把 SelenoDB 2.0 数据库中的人类基因分为三组：硒蛋白，含半胱氨酸（cysteine，Cys）的同源基因，调控基因（见表 6.1 和[38]）。作者重点关注了携带区域适应最强标志的基因，即拥有位于中性假基因 F_{ST} 值分布范围前 5%F_{ST} 值的基因。接下来，他们比较了这些基因在世界不同地区人群中偏离中性预期的相对强度。可以看出，在世界部分地区中，硒蛋白和调控基因均呈现了区域正向选择的强信号（图 6.1）。

表 6.1　根据类别和生物功能分组的候选基因 [1]

基因			
硒蛋白	含半胱氨酸同源基因	硒和 Sec 的调控 [2]	
碘化甲状腺氨酸脱碘酶（DIO）1，2，3	硒蛋白 R（SelR）2，3	**硒运输与细胞摄入**	**Sec 整合入蛋白**
15kDa 硒蛋白（Sep15）	硒蛋白 W2（SepW2）	硒蛋白 P（SEPP1）	CUGBP，Elav 样家族蛋白 1（CELF1）
硒蛋白 H（SelH）	—	载脂蛋白 E 受体 2（ApoER2）	Sec 延伸因子（EFSec）
硒蛋白 I（SelI）	—	巨蛋白	真核细胞翻译起始因子 4A3（EIF4A3）
硒蛋白 K（SelK）	—	**硒的代谢**	ELAV 样 RNA 结合蛋白 1（ELAVL1）
硒蛋白 M（SelM）	—	硒代半胱氨酸裂解酶（SCLY）	核糖体蛋白 L30（RPL30）
硒蛋白 N（SelN）	—	硒结合蛋白 1（SELENBP1）	SECIS 结合蛋白 2（SBP2）
硒蛋白 O（SelO）	—	**Sec 的生物合成**	硒磷酸合成酶 1（SPS1）
硒蛋白 R1（SelR1）	—	*O*-磷酰基 tRNA Sec 激酶（PSTK）	tRNA Sec1 关联蛋白（TRNAU1AP）
硒蛋白 S（SelS）	—	硒磷酸合成酶 2（SPS2）	输出蛋白 1（XPO1）
硒蛋白 T（SelT）	—	*O*-磷酰基 $tRNA^{Sec}$ 硒转移酶（SEPSECS）	—
硒蛋白 V（SelV）	—	丝氨酰-tRNA 合成酶（SARS2）	—
硒蛋白 W1（SelW1）	—	**tRNA**	—
硫氧还蛋白还原酶（TXNRD）1，2，3	—	Ser-$tRNA^{Sec}$，17 号染色体拷贝	—
		Ser-$tRNA^{Sec}$，19 号染色体拷贝	—
—	—	Ser-$tRNA^{Sec}$，22 号染色体拷贝	—

[1] 修改自[38]。

[2] SEPP1 和 SPS2 为具有调控作用的硒蛋白。

硒蛋白和调控基因在中南亚及东亚都显示了区域适应的多基因信号，其中硒蛋白在美洲也有信号显示。大部分东亚人群来自拥有大面积硒缺乏地区的中国[5，27]。在巴基斯坦也有土壤低硒相关报道，其中大部分中南亚人群取样于该国[32，39～41]。因此，这些正向选择的信号可能反映了人类基因对环境硒水平的适应。而对于在美洲人群中检测到的正向选择信号，我们需要进行更慎重的解读，因为在该地区并无硒缺乏的报道[27]。与亚洲的适应信号相反，美洲检测到的信号主要集中于 *DIO2* 基因，并且大部分分布在哥伦比亚人群中。哥伦比亚人群在整个美洲分布非常广泛，提示美洲的正向选择信号可能与硒适应无关，而是由其他的选择压力引起的。

含 Cys 同源基因在所检测的世界所有地区均未呈现显著适应信号。这些基因与硒蛋白功能相似，因此有假设认为它们主要在低硒条件下对硒蛋白功能起代偿作用。然而，Sec 和 Cys 的催化能力不同，功能上也无法相互替代[42～44]。因此，含 Cys 基因应该无法代偿硒蛋白的功能。与之一致，含 Cys 基因中显著适应信号的缺失可能提示这些基因并不依赖于硒水平，也不在低硒条件下发挥代偿功能。

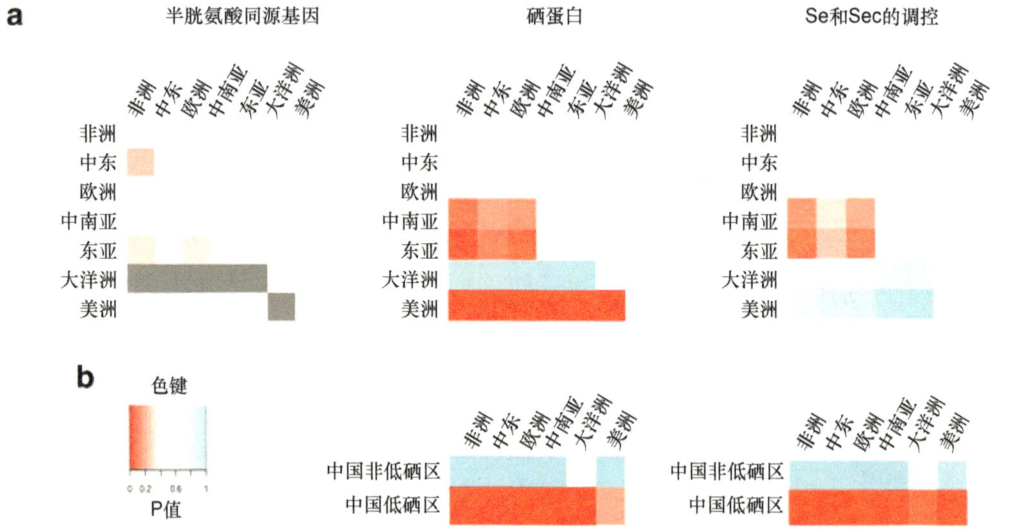

图 6.1 比较世界不同地区人群中位于中性 F_{ST} 值分布前 5%的 F_{ST} 值。对 F_{ST} 值较中性预期的相对偏离进行比较，红色代表图中左侧标注地区人群较上方标注地区人群的分化程度显著升高。灰色代表 F_{ST} 值不位于前 5%。(a) 世界各地地区间 F_{ST} 值比较；(b) 将中国低硒区居住人群及中国硒足量区居住人群的 F_{ST} 值与世界其他地区人群进行比较。图片经牛津大学出版社允许摘自文献[38]。

6.6 中国缺硒地区的基因适应现象

如前所述，中国拥有大面积的缺硒地区[27]。在近期对缺硒人群进行补硒之前，这些地区流行许多硒缺乏相关疾病，如克山病和 Kashin-Beck 骨关节病 [3，5]。为了进一步检测东亚的适应信号，科研人员把中国人群分为硒缺乏地区组（6 个人群）和硒足量地区组（8 个人群）[38]。随后检测了信号偏离中性预期的相对强度（图 6.1b）。这些研究揭示硒蛋白和调控基因的正向选择都显著分布在硒缺乏人群中，支持缺硒促使这些基因发生适应的假说。

6.7 对硒缺乏产生适应的重要基因

亚洲人群中正向选择信号来自若干等位基因的协同作用。表 6.2 列出了东亚人群中对地区正向选择作用最明显的一些硒蛋白和调控基因。

DIO2 基因在亚洲人群的正向选择过程中发挥了最重要的作用，同时也是对美洲人群中检测到的信号有重要作用的唯一基因[38]。DIO2 是催化碘依赖甲状腺激素 T4 转化为活性形式 T3 的氧化还原酶。因此，该酶的活性依赖于硒和碘这两种微量元素的水平。这两种微量元素的营养缺乏与中国人群中 Kashin-Beck 病的发生相关[45]。在东亚人群中呈现最高人群分化度的 SNP 之一（rs225014）可导致该位点的苏氨酸（threonine，Thr）被替换为丙氨酸（alanine，Ala），并影响 DIO2 酶的最大活性[46]。与携带编码 Ala/Thr 或 Thr/Thr 基因型的个体相比，在该位点携带编码丙氨酸等位碱基的纯合子个体体内 DIO2 酶的催化活性显著降低[46]。在 DIO 家族的其他基因中，*DIO3* 对亚洲人群的正向

信号也发挥了作用，而 *DIO1* 无作用。

表 6.2　东亚人群正向选择过程中发挥最重要作用的基因和 SNP [1]

基因排序	基因	基因中 SNP 排序	SelenoDB 2.0，dpSNP[2] 中 SNP ID	基因区域
		硒蛋白		
1	DIO2	1	SNP00000190_2.0	编码区/内含子
		16	SNP00000160_2.0，rs225014	3′ UTR/编码区
2	SelS	1	SNP00005709_2.0	内含子
		15	SNP00005750_2.0，rs34713741	启动子
3	GPx1	1	SNP00000352_2.0	5′-UTR/启动子
		10	SNP00000330_2.0，rs1050450	3′-UTR/编码区
		11	SNP00000377_2.0，rs3811699	启动子
		调控基因		
1	CELF1	1	SNP0005905_2.0	内含子
		2	SNP0005814_2.0	下游序列/3’UTR
2	SPS2	1	SNP00001698_2.0	5′-UTR
		2	SNP00001710_2.0	启动子
3	SEPSECS	1	SNP00001861_2.0	编码区
		2	SNP00001794_2.0	内含子
4	ELAVL1	1	SNP0006324_2.0	3′-UTR/下游序列
5	Ser-tRNA^{sec}	—	—	—

[1] 修改自文献[38]。

[2] 对本章正文中讨论的 SNP 均采用 dbSNP 中的 SNP ID。

在亚洲人群选择信号中发挥了第二大作用的是参与调控内质网应激反应和炎症的基因 *SelS*[47]。携带了非编码 G 到 A 替换（rs34713741）的 *SelS* 基因在亚洲呈现高水平人群分化，并与欧洲和亚洲人群中结直肠癌的发病风险也有关联[48，49]。炎症反应是机体对病原体产生固有免疫反应的重要部分[50]，而影响炎症反应的基因是自然选择的常见靶点[51]。因此，SelS 可能发生了区域适应，但不单纯由硒引起，而同时与病原体感染相关。其中，B 类柯萨奇病毒可能与该基因的选择过程有关。研究提示 B 类柯萨奇病毒在低硒条件下病毒毒性增强，可能是克山病的病因之一[52]。

对亚洲人群选择有重要作用的另一个基因是 *Gpx1*。这是最广泛表达的硒蛋白基因，几乎在全身所有组织中都有表达[53]。GPx1 酶作为抗氧化剂降低机体过氧化氢浓度，对细胞的氧化损伤有保护作用。*Gpx1* 基因有两个 SNP 在东亚人群中呈现高水平人群分化，分别导致脯氨酸（proline，Pro）被替换为亮氨酸（leucine，Leu）(rs1050450)，以及启动子区域的非编码 A 到 G 置换（rs3811699）。这两个 SNP 均可能影响转录水平和酶活性[54]。其中，rs1050450 Pro 等位碱基在东亚人群中的携带率高于除美洲外的世界其他地区人群，使其 GPx1 酶活性较携带编码 Leu 等位碱基的 GPx1 酶高出 40%[54]。已有报道，该等位碱基在亚洲人群中发生正向选择[55]。此外，在 rs3811699 位点携带 A 等位碱基的 GPx1 酶比携带 G 等位碱基的 GPx1 酶转录活性高出 25%[54]。该 A 等位碱基在东亚人群中的携带率也高于除美洲外的世界其他地区人群。这些位点上高活性等位碱基的携带率占优势可能提示了这些地区人群对低硒的适应。关联研究提示 *GPx1* 基因变异型与克山病和 Kashin-Beck 病的病因均相关。在 rs1050450 位点携带至少一个编码 Leu 等位碱基的人群发生克山病的风险增加[56]。此外，GPx1 在 Kashin-Beck 病患者中异常表达，携带至少一个 rs1050450 位点突变等位碱基的个体发病风险也增加[57，58]。

Sec 生物合成基因是亚洲人群中选择信号最强的调控基因，尤其是 *SPS2*、*SEPSECS*，以及位于 17 号染色体的 Sec 特异性 tRNA。上述三个基因的变异型很有可能改变 Sec 合成的总效率，这也可能是为什么自然选择改变这些基因的原因。其中，SPS2 尤其有趣，因为除了身为硒蛋白外，该基因产物还能合成硒磷酸盐，后者能够将丝氨酸氨酰化 $tRNA^{sec}$ 转化为 Sec[59，60]。作为硒蛋白，SPS2 也受到了自身产物水平的调控，这提示 SPS2 是硒蛋白合成中的自调控蛋白[61]。硒蛋白合成中的"主调控蛋白"之一 SBP2（另一种 $tRNA^{sec}$）在亚洲人群中并无正向选择，但 SBP2 的两个调控基因（*CELF1* 和 *ELAVL1*）却是位列最强水平选择的基因之中。CELF1 和 ELAVL1 与 *SBP2* mRNA 的 3′端结合，并可能通过竞争 mRNA 降解蛋白质与 mRNA 的结合，减缓或抑制 *SBP2* mRNA 降解[62，63]。通过调控 SBP2 表达，这些基因变异体可能影响整个硒蛋白组的表达，因此这些基因成了自然选择的最佳靶点。

作为调控机体内硒水平的渠道，硒转运蛋白基因 *SEPP1* 是人类进化适应低硒环境的重要候选基因。的确，*SEPP1* 是呈现亚洲人群正向选择信号的调控基因之一。这可能反映了在缺乏足量膳食硒条件下，机体为了维持细胞功能，对部分组织分层优先供应硒[64]。大脑和睾丸中的特异性 SEPP1 受体 ApoER2 在亚洲选择信号中起了一小部分作用，而肾脏和其他器官的 SEPP1 受体 Megalin 完全不发挥作用。这一差别可能反映了在低硒环境中，机体通过适应调节，保证了对生存和繁衍有关键作用的大脑和睾丸中的硒水平，尽管这些器官由于高代谢率，对硒的需求更高[65]。在小鼠模型中，破坏 SEPP1 或 ApoER2 功能会导致生育力下降和严重神经损伤[65，66]。在人体中，血浆 SEPP1 水平在硒不足条件下降低[67]。因此，该基因的一些变异型通过增加 *SEPP1* 的转硒能力来代偿 *SEPP1* 表达水平的下降，这可能是亚洲人群中该基因发生中等强度正向选择的原因。

6.8 结　　语

微量元素硒在近代人类进化中有重要作用。由于人类在世界各地广泛分布，一些与硒摄入或调控相关基因的适应可能帮助人类得以在低硒环境中生存。对大部分地区而言，硒的富集程度是高度区域化的，因此在更多地区进行更精细的人群采样有助于我们进一步揭示世界各地人群对硒摄取水平的遗传适应情况。鉴于微量元素对人体的重要性，以及其在世界范围内分布的巨大差异，更多微量元素相关基因的区域适应还有待发现。的确，在人类历史上，多种微量元素缺乏可能在部分人群中共同存在。例如，硒元素和碘元素常常同时缺乏[68]。蛋白质功能同时依赖于硒和碘水平的脱碘酶基因是所有硒蛋白基因中呈现最强区域适应信号的基因之一。将遗传变异型与表型测量（如组织微量元素水平）联系在一起的定量特征位点方法，可以与人类遗传组学方法互补，是鉴定微量元素相关基因适应性的有效手段[69]。

尽管我们已经发现了亚洲和美洲人群中呈现正向调控信号的硒蛋白及调控基因的许多 SNP[38]，它们的功能学影响还知之甚少。未来研究中，功能学研究将有助于阐明区域适应基因之后的功能机制。并且，这些 SNP 可能可以帮助解释世界范围内硒相关疾病发病率或严重程度的差异。目前环境硒水平遗传适应相关工作的一个主要局限性在于仍缺乏世界各地土壤、植物或膳食硒水平的定量比较数据。这些数据的缺失阻碍了我们将人体硒水平与遗传学数据进行有效联系。因此，通过精确测量世界各地微量元素水平，并将功能位点的等位基因逐渐关联起来，我们很可能获得微量元素生物功能和人类利用微量元素的进化过程的深入发现。

致谢 感谢 Max Planck Society 对这部分工作的支持。

参考文献

1. AM Hancock et al 2010 *Philos Trans R Soc Lond B Biol Sci* 365: 2459
2. BF Voight et al 2006 *PLoS Biol* 4: 446
3. F Fordyce 2005 in *Essentials of Medical Geology: Impacts of the Natural Environment on Public Health,* O Selinus Ed (Elsevier Academic Press, Amsterdam) p 373
4. MP Rayman 2012 *Lancet* 379: 1256
5. Y Xia et al 2005 *Am J Clin Nutr* 81: 829
6. DM Swallow 2003 *Annu Rev Genet* 37: 197
7. LC Olds, E Sibley 2003 *Hum Mol Genet* 12: 2333
8. Y Itan et al 2009 *PLoS Comput Biol* 5: e1000491
9. I Mathieson et al 2015 *Nature* 528: 499
10. P Gerbault et al 2013 *IUBMB Life* 65: 983
11. SA Tishkoff et al 2007 *Nat Genet* 39: 31
12. A Ranciaro et al 2014 *Am J Hum Genet* 94: 496
13. GH Perry et al 2007 *Nat Genet* 39: 1256
14. PJ Butterworth et al 2011 *Starch* 63: 395
15. G Weiss 2002 *Eur J Clin Invest* 32: 70
16. AC Chua et al 2007 *Crit Rev Clin Lab Sci* 44: 413
17. C Datz et al 1998 *Clin Chem* 44: 2429
18. E Beutler 2006 *Annu Rev Med* 57: 331
19. S Distante et al 2004 *Hum Genet* 115: 269
20. E Steinnes 2009 *Environ Geochem Health* 31: 523
21. C Naugler 2008 *Med Hypotheses* 70: 691
22. PM Yen 2001 *Physiol Rev* 81: 1097
23. Offi ce of Dietary Supplements 2011 "Iodine: Fact Sheet for Health Professionals," *Dietary Supplement Fact Sheets* (U. S. National Institutes of Health, Online)
24. D Lopez Herraez et al 2009 *PLoS One* 4: e7888
25. L Nazemi et al 2012 *Iranian J Environ Health Sci Eng* 9: 11
26. T Blazina et al 2014 *Nat Commun* 5: 4717
27. JE Oldfi eld 2002 *Selenium World Atlas* (STDA, Grimbergen)
28. R Hurst et al 2013 *Sci Rep* 3: 1425
29. GQ Yang et al 1983 *Am J Clin Nutr* 37: 872
30. M Bamshad, SP Wooding 2003 *Nat Rev Genet* 4: 99
31. F Romagne et al 2014 *Nucleic Acids Res* 42: D437

32. LL Cavalli-Sforza 2005 *Nat Rev Genet* 6: 333
33. Q Fu et al 2013 *Curr Biol* 23: 553
34. AM Hancock et al 2010 *Proc Natl Acad Sci U S A* 107 Suppl 2: 8924
35. PC Sabeti et al 2006 *Science* 312: 1614
36. BS Weir, CC Cockerham 1984 *Evolution* 38: 1358
37. S Wright 1951 *Ann Eugen* 15: 323
38. L White et al 2015 *Mol Biol Evol* 32: 1507
39. K Ahmad et al 2009 *Pak J Bot* 41: 2397
40. ZI Khan et al 2008 *Pak J Bot* 40: 1159
41. ZI Khan et al 2006 *Asian-Aust J Anim Sci.* 19: 1139
42. S Castellano 2009 *Biochim Biophys Acta* 1790: 1463
43. S Gromer et al 2003 *Proc Natl Acad Sci U S A* 100: 12618
44. EL Ruggles et al 2012 in *Selenium: Its Molecular Biology and Role in Human Health,* DL Hatfield et al Eds (Springer, New York) p 73
45. Y Yao et al 2011 *Nutrition* 27: 1095
46. LH Canani et al 2005 *J Clin Endocrinol Metab* 90: 3472
47. JE Curran et al 2005 *Nat Genet* 37: 1234
48. C Meplan et al 2010 *Carcinogenesis* 31: 1074
49. A Sutherland et al 2010 *Genes Nutr* 5: 215
50. TH Mogensen 2009 *Clin Microbiol Rev* 22: 240
51. M Kuningas et al 2009 *PLoS One* 4: e7795
52. MA Beck et al 2003 *J Nutr* 133: 1463S
53. N Karunasinghe et al 2012 *Genes Nutr* 7: 179
54. T Hamanishi et al 2004 *Diabetes* 53: 2455
55. CB Foster et al 2006 *BMC Genet* 7: 56
56. C Lei et al 2009 *Clin Chim Acta* 399: 102
57. Y Wen et al 2014 *PLoS One* 9: e103618
58. YM Xiong et al 2010 *Osteoarthritis Cartilage* 18: 817
59. C Allmang et al 2009 *Biochim Biophys Acta* 1790: 1415
60. AA Turanov et al 2011 *Adv Nutr* 2: 122
61. MJ Guimaraes et al 1996 *Proc Natl Acad Sci U S A* 93: 15086
62. JL Bubenik et al 2009 *RNA Biol* 6: 73
63. K Abdelmohsen 2012 in *Binding Protein,* K Abdelmohsen Ed (InTech) p 124
64. L Schomburg, U Schweizer 2009 *Biochim Biophys Acta* 1790: 1453
65. H Steinbrenner, H Sies 2009 *Biochim Biophys Acta* 1790: 1478
66. RF Burk, KE Hill 2009 *Biochim Biophys Acta* 1790: 1441
67. KE Hill et al 1996 *J Nutr* 126: 138
68. X Guo et al 2014 *Osteoarthritis Cartilage* 22: 1774
69. J Engelken et al 2015 *Mol Biol Evol* 33: 738

第 7 章

硒代半胱氨酸在蛋白质中的化学性质

Rebecca N. Dardashti*, Linoy Dery*, Reem Mousa*,
Shahar Dery*, Post S. Reddy*, and Norman Metanis

陈填烽 译

摘　要　硒代半胱氨酸（Sec，U）作为人体必需的第 21 种氨基酸在细胞蛋白质中存在已经被发现了 40 多年，但肽化学的最新研究证实硒代半胱氨酸、天然硒蛋白不仅具有重要的生物学功能，而且在合成系统中也很重要。此外，硒代半胱氨酸的发现，为研究蛋白质的化学家提供了新的契机。硒蛋白的合成研究、半胱氨酸巯基和硒代半胱氨酸硒醇基之间的功能比较等成为研究热点。在本章中，我们重点讨论硒代半胱氨酸在蛋白质化学合成方面的进展、富含二硫键的蛋白质折叠的研究难点，以及硒蛋白、Sep15、SELM 等一些鲜为人知的化学特性。硒代半胱氨酸其他重要方面的影响将在本书其他章节进行重点讨论。

关键词　化学蛋白合成，脱硒，脱硫，天然化学连接，氧化蛋白折叠，硒代半胱氨酸，硒蛋白

7.1　硒代半胱氨酸在化学蛋白合成中的研究进展

硒代半胱氨酸（Sec，U）——第 21 种自然编码的氨基酸，是一种含硒的半胱氨酸（Cys，C）类似物，以硒蛋白的形式存在于三种生命体内（细菌、古菌和真核生物）。该类硒蛋白利用硒代半胱氨酸（Sec）和半胱氨酸（Cys）相同的化学性质得以合成，且往往占据蛋白质的活性位点。虽然 Sec 与 Cys 是等比容的，但它们中关键化学元素的不同，让 Sec 在细胞内表现出独特的性质。与 S 相比，Se 具备较高的极化率，是亲核交换反应中更好的亲核试剂和亲电子试剂[1，2]。Sec 中硒醇基的 pK_a 值比半胱氨酸巯基的 pK_a 值低（分别为 5.5 与 8.7）[3]，这意味着 Sec 主要在生理 pH 下去质子化，这将进一步

*Authors contributed equally with all other contributors.

R. N. Dardashti • L. Dery • R. Mousa • S. Dery • P. S. Reddy • N. Metanis (✉)
Institute of Chemistry, The Hebrew University of Jerusalem, Jerusalem 91904, Israel
e-mail: Metanis@mail.huji.ac.il

提高其亲核性。此外，与 Cys 相比，Sec 具有较低的还原电位[4，5]，意味着硒醇暴露在空气中很容易被氧化且更耐还原[6，7]。

由于 Sec 和 Cys 之间的化学相似性，其在化学合成蛋白中得到了显著、广泛的应用。由于 Sec 与细菌和哺乳动物之间不同的结合机制 [8]是低效重组表达硒蛋白的一个来源，蛋白质化学合成（或半合成）已经成为一个获得硒蛋白的通用方法。这种方法主要基于两种技术：固相肽合成（SPPS）[9]和未受保护肽的化学连接。最常见的是天然化学连接（NCL）[10，11]，它被认为是用于合成中等大小蛋白质（高达约 300 个氨基酸）的主要工具之一[12，13]，天然化学连接发生在一段肽的 C 端硫酯受到另一种肽的 N 端 Cys 攻击而发生酯化反应的时候。随后的 S→N 酰基转移在连接位点提供天然肽键（图 7.1）[10]。2001 年，三个独立的研究小组报告，除了 Cys 之外，NCL 能够扩展到 Sec（图 7.1）[14～16]，这使得硒蛋白的获得成为可能。虽然另一项研究表明，在酸性 pH 下，硒酸的低 pK_a 可以作为化学选择性连接的条件[14]，但是由于硒醇对空气氧化的敏感性和溶液中二硒键的稳定性，其他研究小组则观察到较慢的 Sec 连接[15，16]。后来有证据表明，游离硒醇是引发连接所必需的条件[17]。Sec 介导的连接也已经用于表达蛋白质连接（EPL）[18，19]，其中具有 C 端内含肽的表达链段转化为 C 端硫酯，最后用合成肽进行 NCL 反应。使用这种方法制备铜结合蛋白偶氮染料的变体，其中铜的 Cys 配体被 Sec（Cys112Sec）替代[20]。

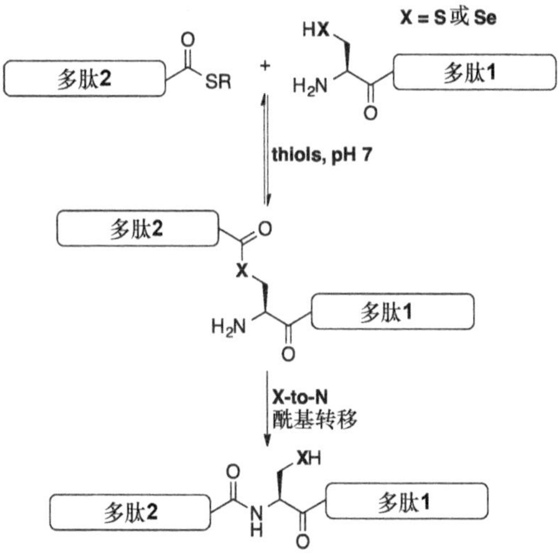

图 7.1 半胱氨酸/硒代半胱氨酸的天然化学合成。

由于天然存在的硒蛋白较为稀少，以及在 SPPS 过程中从化学和经济层面获取硒醇均较为困难[21]，该领域的研究人员一段时间内很少研究化学蛋白合成中的 Sec。对化学蛋白合成中 Sec 的研究兴趣的突然转变，是在无保护的 Cys 残基存在下，对 Sec 的选择性脱硒形成 Ala 的过程中发展而来的[17]。脱硒的前体——脱硫，通过允许在稀有氨基酸 Cys 上进行连接而在肽合成中扩展可用的连接位点，以及随后的巯基去除以获得天然的丙氨酸，这是一个更常见的残留基团[22]。按照最初的研究[22]，这种方法后来扩展到其他连接位点（Phe [23]，Val [24，25]，Lys [26，27]，Leu [28，29]，Pro [30，31]，

Thr [32]，Arg [33]，Asp [34]和 Trp [35]），提供了一种合成“硫代”氨基酸的方法。然而，金属基脱硫[22]和自由基脱硫除去了序列中所有未受保护的 Cys 残基（图 7.2a）[36]，只有受到被适用于特定方法基团的正交保护的 Cys 残基才能被保留[37，38]。巯基保护基团在氨基酸侧链上的结合和随后的脱保护不可避免地导致合成的产率较低[39]。

与这些脱硫程序相反，脱硒是化学对映选择性反应（图 7.2a）。通过在缓冲液中与三（2-羧基乙基）膦（TCEP）单独孵育，能够将 Sec 转化为 Ala，使序列中未受保护的 Cys 残基不受影响[17]。按照最初的研究[17]所提出的方法，已经合成了具有 β-硒醇的独特氨基酸[40，41]，用于将连接位点扩展到 Ala 旁边的其他氨基酸。

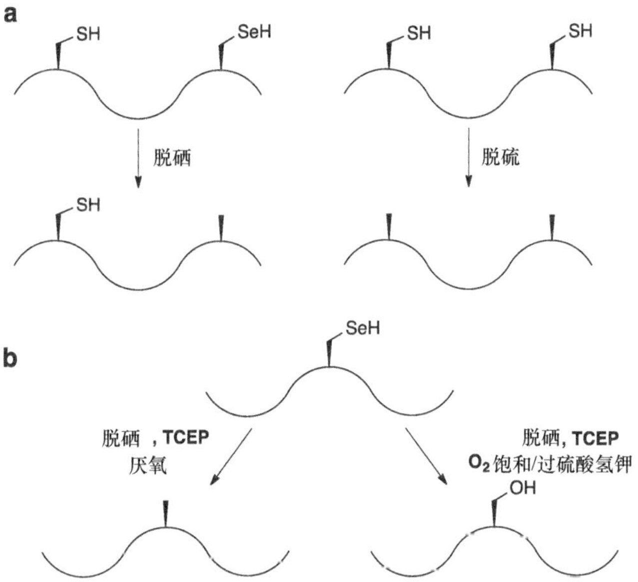

图 7.2　脱硒与脱硫反应对比。(a) Sec 脱硒产生 Ala，同时保持未受保护的 Cys 残留物不受影响，而脱硫导致所有未保护的 Cys 残基都转化为 Ala；(b) 在厌氧条件下脱硒产生 Ala，在氧饱和下或在温和氧化剂过硫酸氢钾的存在下，Ser 选择性生成。

在描述选择性脱硒作用时，作者强调了 Se 作为独特反应的关键是形成一个自由基种类的能力，并指出反应完全不需要自由基引发剂[17]。后来的研究中提出了一个自由基机制的进一步证据，这表明在自由基的促进条件下（如热和紫外线照射），以及在存在自由基引发剂等条件下，反应速率会增加[42]。然而，在常见的自由基清除剂，如抗坏血酸钠存在的情况下，则会降低甚至终止反应速率[42]。

最近的研究还表明，选择性脱硒可用于扩大对 Ser 的连接反应[42，43]。它最初被描述为脱硒反应中不需要的副反应[17]，在厌氧条件下，Sec 转化为 Ser 的过程被删除[42]。这表明在氧分子存在下，通过类似的自由基机制可以形成 Ser-产物。这在 β-硒醇-苯丙氨酸的脱硒研究中得到了支持[40]，其中，由于脱硒过程中形成的苄基的稳定性，硒醇转化率得到提高。为了支持这一假设，在脱硒条件下，通过通入饱和的 O_2 [42]或加入温和的氧化剂过硫酸氢钾[43]可以仅形成 Ser 产物。这种方法在反应性氨基酸侧链的存在下，以及在糖蛋白 MUC5AC 和 MUC4 的合成中是化学选择性的[43]。值得注意的是，由于 Ser

是蛋白质中最常见的氨基酸之一，因此促进了化学蛋白质合成领域的一大进步。

为了在合成长链蛋白（>150AA）时进行选择性脱硒，其需要连接多个片段，硒唑烷（Sez）[44]最近被用作 N 端 Sec 的伪装前体。Sez 是噻唑烷（Thz）的硒类似物[45]，已被证明在合成具有非策略性置换的 Cys 残基的蛋白质方面特别有用。该方法的一个关键因素是在低 pH 下使用 $MeONH_2$ 可以轻松平稳地将 Sez 转化为 Sec。NCL 后的选择性脱硒在连接部位提供天然的 Ala [44]。

Sez 被用于全化学合成 125 位残基蛋白质、人类的磷酸组氨酸磷酸酶 1（PHPT1），以及含有非天然 His 类似物、β-噻吩基-L-丙氨酸（Thi）和 PHPT1（His53Thi）（图 7.3）的蛋白质变体[44]。PHPT1 的三个 Cys 残基位于 C 端（Cys69、71 和 73），因此，对于多个连接步骤没有策略性地放置。由于蛋白质的大小和序列两方面的原因，PHPT1 是展示 Sez 在未来合成中应用的一个非常适合的模型[44]。

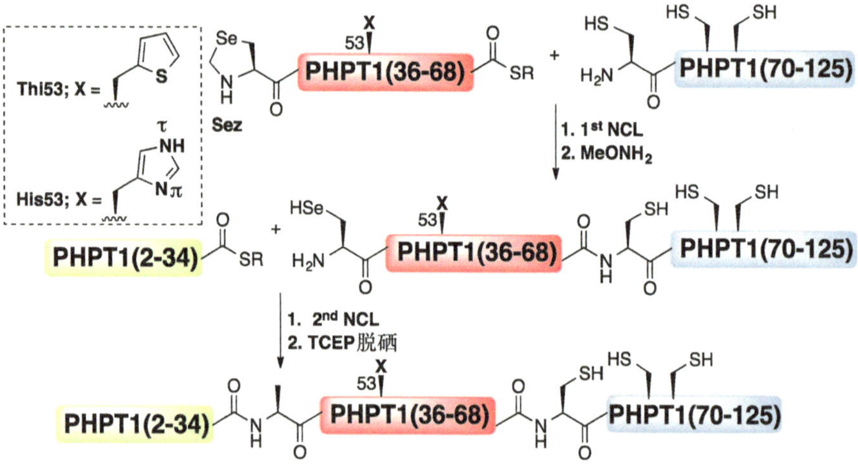

图 7.3 利用 Sez 作为伪装的 Sec 进行化学蛋白合成具有非策略性置换的 Cys 残基的蛋白质。这种方法最近用于蛋白质 PHPT1 的两个类似物的化学合成。

在 NCL 中用 Se 代替硫还可以通过用炔硒醚更换 C 端的肽硫酯来实现。在 Pro-Cys 结合处的连接通常是非常慢的，这时可以使用预制的脯氨酰硒酯肽进行更容易的连接反应。通过比较研究发现，α-硒酸酯的反应性酰基供体数至少比肽 α-硫代酯多两个数量级[46]。

最近，有研究证明了 C 端肽硒酶和 N 端 Sec-肽之间快速且无需添加剂的连接方法。这种连接即使在有空间位阻的连接点处，也能在几分钟内完成[47]。

综上所述，Se 的使用不仅提供了获取硒蛋白的方法，而且还为我们找到了先前难以获取的序列，在蛋白质化学合成中的使用逐渐增加。这些合成方法必将使合成硒蛋白变得更容易，在蛋白质化学中应用前景广阔。

7.2 硒代半胱氨酸在氧化蛋白折叠中的研究进展

目前，世界各国研究小组已经采用硒代半胱氨酸（Sec）制备硒蛋白，获取长且难合成的序列并用于蛋白质折叠领域。Sec 的低氧化还原电位[4，5]和 pK_a[3]，以及它较高的亲核性和亲电性[1，2]，使得巯基二硫类交换反应加强，从而导致蛋白质折叠加剧。

恰当的折叠对蛋白质功能至关重要。蛋白质折叠过程所需的所有信息都包含在一级氨基酸序列中[48]，在适当的体外条件下，蛋白质自发地折叠成三维天然状态。但是，对于许多富含半胱氨酸（Cys）的蛋白质，特定的二硫化物数量显著增加，相应地，折叠过程变得更复杂，同时增加了非天然二硫键形成的风险（杂乱异构体），或者是形成“受困的”中间产物[49～51]。此外，由于分子间二硫键形成，许多富含 Cys 的蛋白质增加了聚集的风险。实践证明，用 Sec 替代蛋白质中天然的 Cys 残基是一种用于简化体外富含 Cys 多肽的氧化折叠，并且不改变其天然构象和生物活性的有效策略。

用 Sec 替代蛋白质中天然的 Cys 残基用于简化体外富含 Cys 多肽的氧化折叠最初应用于研究 21-氨基酸残基内皮素-1（21-residue endothelin-1，ET-1）[52]。ET-1 是一种具有强有力的血管收缩活性和两个二硫键的肽。然后通过 SPPS 方法制备它的类似物，在 SPPS 中天然二硫键残基用 Sec 残基取代。值得注意的是，二硒键的形成降低了扰乱异构体生成的可能性。折叠后的硒的类似物 ET-1 的功能和结构[Sec3，Sec11，Nle7]与原始 ET-1 几乎无法区分。

继 Sec 应用于 ET-1 折叠中而不影响其生物活性之后，具有 4 个 Cys 残基的 18 氨基酸残基蜂毒明肽（apamin）也被用于研究。虽然它的天然结构已知，但对其折叠路径却不清楚。因此，合成了三种蜂毒明肽类似物[53，54]，运用 Sec 取代 Cys 残基的方法取代模拟了第一个二硫键形成的三种可能性：双交叉（小球状）、平行（丝状）或连续（水滴状）。通过氧化折叠，二硒化物中间体被捕获，并使用 CD 和 NMR 分析预测最有可能导致原生结构的异构体。因此，通过 Sec 替代 Cys 残基，可以更好地了解蜂毒明肽的折叠途径[52]。

Sec 取代 Cys 在非常复杂折叠结构的蛋白质方面也有了一定的应用。2006 年，运用该技术合成了一种具有治疗性质的、天然存在的芋螺毒素的替代物［α-硒代芋螺毒素（α-selenoconotoxins）］。合成的硒类似物比天然型更稳定，这意味着它们可用于设计肽基药物的稳定支架 [55]。Sec 取代也被用于研究芋螺毒素 ω-GVIA[56，57]，其天然结构包含三个二硫化物，导致天然折叠的蛋白质产量往往较低。通过探讨 ω-GVIA 折叠中 Sec 替代 Cys 残基的影响，Bulaj 合成了三种类似物，其中每种类似物有一个天然二硫化物被二硒化物替代[56]。C8U/C19Uω-GVIA 折叠效率最高，在 GVIA 中用二硒化物代替天然二硫化物对其功能没有影响，同时明显提高了折叠动力学和正确折叠的类似物的产量[56]。

这种方法已经扩展到其他富二硫化物多肽的医学应用中，如靶向电压门控制钠通道（VGSC）、μ*O*-conotoxin MrVIB。其中，μ*O*-conotoxin MrVIB 的实用性不仅受到其天然来源稀缺的限制，而且受其疏水性的限制，在分离和折叠中倾向聚集性质。与以前的研究类似，运用二硒化物制备 MrVIB 的天然二硒化物类似物[58]，结果显示不正确交联形成的异构体数量减少，同时天然折叠的类似物产率增加。值得一提的是，seleno-MrVIB 类似物生物活性的研究表明，在 TTX-R 钠通道中，当与天然型 MrVIB 相比较时，C2U/C20U MrVIB 显示出稍高的效能和极大提高的选择性[58]。

Sec 取代 Cys 残基在具有三个二硫键的 58-残基蛋白（5-55、14-38、30-51）牛胰胰蛋白酶抑制剂（BPTI）的折叠中也有应用。BPTI 的折叠是通过仅含天然二硫键的中间体进行分叉路径形成的，这也是许多其他蛋白质模型的折叠路径[50，51]。与之前的 Sec 替代 Cys 残基的研究相反，用二硒化物替代非天然二硫化物的效果，是希望能用于改变中间体的数量。在折叠期间，C5U/C14U BPTI 绕过存在于天然型 BPTI 折叠中的两个长期存在的中间体 N*（5-55；14-38）和 N′（14-38；30-5），结果折叠率大大增加[66]。进一步的研究[67]表明，仅用 Sec 替代一个 Cys，而不是二硫化物对，成功加速了折叠。然而，中间体 N*（5-55；14-38）在折叠期间仍然存在。最后，通过二硫化物交叉连接替换一个原来的二硫化物 14-38 能够成功地加速折叠。但是，硒醇溶剂暴露会导致蛋白质进行聚集并降低总产率。

除了使用 Sec 取代作为蛋白质折叠的分子内催化剂，小分子二硒化物也被用作分子间催化剂用于氧化蛋白质折叠。二硒化物在还原后容易再氧化，长期以来，即使二硒化物以催化量存在[59]也能够使巯基/二硫化物交换，因此，已经有各种小分子二硒化物开发出来并用于体内外具有挑战性的蛋白质折叠。研究最多的分子硒代谷胱甘肽（selenoglutathione，GSeSeG）（图 7.4）是天然谷胱甘肽的硒类似物，其在体内外[6，7，60，61]作为氧化还原缓冲剂。用各种与生物相关的蛋白质如 BPTI、水蛭素、溶菌酶、人表皮生长因子和 α-2a 干扰素对 GSeSeG 的折叠进行研究。这项技术在更具挑战性的蛋白质的折叠中也有应用，例如，含有 17 个二硫键的牛血清白蛋白和抗体的抗原结合（Fab）片段 MAK33 [61]。在以上所有情况中，二硒化物分子都促进了这些蛋白质折叠的进程并提高产量，这很可能是通过拯救被困的中间体实现的[62]。最近的研究发现，一类新型的小分子二硒化物（图 7.4）在促进氧化蛋白折叠中具有与 GSeSeG 相同的效果[7，63]。随着难以折叠的蛋白质的不断发现，Sec 残基形式的硒醇和小分子硒将继续为蛋白质折叠领域做出贡献。

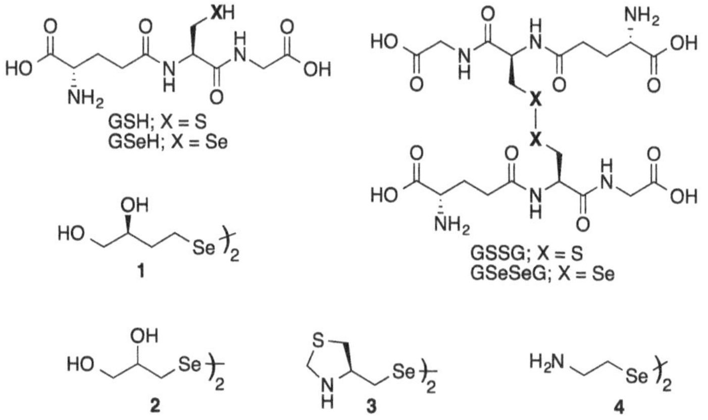

图 7.4 还原态（GSeH）和氧化态（GSeSeG）硒代谷氨酸钠，常见的折叠氧化还原缓冲液 GSH 和 GSSG 是硒类似物。其他较小尺寸的二硒化物（1～4），不久前已经检测确认为氧化型蛋白质折叠的添加剂。

7.3 SEP15 和 SELM 在体内蛋白质中的折叠

硒代半胱氨酸（Sec）不仅在体外可以用来优化蛋白质的折叠，在体内蛋白质折叠通路也起了一定的作用。在编码人类硒蛋白的 25 种已知基因中[64]，7 种位于内质网（endoplasmic reticulum，ER）中，即 15kDa 的硒蛋白（SEP15）、硒蛋白 M（SELM）、SELS、SELK、SELN、SELT 和 DIO2[65]。这是因为蛋白质折叠和二硫键的形成发生在内质网（ER）上，所以有观点认为这些硒蛋白，或者至少它们中的一些，参与了细胞折叠通路中蛋白质的二硫键错配的形成、异构化（混洗）或还原。ER 中被较多研究的两种蛋白质是 SEP15 和 SELM。这些蛋白质具有 31%的序列一致性，并且都具有与硫氧还蛋白折叠度非常相似的结构[66]。然而，它们的确切生物学功能仍然是未知的。

SEP15 首次在人类 T 细胞中被记录，其组织分布说明它在前列腺和肝脏中最常见[67，68]。这 162 位残基蛋白中包含了巯基-二硫化物中氧化还原酶家族中发现的以保守的 CXCC 样形式存在的 Sec。有趣的是，Sep15 和 CXU 是一类短于同类蛋白质的氨基酸，然而在 ER 中发现的 SEP15，其本身不包含 ER 的保留序列。2001 年发布的一项重大突破揭示了其可能的功能，其中发现 SEP15 与 ER 蛋白尿苷二磷酸-葡萄糖：糖蛋白葡糖基转移酶（GT）[69]形成紧密的 1∶1 复合物（20nmol/L 的 K_D）。GT 负责 ER [70]中错误折叠的蛋白质的特异性糖基化，然后由钙黏蛋白/钙网蛋白糖蛋白折叠系统折叠[69]。SEP15 富含半胱氨酸的结构域在其 N 端是一个从植物到人类都保守的结构域，它是 SEP15∶GT 复合物的重要组成部分[71]。因此，Sep15 在 ER 上的存在可归结为与 GT 的相互作用。

基于上述发现，科学家提出 SEP15 在具有错误形成二硫键的糖蛋白的检测和重折叠中起作用。通过利用其 CXU 基序作为还原剂或氧化剂，启动了由 GT 标记的错误折叠的糖蛋白的重折叠[71]。也有人认为，SEP15 可能与 GT 酶活性的调控有关[71]。

在 SEP15 之后发现了远亲关系的同源硒蛋白 SELM，但是对于其活性甚至知道的更少[72]。与 SEP15 类似，SELM 含有氧化还原活性基序列 CXXU。它作为 145 位残基蛋白表达，其 N 端的 23-氨基酸信号肽在细胞中被切割后，形成由 122 个氨基酸组成的成熟 SELM [72]。与 SEP15 相比，SELM 主要在脑中被发现[72]，在 C 端含有 ER 保留序列[72]，且不与 GT [71]相互作用。

从来自黑腹果蝇的野生型 SEP15 和小家鼠的 SELM 的 U48C 突变体[73]的核磁共振结构中发现了 SEP15 和 SELM 的硫氧还蛋白样活性的额外证据。研究表明，两种蛋白质具有硫氧还蛋白超家族的特征 α/β 折叠。此外，SEP15 和 SELM 的活性位点 Sec 与硫氧还蛋白催化 Cys 的位置相似[73]。

SELM 和 SEP15 的确切作用仍然是未知的（见第 19 章），但可能的功能已经被提出了。定位在 ER 上形成的氧化环境有利于二硫键形成，而且类似氧化还原基团的巯基-二硫键氧化还原酶的存在表明其具有潜在的巯基-二硫化物氧化还原酶活性[74]。此外，CXXC 样序列中的 X 氨基酸的特征可以确定酶的氧化还原电位及酶的功能，如巯基-二硫键还原酶、氧化酶或异构酶[75]。

虽然 Se 在 SEP15 和 SELM 的活性位点的作用仍然是一个谜，但对巯基-二硫氧化还原酶、谷氧还蛋白 3（Grx3）[5]的研究为 Sec 在相似情况下的影响提供了证据。通过对 Grx3 的野生型和三种硒类似物的合成及分析，显示在基序 CXXC 活性位点发生的 Cysto-Sec 取代会显著影响氧化还原电位，导致约 73mV 的平均差异，以及使巯基-二硫化物的交换速率几乎高达两个数量级[5]。后者的结果得到了 Grx1 硒类似物研究[76]的支持。这些发现对于具有相似氧化还原性质的硒蛋白功能的发现具有提示性的意义。

一般来说，确定硒蛋白的氧化还原电位，特别是 SEP15 和 SELM 的氧化还原电位将是我们理解其细胞功能最好的一步。关于这些 ER-驻留的硒蛋白的未来研究，应当以能为它们在蛋白质折叠中提出的功能提供证据为导向。

7.4 结　语

Sec 化学在蛋白质合成领域已经有广泛而深入的影响。通过固相肽合成的 Sec 取代为合成硒蛋白的研究打开了大门，同时，对硒醇和巯基的不同化学性质的全面理解，使得能够在未保护的 Cys 残基存在的情况下发现和优化选择性脱硒。硒唑烷作为修饰的 Sec 前体的进一步发展，使得可以通过非策略性置换 Cys 残基来合成更长的蛋白质。长蛋白质的合成极具挑战性，将 Sec 取代 Cys 纳入标准的化学生物技术可以为含有和不含 Se 蛋白质的合成提供途径。

此外，通过 Sec 取代，蛋白质折叠和活性得到了更深入彻底的研究。在合成生产过程中，富含 Cys 序列复杂的治疗肽折叠通路和结构导致非常低的产率，通过 Sec 对 Cys 替代的方法显著提高了产量和效率。通过直接方案合成的小联硒化物分子即使在催化剂存在的时候，也已经显示出增强蛋白质折叠的能力。这些结果不仅加深了对体外富含 Cys 的多肽的理解，而且有助于阐明体内含 Sec 多肽的作用，如天然 ER-常驻硒蛋白 SELM 和 SEP15。随着硒肽化学领域的不断发展，我们期望它能够在化学生物学领域取得长足的进步。

致谢 我们团队的研究由以色列科学基金会（1072/14）、美国-以色列双边国家科学基金会（BSF）（2014167）、Lejwa 生物化学基金和德国-以色列科学院研究与开发基金会（GIF）（I-2340-302.5/2014）支持。P.S.R. 得到了以色列高等教育委员会计划和预算委员会研究基金的支持。RND 由 Kaete Klausner 奖学金支持。

参 考 文 献

1. RJ Hondal et al 2013 *Antioxid Redox Signal* 18: 1675
2. D Steinmann et al 2010 *J Org Chem* 75: 6696
3. RE Huber, RS Criddle 1967 *Arch Biochem Biophys* 122: 164
4. D Besse et al 1997 *Angew Chem Int Ed* 36: 883
5. N Metanis et al 2006 *J Am Chem Soc* 128: 16684
6. J Beld et al 2008 *Biochemistry* 47: 6985
7. J Beld et al 2010 *ACS Chem Bio* 5: 177
8. Z Stoytcheva et al 2006 *Mol Cell Biol* 26: 9177
9. RB Merrifi eld 1963 *J Am Chem Soc* 85: 2149
10. PE Dawson et al 1994 *Science* 266: 776
11. SBH Kent 2009 *Chem Soc Rev* 38: 338
12. KSA Kumar et al 2011 *Angew Chem Int Ed* 50: 6137
13. MT Weinstock et al 2014 *Proc Natl Acad Sci USA* 111: 11679

14. RJ Hondal et al 2001 *J Am Chem Soc* 123: 5140
15. MD Gieselman et al 2001 *Org Lett* 3: 1331
16. R Quaderer et al 2001 *Helv Chim Acta* 84: 1197
17. N Metanis et al 2010 *Angew Chem Int Ed* 49: 7049
18. TW Muir 2003 *Ann Rev Biochem* 72: 249
19. TW Muir et al 1998 *Proc Natl Acad Sci USA* 95: 6705
20. SM Berry et al 2002 *J Am Chem Soc* 124: 2084
21. D Besse, L Moroder 1997 *J Pep Sci* 3: 442
22. LZ Yan, PE Dawson 2001 *J Am Chem Soc* 123: 526
23. D Crich, A Banerjee 2007 *J Am Chem Soc* 129: 10064
24. C Haase et al 2008 *J Pep Sci* 14: 69
25. J Chen et al 2008 *Angew Chem Int Ed* 47: 8521
26. KSA Kumar et al 2009 *Angew Chem Int Ed* 48: 8090
27. RL Yang et al 2009 *J Am Chem Soc* 131: 13592
28. Z Harpaz et al 2010 *Chembiochem* 11: 1232
29. ZP Tan et al 2010 *Angew Chem Int Ed* 49: 9500
30. SY Shang et al 2011 *J Am Chem Soc* 133: 10784
31. H Ding et al 2011 *Organic Letters* 13: 5588
32. J Chen et al 2010 *Tetrahedron* 66: 2277
33. LR Malins et al 2013 *Chembiochem* 14: 559
34. RE Thompson et al 2013 *Angew Chem Int Ed* 52: 9723
35. LR Malins et al 2014 *Chemical Science* 5: 260
36. Q Wan, SJ Danishefsky 2007 *Angew Chem Int Ed* 46: 9248
37. BL Pentelute, SBH Kent 2007 *Organic Letters* 9: 687
38. Y-Y Yang et al 2007 *J Am Chem Soc* 129: 7690
39. T Durek et al 2007 *Proc Natl Acad Sci USA* 104: 4846
40. LR Malins, RJ Payne 2012 *Organic Letters* 14: 3142
41. SD Townsend et al 2012 *J Am Chem Soc* 134: 3912
42. S Dery et al 2015 *Chemical Science* 6: 6207
43. LR Malins et al 2015 *Angew Chem Int Ed* 54: 12716
44. PS Reddy et al 2016 *Angew Chem Int Ed* 55: 992
45. D Bang, SBH Kent 2004 *Angew Chem Int Ed* 43: 2534
46. T Durek, PF Alewood 2011 *Angew Chem Int Ed* 50: 12042
47. NJ Mitchell et al 2015 *J Am Chem Soc* 137: 14011
48. CB Anfi nsen 1973 *Science* 181: 223
49. M Narayan et al 2000 *Acc Chem Res* 33: 805
50. JL Arolas et al 2006 *Trends Biochem Sci* 31: 292
51. JY Chang 2011 *Biochemistry* 50: 3414
52. S Pegoraro et al 1998 *J Mol Biol* 284: 779
53. S Pegoraro et al 1999 *Prot Sci* 8: 1605
54. S Fiori et al 2000 *Biopolymers* 53: 550
55. CJ Armishaw et al 2006 *J Biol Chem* 281: 14136
56. KH Gowd et al 2010 *Biochemistry* 49: 2741
57. TS Han et al 2010 *ACS Med Chem Lett* 1: 140
58. AD de Araujo et al 2011 *Angew Chem Int Ed* 50: 6527
59. R Singh, GM Whitesides 1991 *J Org Chem* 56: 6931
60. J Beld et al 2007 *Biochemistry* 46: 5382
61. J Beld et al 2010 *J Biotech* 150: 481
62. N Metanis et al 2011 *Isr J Chem* 51: 953
63. P Sai Reddy, N Metanis 2016 *Chem Comm* 52: 3336

64. GV Kryukov et al 2003 *Science* 300: 1439
65. VA Shchedrina et al 2010 *Antioxid Redox Signal* 12: 839
66. VM Labunskyy et al 2007 *Iubmb Life* 59: 1
67. M Kalcklosch et al 1995 *Biochem Biophys Res Commun* 217: 162
68. VN Gladyshev et al 1998 *J Biol Chem* 273: 8910
69. KV Korotkov et al 2001 *J Biol Chem* 276: 15330
70. S Dedola et al 2014 *Angew Chem Int Ed* 53: 2883
71. VM Labunskyy et al 2005 *J Biol Chem* 280: 37839
72. KV Korotkov et al 2002 *Mol Cell Biol* 22: 1402
73. AD Ferguson et al 2006 *J Biol Chem* 281: 3536
74. L Ellgaard 2004 *Biochem Soc Trans* 32: 663
75. L Ellgaard, LW Ruddock 2005 *Embo Rep* 6: 28
76. G Casi et al 2008 *Chembiochem* 9: 1623

第 8 章

硒磷酸合成酶的进化

Marco Mariotti, Didac Santesmasses, and Roderic Guigó

杨晓栋　郭　雄　译

摘　要　硒磷酸合成酶（SPS 或 SelD）为基因编码的第 21 种氨基酸硒代半胱氨酸（Sec）的合成提供活性硒供体。本章主要综述所有硒磷酸合成酶基因在生命树上的分布、系统发生和功能。硒磷酸合成酶在许多原核生物（SelD）和真核生物（SPS2）中本身就是硒蛋白。与大多数硒蛋白一样，硒磷酸合成酶也有 Sec 被替换为半胱氨酸（Cys）的直系同源蛋白。尽管硒蛋白和硒磷酸合成酶在许多进化分支中不存在，但在细菌、古菌和真核生物中均有分布。在原核生物中，硒磷酸合成酶支持除 Sec 之外其他硒利用的形式，其中最常见的是硒尿苷在转移核糖核酸（tRNA）中的利用。硒磷酸合成酶的研究不但为所有的测序物种呈现了一个硒利用的总图，而且也举例说明了这个家族的功能多样性。在古菌里，一些泉古菌门物种含有一种类 *SelD* 基因。这种基因是从硒磷酸合成酶衍生而来的，但由于其从未与其他硒利用基因同现，因此可能具有不同的功能。在真核生物中，包括人类在内的许多动物基因组除了有 *SPS2* 外，还存在一种旁系同源基因 *SPS1*，其 Sec 或 Cys 位点会被其他一些氨基酸（如苏氨酸、精氨酸、甘氨酸或亮氨酸）取代。在一些动物分支（如脊椎动物和昆虫）中 *SPS1* 基因正是由 *SPS2* 基因复制而来的。虽然这些基因的功能仍不清楚，但其明显不同于 *SPS2* 基因。*SPS1* 基因虽然在平行进化分支中各自独立出现，

M. Mariotti (✉)
Division of Genetics, Department of Medicine, Brigham and Women's Hospital,
Harvard Medical School, Boston, MA 02115, USA
Bioinformatics and Genomics Programme, Centre for Genomic Regulation (CRG),
The Barcelona Institute of Science and Technology, Barcelona 08003, Catalonia, Spain
Universitat Pompeu Fabra (UPF), Barcelona 08003, Catalonia, Spain
Institut Hospital del Mar d'Investigacions Mèdiques (IMIM),
Barcelona 08003, Catalonia, Spain
e-mail: marco.mariotti.mm@gmail.com
D. Santesmasses • R. Guigó
Bioinformatics and Genomics Programme, Centre for Genomic Regulation (CRG),
The Barcelona Institute of Science and Technology, Barcelona 08003, Catalonia, Spain
Universitat Pompeu Fabra (UPF), Barcelona 08003, Catalonia, Spain
Institut Hospital del Mar d'Investigacions Mèdiques (IMIM),
Barcelona 08003, Catalonia, Spain

却具有相同功能。因此，这类基因功能很可能在其亲代的 *SPS2* 基因中已经存在，并为实现亚功能化而进行了基因复制。

关键词 进化，硒代半胱氨酸，硒利用，硒磷酸合成酶，硒蛋白，亚功能化

8.1 引　　言

人体健康中硒（Se）的主要生理功能是由非标准氨基酸硒代半胱氨酸（Sec）通过在翻译时插入硒蛋白而实现的[1]。硒蛋白在生物界广泛存在。Sec 是由硒蛋白 mRNA 的框内 UGA 密码子编码，通过对作为顺式信号的 RNA 结构（SECIS 元件，即 Sec 插入序列）进行识别的特定机制而插入硒蛋白中。Sec 的合成发生在其关联 tRNA（$tRNA^{Sec}$）上，包括多个步骤，并且需要单硒磷酸。尽管具有明显的同源性，但在细菌、古菌和真核生物之间 Sec 生物合成及插入的机制存在明显的差异[2～5]。硒磷酸合成酶（SPS 或原核生物中的 SelD）主要通过消耗 ATP 而激活硒化物生成硒磷酸，为合成 Sec 提供活性硒供体[6]。*SPS* 基因在所有已知的 Sec 编码基因组中都是保守的，如在大肠杆菌和人类之间具有显著的、约 30%的序列相似性[7]（图 8.1）。SPS 蛋白的三维结构[8～11]从细菌到真核生物具有高度保守性。SPS 以二聚体的结构通过镁原子介导与 ATP 结合于亚单位界面。SPS 随后将 ATP 水解为 ADP，进而水解为 AMP。可移动的 N 端片段结合在

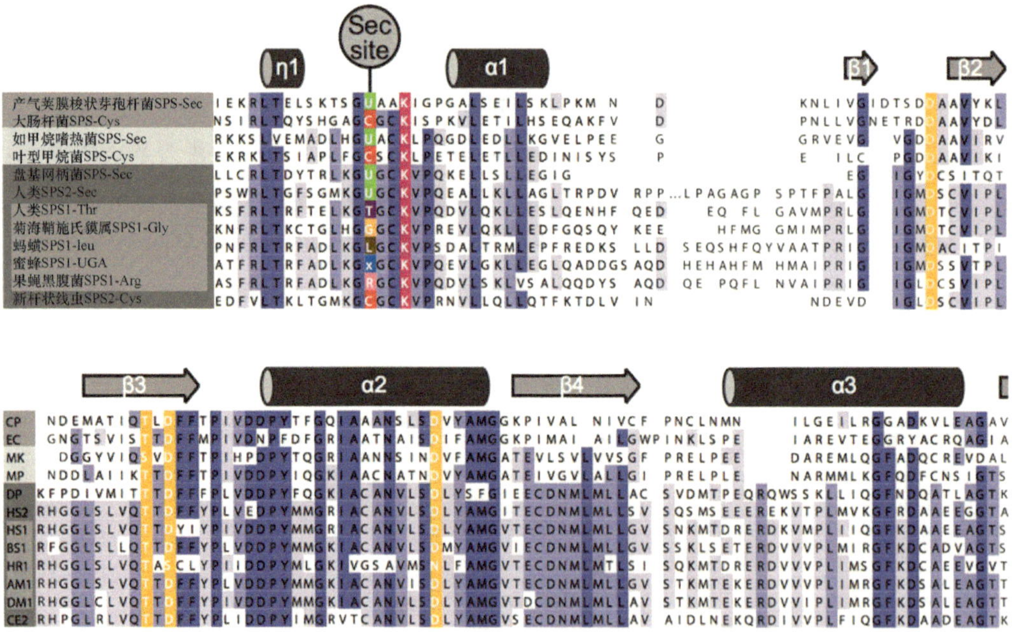

图 8.1 SPS 蛋白序列的比对。本图主要包括细菌、古菌和真核生物的代表性序列，包括各种动物的 *SPS1* 基因。蓝色用来表示每个位点的保守程度。上方是从已获晶体结构[10]推测出的二级结构。此外，比对中一些列被高亮度标示：这里 Sec 位点与其他残基用不同颜色标示，与图 8.2 和图 8.3 的着色样式相同；邻近的必需赖氨酸用品红色标示；参与金属介导的 ATP 相互作用的残基用橙色标示。为便于观察，移除了 N 端和 C 端序列，以及一些其他位点（如在螺旋α9 之后一个短片段被从细菌序列中移除，其中含有名为β10 和α10 的β折叠及螺旋结构[10]）。

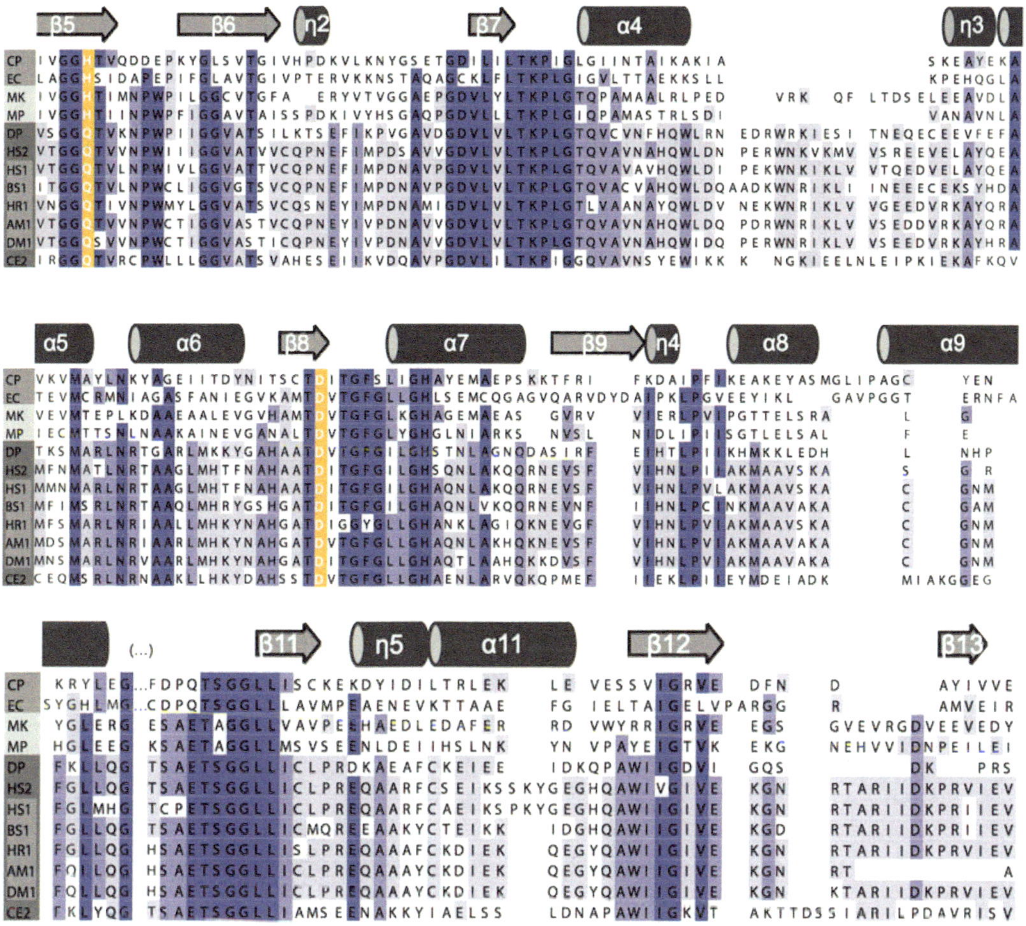

图 8.1 （续）

底物上并在整个反应中持续保留。对这一反应作用的残基被认为是位于 N 端结构域的富含甘氨酸的环中的半胱氨酸（Cys）。这种相同的 Cys 残基在许多生物体中可被 Sec 取代[7, 12]，使 SPS 成为唯一自身也为硒蛋白的参与 Sec 机制的蛋白质。如本章后述，在这个位置上携带其他氨基酸的一些动物进化形成了另一个旁系同源基因(*SPS1*)。SPS1 蛋白似乎具有与硒磷酸合成完全不同的功能。在所有真正的硒磷酸合成酶蛋白质（如 SelD、SPS2）中，该位置则是保守的 Sec 或 Cys。鉴于其广泛的进化分布，Sec 的利用和 SPS 可以说是具有祖先特征，已经出现在最近的共同祖先中。由于硒磷酸合成酶既是 Sec 机制的基本功能元件，又有硒蛋白家族祖先特征，因此可以用于研究整个生命树中 Sec 利用进化过程。

8.2　原核生物中 SPS 支持多种硒利用途径

8.2.1　细菌

利用 Se 的细菌具有多种通路（图 8.2）。测序细菌中的 26%～38%发现含有 SPS

蛋白[7, 13]，已认为是 Se 利用途径的基本遗传标记。文献中所有 SPS 依赖性通路（Sec、SeU 等）均以“Se 利用途径（Se utilization traits）”指代[13～17]。遵循这一命名原则，应该明确其中不包括未激活硒磷酸（如植物中的 Se 解毒）的其他更多的“被动”Se 通路。在过去几年中，许多研究利用 SPS 与其他基因标记结合筛选基因组中 Se 利用的各种形式[7, 13～17]。

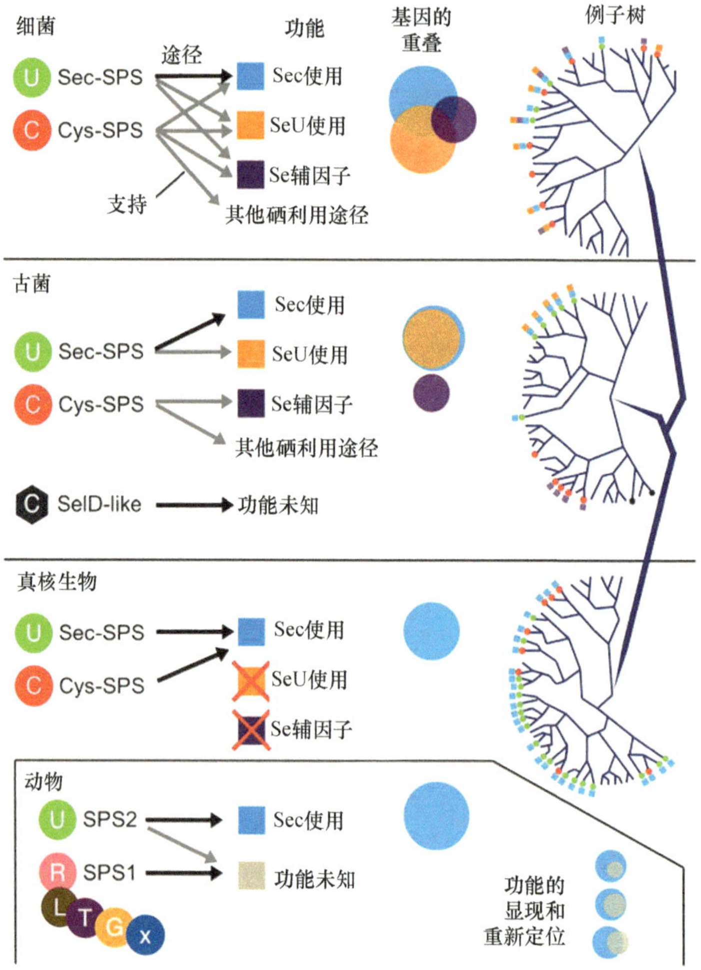

图 8.2 细菌、古菌和真核生物的 SPS 及 Se 利用。该模式图总结了 SPS 蛋白的基因组分布和功能。每个 SPS 的基因是由彩色圈所标示，其中的字母表示在 Sec 位点上的氨基酸（例如，C：Cys；U：Sec）。在原核生物中，SPS 支持多种硒利用方式。在细菌基因组中，这些途径表现出一种复杂的重叠镶嵌模式。同样的途径也出现在古菌中，但其分布仅限于特定的进化分支。在真核生物中，Sec/Cys *SPS* 基因常伴随其他的 Sec 机制成员，表明 Sec 利用是真核生物硒利用的唯一途径。一些古菌拥有一种从 SPS 中衍生出来的蛋白质家族，称为“类 SelD”[17]（灰色六边形），没有确定功能，但有迹象表明，类 SelD 可能参与另一种非硒磷酸合成的过程。在动物中，*SPS1* 基因（见图 8.3）具有至今仍未明确的不同于硒磷酸合成的功能。

硒利用最常见的形式是在硒蛋白中插入 Sec（占测序细菌的 18%～25%[7, 13]）。除 SPS 之外，含 Sec 的生物还具有其他的 Sec 机制基因（$tRNA^{Sec}$ 或 SelC、SelA、SelB），以及一种或多种硒蛋白基因。Se 利用最常见的第二种形式（占测序细菌的 16%～22%[7, 13]）是在某些 tRNA 的反密码子摇摆位点上 5-甲基氨甲基-2-硒尿苷（SeU）的利用[18]。由 2-硒尿苷合酶合成的 SeU（YbbB）与 SPS 共同作为基因组 SeU 利用的标记。最近通过对含"孤儿"SPS 基因的基因组进行分析发现了第三种 Se 利用途径，即不与已知 Se 利用的任何其他标记共同出现[16, 19]。Se 在这些生物中可能是作为某些含钼羟化酶的辅因子[20]而发挥作用的。在这个过程中似乎需要 *YqeB* 和 *YqeC* 这两个基因，进而可以与 SPS 一起作为这种 Se 利用形式的遗传标记[13, 17]。估计有 8%的细菌具有这种途径。除了这三种之外，想必还有其他的 Se 利用形式，可能随着越来越多的测序数据而被发现。事实上，最近研究表明即使考虑了 Sec、SeU 和 Se 辅因子等途径的标记，仍有一些存在孤儿 SPS 的物种[13]。如果可以证实这些发现，则表明其他形式 Se 利用是存在的。

已知 Se 利用途径显著重叠：许多细菌物种具有一种以上途径。在所有至少具有一种途径基因组中都存在 *SPS* 基因。只有在 Sec 编码的细菌中，SPS 有时才作为硒蛋白存在。在其他情况下，SPS 在 Sec 同源位点含有 Cys。当有 Sec 时，*SPS* 基因中含有细菌的典型 SECIS 元件——一个与编码 Sec 的 UGA 重叠的小发夹环结构。

在许多细菌分支中 SPS 可与其他基因融合，这是细菌蛋白质的一个常见特征。两种类型的 SPS 融合尤其常见于：①NADH 脱氢酶类似结构域；②NifS 类似结构（Cys 亚磺酸盐脱亚磺酸酶）[7, 16]。在所有这些情况中，SPS 位于融合多蛋白的 C 端。同时，在所有 SPS 融合中，除了唯一例外（*Geobacter* sp. FRC-32 的 SPS-NifS），SPS 都不携带 Sec。

8.2.2　古菌

与细菌硒利用镶嵌模式相比（见图 8.2），古菌的硒利用似乎不像细菌那么普遍且具有严格限定的进化分支。在测序的古菌中仅有 12%发现 SPS 蛋白[17]。迄今为止，只有在甲烷球菌目（Methanococcales，包括 15 个基因组序列）和甲烷火菌目［Methanopyrales，甲烷嗜热菌（*Methanopyrus kandleri*）为唯一测序物种］的基因组序列中观察到 Sec 利用。这两个目中的所有古菌均具有一组涉及氢营养型甲烷化的硒蛋白，以及一个含 Sec 的 SPS 蛋白[4, 7, 13, 17]。如对古菌硒蛋白所预期的那样，*SPS* 基因在 3′-UTR 中含有古菌 SECIS 元件[4]。所有甲烷球菌都具有独特的二分形式的 YbbB，并在 tRNA 中利用 SeU[21]，而由于 M 嗜热菌缺乏 YbbB，因此不能利用 SeU。事实上，除了目前研究的甲烷球菌目以外，所有古菌似乎都不能利用 SeU。在嗜盐菌目的一些古菌物种中也发现了 SPS 基因[13, 17]。这些基因组中 *YqeB* 和 *YqeC* 基因的共现表明这些生物利用 Se 作为辅因子。在所有这些物种中，SPS 以 Cys 的形式出现。另一种古菌基因组 *Methanolacinia petrolearia*（以前被称为 *Methanoplanus petrolearius*），属于甲烷微菌目的一种，也含有 Cys 形式的 SPS，但没有其他任何硒利用标记[13, 17]。这种孤儿 SPS 可能暗示还存在另一种未被发现的古菌硒利用形式。

最近一项研究[17]报道了一种与 SPS 相关的新型蛋白质家族，称为类 SelD。这些蛋白质序列与真正的 SPS 相似，但它们形成了一个独立的系统发生聚类。SPS 和类 SelD 很有可能具有共同的祖先，也可能存在相同的催化机制。SPS 的 Sec/Cys 位点在类 SelD

中保守为 Cys。此外，关键残基的保守提示类 SelD 蛋白很可能与 SPS 类似，结合某些金属原子（如镁），以及 ATP 或其类似物。类 SelD 基因仅在泉古菌门内的某些物种中发现，这些物种属于热变形菌和硫化叶菌这两个目。在这些基因组及其他泉古菌门的基因组中都未发现 Se 利用标记。在热变形菌中，类 SelD 蛋白在 C 端与一种类酰基磷酸酶蛋白质相融合。尽管在整个生命树中生物均含有酰基磷酸酶基因，但从未观察到其与 SPS 的融合。到目前为止，类 SelD 蛋白的生物学功能仍然未知，但基于基因共现的结果，推测它可能参与硫代谢[17]。然而，尚难排除类 SelD 蛋白仅是不同的硒磷酸合成酶，并且与另一种硒利用形式有关。

8.3 真核生物中的 SPS

在真核生物中，*SPS* 基因总是伴随着 Sec 机制的其余部分和同一基因组中的硒蛋白基因（见图 8.2）。唯一例外是随后解释的某些 *SPS1* 基因。由此可见，在真核细胞中，Sec 插入到硒蛋白中可能是 SPS 唯一支持的硒利用途径。实际上，*YbbB* 基因在真核基因组中普遍缺失，除了一些例外归因于细菌的基因转移（未发表的数据）。最有可能的是，Sec 利用直接从细菌转到古菌再到真核生物，而其他的 Se 利用途径则不是。虽然几个分支缺乏硒蛋白（如真菌、陆生植物），但 Sec 利用分布在真核生物系统发生树上，且在大多动物中颇具代表性[22, 23]。例如，在原核生物中，真核生物的 Sec 编码基因组含有在其同源位点携带 Sec 或 Cys 的 *SPS* 基因。由于 SPS 在 Sec 利用的古菌中是硒蛋白，且 Cys 至 Sec 转化概率极低，所以最简单的解释是真核生物的上一个共同祖先具有含 Sec 的 SPS。

在生物的三个域中，对 *SPS* 基因重建的进化树均与已知的系统发生相关，支持 Sec 途径直接遗传的设想。然而，少数例外是在一些原生生物如绿藻、大多数蜂窝状生物和某些变形虫中观察到类似细菌的 SPS 蛋白。这些基因很可能是相对近期通过水平基因转移获得的[7]。这些转移基因中许多是 SPS 与其他蛋白质的融合物。原生生物中最常见的 SPS 融合是与 NADH-脱氢酶类似结构域，以及细菌中的 NifS 类似结构域，这些可以支持水平基因转移假说。现已观察到两种原生生物独有的扩展型 SPS。首先是异二氢叶酸变形虫（耐格里原虫）具有与甲基转移酶结构域融合的 SPS[24]。值得注意的是，该物种的基因组还含有另一个与 NifS 类似结构域融合的 *SPS* 基因。其次，所有的原质团物种都仅含有一个 *SPS* 基因，并在 N 端加入了一大段结构域（>500 个残基）。该结构域与任何已知蛋白质均无同源性，其功能尚未知。

8.3.1 动物 *SPS1* 基因的产生

除动物外几乎所有真核生物基因组均仅含有一个 *SPS* 基因或者根本没有，而且这个 *SPS* 基因均含有 Sec 或 Cys。与此相对，包括人和果蝇在内的许多动物都含有两种不同的基因，即 *SPS1* 和 *SPS2*。*SPS2* 基因在通常的位点上携带了 Sec，而且可以用硒化物和 ATP 合成硒磷酸盐，是非动物 SPS 的真正功能性同源基因[25～27]。相反，SPS1 蛋白在这个同源位点上既不携带 Sec 也不携带 Cys，人类 SPS1 携带苏氨酸（SPS1-Thr），果蝇 SPS1 携带精氨酸（SPS1-Arg）。尽管 SPS1 的分子功能至今尚未确定，但多方证据表明

SPS1 蛋白不会促进 SPS 的典型功能[26～29]。

值得注意的是，SPS1-Thr 和 SPS1-Arg 不是进化的同源基因。相反，它们是在不同进化分支中通过两种不同的基因复制事件产生的。相应地，其他类似情况也已被发现。至今已在动物中检测到四个平行分支中的基因复制[7]（图 8.3）。在每一种基因的复制中都涉及祖先传递的含有 Sec 的 *SPS2* 基因，并产生一种在同源位点携带非 Sec 或 Cys 氨

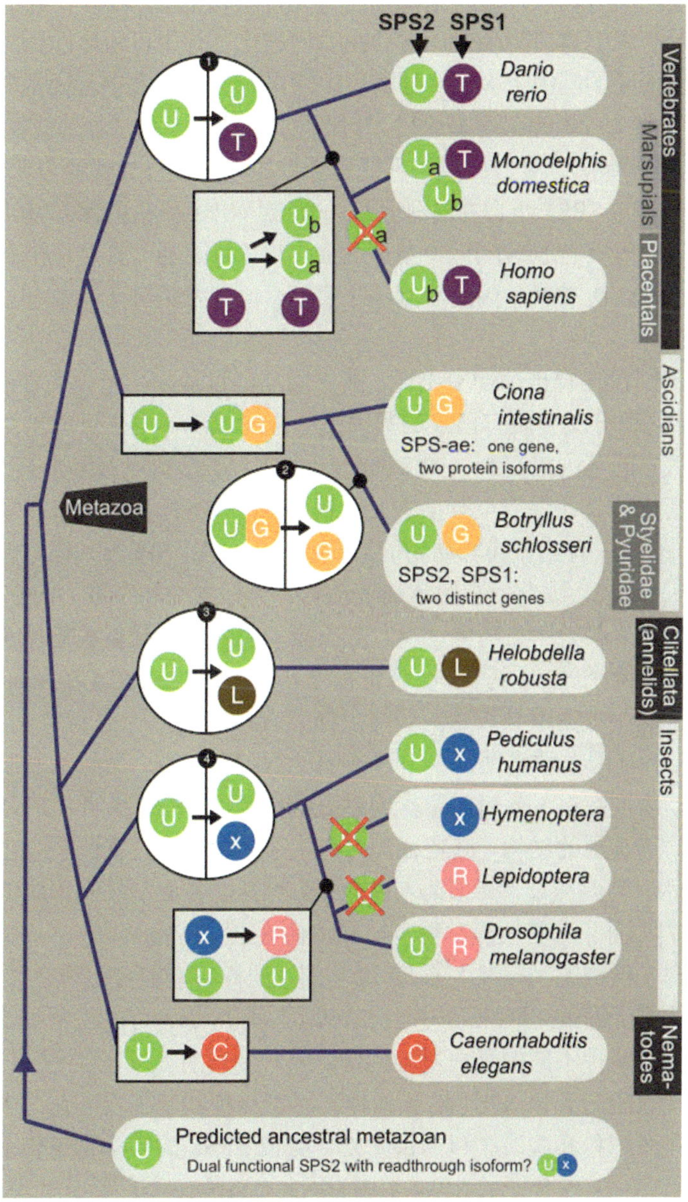

图 8.3　通过 *SPS2* 平行基因复制的动物 *SPS1* 基因的产生模式。该模式总结了文献描述的重建的 SPS 蛋白质系统进化[7]。*SPS* 基因见图 8.2 图示。*SPS2* 基因携带 Sec（U）或 Cys（C，仅线虫中出现），而 *SPS1* 基因在该位点上携带其他氨基酸（T，苏氨酸；G，甘氨酸；L，亮氨酸；R，精氨酸；x，未知的残基）。基因复制在二分的白色圆圈中突出显示。

基酸的新 *SPS* 基因。为方便起见，用“SPS2”来指代所有携带 Sec 或 Cys 的真正的 SPS 基因，用“SPS1”来指代含有其他氨基酸的其他动物基因。尽管它们的系统发生起源相互独立，但不同的 *SPS1* 基因可部分地修复果蝇 *SPS1* 基因敲除的表型效应。这表明不同的 SPS1 蛋白具有共同的功能，尽管明显不同于 SPS2[7]。因此，尽管缺乏直接的系统发生同源性，但在不同动物分支中，*SPS1* 基因似乎具有功能同源性。推测这可能是由平行进化亚功能过程所引起。在这种情况下，祖先性动物 *SPS2* 基因在其经典的硒磷酸合成活性的基础上产生了第二种功能。随后在动物进化过程中，选择性压力将这两个功能分离到两个截然不同的基因上。这就导致了生物平行进化分支中基因复制的情况，其中 *SPS1* 基因承担了第二个功能，而 *SPS2* 恰好保留了原始的经典活性。在基因复制过程中，SPS2 在不同情况下降低了对蛋白质序列的选择性压力，可将其解释为亚功能化的特性。相比之下，新生成的 SPS1 蛋白在各种情况下都表现出了严格的保守性。高等动物的从未复制过且期望同时具有 SPS1 和 SPS2 功能的 *SPS2* 基因则一直显现出高度的选择性压力。尽管各种高等动物 *SPS* 基因的复制结果类似，但其发生分子机制却显著不同，如下所述（见图 8.3）。

SPS1-Thr 基因仅在脊椎动物中出现，其中除环口目动物（无颚类脊椎动物，如七鳃鳗）外，存在于这个分支中所有已知的基因组中。*SPS1-Thr* 产生可能来源于一轮已经报道的脊椎动物祖先的基因组复制（图 8.3，复制 1）。*SPS1-Thr* 保留了其亲缘 SPS2 的总体基因结构，其特征是在保守位置插入几个内含子。*SPS2* 基因后来在哺乳动物经历了后续的进化事件[30]。有胎盘哺乳动物的原始 *SPS2* 基因（SPS2a）很可能被其逆转录转座拷贝（SPS2b）取代。因此，有胎盘哺乳动物（包括人类和小鼠）的唯一现存的 *SPS2* 基因没有内含子。某些无胎盘哺乳动物，如有袋动物、尤金袋鼠、短尾负鼠，它们的基因组中仍然保留着两个 SPS2 拷贝，即携带祖先基因结构的 SPS2a 及无内含子的 SPS2b。目前尚不清楚在这些生物中是否这两种拷贝都具有功能性。

另一种 *SPS1* 基因在被囊动物中出现（图 8.3，复制 2）。海鞘科和腕海鞘科这两个姐妹科的海鞘动物拥有在 Sec 对应位点为甘氨酸残基的 *SPS1* 基因（*SPS1-Gly*）。该基因呈现了祖先性动物基因的结构，其特征为含有数个内含子。同样的生物也会有一个携带 Sec 的 *SPS2* 基因，与此相反，其未插入内含子。对其他被囊动物基因组的分析可重建这种情况的发生[7]。而非海鞘被囊动物，如异体住囊虫（*Oikopleura dioica*），仅具有唯一一种有祖先内含子结构的“标准”的 *SPS2* 基因，同样的基因可出现在玻璃海鞘（*Ciona intestinalis*）及其他海鞘的模式生物中。这个基因（SPS-ae）可产生两种 5′端不同的转录异构体，进而产生两种不同的蛋白质异构体，一种为含有 Sec 的类似 SPS2 的异构体，另一种为含有甘氨酸的类似 SPS1 的异构体。尽管这种双基因设置在大多数海鞘动物中都存在，然而在海鞘科和腕海鞘科的祖先处，类似 SPS2 的转录物逆转录转座到基因组上，产生了一个新的无内含子的 *SPS2* 基因。因此，SPS-ae 基因特化为单一的类似 SPS1 的异构体，并转化为 *SPS1-Gly*。

另一种为出现在环带纲环节动物中的 *SPS1* 基因（见图 8.3，复制 3）。这种基因的 Sec 同源位点为亮氨酸残基（*SPS1-Leu*）。由于 *SPS1-Leu* 具有原始的 *SPS2* 基因结构，它一定是通过同源重组等保守机制复制 SPS2 而产生的。

最后，另一种 *SPS1* 基因出现在昆虫中（见图 8.3，复制 4）。该基因的进化史特别复杂，主要是由于昆虫分支中 Sec 消失的现象[31]。事实上，昆虫进化过程中硒蛋白基因不断减少，最终在多个进化分支中完全丢失 Sec 途径[32]。几次 Sec 消失的事件都独立发生于平行的进化分支中，其中一些影响了生物分类中的整个目（如膜翅目、鳞翅目），而其他发生在近期的则只影响某些物种［如果蝇（*Drosophila willistoni*）和豌豆蚜（*Acyrthosiphon pisum*）[33]］。在每一种硒蛋白缺乏的昆虫中，SPS2 与 Sec 机制的其他成员一起丢失，而 SPS1 则保留下来。我们追溯了所有昆虫 *SPS1* 基因在丢失 Sec 前的起源，直至所有昆虫的最后一个共同祖先。在重建过程中[7]，昆虫的 *SPS1* 基因以一种相当奇特的方式从 *SPS2* 基因复制而来，其中保留了框内 UGA 密码子（SPS2 中被翻译为 Sec），但已丢失了 SECIS 元件。我们认为该基因（*SPS1-UGA*）是通过一种不涉及 Sec 或 Cys 插入的通读机制来翻译的，但仍然不清楚该位点利用的是哪种氨基酸。在所有现存的膜翅目生物的基因组中均可找到不能合成 Sec 的 *SPS1-UGA* 基因，另外在一些副新翅总目生物中也能找到，如人虱（*Pediculus humanus*）和长红猎蝽（*Rhodnius prolixus*），不过这些物种可以编码 SPS2 和其他硒蛋白。*SPS1-UGA* 基因生成之后，其中的 UGA 密码子被转化为精氨酸的密码子，形成 *SPS1-Arg*。这一结果各自独立发生在豌豆（*A. pisum*）中至少两个分支，以及包括黑腹果蝇（*D. melanogaster*）在内的整个双翅目中。

就 SPS 存在而言，可以总结为高等动物的基因组：①携带一种含有 UGA 和 SECIS 且可能为双重功能的 *SPS2* 基因；②复制或两次转录异构体之后携带两种不同的 *SPS2* 和 *SPS1* 基因（如海鞘）；③仅携带基因复制后一个 *SPS1* 基因，随后 *SPS2* 基因丢失（如昆虫）。

只有线虫分支不属于所有这些变化的类别。在这个门中，大多数生物都带有单个含 Cys 的 *SPS* 基因。这一基因似乎是动物 SPS2 经 Sec 转换为 Cys 的直系后代。然而，线虫与昆虫相似，经历过一种硒蛋白组渐进性消失，而某些寄生性线虫也经历了 Sec 的完全丢失[34]。在缺乏硒蛋白的线虫中 SPS2 也丢失了，使它们成为唯一已知无任何 SPS 蛋白的动物。在亚功能化过程中，预计线虫的 SPS2 会在某一时间点失去 SPS1 的功能。

SPS 基因的进化可为 SPS1 功能如何开始产生提供更多的线索。我们观察到，SPS1 蛋白表现出一种不同于却来自于最初的 SPS2 的新功能。SPS2 和 SPS1 最主要的区别是 Sec/Cys 的位点被一些其他氨基酸所取代。在 SPS2 中，通过重编码机制将 Sec 插入到对应的 UGA 密码子处。若这种机制并非完全针对 Sec，而是随机的氨基酸都可能会被插入，进而含有 UGA 的 *SPS2* 基因将会产生一种类 SPS1 蛋白。可以认为，这种非 Sec 的重新编码机制可能是 SPS1 功能起源的关键，也是它选择性保留双功能动物祖先 SPS2 的关键。实际上，*SPS2* 基因中含有与 Sec-UGA 重叠的保守的茎结构，之前在一些硒蛋白中被发现，并命名为 SRE（Sec 重定义元件）。人类硒蛋白 N 的 SRE 可在缺失下游 SECIS 元件及全基因组上下文的情况下促进非 Sec 的通读活动[35，36]。*SPS2* 基因中的 SRE 很可能具有类似的功能。可以相信，祖先动物中 SPS2 的 SRE 支持一个较小的非 Sec 通读功能，同时保持其主要含 Sec 异构体的生成。这种基因的双功能状态可用两种蛋白质异构体的产生来阐明，即具有典型的 SPS2 硒磷酸合成活性的 Sec 异构体和具有 SPS1 功能的非 Sec 异构体。作为对这种观点的支持，所有昆虫 *SPS1-UGA* 基因均含有类似于

SRE 元件的稳定结构，我们将其命名为膜翅目通读元件（hymenopteran read-through element，HRE）。可以认为 HRE 是由 SRE 衍生而来的，并经过基因复制和亚功能化特化为目前未知的非 Sec 的 UGA 重编码形式。

目前 *SPS1* 基因的分子功能仍未知。结构对比提示 SPS1 蛋白催化类似于 SPS2 的一种磷酸化反应，但很可能主要作用于与硒化物不同的底物。各种间接证据将 SPS1 与多种生物通路联系起来。据报道，人类 SPS1 与 Sec 合成酶相互作用[37]，进而依据大肠杆菌在 L-Sec 生长的救援实验[38]提出其 Sec 循环方面的功能。在果蝇中，敲除 SPS1 的突变体出现硒蛋白表达缺陷。然而，在硒蛋白缺乏的昆虫中，SPS1 的保守功能与 Sec 的合成无关[29]。基于 SPS1 敲除的差异基因表达分析，果蝇 SPS1 被认为是参与维生素 B_6 代谢[40]。曾有人提出氧化还原平衡方面的作用，其依据为具有缺乏抵抗的 SPS1 拷贝的杂合型果蝇较野生型果蝇对氧化应激的敏感性高[41]。期望未来可以解析 SPS1 蛋白的酶催化功能机制，同时从多方面阐明至今仍然尚未明确和深入探索的进化特征。

8.4 结　语

硒磷酸合成酶（SelD/SPS）是合成 Sec 的必要条件，因此存在于每一种利用这种氨基酸的生物。除了参与 Sec 的通路外，SPS 的特性是它们本身往往也是硒蛋白。*SPS* 基因的研究主要阐明各种基因组中的硒利用途径。同时，*SPS* 基因的研究还发现几类明显进化出新功能的 SPS 蛋白，其功能并非硒酸磷酸合成，可能与 Sec 合成也无关且仍然未知（如动物中 SPS1、泉古菌门中的类 SelD 蛋白）。我们可将 SPS 家族作为比较基因组学如何帮助解开基因及其功能复杂特性的一个范例。然而，这往往会引出更多的问题。SPS1 的分子和生物学功能是什么?在膜翅目 *SPS1-UGA* 的 Sec 同源位点上，哪些残基可被利用？为什么它会被一个通读终止密码插入？在原核生物和真核生物中 SPS 参与的自然硒利用途径是否仍有其他方法？在细菌和原生生物 SPS 基因中基因融合的作用是什么？古菌的类 SelD 蛋白质的功能是什么？这些仅是我们希望未来几年 SPS 研究中所能回答的几个问题。

致谢　本研究已经获得 EMBO 奖学金 ASTF 289-2014，西班牙经济与竞争力部授予 BIO2011-26205 和 Centro de Excelencia Severo Ochoa 2013-2017 SEV-2012-0208 的资助。

参 考 文 献

1. VM Labunskyy et al 2014 *Physiol Rev* 94: 739
2. A Krol 2002 *Biochimie* 84: 765
3. D Yoshizawa, A Böck 2009 *Biochim Biophys Acta* 1790: 1404
4. T Stock, M Rother 2009 *Biochimica Biophys Acta* 1790: 1520
5. C Allmang et al 2009 *Biochim Biophys Acta* 1790: 1415
6. Z Veres et al 1994 *J Biol Chem* 269: 10597
7. M Mariotti et al 2015 *Genome Res* 25: 1256
8. E Matsumoto 2008 *Acta Crystallogr Sect F Struct Biol Cryst Commun* 64: 453
9. KT Wang et al 2009 *J Mol Biol* 390: 747

10. Y Itoh et al 2009 *J Mol Biol* 385: 1456
11. N Noinaj et al 2012 *J Bacteriol* 194: 499
12. MJ Guimarães et al 1996 *Proc Natl Acad Sci U S A* 93: 15086
13. J Lin et al 2015 *Genome Biol Evol* 7: 664
14. H Romero et al 2005 *Genome Biol* 6: R66
15. Y Zhang 2006 *Genome Biol* 7: R94
16. Y Zhang et al 2008 *BMC Genomics* 9: 251
17. GP Li et al 2014 *BMC Genomics* 15: 908
18. WM Ching et al 1985 *Proc Natl Acad Sci U S A* 82: 347
19. DH Haft, WT Self 2008 *Biol Direct* 3: 4
20. M Srivastava 2011 *J Bacteriol* 193: 1643
21. D Su et al 2012 *FEBS Lett* 586: 717
22. AV Lobanov et al 2009 *Biochim Biophys Acta* 1790: 1424
23. L Jiang et al 2012 *BMC Genomics* 13: 446
24. MT da Silva et al 2013 *Mol Biochem Parasitol* 188: 87
25. M Hirosawa-Takamori et al 2000 *EMBO Rep* 1: 441
26. XM Xu et al 2007 *Biochem J* 404: 115
27. XM Xu et al 2007 *PLoS Biol* 5: e4
28. BC Persson et al 1997 *J Mol Biol* 274: 174
29. AV Lobanov et al 2008 *Protein Sci* 17: 176
30. M Mariotti et al 2012 *PLoS One* 7: e33066
31. CE Chapple, R Guigó 2008 *PLoS One* 3: e2968
32. M Mariotti 2016 in *Short Views on Insect Genomics and Proteomics* (Springer International Publishing) p 113
33. S Richards et al 2010 *PLoS Biol* 8: e1000313
34. L Otero et al 2014 *RNA* 20: 1023
35. MT Howard et al 2005 *EMBO J* 24: 1596
36. MT Howard et al 2007 *RNA* 13: 912
37. A Small-Howard et al 2006 *Mol Cell Biol* 26: 2337
38. T Tamura et al 2004 *Proc Natl Acad Sci U S A* 101: 16162
39. B Alsina et al 1999 *J Cell Sci* 112: 2875
40. KH Lee et al 2011 *BMC Genomics* 12: 426
41. M Morey et al 2003 *FEBS Lett* 534: 111

第 9 章

硒代半胱氨酸合成酶的结构和催化机制

Malgorzata Dobosz-Bartoszek and Miljan Simonović

苏晓东 译

摘　要　硒代半胱氨酸合成酶(细菌中是 SelA，古菌和真核生物中是 SepSecS)催化硒代半胱氨酸合成中的最后一步反应，即在丝氨酸或者磷酸丝氨酸连接到 $tRNA^{sec}$ 的过程中被转换成硒代半胱氨酸。这个催化反应机制基于 PLP 辅因子的帮助，并且需要硒代磷酸作为硒的供体。虽然 SelA 和 SepSecS 的结构并不相同，但是它们在底物识别及化学催化的原理上是相似的。5 个 SelA 的同源二聚体形成一个环状的结构，提供了 10 个 tRNA 的结合和催化位点，每个 SelA 亚基都结合 $tRNA^{Sec}$ 的 D-臂和 T-环。相比之下，两个 SepSecS 的同源二聚体形成的四聚体结合 $tRNA^{Sec}$ 上的受体及可变臂。所以，每个 $tRNA^{Sec}$ 的结合中至少有两个酶的同源二聚体是必需的，一个“非催化”二聚体的 N 端结构域结合并招募 tRNA，而“催化”二聚体的 C 端结构域的相应残基可以使氨酰基基团朝向催化位点从而启动反应发生。在此，我们总结了硒代半胱氨酸合成酶的结构和催化机制。

关键词　PLP，SelA，硒代半胱氨酸，硒代半胱氨酸合成酶，SepSecS，$tRNA^{Sec}$

9.1　引　　言

硒是目前为止发现的在所有生命域中都存在的必需微量元素中，唯一一种作为某些蛋白质和酶的特定组成部分的元素，它在硒蛋白中的精确定位是由 DNA 编码的。它的主要功能存在形式是硒代半胱氨酸，即第 21 种被编码的“蛋白质”氨基酸。自从它被发现以来[1～3]，人们就一直好奇它的功能和重要性，以及是否能被其同位氨基酸(isosteric，即只有一个元素的置换)——丝氨酸和半胱氨酸所替代。硒蛋白组包含的蛋

M. Dobosz-Bartoszek • M. Simonović (✉)
Department of Biochemistry and Molecular Genetics, College of Medicine,
University of Illinois at Chicago, Chicago, IL 60607, USA
e-mail: msimon5@uic.edu

白种类并不很多[4～6]，但是这些蛋白质在健康、发育、器官存活等方面发挥着重要作用。人类的硒蛋白组还在细胞氧化还原电位的维持、保护膜和 DNA 免受氧化损伤、活性氧（ROS）的去除、甲状腺激素的内稳态及代谢速率的调控方面有着至关重要的地位（在[7～9]中综述）。而且，硒代半胱氨酸被半胱氨酸或丝氨酸取代之后，硒酶的活力都会完全丧失或者大大降低[10～18]。影响硒蛋白翻译的突变会导致一系列的疾病，包括癌症（在[7～9，19～23]中综述），小鼠的 $tRNA^{Sec}$ 敲除突变株甚至是胚胎致死的[24]，这些都说明硒代半胱氨酸有效地合成及插入到蛋白质中对生物体来说是一个非常基本的过程。这也就不奇怪为什么人们会在生物界不同物种中对于硒代半胱氨酸合成的各个反应步骤及催化机制相关的生物大分子上面花费很大的精力去研究。

早期的研究显示硒是多种酶的组成部分，包括古菌的氢化酶、细菌的甘氨酸还原酶[3]、烟酸羟化酶[25]、甲酸脱氢酶[1]、黄嘌呤脱氢酶[26]，以及鸟类和哺乳动物中的谷胱甘肽过氧化物酶[27～29]等。较早时候普遍认为硒通过一种未知的翻译后修饰的手段整合到蛋白质中，后来一个令人惊奇的发现却表明硒代半胱氨酸通过可读框中的 UGA（*opal*）终止密码子插入到细菌的甲酸脱氢酶及小鼠的谷胱甘肽过氧化物酶中[30，31]，这个发现启动了后来一系列雪崩式的、意想不到的卓越科学发现。遗传学及生化研究确定了 *selA*、*selB*、*selC*、*selD* 是硒蛋白合成的必需基因，其中单顺反子的 *selC* 可以用来编码 $tRNA^{Sec}$ [32]，进而可以被细胞质中的 SerRS 合成酶丝氨酰化，并识别 UGA 终止密码子，在 SelB 的帮助下最终将硒代半胱氨酸插入到蛋白质中[33]。随后 $tRNA^{Sec}$ 被发现可以形成一种新的 tRNA 折叠形式，原核中是 8/5 型，真核中是 9/4 型，以受体-TΨC 臂上的 13 个碱基对的结构为特征，并延伸到 D-臂及可变臂[34～38]。这和其他所有传统延伸 tRNA 中的 7/5 型折叠和 12 个碱基对组成的受体-TΨC 臂有着显著的差别。这个结果也证实了硒代半胱氨酸是由丝氨酸[39]及其相应 tRNA[40] 通过一个 SelD[40] 和 SelA 都参与的反应合成而来的假说[32，41～44]，同时对细菌和真核生物中的同源蛋白的研究也证明 SelD 是一个利用 ATP 将硒化物转换成硒代磷酸的硒代磷酸合成酶[45，46]。另一方面，这也说明 SelA 是一个促进 Ser-$tRNA^{Sec}$ 转换成 Sec-$tRNA^{Sec}$ 的硒代半胱氨酸合成酶[41，43]，于是提出了一个新的非直接的合成硒代半胱氨酸的两步氨酰化通路：第一步，SerRS 消耗一个 ATP 分子将 L-serine 连接到 $tRNA^{Sec}$ 上；第二步，SelA 利用硒代磷酸将丝氨酸转换成硒代半胱氨酸[41，45]。

虽然在 19 世纪 90 年代，细菌中的硒代半胱氨酸合成通路就被研究，但是在古菌及真核生物中的同源蛋白的研究却滞后了很多年，大约花了 20 年的时间才确定在哺乳动物的肝脏[47，48]、脑、乳腺[49]，以及鸟和胎牛的肝脏[48] 中存在一种不寻常的磷酸丝氨酸 tRNA [50，51]，也就是真核生物中的 $tRNA^{Sec}$ [52]。在纯化了这种 opal 抑制子的 Ser-$tRNA^{Sec}$ 的特异性激酶之后[53]，人们提出真核细胞 Sec-$tRNA^{Sec}$ 就是通过形成 Sep-$tRNA^{Sec}$ 中间体的形式从 Ser-$tRNA^{Sec}$ 而来的[54～56]，但是这个猜想后来被推翻了，真核生物和细菌被发现使用的是同一种机制合成硒代半胱氨酸[57，58]。在几乎同时，有报道显示一个自身免疫肝炎症患者体内的自身免疫抗体可以沉淀一个由 48kDa 左右的蛋白质和 $tRNA^{Sec}$ 组成的稳定复合体[59～61]，但是这篇报道没有得到应有的关注，因为这个沉淀下来的蛋白因子被认为参与了硒代半胱氨酸的共翻译掺入蛋白过程[62]。

这个蛋白质名为可溶性肝胰抗原（soluble liver and pancreas antigen，SLA/LP）[59～61]，随后被测序、克隆并纯化了出来，生物信息学分析表明这个蛋白质在古菌及真核生物中都是很保守的，并且可能是一个 PLP 依赖性的酶[65，66]。Carlson 等鉴定出一种 $tRNA^{Sec}$ 丝氨酸磷酸化酶（*O*-phosphoseryl-tRNA Sec kinase，PSTK），它可以促进磷酸基团从 ATP 上转移到 Ser-$tRNA^{Sec}$ 而不是 Ser-$tRNA^{Ser}$ [67]。PSTK 的发现不仅让真核生物中硒代半胱氨酸是通过磷酸丝氨酰中间体的假说变得可信，同时也解释了为什么磷酸丝氨酸 tRNA 和磷酸酶的活性总是最先能检测到[47～49]，但是能够将带有磷酸丝氨酸的 tRNA 合成为硒代半胱氨酸的酶依然没有找到。另一个不相关的研究古菌中 tRNA 依赖型的半胱氨酸合成实验却提示了这种酶的存在，Sauerwald 等在古菌中鉴定出一种酶 SepCysS，可以将 Sep-$tRNA^{Cys}$ 转变成 Cys-$tRNA^{Cys}$ [68]，这个酶和 SelA 一样，都是属于 I 型折叠 PLP 依赖型的酶，这提示这种酶也可能利用 Sep-$tRNA^{Sec}$ 作为底物。两个研究组分别鉴定出了鼠源的和古菌中的能够促进硒代半胱氨酸和硒蛋白合成的 *O*-磷酸丝氨酰-$tRNA^{Sec}$：硒代半胱氨酰-$tRNA^{Sec}$（SepSecS；SepS）[69，70]，这些酶在硒磷酸存在的情况下促进磷酸丝氨酸基团到硒代半胱氨酸基团转变的同时又保持了对于 Sep-$tRNA^{Sec}$ 的很强的特异性，而且鼠源的和古菌中的 SepSecS 与人中的 SLA/LP 有同源性，这就解释了 SLA/LP 为什么能和 Sep-$tRNA^{Sec}$ 形成稳定的复合体了。所有这些结果都说明在高等生物中硒代半胱氨酸的合成包含三个步骤。与细菌中的过程类似，首先由 SerRS 将丝氨酸连接到 $tRNA^{Sec}$ 上；随后，PSTK 将 Ser-$tRNA^{Sec}$ 转变成 Sep-$tRNA^{Sec}$；最后，SepSecS 用硒醇基将磷酸基取代产生 Sec-$tRNA^{Sec}$。虽然都生成同样的产物，SelA 和 SepSecS 使用的 tRNA 底物是不一样的，预示着它们的催化机制和结构可能不是完全保守的。在本章节，我们会阐明目前对于硒代半胱氨酸合成酶的理解。

9.2 细菌中 SelA 蛋白的结构

随着遗传学和生化实验确定了 SelA 为细菌的硒代半胱氨酸合成酶，对于 SelA 全酶及 SelA：$tRNA^{Sec}$ 复合体的结构研究也有了很大进展。对于大肠杆菌及热醋穆尔氏菌（*Moorella thermoacetica*）中 SelA 的冷冻电镜研究确定了 10 个酶亚基每个均含有一个 PLP 分子，形成了一个分子质量为 500kDa 左右的五重对称的结构[71，72]，然而 SelA：$tRNA^{Sec}$ 分子的具体化学计量比仍然不能确定[72，73]。最近，Itoh 等对于风产液菌（*Aquifex aeolicus*）中的 SelA 及腾冲嗜热厌氧菌（*Thermoanaerobacter tencongensis*）中的 $tRNA^{Sec}$ 的研究提供了大量的结构及生化信息 [35，74]。晶体结构显示 SelA 全酶是由 5 个同源二聚体形成的十聚体（图 9.1），每个 SelA 的亚基都由三个结构域组成，即 N 端结构域（NTD；残基 1～66）、核心结构域（残基 90～338）和 C 端结构域（CTD；残基 339～452），这三个结构域形成了典型的 I 型折叠 PLP 依赖性的酶结构（图 9.1a）。NTD 和核心结构域之间由一段短的连接肽相连（残基 67～89），SelA 酶可以单独被列为与胱硫醚 γ-合成酶（cystathionine γ-synthase）家族相关的独特类 [74]。从结构上来说，两个 SelA 的亚基形成紧密的二聚体，在二聚体的相互作用面形成两个活性中心位点，每个活性中心位点都含有共价结合到一个保守的 Lys285 残基的 PLP 分子（见 9.4 节）。

而柔性的 NTD 则从环形结构的平面伸出来，与相邻紧密二聚体的核心结构域相互作用（图 9.1），CTD 的取向则与其他的 I 型折叠 PLP 依赖性的酶不同，这样可以帮助 SelA 形成五元环的结构，环形结构的二聚体之间有着较大的缝隙，在 tRNA 的结合和催化中发挥着重要的作用。

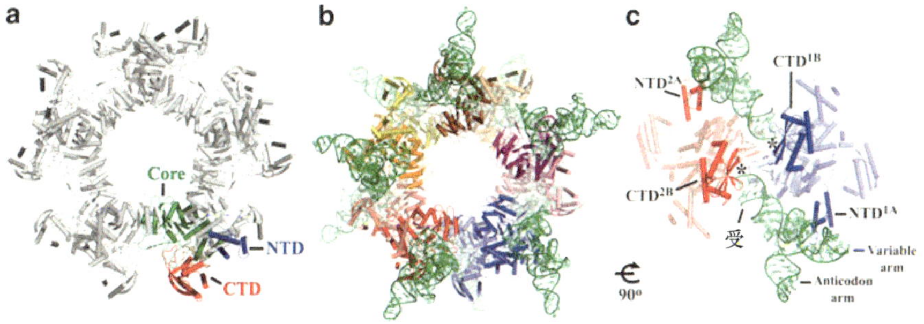

图 9.1　细菌的 SelA 形成环形的结构并结合 10 个 $tRNA^{Sec}$ 分子。(a) SelA 全酶的俯视结构图（PDBID：3W1J），显示了一个五元环形的结构，NTD 用蓝色表示，核心结构域用绿色表示，CTD 用红色表示，其他部分用灰色表示。(b) SelA：$tRNA^{Sec}$ 的结构（PDBID：3W1K），显示 10 个 tRNA 分子结合到 SelA 十聚体上，tRNA 用绿色表示，SelA 二聚体用红色和粉红色、橘黄色和橄榄色、棕色和淡棕色、紫色和淡紫色、蓝色和淡蓝色表示。(c) 两个二聚体（粉红色和淡蓝色）结合两个 tRNA 分子，第一个单体的 NTD（NTD1A：蓝色）结合 D-臂和 T-环，第二个单体的 CTD（CTD2A：红色）和 CCA 端相互作用，在二聚体的另一端有相同的作用，NTD2A（红色）结合第二个 tRNA 的 D-臂和 T-环，受体臂结合 CTD1B（蓝色）。星号为催化大沟的位置。

SelA：$tRNA^{Sec}$ 的晶体结构让我们第一次看到了 SelA 是如何识别 $tRNA^{Sec}$ 的（图 9.1b），10 个 $tRNA^{Sec}$ 分子结合到 SelA 十聚体上，说明 $tRNA^{Sec}$ 和 SelA 是按 1∶1 的化学计量比来结合的，$tRNA^{Sec}$ 通过它延伸的 D-臂和受体-TΨC 臂来与酶相互作用，而可变臂或者反密码子臂不参加相互作用（图 9.1c）。两个 SelA 紧密二聚体中的一个（如 A、B 亚基或者 SelA AB）和 tRNA 分子的主体结合，而另一个 SelA 二聚体（如 C、D 亚基或者 SelA CD）的结合则使 tRNA 分子的 CCA 端朝向催化中心处（图 9.1c），这个结构说明 SelA 的十聚体形成环状结构对于催化的发生是必需的，功能试验也证明了如果 SelA 的十聚体结构被破坏，虽然依然能够结合 tRNA，但是却无法使催化反应进行[74]。

在 $tRNA^{Sec}$ 的识别中，发挥最重要作用的也许是 SelA 中能够结合 D-臂和 TΨC 环的 NTD。如果去掉 NTD，SelA 就不能结合 Ser-$tRNA^{Sec}$ 和非酰基化的 $tRNA^{Sec}$ [35]。而且，NTD 部分可特异性地识别 $tRNA^{Sec}$，而不识别其他的 tRNA 包括同源的 $tRNA^{Ser}$。NTD 可以识别 D-臂的第五位碱基对 G14：U21 和第六位碱基对 C15：G20a，以及 D-环的三碱基对。由于这些碱基对只存在于 $tRNA^{Sec}$ 中，所以它们被认为是整个硒代半胱氨酸合成过程中最具有特异性的部分。而由于 NTD 的结构柔性，$tRNA^{Sec}$ 受体-TΨC 臂的长度（8 个碱基相对于正统 tRNA 中的 7 个碱基）对于 SelA 的特异性识别却不是最重要的部分，尽管它在结合 $tRNA^{Sec}$ 特异的延伸因子时很重要。而且一个结合 T-环和 D-臂的紧密二聚体是不结合 CCA 端的，所以它对于 $tRNA^{Sec}$ 的特异识别没有贡献（图 9.1c）。反而这个二聚体的结合可以使 tRNA^{Sec}的受体臂和相邻紧密二聚体的 CTD 相互作用。受体臂的末端可以结合二聚体间的大缝隙，SelA 的 423 位和 424 位残基可以和第一对碱基 G1：C72 及 G73 相互作用。突变体实验证实了该部分的相互作用对于硒代半胱氨酸的合成至关重要[35]。结构模型也进一步显示 A76 的结合口袋是由 A 亚基的 218 位 Asn 及 C 亚基的 224 位 Phe 组成，这部分只存在于 SelA 的五元环结构中。因此，SelA 对 tRNA^{Sec}的特异性识别模型可以认为是 SelA 通过 NTD 将 tRNA^{Sec}结合到十聚体上来，相邻的二聚体通过 CTD 的结合将 tRNA^{Sec}的 CCA 端朝向催化位点处。这个相互作用模式在 SelA 同源十聚体的另一端也是相同的，从而形成一个大的核酸蛋白复合物，可以同时结合 10 个 tRNA 底物分子。

9.3 真核生物中 SepSecS 的结构

对古菌和鼠源 SepSecS 全酶[75，76]及人源 SepSecS：tRNA^{Sec}复合体 [37]的 X 射线晶体学的研究揭示了高等生物中硒代半胱氨酸合成酶的结构。SepSecS 是一个由两个相互作用的紧密二聚体所形成的四聚体（图 9.2a）。紧密二聚体相互作用面上包含两个活性位点，每个活性位点都有一个结合在 284 位 Lys 上的 PLP 分子（见 9.4 节）。SepSecS 由三个结构域组成，即延伸的 NTD（残基 1～130）、核心结构域（残基 131～315）和 CTD（残基 360～501）（图 9.2a）。一个长 α 螺旋（316～359 位氨基酸）形成的连接肽连接着核心结构域和 CTD。除了 C 端的氨基酸之外，SepSecS 的大体结构是非常保守的，古菌的 CTD 要比哺乳动物的短，因为它缺少了哺乳动物 CTD 的 473～493 位的氨基酸，而这部分恰恰是可以引起人类慢性自身免疫疾病的抗原区域（综述见[20]）。

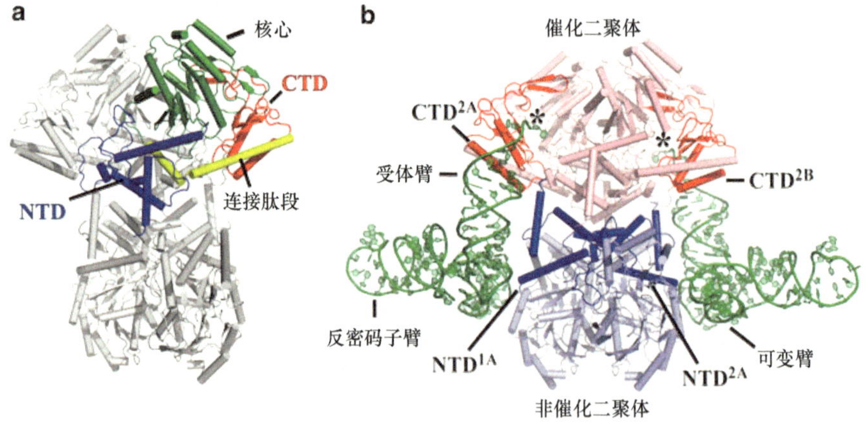

图 9.2 SepSecS 同源四聚体可以结合两个 tRNA^{Sec}分子。(a) 两个同源二聚体形成一个四聚体，其中一个亚基的各个结构域中，N 端结构域(NTD)用蓝色表示，核心结构域用绿色表示，C 端结构域(CTD)用红色表示，四聚体的其他部分用灰色表示。(b) 二元复合体结构（PDBID：3HL2）显示非催化二聚体（浅蓝色）的 NTD（NTD1A、NTD2A）结合 tRNA 的受体臂，而催化二聚体（粉红色）的 CTD（CTD2A、CTD2B）则结合受体臂的末端。星号标注了催化大沟（细节见 9.3 节）。

SepSecS 在 I 型折叠 PLP 依赖性酶的系统进化树上形成其单独的分支，此分支可能更接近于糖基转氨酶家族[74，76]。SepSecS 很可能是出现于最后共同祖先时期的原始的酶。它在核心结构域和 CTD 与二聚体的 SepCysS 及硒代半胱氨酸裂解酶有着明显的结构同源性。然而，这两个家族的同源蛋白全都没有行使寡聚化关键功能的 NTD 区域，特别是 N 端的 α1、α2 和 α4 螺旋相互发生作用，形成四聚体的疏水核心区。这些相互作用对四聚化非常重要，如果把 α1 螺旋去掉，SepSecS 就变成一个没有催化活性的二聚体的酶[76]。因此，这个附加的 NTD 区域和 SelA 中有特殊取向的 CTD [35]是介导硒代半胱氨酸合成酶寡聚化的主要元素。

SepSecS：$tRNA^{Sec}$ 的晶体结构揭示了该二元复合体的结构与 tRNA 识别的机制，为阐明复合物中各成分的化学计量比及催化反应机制提供了线索[37]。三维结构还显示了一个 SepSecS 四聚体可以结合两个 tRNA 分子，每个 tRNA 分子和两个二聚体都有相互作用（图 9.2b），说明只有四聚体的形式才可以结合及催化 Sep-$tRNA^{Sec}$。然而，相比于 SelA，SepSecS 却结合在 tRNA 的相反一面。非催化二聚体的 N 端螺旋 α1 结合 tRNA 的长受体-TΨC 臂，这是最主要的识别区域，除此之外，核心结构域和长可变臂也有相互作用[37]。而可变臂的末端则与催化二聚体 C 端的 α14、α15 螺旋相互作用，三个保守的精氨酸（α14 螺旋的 Arg398，与 α15 螺旋上的 Arg453、Arg456）和碱基对 G1：C72 及鉴别子（discriminator）核苷酸 G73 有相互作用。鉴别子核苷酸 G73 的识别对于硒代半胱氨酸的合成至关重要[37]。另外，尽管没有直接证据说明 SepSecS 在结合了 tRNA 以后发生了构象变化，但是通过复合体和 apo $tRNA^{Sec}$ [38] 的结构比较可以发现，在复合体形成的过程中 tRNA 的受体-、TΨC-和可变臂沿着投影通过反密码子臂的垂直轴发生了旋转[77]，这可能对于磷酸丝氨酰-CCA 朝向催化大沟有重要作用。

虽然 SepSecS 具有 4 个 tRNA 结合位点，但是在复合物结构中只看到了 2 个 tRNA 分子的结合。通过 Sep-$tRNA^{Sec}$ 模拟物的结合实验也得到相似的化学计量比结论[78]，荧光淬灭结合实验及小角 X 射线散射实验也证实 SepSecS 只能同时结合一个或两个 $tRNA^{Sec}$ 分子[79]，这说明 SepSecS 可能只有一半位点有活性，但是这种功能的不对称性是否有生理学意义、是否与调控有关还不得而知。

9.4　硒代半胱氨酸合成酶多变的活性位点及保守的催化机制

SelA 和 SepSecS 的活性位点都存在于紧密结合的二聚体的相互作用面上，在得到原子分辨率的三维结构之前，就有很多关于其催化机制的研究。SelA 所催化的硒醇（selenol）取代羟基的过程是通过形成酐丙氨酰基中间产物并共价结合到 PLP 来实现的[41]。在 SelD、还原性硒、ATP、硼氢化钠存在的情况下，2 分子的 SelA 可以将 1 分子的 Ser-$tRNA^{Sec}$ 转化成 Ala-$tRNA^{Sec}$，并释放一部分丙酮酸到溶液中。在古菌[69]、小鼠[70]及人源[37]系统中的研究都证实了 PLP 对于从磷酸丝氨酸到硒代半胱氨酸的转变是必需的，但是酐丙氨酰基中间产物是否存在还不确定。这个缺陷被归咎于结合到 SepSecS 的反应中间产物不稳定，最近的晶体结构及生化研究为 SelA 和 SepSecS 的活性中心及可能的催化机制提供了大量的信息。

SelA 和硫代硫酸盐（TS）的晶体结构[35]、SepSecS 全酶的结构[75，76]及人源 SepSecS：tRNA^{Sec} 复合体[37]的结构显示了催化位点的三维构象，以及对于催化反应重要的残基。在 SelA 的结构中，TS1 结合到由 Arg86A、Arg312B 和 Arg315B 所组成的硒代磷酸结合口袋中（图 9.3a）。这个结合口袋位于 PLP 的上方，后者通过席夫碱连接到 Lys285A，当一连串的精氨酸侧链被突变成丙氨酸之后，SelA 的催化活性会发生显著的降低，Arg119B 和 Asp284A 的侧链能够与 Arg86A 及 Arg312B 相互作用，对于催化反应可能是至关重要的（图 9.3a）。有趣的是，TS2 和 TS3 结合在距离 TS1 的结合口袋空间位置附近的 Asn218A 及 Phe224J 的周围，由于这两个残基的突变会导致 SelA 的催化活性的极大降低，所以 TS2 和 TS3 被认为是模拟了 A76 的结合。这个推论的结果是 SelA 只有作为五元环形式才可以结合 Ser-tRNA^{Sec}，后来这个结果被证明是正确的[74]。

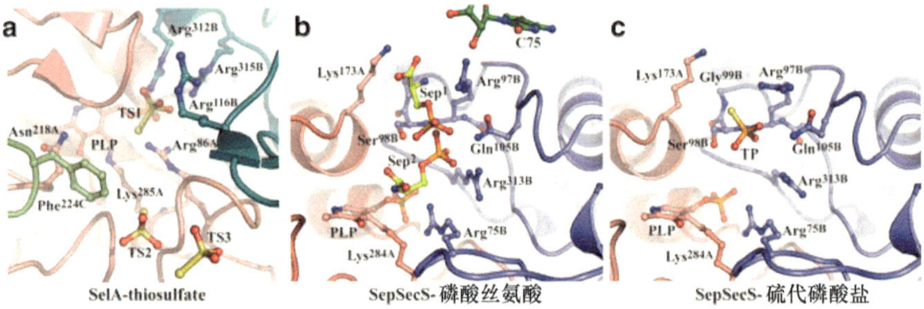

图 9.3 SelA 和 SepSecS 中的催化位点，以及与磷酸丝氨酸和硒代磷酸的结合口袋。（a）SelA 的活性中心由来自于紧密二聚体的 A 亚基（青色）和 B 亚基（粉红色）的残基，以及相邻二聚体中 C 亚基的至少一个残基所组成，硫代硫酸离子 TS1（金色的球棒模型）显示了硒代磷酸的结合位点，而 TS2 和 TS3 则标志了 A76 的结合位点。（b）SepSecS 的催化活性中心只由来自紧密二聚体亚基的残基组成（粉红色和蓝色），游离的磷酸丝氨酸（Sep1，Sep2；金色的球棒模型）有两种结合的取向，但都不适合催化反应的发生。（c）硫代磷酸盐（TP，金色的球棒模型）结合到 P-环（Ser98-Gln105）上，类似于 SelA 中的 TS1。图中 SelA（a）和 SepSecS（b）中的催化残基用球棒模型表示。

SepSecS 的晶体结构同样提供了很多的信息，在此我们只讨论人源的 SepSecS 酶，但是这个结论很可能可以扩展到古菌及其他的真核生物同源蛋白上。与 CCA 端相互作用的催化二聚体（单体亚基 A）通过 Lys284A、Gln172A 和 Lys173A 与 PLP 进行相互作用（图 9.3b），而另外一个亚基（单体亚基 B）则提供能够与硫代磷酸盐（TP）相互作用的 P-环（Ser98B 和 Arg97B），与氨基酸残基 Arg75B、Gln105B 和 Arg313B 一起，对于催化反应是至关重要的（图 9.3b，c）。两个游离的磷酸丝氨酸只能够结合到催化二聚体的活性中心上，但是它们的取向并不适合催化反应的进行，而 tRNA^{Sec} 和磷酸丝氨酸的结合则可以使其处于活性中心的合适位置。由于 TP 也会结合在非催化二聚体的相应位点上，所以理论上硒代磷酸与 SepSecS 的结合只会发生在磷酸从 Sep-tRNA^{Sec} 上掉下来之后。

综上所述，硒代半胱氨酸的合成反应的最终步骤有一个统一的 PLP 依赖型机制（图 9.4）[37，41，75，76]。从 Ser-tRNA^{Sec} 和 Sep-tRNA^{Sec} 分别结合到 SelA 和 SepSecS 上时反应开始，丝氨酰基或磷酸丝氨酰基的氨基基团进攻席夫碱并产生外部醛亚胺

（aldimine）。被释放的 Lys285/284 侧链则会从丝氨酸或磷酸丝氨酸上分离出 Cα 的质子，非定域电子从吡啶环上的移位又导致水和磷酸从 Ser-或 Sep-$tRNA^{Sec}$上发生β消除，于是就形成了酐丙氨酰基-$tRNA^{Sec}$中间产物。一旦水和磷酸被释放出来，硒代磷酸就会和 P-环结合。这个过程伴随着水分子对硒代磷酸的进攻及亲核的硒对酐丙氨酰基的进攻，最终会产生氧化形式的 Sec-$tRNA^{Sec}$并释放第二个磷酸分子。或者，硒代磷酸会进攻酐丙氨酸并形成 phosphoselenyl-$tRNA^{Sec}$，在被水进攻之后就变成 Sec-$tRNA^{Sec}$。最后，Lys284/285 会重建内部的醛亚胺，Sec-$tRNA^{Sec}$从酶中释放出来。除了 PLP 之外，非同源的精氨酸被认为也在催化过程中发挥重要作用，但是需要更多的结构及酶学实验来验证这些氨基酸的精确作用，并提供硒代半胱氨酸合成反应的完整机制。

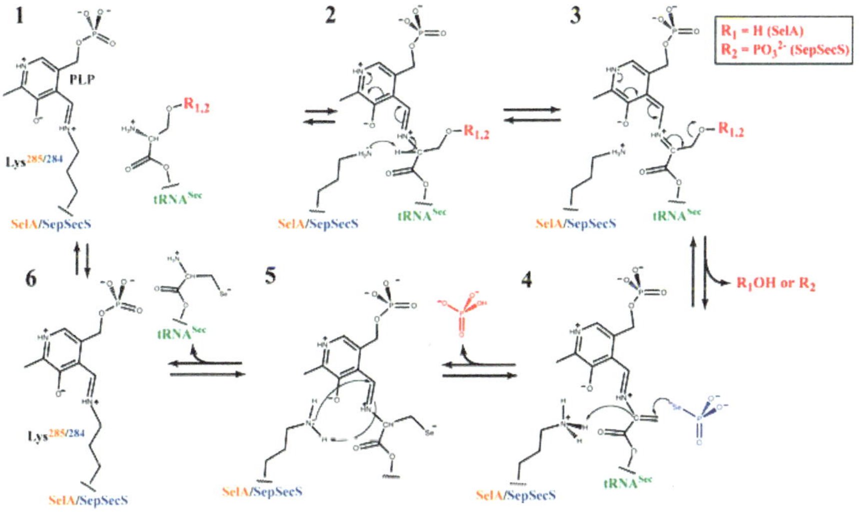

图 9.4　由 SelA 和 SepSecS 催化的硒代半胱氨酸合成的最终步骤的 PLP 依赖型反应机制。详细说明见本章 9.4 节，以及文献[37]和[35]的图 4。氨酰基基团中的离去基团部分用红色表示，R_1（SelA）代表 H，R_2（SepSecS）代表 PO_3^{2-}。

9.5　未 来 展 望

虽然有了很大的进展，但是硒代半胱氨酸合成酶相关的重要问题和其生物学功能还未被完全了解，尤其是尽管 SelA 或 SepSecS 与非酰基化的 $tRNA^{Sec}$被结晶，但是丝氨酰基或磷酸丝氨酰基与活性中心的相互作用也还没有被直接观察到，酐丙氨酰基-$tRNA^{Sec}$直接结合到 SepSecS 上也没有被直接捕捉到，这些因素都使得催化机制无法完全确定。已知 SelA 和 SepSecS 在 SelD 和 SPS2 的下游，因此有必要研究它们是否会调节硒代谢的整个内稳态。另外，SepSecS 的半数位点的活性是否会被变构效应调节也是一个重要的问题。由于 SelA 和 SepSecS 与 $tRNA^{Sec}$的结合位点分别位于 SerRS 和 PSTK 与其结合位点的相反方向，所以多个酶形成的这一“硒蛋白体”（selenosomes）促进硒代半胱氨酸的合成似乎是合理的。最后，根据近期的临床试验报告[80～83]，SepSecS 和硒蛋白在健康人脑的发育及维持方面的研究都是重要的方向。

致谢 该部分的工作得到了美国国立卫生研究院国立综合医学研究所（National Institute of General Medical Sciences of the National Institutes of Health）基金 R01 GM097042（to M.S.）的资助。

参考文献

1. JB Jones et al 1979 *Arch Biochem Biophys* 195: 255
2. JW Forstrom et al 1978 *Biochemistry* 17: 2639
3. JE Cone et al 1976 *Proc Natl Acad Sci U S A* 73: 2659
4. GV Kryukov et al 2003 *Science* 300: 1439
5. AV Lobanov et al 2006 *Nucleic Acids Res* 34: 496
6. Y Zhang et al 2006 *Genome Biol* 7: R94
7. FP Bellinger et al 2009 *Biochem J* 422: 11
8. MP Rayman 2009 *Biochim Biophys Acta* 1790: 1533
9. RL Schmidt, M Simonovic 2012 *Croat Med J* 53: 535
10. C Rocher et al 1992 *Eur J Biochem* 205: 955
11. M Maiorino et al 1995 *Biol Chem Hoppe Seyler* 376: 651
12. VN Gladyshev et al 1996 *Proc Natl Acad Sci U S A* 93: 6146
13. T Tamura, TC Stadtman 1996 *Proc Natl Acad Sci U S A* 93: 1006
14. GG Kuiper et al 2003 *Endocrinology* 144: 2505
15. HY Kim, VN Gladyshev 2004 *Mol Biol Cell* 15: 1055
16. S Toppo et al 2008 *Antioxid Redox Signal* 10: 1501
17. BC Lee et al 2009 *Biochim Biophys Acta* 1790: 1471
18. MJ Axley et al 1991 *Proc Natl Acad Sci U S A* 88: 8450
19. AM Dumitrescu, S Refetoff 2011 *Ann Endocrinol (Paris)* 72: 95
20. S Palioura et al 2010 *Biol Chem* 391: 771
21. A Lescure et al 2009 *Biochim Biophys Acta* 1790: 1569
22. MP Rayman 2005 *Proc Nutr Soc* 64: 527
23. GJ Beckett, JR Arthur 2005 *J Endocrinol* 184: 455
24. MR Bosl et al 1997 *Proc Natl Acad Sci U S A* 94: 5531
25. GL Dilworth 1982 *Arch Biochem Biophys* 219: 30
26. R Wagner, JR Andreesen 1979 *Arch Microbiol* 121: 255
27. SH Oh et al 1974 *Biochemistry* 13: 1825
28. JT Rotruck et al 1973 *Science* 179: 588
29. L Flohé et al 1973 *FEBS Lett* 32: 132
30. I Chambers et al 1986 *EMBO J* 5: 1221
31. F Zinoni et al 1986 *Proc Natl Acad Sci U S A* 83: 4650
32. G Sawers et al 1991 *J Bacteriol* 173: 4983
33. W Leinfelder et al 1988 *Nature* 331: 723
34. Y Itoh et al 2013 *Nucleic Acids Res* 41: 6729
35. Y Itoh et al 2013 *Science* 340: 75
36. S Chiba et al 2010 *Mol Cell* 39: 410
37. S Palioura et al 2009 *Science* 325: 321
38. Y Itoh et al 2009 *Nucleic Acids Res* 37: 6259
39. RA Sunde, JK Evenson 1987 *J Biol Chem* 262: 933
40. W Leinfelder et al 1990 *Proc Natl Acad Sci U S A* 87: 543
41. K Forchhammer, A Böck 1991 *J Biol Chem* 266: 6324
42. K Forchhammer et al 1991 *Biochimie* 73: 1481
43. K Forchhammer et al 1991 *J Biol Chem* 266: 6318
44. P Tormay et al 1998 *Eur J Biochem* 254: 655

45. A Ehrenreich et al 1992 *Eur J Biochem* 206: 767
46. Z Veres et al 1992 *Proc Natl Acad Sci U S A* 89: 2975
47. D Hatfield, FH Portugal 1970 *Proc Natl Acad Sci U S A* 67: 1200
48. PH Maenpaa, MR Bernfi eld 1970 *Proc Natl Acad Sci U S A* 67: 688
49. SJ Sharp, TS Stewart 1977 *Nucleic Acids Res* 4: 2123
50. A Diamond et al 1981 *Cell* 25: 497
51. D Hatfield et al 1982 *Proc Natl Acad Sci U S A* 79: 6215
52. BJ Lee et al 1989 *J Biol Chem* 264: 9724
53. T Mizutani, A Hashimoto 1984 *FEBS Lett* 169: 319
54. T Mizutani, T Hitaka 1988 *FEBS Lett* 232: 243
55. T Mizutani 1989 *FEBS Lett* 250: 142
56. T Mizutani, Y Tachibana 1986 *FEBS Lett* 207: 162
57. T Mizutani et al 1991 *FEBS Lett* 289: 59
58. T Mizutani et al 1992 *Biochem J* 284 (Pt 3): 827
59. P Berg et al 1981 *Verh Dtsch Ges Inn Med* 87: 921
60. M Teufel et al 1983 *Eur J Pediatr* 140: 30
61. M Manns et al 1987 *Lancet* 1: 292
62. C Gelpi et al 1992 *Proc Natl Acad Sci U S A* 89: 9739
63. M Costa et al 2000 *Clin Exp Immunol* 121: 364
64. I Wies et al 2000 *The Lancet* 355: 1510
65. T Kernebeck et al 2001 *Hepatology* 34: 230
66. XM Xu et al 2005 *J Biol Chem* 280: 41568
67. BA Carlson et al 2004 *Proc Natl Acad Sci U S A* 101: 12848
68. A Sauerwald et al 2005 *Science* 307: 1969
69. J Yuan et al 2006 *Proc Natl Acad Sci U S A* 103: 18923
70. XM Xu et al 2007 *PLoS Biol* 5: e4
71. N Fischer et al 2007 *Biol Chem* 388: 1061
72. H Engelhardt et al 1992 *Mol Microbiol* 6: 3461
73. LR Manzine et al 2013 *FEBS Lett* 587: 906
74. Y Itoh et al 2014 *J Mol Biol* 426: 1723
75. OM Ganichkin et al 2008 *J Biol Chem* 283: 5849
76. Y Araiso et al 2008 *Nucleic Acids Res* 36: 1187
77. J Yuan et al 2010 *FEBS Lett* 584: 342
78. L Rigger et al 2013 *Chemistry* 19: 15872
79. RL French et al 2014 *J Biol Chem* 289: 28783
80. AK Anttonen et al 2015 *Neurology* 85: 306
81. O Agamy et al 2010 *Am J Hum Genet* 87: 538
82. P Makrythanasis et al 2014 *Hum Mutat* 35: 1203
83. B Ben-Zeev et al 2003 *J Med Genet* 40: e96

第 10 章

硒代半胱氨酸裂解酶的作用机制、结构和生物学功能

Hisaaki Mihara, Ryuta Tobe, and Nobuyoshi Esaki

苏晓东 译

摘 要 硒代半胱氨酸裂解酶是一个 5′-磷酸吡哆醛依赖型酶，它可以将 L-硒代半胱氨酸降解成 L-丙氨酸和元素硒。它特异性地只作用于 L-硒代半胱氨酸，而不作用于它的含硫同排物 L-半胱氨酸，这种酶的作用被认为除了能够降解 L-硒代半胱氨酸而参与到硒的代谢循环外，还能参与到和肥胖等代谢疾病有关的能量代谢中。晶体学的研究基本阐释了该酶的催化机制，以及如何特异性地区分 L-硒代半胱氨酸与 L-半胱氨酸，可能为该酶在哺乳动物中的生理作用研究提供线索。

关键词 催化机制，硒代谢，硒循环，硒代过硫化物，硒蛋白生物合成

10.1 哺乳动物中硒元素的代谢

在饮食中，硒元素通常以硒代甲硫氨酸、硒代半胱氨酸、硒酸盐或亚硒酸盐的化学形式存在，其中硒代甲硫氨酸是最主要的形式，植物中 90%以上的硒是以硒代甲硫氨酸的形式存在，后者常常随机取代天然甲硫氨酸残基[1]。虽然无机硒化合物的丰度并不高，但是它们却很容易被吸收并用来生物合成硒蛋白[2]，硒酸盐在被生物利用之前通常会以一种类似于硝酸盐还原的过程，先被还原为亚硒酸盐。另外，硒酸盐还可以通过类似于硫酸盐被还原为亚硫酸盐的途径，被腺嘌呤 5′-磷酸硫酸还原酶还原成亚硒酸盐。亚硒酸盐再被谷胱甘肽或硫氧还蛋白还原酶还原成硒化物。

如图 10.1 所示，硒化物是硒蛋白合成中的关键化合物。硒蛋白中的硒代半胱氨酸是由 mRNA 中 UGA 密码子（通常的终止密码子）编码的，而硒代半胱氨酰-tRNA$^{[Ser]Sec}$ 可以解码该密码子[3，4]，硒代半胱氨酰-tRNA$^{[Ser]Sec}$ 中的硒代半胱氨酸部分是基于硒磷

H. Mihara (✉) • R. Tobe
Department of Biotechnology, College of Life Sciences, Ritsumeikan University,
Kusatsu, Shiga 525-8577, Japan
e-mail: mihara@fc.ritsumei.ac.jp
N. Esaki
Kyoto Study Center, The Open University of Japan, Kyoto 600-8216, Japan

酸合成的，而硒磷酸又是在硒磷酸合成酶的作用下利用硒化物和 ATP 得到的[5，6]，然而，产生硒化物的代谢路径目前还是未知的，过量的硒化物在被甲基化之后以二甲基硒化物或三甲基硒化物的形式从尿液排出[7]，而硒元素排出的另一种化学形式——硒糖（selenosugar，如 1β-甲基硒-*N*-乙酰-D-半乳糖胺）同样也可以作为硒蛋白合成的原料[8，9]，但是，它的生物利用度却不清楚，有一种假说认为硒化物或者甲基硒醇（methaneselenol）是来自于硒糖。

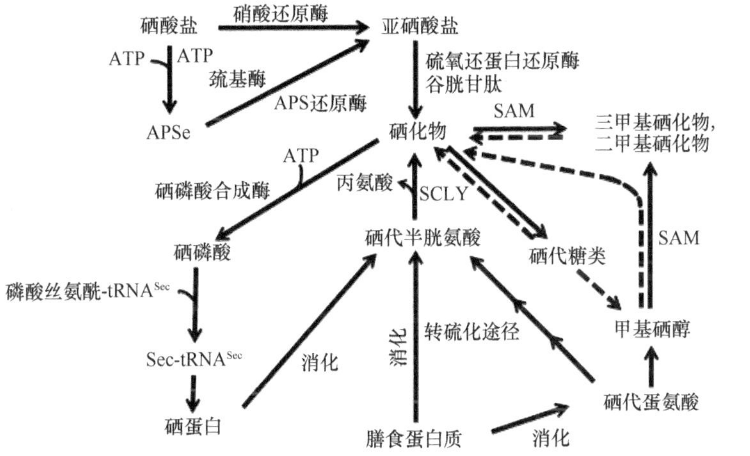

图 10.1 硒的代谢以及硒元素进入到硒蛋白的过程。ATP：腺苷 5′-磷酸酯；APS：腺苷 5′-磷硫酸酯；APSe：腺苷 5′-磷硒酸酯；SAM：*S*-腺苷甲硫氨酸；SCLY：硒代半胱氨酸裂解酶。

人类从饮食中摄入硒元素的主要来源是硒代甲硫氨酸，它在动植物蛋白中是普遍存在的[10]。硒代半胱氨酸也是动物蛋白中另一种硒元素的来源。游离硒代甲硫氨酸可以通过降解饮食中的蛋白质轻易得到，并且进一步通过类似于转硫作用的硒代谢途径转化为硒代半胱氨酸[11]。进而，硒代甲硫氨酸被胱硫醚 γ 裂解酶（cystathionine γ-lyase）降解成为同样可以提供硒元素的甲基硒醇[12]，甲基硒醇可以通过甲基化变成二甲基硒化物或三甲基硒化物，它们被去甲基化之后也可以提供硒元素的来源[10]。目前对于这个去甲基化的过程还知之甚少。硒代半胱氨酸也可以通过降解内在的或者食物中的硒蛋白而得到，但是在细胞中却很少检测到游离硒代半胱氨酸的存在[13]，尽管如此，硒代半胱氨酸裂解酶（selenocysteine lyase，SCLY）依然将游离硒代半胱氨酸作为特异性的底物，并将其降解为硒化物和丙氨酸[14]，之后，硒元素又可以参与到循环中用来进行新的硒蛋白的合成（图 10.1）。在生物体中，硒化物通常以与蛋白质结合的形式存在[15]，硒元素可以通过 SCLY 降解硒代半胱氨酸而得到，并共价结合到该酶的一个特定半胱氨酸残基上（后面还会讲到）。因此，SCLY 本身就是这样一个硒结合蛋白。

10.2 哺乳动物和细菌中 SCLY 的鉴定

一项在大鼠的肝组织匀浆中的研究[11]揭示了能够将硒代半胱氨酸裂解成硒化物和

丙氨酸的裂解酶 SCLY（EC 4.4.1.16）的存在。随后，SCLY 就被从猪肝中纯化了出来并且对它的蛋白性质也进行了研究[14]。猪的 SCLY 是由分子质量 48kDa 的亚基形成的同源二聚体，每个单体蛋白都含有一个 5′-磷酸吡哆醛（pyridoxal 5′-phosphate，PLP）分子作为辅酶。最大吸收光波长 420nm 的紫外-可见光谱显示它是一个典型的 PLP 依赖型酶，可以使得 L-硒代半胱氨酸在过量的 DTT（dithiothreitol）存在的情况下转化为 H_2Se 和 L-丙氨酸，在最适 pH 9.0 的条件下转化速率是 37μmol/min/mg。但是如果 DTT 没有加到足够的浓度，那么会产生一种元素硒的形式 Se^0，并得到红色沉淀物。所以，酶反应的固有产物是 Se^0 而不是 H_2Se，当标准反应混合物中 DTT 浓度足够高时，Se^0 会自发地还原成 H_2Se。L-硒代半胱氨酸的 K_m 值是 0.83mmol/L，这和 L-半胱氨酸（SCLY 的竞争性抑制剂）的 K_i 值处于同一水平。细胞中游离 L-硒代半胱氨酸的浓度要比它的 K_m 值低得多，但是 L-半胱氨酸的浓度却和它的 K_i 值差不多。因此，细胞内 SCLY 所催化的反应发生非常缓慢，预示着细胞中有一个未知的机制将 L-硒代半胱氨酸运输到 SCLY。

在不同的哺乳动物组织如肝、肾、胰腺、肾上腺、心脏、肺、睾丸、大脑、胸腺、脾脏，以及大鼠、小鼠、狗、猪等哺乳动物的肌肉中都可以检测到 SCLY 的活性[14]。其中，肝和肾组织匀浆中 SCLY 的活性最高，而之前的 Western Blot 的结果也显示从小鼠组织提取的蛋白质中，*Scly* 大量存在于肝、肾和睾丸中[16]。与此相反，在血液和脂肪组织中几乎检测不到 Scly 的活性。

2000 年报道了第一个哺乳动物的 *Scly* 基因被从小鼠的 cDNA 中克隆出来[16]。小鼠中 *Scly* 基因的 cDNA 长度为 2172 个碱基，可以编码一个 432 个氨基酸残基的多肽链（Mr=47 201）。大肠杆菌中过表达的小鼠 SCLY 重组蛋白是一个亚基分子质量为 47kDa 的同源二聚体蛋白。大鼠的 *Scly* 基因也被克隆出来[17]，对于大鼠 SCLY 蛋白的稳态动力学分析表明，L-硒代半胱氨酸的 V_{max} 和 K_m 分别是 26μmol/min/mg 和 5.5mmol/L。

类似的裂解酶在原核生物中也存在，在弗罗因德（氏）枸橼酸杆菌（*Citrobacter freundii*）中这个酶已经被纯化出来[18，19]。细菌中的酶在理化性质及氨基酸组成和哺乳动物中的 SCLY 酶有很明显的差别。和猪肝脏中亚基分子质量为 48kDa 的同源二聚体相比，细菌中的 SCLY 是一个分子质量为 64kDa 的单体[19]，尽管如此，细菌中的酶在催化性质上与哺乳动物中的酶是很相似的，都是特异地将 L-硒代半胱氨酸降解为 L-丙氨酸和硒化物，而不作用于 L-半胱氨酸。对于 L-硒代半胱氨酸的 K_m 值是 0.95mmol/L，在 pH 7.0 的时候反应活性最高，其竞争性抑制剂 L-半胱氨酸的 K_i 是 0.65mmol/L。SCLY 酶活性在其他一些细菌菌株中也能检测到，如 *Alcaligenes viscolactis* 和 *Pseudomonas alkanolytica*[18]。但是相应的 *Scly* 基因的克隆目前还没有得到，它们的生物学功能也是未知的。

10.3 不同生物体中的同源基因

在核酸序列数据库中已经存在着大量的和 *Scly* 基因有同源性的序列，包括目前已经测序过的所有脊椎动物基因组，如哺乳类（人、大猩猩、猕猴、大鼠、狗、大熊猫、牛、猪、马、负鼠和鸭嘴兽）、鸟类（鸡和斑胸草雀）、两栖类（非洲爪蟾和热带爪蟾）和鱼类（斑马鱼、日本河豚和绿斑河豚）。有趣的是，和哺乳动物亲缘关系最近的单细胞冷鞭虫类 *Monosiga brevicollis* 中也存在一个基因与 *Scly* 有着中等序列相似性（>36%）。除了 NifS 型的基因（后面还会叙述到），在植物、真菌和古菌中已经找不到与 Scly 同源性较高的基因了，说明在细菌和古菌中检测到的 SCLY 活性可能是 NifS 型半胱氨酸脱硫酶（cysteine desulfurase，CDS）所产生的副反应，或者是未经过鉴定的与哺乳类 SCLY 蛋白完全没有同源性的细菌单体类似酶的催化反应。

10.4　与 NifS 型半胱氨酸脱硫酶的同源性

哺乳动物中的 SCLY 和 NifS 型 CDS 的同源性并不高（小于 30%）[16，20]，CDS 可以催化 L-半胱氨酸的脱硫化反应为体内多种分子提供硫元素，如铁硫簇、维生素 B_1、亚钼蝶呤及 tRNA 中的含硫核苷酸[21]。CDS 酶家族蛋白既可以使用半胱氨酸，又可用硒代半胱氨酸作为底物，但是它们的催化速率是不一样的[22～26]。硒代半胱氨酸被 CDS 降解的生物学意义目前还不清楚，与 SCLY 及 CDS 都有弱相似性的未知功能基因在硅藻、绿藻和裸藻类生物（euglenozoans）中被发现，如布氏冈比亚锥虫（*Trypanosoma brucei*）及婴儿利什曼虫（*Leishmania infantum*）[20]，然而它们对于半胱氨酸或者硒代半胱氨酸具有什么样的催化活性还不清楚。

10.5　三维结构及开-关构象变化

目前已经有多个大鼠[17]和人[27]的 SCLY 的结构被解析了出来，包括 PDBID: 3A9X（大鼠天然 Scly、rScly）、3A9Y（rScly 和 L-半胱氨酸复合体）、3A9Z［rScly 和丙酸硒（模拟 L-硒代半胱氨酸）复合体］、3GZC（人天然 SCLY、hSCLY）和 3GZD（hSCLY 的另一种天然形式）。这些 SCLY 蛋白的蛋白折叠方式和多种相关蛋白相似，例如，大肠杆菌中的 IscS[28]、海栖热袍菌中的 NifS 类似蛋白[29]、集胞藻 PCC6803 中的 SufS[30]、大肠杆菌中的 CsdB/SufS[31～33]、集胞藻中的半胱氨酸 C-S 裂解酶[34]和荧光假单胞菌中的犬尿氨酸酶[35]。实际上，这些蛋白质都属于 PLP 依赖型酶的第一类型折叠家族（fold type I family）[36，37]，CDS 蛋白可以分为两个家族：第一类包括 IscS 和 NifS 类似蛋白，第二类包括 SufS 和 CsdB[21，23，38]，而 SCLY 和第一类家族的蛋白同源性更高[16]。

SCLY 中有一个非常重要的半胱氨酸残基（rScly 中的 Cys375），在所有的哺乳动物 SCLY 中是完全保守的，Cys375 位于一个距离 PLP 很近的柔性区域（Ser374～Ile392）里，并且它和 Lys247 在活性位点处形成了席夫碱（Schiff's base）[17]。如果将该半胱氨酸 Cys375 突变成丙氨酸（C375A），那么该突变株对 L-硒代半胱氨酸就失去了催化能力，说明这个半胱氨酸是催化过程必需的残基。对 rSCLY 和 L-硒代半胱氨酸的混合物进行 ESI 质谱检测的结果表明，每个 Cys375 都结合一个硒原子，在该处形成了一个半胱氨酸-硒代硫酸的中间产物（Scly-S-Se^-）[17]。需要注意的是，使用 C375A 酶突变体则没有这种中间产物形成。rSCLY 和丙酸硒的复合物晶体结构表明尽管没有氨基并且与 L-硒代半胱氨酸不同，还是观察到丙酸硒的硒醇基部分与 C375 的巯基有相互作用，所以，

C375 可能是催化中的重要一环，将硒代半胱氨酸拉到一个合适的位置使其可以和 PLP 形成席夫碱。进而，C375 所处的柔性结构区域（图 10.2 中标注的“flexible lobe”）还可以朝着活性位点移动，让已经形成的固定有序结构（否则在不结合配体的结构中是无序的）将丙酸硒包裹在活性中心[17]，这样的开-关构象变化在 rSCLY 和 L-半胱氨酸的复合体结构中也有看到，这样的结构可以保证活性位点像被一个“盖子”完全覆盖，从而将硒元素与外部溶液隔离开来。柔性结构区域的无序-有序状态相互转换在催化过程中至关重要，其保证了 Cys375 可以正确地朝向底物，并且准确地与底物的硒醇基相互作用。另外，这样的活性中心可以使得形成的对氧非常敏感的过硫化硒产物有效地与溶液隔离开。在 hSCLY 的结构中我们也可以看到类似的开-关构象变化[27]。

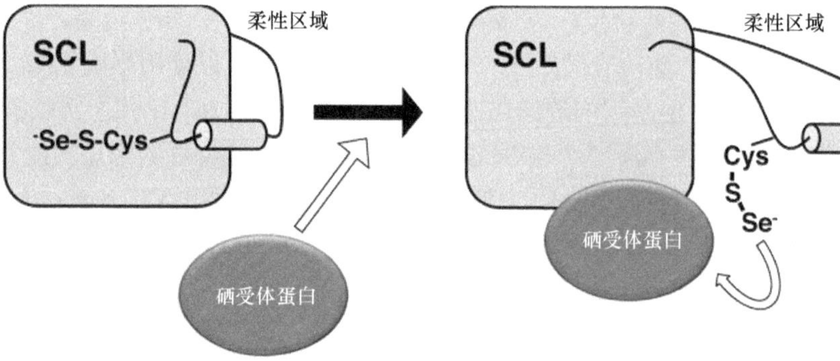

图 10.2 硒元素转运到硒受体蛋白（selenium-acceptor protein）的可能机制。在活性位点的半胱氨酸上形成的过硫化硒位于柔性区域（flexible lobe）上（相应于大鼠 SCLY 中的 Cys375），柔性区域与蛋白质-蛋白质相互作用相关的构象变化可以将过硫化硒上的硒元素直接转运到硒受体蛋白上。

10.6 催化机制

两个研究组分别报道了 SCLY 蛋白的催化反应机制[17，27，39]。rSCLY[17]和 hSCLY[27，39]的催化模型大同小异。SCLY 的柔性区域如何促进硒代半胱氨酸结合到活性位点上文已经说过了。之后，其 γ-Se 可以和 C375 巯基发生相互作用（图 10.3a）。为了能够和 PLP 形成醛亚胺（aldimine），L-硒代半胱氨酸的氨基必须去质子化，这促使了 Lys247 的 ε-氨基基团以去质子化的方式释放。这种方式是作为碱的基本形式所必需的，从而将底物 L-硒代半胱氨酸上的 α 氢原子去除。质子化后的 Lys247 可以为醌型中间产物的 C4′提供质子，并产生底物-酮亚胺（ketimine）中间产物。底物-酮亚胺中间产物会将硒元素转移到 C375 上形成半胱氨酸-过硫化硒（Cys375–S–Se$^-$）和丙氨酸-烯胺中间产物，最终会产生丙氨酸，并且使酶又回到反应前的初始状态。但是硒是否从 Cys375–S–Se$^-$直接释放，还是存在一个硒转运蛋白将硒元素捕获并通过反应系统中的某种还原剂释放目前还不清楚。如果过硫化硒上对氧比对过硫化硫更加敏感的硒被直接释放到溶液中被稀释，那么它被运输到特异性受体分子上的效率会是很低的。该硒原子很可能是通过特异性的蛋白质-蛋白质相互作用来传递给一个未知的硒受体蛋白。硒磷酸合成酶是最有可能的硒受体蛋白，其中一个依据就是为了有效地产生硒磷酸，大肠杆菌[40]

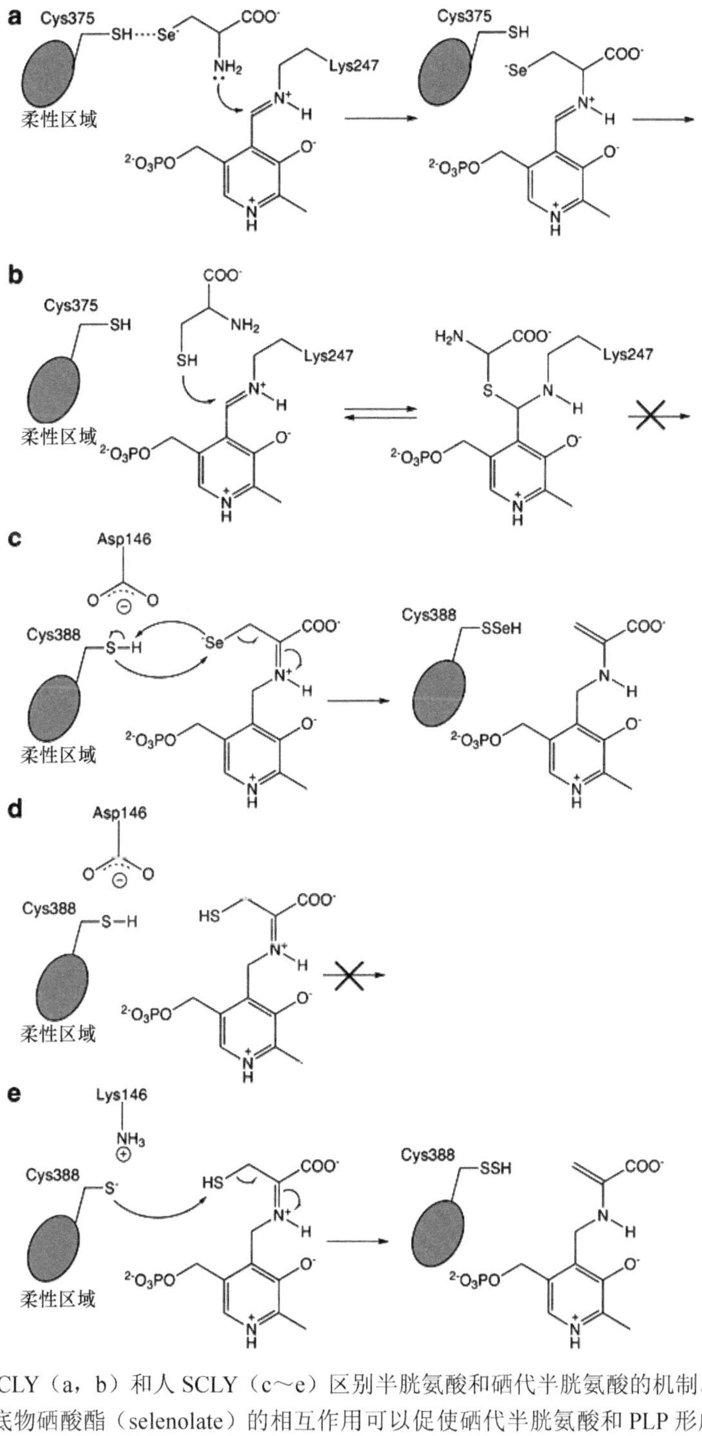

图 10.3　大鼠 SCLY（a，b）和人 SCLY（c～e）区别半胱氨酸和硒代半胱氨酸的机制。（a）质子化状态的 Cys375 和底物硒酸酯（selenolate）的相互作用可以促使硒代半胱氨酸和 PLP 形成席夫碱，导致醛亚胺的产生，从而起始催化反应；（b）当 L-半胱氨酸进入到活性位点之后，其 Sγ 原子不像α氨基基团，会和 PLP 的 C4 形成共价键，从而产生一个可逆反应的复合体；（c）质子化的 Cys388 可以被 Asp146 稳定，并将硒代半胱氨酸-醌型中间产物中的硒释放出来；（d）质子化的 C388 不能和半胱氨酸-酮亚胺中间产物中的 Sγ 相互作用，导致反应的中止；（e）当 Asp146 被突变成 lysine 之后，C388 的去质子化状态会被 Lys146 稳定，并且可以和半胱氨酸-醌型中间产物中的 Sγ 相互作用。

和 *Methanococcus vannielii*[41]中的 CDS 及小鼠的 SCLY（Mihara 等未发表结果）都可以很有效地为硒磷酸合成酶提供 L-硒代半胱氨酸上的硒元素。另一项使用网状细胞裂解酶系统的免疫共沉淀研究也说明 SCLY 可以结合硒磷酸合成酶的异构体 SEPHS1 和 SEPHS2[42]。更进一步利用酵母双杂交筛选实验显示，小鼠的 SCLY 会与小鼠 cDNA 文库中的很多蛋白质相互作用，包括精原发生、蛋白质合成、细胞存活、细胞凋亡及主要的尿液蛋白[42]。这些研究都为从 SCLY 鉴定出硒受体蛋白，以及理解它们的生理功能提供了线索。

10.7 硒和硫的区分

硫原子和硒原子化学性质相似，大部分作用于硫化合物的酶都无法区别底物分子中的这两种原子[11，43]。然而，SCLY 和 CDS 有明显的差别，因为后者无法区分硒代半胱氨酸和半胱氨酸。通过对大鼠 rSCLYC375A 突变体的紫外-可见光光谱及晶体学结构分析，可以帮助理解 SCLY 对硒代半胱氨酸如此强的特异性[17]，无活性的 C375A 突变株对于硒代半胱氨酸及半胱氨酸的结合都有着相同的光谱学变化。如果缺失了 Cys375，那么 L-硒代半胱氨酸就无法和 PLP 形成席夫碱，其氨基会和 PLP 的 3′-OH 基团相互作用，形成席夫碱的赖氨酰残基的氮原子就会去质子化，这类似于野生型酶和 L-半胱氨酸的结合（图 10.3b）。半胱氨酸和硒代半胱氨酸的差别主要在巯基上，半胱氨酸的巯基由于其更高的 pK_a 值（8.5 左右）而处于质子化的状态，这样导致的结果就是半胱氨酸的巯基和赖氨酰基中的氮原子形成了席夫碱并产生一个无法进行酶反应的复合体（图 10.3b）。而当野生型的 SCLY 和 L-硒代半胱氨酸发生反应形成复合物的时候（图 10.3a），Cys375 的巯基就不仅可以作为从硒代半胱氨酸释放出的硒原子的受体，还可以与硒代半胱氨酸上去质子化的硒醇基团发生相互作用（图 10.3a）。因此，硒代半胱氨酸的氨基就可以轻易地与席夫碱的 C4′碳原子相互作用，从而形成重要复合体醛亚胺并使得反应能够继续发生（见 10.6 节）。在对 hSCLY 进行研究的过程中也发现了类似的区分半胱氨酸和硒代半胱氨酸的机制，即质子化的 Cys388（对应 rSCLY 的 Cys375）是特异性识别硒代半胱氨酸的关键因子[39]（图 10.3c～e）。hSCLY 中的另一个残基 Asp146 在所有已知的哺乳类 SCLY 都非常保守，被认为可以稳定 C388 的质子化状态，因为如果把 Asp146 突变成大部分 CDS 中普遍存在的赖氨酸残基，那么 hSCLY 就会产生出 CDS 的活性[27，39]。

10.8 生物学功能

Sepp1（selenoprotein P）很独特，在其两个结构域的结构中含有多个硒代半胱氨酸残基，其中 N 端结构域只有 1 个硒代半胱氨酸，但是 C 端结构域含有很多个，例如，人 SEPP1 的 C 端结构域中含有 9 个硒代半胱氨酸[10]。SEPP1 是主要的血浆硒蛋白，它主要在肝脏中合成，之后被脂蛋白受体偶联的巨蛋白（megalin）和 ApoER2（见第 22 章）运送到其他各个器官。SEPP1 通过阻止肾组织排泄作用来保留细胞中的硒元素，同时也作为大脑中的硒元素可逆储存装置。因此，小鼠的 *Sepp1* 基因被敲除后会导致严重的神经元异常[44]，HeLa 细胞中的基因沉默实验显示在硒蛋白的合成中，SCLY 是利用来自于 SEPP1 的硒所必需的[45]，尽管如此，*Scly* 敲除的小鼠却不像 *Sepp1* 敲除的小鼠那样有明显的表型变化[46]。因此，SCLY 虽然在正常的硒代谢中发挥作用，但却是可以被其他的酶所替代，如 NifS 类似 CDS。但是，如果 *Scly* 敲除的小鼠一直食用低硒食物，就会导致学习障碍及脑中硒蛋白表达显著减少[46]。而且，同时敲除 *Sepp1* 和 *Scly* 的小鼠会表现出比单独敲除 *Sepp1* 的小鼠更糟的表型[47]。双基因敲除的小鼠需要很高含量的硒添加饮食才能存活下来，并且这样的高硒食品并不能治愈其神经元异常。另外，脑中硒蛋白的含量依然减少[47]。因此，SCLY 肯定是在帮助 SEPP1 维持大脑中硒的内稳态中发挥着未知的而又不能完全被其他酶如 NifS 类似 CDS 等替代的功能。

SEPP1 在 SCLY 高表达的睾丸和肾脏中也发挥着作用[10]。SEPP1 通过在睾丸支持细胞（sertoli cell）中大量表达的受体 ApoER2 来运输[48]，但是 SCLY 在这种细胞中并不表达，而且目前还没有证据说明在睾丸中 SCLY 可以辅助 SEPP1 发挥作用。另外，尽管 SCLY 中没有明确的核定位信号，有证据表明 SCLY 不仅存在于培养的 HeLa 细胞的核中，也存在于小鼠很多器官（如肾、睾丸等）的细胞核中[45]。硒蛋白合成机制中的组分，如 $tRNA^{[Ser]sec}$、SEPHS2 和 SECISBP2 已知都是存在于核中的，而且成熟的硒代半胱氨酰-$tRNA^{[Ser]Sec}$ 还受到保护，不进行核质穿梭[49]，硒蛋白的 mRNA 通过和硒代半胱氨酸渗入复合体结合来阻止无意介导降解（nonsense-mediated decay）[50]。因此，SCLY 通过结合到硒蛋白合成机制复合体上来参与硒的代谢是合理的假设。

最近的研究表明，与野生型比较，*Scly* 敲除小鼠即使是在食物中的硒供应充足的情况下依然会产生饮食诱发的肥胖和更高概率的代谢综合征发生[51，52]。有趣的是，*Scly* 敲除的小鼠中只有血清中 SEPP1 的表达量上升[52]。虽然还需要更多的证据，但是肥胖可能是由于 SEPP1 的表达量升高造成的。另外，*Scly* 敲除小鼠肝脏中的丙酮酸含量上升，丙酮酸羧化酶、丙酮酸脱氢酶的表达量上升，柠檬酸合成酶的活性也有升高。这些现象都与三羧酸循环及脂肪酸合成有关[52]。酵母双杂交实验显示 SCLY 和多种能量代谢的酶（如 NADH 脱氢酶[53]），以及其他的参与到碳水化合物和脂质代谢中的酶（如乙醛还原酶[42]）有相互作用。因此，SCLY 可能在能量代谢中有一些有趣但还未知的功能。关于 SCLY 的功能，未来还需要更多的研究。

参 考 文 献

1. F Cubadda et al 2010 *J Agric Food Chem* 58: 2295
2. JK Evenson, RA Sunde 1988 *Proc Soc Exp Biol Med* 187: 169
3. C Allmang et al 2009 *Biochim Biophys Acta* 1790: 1415
4. JE Squires, MJ Berry 2008 *IUBMB Life* 60: 232
5. Z Veres et al 1994 *J Biol Chem* 269: 10597
6. SC Low et al 1995 *J Biol Chem* 270: 21659
7. Y Shibata et al 1992 *Adv Biophys* 28: 31
8. Y Kobayashi et al 2002 *Proc Natl Acad Sci USA* 99: 15932
9. D Juresa et al 2007 *Chem Biol Interact* 168: 203
10. RF Burk, KE Hill 2015 *Annu Rev Nutr* 35: 109
11. N Esaki et al 1981 *Biochemistry* 20: 4492
12. T Okuno et al 2005 *Biol Trace Elem Res* 106: 77

13. X Dauchy et al 1994 *Fresen J Anal Chem* 348: 792
14. N Esaki et al 1982 *J Biol Chem* 257: 4386
15. KT Suzuki, Y Ogra 2002 *Food Addit Contam* 19: 974
16. H Mihara et al 2000 *J Biol Chem* 275: 6195
17. R Omi et al 2010 *J Biol Chem* 285: 12133
18. P Chocat et al 1983 *J Bacteriol* 156: 455
19. P Chocat et al 1985 *J Bacteriol* 163: 669
20. P Poliak et al 2010 *FEBS J* 277: 383
21. H Mihara, N Esaki 2002 *Appl Microbiol Biotechnol* 60: 12
22. L Zheng et al 1993 *Proc Natl Acad Sci USA* 90: 2754
23. H Mihara et al 1997 *J Biol Chem* 272: 22417
24. H Mihara et al 1999 *J Biol Chem* 274: 14768
25. S Kato et al 2000 *Biosci Biotechnol Biochem* 64: 2412
26. H Mihara et al 2000 *J Biochem* 127: 559
27. R Collins et al 2012 *PLoS One* 7: e30581
28. JR Cupp-Vickery et al 2003 *J Mol Biol* 330: 1049
29. JT Kaiser et al 2000 *J Mol Biol* 297: 451
30. B Tirupati et al 2004 *Biochemistry* 43: 12210
31. T Fujii et al 2000 *Biochemistry* 39: 1263
32. CD Lima 2002 *J Mol Biol* 315: 1199
33. H Mihara et al 2002 *J Biochem* 131: 679
34. T Clausen et al 2000 *Proc Natl Acad Sci USA* 97: 3856
35. C Momany et al 2004 *Biochemistry* 43: 1193
36. PK Mehta et al 1993 *Eur J Biochem* 214: 549
37. NV Grishin et al 1995 *Protein Sci* 4: 1291
38. R Hidese et al 2011 *Appl Microbiol Biotechnol* 91: 47
39. AL Johansson et al 2012 *PLoS One* 7: e30528
40. GM Lacourciere et al 2000 *J Biol Chem* 275: 23769
41. T Stadtman 2004 *IUBMB Life* 56: 427
42. R Tobe et al 2009 *Biosci Biotechnol Biochem* 73: 1230
43. RF Burk et al 2001 *Biofactors* 14: 107
44. MW Pitts et al 2012 *Neurosci* 208: 58
45. S Kurokawa et al 2011 *J Nutr Sci Vitaminol* 57: 298
46. AV Raman et al 2012 *Genes Brain Behav* 11: 601
47. CN Byrns et al 2014 *J Biol Chem* 289: 9662
48. GE Olson et al 2007 *J Biol Chem* 282: 12290
49. A Small-Howard et al 2006 *Mol Cell Biol* 26: 2337
50. A Seyedali, MJ Berry 2014 *RNA* 20: 1248
51. LA Seale et al 2012 *Mol Cell Biol* 32: 4141
52. LA Seale et al 2015 *Antioxid Redox Signal* 23: 761
53. MS Kwak et al 2003 *J Mol Catal B-Enzym* 23: 367

第二部分

硒蛋白的分布及功能

硒蛋白参与广泛的生物过程，但以调节氧化还原反应为共同特征。从各种有机体中鉴定出的硒蛋白数量从 1 到 50 多种不等。本部分描述硒蛋白的分布、生物学功能及其进化过程。

第 11 章

真核生物硒蛋白质组

Vadim N. Gladyshev

张茂娜　姜　亮　张　焱　编译

摘　要　高通量测序技术的发展，以及多种用于鉴定 SECIS 元件、硒蛋白基因和硒代半胱氨酸合成机制的计算工具的开发，使得分析物种是否依赖于硒并识别相应物种中的硒蛋白变得可行。目前，已经完成了多个基因组已测序物种的全部硒蛋白集合（或称硒蛋白质组）的识别，包括人类硒蛋白质组（含 25 个硒蛋白）。本章将分别从单个硒蛋白、硒蛋白家族和硒蛋白质组这三个水平上概述真核生物硒蛋白的研究进展。此外，比较基因组学和离子组学研究也提供了研究硒蛋白功能及进化的崭新途径，有助于对微量元素硒的生物学功能的深入认识，并进一步解决其他重要的生物学问题。

关键词　基因组学，模式生物，硒利用，硒蛋白，硒蛋白质组

11.1　引　　言

硒（selenium，Se）在生物体中有三种不同的生物利用方式。第一，硒在某些细菌 tRNA 中摆动位点处以 2-硒嘌呤（2-selenouridine）的形式存在[1]。第二，Se 以一种不稳定的辅因子形式存在于某些细菌的含硒钼蛋白中，该辅因子含有可直接参与催化过程的硒-钼键[2～4]。第三，硒在蛋白质中以硒代半胱氨酸（selenocysteine，Sec）残基的形式存在，Sec 被视为遗传密码体系中的第 21 种氨基酸[5，6]。Sec 由 UGA 密码子编码，在生命的三域系统中（细菌、古菌和真核生物）都有发现。现在较为明确的是，硒在生物学中的必需作用及对人类健康的益处，主要缘于其以 Sec 形式存在于蛋白质中。有趣的是，Sec 与其他 20 种常见氨基酸（可出现在蛋白质序列上的任何位置）的一个重要区别是，Sec 仅在其对蛋白质功能必不可少时才出现在该蛋白质序列中，故而通常是蛋白质的关键性功能基团。此外，Sec 的主要作用是特异性参与氧化还原催化过程。因此，硒蛋白的特点和功能

V. N. Gladyshev (✉)
Division of Genetics, Department of Medicine, Brigham and Women's Hospital,
Harvard Medical School, Boston, MA 02115, USA
e-mail: vgladyshev@rics.bwh.harvard.edu

相关信息是了解硒在生物学和生物医学中作用的关键，可以用来解决多种生物医学问题。

11.2 识别硒蛋白的计算工具

所有的硒蛋白基因有两种结构特征：①一个可编码 Sec 的 UGA 密码子；②一个 Sec 插入序列（SECIS）元件。仅仅依靠 UGA 密码子还不能完全定位 Sec 在基因组中的位置。而 SECIS 元件的结构对于硒蛋白基因具有高度特异性，包括保守的一级序列和较为复杂的二级结构，从而有助于识别硒蛋白基因的具体位置。因此，早期的生物信息学分析主要是以 SECIS 元件识别为主导的方法，其寻找硒蛋白的一般策略是：①发现候选 SECIS 元件；②分析 SECIS 元件的上游序列，从而识别硒蛋白基因编码区；③通过 ^{75}Se 代谢标记细胞法检测所预测的硒蛋白。第一批使用这种方法识别的硒蛋白是哺乳动物的硒蛋白 R（或称为 methionine-R-sulfoxide reductase 1 或 MSRB1）、硒蛋白 N 和硒蛋白 T[9，10]。这个方法初期只限用于很小的核酸序列数据库中硒蛋白预测，经发展后逐渐适用于全基因组的硒蛋白识别[11～13]。为了改进和完善这类分析方法，多个近缘物种的基因组被同时用于分析，从而进一步确定这些物种中属于直系同源硒蛋白的保守 SECIS 元件[14]。多年来，该技术不断被发展，目前已涌现出一批可用于识别 SECIS 元件和硒蛋白基因的类似相关工具，其中最知名的是 SECISearch3[7]、Selenoprofiles [8] 和 Seblastian[7]。

除识别 SECIS 元件的方法外，亦发展了另一种通过识别 UGA 密码子及其两侧保守编码序列的硒蛋白识别方法[13～16]。该方法的基本原理是绝大多数硒蛋白都有含半胱氨酸（cysteine，Cys）的同源蛋白（Sec 的对应位置被 Cys 替代）。例如，哺乳动物硒蛋白 MSRB1 在酵母和植物中的直系同源蛋白都是含 Cys 的蛋白质。该方法的主要步骤包括：用蛋白质数据库（如来自 NCBI 的蛋白质序列）通过 TBLASTN 工具搜索 NCBI 核酸序列来鉴定某核酸序列。这一核酸序列是以 6 个阅读框之一翻译时，与蛋白质数据库中含 Cys 的蛋白质序列相匹配的。这就使得 Cys 残基对应于核酸序列中的 UGA 密码子（潜在的 Sec），且 Sec/Cys 配对周围的序列亦较为保守。由此可见，这种 Sec/Cys 同源配对的方法并不依赖于 SECIS 元件。使用基于 Sec/Cys 同源配对的方法和基于 SECIS 的方法在同一物种基因组中得到的硒蛋白基因几乎完全一样，说明这两种方法都具有优异的预测性能，可用于识别已测序基因组中大多数乃至全部的硒蛋白基因。

图 11.1 总结了真核生物的已知硒蛋白家族。后面将对已知功能的硒蛋白做进一步阐述。对于不同硒蛋白的更多信息，读者可参考本书的其他相关章节。

11.3 哺乳动物硒蛋白

11.3.1 谷胱甘肽过氧化物酶

哺乳动物中含有 8 种谷胱甘肽过氧化物酶（glutathione peroxidase，GPX1～GPX8），其中 5 种是硒蛋白（GPX1、GPX2、GPX3、GPX4 和 GPX6）。GPX1～GPX4 是存在于所有哺乳动物中的硒蛋白，而 GPX6 虽然在多个物种中是硒蛋白，但在少数物种中是含

Cys 的蛋白质[14]。GPX1 是第一个被发现的动物硒蛋白[17]，也是丰度最高的哺乳动物硒蛋白，尤其在肝脏和肾脏中高表达。GPX1 是一种抗氧化酶，主要催化依赖于谷胱甘肽的过氧化氢还原过程。GPX4 近来受到广泛的关注，因为它具有重要的基本功能（例如，敲除 GPX4 的小鼠会导致早期胚胎致死），并在细胞铁死亡和调节磷脂氢过氧化物水平中发挥重要作用[18]。有意思的是，该蛋白质的线粒体亚型对成熟精子起结构支持作用，并且在精子发生过程中参与二硫键的形成[19]。GPX1 和 GPX4 在所有细胞中表达；GPX2 的表达主要局限于胃肠道；GPX3 首先在肾脏中形成，然后分泌到血液中。GPX3 位于肾脏中近端小管的基底膜[20]。然而，我们仍然不清楚它如何在没有足够水平的硫醇还原剂的情况下在细胞外环境中发挥作用。除了哺乳动物外，在大多数动物及单细胞真核生物甚至细菌中都发现了硒蛋白形式的 GPX 同源蛋白。然而，这些酶的祖先是一个含有 Cys 的蛋白质，Cys 在进化过程中被 Sec 替代，使得这些酶成为更好的催化剂。

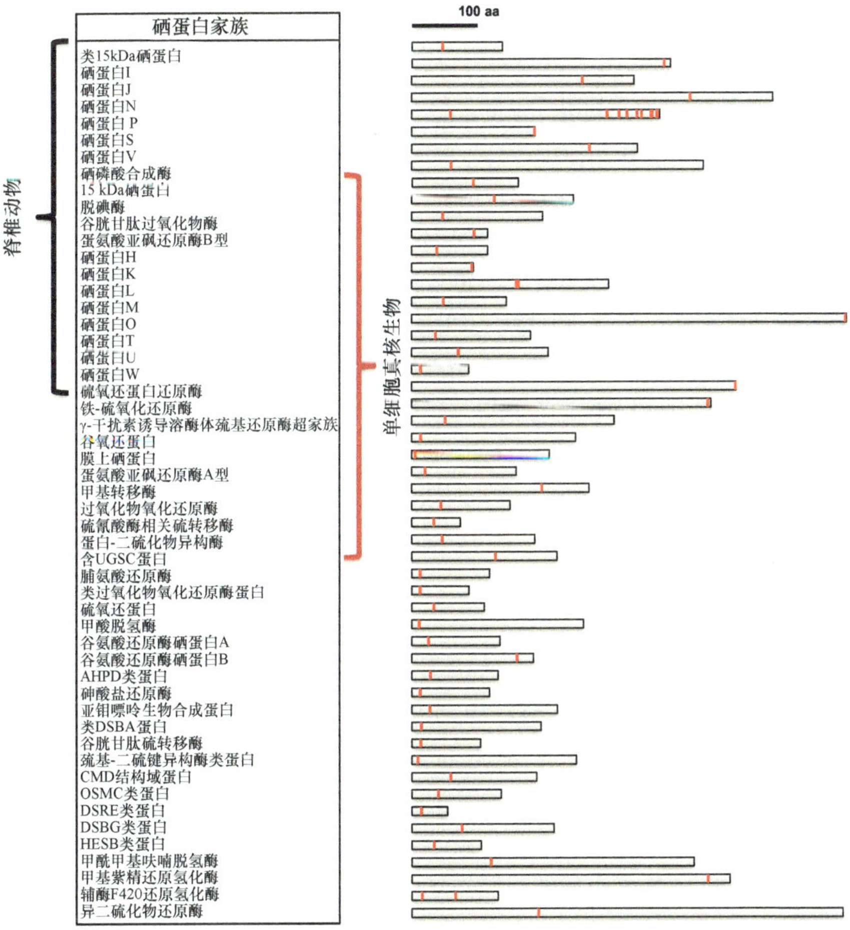

图 11.1　真核生物硒蛋白家族。本图展示了已知的硒蛋白家族。脊椎动物和单细胞真核生物的硒蛋白分别用粗体和红色字体标明。其他只存在于原核生物的硒蛋白列于真核生物硒蛋白的下方。本图右侧展示了硒蛋白的相对大小（上方标尺标明了 100 个氨基酸的长度），图中红色标记表示 Sec 在硒蛋白中的位置。

11.3.2 甲状腺激素脱碘酶

哺乳动物有三种脱碘酶基因（deiodinase，DIO1、DIO2 和 DIO3），通过还原脱碘作用使甲状腺激素激活或失活。脱碘酶也存在于其他的脊椎动物中，其同源蛋白（其中一些是含 Cys 的蛋白质）也在单细胞真核生物和细菌中被发现，尽管它们在这些物种中的功能肯定与哺乳动物有所不同。与 GPX 和大多数其他硒蛋白一样，脱碘酶是含硫氧还蛋白（thioredoxin，TXN）折叠类型的蛋白质。

11.3.3 硫氧还蛋白还原酶

哺乳动物中全部三种硫氧还蛋白还原酶（thioredoxin reductase，TXNRD）都是硒蛋白，因此在哺乳动物中整个 TXN 系统都依赖于硒。在这些蛋白质中，Sec 存在于 C 端倒数第二个位置，前面是 Cys，后面是甘氨酸。这些酶由谷胱甘肽还原酶（glutathione reductase）进化而来，并经历了 C 端含 Sec 相应区域的扩展，主要通过为 N 端吡啶核苷酸二硫化物氧化还原酶（pyridine nucleotide disulfide oxidoreductase）家族成员的活性中心提供蛋白内底物来发挥作用[21～24]。TXNRD1 存在于细胞质和细胞核内。其主要功能是通过一种依赖于 NADPH 的方式还原 TXN1 中的二硫键，以维持其还原状态。TXNRD1 具有广泛的底物特异性，尤其是对于低分子质量化合物[25]。而且，该酶可通过选择性的转录起始位点和可变剪接产生多种异构体[26～28]。哺乳动物 TXNRD 家族的另一个成员是硫氧还蛋白/谷胱甘肽还原酶（thioredoxin/glutathione reductase，TGR，TXNRD3）。该酶具有额外的 N 端谷氧还蛋白（glutaredoxin）结构域[22]，其功能与精子成熟期间二硫键的形成/异构化有关[29]。TGR 可以催化 TXN 系统和谷胱甘肽系统的特异性反应。该家族的第三名成员 TXNRD2 是一个线粒体蛋白，它可以维持线粒体 TXN2 及谷氧还蛋白 2（glutaredoxin 2）的还原态。TXNRD1 和 TXNRD2 是小鼠胚胎发育所必需的[30，31]。

11.3.4 甲硫氨酸亚砜还原酶 B 型

该蛋白质最初被命名为硒蛋白 R 和硒蛋白 X[9，10]，但后来发现它能够催化甲硫氨酸-R-亚砜（methionine-R-sulfoxide）的立体构象特异性还原，故重命名为甲硫氨酸亚砜还原酶 B 型（MSRB1）[32]。此外，哺乳动物有另外两种 MSRB（MSRB2 和 MSRB3），分别存在于线粒体和内质网中，都含有具催化活性的 Cys 残基（对应于 MSRB1 的 Sec 位点）[33]。目前发现，至少在哺乳动物的肝脏和肾脏中，MSRB1 是所有 MSRB 中活性最高的，因此哺乳动物蛋白质的还原修复功能主要依赖于硒。MSRB1 位于细胞质和细胞核中[33]。*Msrb1* 基因敲除小鼠可存活，主要表现为氧化应激状态[34]。最近的一个重要发现是，MSRB1 可通过可逆的甲硫氨酸-R-亚砜氧化作用调节肌动蛋白聚合[35]。

11.3.5 15kDa 硒蛋白

15kDa 硒蛋白（SEP15）是大多数动物及某些单细胞真核生物（如藻类）中都存在

的一类保守真核硒蛋白。它定位于内质网，结合于尿苷二磷酸-葡萄糖：糖蛋白葡糖基转移酶（UDP-glucose：glycoproteinglucosyltransferase），后者是一种蛋白质折叠传感器[36]。SEP15 由 N 端内质网信号肽（富含 Cys 的结构域，负责结合 UGT）和 C 端的含类似 TXN 折叠类型为特征的结构域组成。硒对于癌症的效应部分与 SEP15 相关[37，38]。*Sep15* 敲除小鼠可存活，但会引起白内障的发生[39]。

11.3.6　硒磷酸合成酶 2

硒磷酸合成酶 2（selenophosphatesynthetase 2，SEPHS2，也称为 SPS2）与细菌硒磷酸合成酶 SelD 类似[40]，在真核生物中合成硒磷酸，硒磷酸是重要的硒供体化合物。在哺乳动物中，SEPHS2 是硒蛋白合成所必需的重要组分。哺乳动物和某些其他后生动物还含有一个 SEPHS2 旁系同源蛋白 SEPHS1，其功能还不清楚[41]，但是与 Sec 的生物合成无关[42]。

11.3.7　硒蛋白 P

硒蛋白 P（SELENOP）是哺乳动物中唯一具有多个 Sec 残基的硒蛋白[43]，例如，人类和老鼠 SELENOP 含有 10 个 Sec 残基，裸鼹鼠 SELENOP 有 7 个 Sec 残基[44]。SELENOP 同源蛋白中的 Sec 残基数量差异很大（在哺乳动物中可有 7～16 个 Sec）[44]。SELENOP 是主要的血浆硒蛋白，它在肝脏中合成，并将硒运输到一些其他的器官和组织中[45，46]。*Selenop* 基因敲除小鼠一直是研究哺乳动物硒代谢一个非常有用的动物模型[47]。

11.3.8　硒蛋白 W 和硒蛋白 V

硒蛋白 W（SELENOW）是哺乳动物中最小的硒蛋白[48]。虽然它是最早鉴定到的硒蛋白之一，但是功能仍不清楚。SELENOW 的同源蛋白在低等真核生物和细菌中都可被发现，但是这些发现对识别它的功能并没有帮助[16]。硒蛋白 V（SELENOV）是 SELENOW 的旁系同源蛋白。由于多了一个额外的、功能未知的 N 端序列，SELENOV 成为一个较大的蛋白质[14]。该蛋白质仅在睾丸中表达，目前关于它的功能还不为人知。

11.3.9　硒蛋白 T、硒蛋白 M 和硒蛋白 H

这些哺乳动物硒蛋白的功能还未知。在此一起列出是因为它们同属于 TXN 折叠类型蛋白。硒蛋白 T（SELENOT）属于第一批通过生物信息学方法发现的硒蛋白[9]。硒蛋白 M（SELENOM）是 SEP15 的远缘蛋白，并且和 SEP15 一样定位于内质网[49]。硒蛋白 H（SELENOH）最初在果蝇中被发现并命名为 BthD[12，14]，它定位于核内。一些研究发现对这些蛋白质进行基因敲减会引起氧化应激，说明它们至少具有抗氧化的部分作用。

11.3.10 硒蛋白 O 和硒蛋白 I

硒蛋白 O（SELENOO）的同源蛋白在动物、细菌、酵母和植物中广泛分布，但是这个蛋白家族中任何一个成员的功能都不清楚[14]。SELENOO 只有在脊椎动物中才含有 Sec，位于 C 端倒数第二个位置，并且该蛋白质定位于线粒体中[50]。硒蛋白 I（SELENOI）是脊椎动物特有的硒蛋白[14]。这种膜上的硒蛋白功能还不清楚。

11.3.11 硒蛋白 K 和硒蛋白 S

硒蛋白 K（SELENOK）和硒蛋白 S（SELENOS）是较为特殊的硒蛋白，因为它们没有很明确的二级结构[14]。这些小硒蛋白在 N 端含有单个跨膜螺旋，用于靶向定位于内质网膜上。研究揭示了 SELENOS 和 SELENOK 的作用可能参与了错误折叠蛋白从内质网到细胞质的重定位，并被进一步降解[51]。这两种蛋白质都可以结合内质网膜驻留蛋白 Derlin，并与多蛋白复合体相关联[52，53]。此外，SELENOS 被报道与炎症和免疫应答有关，而 SELENOK 与蛋白质棕榈酰化有关[54]。*Selenok* 基因敲除小鼠亦可存活[55]。

11.3.12 硒蛋白 N

硒蛋白 N（SELENON）也是一种通过生物信息学方法发现的硒蛋白[10]，迄今功能还未明确。通过生化、遗传分析及基因敲除等方法，发现该蛋白质与硒在肌肉功能中的作用有关[56]，此外还发现它可作为兰尼碱受体的辅因子[57]。SELENON 基因突变与遗传性肌肉营养不良有关。

11.4 其他真核生物硒蛋白

除上述哺乳动物硒蛋白外，在非哺乳类真核生物中亦发现了其他硒蛋白，包括甲硫氨酸亚砜还原酶 A 型（methionine-S-sulfoxidereductase，MSRA）、蛋白质二硫键异构酶（protein disulfide isomerase，PDI）、硒蛋白 U（SELENOU）、硒蛋白 L（SELENOL）、硒蛋白 J（SELENOJ）、硒蛋白 E（SELENOE）、MCS，以及疟原虫特异性硒蛋白 Sel1、Sel2、 Sel3、Sel4 和来自锥虫属的硒蛋白 SelTryp。MSRA 是一种广泛分布的硒蛋白家族，其功能是修复蛋白质中的甲硫氨酸残基。与 MSRB 类似，它可催化甲硫氨酸亚砜的立体构象特异性还原，但是只对甲硫氨酸-*S*-亚砜（methionine-*S*-sulfoxide）具有特异性。MSRA 最初在绿藻和衣藻（*Chlamydomonas*）中被发现[58]，后来也在其他真核生物和一些细菌中被识别出来。PDI 是真核细胞内质网中二硫键的形成所必需的酶，与含 Cys 的 PDI 同源蛋白相比，硒蛋白形式的 PDI 在真核生物中分布范围较小[59]。SELENOU[60]、SELENOJ[61]、SELENOE [62]和 SELENOL [63]只在鱼类及无脊椎动物中发现。疟原虫的 4 种特异性硒蛋白（Sel1～Sel4）与其他蛋白质并没有明显的同源性[64]。然而，Sel1 和 Sel4 在 C 端区域含有 Sec，可能与 SELENOK 和 SELENOS 有关。

11.5　硒蛋白的功能

大部分功能已知的真核生物硒蛋白都是氧化还原酶。在这些蛋白质中，Sec 是主要的催化残基，因为 Sec 比 Cys 具有更强的功能活性[40，65～68]。在硒蛋白中，Sec 在催化过程中可逆地改变其氧化还原状态。许多硒蛋白，特别是脊椎动物中发现的硒蛋白，其功能尚不可知。然而，由于和已知功能的蛋白质存在一定相似性，可以推测出绝大多数功能未知的硒蛋白也是氧化还原酶。

基于 Sec 的位置，真核生物硒蛋白可以被大致分为两组。第一组，是数量最多的硒蛋白类别，其 Sec 多位于在 N 端区域或蛋白质中间区域。很多这样的硒蛋白都含有 TXN 或类 TXN 的折叠类型，但是有些硒蛋白（如 SEPHS2、MSRA）则具有不同的折叠类型。在这些蛋白质中，Sec 是催化基团，通常与一个辅助性解离 Cys 协同作用。第二组，Sec 位于 C 端序列中。这样的硒蛋白包括 SELENOK、SELENOS、SELENOO、SELENOI 和 TXNRD。除了 TXNRD，该组硒蛋白中 Sec 的功能是未知的。

Sec 的非催化功能虽然很罕见，但也有报道。例如，SELENOP 的 C 端区域中的多个 Sec 残基，主要参与将硒从肝脏转运到其他器官。另外，最近在绣球海葵（*Metridium senile*）MsrB 同源蛋白中发现的多个 Sec 残基，其功能还不清楚[69]。

11.6　硒蛋白质组

有效预测硒蛋白基因的工具开发，使得许多生物中所有或绝大部分硒蛋白可被识别出来[5，6]。生物中全部硒蛋白（硒蛋白质组）及其相关信息为更好地解决与硒有关的各种生物学问题提供了机会，如可以将饮食摄入硒带来的特异性效应与单个硒蛋白或一组硒蛋白联系起来[70]。就这一点而言，硒不同于其他微量元素。其他微量元素的新结合蛋白仍然可以经常意外性地通过生化方法发现，这就导致了依赖于该特定元素的全部蛋白质非常难以确定。

在后生动物硒蛋白质组中，一个有趣的发现是，在秀丽隐杆线虫（*Caenorhabditis elegans*）和 *C. briggsae* 基因组中只含有一个编码 Sec 的 UGA 密码子[71]。这个密码子存在于 *TxnRd1* 基因中。系统发生分析推测在进化过程中其他硒蛋白基因在线虫中丢失。因此，在这些物种中有一套完整的 Sec 合成机制，但是仅用于插入一个 Sec 残基。此外，无硒蛋白的动物也被陆续发现，其中大多数是节肢动物[72，73]。关于这类动物及其他丢失硒蛋白的物种（如酵母和高等植物）的信息有助于解释在进化过程中生物对硒需求的变化。有趣的是，无硒蛋白的昆虫虽然丢失了全部的 Sec 插入机制，但保留了 SEPHS1，表明该蛋白质不参与 Sec 的生物合成[42，72]。

最近一项研究在一种有害藻类抑食金球藻（*Aureococcus anophagefferens*）中发现了 59 个硒蛋白[74，75]。这是迄今为止发现的最大和最多样的硒蛋白质组，包括已知的真核生物硒蛋白、先前仅在细菌中发现的硒蛋白及新的硒蛋白。与其他较小的硒蛋白质组类似的是，*A. anophagefferens* 的硒蛋白质组主要由含 TXN 折叠类型的硒蛋白组成，并且大多数检测找到的硒蛋白都具有氧化还原酶的功能。硒是 *A. anophagefferens* 生长所必需的，在纳摩尔级水平的硒培养条件下，该藻生长可达到最大限度。此外，在海滨生态系统中，溶解的硒在 *A. anophagefferens* 藻华发生前后会升高，但在藻华发生高峰期时下降了至少 95%。与这种模式一致的是，富含亚硒酸盐的海水在藻华发生前后并不影响 *A. anophagefferens* 的生长，但是在藻华高峰期却能显著增加其生长率。因此，可以推测由于人为导致的硒含量的大量升高，可以通过大量硒蛋白的合成，从而促进有害藻华的形成与增殖。

对硒蛋白质组展开分析也可以用来探索物种对 Sec 利用的变化趋势[76]，尽管这类方法还存在一定的局限性[77]。对若干种模式真核生物的硒蛋白质组进行分析得到以下结果：在两种 *Ostreococcus* 物种中检测到 26～29 个硒蛋白基因，在社会阿米巴 *Dictyostelium discoideum* 中检测到 5 种硒蛋白，在硅藻 *Thalassiosira pseudonana* 中检测到 16 种硒蛋白，其中包括几种新的硒蛋白[76]。进一步分析发现，在陆地植物、真菌、线虫、昆虫和一些原生生物中存在着大量且独立的硒蛋白丢失现象。对富含硒蛋白和缺乏硒蛋白的生物体比较分析发现，水生生物通常有更大的硒蛋白质组，而某些陆地生物则通过硒蛋白基因的丢失或者用 Cys 替代 Sec 的方式减小其硒蛋白质组的规模。这些结果表明，许多硒蛋白起源于真核生物祖先，而环境可能在硒蛋白质组的进化过程中发挥作用。尤其是水生生物保留并扩展了其硒蛋白质组，而一些陆生生物的硒蛋白质组被减少或完全丢失。由此可得到一个有趣的推论，即水生生活方式可促进硒的生物利用与需求，而陆生生活导致了物种对硒利用度的降低[76]。

在另一项涉及脊椎动物的研究中，通过对 SELENOP 的硒转运结构域进化过程的重建，揭示了其通过 Cys 替代 Sec 使得哺乳动物中该蛋白 Sec 含量降低[44]。与哺乳动物相比，鱼类 SELENOP 的 Sec 含量较高，硒蛋白质组较大，*SELENOP* 基因表达升高，且组织硒水平更高。此外，哺乳动物在一些蛋白质中利用 Cys 替代了 Sec，同时存在若干硒蛋白一起丢失的现象，而在鱼类中并没有发现这种事件。这些数据表明，从鱼类到哺乳动物的进化过程伴随着 Sec 利用的减少，而对于 SELENOP、硒蛋白质组和 Sec/Cys 替换现象的分析提供了一个脊椎动物中硒利用的遗传学标记。对硒的依赖性逐渐降低的进化趋势，对于目前被广泛认可的补硒方式（即在非紧要治疗情况下仍鼓励通过饮食补硒来使硒蛋白表达最大化）提出了一系列疑问。

一项最近的比较基因组学研究鉴定了 44 种测序脊椎动物的硒蛋白质组，并发现了 45 个硒蛋白家族，其中在哺乳动物中发现 28 个，在硬骨鱼中发现 41 个[78]。该研究定义了脊椎动物祖先（28 个硒蛋白）和哺乳动物（25 个硒蛋白）的硒蛋白质组，并仔细描述了它们是如何通过基因重复（20 个事件）、基因丢失（10 个事件）和 Sec 被 Cys 所替代（12 个事件）而逐渐演变的。该研究发现，无内含子的 *SEPHS2* 基因在早期哺乳动物中产生，并在功能上取代了胎盘类哺乳动物中原始的多外显子基因，而这两个基因都保留在有袋类动物中。哺乳动物的 TXNRD1 和 TGR 由一个含有谷氧还蛋白结构域的祖先酶进化而来，后者现在仍存在于鱼类中。SELENOV 和 GPX6 分别从胎盘类哺乳动物的 *SELENOW* 和 *GPX3* 基因复制演变而来，GPX6 则发生了数次独立地丢失 Sec 的现象。在硬骨鱼类中，还特征性地发生了一些硒蛋白家族（GPX1、GPX3、GPX4、DIO3、MSRB1、SELENOJ、SELENOO、SELENOT、SELIU1 和 SELENOW2）的复制。该研究同时确定了若干硒蛋白的新异构体，并描述了异常保守的硒蛋白假基因。

11.7　硒蛋白质组分析在生物学中的应用

11.7.1　一个密码子两个氨基酸的靶向插入

长期以来，密码子和氨基酸之间严格的“一对一”特性是遗传编码的一个必要特征。然而，最近对纤毛虫（*Euplotes crassus*）的硒蛋白分析显示，一个密码子可以编码两个不同的氨基酸，而对于不同氨基酸残基的选择主要取决于特定 mRNA 上 3′非编码区的特异性序列和编码区内双功能密码子的位置 [79]。在 *E. crassus* 中 UGA 密码子既可特异性介导 Sec 的插入也可介导 Cys 的插入，并且这种密码子的双重功能甚至可以发生在同一蛋白质序列内。当在哺乳动物细胞中表达时，*Euplotes* mRNA 的结构排列仍然保留了位置依赖性的 UGA 双重功能。因此，遗传密码中存在着一个密码子编码多个氨基酸的情况。这个发现对于遗传密码的一个基本原则（即同一生物体中一个密码子只编码一种氨基酸）提出了挑战。

11.7.2　具有氧化还原活性的半胱氨酸残基的高通量鉴定

Cys 残基通常在蛋白质中起关键作用，然而，了解其特殊的功能往往只能采用逐个进行的实验研究方法。近期的一项研究开发了一种可通过在序列数据库中查找散在的 Sec/Cys 配对来进行高通量鉴定蛋白质中具有氧化还原活性 Cys 的方法流程[80]。该方法不受蛋白质家族、结构和物种分类的影响。目前该方法已被用于选择性地检测大部分已知具有氧化还原活性 Cys 的蛋白质并进行新的预测，其中一个已被证实。随着各种基因组和宏基因组计划的序列信息迅猛发展，结合硒蛋白质组的分析，可以发现许多新的氧化还原酶家族并确定这些蛋白质中具有氧化还原活性的 Cys 残基。

11.8　离子组分析

近年来，一项通过全基因组高通量 siRNA/离子组学筛选的研究深入分析并确认了人细胞中硒和其他微量元素的复杂调控机制[81]。一方面，硒的水平主要通过 Sec 合成机制和多种硒蛋白的表达来控制；另一方面，铜的平衡受到脂质代谢、蛋白质转运和翻译后修饰等所需机制的影响，而铁含量则主要受铁的摄入和含铁/血红素的蛋白酶表达影响。

另一项研究检测了 26 种哺乳动物的大脑、心脏、肾脏和肝脏中硒及其他 17 种元素的浓度，报道了这些器官的元素组成、整个物种的利用方式及其与体重和寿命的相关性[82]。在各种所研究的器官中，宏量元素、过渡金属和有毒元素具有显著不同的分布模式。在这个分析过程中，硒与镉和砷聚类在一起，表明硒毒性在生物体中具有特别重要的特性。一些元素具有谱系特异性模式，包括在非洲鼹鼠（*Heterocephalus glaber*）中硒利用的降低，以及哺乳动物中硒在肝脏和肾脏的水平与 SELENOP 的 Sec 残基数量之间呈正相关。有趣的是，物种寿命与硒呈负相关，表明较低的硒利用度可能有助于延长寿命。该研究从器官生理学、谱系特异性和寿命等角度深入探讨了哺乳动物硒水平的变化特征。

11.9 国内真核生物硒蛋白识别的最新进展

Jiang 等开发了一种基于 UGA 密码子包含可读框识别的硒蛋白基因识别系统，其核心算法是用于组装硒蛋白基因的算法 SelGenAmic[83]。基本步骤是：首先从基因组中获得外显子，其中包括含有 UGA 密码子的外显子（定义为 i-exon）和不含 TGA 密码子的外显子（c-exon），并用组装算法 SelGenAmic 组装寻找包含 i-exon 的特殊基因 i-gene；再查找下游的 SECIS 结构信息和 i-UGA 翻译后的 Sec 残基上下游的局部序列的相似性；最后对硒蛋白识别结果进行进一步分析。

通过该方法，Jiang 等分析了具有代表性的 6 种无脊椎动物（海绵、丝盘虫、海葵、青螺、柱头虫、文昌鱼），加上玻璃海鞘和目前已知的脊椎动物数据，阶段性地探索多细胞动物从诞生、进化到出现人类的整个过程中硒蛋白的变化趋势[84]。该研究获得了 178 个硒蛋白基因，其中在玻璃海鞘中首次发现了真核生物硒蛋白 DsbA、特殊的含双 SECIS 结构和双 Sec 结构的 SELENOW 等硒蛋白[83]。两种硒蛋白家族 DsbA 和 MSRA 以前被认为只出现在单细胞真核生物中，实际上可能广泛存在于海洋无脊椎动物中。该研究还发现，在进入多细胞动物阶段后，已经有了丰富的硒蛋白种类；并且在各个不同的进化阶段，硒蛋白并没有发生大规模的丢失，只是在某些特定的进化分支中发生了大面积的丢失，在文昌鱼中还寻找到了一种特殊的硒储存和转运蛋白 3NSelP。该硒蛋白的发现，对揭示硒蛋白 SELENOP 的进化有着重要的意义，也是探索生命体储存和转运硒元素的重要信息。

此外，Jiang 等亦分析了扁形动物门中涡虫、血吸虫和猪肉绦虫的硒蛋白质组的进化[85]。三个物种的生活方式存在着明显的梯度性差异，寄生程度逐渐增高。研究显示，硒蛋白质组会随着寄生程度的升高而逐渐减小，寄生会显著降低动物对硒的依赖。

上述研究利用新的生物信息学方法预测分析了真核生物的硒蛋白，获知了硒蛋白基因在动物界中的整体进化趋势，也探知了硒蛋白在某些特定进化阶段中发生大面积丢失的更为确切的时间，推测了不同生活方式对硒蛋白进化的影响，对于进一步认识硒蛋白在动物中的复杂演化规律具有重要意义。

11.10 结　　语

由于基因组技术的快速进展，我们知道了哪些生物利用硒，哪些不能利用硒，也知道了哪些硒蛋白和硒合成或调节相关蛋白可以介导生物体对硒的利用。目前，已知的硒蛋白家族大约有 100 种，包括在人类基因组中编码的 25 个硒蛋白基因。这些信息可以使研究人员从多种角度研究硒的生物学和硒蛋白功能并解决相关问题，这些问题在以前是不可想象的，例如，硒和硒蛋白利用的跨物种、跨群体和地理分布情况分析，以及遗传密码扩展等。在已知功能的硒蛋白中，Sec 是进行氧化还原反应的关键功能基团。今后进一步开展硒蛋白和硒蛋白质组的研究可以帮助解释硒已知的生物学和生物医学效应，并且发现新的依赖于硒的生物学过程和途径。

致谢　这项工作得到了美国国家健康院的资助。

参考文献

1. MD Wolfe et al 2004 *J Biol Chem* 279: 1801
2. GL Dilworth 1982 *Arch Biochem Biophys* 219: 30
3. VN Gladyshev et al 1994 *Proc Natl Acad Sci USA* 91: 232
4. WT Self, TC Stadtman 2000 *Proc Natl Acad Sci USA* 97: 7208
5. VM Labunskyy et al 2014 *Physiol Rev* 94: 739
6. DL Hatfield et al 2014 *Trends Biochem Sci* 39: 112
7. M Mariotti et al 2013 *Nucleic Acids Res* 41: e149
8. M Mariotti, R Guigó 2010 *Bionformatics* 26: 2656
9. GV Kryukov et al 1999 *J Biol Chem* 274: 33888
10. A Lescure et al 1999 *J Biol Chem* 274: 38147
11. VN Gladyshev et al 2004 *Annu Rev Nutr* 24: 579
12. FJ Martin-Romero et al 2001 *J Biol Chem* 276: 29798
13. S Castellano et al 2001 *EMBO Rep* 2: 697
14. GV Kryukov et al 2003 *Science* 300: 1439
15. GV Kryukov, VN Gladyshev 2004 *EMBO Rep* 5: 538
16. Y Zhang et al 2005 *Genome Biol* 6: R37
17. JT Rotruck et al 1973 *Science* 179: 588
18. A Seiler et al 2008 *Cell Metab* 8: 237
19. F Ursini et al 1999 *Science* 285: 1393
20. GE Olson et al 2010 *Am J Physiol Renal Physiol* 298: F1244
21. S Gromer et al 1998 *Biochem J* 332: 591
22. QA Sun et al 2001 *Proc Natl Acad Sci USA* 98. 3673
23. T Sandalova et al 2001 *Proc Natl Acad Sci USA* 98: 9533
24. QA Sun et al 1999 *J Biol Chem* 274: 24522
25. ES Arner, A Holmgren 2000 *Eur J Biochem* 267: 6102
26. QA Sun et al 2001 *J Biol Chem* 276: 3106
27. AK Rundlof et al 2004 *Free Radic Biol Med* 36: 641
28. D Su, VN Gladyshev 2004 *Biochemistry* 43: 12177
29. D Su et al 2005 *J Biol Chem* 280: 26491
30. M Conrad et al 2004 *Mol Cell Biol* 24: 9414
31. C Jakupoglu et al 2005 *Mol Cell Biol* 25: 1980
32. GV Kryukov et al 2002 *Proc Natl Acad Sci USA* 99: 4245
33. HY Kim, VN Gladyshev 2004 *Mol Biol Cell* 15: 1055
34. DE Fomenko et al 2009 *J Biol Chem* 284: 5986
35. BC Lee et al 2013 *Mol Cell* 51: 397
36. KV Korotkov et al 2001 *J Biol Chem* 276: 15330
37. E Kumaraswamy et al 2000 *J Biol Chem* 275: 35540
38. AD Ferguson et al 2005 *J Biol Chem* 281: 3536
39. MV Kasaikina et al 2011 *J Biol Chem* 286: 33203
40. TC Stadtman 1996 *Annu Rev Biochem* 65: 83
41. XM Xu et al 2007 *Biochem J* 404: 115
42. M Mariotti et al 2015 *Genome Res* 25: 1256
43. RF Burk, KE Hill 2005 *Annu Rev Nutr* 25: 215
44. AV Lobanov et al 2008 *Genome Biol* 9: R62
45. KE Hill et al 2003 *J Biol Chem* 278: 13640

46. L Schomburg et al 2003 *Biochem J* 370: 397
47. RF Burk, KE Hill 2015 *Annu Rev Nutr* 35: 109
48. SC Vendeland et al 1995 *Proc Natl Acad Sci USA* 92: 8749
49. KV Korotkov et al 2002 *Mol Cell Biol* 22: 1402
50. SJ Han et al 2014 *PLoS One* 9: e95518
51. Y Ye et al 2004 *Nature* 429: 841
52. VA Shchedrina et al 2011 *J Biol Chem* 286: 42937
53. AA Turanov et al 2014 *Biochem J* 462: 555
54. GJ Fredericks et al 2014 *Proc Natl Acad Sci USA* 111: 16478
55. S Verma et al 2011 *J Immunol* 186: 2127
56. B Moghadaszadeh et al 2001 *Nat Genet* 29: 17
57. MJ Jurynec et al 2008 *Proc Natl Acad Sci USA* 105: 12485
58. SV Novoselov et al 2002 *EMBO J* 21: 3681
59. T Obata, Y Shiraiwa 2005 *J Biol Chem* 280: 18462
60. S Castellano et al 2004 *EMBO Rep* 5: 71
61. S Castellano et al 2005 *Proc Natl Acad Sci USA* 102: 16188
62. SV Novoselov et al 2005 *Biochem J* 394: 575
63. VA Shchedrina et al 2007 *Proc Natl Acad Sci USA* 104: 13919
64. AV Lobanov et al 2006 *Nucl Acids Res* 34: 496
65. ES Arnér 2010 *Exp Cell Res* 316: 1296
66. HJ Reich, RJ Hondal 2016 *ACS Chem Biol* 11: 821
67. AP Lothrop et al 2014 *Biochemistry* 53: 664
68. AP Lothrop et al 2014 *Biochemistry* 53: 654
69. BC Lee et al 2011 *J Biol Chem* 286: 18747
70. AV Lobanov et al 2009 *Biochim Biophys Acta* 1790: 1424
71. K Taskov et al 2005 *Nucleic Acids Res* 33: 2227
72. AV Lobanov et al 2008 *Protein Sci* 17: 176
73. CE Chapple, R Guigó 2008 *PLoS One* 3: e2968
74. CJ Gobler et al 2011 *Proc Natl Acad Sci USA* 108: 4352
75. CJ Gobler et al 2013 *ISME J* 7: 1333
76. AV Lobanov et al 2007 *Genome Biol* 8: R198
77. S Castellano et al 2009 *Mol Biol Evol* 26: 2031
78. M Mariotti et al 2012 *PLoS One* 7: e33066
79. AA Turanov et al 2009 *Science* 323: 259
80. DE Fomenko et al 2007 *Science* 315: 387
81. M Malinouski et al 2014 *Nat Commun* 5: 3301
82. S Ma et al 2014 *Cell Rep* 13: 1319
83. L Jiang et al 2010 *Bmc Genomics* 11: 289
84. L Jiang et al 2012 *Bmc Genomics* 13: 446
85. L Jiang et al 2013 *Peerj* 1: e202

第 12 章 原核生物硒蛋白与硒蛋白质组

Yan Zhang

彭 婷 张 焱 译

摘 要 微量元素硒参与原核生物和真核生物的多种生物过程。硒代半胱氨酸是硒的主要生物利用形式，它可以插入到蛋白质中形成硒蛋白。在过去的十多年里，生物信息学工具已被成功用来识别测序生物中几乎所有的硒蛋白基因。本章主要介绍了目前已知的原核生物硒蛋白家族及其主要的功能。此外，近年来陆续开展的硒代半胱氨酸利用途径和硒蛋白质组的比较基因组学研究，也为我们进一步认识原核生物中不同硒蛋白家族的进化趋势，以及影响硒蛋白进化的关键因素提供了重要依据。

关键词 生物信息学，比较基因组学，原核生物，硒代半胱氨酸，硒蛋白，硒蛋白质组

12.1 引 言

硒（selenium，Se）是众多生物所必需的一种非常重要的微量元素，主要因其参与维持各种细胞进程中的氧化还原稳态平衡而为大众所知[1，2]。硒元素主要是以硒代半胱氨酸（selenocysteine，Sec，U，遗传密码中的第 21 种氨基酸）的形式存在于蛋白质中[3，4]。细胞通过将 UGA 密码子的终止信号功能重编码成 Sec 密码子，从而把 Sec 插入到硒蛋白中[5～7]。Sec 通常位于硒蛋白的活性位点处，对于硒蛋白的催化活性至关重要[7，8]。

Sec 的生物合成及其特异性插入硒蛋白的过程包含了一个复杂的机制，目前该机制已经在部分原核生物和真核生物中得到了较为详尽的研究 [7，9～11]。在细菌中，该过程需要一个编码 Sec 的 UGA 密码子（Sec-UGA）和一个被称为硒代半胱氨酸插入序列

Y. Zhang (✉)
Shenzhen Key Laboratory of Marine Biotechnology and Ecology, College of Life Sciences and Oceanography, Shenzhen University, Shenzhen 518060, China
Institute for Nutritional Sciences, Shanghai Institutes for Biological Sciences, Chinese Academy of Sciences, Shanghai 200031, China
e-mail: yanzhang01@sibs.ac.cn

（Sec insertion sequence，SECIS）元件的顺式作用 mRNA 元件。该 SECIS 元件位于紧邻 Sec-UGA 密码子下游的编码区。此外，一些反式作用因子也参与了 Sec 的合成与插入[3，9，10]。通常情况下，SECIS 元件与 Sec 特异性延伸因子 SelB 相结合，然后进一步与 Sec-tRNA$^{[Ser]Sec}$形成复合物。Sec-tRNA$^{[Ser]Sec}$是一种非常独特的 tRNA，它的反密码子可以与 Sec-UGA 相匹配。tRNA$^{[Ser]Sec}$首先在丝氨酸-tRNA 合成酶的作用下结合丝氨酸，然后再通过 Sec 合成酶 SelA 转化成 selenocysteyl-tRNA$^{[Ser]Sec}$。SelA 则利用硒磷酸合成酶（selenophosphate synthetase，SelD）的产物硒磷酸来作为 Se 的供体。与细菌相比，古菌和真核生物在其硒蛋白 mRNA 的 3′非翻译区（3′-UTR）进化出完全不同的 SECIS 元件，并且 Sec 插入到硒蛋白的过程还需要一些额外的步骤和相关酶（例如，真核生物/古菌 Sec 合成酶及 *O*-phosphoseryl-tRNA$^{[Ser]Sec}$激酶等）[11～15]。

在过去的十余年里，大量原核生物硒蛋白家族已经通过实验或计算的方法被识别鉴定出来。其中一些硒蛋白家族也存在于真核生物中，如 SelD、脱碘酶样蛋白、谷胱甘肽过氧化物酶（glutathione peroxidase，GPX）样蛋白及硒蛋白 W（SelW）样蛋白等（有关真核生物硒蛋白的详细信息在本书其他章节有详细描述）。不过，大部分硒蛋白家族只存在于细菌中。本章将简要介绍如何利用生物信息学工具来识别原核生物硒蛋白，以及不同原核生物中全套硒蛋白（即硒蛋白质组）的比较基因组学分析。

12.2 原核生物硒蛋白的计算识别

寻找硒蛋白始于 20 世纪的 80～90 年代，开始是以蛋白质中是否含硒来作为识别的主要依据。例如，用 ^{75}Se 标记硒蛋白后，即可在磷屏成像系统（PhosphorImager）的凝胶上观察到被标记的硒蛋白[16，17]。近年来，测序技术的飞速发展为发现新的硒蛋白提供了机遇和宝贵的资源。目前研究人员已开发出几种生物信息学算法，可有效地识别原核生物基因组和宏基因组数据库中的各种硒蛋白基因。

在所有硒蛋白基因中，SECIS 元件是 Sec 插入蛋白质过程所必需的，且具有高度特异性。它包含一个较为普遍的二级结构核心和一些保守片段。这些特征可以被用来预测基因组序列中的硒蛋白基因。细菌中的 SECIS 元件是一个茎环结构，位于硒蛋白 mRNA 中的 Sec-UGA 密码子下游[18]。该茎环结构以及 Sec-UGA 与 SECIS 元件顶环之间的距离对于 Sec 的插入至关重要[19]。因此，基于 SECIS 元件来预测细菌硒蛋白基因是一个较为合理的策略。

过去 Zhang 等首次提出了细菌 SECIS 元件的通用结构模型[20]。在该模型中，SECIS 的一级序列并不是非常保守，仅发现在 SECIS 元件顶环的前两个核苷酸中总是存在一个鸟苷酸（G），其后面常跟着一个尿苷酸（U）（图 12.1）。此外，Sec-UGA 密码子与顶环之间的距离通常为 16～37 个核苷酸。根据这个 SECIS 模型，研究人员开发了第一个可用于预测细菌基因组中硒蛋白基因的 bSECISearch 算法[20]。这个工具主要是通过检查细菌基因组中的所有 UGA 密码子下游是否含有一个类似 SECIS 元件的结构。为了尽可能排除假阳性，该算法还运用了一些其他标准，包括可读框约束、基于片段化的 SECIS 模型打分，以及 UGA 密码子侧翼区的氨基酸序列保守性等。筛选出来的候选基因将进一步分析其 UGA 密码子的位置、是否具有含 Sec 或者半胱氨酸（cysteine，Cys）的同源序列，以及包含 Sec 的直系同源基因中是否也存在 SECIS 元件等。最后确定的硒蛋白基因将进行更深入的验证。

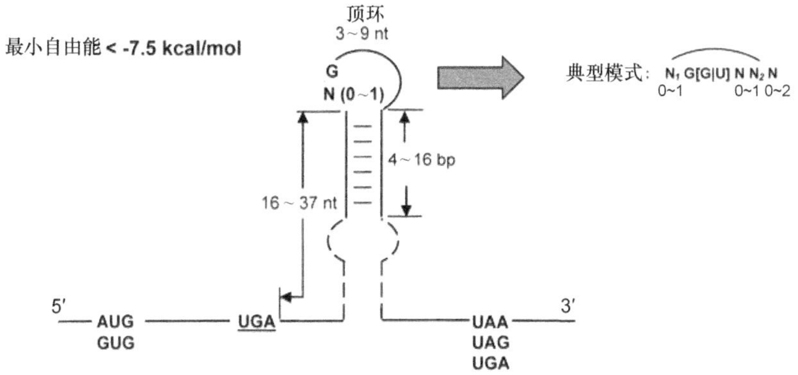

图 12.1　细菌 SECIS 结构模型。这个模型的核心包括一个由 3～9 个核苷酸组成的顶环和一个含有 4～16 个配对碱基的上部茎。顶环的前两个核苷酸中至少含有一个鸟苷酸（G），并且顶环的主体部分包含 N_1（0～1）G[GU]NN_2（0～1）N（0～2）模式，其中 N_1 和 N_2 形成了一个碱基对（N 代表任意的核苷酸）。Sec-UGA 密码子和顶环之间的距离为 16～37 个核苷酸。整个结构的最小自由能（MFE）小于–7.5kcal/mol。

考虑到绝大多数硒蛋白都存在含 Cys 的同源序列（即 Sec 被 Cys 替换），一些不依赖于 SECIS 的生物信息学方法也被开发出来，用于搜索物种基因组及各种环境基因组中的硒蛋白基因。这些工具主要利用大型蛋白质数据库（如 NCBI 的非冗余蛋白序列数据库）中含 Cys 的蛋白质来搜索潜在硒蛋白的核酸序列[21，22]。此类方法中的关键步骤在于寻找可能包含 Sec-UGA 密码子的核酸序列。这些序列经翻译之后，能成为含 Cys 蛋白的同源序列，其保守的 Cys 残基能与 UGA 密码子的翻译产物匹配，且该配对两侧都是保守区域。这种方法的不足之处在于，对于不存在含 Cys 同源蛋白的硒蛋白家族（虽然极少）无法识别，并且计算耗时较长。

利用上述各种方法，近年来在不同的细菌基因组中发现了许多新的硒蛋白基因。表 12.1 列出了目前已报道的原核生物硒蛋白家族。

如前所述，古菌中的 SECIS 元件与细菌显著不同。它们基本都位于古菌硒蛋白基因的 3′-UTR，且一般有一个 GAA_A 不配对区域和其他一些保守结构特征[23，24]。一个名为古菌 SECISearch 的工具可以用来识别序列库里的古菌 SECIS 元件[24]。此外，还有一种不依赖于 SECIS 的方法也可用于预测古菌硒蛋白基因[24]。与细菌相比，古菌中只含有少数已知的硒蛋白家族（如表 12.1 所示）。

12.3　原核生物硒蛋白家族

如上所述，利用各种生物信息学方法，研究人员已在多种原核生物基因组和环境基因组计划中发现了许多硒蛋白家族，从而揭示了硒蛋白在原核生物中的广泛分布[20～22，24～26]。在真核生物中也存在着一些原核生物硒蛋白的同源序列，如 SelD（真核生物中命名为 SPS2）、GPX、脱碘酶、SelW 和甲硫氨酸亚砜还原酶（methionine-*S*-sulfoxidereductase，MsrA）等。下面我们将简单描述一些主要的原核生物硒蛋白家族。

表 12.1 原核生物硒蛋白家族

细菌	古菌
甲酸脱氢酶 α 亚基（FdhA）	甲酸脱氢酶 α 亚基（FdhA）
甲酰甲烷呋喃脱氢酶 B 亚基（FmdhB）	甲酰甲烷呋喃脱氢酶 B 亚基（FmdhB）
硒磷酸合成酶（SelD）	硒磷酸合成酶（SelD）
辅酶 F420-还原脱氢酶 α 亚基（FrhA）	辅酶 F420-还原脱氢酶 α 亚基（FrhA）
辅酶 F420-还原脱氢酶 δ 亚基（FrhD）	辅酶 F420-还原脱氢酶 δ 亚基（FrhD）
甲基紫精还原氢化酶 α 亚基（VhuA）	甲基紫精还原氢化酶 α 亚基（VhuA）
HesB 样蛋白	HesB 样蛋白
异二硫化物还原酶 α 亚基（HdrA）	异二硫化物还原酶 α 亚基（HdrA）
甘氨酸还原酶硒蛋白 A（GrdA）	
甘氨酸还原酶硒蛋白 B（GrdB）	
过氧化物还原酶（Prx）	
硫氧还蛋白（Trx）	
谷氧还蛋白（Grx）	
脯氨酸还原酶（PrdB）	
脱碘酶样蛋白	
过氧化物酶-类似性二硫键氧化还原酶	
二硫键互换蛋白	
GPX 样蛋白	
SelW 样蛋白	
甲硫氨酸亚砜还原酶（MsrA）	
DsbG 样蛋白	
铁-硫氧化还原酶（GlpC）	
DsbA 样蛋白	
DsrE 样蛋白	
AhpD 样蛋白	
砷酸盐还原酶	
钼蛋白生物合成蛋白（MoeB）	
谷胱甘肽-*S*-转移酶样蛋白	
OsmC 样蛋白	
NADH：泛醌氧化还原酶 E 亚基	
硫转移酶 COG2897	
硫转移酶 COG0607	
硫氰酸酶相关蛋白	
甲基化-DNA-蛋白-半胱氨酸甲基转移酶	
有机汞裂解酶（MerB2）	
含 UGSC 蛋白	
亚砷酸盐-硫腺苷甲基转移酶	
含 CMD 蛋白	
铁氧化还原-硫氧还蛋白还原酶	
胰蛋白酶样丝氨酸蛋白酶	
FmdB 家族调节蛋白	
Prx 样蛋白	
Trx 样蛋白	
Grx 样蛋白	
不同的包含 Trx 折叠的家族	
其他	

甲酸脱氢酶 α 亚基（formate dehydrogenase alpha subunit，FdhA）主要参与将甲酸氧化成二氧化碳的过程[27，28]，是最丰富且分布最广的原核生物硒蛋白[29，30]。在这种酶中，Sec 与钼元素通过相互作用从而发挥催化活性。FdhA 是许多细菌中唯一的硒蛋白，由此推测该酶对于维系这些物种中的 Sec 利用通路起着至关重要的作用[29，30]。

SelD 是原核生物中另一个重要的硒蛋白家族。SelD 的功能是利用硒化物和 ATP 合成一种具有高度活性的 Se 供体化合物——硒磷酸[31]。SelD 对于原核生物 Sec 的生物合成必不可少，它与真核生物中的 SPS2 蛋白具有同源性。

甲酰甲烷呋喃脱氢酶 B 亚基（formylmethanofuran dehydrogenase subunit B，FmdhB）是 FdhA 的远缘同源蛋白，具有类似的功能，并且在活性位点处 Sec 和钼也是通过相互作用来发挥功能的。不同的是，FmdhB 主要是利用甲酰甲烷呋喃作为底物[32]。

一些氢化酶也含有 Sec，如辅酶 F420 还原氢化酶［coenzyme F420-reducing hydrogenase，(α 和 δ 亚基，分别为 FrhA 和 FrhD)］和甲基紫精还原氢化酶 α 亚基(methyl-viologen-reducing hydrogenase alpha subunit，VhuA)。在这些硒蛋白中，Sec 和镍元素有着相互作用[33]。此外，在一些含 Sec 的 FrhD 序列中（如 *Methanococcus jannaschii* 的 FrhD），可以同时存在两个 Sec 残基[23]。

甘氨酸还原酶硒蛋白 A（glycine reductase selenoprotein A，GrdA）和 B（GrdB）是一种多蛋白甘氨酸还原酶复合物的两种硒蛋白组分，主要参与了甘氨酸、肌氨酸、甜菜碱和其他底物的还原[34，35]。GrdA 是目前唯一一个已知的不含 Cys 同源序列的原核生物硒蛋白[4]。GrdB 具有底物特异性，并结合单个 GrdA [36]。

脯氨酸还原酶（proline reductase，PR）能够催化 D-脯氨酸环还原裂解成 δ-氨基戊酸[37]。PR 包含有两个组分，分别为 PrdA 和 PrdB。在一些细菌中，PrdB 以硒蛋白的形式存在[38]，它与 GrdB 具有一定相似性，尤其体现在 Sec 周围区域。

过氧化物还原酶（peroxiredoxin，Prx）是一个普遍存在的抗氧化酶家族，它能调控细胞内过氧化物水平，从而介导细胞的各种信号转导。Prx 几乎存在于所有的物种中。在一些细菌（如 *Eubacterium acidaminophilum*）中，含 Sec 形式的 Prx 已被报道[39]。

硫氧还蛋白（thioredoxin，Trx）是细胞内一个非常重要的二硫键还原酶，在所有物种的许多生物过程中都起着关键作用。含 Sec 的 Trx 蛋白主要存在于一些特定细菌及海洋环境样本中[21，24，25]。研究表明，硒蛋白形式的 Trx 的催化活性要高于含 Cys 的同源蛋白[40]。

谷氧还蛋白（glutaredoxin，Grx）是另一个已被研究得较为透彻的含二硫键氧化还原酶，它利用谷胱甘肽作为其辅因子。Grx 被底物氧化，在不需要酶的条件下可被谷胱甘肽还原。硒蛋白形式的 Grx 已在一些细菌中被发现[21，24，25]。

HesB 样蛋白是 HesB（或 IscA）的远缘同源蛋白，存在于一些古菌和细菌中[24，41]。HesB 可能参与了铁硫簇的组装过程[42]，而其同源硒蛋白的功能目前未知。

SelW 样蛋白是真核生物 SelW 蛋白在原核生物中的同源序列[43]。在哺乳动物中，SelW 是最小的硒蛋白，它的功能尚不清楚。有研究报道，SelW 样蛋白是海洋微生物群体中分布最广泛的硒蛋白家族[25]。

MsrA 可以将游离的或存在于蛋白质中的甲硫氨酸亚砜还原成甲硫氨酸，它广泛分布在从细菌到人类的众多物种中[44]。然而，硒蛋白形式的 MsrA 仅存在于少数物种中，如绿藻［衣藻属（*Chlamydomonas*）和链球藻属（*Ostreococcus*）］和一些细菌如 *Clostridium oremlandii* [45～47]。对 *C. oremlandii* 中 MsrA 的结构进行分析发现，这个蛋白质由两个结构域组成，包括 N 端的催化结构域和 C 端独特的螺旋结构域[48]。Grx 可以作为 MsrA 的还原剂，主要机制是通过一个二硫键直接与 MsrA 结合形成复合物[49]。

表 12.1 亦列出了其他在过去研究中已经被识别或预测的硒蛋白，包括异二硫化物还原酶、脱碘酶样蛋白、DsbA 样蛋白、DsbG 样蛋白、DsrE 样蛋白、GPX 样蛋白、AhpD

样蛋白、砷酸盐还原酶、谷胱甘肽-*S*-转移酶样蛋白、OsmC 样蛋白、硫氰酸酶相关蛋白、甲基化-DNA-蛋白-半胱氨酸转移酶、含 UGSC 蛋白、砷甲基转移酶和多种含 Trx 折叠类型的 Prx/Trx/Grx 样蛋白等[20～22，24，25]。在这些硒蛋白中，有许多是利用生物信息学工具预测出来的，并且功能尚不清楚。然而考虑到绝大多数功能已知的硒蛋白主要参与各种氧化还原反应，并且大部分预测的硒蛋白和已知具有氧化还原功能的蛋白质具有同源性，因此这些功能未知的硒蛋白绝大多数很有可能是氧化还原相关蛋白。

12.4 原核生物硒蛋白质组的比较基因组学研究

在过去的十年间，生物信息学方法已被成功用于识别原核生物基因组和海洋环境样本中几乎所有的硒蛋白[20～22，24～26]。这些成果初步揭示了细菌和古菌中硒蛋白质组的组成与进化，从而为我们深入了解这些生物对硒的需求提供了新视点。和 Cys 相比，Sec 虽然是含硒酶的高级催化剂[5，40]，但是它只被蛋白质和物种选择性地加以利用。因此，对硒蛋白质组开展比较基因组学分析，还可以帮助我们理解 Sec 的重要功能与其限制性利用之间的矛盾。

早期的一个比较基因组学研究分析了近 350 个完全测序的细菌中利用 Sec 的物种及相关硒蛋白质组的分布情况[30]。该研究发现，只有不到 1/4 的已测序细菌可以利用 Sec。这些物种含 1～31 个不等的硒蛋白基因。富含硒蛋白的物种（含 6 个及以上的硒蛋白）主要分布在 δ 变形菌纲（Deltaproteobacteria）和厚壁菌门/梭状芽孢杆菌属（Firmicutes/*Clostridia*）中。FdhA 和 SelD 是细菌中分布最广泛的硒蛋白家族。对于大多数的硒蛋白家族而言，主要是从含有 Cys 的祖先进化而来。然而，在富含硒蛋白物种的许多近缘物种中都发生了特定硒蛋白基因丢失的现象。这些发现说明，Sec 的利用和硒蛋白基因丢失之间存在高度动态且微妙的进化平衡，从而能部分解释 Sec 催化的优越性与它在自然界中仅被有限利用之间的矛盾之处。此外，该研究也发现了一些可能会影响 Sec 利用和硒蛋白质组进化的环境因素，例如，氧浓度降低或温度升高有利于维持甚至促进 Sec 的利用，低氧环境还能推动新的硒蛋白基因产生[30]。

另一项比较基因组学研究针对原核生物和真核生物中 Sec 的利用情况开展了分析[47]。该工作分析了近 600 种细菌和古菌的基因组。在细菌中，物种的硒蛋白质组包含 1～39 个不等的硒蛋白，其中的 *Syntrophobacter fumaroxidans* 含有目前为止最大的硒蛋白质组。而另一方面，只有极少数的古菌物种利用 Sec（仅限于 *Methanococcales* 和 *Methanopyrales*），并且这些古菌的硒蛋白质组大小差异较小，通常为 7～10 个硒蛋白。

一项近期研究分析了 Sec 生物合成完整机制的进化情况及一些幽门螺杆菌（*Helicobacter pylori*）菌株和相关 ε-变形菌纲（Epsilonproteobacteria）物种中的硒蛋白质组[50]。该研究发现，Sec 插入系统的丢失先于 *H. acinonychis* 和 *H. pylori* 的物种进化分离。研究人员还预测了一个存在于 ε-变形菌中新的硒蛋白家族——DUF466 家族，在这个家族中 Sec 存在于羧基末端[50]。

在研究原核生物和真核生物 SelD/SPS 基因进化方面，一项重要的比较基因组学研究工作为我们提供了一幅横跨整个生命进化树的硒蛋白功能图谱[51]。在细菌中，SelD

的分布和其他 Se 利用的标志基因及硒蛋白的存在具有很好的一致性。在 γ 变形菌纲/巴斯德氏菌属（Gammaproteobacteria/*Pasteurellales*）中，该研究发现了 SelD 蛋白家族中存在的由Cys转换成Sec的情况。虽然由Cys转换为Sec的假设在过去已经被提出来[30]，但这是首次被清晰证明。此外，还观测到 SelD 和其他不同基因的融合现象。所有的基因融合都发生在 *SelD* 基因的 N 端。除了 *Geobacter* sp. *FRC-32* 中的 NifS-SelD（包含 Sec）之外，融合 SelD 都仅含 Cys。这些延伸后的 *SelD* 基因被认为仍然保留着原有的硒磷酸合成功能。在后生动物中，SPS 系统发展史展示了一个功能进化的典型例子。它通过独立的基因复制和随后的亚功能定位，实现了基于不同基因所在位置的双重功能[51]。

最近，Peng 等分析了 5200 多个细菌基因组，希望能找到细菌 Se 生物代谢和硒蛋白质组的新进化规律[52]。这项研究为所有已知的 Se 代谢通路（包括 Sec 生物合成和其他 Se 利用途径）绘制了一张全局物种分布图谱，展示了迄今为止细菌中最为详细的硒生物利用相关信息。与以往的研究结果相一致，绝大多数测序物种（约 80%）失去了利用 Sec 的能力。通过对物种硒蛋白质组进行深入分析，Peng 等发现了一个新的硒蛋白利用非常活跃的门属——互养菌门（Synergistetes），以及其他一些富含硒蛋白的物种（图 12.2）。通过对环境因素与 Sec 利用之间的关系开展扩展性研究，他们发现了细菌 Sec 生物利用的新宏观进化特征。Sec 利用途径更偏好寄生环境。有意思的是，之前报道中提到的有关氧浓度与 Sec 之间的关系在该研究中并没有看到[30，47]，因为随着分析物种种类和数量的显著增多，含有 Sec 途径的需氧型物种和厌氧型物种比例相当[52]。然而考虑到绝大多数富含硒蛋白的物种基本都是厌氧型生物，低氧含量可以促进新硒蛋白基因产生的假设还是得到了再次确认。在今后的研究工作中，寻找可以影响不同硒蛋白家族进化的其他因素将显得非常重要。

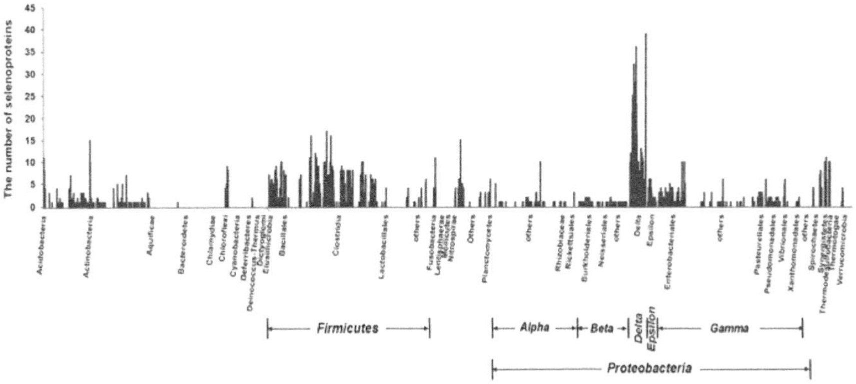

图 12.2　细菌硒蛋白质组的分布。总共分析了 5000 多个细菌基因组。富含硒蛋白的物种主要存在于以下三大类：δ变形菌纲、梭状芽胞杆菌属和互养菌门。

12.5　结　　语

本章主要介绍了如何用生物信息学方法来识别原核生物中的硒蛋白基因，并探讨了硒在原核生物中的利用情况。近几十年来，有 70 多个硒蛋白家族或子家族已被陆续报道。其中，大多数硒蛋白是基于巯基的氧化还原酶，结构上往往含有一个与 Trx 相似的折叠类型。一些比较基因组学研究分析了已测序的不同原核生物中 Sec 利用途径和硒蛋白质组的分布及进化情况。这些研究不仅可以帮助我们揭示不同生物中 Sec 利用的普遍规律，还能解释在进化过程中 Sec 的生物利用是如何发生动态变化的，以及有哪些因素在这个过程中发挥了重要作用。在今后的工作中，将进一步开展更多关于识别新的硒蛋白基因并探索其功能的研究，从而帮助我们发现新的依赖于硒的生物学过程及代谢通路。

致谢 感谢国家自然科学基金[NO. 31171233]和广东省自然科学基金[No.2015A030313555]对本研究的支持与资助。

参 考 文 献

1. J Köhrle et al 2000 *Biol Chem* 381: 849
2. SJ Fairweather-Tait et al 2011 *Antioxid Redox Signal* 14: 1337
3. A Böck et al 1991 *Mol Microbiol* 5: 515
4. TC Stadtman 1996 *Annu Rev Biochem* 65: 83
5. DL Hatfield, VN Gladyshev 2002 *Mol Cell Biol* 22: 3565
6. WP Tate et al 1999 *Biochemistry (Mosc)* 64: 1342
7. J Donovan, PR Copeland 2010 *Antioxid Redox Signal* 12: 881
8. L Johansson et al 2005 *Biochim Biophys Acta* 1726: 1
9. A Böck 2000 *Biofactors* 11: 77
10. S Yoshizawa, A Böck 2009 *Biochim Biophys Acta* 1790: 1404
11. DM Driscoll, PR Copeland 2003 *Annu Rev Nutr* 23: 17
12. M Rother et al 2001 *Biofactors* 14: 75
13. C Allmang et al 2009 *Biochim Biophys Acta* 1790: 1415
14. JE Squires, MJ Berry 2008 *IUBMB Life* 60: 232
15. XM Xu et al 2007 *Biol Trace Elem Res* 119: 234
16. D Behne et al 1990 *Biochem Biophys Res Commun* 173: 1143
17. VN Gladyshev et al 1998 *J Biol Chem* 273: 8910
18. BL Berg BL et al 1991 *J Biol Chem* 266: 22386
19. GF Chen et al 1993 *J Biol Chem* 268: 23128
20. Y Zhang, VN Gladyshev 2005 *Bioinformatics* 21: 2580
21. Y Zhang et al 2005 *Genome Biol* 6: R37
22. Y Zhang, VN Gladyshev 2007 *Nucleic Acids Res* 35: 4952
23. R Wilting et al 1997 *J Mol Biol* 266: 637
24. GV Kryukov, VN Gladyshev 2004 *EMBO Rep* 5: 538
25. Y Zhang, VN Gladyshev 2008 *PLoS Genet* 4: e1000095
26. BN Chaudhuri, TO Yeates 2005 *Genome Biol* 6: R79
27. VN Gladyshev et al 1994 *Proc Natl Acad Sci USA* 91: 7708
28. JG Ferry 1990 *FEMS Microbiol Rev* 7: 377
29. H Romero et al 2005 *Genome Biol* 6: R66
30. Y Zhang et al 2006 *Genome Biol* 7: R94
31. GM Lacourciere 1999 *Biofactors* 10: 237
32. JA Vorholt et al 1997 *Mol Microbiol* 23: 1033
33. E Garcin et al 1999 *Structure* 7: 557

34. MX Sliwkowski, TC Stadtman 1988 *Proc Natl Acad Sci USA* 85: 368
35. S Kreimer, JR Andreesen 1995 *Eur J Biochem* 234: 192
36. M Wagner et al 1999 *Eur J Biochem* 260: 38
37. S Jackson 2006 *J Bacteriol* 188: 8487
38. UC Kabisch et al 1999 *J Biol Chem* 274: 8445
39. B Söhling et al 2001 *Biol Chem* 382: 979
40. MJ Kim et al 2015 *Biochem Biophys Res Commun* 461: 648
41. T Stock et al 2010 *Mol Microbiol* 75: 149
42. I Cózar-Castellano et al 2004 *Biochim Biophys Acta* 1700: 179
43. PD Whanger 2000 *Cell Mol Life Sci* 57: 1846
44. HY Kim 2013 *Antioxid Redox Signal* 19: 958
45. HY Kim et al 2006 *Biochemistry* 45: 13697
46. HY Kim et al 2009 *Proteins* 74: 1008
47. Y Zhang, VN Gladyshev 2010 *J Biol Chem* 285: 3393
48. EH Lee et al 2014 *Arch Biochem Biophys* 545: 1
49. MJ Kim et al 2015 *Biochem Biophys Res Commun* 457: 567
50. P Cravedi et al 2015 *Genome Biol Evol* 7: 2692
51. M Mariotti et al 2015 *Genome Res* 25: 1256
52. T Peng et al 2016 *ISME J* doi: 10.1038/ismej.2015.246

第 13 章

硒蛋白的功能基因组学和硒反应通路

Catherine Méplan and John Hesketh

周继昌　龚春梅　莫俊銮　编译

摘　要　营养基因组学方法有助于我们了解硒如何影响代谢途径、稳态控制和疾病风险。本章我们讨论编码硒蛋白及其合成元件基因已知的遗传多态性，以及这些遗传变异体对代谢途径所涉及各个硒蛋白的合成和活性的影响，包括变异体对硒蛋白之间共享合成元件而形成的整个硒蛋白组的影响。这些遗传变异体，尤其是功能性变异体与几种慢性病相关性的证据也在本章讨论之列。

关键词　相关性研究，癌症，营养基因组学，硒蛋白，硒蛋白等级，单核苷酸多态性

13.1　引　　言

硒蛋白在许多生化途径中起着至关重要的作用，特别是在氧化应激和内质网（ER）应激反应中。在营养方面，考虑硒（Se）摄入对硒蛋白及其相关途径总体平衡的影响尤为重要；同样，从遗传的角度来看，个体差异的影响需要在整个 Se 途径中进行评估。在这里，我们讨论遗传研究如何提供关于 Se 摄入和代谢与疾病风险相关机制的新观点。

单核苷酸多态性（single nucleotide polymorphism，SNP）代表了个体中 90%的遗传变异，一些遗传变异体改变了基因或蛋白质的调控或蛋白质活性，并因此与功能有关。在进化过程中，我们祖先能够生存是依赖于他们对抗代谢压力和感染并确保繁衍的能力。这些功能有赖于各种硒蛋白的有力支持，因此与 Se 摄入息息相关。由于 Se 的不同地理分布和不同病原体及应激的暴露，不同 Se 供应条件下调节硒蛋白合成或活性的遗传变异体可能已经经历了这些因素的选择。环境因素所施加的选择压力可能部分解释目前在不同人群中观察到的等位基因频率的变化。支持这种假设的几项研究已经确定了与

C. Méplan (✉) • J. Hesketh
School of Biomedical Sciences, Faculty of Medical Sciences, Newcastle University,
The Medical School, Framlington Place, Newcastle-upon-Tyne NE2 4HH, UK
Human Nutrition Research Centre and Institute for Cell and Molecular Biosciences,
Newcastle University, Newcastle-upon-Tyne, NE2 4HH, UK
e-mail: Catherine.meplan@ncl.ac.uk; j.e.hesketh@ncl.ac.uk

新近遗传适应性标记相应的硒蛋白基因上的 SNP，提示一种对土壤中低 Se 含量的局地适应性。据报道，最近在缺 Se 地区亚洲人群的谷胱甘肽过氧化物酶 1 基因（*GPX1*）区域进行了一次选择性的清理[1]。同样，已经观察到中国严重缺 Se 地区的人群中，硒蛋白基因 SNP 的等位基因频率发生了改变[2]。此外，最近一项对欧洲后裔的研究发现，*GPX1-3*、硒结合蛋白 1（*SELENBP1*）和硒蛋白 O（*SELENOO*）基因上提示当地土壤低 Se 适应性的已知功能变异体，存在一种强阳性的自然选择[3]。

随着人类寿命的延长，Se 代谢基因的遗传变异被认为与几种年龄相关的疾病有关，包括癌症、糖尿病、免疫或神经功能失调及心血管疾病。这类疾病的发展有一个共同基础，如细胞维持机制及氧化应激反应受损。这些代谢通路涉及多种硒蛋白，因此，影响硒蛋白合成或活性的遗传因素有可能改变个体患慢性病的风险（图 13.1）。

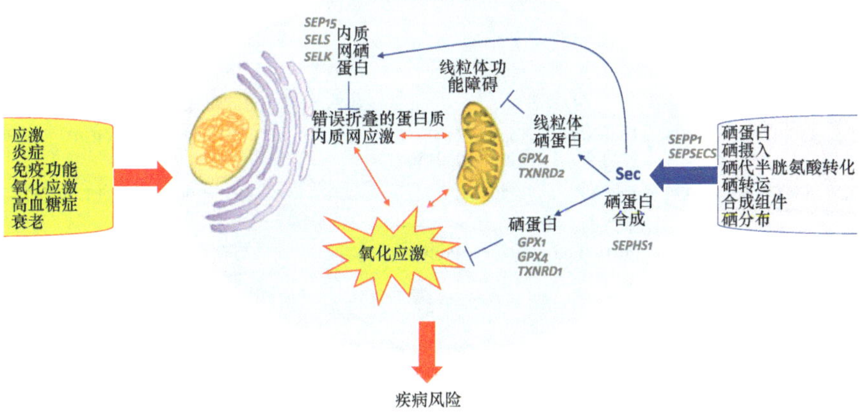

图 13.1 硒蛋白 SNP 和 Se 供应相互作用对硒蛋白功能及疾病风险影响的示意图。该图说明了 SNP-Se 相互作用如何影响硒蛋白合成和活性，并因此影响已知在氧化和内质网（ER）应激反应及维持线粒体氧化还原状态中至关重要的下游生化途径。由于在许多慢性疾病中通常可以观察到这些生化途径的破坏，这些 SNP 与疾病遗传关联的存在表明了硒蛋白的功能在这些途径中的重要性。需要相应硒蛋白功能的亚细胞器中，具有与疾病风险相关功能性 SNP 的基因用深灰色斜体标了出来。

三类研究已经显示了硒蛋白基因的遗传变异体与疾病易感性之间的联系（表 13.1～表 13.4）：①对少量已知功能相关性候选 SNP 的研究，其中，假定 SNP 对基因或蛋白质调节的功能性结果能增加疾病风险；②对多种硒蛋白基因或筛选 Se 代谢途径基因 SNP 的更广泛研究，通常将 SNP 标签（tagSNP）和功能变异体结合进行；③对与疾病特征相关硒蛋白基因大规模的全基因组关联研究（GWAS）。集中研究特征明确的 SNP 能为

表 13.1 *GPX1* 基因的 SNP 与疾病风险的遗传相关性 [a]

SNP	碱基改变	病例/对照	目标/位置	功能	人群	关联性	参考文献
乳腺癌							
rs1050450	C＞T	1038/1088	Pro198Leu	酶活性 Pro>Leu	美国	无	[62]
		1229/1629			美国	无	[61]
		79/517			美国	T 等位基因：BC 风险↑	[46]

续表

SNP	碱基改变	病例/对照	目标/位置	功能	人群	关联性	参考文献
乳腺癌							
rs1050450	C > T	399/372			加拿大	无	[63]
		2293/2278			英国	无	[86]
		4371/0			英国	和 BC 生存风险没有关联	[41]
		377/377			丹麦	T 等位基因：BC 风险↑	[47]
		933/959			丹麦	T 等位基因：非导管型 BC ↑；rs3877899 （SELENOP）相互作用；eGPX 活性 ↓	[11]
前列腺癌							
rs1050450	C > T	745/0	Pro198Leu	酶活性 Pro>Leu	美国	无	[87]
		500/1391			美国	无	[88]
		247/487			德国	T 等位基因：PCA 风险 ↓；血清硒水平 ↑	[12]
		82/123			马其顿	T 等位基因：PCA 风险 ↓	[50]
		262/435			新西兰	T 等位基因：PCA 风险 ↑	[51]
rs1800668	C > T	951/25408	TagSNP/启动子	TagSNP/high LD with rs1050450	荷兰	TT：↓晚期 PCA（III/IV 期）风险	[13]
rs17650792	A > G	952/25426	TagSNP/启动子	未知	荷兰	GG：↓晚期 PCA（III /IV 期）风险	[13]
rs1050450	C > T	656/743	Pro198Leu	酶活性 Pro>Leu	美国	与晚期远端结直肠腺瘤没有任何关联	[14]
		981/397			挪威	无	[89]
		375/779			丹麦	无	[90]
		832/705			捷克共和国	与单独 SNP 没有联，但与 rs37413471 基因交互(SELENOS)	[7]
		827/733			韩国	无	[76]
肺癌							
rs1050450	C > T	237/234	Pro198Leu	酶活性 Pro>Leu	美国	CC：>80 岁吸烟者患肺癌 ↑	[52]
		315/313			芬兰/男性	T 等位基因：风险 ↑	[53]
		95/176			波兰	T 等位基因：风险 ↓	[40]
		432/798			丹麦	T 等位基因：风险 ↓	[54]
		186/207			德国	T 等位基因：风险 ↓	[91]
喉癌							
rs1050450	C > T	111/213	Pro198Leu	酶活性 Pro>Leu	波兰	T 等位基因：风险 ↓	[40]
膀胱癌							
rs1050450	C > T	224/0	Pro198Leu	酶活性 Pro>Leu	美国	T 等位基因：膀胱癌复发的风险 ↑	[56]
		213/209			日本	T 等位基因：风险 ↑	[55]
心血管疾病							
rs1050450	C > T	184/0	Pro198Leu	酶活性 Pro>Leu	日本（糖尿病）	在糖尿病患者 T 等位基因：↑ CVD 风险，↑内中膜厚度	[92]
大骨节病							
rs1050450	C > T	638/324	Pro198Leu	酶活性 Pro>Leu	中国	无	[93]

[a] 本表呈现了 *GPX1* 基因功能性 tagSNP 与疾病风险的关联性研究结果。与疾病风险或进展相关的其他疾病、SNP、等位基因或基因型等信息，与研究人群和已知影响蛋白质功能或表达的 SNP 的功能性结果放在一起显示。

表 13.2　*GPX4* 基因的 SNP 与疾病风险的遗传相关性 [a]

SNP	碱基改变	病例/对照	目标/位置	功能	人群	关联性	参考文献
乳腺癌							
rs713041	C > T	2182/2264	3′-UTR，靠近 SECIS	Sec-插入效率 C>T	英国	无	[86]
		4356			英国	T 等位基因：BC 死亡率的风险 ↑	[41]
		939/960			丹麦	T 等位基因：eGPX 活性 ↓	[11]
前列腺癌							
rs713041	C > T	739/0	3′-UTR，靠近 SECIS	Sec-插入效率 C>T	美国	无	[87]
		245/490			德国	无	[12]
		260/439			新西兰	无	[51]
结直肠癌							
rs713041	C > T	745/758	3′-UTR，靠近 SECIS	Sec-插入效率 C>T	美国	与晚期结直肠腺瘤不相关	[14]
		252/187			英国	TT：CRC 的风险 ↓	[36]
		832/705			捷克共和国	CT：CRC 的风险 ↑；与 rs4880（SOD2），rs9605031（TXNRD2）和 rs3877899（SELENOP）有交互作用	[7]
		827/733			韩国	无	[76]
肺癌							
rs713041	C > T	95/176	3′-UTR，靠近 SECIS	Sec-插入效率 C>T	波兰	T 等位基因：风险 ↓	[40]
喉癌							
rs713041	C > T	325/287	3′-UTR，靠近 SECIS	Sec-插入效率 C>T	波兰	T 等位基因：风险 ↓	[40]
大骨节病							
rs713041	C > T	219/194	3′-UTR，靠近 SECIS	Sec-插入效率 C>T	中国	无关；KBD 患者 GPX4 mRNA 水平 ↓	[39]
rs713041-rs4807542 单体型		219/194			中国汉族	A-T 单体型：KBD 风险 ↓	[39]
自身免疫性甲状腺疾病							
rs713041	C > T	675/898			中国	无关，主等位基因减少	[96]
rs2074451	G > T	658/907			中国	无关，主等位基因减少	[96]
rs3746165	C > T	675/898			中国	无关，主等位基因减少	[96]

[a] 本表呈现了 *GPX4* 基因功能性 tagSNP 与疾病风险的关联性研究结果。与疾病风险或进展相关的其他疾病、SNP、等位基因或基因型等信息，与研究人群和已知影响蛋白质功能或表达的 SNP 的功能性结果放在一起显示。

表 13.3 *SELENOP* 基因的 SNP 与疾病风险的遗传相关性 [a]

SNP	碱基改变	病例/对照	目标/位置	功能	人群	关联性	参考文献
乳腺癌							
rs3877899	G > A	937/957	Ala234Thr	血浆 SELENOP 异构体；硒生物利用率	丹麦	AA：BC 和导管型 BC 风险 ↓	[11]
rs7579	G > A	937/957	3′-UTR	血浆 SELENOP 异构体；硒生物利用率	丹麦	无	[11]
rs230812	A > C		TagSNP		印第安人	CC：28%～70%的印第安人血统女性的 BC 风险 ↑；与 rs230813（与氧化应激相关）有严重的连锁不平衡	[15]
rs6865453	A > C		TagSNP			与 rs7579 AC/CC 连锁不平衡：28%～70%的印第安人血统女性的 BC 风险 ↓	[15]
前列腺癌							
rs3877899	G > A	2643/1570	Ala234Thr	血浆 SELENOP 异构体；硒生物利用率	瑞典	无	[16]
		248/492			德国	无	[12]
		951/25409			荷兰	基因型与 Se 状态交互作用：晚期 PCA 的风险 ↓	[13]
		259/436			新西兰	无	[51]
rs7579	G > A	248/492	3′-UTR	血浆 SELENOP 异构体；硒生物利用率	德国	AA：PAC 风险 ↑；与血浆 SELENOP 交互作用	[12]
		951/25408			新西兰	A 等位基因：晚期（IV 期）PCA 风险 ↓；基因型与血浆硒状态交互作用使晚期 PCA 风险 ↓	[13]
rs13168440	T > C		TagSNP	未知	美国	C 等位基因：与血浆 Se 交互作用使 PCA 风险 ↓	[17]
结直肠癌							
rs3877899	G > A	193/127	Ala234Thr	血浆 SELENOP 异构体；硒生物利用率	德国	无	[94]
		832/705			捷克共和国	单独 SNP 无关联，但与 rs5859（SELENOF）和 rs713041（GPX4）交互作用时则有	[7]
		827/733			韩国	无	[76]
rs7579	G > A	832/705	3′-UTR	血浆 SELENOP 异构体；硒生物利用率	捷克共和国	AA：CRC 风险 ↑，与 rs5859（SELENOF）有交互作用	[7]
		827/733			韩国	无	[76]
启动子（−4166），外显子 5（rs3877899，rs6413428），3′UTR（rs12055266，rs2972994，rs3797310		772/777			美国	全部的 SELENOP 变异体与晚期远端结直肠腺瘤关联	[14]
2 型糖尿病							
rs28919926，rs146125471，rs16872779，rs7579		2446			西班牙裔，欧裔美国人，非裔美国人	与空腹胰岛素和 1 相胰岛素反应有关	[25]
自身免疫性甲状腺疾病							
SELENOP	rs6865453 A > C	675/898			中国	无关，主等位基因减少	[96]

[a] 本表显示 *SELENOP* 基因功能性 tagSNP 与疾病风险的关联性研究结果。与疾病风险或进展相关的其他疾病、SNP、等位基因或基因型等信息，与研究人群和已知影响蛋白质功能或表达的 SNP 的功能性结果放在一起显示。

表 13.4　其他硒蛋白及其代谢相关基因的 SNP 与疾病风险的遗传相关性 [a]

基因符号	SNP	碱基改变	病例/对照	目标/位置	功能	人群	关联性	参考文献
前列腺癌								
SELENOF	rs5859	G > A	1195/1186	3′-UTR	Sec-插入效率	美国	无	[84]
			248/492			德国	AA：GPX3 活性 ↓	[12]
SELENOF	rs5845	G > A or C > T	259/436	3′-UTR	Sec-插入效率	新西兰	AA：PCA 风险 ↑	[51]
SELENOF	rs561104	G > A	1195/1186	TagSNP	未知	美国	AA：PCA 死亡风险 ↑	[84]
SELENOK	rs9880056	T > C	248/492	TagSNP	未知	德国	C 等位基因：与血清 SELENOP 和血清 Se 交互作用使晚期高恶性度 PCA 风险 ↓	[19]
TXNRD11	rs7310505	C > A	248/492	TagSNP	未知	德国	CC：与血清 SELENOP 和血清 GPX 活性交互作用使晚期 PCA 风险 ↑	[19]
TXNRD2	rs9605030	C > T	248/492	TagSNP	未知	德国	T 等位基因：与血清硒状态交互作用使高恶性度 PCA 风险 ↑	[19]
TXNRD2	rs9605031	C > T	248/492	TagSNP	未知	德国	T 等位基因：与血清硒状态交互作用使高恶性度 PCA 风险 ↓	[19]
TXNRD2	rs1005873	A > G	348/374	TagSNP	未知	美国	AA 基因型比 AG/GG 基因 PCA 侵袭性 ↑	[97]
SELENBP1	rs10788804	G > A	348/374	TagSNP	未知	美国	GG 基因型比 AG/AA 基因 PCA 侵袭性 ↑	[97]
结肠直肠癌								
GPX2	rs4902347	G > A	570/762	TagSNP	未知	美国	GA/AA：直肠癌（但非结肠或腺瘤）风险 ↓	[70]
GPX3	rs3828599	C > T	582/773	TagSNP	未知	美国	T 等位基因：直肠癌（但非结肠或腺瘤）风险 ↓	[70]
	rs736775	C > T	582/773	TagSNP	未知	美国	T 等位基因：直肠癌（但非结肠或腺瘤）风险 ↓	[70]
	rs8177447	C > T	582/773	TagSNP	未知	美国	T 等位基因：直肠癌（但非结肠或腺瘤）风险 ↓	[70]
SELENOF	rs5859		832/705	3′-UTR，SECIS	Sec-插入效率	捷克共和国	单独 SNP 无关联，但与 SELENOP 的 rs3877899，rs7579，rs3797310，rs12055266 交互作用时则有	[7]
			827/733			韩国	A 等位基因：CRC 风险 ↑	[76]
SELENOF	rs5845		827/733	3′-UTR	Sec-插入效率	韩国	无	[76]
TXNRD1	rs35009941		772/777	C > G		美国	G 等位基因：单独或与 *TXNRD1* 的 rs34195484，rs4077561，rs1128446，rs5018287，rs6539137，rs10778322 和 rs35776976 交互作用使 CRC ↓	[14]
肺癌								
SELENOF	rs5859		325/287	3′-UTR，SECIS	Sec-插入效率	波兰	A 等位基因：低硒状态个体风险 ↑	[85]
SELENOF	rs5845		325/287	3′-UTR	Sec-插入效率	波兰	无	[40]
喉癌								
SELENOF	rs5845		325/287	3′-UTR	Sec-插入效率	波兰	无	[40]
心血管疾病								
SELENOS	rs28665122，rs4965814，rs2862845，rs7178239			TagSNP		欧裔美国人/糖尿病患者	在 2 型糖尿病聚集的欧裔美国家庭中与血管钙化指标有关	[95]

续表

基因符号	SNP	碱基改变	病例/对照	目标/位置	功能	人群	关联性	参考文献
克罗恩氏病								
SEPHS1	rs7901303	G > T	351/853	TagSNP	未知	新西兰白种人	SNP-血清 Se 交互影响克罗恩病的风险	[5]
	rs17529609	A > G	351/853	TagSNP	未知	新西兰白种人	SNP-血清 Se 交互影响克罗恩病的风险	[5]
SEPSECS	rs1553153	G > A	351/853	TagSNP	未知	新西兰白种人	SNP-血清 Se 交互影响克罗恩病的风险	[5]
2 型糖尿病								
DIO2	rs225014		721	Thr92Ala		巴西	Ala 变异体：低活性；与 2 型糖尿病有关，与 PPARγ2 Pro12Ala 有交互作用	[80～82]
自身免疫性甲状腺疾病								
SELENOS	rs28665122	C > T	671/893			中国	无关，主等位基因 C 增加	[96]
	rs7178239	G > C	661/880			中国	等位基因 C 和基因型 CC 在 Graves 病和桥本甲状腺炎患者中呈现不同的趋势，但所有分布差异均不显著	[96]

[a] 本表列出了表 13.1～表 13.3 中未列出的硒蛋白基因的功能性 tagSNP 与疾病风险的关联性研究结果。与疾病风险或进展相关的其他疾病、SNP、等位基因或基因型等信息，与研究人群和已知影响蛋白质功能或表达的 SNP 的功能性结果放在一起显示。

流行病学研究提供机制支持，并可以测量 Se 营养状态和应激的生物标记物，这点对 Se 相关研究尤为重要，因为不同人群的 Se 摄入是有差别的[4]。不考虑已知功能对更大范围 SNP 的筛查研究与大规模的 GWAS 具有广泛的遗传覆盖优势，但不太可能得到环境和饮食数据。

13.2 硒代谢和运输

硒蛋白的合成依赖于 Se 摄入、Se 从肝到其他器官的转运、Se 转化为硒代半胱氨酸（Sec）并将其掺入硒蛋白的过程（第 2 章和第 4 章）。涉及 Sec 合成的两个基因（表 13.4），即 Sec-tRNA 合成酶基因（*SEPSECS*）和硒磷酸合成酶 1 基因（*SEPHS1*）的遗传变异体被认为与高加索人群中的克罗恩病有关，这些人群来自未达到最佳 Se 摄入量的新西兰[5，6]。硒蛋白 P（SELENOP）的功能主要是将 Se 从肝组织运往其他组织，它由 *SELENOP* 基因编码，而且有研究已经显示它的 SNP 影响 Se 的转运、机体内 Sec 的掺入及疾病风险[7]。特别是 *SELENOP* 中的 rs3877899 和 rs7579 两个遗传变异体影响血浆 SELENOP 的亚型、Se 摄入欠佳的健康个体对 Se 补充的反应和硒蛋白合成[8，9]。支持这一观点的是，轻度认知障碍患者补 Se，其 *SELENOP* 和 *GPX1* 基因表达都受到了这两种基因变异体的影响[10]。而且在不同的欧洲人群中，rs3877899 和 rs7579 与几种癌症的危险度相关（表 13.3）[7，11～13]；在美洲原住民中，不同的 *SELENOP* 基因变异体与结直肠癌（CRC）[14]和乳腺癌（BC）[15]相关。在欧洲人群中，前列腺癌（PCA）及晚期 PCA 的危险度与 *SELENOP* 的 rs7579 相关[12，13]，并且受 *SELENOP* 的 rs3877899 和锰超氧化物歧化酶基因（*SOD2*）已知功能的 rs4880 交互作用调节[16]。在美国人群中，*SELENOP*

的 rs13168440 也影响 PCA 的危险度[17]，但其他研究却未能证明 *SELENOP* 的 SNP 与 PCA[13，18，19]或疾病复发[20]有关。除此之外，*SELENOP* 的 rs3877899 和 rs7579 显示与超重及肥胖个体中体质指数、血压、外周动脉疾病发生及腹主动脉瘤发生有关[21]。

此外，相当多的机制证据表明，SELENOP 在糖及胰岛素代谢中起着一定的作用[22～24]。在两个不同的西班牙人群队列研究中，*SELENOP* 的 4 个 SNP（rs28919926、rs146125471、rs168727790 和 rs7579）显示出与禁食或急性胰岛素反应的改变有关，进而证明了这个观点[25]。

引人注意的一个有趣现象是，涉及 Sec 转换和转运因子的遗传变异体对疾病风险的影响经常受到 Se 状态和/或种族（即遗传背景）的影响，这与人群对 Se 分布的地理学差异的进化适应相一致。

13.3 SNP 对 Sec 掺入机制的影响

Sec 的掺入需要重新解读编码 Sec 的 UGA 密码子和一系列结合因子，这些因子包括硒蛋白合成元件和位于硒蛋白 mRNA 3′非编码区（3′-UTR）茎环结构的 Sec 插入序列（SECIS）（第 2 章综述）。除此之外，SECIS 结合蛋白 2（SBP2）也在这一过程中起着主要作用。

硒蛋白 mRNA 3′-UTR 在所谓的硒蛋白等级机制（selenoprotein hierarchy）中发挥着关键性的调控作用[26]。通过这种机制，不同硒蛋白的合成受到不同程度 Se 供应受限情况的影响[27，28]。这种等级机制反映这样一个事实：所有的硒蛋白有共同的掺入机制，并且有同样的 tRNA 为它们转运 Sec，因此，在本质上现有 25 种硒蛋白 mRNA 之间对合成组件和 Sec 的需求存在一种竞争。结果一种硒蛋白 3′-UTR 区的遗传变异体有可能不仅影响该 mRNA 所编码硒蛋白的合成，而且影响其他硒蛋白的合成。类似地，编码参与硒蛋白生物合成因子的基因，其 SNP 具有影响所有硒蛋白合成的潜力。

特别地，硒蛋白 N 基因（*SELENON*）区域内对应 3′-UTR 的 SECIS 区域的突变与 SBP2 结合 SECIS 的亲和力降低、较低的 SELENON 表达和先天性肌营养不良相关[29]。此外，SBP2 中的错义突变导致低 Sec 掺入、甲状腺功能低下或肌营养不良、所有硒蛋白的低表达及对氧化应激的敏感性增加[30，31]。然而，由硒蛋白基因的突变直接引起的遗传性疾病还是罕见的。相反，常见的 SNP 可能对硒蛋白代谢具有更微效的影响，但与其他因素（如膳食 Se 摄入量）相结合可能导致许多疾病风险的改变。GPX4 的 rs713041[32]及 15kDa 硒蛋白（SELENOF）的 rs5859 和 rs5845[33]这三个功能遗传变异体可以导致相应转录物中 SECIS 元件附近或内部区域的碱基改变，它们会降低 Sec 掺入到相应蛋白质的效率，并影响硒蛋白等级和疾病风险[27，33～35]。

rs713041 最初被鉴定为对应于 GPX4 mRNA 的 3′-UTR 区域的 C/T 变异体[32]，它显示了如何从功能角度研究硒蛋白基因中的 SNP，以及影响 3′-UTR 区域的 SNP 如何影响硒蛋白等级。研究显示，C 变异体比相应 T 变异体能更大程度地诱导报告基因表达[36]，在 RNA-蛋白结合测定中结合硒蛋白合成组件的亲和力更强[35]，并改变硒蛋白合成的模式，特别是在 Se 耗竭期间[36，37]。此外，在健康个体中，rs713041 显示在 Se

补充时会影响血中硒蛋白的表达，与对体内硒蛋白等级的影响一致[35]。最后，与来自CC个体的细胞相比，来自表达T-变异体供体的人脐静脉内皮细胞和单核细胞显示出血管细胞黏附蛋白1的表达及对单核细胞黏附能力的增加[38]。

13.4 遗传变异体影响氧化还原活性硒蛋白

许多硒蛋白参与控制细胞氧化还原平衡和抗氧化防御，这些硒蛋白可以分为两大类氧化还原活性硒酶，即GPX和硫氧还蛋白还原酶（TXNRD）。*GPX1*～*4*和*TXNRD1*～*2*中的功能性SNP已被证明影响抗氧化防御和疾病风险（表13.1～表13.4）。

13.4.1 *GPX4*的遗传变异体

如上所述，*GPX4*的rs713041影响硒蛋白等级[35]，以及对氧化攻击的敏感性[37，38]。有趣的是，在缺Se的中国人群（表13.2）中发现rs713041与rs4807542（*GPX4*的另一个与rs713041高度连锁不平衡的SNP）影响大骨节病（Kashin-Beck disease，KBD）风险，KBD患者的*GPX4* mRNA水平低于对照组[39]。此外，rs713041与捷克和苏格兰人群的CRC[7，36]、与波兰人群的肺癌和喉癌[40]及英国人BC死亡[41]的风险有关。在捷克人群中，CRC风险受*SELNEOP* rs7579和*GPX4*的rs713041多态性的影响[7]，并进一步被影响Se生物利用度的*SELENOP*（rs7579和rs3877899）和影响Sec掺入[7]的*SELENOF*（rs5859）或*GPX4*（rs713041）这些SNP之间显著的遗传交互作用所调控。这些相互作用提示，在组合基因型的携带者中，硒蛋白合成模式的改变影响个体对应激的反应能力。类似地，*GPX4*的rs713041、*TXNRD2*的rs960531和*SOD2*的rs4880之间的遗传相互作用反映了这些酶在线粒体氧化还原功能中的相互作用，并提示遗传相互作用可能影响个体抵抗线粒体氧化应激的能力[7]。此外，两个独立的GWAS将*GPX4*基因位点与克罗恩病关联起来[42，43]，这与GPX4参与炎症反应和NF-κB调节的功能一致[44，45]。在自身免疫性甲状腺疾病（autoimmune thyroid diseases，AITD）的研究中，患者*GPX4*的三个SNP（rs713041、rs2074451和rs3746165）与*SELENOP*的rs6865453的主等位基因都减少[96]。

13.4.2 GPX1的遗传变异体

细胞GPX1是哺乳动物中重要的抗氧化酶。在人类，GPX1酶活性受其基因上rs1050450（编码C/T的SNP）的影响，导致氨基酸序列第198位Pro（CC）至Leu（TT）的氨基酸变化。与对应Pro变异体相比，Leu变异体显示较低的活性[46，47]，而在Se补充期间，与CC携带者相比，TT携带者中的GPX1活性较少受到提升[48，49]。此外，在Leu携带者中观察到显著更高的DNA氧化水平，可能与GPX1活性降低有关[48，49]。然而，令人惊讶的是，在停止补Se期间，在CC受试者而不是TT受试者中观察到对DNA链断裂的敏感性增加。

许多研究将rs1050450与几种疾病的风险联系起来（表13.1），包括各种癌症[12，

13，40，46，50～56]、阿尔茨海默病[57]、代谢综合征和肥胖[58，59]及 KBD [60]。特别的是，虽然一项荟萃分析发现非洲后裔妇女rs1050450特定基因型的BC风险增加[64]，但这种相关性仅限于一些人群[46]而不是其他美国人群中[61～63]。然而，这种相关性在几个欧洲人群中得到重现[11，47，65]。这种在欧洲和北美人群研究之间的一致性差异提示，rs1050450 对 BC 风险的影响可能部分受到 Se 状态的影响。在丹麦人群中，Leu 变异体与 GPX1 活性降低、BC 风险增加和更高恶性分级的导管肿瘤有关[11，47]。此外，与对照组相比，激素替代治疗并在之后发展为 BC 的 Leu 变异体女性，其预诊断的红细胞 GPX1 活性较低[11]。另外，*GPX1* 中的 GCG 重复序列多态性导致变异体蛋白质序列含有 5～7 个丙氨酸，并与 BC 风险相关[63]，这支持 GPX1 活性保护乳腺组织免发癌变的作用。

GPX1 基因的变异体也与 PCA 相关，这是另一种受性激素影响的癌症[13]。此外，rs1050450 与 rs18006688（*GPX1* 中两个高度连锁不平衡的 SNP）一起影响了铅暴露与成胶质细胞瘤之间的关联[66]，提示 Leu 变异体的 GPX1 活性降低可能会损害对铅所致氧化损伤的保护[66]。像 *GPX4* 一样，GWAS 将 *GPX1* 基因位点与炎症性疾病如克罗恩病[42]、炎性肠病[43]和溃疡性结肠炎[67]联系起来。

13.4.3　TXNRD 的遗传变异体

哺乳动物细胞具有三种 TXNRD 同工酶，包括细胞质和细胞核的 TXNRD1 及线粒体的 TXNRD2。在研究疾病与 *TXNRD1* 和 *TXNRD2* 遗传变异体之间的关系中，有使用 GWAS 等手段分析 tagSNP 的课题[68，69]，有研究几种硒蛋白基因 SNP 与 PCA 风险、分级和复发相关性的课题[20]，还有研究 Se 代谢多态性变异体与 PCA 风险关联的课题[19]。稍晚的一项对德国低 Se 摄入人群的研究发现，*SELENOK*、*TXNRD1* 和 *TXNRD2* 中的 tagSNP 与血浆 Se 或 SELENOP 状态相互作用而调节晚期疾病的风险[19]（表 13.4）。来自中国最近的一项研究[97]则显示，与 *TXNRD2* rs1005873-AA 或 *SELENBP1* rs10788804-GG 携带者相比，携带 *TXNRD2* rs1005873-AG/GG 基因型或 *SELENBP1* rs10788804-AG/AA 基因型的侵袭性 PCA 患者的比值比（odds ratio）分别为 1.54 和 1.45。

此外，涉及抗氧化损伤保护的其他硒蛋白 SNP 也与疾病有关。在美国人群中，*GPX3* 的 3 个 SNP 和 *GPX2* 的 1 个 SNP 与直肠癌风险显著相关，但与结肠癌或腺瘤不相关[70]（表 13.3 和表 13.4）。在编码甲硫氨酸亚砜还原酶 A 的 *MSRA* 基因（并非硒蛋白基因——编译者注）中，rs10903323 与中国人群的冠状动脉疾病风险有关[71]。

13.5　内质网硒蛋白的遗传学

在真核细胞中，ER 不仅负责合成、翻译后修饰、膜的正确折叠和蛋白质的分泌，也负责细胞内 Ca^{2+}稳态和脂质的生物合成[72]。由细胞内 Ca^{2+}水平的变化、氧化还原状态、营养素水平、蛋白质合成速率或炎性刺激等引起的蛋白质折叠改变，可导致 ER 应激，并活化未折叠蛋白质反应以去除错误折叠的蛋白质[72]。ER 功能障碍和延长的 ER 应激与癌症、糖尿病、阿尔茨海默病等疾病有关[72]。已显示 7 种人类硒蛋白与 ER 相关，它们分别是 SELENOF、2 型碘化甲状腺氨酸脱碘酶（DIO2），以及硒蛋白 K、M、

N、S 和 T[73]。硒蛋白 S（SELENOS）是 ER 相关蛋白降解途径的一个组成部分，参与从 ER 腔中去除错误折叠的蛋白质[73]。SELENOF 涉及二硫键的形成和蛋白质折叠的质量控制[34]，而 SELENOK 在免疫细胞中的钙信号转导中起关键作用[74]。

现在已经证实 *SELELOS*、*SELENOK* 和 *SELENOF* 的遗传多态性与各种癌症和炎症状态相关，这与这些 SNP 影响正确 ER 功能的情况一致（表 13.4）。在 *SELENOS* 基因中，rs34713741 影响促炎症反应细胞因子、IL-6、IL-1β 和 TNF-α 的水平[75]，以及韩国[76]和捷克[7]人群的 CRC 风险。在捷克人群中，rs34713741 与更高的 CRC 风险有关；而在韩国人群中，邻近 rs34713741 的第二种变异体导致 CRC 风险增加（仅在女性中）。这种关联在这两个不同种群中的重现有力地表明，扣除生活方式和饮食因素外，*SELENOS* 的 SNP 影响着 CRC 风险。此外，rs34713741 与胃癌风险的相关性也支持 SELENOS 在胃肠道功能中的作用[77，78]。另一方面，在前文述及的 AITD 研究[96]中发现：与对照组相比，患者 *SELENOS* rs28665122 的主等位基因 C 虽然增加，*SELENOS* rs7178239 的等位基因 C 和基因型 CC 在 Graves 病及桥本甲状腺炎患者中也呈现不同的分布趋势，但所有分布差异均不显著，且根据临床特征的分析（包括眼病、甲状腺功能减退和家族史）也是阴性。此外，*SELENOS* 的 6 种遗传变异体与 1 型糖尿病之间的关联没有确定[79]。相比之下，*DIO2* 的 rs225014 导致蛋白质序列中第 92 位的氨基酸由 Thr 变为 Ala，Ala 变异体活性较低，并与 2 型糖尿病相关[80～82]。

在 *SELENOF* 基因中，已知能降低 Sec 掺入效率和 SELENOF 合成的 rs5859 及 rs5845 以 Se 依赖的方式影响非洲裔美国妇女的 BC 风险，但不影响高加索人的 BC 风险[33]。在乳腺肿瘤中观察到 *SELENOF* 位点的杂合性丧失[33，83]，表明 SELENOF 在乳腺组织中具有潜在的肿瘤抑制作用。此外，rs5859 和 rs5845 与德国[12]和新西兰[51]低 Se 摄入男性的 PCA 风险增加有关，*SELENOF* 中的其他 SNP 也与 PCA 死亡率相关（表 13.4）[20，84]。韩国人群中 CRC 风险受到 rs5859 的影响[76]，也受 *SELENOP* 的 SNP 与 *SELENOF* 的 rs5859 之间遗传相互作用的影响[7]。此外，rs5859 与波兰低 Se 营养状况者的肺癌有关[85]。这些 SNP 对疾病风险和疾病进展的影响，使我们了解到 ER 应激和蛋白质折叠控制在疾病病因中的潜在作用，以及关键硒蛋白在维持健康组织中的重要性。

13.6 展　　望

从上述研究中可以得知两个主要的启示。首先，现在相当多的证据表明许多的遗传变异影响硒蛋白合成，而有限案例表明，这与对膳食 Se 摄入量响应的作用有关。遗传流行病学研究提示，一些变异体，特别是 *SELENOP*、*SELENOS*、*GPX1*、*GPX4* 和 *SELENOF* 中的这些变异体调控着各种慢性疾病的风险。例如，这些结果提示，*SELENOP*、*SELENOF* 和 *GPX1* 的变异体影响 PCA 的风险和进展，*SELENOS* 的 SNP 影响 CRC 的风险，*GPX1* 的变异体影响 BC 的风险。然而，将这些变异体与疾病风险联系起来的证据主要来自相对较小样本的研究，通常没有同时测量 Se 营养状态，且需要重复实验验证。此外，观察到的效应往往在研究人群中存在着不一致的现象，这种现象可能反映了研究人群特征的差异，特别是 Se 状态的差异。为了确保硒蛋白 SNP 在不同人群中的临床意义，无论是在 Se 摄入量还是种族方面，进一步的研究都是必要的。更大人群的研究，结合遗传学和 Se 状态的生物标志物应该更清楚地描述 Se、硒蛋白遗传学与疾病风险之间的联系。

其次，对硒蛋白基因 SNP 影响几种慢性病风险的鉴定与这些多因素疾病具有共同基础的现象相一致，伴有与氧化和 ER 应激反应有关的生化途径受到破坏。因此，这些遗传关联性有助于阐明受个体疾病病因影响的潜在途径。硒蛋白的合成依赖于 Se 在硒蛋白和常见合成组件之间的分配。因此，观察一种 SNP 与疾病的遗传关联可能反映了这种特定 SNP 对整个硒蛋白组的影响，这就需要我们将遗传关联研究与组织中硒蛋白的表达相结合。

参 考 文 献

1. LH Foster, S Sumar 1997 *Crit Rev Food Sci Nutr* 37: 211
2. L White et al 2015 *Mol Biol Evol* 32: 1507
3. J Engelken et al 2016 *Mol Biol Evol* 33: 738
4. GF Combs, Jr. 2001 *Br J Nutr* 85: 517
5. L Gentschew et al 2012 *Nutrients* 4: 1247
6. CD Thomson et al 2007 *Br J Nutr* 97: 357
7. C Meplan et al 2010 *Carcinogenesis* 31: 1074
8. C Meplan et al 2009 *Antioxid Redox Signal* 11: 2631
9. C Meplan et al 2007 *FASEB J* 21: 3063
10. BR Cardoso et al 2016 *Food Funct* 7: 825
11. C Meplan et al 2013 *PLoS ONE* 8: e73316
12. A Steinbrecher et al 2010 *Cancer Epidemiol Biomarkers Prev* 19: 2958
13. MS Geybels et al 2014 *J Natl Cancer Inst* 106: dju003
14. U Peters et al 2008 *Cancer Epidemiol Biomarkers Prev* 17: 1144
15. AJ Pellatt et al 2013 *PLoS ONE* 8
16. ML Cooper et al 2008 *Cancer Res* 68: 10171
17. KL Penney et al 2013 *Prostate* 73: 700
18. MS Geybels et al 2015 *Cancer Epidemiol Biomarkers Prev* 24: 178
19. C Meplan et al 2012 *PLoS ONE* 7: e48709
20. JP Gerstenberger et al 2015 *Prostate* 75: 60
21. E Strauss et al 2014 *Sci Rep* 4: 7061
22. H Misu et al 2010 *Cell Metab* 12: 483
23. SJ Yang et al 2011 *J Clin Endocrinol Metab* 96: E1325
24. H Steinbrenner 2013 *Free Radic Biol Med* 65: 1538
25. JN Hellwege et al 2014 *Gene* 534: 33
26. FP Bellinger et al 2009 *Biochem J* 422: 11
27. G Bermano et al 1996 *Biochem J* 320 (Pt 3): 891
28. V Pagmantidis et al 2005 *FEBS Lett* 579: 792
29. V Allamand et al 2006 *EMBO Rep* 7: 450
30. E Schoenmakers et al 2010 *J Clin Invest* 120: 4220
31. E Schoenmakers et al 2016 in *Diversity of Selenium Funcion in Health and Disease,* R Brigelius-Flohé, H Sies Eds (CRC Press, Boca Raton, FL) p 343
32. S Villette et al 2002 *Blood Cells Mol Dis* 29: 174
33. YJ Hu et al 2001 *Cancer Res* 61: 2307
34. KV Korotkov et al 2001 *J Biol Chem* 276: 15330
35. C Meplan et al 2008 *Am J Clin Nutr* 87: 1019

36. G Bermano et al 2007 *Genes Nutr* 2: 225
37. H Gautrey et al 2011 *Biochim Biophys Acta* 1810: 284
38. LK Crosley et al 2013 *Mol Nutr Food Res* 57: 2185
39. XH Du et al 2012 *Br J Nutr* 107: 164
40. K Jaworska et al 2013 *PLoS ONE* 8: e59051
41. M Udler et al 2007 *J Clin Oncol* 25: 3015
42. A Franke et al 2010 *Nature Genetics* 42: 1118
43. L Jostins et al 2012 *Nature* 491: 119
44. H Imai, Y Nakagawa 2003 *Free Radic Biol Med* 34: 145
45. G Gong et al 2012 *Genes Nutr* 7: 167
46. YJ Hu, AM Diamond 2003 *Cancer Res* 63: 3347
47. G Ravn-Haren et al 2006 *Carcinogenesis* 27: 820
48. E Jablonska et al 2015 *Eur J Nutr* doi: 10.1007/s00394-015-1118-4
49. JC Miller et al 2012 *American Journal of Clinical Nutrition* 96: 923
50. Z Arsova-Sarafi novska et al 2009 *Int Urol Nephrol* 41: 63
51. N Karunasinghe et al 2012 *J Nutrigenet Nutrigenomics* 5: 339
52. P Yang et al 2004 *Carcinogenesis* 25: 1935
53. D Ratnasinghe et al 2000 *Cancer Res* 60: 6381
54. O Raaschou-Nielsen et al 2007 *Cancer Lett* 247: 293
55. Y Ichimura et al 2004 *J Urol* 172: 728
56. H Zhao et al 2005 *Urology* 66: 769
57. C Paz-y-Mino et al 2010 *Am J Med Sci* 340: 373
58. M Kuzuya et al 2008 *Am J Clin Nutr* 87: 1939
59. C Cominetti et al 2011 *Nutrition* 27: 891
60. YM Xiong et al 2010 *Osteoarthritis Cartilage* 18: 817
61. DG Cox et al 2004 *Cancer Epidemiol Biomarkers Prev* 13: 1821
62. J Ahn et al 2005 *Cancer Epidemiol Biomarkers Prev* 14: 2459
63. JA Knight et al 2004 *Cancer Epidemiol Biomarkers Prev* 13: 146
64. J Hu et al 2010 *Breast Cancer Res Treat* 124: 425
65. E Jablonska et al 2015 *BMC Cancer* 15: 657
66. P Bhatti et al 2009 *Cancer Epidemiol Biomarkers Prev* 18: 1841
67. A Julia et al 2014 *Hum Mol Genet* 23: 6927
68. Z Ye et al 2014 *Front Genet* 5: 125
69. EN Vithana et al 2012 *Nat Genet* 44: 1142
70. U Haug et al 2012 *Genes Chromosomes Cancer* 51: 598
71. H Gu et al 2013 *Clin Biochem* 46: 1668
72. M Wang, RJ Kaufman 2014 *Nat Rev Cancer* 14: 581
73. VA Shchedrina et al 2010 *Antioxid Redox Signal* 12: 839
74. Z Huang et al 2011 *J Biol Chem* 286: 34830
75. JE Curran et al 2005 *Nat Genet* 37: 1234
76. A Sutherland et al 2010 *Genes Nutr* 5: 215
77. T Shibata et al 2009 *BMC Gastroenterol* 9: 2
78. H Mao et al 2015 *Int J Clin Exp Med* 8: 10993
79. A Martinez et al 2008 *BMC Genomics* 9: 329
80. LH Canani et al 2005 *J Clin Endocrinol Metab* 90: 3472
81. JM Dora et al 2010 *Eur J Endocrinol* 163: 427
82. AA Estivalet et al 2011 *Obesity (Silver Spring)* 19: 825
83. MA Nasr et al 2003 *Cancer Therapy* 1: 293
84. KL Penney et al 2010 *Cancer Prev Res (Phila)* 3: 604
85. E Jablonska et al 2008 *Eur J Nutr* 47: 47

86. A Cebrian et al 2006 *Cancer Res* 66: 1225
87. M Abe et al 2011 *BJU Int* 107: 126
88. JY Choi et al 2007 *Cancer Epidemiol Biomarkers Prev* 16: 1115
89. R Hansen et al 2005 *Cancer Lett* 229: 85
90. RD Hansen et al 2009 *Mutat Res* 664: 13
91. A Rosenberger et al 2008 *BMC Cancer* 8: 60
92. T Hamanishi et al 2004 *Diabetes* 53: 2455
93. L Huang et al 2013 *PLoS ONE* 8: e71411
94. OH Al-Taie et al 2004 *Nutr Cancer* 48: 6
95. AJ Cox et al 2013 *Acta Diabetol* 50: 391
96. L Xiao et al 2017 *BMC Med Genet* 18: 54
97. W Xie et al 2016 *Prostate* 76: 691

第 14 章 硒在各种动物中对硒蛋白和非硒蛋白转录组表达调控的影响

Roger A. Sunde

黄家强　孙铝辉　雷新根　编译

摘　要　硒状态调控硒蛋白的表达，不仅受硒进入这些硒蛋白整合效率的影响，也受硒蛋白转录组的调控。硒蛋白转录物能够作为“分子生物标志物”来评估啮齿动物硒缺乏症，并且我们把这些研究拓展到鸟类和线虫，以便更好地探讨硒掺入硒蛋白的等级。同时，我们正在探究高硒水平对硒蛋白转录物的影响，以及高硒摄入对非硒蛋白转录物表达的影响。这些研究表明活性氧水平的增加与硒缺乏和高硒摄入都具有相关性，一些非硒蛋白转录物具有成为营养过剩和硒中毒状态下生物标志物的潜力。

关键词　生物标志物，秀丽隐杆线虫，鸡，胶原，等级，小鼠，大鼠，活性氧，需要量，火鸡

14.1　引　　言

硒状态调控硒蛋白的表达，不仅受硒形成的关键辅助因子（硒代半胱氨酸）进入这些硒蛋白的整合效率的影响，也受到硒蛋白转录组的调控。这些调控转化为运用硒蛋白和硒蛋白酶作为硒含量及需要量的生物标志物，并且提供了“硒蛋白转录组”作为硒含量的一个“分子生物标志物”。啮齿类动物中硒蛋白酶的等级在第三版本的书中进行了综述[1]。

谷胱甘肽过氧化物酶（GPX）被发现是一个硒蛋白酶之后[2]，人们证实日粮硒能够调节 GPX 的活性[3]。硒对组织和硒蛋白的供应量是具有等级的，因此在不同组织中，^{75}Se 掺入硒蛋白的效率是不一样的，Dietrich Behne 是第一个这样表述的科学家[4]。之后的研究者也报道了一些新的硒蛋白中不同硒掺入和表达方面的研究。为了探究硒调节

R. A. Sunde (✉)
Department of Nutritional Sciences, University of Wisconsin,
1415 Linden Dr., Madison, WI 53706, USA
e-mail: sunde@nutrisci.wisc.edu

GPX 活性的具体机制，我们发现 GPX 蛋白能够作为硒含量的一个生物标志物[5～6]。之后令人惊奇的发现是 *Gpx* mRNA 水平同样受硒含量的调控[7]。相对于 *Gpx* mRNA，硒状态的差异调节同样发现于硒蛋白 P（*Selenop*）、5′-脱碘酶（*Dio*）、*Gpx4*、*Gpx2* 和其他已知硒蛋白的转录物[8～12]。我们的研究表明这些额外的硒蛋白扩充了生化和基于生物标志物转录物的硒状态队列[13～17]。Gladyshev 教授及其团队利用生物信息学识别了整个硒蛋白组[18]，这有利于我们利用硒蛋白转录物作为“分子生物标志物”来判定啮齿类动物的硒缺乏[19～22]。这些研究已经拓展到鸟类物种，如火鸡、鸡[23～25]和线虫[26，27]，并且有利于更好地研究硒掺入硒蛋白的等级。同时，高硒摄入（过量或中毒）对这些物种硒蛋白转录物的效果同样被用于探讨高硒状态对非硒蛋白转录物表达量的影响。

14.2　硒调控硒蛋白转录物的动物模型

为了研究硒缺乏对硒蛋白表达的影响，产自适量硒母鼠的断奶大、小鼠饲喂 30%酵母基础日粮，为了满足含硫氨基酸的需要，额外补充了 0.4%甲硫氨酸和 100mg/kg 的维生素 E（需要量的 2 倍）[28]。这个日粮要求能够满足生长需要和防止肝脏坏死，这样排除了硒状态之外的生长障碍或疾病的影响。硒代甲硫氨酸是甲硫氨酸一个很好的类似物，其能够氨酰化甲硫氨酸 tRNA 和替代 Met 结合到新生多肽中；并且，日粮甲硫氨酸能够改变硒掺入硒代甲硫氨酸，因此，这些文献一般使用无机硒[29，30]。

这些基于圆酵母的基础日粮含有 0.005～0.007μg Se/g，在此基础上添加亚硒酸钠。对大多数研究而言，通过补充多种不同水平的硒，进而使受硒状态影响的硒生物标志物能够被滴定出来。重要的是，生物标志物的平台期水平可以更好地建立，说明硒不再是生物标志物表达的限速因素。在平台范围内多种水平的日粮硒也能够帮助建立起多样性和生物重要差异检测的有效性。特别是，将每个日粮硒水平下的全部个体值包括在内，采用 S 形或双曲线回归分析能够对每个生物标志物建立一个“硒效应曲线”[13，17，19]。每个硒效应曲线的“平台突破点”，定义为最陡斜率线和最高点切线的交点，能够计算出获得平台期所需的“最低膳食硒需求量”。

14.3　硒对常规硒生物标志物的调控

在啮齿类动物中，与适量硒水平相比，硒缺乏日粮对动物的生长没有影响。可是当大鼠和小鼠饲喂缺硒的基础日粮时，肝脏硒含量各自降低到适量硒水平的 3%或 10%，这表明日粮是硒缺乏的。相似的是，大鼠和小鼠饲喂这些日粮 4 周，肝脏的 GPX1 活性分别下降到适量硒水平的 2%和 3%，血浆 GPX3 活性分别降低到适量硒水平的 2%和 37%，但是肝脏 GPX4 活性仅分别降低到适量硒水平的 47%和 55% [19]。在缺硒大鼠中，肝脏硫氧还蛋白还原酶（TXNRD）活性降低到适量硒水平的 15% [16]。显而易见的是，硒缺乏对这些硒蛋白酶活性水平的影响是不同的。

由此而论，在大鼠中满足肝脏 GPX1 平台期（饱和）活性的日粮硒的最低需要量是大约 0.1μg Se/g 日粮，对肝脏 GPX4、TXNRD 活性和血浆 GPX3 活性而言是大约 0.05μg Se/g 日粮[19]。在小鼠中也发现相似的硒的最低需要量[21，31]，这些研究表明这些硒蛋白酶活性的生物标志物有一个硒需要量的等级。这就提出硒调控硒蛋白转录组的潜在机制问题。

14.4 硒对大鼠硒蛋白转录物的调控

发现硒缺乏能够迅速下调 *Gpx1* mRNA 的水平是我们把焦点关注到硒调控转录物水平的一个开端[7]。早先的研究报道硒缺乏对硒蛋白转录物的调控是不同的，硒缺乏能使 *Dio* 水平降低到适量硒水平的 36% [8]、*Selenop* 水平降低到 67%[8]，但是 *Gpx4* 水平仅降低到 90%～110%[32]，清楚地表明硒调控转录物水平是有一个等级存在的。接下来的研究用多水平的硒补充实验表明，无论在缺硒的雄性大鼠还是雌性大鼠中，肝脏 *Gpx1* mRNA 水平降低到适量硒水平的 10%～11%[13，14]，即使硒足量的雌性大鼠肝脏的 GPX1 活性和 mRNA 水平是雄性大鼠的 2 倍[33]。相反，大鼠分别饲喂 0.1μg Se/g 日粮和 0.2μg Se/g 日粮，*Gpx4* mRNA 水平仅降低到适量硒水平的 61%和 82% [9]。这些结果表明全面地评估各平台期水平的转录物丰度是至关重要的。缺硒大鼠肝脏的 *Txnrd1* 转录物是适量硒水平的 70% [16]。

在以上的研究中，硒效应曲线表明硒蛋白转录水平随着硒摄入增加，达到其确切的平台期。同时，硒蛋白转录物水平达到平台期时的日粮硒浓度大概是达到相应硒蛋白酶活性的平台期水平的 1/2 或者更少。因此，一些硒蛋白转录物，如 *Gpx1*，被建议作为检测硒缺乏的“分子生物标志物”，尽管此时日粮硒水平不足以提供足够的硒来达到硒蛋白酶的最大活性[34，47]。

Gladyshev 和他的团队在 2003 年用生物信息学方法鉴定物种完整的硒蛋白组的报道极大地推动了硒的研究[18]。定量聚合酶链反应（qPCR）被用来评定饲喂缺乏到过量硒（0.007～0.8μg 亚硒酸钠/g 日粮）的大鼠所有 24 种硒蛋白转录物丰度，结果表明大部分的肝脏硒蛋白 mRNA 不会被硒状态显著调控[19]。在肝脏中，硒缺乏时，*Gpx1* mRNA 水平是下降最显著的转录物，降低到适量硒水平的 10%。*Selenow*、*Selenoh* 和 *Selenok* mRNA 也显著降低到适量硒水平的 25%以下。然而 *Selenop* mRNA 仅降低到 50%，且 *Gpx4* mRNA 水平不受硒缺乏的显著影响。硒调控的等级见图 14.1。

硒效应曲线的结果表明硒缺乏下调所有调控硒蛋白转录、增加硒摄入达到其确切的平台期，并且所有平台期突破点在一个狭窄的范围，为 0.04～0.07μg Se/g 日粮[19]。这种狭窄的范围表明一个内在的机制就是调控硒蛋白 mRNA 水平的表达[21]。另外，添加至 0.8μg Se/g 日粮表明在平台期突破点之上没有一个肝脏硒蛋白 mRNA 水平被硒的添加改变。这就表明这些硒蛋白 mRNA 中没有一个能够作为过量摄入和抗癌硒水平的生物标志物。

新的研究表明，硒缺乏的二代大鼠（母代来自缺硒大鼠）[52]饲喂结晶氨基酸低硒日粮，与正常大鼠后代相比，是一个研究硒最低需要量更好的一个模型。该研究表明生长发育最低需要量为 0.02μg Se/g 日粮。

14.5 硒调控小鼠的硒蛋白转录物

小鼠进行了类似的研究，用 RNA 印迹技术[31]或者微列阵分析评估转录物水平，之

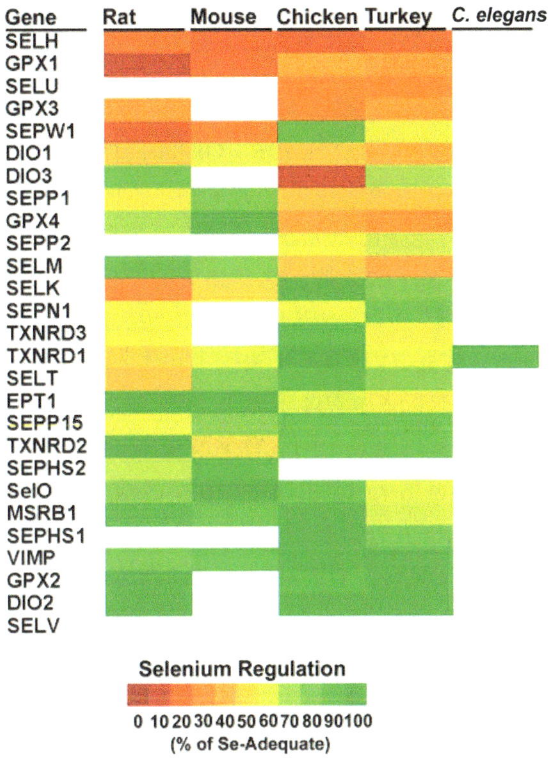

图 14.1　硒调控的等级。硒缺乏诱导肝脏中硒蛋白转录物丰度下调表达的等级热图，使用 qPCR 或者芯片分析相对于适量硒水平的大鼠[19]、小鼠[21]、雏鸡[25]、火鸡[24]和线虫（整体）[26]的百分比[19]。白色栏表示数据或基因缺失。雏鸡 *DIO3* 含量与适量硒水平没有显著差异。SELH：SELENOH；SELU：SELENOU；SEPW1：SELENOW；SEPP1：SELENOP1；SEPP2：SELENOP2；SELM：SELENOM；SELK：SELENOK；SEPN1：SELENON；SELT：SELENOT；EPT1：SELENOI；SEP15：SELENOF；SELO：SELENOO；SELV：SELENOV。

后用 qPCR 进行验证[21]。硒缺乏对小鼠肝脏硒蛋白 mRNA 水平的影响见图 14.1。基因芯片分析显示 17 个硒蛋白 mRNA 中的 9 个在缺硒时显著降低。缺硒会诱导小鼠肝脏中 *Gpx1*、*Selenoh* 和 *Selenow* mRNA 显著下调到大约 20%，而 *Selenop* 和 *Gpx*4 mRNA 水平不受调控，这些结果通过 qPCR 验证[21]。硒效应曲线显示小鼠肝脏 *Gpx1* mRNA 的平台期突破点是在 0.04μg Se/g 日粮，摄入增加到 0.5μg Se/g 时也不会继续提高[31]。可是从硒缺乏到过量，*Gpx4* 和 *Selenop* mRNA 水平不被硒摄入水平改变。

14.6　硒调控火鸡的硒蛋白转录物

火鸡对硒的需要量是啮齿类动物的 2～3 倍[35]。一个早期研究表明，火鸡中一些明显的 GPX1 活性可能是由于 GPX4 的缘故[36]。这样看来，GPX1 是分离自 GPX4，且适量硒火鸡肝脏中 47%的 H_2O_2 活性来自于 GPX4，同样确定了计算 GPX4 和 GPX1 特异性酶的一个因素。1 日龄的雄性火鸡饲喂圆酵母为基础日粮（添加 0～0.5μg Se/g 日粮）28 天，发现 0.05μg Se/g 就能达到最大生长需要。相对于适量硒水平，肝脏硒浓度、肝脏 GPX1 活性和肝脏 GPX4 活性分别降低到 15%、3%和 7%。因此，硒生物学在火鸡与啮齿类动物中是有明显不同的。肝脏中的 GPX1 和 GPX4 活性显示的硒效应曲线表明，正在生长的雄性火鸡的最低日粮硒需要量是 0.3μg Se/g，或者 3 倍于啮齿类动物。火鸡中适量硒肝脏的 GPX1 活性是大鼠肝脏的 10%，GPX4 活性水平是大鼠肝脏的 6 倍[37]。在这些研究中，*GPX1* 和 *GPX4* 转录物降低到适量硒水平的大约 30% [37]。

目前火鸡硒蛋白转录组的测序已完成，24 种火鸡硒蛋白的转录物被发现有表达[37]。值得注意的是，*SELENOV* 和 *SEPHS2* 的表达是缺失的，但是观察到 2 个额外的硒蛋白（*SELENOU* 和 *SELENOP2*）转录物。*SELENOU* 和 *SELENOP2* 分别是 *SELENOV* 和 *SELENOP* 的同源体。同时，其框架内的 UGA 密码子和作为硒代半胱氨酸掺入的 SECIS 元件也被发现。此外还发现，火鸡的 *SEPHS1* 是哺乳动物 *SEPHS1* 的一个同源体，也是一个非硒蛋白。重要的是，这些序列与雏鸡中的具有平均 96%（92%～99%）的相似性[23]。

火鸡饲喂从硒缺乏到 1.0μg Se/g 日粮[24]的 10 个等级的硒日粮，这些序列被用来评估硒对硒蛋白转录物的调控。qPCR 分析发现 24 种火鸡硒蛋白转录物中的 5 个（*SELENOH*、*GPX4*、*GPX1*、*SELENOU* 和 *GPX3*）能够被缺硒下调表达，4 个显著降低到适量硒水平的 35%以下，然而 24 种硒蛋白转录物中的 6 个仅被降低到 35%～50%、11 个仅被降低到>70%（图 14.1）。硒效应曲线结果表明所有下调表达的硒蛋白转录物，增加硒摄入能达到其确切的平台期，并且所有平台期突破点在一个狭窄的范围，即 0.05～0.09μg Se/g 日粮[24]。补充硒到 1.0μg Se/g 日粮表明，这些硒蛋白 mRNA 中没有一个能够作为过量摄入的生物标志物[24]。

14.7 硒调控雏鸡的硒蛋白转录物

在雏鸡的平行研究中[25]，1 日龄的公鸡饲喂圆酵母补充 0～1.0μg Se/g 日粮 29 天。最大生长只需要 0.025μg Se/g，肝脏 GPX1 活性和肝脏 GPX4 活性各自降低到适量硒水平的 2%和 10%。这些结果表明，和火鸡一样，雏鸡的硒生物学与啮齿类动物具有明显差异。肝脏中 GPX1 和 GPX4 活性表示的硒效应曲线显示，最低日粮硒需要量分别为 0.13μg Se/g 和 0.10μg Se/g 日粮，或者比啮齿类动物高大约 0.05μg Se/g。雏鸡中适量硒肝脏 GPX1 和 GPX4 活性水平结果与火鸡的相似[25]。

雏鸡肝脏硒蛋白转录物水平的 qPCR 分析表明其硒调控模式与火鸡的相似。与火鸡一样的 5 个硒蛋白转录物 *SELENOH*、*GPX3*、*SELENOU*、*GPX4* 和 *GPX1* 的表达在缺硒状态下被降低到适量硒水平的<40%，24 种硒蛋白中的 6 个仅降低到 40%～50%，13 个仅降低到>70%（图 14.1）。硒效应曲线结果进一步显示，补充硒能使所有被显著调控的硒蛋白转录物达到确切的平台期，所有平台期突破点在狭窄的范围（0.07～0.11μg Se/g 日粮）。同样，补充硒到 1.0μg Se/g 日粮显示，没有一个硒蛋白 mRNA 能够被用来作为过量硒状态的生物标志物[25]。

硒对雏鸡硒蛋白的调控中，中枢神经系统中硒蛋白组有个层级关系[53]，SELENOT、SELENOK、SELENOW、SELENOU、GPX3、GPX4、SELENOP、SELENOO、SELENOF、SELENON、GPX2 和 SELENOP2 在中枢神经系统中存在必需的功能作用。

14.8　硒调控秀丽隐杆线虫的硒蛋白转录物

秀丽隐杆线虫的硒蛋白组包含一个硒蛋白——硫氧还蛋白还原酶（*trxr-1*），以及含 Cys 的旁系同源（*trxr-2*）。秀丽隐杆线虫能够在无菌培养基中生长，能够严格控制硒的补充。可是低硒培养基对生长没有显著的影响，TRXR 活性仅降低到补充硒水平的大约 80%[26]。在标准的条件下，线虫缺失 trx-1、trx-2，或者二者全部缺失对表型都没有显著影响[26，38]，只是阻断了与硒补充有关的 TRXR 活性的增加[26]。与硒补充培养基相比，低硒培养基对 *trx-1* mRNA 水平没有影响（图 14.1）[26]。

14.9　总体硒蛋白的转录物调控

图 14.1 显示了 4 个物种中硒缺乏诱导的下调表达，结果展示了“硒缺乏调控子”的相似等级。在热图的上半部分有 SELENOH 到 SELENOK 的转录物水平，结果显示 SELENOH、GPX1 和 GPX3 的转录物大部分下调到适量硒水平的<40%。在禽类中，SELENOU 也在这个群体中。在缺硒的啮齿类动物中，*Selenow* 和 *Selenok* 也被显著下调表达，但是这两个基因在禽类中不受硒调控。*GPX4* 和 *SELENOM* 在禽类中是受硒调控影响最大的两个基因。在这些动物的非肝脏组织中，通常有较少硒蛋白转录物受硒缺乏下调。

硒调控硒蛋白转录物丰度的完整机制还不清楚。无意义介导的衰变是其中一种解释，但是当检测整个动物中整个硒调控硒蛋白转录组时，众多的可能模型都不能够用于解释这种调控。正像之前解释的那样，UGA 密码子的位置毗邻剪切点，与硒缺乏调控子的等级并不匹配[1，21]。需要重点指出的是，这里的研究都是在动物水平，而不是在培养的细胞中。Maquat 和他的同事[39]具体指出，啮齿类动物 *Gpx4* mRNA 在培养细胞中被高度调控，但是在大鼠肝脏中是不受调控的，显而易见，在整个动物中有其他因素参与调控。

从这些研究中得出一个硒缺乏调控的显著特征就是：硒转录物高调控，硒效应曲线平台期突破点聚集在一个狭窄的范围内。同时，尽管维持最大硒蛋白酶活力所需的日粮硒含量有很大的差异，这些紧密的范围是相似的：大鼠 0.03～0.07μg Se/g 日粮，小鼠 0.004μg Se/g 日粮，火鸡 0.05～0.09μg Se/g 日粮，雏鸡 0.07～0.11μg Se/g 日粮。这就表明在所有物种中，硒调控硒蛋白 mRNA 水平有一个共同的机制[21]，并且其他调节硒掺入蛋白质的利用度的因素中也是极其重要的。

相对转录物丰度可能发挥作用。*Gpx1* mRNA 在硒适量的大鼠肝脏中呈现高表达，大致比 *Gpx4* 的高 20 倍，是 *Selenop* 的 2 倍[40]，使得丰度和硒掺入率饱和度的变化范围更宽。不同于啮齿类动物，在火鸡和鸡的肝脏中 *GPX4* mRNA 比 *GPX1* 表达高 3 倍，*SELENOP* mRNA 比 *GPX1* 表达高 12 倍。硒效应转录物丰度的可变提示，在禽类中硒掺入 SELENOP 蛋白和硒从肝脏转运出来要优先于硒掺入肝脏中的其他硒蛋白中。

总而言之，以上的研究表明整体动物硒代谢可能在平台期转录物水平的最小硒需要量和硒蛋白达到平台期水平的需要量之间的差别发挥作用。肝脏 SELENOP 转录物高表达能满足 GPX1 和其他硒蛋白的转录物表达，促进硒转运到其他组织，增加将硒掺入肝脏硒蛋白中达到最大的日粮硒需要量。

14.10　硒调控啮齿类动物非硒蛋白转录物

营养素水平和其他因素的变化能够显著影响整个转录组表达。例如，酵母培养基中氨基酸浓度或其他环境因子的改变能够改变 1/3 的转录组[41]。初始预期日粮硒摄入的中度变化，从缺乏到硒最低需要量的 2 倍，可能引发硒特异性改变，成为从硒保留到硒排泄的动物开关。令人惊奇的是，基因芯片分析发现，小鼠饲喂 0 或 0.2μg Se/g 日粮对全部转录组的影响可以忽略不计[22]。缺硒情况下，小鼠肾脏和肝脏中分别仅有 3 个和 5 个转录物被显著下调，各有 3 个非硒蛋白转录物在小鼠肝脏和肾脏中被显著上调。6 个上调表达转录物中有 5 个是核因子 2（NFE2L2 或 NRF2）靶点，表明硒缺乏能够增加活性氧的含量[22]。

硒毒性是上述研究中需要考虑的另一方面。当大鼠饲喂缺硒日粮，并额外添加 0、0.08μg Se/g 日粮、0.24μg Se/g 日粮、0.8μg Se/g 日粮、2.0μg Se/g 日粮和 5.0μg Se/g 日粮（0～50 倍日粮硒需要量），5.0μg Se/g 日粮而不是 2.0μg Se/g 日粮显著影响生长（降低 20%），表明在 5.0μg Se/g 日粮开始轻度的硒中毒。肝脏 GPX1、GPX4 和血浆 GPX3 活性在 0.24μg Se/g 日粮都达到平台期水平，在继续添加硒的情况下表达不会继续增加[22]。在大鼠饲喂 0、0.08μg Se/g 日粮、0.8μg Se/g 日粮和 2.0μg Se/g 日粮处理中，与 0.24μg Se/g 日粮的对比，微芯片分析大鼠肝脏总 RNA，在>30 000 个转录物中，少于 10 个转录被显著改变。和小鼠一样，大鼠肝脏仅有硒蛋白转录物在缺硒状态下被显著下调，硒缺乏只增加 2 个非硒蛋白的转录物[22]。

补充 2.0μg Se/g 日粮能够改变大鼠肝脏中 6 个转录物，没有一个是硒蛋白转录物，同时没有一个变化在 4 倍以上（升高或降低）。相反，补充 5.0μg Se/g 日粮能显著改变 1193 个转录物或 4%的转录组。如图 14.2 所示，对比能量限制数据集和药物毒性数据集，在 1193 个高硒转录物数据集中筛选出 715 个“特异硒毒性”转录物数据集[22]。同时，对比 1076 个 NFE2L2 靶基因进行筛选，显示 8.3%的转录物（99/1193）是 NEF2L2 的靶基因，包含 715 个特异硒毒性基因中的 49 个。和缺硒所上调的一小组基因一样，NFE2L2 所调节的基因在基因数据库中的比例也能被硒毒性显著改变。这些表明和硒缺乏一样，硒过量也能增加氧化应激。

715 个特异硒毒性转录物数据集包含 667 特异转录物、542 上调基因和 125 个下调基因。GOMiner 分析鉴定出 33 个生物进程在硒特异筛选数据集中被显著富集。这些几乎都和细胞运动/形态发生、细胞外基质和发育/血管生成有关，包括一些胶原相关基因[22]。

令人感兴趣的是，5.0μg Se/g 日粮情况下，在 1193 个高硒转录物中，4 个硒蛋白转录物被显著上调表达。和适量硒水平相比，*Selenom* 和 *Selenow* mRNA 被上调表达 2.5 倍，同时 *Txnrd1* 和 *Gpx3* 上调表达 1.5 倍[44]。而 GPX3 活性，认为主要来自肾脏，在 5.0μg Se/g 日粮时没有上升[22]。这四个硒蛋白转录物能够被认为是硒毒性状态的候选分子标志物，但是这些增加是源于原发性的硒毒性还是继发于轻度毒性目前还不清楚。

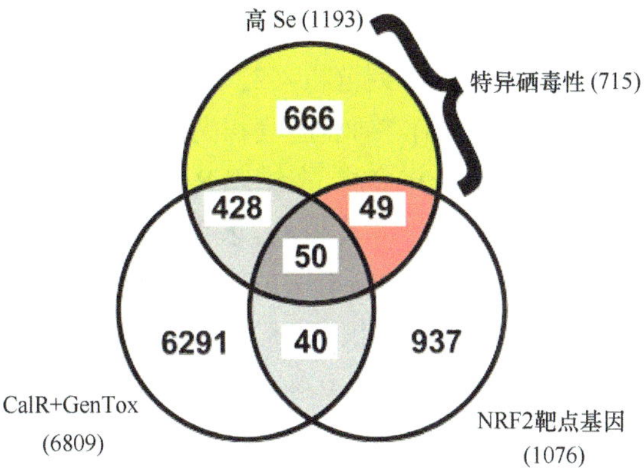

图 14.2　硒毒性大鼠肝脏转录物，包含 NFE2L2（NRF2）靶点。与 0.24μg Se/g 对比，1193 个高硒转录物在 5.0μg Se/g 日粮被显著改变。“CalR+GenTox”探针组［6809 转录物被卡路里限制（CalR）[51] 显著改变］结合药物毒性（RatTox FX 1.0 GenTox）探针组和筛选自一个“NRF2 gene”探针组（NRF2 调控基因中的 1076 转录物）。715 个“特异硒毒性”转录物中包含 49 个 NFR2 靶点基因外加 666 额外的硒毒性转录物。

大鼠饲喂 5.0μg Se/g 日粮、2.0μg Se/g 日粮和低硒日粮，对硒特异转录物进行无监督分层聚类，据此来鉴别潜在的高硒摄入生物标志物集群[22]。5.0μg Se/g 日粮、2.0μg Se/g 日粮情况下，3 个集群包含 117 个转录物（72 个基因）被上调表达，一个明显聚类包含 44 个转录物（25 个基因）被下调表达。功能分析发现一个基因群包含葡萄糖转运、胰岛素信号或者糖原生物合成都在 5.0μg Se/g 日粮、2.0μg Se/g 日粮情况下被上调表达。

14.11　硒调控线虫非硒蛋白转录物

之前的线虫研究显示，与培养于 0、0.05mmol/L 和 0.1mmol/L Se 的线虫相比，0.2mmol/L 和 0.4mmol/L Se 培养的线虫生长显著缓慢，这就表明是硒毒性所致[26]。线虫上的一个微阵列研究，无菌培养基添加从 0～0.4mmol/L 5 个水平的亚硒酸来了解全转录组的硒调控特征。线虫取 L4 中期以使发育的差异最小化[27]。相对于 0.1mmol/L Se 处理，培养于 0、0.05mmol/L、0.2mmol/L 和 0.4mmol/L Se 能分别使 1.9%、9.7%、5.5%和 2.3%的转录组表达改变 2 倍以上。筛选这些数据集发现 295 个转录物都被 0.2mmol/L 和 0.4mmol/L 硒改变，但是不受其他处理影响。从硫[45]和镉[46]毒性基因集中筛选出一个包含 182 个基因的“特异硒毒性”数据集。硒毒性数据集中富集有氧化还原酶活性功能的基因，以及显著减少的胶原蛋白和角质层结构相关的基因[27]。这些结果表明线虫中硒毒性导致活性氧和应激反应的增加，特征表现为提高了氧化还原酶和降低表皮基因的表达，这些表明线虫生长受损。

14.12　硒调控禽类非硒蛋白转录物

雏鸡和火鸡饲喂硒水平到 1.0μg Se/g 日粮对其生长没有影响[24，25]。一项预实验中，4 只鸡补充适量硒和高硒（0.3μg Se/g 日粮和 1.0μg Se/g 日粮）的日粮，其总 RNA 合并做 Affymetrix 鸡基因芯片的微阵列分析（32 773 个转录物）。雏鸡和火鸡的硒蛋白转录物平均有 96%的序列一致性[23]。饲喂适量和高硒（0.4μg Se/g 日粮和 1.0μg Se/g 日粮）日粮的火鸡的所有肝脏 RNA 合并检测，在雏鸡 RNA 的 30 524 个探针簇与火鸡 RNA 的 30 458 个探针簇中 20%～100%有显著表达，表明雏鸡阵列可用于火鸡 RNA 分析。大鼠饲喂≤2.0μg Se/g 日粮，与高硒饲料有关的变化很少。与大鼠的研究一样，雏鸡饲喂 1.0μg Se/g 日粮 vs. 0.3μg Se/g 日粮，仅有 78 个肝脏转录物（31 个上调、47 个下调）改变≥2 倍；火鸡饲喂 1.0μg Se/g 日粮 vs. 0.4μg Se/g 日粮，仅有 55 个肝脏转录物（14 个上调、41 个下调）改变≥2 倍。饲喂 1.0μg Se/g 日粮的雏鸡，未见其生长抑制，在转录物水平上也基本没有变化，表明该水平的硒是没有毒性的，该种不涉及基因表达改变的稳态机制，足以轻易地适应这种水平的硒摄入。

14.13 分子生物标志物组

硒状态调控 *GPX1* mRNA 水平[7]，这个转录物能够作为“分子生物标志物”用来评估硒的状态和需要量，提示个体转录物或一组转录物有作为营养状态的生物标志物的潜力[34，47]。在大鼠中，分离于全血或红细胞中的总 RNA 已经成功用来评估硒状态[48]。尝试扩展到人群，可是没有成功；欧洲人群平均摄入 46μg Se/d，其血浆硒浓度、血浆 GPX3 活性和 mRNA 生物标志物都在硒反应曲线的平台期范围[49]。

需要更好的生物标志物来确定硒摄入量的上限[50]。可是，大鼠饲喂≤2.0μg Se/g 日粮与在雏鸡和火鸡中饲喂≤1.0μg Se/g 日粮，非硒蛋白转录物丰度和硒蛋白转录物丰度都没有很大的改变，这就显示稳态能够应对高硒的摄入。大鼠饲喂 2.0μg Se/g 日粮，部分转录物的丰度改变，提供了一个转录物组合作为检测营养素上限的生物标志物的一个范本。在这个大鼠实验中，2.0μg Se/g 日粮调控的 6 个转录物与硒缺乏调控的 5 个转录物的各转录物水平经逐步法多元回归分析[34，47]，结果方程预测肝脏硒浓度，相关系数为 0.9988（$P<10^{-6}$），解释了在 0～5μg Se/g 日粮范围内肝脏硒浓度 99%的变异。这个例子表明硒蛋白和非硒蛋白转录物组合具有作为营养素状态的分子标志物的潜力[34，47]。

参 考 文 献

1. RA Sunde 2012 in *Selenium: Its Molecular Biology and Role in Human Health,* D Hatfield et al Ed (Springer New York) p 152
2. JT Rotruck et al 1973 *Science* 179: 588
3. DG Hafeman et al 1974 *J Nutr* 104: 580
4. D Behne et al 1988 *Biochim Biophys Acta* 966: 12
5. SAB Knight, RA Sunde 1987 *J Nutr* 117: 732
6. SAB Knight, RA Sunde 1988 *J Nutr* 118: 853
7. MS Saedi et al 1988 *Biochem Biophys Res Commun* 153: 855
8. KE Hill et al 1992 *Biochem Biophys Res Commun* 185: 260
9. XG Lei et al 1995 *J Nutr* 125: 1438

10. G Bermano et al 1995 *Biochem J* 311: 425
11. S Maurer et al 1998 *Z Ernahrungswiss* 37 Suppl 1: 110
12. J Köhrle 1996 *Acta Med Austriaca* 23: 17
13. SL Weiss et al 1996 *J Nutr* 126: 2260
14. SL Weiss et al 1997 *J Nutr Biochem* 8: 85
15. KM Thompson et al 1998 *J Nutr* 128: 1289
16. KB Hadley, RA Sunde 2001 *J Nutr Biochem* 12: 693
17. RA Sunde et al 2005 *J Nutr* 135: 2144
18. GV Kryukov et al 2003 *Science* 300: 1439
19. KM Barnes et al 2009 *J Nutr* 139: 199
20. SC Schriever et al 2009 *Exp Biol Med* 234: 513
21. RA Sunde et al 2009 *Biosci Rep* 29: 329
22. AM Raines, RA Sunde 2011 *BMC Genomics* 12: 26
23. RA Sunde et al 2015 *PLoS ONE* 10: e0129801
24. RM Taylor, RA Sunde 2016 *PLoS ONE* 11: e0151665
25. JL Li, RA Sunde 2016 *PLoS ONE* 11: e0152392
26. CJ Boehler et al 2013 *PLoS ONE* 8: e71525
27. CJ Boehler et al 2014 *PLoS ONE* 9: e101408
28. National Research Council 1995 (Washington, DC National Academy Press) p 173
29. RA Sunde 1997 in *Handbook of Nutritionally Essential Mineral Elements,* BL O'Dell, RA Sunde Ed (Marcel Dekker New York) p 556
30. IH Waschulewski, RA Sunde 1988 *Br J Nutr* 60: 57
31. N Ferguson-Kohout, RA Sunde 1997 *FASEB J* 11: A359
32. RA Sunde et al 1993 *Biochem Biophys Res Commun* 193: 905
33. JR Prohaska et al 1992 *J Nutr Biochem* 3: 429
34. RA Sunde 2010 *J Nutr Biochem* 21: 665
35. ML Scott et al 1967 *J Nutr* 91: 573
36. KB Hadley, RA Sunde 1997 in *Trace Elements in Man and Animals-9,* P Fischer et al Ed (NRC Research Press, Ottawa, Canada) p 60
37. RA Sunde, KB Hadley 2010 *Exp Biol Med* 235: 23
38. J Stenvall et al 2011 *Proc Natl Acad Sci U S A* 108: 1064
39. X Sun et al 2001 *Mol Biol Cell* 12: 1009
40. S Weiss Sachdev, RA Sunde 2001 *Biochem J* 357: 851
41. AP Gasch et al 2000 *Mol Biol Cell* 11: 4241
42. D Malhotra et al 2010 *Nucleic Acids Res* 38: 5718
43. The AREs project 2010 in *PAZAR* http: //www.pazar.info/
44. RA Sunde, AM Raines 2011 *Adv Nutr* 2: 138
45. DL Miller et al 2011 *PLoS ONE* 6: e25476
46. Y Cui et al 2007 *Genome Biol* 8: R122
47. RA Sunde 2010 *Exp Biol Med* 235: 1046
48. RA Sunde et al 2009 *Exp Biol Med* 234: 1271
49. RA Sunde et al 2008 *Br J Nutr* 99: S37
50. Food and Nutrition Board 2000 *Dietary Reference Intakes for Vitamin C, Vitamin E, Selenium and Carotenoids* (National Academy Press, Washington, D.C.) p 324
51. R Pohjanvirta et al 2008 *Toxicol Appl Pharmacol* 230:41
52. A Roger et al 2017 *Biological Trace Element Research* 177: 139
53. XQ Jiang et al 2017 *Journal of Inorganic Biochemistry* 169: 13

第 15 章

硒蛋白 ^{77}Se 核磁共振研究

Jun Liu and Sharon Rozovsky

刘 君 编译

摘 要 硒蛋白所涉及的特殊化学反应是其最重要的生物学贡献之一。研究硒蛋白控制其硒代半胱氨酸（Sec）的反应机制需要探索蛋白质环境如何引发与底物的相互作用以防止蛋白质失活，或者优化使用这种独特的氨基酸。核磁共振（NMR）波谱学是一种非常有效的研究硒代半胱氨酸的化学性质、构象偏好和流动性、分子间相互作用的技术。最近的研究进展已经简化了样品制备和数据分析过程，大大扩展了 ^{77}Se NMR 在生物样品的应用。这些进展包括开发了更加有效的方法用以富集含有 ^{77}Se 的蛋白质，更多的不同硒蛋白的 NMR 参数报告方面的研究进展丰富了数据分析的参考数据，还包括应用理论计算来解释 ^{77}Se NMR 的技术发展。在本章中，我们主要讨论在生物系统 ^{77}Se NMR 的有关研究进展和我们认为对 ^{77}Se NMR 研究最有价值的问题。

关键词 ^{77}Se 核磁共振，硒元素核磁共振，硒代半胱氨酸，硒代胱氨酸，含硒多肽，硒蛋白，含硒还原簇

15.1 生物大分子的 NMR 波谱

NMR 波谱是研究分子环境尤其是理解其电子和化学结构的一种十分有效的工具。它通常用于研究生物大分子的原子结构、构象迁移率和超分子组装等。此外，它还可以表征生物大分子与配体、药物与蛋白质配偶体的相互作用。常规生物 NMR 依赖于 ^{1}H、^{13}C、^{15}N 和 ^{31}P 原子核，其在不同化学环境中的表征已经被广泛研究。理论计算可以预测这些核在不同化学环境中的 NMR 可观测性，还可以解释所得到的 NMR 波谱数据与大分子结构和功能之间的相互关系[1]。

生物 NMR 利用多种其他较少存在的核团（如金属），产生丰富的功能相关信息。同

J. Liu • S. Rozovsky (✉)
Department of Chemistry and Biochemistry, University of Delaware,
Newark, DE 19716, USA
e-mail: rozovsky@udel.edu

样，硒通常是硒蛋白的活性中心，使用 ^{77}Se NMR 具有直接探测硒蛋白的优势，因此 ^{77}Se NMR 可以用于研究硒蛋白。此外，唯一的硫的 NMR 敏感同位素 ^{33}S 是低灵敏度的四极核，不能用于研究生物系统，因此 ^{77}Se NMR 可用作硫的波谱替代物。本章主要侧重于探讨 ^{77}Se NMR 在硒蛋白研究中的最新进展，对于生物系统 ^{77}Se NMR 的基本原理和历史回顾请参考最近的综述[2]。

15.2　硒的 NMR 性质

核自旋是原子核自旋量子数必须大于零的固有属性，核与磁场发生相互作用，因此被 NMR 波谱检测。在硒的 6 种天然存在的同位素中，只有核自旋量子数为 1/2 的 ^{77}Se 具有 NMR 活性[3]。一般来说，与具有较大自旋数的核相比，自旋数为 1/2 的核的检测灵敏度更高，并且波谱更容易记录和解释[4]。巧合的是，像氢、碳和氮一样，^{77}Se NMR 是 1/2 自旋，可以很容易用常规 NMR 波谱仪和脉冲序列检测。

NMR 对电子结构敏感，因为观察到的核附近的局部磁场反映了电子云和外部磁场之间的相互作用[5，6]。产生的化学位移不仅反映共价键，而且还反映非共价的相互作用、溶剂结构、附近的电荷及影响电子云的其他作用力[7]。硒比 ^{13}C 和 ^{15}N 具有更多的电子，并且这些电子远离核且占据更多的轨道。这样，外部（波谱仪）磁场对其电子云产生了更强烈的影响。所以，^{13}C 谱的化学位移范围约为 300ppm，而 ^{77}Se 谱的范围超过 3000ppm（图 15.1）。这种大的波谱范围反映了 ^{77}Se NMR 对局部环境的高灵敏度，使其在研究化学键、几何构型和电子结构方面具有很大的优势[2，8～10]。然而，这种灵敏度是有代价的，因为电子云对外部磁场的响应很大，导致了广泛的共振。取决于 Sc 特定化学部位的固有迁移率和外部磁场的强度，这些在 50～500Hz 范围内的线宽，降低了检测灵敏度，并可能导致不同谐振之间的重叠。然而，生物样品中 ^{77}Se 位点的数量通常较低，因此这种重叠通常不是问题。可见，由于其显著的化学位移响应，^{77}Se 波谱具有较好的灵敏度，信息丰富，因此易于检测。

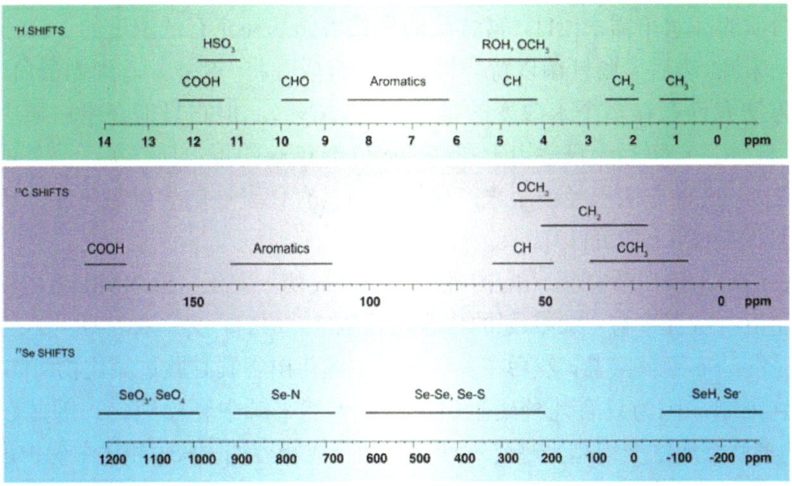

图 15.1　生物相关的 ^{1}H、^{13}C 和 ^{77}Se 化学基团的特征化学位移。^{77}Se 化学位移覆盖超过 3000ppm。此图依据参考文献修改[4，8，9]。

^{77}Se NMR 大量用于材料、小分子和硒肽的研究。在综合性的综述中可见大量关于小分子化合物和材料的 ^{77}Se NMR 的研究[8～13]。然而，使用 ^{77}Se NMR 来研究生物系统的文章却很少[14～17]，^{77}Se 远未得到利用。这可能主要归因于以下瓶颈：缺乏富集 ^{77}Se NMR 蛋白的方案，以及在没有广泛研究的情况下如何解释所获得的 NMR 数据仍然是很大的挑战。然而，在以下部分我们将讨论样品制备和数据分析的最新进展[11～13，18，19]，这些进展有可能使得 ^{77}Se NMR 的研究广泛适用于生物系统。

15.3 用于 NMR 研究的蛋白质的 ^{77}Se 富集

由于不是所有的核都具有 NMR 活性或低灵敏度，所以生物样品通常需要富集含有 NMR 活性的同位素。类似于 ^{13}C 和 ^{15}N，其 NMR-活性同位素仅占天然丰度样品中总同位素的很小部分，^{77}Se 天然丰度仅为 7.63%，因此需要富集同位素。对于 ^{13}C 和 ^{15}N 富集，通常使用 ^{13}C-葡萄糖和 ^{15}N-氯化铵作为唯一碳源及氮源，在大肠杆菌生长培养基中表达重组蛋白，大肠杆菌会利用这些同位素并把它们插入到氨基酸中，最终整合到目的蛋白中。可以采用类似的方法对 ^{77}Se 浓缩，但高浓度的硒化合物对大肠杆菌有毒，因此有必要开发具有合适产量和价格合理的新方法。

我们已经开发了大肠杆菌异源表达系统用 ^{77}Se 同位素标记替代硫[20]。这种技术依赖于商业化元素 ^{77}Se 而不是昂贵和有害的硒化合物的合成，因此提供了将具有 NMR 活性同位素 ^{77}Se 插入蛋白质中的便捷且成本有效的途径。从本质上讲，该方法用 ^{77}Se 的亚硒酸盐代替了培养基中所有的硫元素。引入是随机的，导致所有硫位置的 ^{77}Se 替代并产生含有多个 Sec 和硒代甲硫氨酸（Sem）残基的蛋白质。通过微调培养基中硫与硒的比例，可以控制蛋白质中有多少硫被硒取代。换句话说，对于最初具有二硫键或硒硫键（Se-S）的蛋白质，根据需要，有可能得到含有二硒键（Se—Se）或硒硫键为主的样品。

第二种方法通过细菌中异源表达的 ^{77}Se 同位素标记的方法，利用大肠杆菌遗传掺入机制来过表达硒蛋白。在此过程中，用于 Sec 合成的辅助蛋白质被过表达以满足对 Sec 插入到蛋白质的高水平需求[21]。富含硫的生长培养基补充有低浓度的 ^{77}Se 亚硒酸盐作为唯一的硒来源。然后大肠杆菌以特异性的方式合成并将 ^{77}Sec 并入到靶蛋白中[13，22]。虽然这种方法允许存在多个未改变的半胱氨酸（Cys），但它只能在蛋白质中标记一个 Sec 残基。此外，它实际上只适用于那些 Sec 位于 C 端的蛋白质（关于另外的讨论参见参考文献[2]）。这种方法已经被用来产生一系列具有代表性的含硒氧化还原簇的非天然硒蛋白用于 ^{77}Se NMR 研究[13]。

异源表达不是蛋白质富集 ^{77}Se 的唯一途径。最初，关于 ^{77}Se NMR 对生物系统的研究依赖于使蛋白质直接与 ^{77}Se 标记的化合物反应[15～17]。另一种早期并入方法是在羔羊饮食中提供 ^{77}Se-亚硒酸盐，然后在其红细胞中纯化出谷胱甘肽过氧化物酶[14]，但是这种途径受到限制，因为只有几种硒蛋白可以从天然来源中轻松纯化。因此，使用含有 ^{77}Sec[12]的多肽合成法变得越来越受欢迎。与肽合成相容的 ^{77}Sec 和化学保护形式不是可商购的，但是它们合成的步骤已经公开[23]。这种方法受到肽的大小和理化性质的限制。

另一个选择用于制备生物物理研究的硒蛋白的是天然化学连接（NCL），其依赖于酰胺形成反应从其各自的片段产生肽和蛋白质[24]。这种方法早已被硒生物化学家使用[25]，但是由于它依赖于固相肽合成，其使用范围受到硒肽的性质的限制。最近 Payne 组报道用γ-硒代谷氨酸和β-硒代天冬氨酸介导的 NCL[42]，这种方法扩充了 NCL 的使用范围和反应速率。但事实上，NCL 迄今仅报道了一种天然硒蛋白——硫氧还蛋白还原酶 1[26]，从未用于 ^{77}Se 的富集。最近我们设计了一种与 ^{77}Se 标记的蛋白质生产相容的新型表达蛋白质连接方法[43]。我们不是利用肽合成而是用大肠杆菌来生产硒蛋白片段，从而弱化了肽合成片段的大小限制。这种方法允许制备 Sec 在任何位置的硒蛋白。它还使用多于一个 Sec 残基的标记，可以与 Cys 残基及其他核（如 ^{13}C 和 ^{15}N）的同位素标记共存。

15.4　通过核磁共振谱鉴定化学物质

认识到硒共价结合在蛋白质中，有利于记录参与生化反应的化学物质的身份和多样性。Hilvert 及其同事报道了通过使细菌蛋白酶——枯草杆菌蛋白酶的催化丝氨酸与 ^{77}Se 富集硒化氢反应制备的硒代枯草杆菌蛋白酶的化学位移[17]。他们记录了在自然条件下硒代枯草杆菌蛋白酶硒酸盐（R-Se$^-$）、硒代酸（R-O$_2$H）和硒联硫醚形式（R-Se-S-R′）的化学位移。这项工作是开创性的，表明可以在现在被认为是 200MHz 和 300MHz 的低磁场的情况下，对该 27.4kDa 蛋白质采集具有足够检测灵敏度的 NMR 谱。Gettins 及其同事对红细胞谷胱甘肽过氧化物酶和其他非天然硒蛋白进行了另一项重要研究[14，15]。即使这些在变性条件下进行，它们也证明了生物学 ^{77}Se NMR 的潜力。

然而，这些早期研究大部分仅限于通过化学合成制备的蛋白质。因此，仍然不清楚含有多个 Sec 和 Sem 残基的蛋白质样品是否会产生中等至高磁场强度的显著信号，以及宽幅信号会导致信号重叠的程度。我们实验室报告了含有多个 Sec 和 Sem 残基的 ^{77}Se 取代蛋白质的首次 NMR 检测。在 14.1 T 和 19.97 T（^{1}H 频率分别为 600MHz 和 850MHz）的中等和高磁场下检测到这些多种硒共振。最重要的是，它们对化学环境的变化非常敏感[11]。我们研究了肝细胞再生增强因子（ALR）——线粒体膜间的巯基氧化酶。ALR 使用与黄素辅因子结合的 CXXC 基序来催化二硫键的形成（图 15.2）。在其分泌形式中，它是 32kDa 同型二聚体，其在每个单体中使用 6 个 Cys 残基以形成界面和内部二硫键。因此 ALR 含有结构相关和用于催化的 Cys。将所有 6 个 Cys 和 2 个 Met 的硫位置取代为硒，使用培养基含有特定的硒/硫比例。通过控制该比例，可以计算硒取代的 ALR 中二硒化物和硒硫键的比例。为了更好地理解硫被硒取代后对蛋白质的影响，我们研究了硒取代的 ALR 的热稳定性和活性，以及测定了富含 90%硒[20，27]的 ALR 的分辨率为 1.5Å 的 X 射线晶体结构（PDB 条目 3U5S）。这种高分辨率使我们能够对比含硫和富硒蛋白之间的键长及二面角。

对于 90% ^{77}Se 取代的 ALR，可以在具有足够的信噪比的 19.97 T（^{1}H 频率为 850MHz）的高磁场上收集隔夜数据[2]。对于 14.1T（^{1}H 频率为 600MHz）的中等磁场的 50% ^{77}Se 取代的 ALR，采集时间接近两天。因此，可以使用常规采集时间获取信息 ^{77}Se 谱。除了获得具有分辨的共振和广泛的化学位移的 ^{77}Se 波谱之外，我们进一步证明这些共振对 ALR 的黄素腺嘌呤二核苷酸（FAD）辅因子的降低有反应。FAD 在核磁管厌氧条件中用连二亚硫酸钠特异性还原，改变 CXXC 活性位点基序旁边的环境。图 15.2 显示了 FAD

还原之前、期间和之后 ALR 的波谱。几个共振在 FAD 还原时发生化学位移改变，其中两个（400～450ppm）消失，但在还原剂被去除时恢复。这两个共振暂时被指定为 FAD 旁边的催化残基。在连二亚硫酸钠存在下，在 651ppm 处出现新的共振，可归因于半胱氨酸的可逆修饰。当除去还原剂时，这种共振消失。因此，Sec 作为活性位点和 FAD 状态下的化学转化的敏感探针。

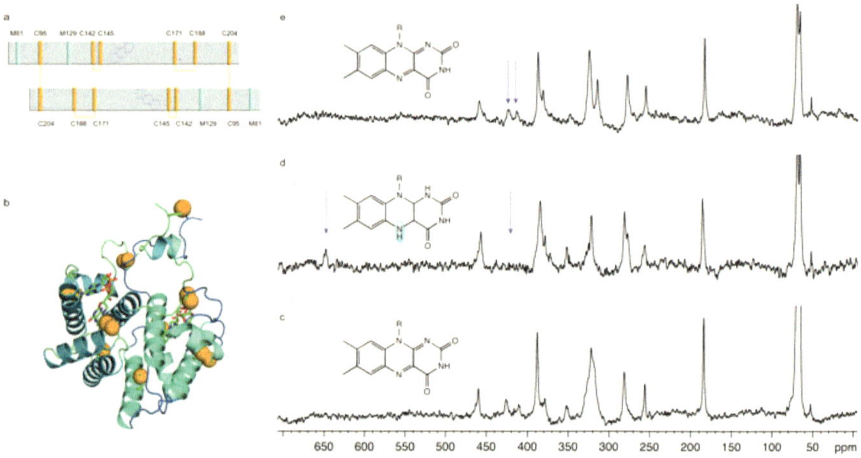

图 15.2 应用 ^{77}Se NMR 研究巯基氧化酶 ALR。(a) ALR 是具有 12 个 Cys（黄色）和 4 个 Met（绿色）残基的 32kDa 同源二聚体酶。每个活性位点含有黄素辅因子（紫色）和两个具有催化性的半胱氨酸残基（C142～C145）。硒取代的 ALR 保留其活性。(b) 富硒的 ALR（PDB 代码 3U5S）的晶体结构中不同位置硒代半胱氨酸的硒原子（橙色球体）。(c～e) 应用 ^{77}Se NMR 表征 ALR 中黄素还原。对于 ^{77}Se NMR，用硒代替硫以产生富含硒硫键（Se-S）的蛋白质。所有 NMR 波谱在 20℃、磁场强度为 14.1 T（^{1}H 共振频率为 600MHz）下获得。为了清晰，只显示硒代半胱氨酸的化学位移，0～150ppm 的硒代甲硫氨酸不显示。(c) 具有 50%硒富集的 ALR 的质子-去耦 ^{77}Se 谱。插图显示含有氧化态的 FAD 的 ALR 波谱。(d) 在厌氧条件下结合有还原态的 FAD 的 ALR 波谱。箭头表示在 412ppm 和 426ppm 处共振峰的消失，在 651ppm 处出现新的共振峰。插图显示还原态的 FAD。(e) 除去还原剂后，当 FAD 被再氧化时的 ALR 的波谱。(d) 中消失的两个共振峰重新出现，表明它们属于来自 FAD 附近的具有催化性的残基。插图显示氧化态的 FAD。参考文献[20]。

15.5 二硒键的连接

可以使用硒键的性质表征的 NMR 实验来追踪二硒键的连接（即形成二硒键的残基的鉴定）。这种方法依赖于测量标量耦合这种化学链的性质。标量耦合（也称为 J 耦合和间接自旋-自旋耦合）起因于化学键上的电子对原子自旋的对准趋势的影响[4]。这种耦合只有原子键合在一起时或通过少量的化学键才能测量到。标量耦合的符号和大小取决于分子的几何形状，因此可用于提取哪些原子参与给定键、形成什么键和扭转角等信息。这种方法首次证明了 37 个氨基酸的杀虫神经毒素 k-ACTX-Hv1c 的二硫键[12]。使用固相肽合成将该蜘蛛毒素的连位二硫键转化为二硒键。通过 ^{1}H-^{77}Se 异核多键相关波谱（HMBC）和 ^{77}Se-^{77}Se 相关波谱（COSY），在 k-ACTX-Hv1c 中测量了硒化物的连接[12，28]。自此，已经以类似的方式表征硒毒素[29]。

在硒蛋白中，硒硫键在催化循环方面比二硒键明显更重要[30，31]。对于这些硒硫键，只能将硒和氢原子相关联，因而 HMBC 是通常的实验选择。我们已经表明，可以记录硒蛋白中的硒硫键 HMBC，特别是在含有 Gly-Cys-Sec-Gly 氧化还原基序的 12kDa 蛋白质中，参见参考文献[2]的图 4。

15.6　硒蛋白和硒肽中 Sec pK_a 的测定

NMR 波谱可用于测量残基的 pK_a，包括 Sec。质子化硒与去质子化的硒酸盐之间的化学位移差超过 100ppm，这就使得二者很容易区分。可以根据该化学位移差相对于 pH 绘制滴定曲线，然后分析计算出 pK_a 值。Hilvert 及其同事在硒代枯草杆菌蛋白酶中采用该方法，Sec 的 pK_a 低于 4.0，但由于蛋白质折叠本身的不稳定性，它们不能将这些研究扩展至更低的 pH [17]。然而，硒肽可以在酸性 pH 下进行调查，因此可以提供关于 Sec 附近残基对其 pK_a 的影响。在 9 聚体肽硒蛋白加压素（UYFQNUPRG）中的 2 个 Sec 残基的 pK_a 分别在位置 1 和位置 6 处报告为 3.3 和 4.3，pK_a 值用于选择性烷基化[18]。

这些实验提供的一个有趣的可能性是，可以采用类似的方法来记录硒肽和硒蛋白的氧化还原电位。但是，这个应用还需要证实。

15.7　Sec 的构象偏好和动力学

除了对化学环境的敏感性之外，NMR 的优势在于其在与蛋白质功能相关的所有时间范围（10^{-9}～10^{2}s）内探测构象动力学的能力。通过一系列蛋白质的局部 Sec 环境的系统性改变，可以检测硒对不同部位 Sec 的构象偏好和流动性的报告能力。具体来说，我们记录了 Sec 在不同氧化还原基序（即 Sec 旁边的氨基酸模式）[13]的蛋白质的 NMR 谱。在这些硒蛋白中，反应性的 Sec 与相邻的 Cys 形成一个硒硫键。Sec 的反应性受氧化态形成的环的大小，以及形成该氧化还原基序的残基的同一性的影响。使用液相 ^{77}Se NMR 波谱，我们探测了这些氧化还原基序在蛋白质中的构象，以及 Sec 在还原和氧化状态下的柔性。随着所形成的环的大小增加，NMR 波谱显示硒位点的迁移率增加及另外的环构象的存在。在还原状态下，共振的宽度表明氧化还原基序中的丝氨酸可以和 Sec 形成氢键。

这项研究的独特之处在于，磁屏蔽的理论计算被用于了解氧化的含硒硫键的环的构象偏好。它们不仅说明了类似蛋白质环境中 Sec 预期的化学位移范围，而且还展示了如何从 ^{77}Se NMR 推断构象，进而推断弱的非结合型分子相互作用。这项研究是第一个结合实验测量和密度泛函理论（DFT）计算来研究生物系统中硒核磁共振参数的起源。这些计算提供了对硒的化学位移及其起源的认识的综合解释。总体而言，这项工作加深了我们对硒蛋白的化学反应性的理解。

15.8　^{77}Se NMR 对局部化学环境的敏感性

如上述讨论，化学位移包含关于分子中的电子如何响应外部磁场的信息，并且因此报告电子结构、化学键和蛋白质环境[32]。这种转变不仅仅是一个数字，而是具有反映分子如何定位于外部磁场中的取向相关值（通常以张量来表示）[6]。在溶液状态 NMR

下，快速的分子滚动平均了化学位移的定向依赖性。相比之下，在固态 NMR（SSNMR）中，分子运动的停止允许记录到化学位移张量的各个元素。SSNMR 样品可以是与溶液状态 NMR 不相容的大蛋白质、蛋白质复合物、蛋白质晶体和其他分子状态[33]。然而，尽管 SSNMR 的信息含量高、样品条件灵活，但 SSNMR 尚未应用于具有 ^{77}Se 的生物系统。

为准备将 ^{77}Se SSNMR 应用于大分子检测，我们最近报道了模型化合物 L-硒代胱氨酸的硒磁屏蔽张量[19]。这项研究是值得注意的，因为硒磁屏蔽张量的 DFT 计算用于解释所报道的 L-硒代胱氨酸化学位移张量（图 15.3）。我们发现，尽管 L-硒代胱氨酸的晶体结构是未知的，但是可以通过磁屏蔽（即化学位移）的计算推导出 Se-Se 扭转角。因此，本研究证明了从具有未知分子几何形状的含硒分子的化学位移张量提取结构信息的能力。更重要的是，当质子化状态、蛋白质环境、取代基或构象等各种结构效应发生变化时，实验数据拟合进行了系统地计算。因此，这项工作为对 Sec 和 Sem 在不同蛋白质环境中的研究提供了基础信息。

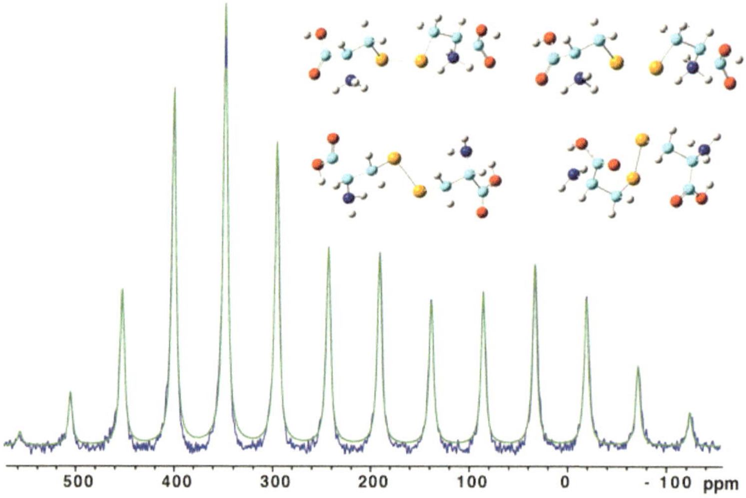

图 15.3 L-硒代胱氨酸的固态 ^{77}Se NMR 波谱。蓝色：记录于 11.75 T、温度为 261K、旋转速率为 5kHz 的 L-硒代胱氨酸的 ^{77}Se-^{1}H 交叉极化魔角旋转波谱。绿色：以 5kHz 的旋转速度，L-硒代胱氨酸的模拟旋转化学位移各向异性边带的最优拟合模型。插图显示用于 DFT 计算的代表性的硒代胱氨酸结构的模型。

15.9 数 据 解 释

由于生物 ^{77}Se 研究的缺乏，没有全面的数据库帮助确定硒的局部环境（即邻近残基、氢键、二硫键/二硒键/硒硫键交换及其动力学、局部 pH 环境等）对硒在大分子中的化学位移的影响。因此，生物学 ^{77}Se NMR 的瓶颈既不是样品制备也不是数据采集，而是如何进行数据解释。

幸运的是，蛋白质化学位移的量子计算正在转化 NMR 数据解释，从而可以帮助数据解释，如分配个体共振和绘制分子环境。这些计算已经成为生物核磁共振的有价值的工具，它们在蛋白质化学位移的分配 [34]、结构的确定、次要结构构象的表征及配体-

蛋白质相互作用的研究等方面发挥着重大的作用[1，35，36]。然而，计算 ^{77}Se 的磁屏蔽张量比诸如 ^{13}C 和 ^{15}N 较轻核的磁屏蔽要困难，因为对于原子数较大的核，需要对电子相关性进行更广泛的描述[37]。因此，对于 ^{77}Se，当考虑晶体结构时，理论值和计算值通常相差 5%～15%[38]。对于生物系统，更难预测和了解化学位移。然而，硒蛋白和含硒氨基酸的各向同性化学位移的计算与 Odom、Gettins 和 Hilvert [14～17]（参见第 15.4 节）报道的实验数据之间存在很好的一致性[39～41]。

我们致力于建立数据库，并通过在生物系统中对 ^{77}Se NMR 参数的系统调查记录 ^{77}Se 化学位移来推进数据解释[13]。在这项工作中，已经使用各向同性化学位移的理论计算来了解氧化的含硒硫键的环的构象偏好。这是第一个推断 Sec 及其构象的非键合相互作用的研究（见第 15.7 节）。我们还使用 DFT 计算来了解模型化合物 L-硒代胱氨酸的 ^{77}Se 化学位移（见第 15.8 节）。这提高了我们对 DFT 计算中不同变量如何影响蛋白质测定的 Sec 和 Sem 残基 ^{77}Se 化学位移的预测的理解。

15.10　结　　语

由于 ^{77}Se 同位素富集的高产率和低成本方法的发展，以及各种蛋白质中 Sec 和 Sem 残基检测的报告，生物系统的 ^{77}Se 核磁共振已经变得广泛可及。此外，^{77}Se 磁屏蔽的量子力学计算在准确性和易用性方面不断提高，允许其在生物系统研究中的常规实施。不同类别生物大分子 ^{77}Se NMR 研究的兴起导致了数据解释的改进，并将生物学 ^{77}Se NMR 更好地整合到日常使用中。

新方向包括使用 ^{77}Se 作为蛋白质局部化学环境构象变化的探针。硒是分子运动的一个很好的探针，因为它的磁屏蔽相互作用可用于检测在微秒级时间范围内发生的许多生物过程相关动力学。其他特别令人兴奋的方向是通过溶液和固态 NMR 研究天然硒蛋白以了解与硒蛋白有关的一般主题。

致谢　This work was supported by the Delaware COBRE program with a grant from NIGMS（1 P30 GM110758-01）from the National Institutes of Health and the National Science Foundation under Grant No. MCB-1054447 “CAREER：Reactivity of Selenoproteins”（S.R.）。

参 考 文 献

1. DA Case 2013 *Curr Opin Struct Biol* 23: 172
2. S Rozovsky 2013 in *Biochalcogen Chemistry: The Biological Chemistry of Sulfur, Selenium, and Tellurium,* CA Bayse, JL Brumaghim Eds (ACS Press) p 127
3. SP Davis, FA Jenkins 1951 *Phys Rev* 83: 1269
4. MH Levitt 2001 *Spin dynamics* (John Wiley & Sons, England)
5. JC Facelli 2011 *Prog Nucl Magn Reson Spectrosc* 58: 176
6. JC Facelli 2004 *Conc Magn Reson A* 20A: 42
7. D Sitkoff, DA Case 1998 *Prog Nucl Magn Reson Spectrosc* 32: 165
8. H Duddeck 1995 *Prog Nucl Magn Reson Spectrosc* 27: 1
9. H Duddeck 2004 *Annu Rep NMR Spectrosc* 52: 105

10. BA Demko, RE Wasylishen 2009 *Prog Nucl Magn Reson Spectrosc* 54: 208
11. SA Schaefer et al 2013 *J Mol Biol* 425: 222
12. M Mobli et al 2009 *Angew Chem* 48: 9312
13. F Li et al 2014 *Proc Natl Acad Sci USA* 111: 6976
14. P Gettins, BC Crews 1991 *J Biol Chem* 266: 4804
15. P Gettins, SA Wardlaw 1991 *J Biol Chem* 266: 3422
16. NP Luthra et al 1982 *J Biol Chem* 257: 1142
17. KL House et al 1992 *J Am Chem Soc* 114: 8573
18. M Mobli et al 2011 *Angew Chem* 50: 11952
19. J Struppe et al 2015 *J Phys Chem B* 119: 3643
20. S Schaefer-Ramadan et al 2013 *Biochemistry* 52: 8323
21. ESJ Arnér et al 1999 *J Mol Biol* 292: 1003
22. VN Gladyshev et al 1994 *Proc Natl Acad Sci USA* 91: 232
23. M Salzmann et al 1999 *Magn Reson Chem* 37: 672
24. PE Dawson et al 1994 *Science* 266: 776
25. RJ Hondal 2009 *Biochim Biophys Acta* 1790: 1501
26. B Eckenroth et al 2006 *Biochemistry* 45: 5158
27. S Schaefer-Ramadan et al 2014 *Arch Biochem Biophys* 548: 60
28. M Mobli, GF King 2010 *Toxicon* 56: 849
29. AD de Araujo et al 2012 *Angew Chem* 51: 10298
30. ESJ Arnér 2010 *Exp Cell Res* 316: 1296
31. RJ Hondal et al 2013 *Antioxid Redox Signal* 18: 1675
32. E Oldfi eld 2005 *Philos Trans R Soc London, Ser B* 360: 1347
33. K Schmidt-Rohr, HW Spiess 1994 *Multidimensional solid-state NMR and polymers* (Academic Press, San Diego)
34. B Han et al 2011 *J Biomol NMR* 50: 43
35. MP Williamson 2013 *Prog Nucl Magn Reson Spectrosc* 73: 1
36. OF Lange et al 2012 *Proc Natl Acad Sci USA* 109: 10873
37. T Helgaker et al 1999 *Chem Rev* 99: 293
38. JM Griffi n et al 2011 *J Phys Chem C* 115: 10859
39. CA Bayse 2004 *Inorg Chem* 43: 1208
40. CA Bayse 2005 *J Chem Theory Comput* 1: 1119
41. CA Bayse, S Antony 2007 *Main Group Chem* 6: 185
42. NJ Mitchell et al 2017, *Chem* 2: 703
43. J Liu et al 2017, *J Am Chem Soc* 139: 3430

第 16 章

硫氧还蛋白还原酶 1——抗癌药物靶点

Edward E. Schmidt and Elias S. J. Arnér

孙铝辉　赵　玲　雷新根　编译

摘　要　许多遗传学、生物化学及药理学研究表明，胞质内硒蛋白——硫氧还蛋白还原酶 1（TrxR1，TXNRD1）可作为一个有前景的抗癌药物研发的靶点。该观点的提出部分是基于亲电性抗癌试剂对 TrxR1 的硒代半胱氨酸残基具有有效的、选择性的靶向作用。尽管正常体细胞通常可以在缺失 TrxR1 的情况下存活，但是与癌症相关的代谢和增殖的重新调整会增加细胞的氧化应激，从而增加癌细胞对还原途径的依赖，因此增加对 TrxR1 活性的依赖。此外，TrxR1 与转录因子如 Nrf2、NF-κB 和 p53 之间存在复杂的功能联系，以及同其他促生长信号通路的相互作用，进一步支撑了 TrxR1 作为抗癌药物靶点的观点。然而，需要注意的是，某些条件下，抑制 TrxR1 的活性也可能促进而非阻碍癌症的发展。尽管 TrxR1 作为抗癌药物靶点的研究工作正在取得令人鼓舞的进展，但是，距离临床试验评估新型 TrxR1 特异性抑制剂在抗癌治疗中的应用还为时尚早。我们将在本章中提出并讨论这个话题。

关键词　癌症，治疗，硫氧还蛋白还原酶

16.1 引　　言

硫氧还蛋白（Trx）系统是一个重要的还原酶系统，并与谷胱甘肽（GSH）酶系统协同作用[1～4]。Trx 系统涉及 Trx 和硫氧还蛋白还原酶（TrxR）的同工酶，后者利用 NADPH 来还原 Trx 的二硫键活性位点，Trx 随后作用其下游需要被还原的各种靶标并调

E. E. Schmidt
Division of Biochemistry, Department of Medical Biochemistry and Biophysics,
Karolinska Institutet, 171 77 Stockholm, Sweden
Microbiology and Immunology, Montana State University, Bozeman, MT 59715, USA
e-mail: eschmidt@montana.edu
E. S. J. Arnér (✉)
Division of Biochemistry, Department of Medical Biochemistry and Biophysics,
Karolinska Institutet, 171 77 Stockholm, Sweden
e-mail: elias.arner@ki.se

节细胞功能。在哺乳动物中，Trx 系统是硒依赖性的，因为哺乳动物的三种 TrxR 同工酶都属于其体内存在的 25 种硒蛋白。关于构成 Trx 系统的酶的广泛生理作用和生化特征，读者可参阅其他文献以获得详细信息[1，2，4～7]。在这里，我们将重点关注该系统在癌症中的作用，以及抑制胞质 TrxR1 酶用于抗癌治疗的潜在价值。

16.2 硫氧还蛋白系统在癌症中的多重作用

许多研究表明，Trx 系统被认为是致癌和癌症发展中的重要参与者[1，5，8～15]。然而不太确定的是，Trx 系统的哪些特定分子机制在促进癌症发展中起重要作用？若是确定的话，我们可以靶向抑制这些特定的分子用于改善抗癌治疗。在本章中，我们主要讨论靶向调控 TrxR 对癌症的影响，靶向抑制 TrxR 可能对抗癌治疗是有益的，但产生的一些效应也有可能促进癌症发展。事实上，对“抗氧化酶”如 TrxR 作用的理解正在日益加深，它们对健康会产生有益或有害的影响，这取决于它们在特定生理环境和背景中的不同作用[16]。因此，药物介导抑制 TrxR1 活性是否可能发展为有益的、特定的和有效的抗癌疗法成为一个主要问题，这一问题尚未在临床试验中得到解决。在这里，我们对基于靶向 TrxR 抗癌疗法的发展前景和潜在缺陷进行讨论。

16.3 硫氧还蛋白还原酶与 Nrf2 之间的相互作用

核因子 E2 相关因子 2（Nrf2，NFE2L2）是一种可激活多种细胞抗氧化系统的转录因子[17～20]，人们日益认识到它在癌症中起重要作用。实际上，Nrf2 通常在癌细胞中高度活化，因此被认为是癌细胞存活所必需的，其作用是消除癌细胞中内源性增加的氧化应激水平[17，21～24]。另一方面，研究表明 Nrf2 的激活可能在抗肿瘤免疫系统功能中起作用 [19，25～27]。有趣的是，很多 TrxR1 的抑制剂也可以激活 Nrf2，这很可能表明了 TrxR1 和 Nrf2 驱动的酶系统之间存在直接功能联系[28]。我们认为，TrxR1 和 Nrf2 之间的功能联系是决定基于靶向 TrxR1 的药物治疗癌症效果的重要因素之一。

16.4 靶向抑制硫氧还蛋白还原酶对癌症的影响及其作为新型抗癌疗法的潜力

TrxR1 能被许多该酶的抑制剂靶向调控。TrxR1 能相对容易地被靶向调控，主要因为 TrxR1 的 C 端活性位点的 Sec 残基易被接近并具有特别的反应活性[29]。事实上，迄今为止，大多数情况下 TrxR1 活性的抑制都与其 Sec 残基的共价衍生化有关[3，28，30～34]。然而，TrxR1 是一个复杂的酶，结构上还存在其他功能域和许多在催化循环中起重要作用的氨基酸序列。因此，尽管 TrxR1 的 Sec 残基位点为其抑制剂的研发提供了相对特异和较强的结合位点，不应忽视的是，TrxR1 的抑制也可以通过可逆或不可逆的靶向结合 TrxR1 中其他功能域来实现。

值得注意的是，许多 TrxR1 的抑制剂具有抗癌作用，而且许多临床上使用的抗癌剂都能抑制 TrxR1 的活性[1，5，13，14，30，31，34～51]。目前，有效抗癌疗法是否仅基于靶向抑制 TrxR1 活性，抑制 TrxR1 活性是否会触发抑制癌症的效应，基于 TrxR1 靶向调控而成功治疗癌症的特定结果是什么，对此尚不清楚。在图 16.1 中，根据治疗效果，我们概述了靶向抑制 TrxR1 在癌症的起始、促进、转化、发展或免疫系统逃避中的可能有益或有害的影响。我们将更详细地讨论这些影响，并在每个小节中向读者介绍相关文献以便了解进一步的深入信息。

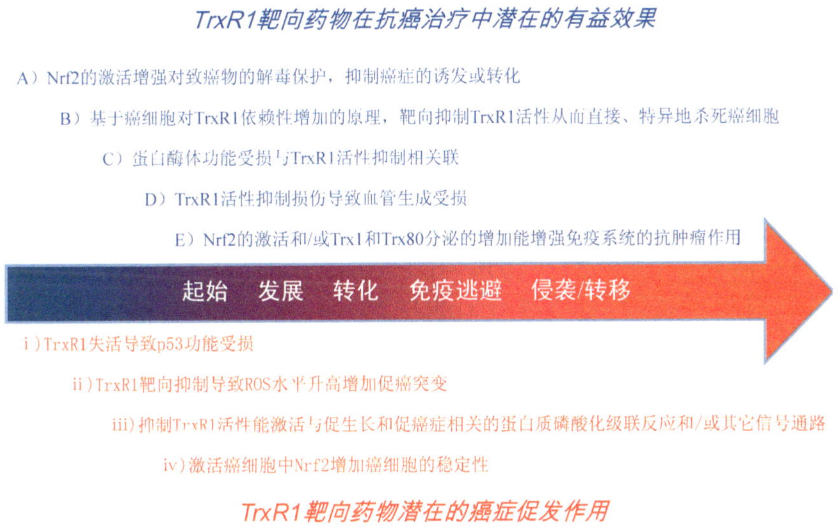

图 16.1 TrxR1 靶向药物在癌症发展的不同阶段所起的抗癌或促癌作用。该图总结了 TrxR1 靶向药物在癌症发展的不同阶段（箭头）表现出的抗癌治疗的潜在有益作用（蓝色文本）及该疗法的注意事项（红色文本），列出的每种作用效果将在文中进一步讨论。

16.5 TrxR1 靶向药物在抗癌治疗中的潜在有益效果

应该强调的是，尽管有基础研究表明靶向 TrxR1 可能在抗癌治疗中发挥有益的效果，但是，本章节所讨论的靶向 TrxR1 的几种潜在治疗效果仍然有待于在临床上进一步证实，因此主要是假设性的。

16.5.1 Nrf2 的激活增强对致癌物的解毒保护并抑制癌症的诱发与转化

如上所述，大量的 TrxR1 抑制剂药物也激活 Nrf2，表明这两者之间有功能联系[28]。正常细胞中 Nrf2 的激活是否具有抗癌作用尚不清楚。文献中的大多数数据表明，由于与癌细胞表型相关的氧化应激增加，依赖于 Nrf2 激活是癌细胞存活的一种手段[1，23，24]，所以 Nrf2 的激活似乎不太可能缓解癌症的发展。这表明高活性的 Nrf2 实际上可能使癌症进展恶化而不是减缓（详见下面的讨论）。然而，由于 Nrf2 激活后抗氧化能力增加，Nrf2 的活化可以保护正常细胞免于癌变，从而导致较低的氧化应激，并降低了由于氧化性 DNA 损伤引起致癌突变的可能性。该效应与 Nrf2 活化具有潜在的化学预防性这一研究热点有关。有趣的是，药物抑制正常细胞中 TrxR1 的活性得到的结果也许起初看似自相矛盾[16]，对细胞不是有害的，由于 Nrf2 的过度激活反而保护了正常细胞免受氧化损伤[52～54]。这种效应可以解释 TrxR1 的抑制剂，如姜黄素[31，50]或异硫氰酸酯[55～58]为什么可能成为癌症的化学预防药物，这与正常细胞中 Nrf2 的癌症预防作用有关[19，48，56，59～65]。

16.5.2 基于癌细胞对 TrxR1 依赖性增加的原理，靶向抑制 TrxR1 活性，从而直接、特异性地杀死癌细胞

由于失调的能量代谢、增殖驱动和异常细胞表型，癌细胞面临着自身氧化应激增加的压力，这一观点正在迅速而更加广泛地被认可[8，35，66～70]。这个观点解释了为什么癌细胞通常会具有很高的内源性 Nrf2 活性，因为这导致 GSH 和 Trx 系统中酶的水平升高，使癌细胞即使在胞内氧化应激异常升高的情况下也能存活[19，21～23，61]。鉴于这种细胞表型，在癌细胞中 TrxR1 活性被抑制后，会导致癌细胞抗氧化能力受损，进而诱发癌细胞死亡，如荜拔酰胺、二氢吲哚-2-酮化合物、一叶萩碱及白花丹素等能通过抑制 TrxR1 活性，增加癌细胞 ROS 水平而导致胃癌细胞、结肠癌细胞及乳腺癌细胞等死亡[116～119]，然而正常细胞在 TrxR1 活性被抑制后仍可存活[5，8，13，55，62，69]。这可能是一些小分子化合物通过抑制 TrxR1 活性进而抗癌和减小肿瘤体积的一个主要机制，这一理论进一步被相关试验证实，如在癌细胞中敲除或敲低 TrxR1 的表达能抑制肿瘤的发展[11，12，71，72]。此外，TrxR1 靶向抑制剂导致癌细胞死亡的另一个原因可能是它可以将酶转化为有毒的促氧化剂形式，如 SecTRAP，后者能进一步加剧癌细胞中的氧化应激。几种不同的 TrxR1 抑制剂都表现出这一作用效果[28，37，49，73，74]。

16.5.3 蛋白酶体功能受损与 TrxR1 活性抑制相关联

蛋白酶体抑制剂是一类有应用前景的抗肿瘤试剂，主要是针对骨髓瘤，也包括其他形式的癌症，其抗癌机制似乎也与调控氧化应激相关[75～77]，有趣的是，它也能靶向调控 TrxR 的活性[78～80]。靶向调控 Trx 系统的确能影响蛋白酶体的功能[81，82]，因此进一步研究 TrxR 靶向调控药物是否能通过调控蛋白酶体进而抗癌非常有趣，这种可能性有待进一步的探究确认。

16.5.4 TrxR1 抑制导致血管生成受损

药物介导的血管生成抑制作为抗肿瘤治疗的潜在原理正在深入讨论中[83～86]。在这方面，有趣的是，肿瘤细胞中的线粒体 TrxR2 表达似乎是肿瘤生长和肿瘤血管生成所必需的[87]。此外，有效的 TrxR 抑制剂金诺芬（auranofin）能抑制斑马鱼的血管生成[88]，另一种金化合物也具有类似的效果[89]，TrxR 的第三种金化合物抑制剂能抑制小鼠黑素瘤模型中的肿瘤生长和血管生成[90]。同样有趣的是，硫氧还蛋白相互作用蛋白（TXNIP）对于小鼠中 VEGF 引发的血管生成是必需的，然而，内皮细胞中 TrxR1 的抑制会增加 VEGF 的表达并促进血管生成[91，92]。这些结果表明 TrxR1 或 TrxR2 活性的调控能够以细胞特异性及癌症类型特异性的方式来影响血管生成。然而，抑制血管生成是否能成为通过抑制 TrxR 活性进行抗癌治疗的一部分，有待进一步研究。

16.5.5 Nrf2 的激活和/或 Trx1 和 Trx80 分泌的增加能增强免疫系统的抗肿瘤作用

免疫系统的抗肿瘤作用是癌症治疗中能否最终根除癌症的关键[93～95]。重要的是，

Trx 系统可以通过两种不同的机制调节免疫系统而抗癌。首先，Nrf2 的激活增强细胞的还原能力似乎对免疫系统发挥抗癌作用起到重要作用 [25，26，66，93，94]，如上所述，这可能是 TrxR1 被抑制后的另一潜在效果，特别是在免疫细胞中。其次，如果癌细胞中 TrxR1 活性被抑制并增加肿瘤细胞的氧化应激，这会导致血清中 Trx1 及其 C 端被截短的 Trx80 分泌的增加，从而有助于将抗肿瘤免疫细胞吸引至肿瘤，Trx1 和 Trx80 这两种蛋白质起到辅助细胞因子和趋化因子的作用[4，13，96～99]。我们建议在将来的研究中进一步阐明 TrxR1 靶向调控抗癌的可能作用机制，因为它们可能为通过抑制 TrxR1 最终根治肿瘤奠定基础。

16.6　TrxR1 靶向药物潜在的癌症促发作用

由于氧化还原系统影响许多不同的细胞信号通路，抑制 TrxR1 活性的药物可能会促进癌症的发展，而非治疗癌症（如图 16.1 中的红色文字所概括）。在此我们将讨论抑制 TrxR1 活性在癌症治疗中可能有害的一些机制。应该注意的是，如 16.5 节所述，TrxR1 抑制剂对癌症治疗的几个有害效应都有待临床试验进一步验证，因此主要是假说性的。

16.6.1　TrxR1 失活导致 p53 功能受损

p53 是癌症预防检查的重要标志物，大多数癌细胞中 p53 会突变或以其他方式受损。有趣的是，p53 对氧化还原状态的改变也很敏感[100]，具体而言，TrxR1 活性降低会损害 p53 的功能，这可能是由于在此条件下会导致 p53 不能正确折叠和无功能性 p53 的产生[101～103]。这可能表明，如果 TrxR1 在正常细胞中被抑制，则这些细胞中的 p53 成熟可能会受影响，因此，由于 p53 的检验点活性受损，进而会增加癌症发生的可能性。另一方面，至少在某些药物治疗中发现，通过增加癌细胞氧化应激的压力而导致其死亡时，TrxR1 和 p53 似乎也密切相关[35，39，103～106]。TrxR1 的靶向调控引起 p53 和 TrxR1 之间复杂的相互作用与抗癌效果的相关性仍不明确，因此需要进一步的研究。

16.6.2　TrxR1 靶向抑制导致 ROS 水平升高，促进癌症诱变

如上所述，针对靶向抑制 TrxR1 治疗癌症的原理是不可逆地增加癌细胞中的氧化应激，从而导致癌细胞特异性的细胞死亡。相比之下，正常细胞能够耐受 TrxR1 活性的靶向抑制，因为正常细胞能通过激活 Nrf2 等信号途径增强细胞的抗氧化能力，TrxR1 活性被抑制的正常细胞的抗氧化能力可能被超常激活（见上述讨论部分），使得其可能比 TrxR1 活性正常的细胞更耐受氧化应激。然而，在体内和相关临床试验中，尚未有充分的证据来支撑基于 TrxR1 活性抑制导致细胞特异性氧化应激诱导细胞死亡的假说，其应用潜力有待进一步的评估。通过增加癌细胞氧化应激抗癌的方法需要注意，某些癌细胞可能在 TrxR1 活性抑制诱导的氧化应激下存活，并在免疫系统的抗肿瘤效应的清除中逃逸（见上文）。上述治疗方法导致癌细胞遭受的氧化应激是否会引起额外的突变，并可能促进和加重癌症的发展？这个有害的影响需要慎重对待。事实上，由于大多数临床癌

症疗法，包括化疗和放疗都会诱导细胞氧化应激[66，69]，对于几乎所有常规的癌症疗法都应该考虑到这一问题。

16.6.3 抑制 TrxR1 活性能激活促生长和促癌症相关的蛋白质磷酸化级联反应和/或其他信号通路

癌细胞通常通过生长因子相关的蛋白磷酸化级联反应和/或其他信号转导事件来维持其异常高的增殖和生长速度，此外，其他信号途径包括激活 DGF-、EGF-或 NF-κB 信号通路也能起到相应的作用[107，108]。重要的是，这些信号转导途径能被 Trx 系统调节，当 TrxR1 活性被抑制时能降低蛋白质酪氨酸磷酸酶活力[109～111]，或对转录因子活性进行其他复杂难懂的调控[22，112]，进而能激活上述信号通路。因此，抑制 TrxR1 活性可能存在通过上述机制促进癌细胞生长的风险，在靶向 TrxR1 治疗癌症时需要考虑这一点。

16.6.4 激活癌细胞中 Nrf2，增加癌细胞的稳定性

如上文 16.6.1 节所述，由于癌细胞内源性氧化应激的增加，Nrf2 在癌细胞中保持典型的高活性对于其存活非常重要，相关机制为靶向抑制 TrxR1 活性抗癌提供了理论支持。然而，某些癌细胞内的氧化应激压力也可能较低，因此，其 Nrf2 活力也较低，如在一些癌症发展较慢的情况下。确实有研究表明，将黑色素瘤细胞的患者分为两类，其中“低氧化应激”患者治疗组表现出更好的预后效果[25]。研究表明，不同的癌细胞类型确实含有不同基础水平的 Nrf2，但有趣的是，药物介导激活癌细胞中 Nrf2 似乎并未表现出在基因介导激活 Nrf2 中所观察到的保护作用[113]。然而，联合抑制癌细胞中 Nrf2、Trx 及 GSH 抗氧化系统能起到有效的抗癌作用[120]。这种差异可能是由于 Nrf2 与癌细胞中经常被遗传修饰的其他基因如 BRCA1[114]或 p38 和 p53 [115]发生互作的结果。因此，通常激活 Nrf2 的 TrxR1 靶向抑制药物[28]是否可以激活具有较低 Nrf2 活性的癌细胞中的 Nrf2 仍不确定。然而，这种风险必须被考虑和排除，因为它可能会加剧癌症，而不是起到抗癌治疗的作用。

16.7 结　　语

我们在此讨论了使用药物介导抑制 TrxR1 活性在抗癌治疗中的潜力，此观点已经在许多研究文献中有广泛讨论，但尚未在临床试验中得以证实。我们还指出了 TrxR1 靶向治疗癌症存在的许多潜在风险，在某些情况下可能会加剧癌症，因此，必须谨慎对待和评估此抗癌疗法。甚至可能，此抗癌疗法起到的抗癌或促癌作用对于不同的癌细胞或者组织表现出特异性，这是今后研究中需要解决的问题。此外，应用 TrxR1 抑制剂结合其他癌症治疗方案联合治疗抗癌可以减小治疗过程中促进癌症发展的风险，为更有效和更好的抗癌疗法铺平道路。本章讨论了靶向抑制 TrxR1 活性治疗癌症的潜在优点和缺陷，这为今后的深入研究及改进诊断与发展现代化个性化治疗提供了强有力的论据，以便对每一种癌症或癌症患者根据其特定情况提供最佳的治疗方案。基于靶向 TrxR1 的药物抗

癌疗法联合其他抗癌疗法的最佳组合尚未见研究，有望在不久的将来成为研究重点。

致谢　作者的工作得到了美国国立卫生研究院（NIH）、瑞典癌症协会、瑞典研究委员会（医学和自然科学部门）、美国温纳-格兰人类学研究基金会、克纳特及爱丽丝·瓦伦堡基金会、蒙大拿州立大学和卡罗林斯卡研究所的支持。

参 考 文 献

1. S Gromer et al 2004 *Med Res Rev* 24: 40
2. J Nordberg, ES Arner 2001 *Free Radic Biol Med* 31: 1287
3. K Becker et al 2000 *Eur J Biochem.* 267: 6118
4. ES Arnér, A Holmgren 2000 *Eur J Biochem* 267: 6102
5. ESJ Arnér 2009 *Biochim Biophys Acta* 1790: 495
6. A Miranda-Vizuete et al 2004 *Antioxid Redox Signal* 6: 25
7. JL Martin 1995 *Structure* 3: 245
8. IS Harris et al 2015 *Cancer Cell* 27: 211
9. C Cadenas et al 2010 *Breast Cancer Res* 12: R44
10. SS Singh et al 2008 *Transl Oncol* 1: 153
11. MH Yoo et al 2007 *PLoS One* 2: e1112
12. MH Yoo et al 2006 *J Biol Chem* 281: 13005
13. ESJ Arnér, A Holmgren 2006 *Semin Cancer Biol* 16: 420
14. DT Lincoln et al 2003 *Anticancer Res* 23: 2425
15. M Yamada et al 1996 *Clin Cancer Res* 2: 427
16. XG Lei et al 2016 *Physiol Rev* 96: 307
17. WO Osburn, TW Kensler 2008 *Mutat Res* 659: 31
18. IM Copple et al 2008 *Toxicology* 246: 24
19. DD Zhang 2006 *Drug Metab Rev* 38: 769
20. KI Tong et al 2006 *Biol Chem* 387: 1311
21. Y Mitsuishi et al 2012 *Front Oncol* 2: 200
22. R Brigelius-Flohe, L Flohe 2011 *Antioxid Redox Signal* 15: 2335
23. A Singh et al 2008 *Cancer Res* 68: 7975
24. I Ganan-Gomez et al 2013 *Free Radic Biol Med* 65: 750
25. D Mougiakakos et al 2012 *J Mol Med (Berl)* 90: 935
26. S Ghosh et al 2015 *Cell Signal* 27: 1398
27. C Zhao et al 2014 *J Biol Chem* 289: 17020
28. M Cebula et al 2015 *Antioxid Redox Signal* 23: 823
29. Q Cheng et al 2009 *J Biol Chem* 284: 3998
30. S Prast-Nielsen et al 2011 *Free Radic Biol Med* 50: 1114
31. Z Liu et al 2008 *Biosci Biotechnol Biochem* 72: 2214
32. D Krishnamurthy et al 2008 *J Med Chem* 51: 4790
33. CM Carvalho et al 2008 *J Biol Chem* 283: 11913
34. AB Witte et al 2005 *Free Radic Biol Med* 39: 696
35. Y Shi et al 2014 *Cell Death Differ* 21: 612
36. X Peng et al 2013 *Cell Death Dis* 4: e881
37. W Cai et al 2012 *Free Radic Biol Med* 52: 257
38. S Prast-Nielsen et al 2010 *Free Radic Biol Med* 49: 1765
39. E Hedstrom et al 2009 *Cell Cycle* 8: 3576
40. SE Eriksson et al 2009 *Free Radic Biol Med* 47: 1661

41. X Wang et al 2008 *Eur J Pharmacol* 579: 66
42. Z Liu et al 2008 *Chem Biol Interact* 177: 48
43. EH Chew et al 2008 *FASEB J* 22: 2072
44. A Casini et al 2008 *J Med Chem* 51: 6773
45. C Marzano et al 2007 *Free Radic Biol Med* 42: 872
46. J Lu et al 2007 *Proc Natl Acad Sci U S A* 104: 12288
47. S Urig, K Becker 2006 *Semin Cancer Biol* 16: 452
48. J Lu et al 2006 *Cancer Res* 66: 4410
49. SI Hashemy et al 2006 *J Biol Chem* 281: 10691
50. J Fang et al 2005 *J Biol Chem* 280: 25284
51. P Wipf et al 2004 *Org Biomol Chem* 2: 1651
52. SV Iverson et al 2013 *Free Radic Biol Med* 63: 369
53. ML Locy et al 2012 *Antioxid Redox Signal* 17: 1407
54. MF Rollins et al 2010 *J Cell Sci* 123: 2402
55. KK Brown et al 2008 *Free Radic Biol Med* 45: 494
56. Y Hu et al 2007 *Biol Chem* 388: 1069
57. JR Bacon et al 2007 *J Agric Food Chem* 55: 1170
58. J Jakubikova et al 2006 *J Agric Food Chem* 54: 1656
59. SB Lee et al 2007 *Biol Pharm Bull* 30: 1074
60. RL Poerschke et al 2012 *J Biochem Mol Toxicol* 26: 344
61. LG Higgins, JD Hayes 2011 *Chem Biol Interact* 192: 37
62. EH Chew et al 2010 *Free Radic Biol Med* 48: 98
63. YJ Surh et al 2008 *Planta Med* 74: 1526
64. R Brigelius-Flohé 2008 *Chem Biodivers* 5: 389
65. R Brigelius-Flohé, A Banning 2006 *Free Radic Res* 40: 775
66. G Manda et al 2015 *Redox Biol* 5: 347
67. L Galluzzi et al 2013 *Nat Rev Drug Discov* 12: 829
68. J Luo et al 2009 *Cell* 136: 823
69. D Trachootham et al 2009 *Nat Rev Drug Discov* 8: 579
70. D Trachootham et al 2006 *Cancer Cell* 10: 241
71. DL Hatfield et al 2009 *Biochim Biophys Acta* 1790: 1541
72. PK Mandal et al 2010 *Cancer Res* 70: 9505
73. K Anestål et al 2008 *PLoS One* 3: e1846
74. K Anestål, ESJ Arnér 2003 *J Biol Chem* 278: 15966
75. S Brnjic et al 2014 *Antioxid Redox Signal* 21: 2271
76. L Bonfili et al 2012 *ChemMedChem* 7: 2010
77. S Qiao et al 2012 *Biochem Pharmacol* 83: 1229
78. EE Fink et al 2015 *Leukemia* 30: 104
79. X Wang et al 2014 *Mol Pharmacol* 85: 932
80. A Casini, L Messori 2011 *Curr Top Med Chem* 11: 2647
81. C Gabbiani, L Messori 2011 *Anticancer Agents Med Chem* 11: 929
82. F Kriegenburg et al 2011 *Antioxid Redox Signal* 15: 2265
83. F Shan et al 2015 *Cancer Lett* doi: 10.1016/j.canlet.2015.12.023
84. KE Craven et al 2015 *Cancer Lett* doi: 10.1016/j.canlet.2015.11.047
85. SC Casey et al 2015 *Semin Cancer Biol* 35(Suppl): S199
86. Z Wang et al 2015 *Semin Cancer Biol* 35(Suppl): S224
87. J Hellfritsch et al 2015 *Antioxid Redox Signal* 22: 938
88. MF He et al 2014 *Eur J Pharmacol* 740: 240
89. I Ott et al 2009 *J Med Chem* 52: 763
90. T Zou et al 2014 *Angew Chem Int Ed Engl* 53: 5810

91. MA Abdelsaid et al 2013 *Antioxid Redox Signal* 19: 2199
92. KL Streicher et al 2004 *Nutr Cancer* 50: 221
93. B Ruffell, LM Coussens 2015 *Cancer Cell* 27: 462
94. DS Vinay et al 2015 *Semin Cancer Biol* 35(Suppl): S185
95. V Shahabi et al 2015 *Am J Clin Oncol* 38: 90
96. E Backman et al 2007 *Haematologica* 92: 1495
97. K Hori et al 1993 *Journal of Immunology* 151: 5624
98. K Pekkari et al 2005 *Blood* 105: 1598
99. K Pekkari, A Holmgren 2004 *Antioxid Redox Signal* 6: 53
100. A Maillet, S Pervaiz 2011 *Antioxid Redox Signal* 16: 1285
101. PB Cassidy et al 2006 *Carcinogenesis* 27: 2538
102. MK Yu et al 2004 *J Biol Chem* 279: 28028
103. PJ Moos et al 2003 *J Biol Chem* 278: 745
104. N Turunen et al 2004 *APMIS* 112: 123
105. X Ma et al 2002 *J Biol Chem* 277: 22460
106. J Hu et al 2001 *Oncogene* 20: 4235
107. MA Feitelson et al 2015 *Semin Cancer Biol* 35(Suppl): S25
108. ML Megison et al 2013 *Anticancer Agents Med Chem* 13: 563
109. M Dagnell et al 2013 *Proc Natl Acad Sci U S A* 110: 13398
110. A Ostman et al 2011 *J Biochem* 150: 345
111. SH Cho et al 2004 *FEBS Lett* 560: 7
112. K Johansson et al 2015 *Antioxid Redox Signal* doi: 10.1089/ars.2015.6419
113. BL Probst et al 2015 *PLoS One* 10: e0135257
114. C Gorrini et al 2013 *J Exp Med* 210: 1529
115. G Filomeni et al 2012 *Biochem Pharmacol* 83: 1349
116. Zou et al 2016 *Cancer Lett* 375: 114-126
117. Kaminska et al 2016 *Oncotarget* 7: 40233-40251
118. Zhang et al 2017 *Biochim Biophys Acta* 1863: 129-138
119. Zhang et al 2017 *Arch Biochem Biophys* 619: 16-26
120. Roh et al 2017 *Antioxid Redox Signal* 27: 106-114

第 17 章

谷胱甘肽过氧化物酶的基础知识与新进展

Leopold Flohé and Regina Brigelius-Flohé

周　军　徐　钢　袁　苗　编译

摘　要　本章综述了谷胱甘肽过氧化物酶的催化机制及其在亚家族中的变化，并汇编了单个酶的生物学功能。该酶催化循环的氧化部分涉及水介导的反应中心电荷分离，导致硒代半胱氨酸（或半胱氨酸）残基解离，并在一个高能量的位置与离域化的质子结合。在这个环境中，适当结合的过氧化氢不经过任何能垒便可以在协同反应中裂解，并产生水和次硒酸（次磺酸）。依赖于不同的家族亚型和生理学条件，不稳定的氧化型酶形成分子内二硫键或硒酰胺。该循环的还原部分涉及次硒酸（次磺酸）与硫醇的反应，以及（硒代）二硫键交换反应。一般而言，在这个家族中还原步骤最容易发生变化，这可以解释其从谷胱甘肽到硫氧还蛋白、二硫键异构酶和其他蛋白质巯基的多样化的特异性。底物和共底物使用中的多样性，决定了这些蛋白质可用于调控氧化还原，或者作为其他调节蛋白利用过氧化氢的竞争者，或者作为过氧化氢引发的信号级联反应的传感器/传导元件。

关键词　凋亡，致癌作用，多样性，谷胱甘肽过氧化物酶，机制，氧化性蛋白折叠，氧化还原调节，精子形成，特异性

17.1　引　　言

细胞谷胱甘肽过氧化物酶，现在又称为 GPx1，是第一个也是之后十年内唯一被鉴定为硒蛋白的哺乳动物蛋白。它的功能、化学和结构特性有助于我们现在理解硒蛋白的生物合成和含硒酶的催化，也有助于阐明缺硒综合征的某些方面。对该酶的早期研究及其对整个硒生物化学领域的影响已经汇编在一篇文献引用全面的回顾中[1]，在此不再赘

L. Flohé (✉)
Departamento de Bioquímica, Universidad de la República, 11800 Montevideo, Uruguay
e-mail: l.flohe@t-online.de
R. Brigelius-Flohé
German Institute of Human Nutrition Potsdam-Rehbrücke, 14558 Nuthetal, Germany

述。GPx1 只是存在于生物界的一个过氧化物酶大家族的成员之一，其中只有少数蛋白质具有硒催化功能（SecGPx）。在大多数蛋白质中，硒代半胱氨酸（Sec）活性位点通常被半胱氨酸（Cys）取代（CysGPx）。CysGPx 通常存在于植物、古生菌、细菌、原生动物和非脊椎动物中；而在脊椎动物中，8 个 GPx 中有 4 个或 5 个是硒蛋白[2]。然而，这条规则的例外数量似乎正在增长。在遥远的物种中发现了含硒的 GPx，例如，扁形动物曼氏血吸虫[3]、国槐[4]、细粒棘球绦虫[5]、肺吸虫[6]和其他蠕虫[7]、绿色衣藻[8]、淡水水螅[7]、多足类的蜈蚣（*Strigamia maritime*，有毒蜈蚣家族的成员之一）[9]，以及不同种类的虾、蟹[10～12]和蛛纲科的扇头蜱[7]，但在细菌[13]或昆虫中很少出现，吸血蔷薇（the blood-sucking *Rhodnius prolixus*）是迄今为止唯一的例外[14]。GPx 家族成员可通过序列同源性和高度保守的催化四分体[包括 Sec（或 Cys）、谷氨酰胺、天冬酰胺和色氨酸残基]来确定[15]，它们在进化过程中表现出多样化的功能。2-Cys-GPx 亚家族常见于细菌、植物、原生生物和昆虫中，主要使用硫氧还蛋白（Trx）代替谷胱甘肽（GSH）作为还原剂[16，17]，而 GPx1 的谷胱甘肽过氧化物酶活性似乎也不是所有脊椎动物 GPx 的最主要作用。谷胱甘肽-*S*-转移酶和过氧化物氧化还原酶家族中结构不相关的酶也具有谷胱甘肽过氧化物酶活性，从而使上述情况更加复杂[18]。

为了描述 GPx 的多样性并探讨其已明确的及潜在的生物学功能，本章概述了典型 GPx 的一般作用机制特征。如需更详细的信息，我们建议查阅本书中探讨单个 GPx 的其他章节（见第 18、38、43 及 49 章），以及近期的综述[19～21]。

17.2　谷胱甘肽过氧化物酶反应

一般而言，GPx 催化硫醇对氢过氧化物的还原。在哺乳动物的含硒 GPx 1～4 中，使用的还原剂主要是 GSH，如反应式（17.1）所示。

$$ROOH+2GSH \longrightarrow ROH+H_2O+GSSG \qquad (17.1)$$

从 GPx1 到 GPx4，GSH 的特异性似乎逐渐下降，这和精氨酸残基（与 GSH 结合有关）的减少相一致[22，23]。在含 Cys 的 GPx7 和 GPx8，以及许多非哺乳动物的 CysGPx 中，使用最广泛的底物是二巯基蛋白，如蛋白质二硫键异构酶（PDI）和 Trx，见反应式（17.2）。

$$ROOH+Prot(SH)_2 \longrightarrow ROH+H_2O+ProtS_2 \qquad (17.2)$$

对于目前研究的所有 SecGPx 及很多 CysGPx，发现其动力学模式为乒乓模式并具有无穷大的 V_{max} 和 K_m 值[24]，而这并不符合米氏（Michaelis-Menten）理论。然而，这样的动力学模式对于氧化还原酶而言并不特别，事实上最初于 1957 年在多底物酶促反应的系统中就已经预测了这种模式[25]，这也是第一个 GPx 被发现的年份[26]。他们简述如下：①我们认为 GPx 的反应是一系列独立的双分子反应；②典型的酶-底物复合物或者没有形成，或者复合物中单分子下游反应的速度比这些复合物的形成更快。考虑到 GPx 具有较弱但明显的底物特异性，后一种观点更加现实。

最近研究者用密度泛函理论（DFT）对 GPx 反应进行了再研究，证实了该动力学模式的上述解释[27]，同时解释了 GPx 的极限反应速率[28]。研究者采用密度泛函理论，基于 7 个氨基酸计算出一个活性位点模型，其中包括保守基序 NVAxxU/C 中的活性 Sec

（Cys）、保守基序 WNF 中的色氨酸和天冬酰胺，以及必需的谷氨酰胺[15，29]。其中，四分体的残基通过多个氢键相连接，有利于离域化或质子穿梭[24，27]。如果在这个活性位点模型中补充一个单独的水分子，Sec 的硒醇质子将通过水向色氨酸的亚氨基氮迁移。通过这种电荷分离，Sec 发生快速氧化的两个先决条件是：①硒醇的功能完全分离；②更重要的是，离域化的质子在一个高度不稳定的活性位置被结合。底物的氢过氧基团位于硒和色氨酸之间。在这个复合物内，离域化的质子被阻止穿梭回到硒。当它沿着电化学梯度前进时，打断过氧键，在协同反应中生成的 H_2O（或 ROH）作为一个理想的离去基团，而 Sec 氧化为次硒酸，如反应式（17.3）所示。

$$[\text{E-Se}^{-}\rightarrow{}^{\text{H}}\text{O-O}^{\text{H}}\leftarrow\text{H-OH}\leftarrow\text{H}^{+}\text{-Trp}]\longrightarrow[\text{E-Se–OH}\cdot 2\text{H}_2\text{O}\cdot\text{Trp}] \qquad (17.3)$$

作为一个推论，计算表明在不稳定的 GPx-H_2O_2 复合物中该反应不经过任何能垒就能进行。GPx 循环的氧化部分的限速步骤并非米氏理论中假设的酶-底物复合物的衰减，而是氢过氧化物结合到酶活性位点，速率常数 k_{+1} 的测量反映了这一点。有趣的是，通过 DFT 计算 CysGPx 定性产生了相同的解决方案，计算结果与天然 CysGPx 具有很高的实验 k_{+1} 值相吻合[28]。类似的情况也出现在 SecGPx 反应的还原部分。酶与柔性的多电荷分子如 GSH 相结合，并且使其 SH 官能团定向结合到氧化型酶的 Se-O^-官能团[23]，这个过程需要时间。然而，一旦实现了这一点，产生 Se-谷胱甘肽化中间体［反应式（17.4）中的 E-Se-SG］的反应将快速发生，足以防止 E_{ox}-GSH 复合物的积累。类似地，对称的二硫化物 GSSG 的产生可能比 GSH 大量结合到中间体的速度更快［反应式（17.5）］。

$$[\text{E–Se–O}^{-}\cdot\text{H}^{+}\cdot\text{GSH}]\longrightarrow\text{E–Se–SG+H}_2\text{O} \qquad (17.4)$$

$$[\text{E–Se–SG}\cdot\text{GSH}]\longrightarrow[\text{E–Se}^{-}\cdot\text{H}^{+}]\text{+GSSG} \qquad (17.5)$$

因此，在催化循环的所有这些单独步骤中，复合物没有积累，导致了饱和动力学的异常缺乏。然而，并不是所有的 CysGPx 都具有 SecGPx 的这一特点。特别是 2-Cys-GPx 通常显示经典的米氏型饱和动力学（实例参见[28]）。该 GPx 亚族类似于非典型的 2-Cys-过氧化物氧化还原酶，在柔性环区域有第二个保守的半胱氨酸。参与过氧化的半胱氨酸（C_p，SecGPx 中 Sec 的类似物）被过氧化氢氧化为次磺酸后，在催化循环的还原部分开始之前，它与第二个半胱氨酸形成了一个分子内二硫键。第二个保守的半胱氨酸因此被称为“决定性半胱氨酸”，即 C_R。与过氧化物氧化还原酶类似，2-Cys-GPx 的二硫键形式通常被还原酶如硫氧还蛋白或锥虫氧还蛋白所还原。有几个因素可能有助于 2-Cys-GPx 动力学的改变：①C_P 的催化效率低于 SecGPx 中过氧化的 Sec（类似地被称为 U_P），这可能会大大减缓复合物内的反应速率；②刚性分子如还原酶可能比柔性的 GSH 更快被结合；③C_P 和 C_R 的桥联，正如过氧化物氧化还原酶那样需要构象的重大变化[17，24，30，31]，这可能成为限速步骤。

总之，GPx 家族中所有亚型的催化氧化部分是相似的，而且似乎只受 Sec 替换为 Cys 的定量影响。与此相反，催化循环还原步骤的改变之复杂令人惊奇[24，28]。然而，除了这些多样性，SecGPx 和 CysGPx 之间的一个根本区别在于这些酶应对其攻击性底物氢过氧化物的破坏的逃避方式上。与同源的 Sec 相比，CysGPx 的 C_P 具有更强的过氧化倾向。在 2-Cys-GPx 中，氧化型 C_P 与 C_R 的反应可能防止了这种过氧化，同时创造了还原酶的相互作用位点[17]。在这个方面，这些 CysGPx 模拟了 2-Cys-过氧化物氧化还原酶，C_R 的保护作用因此得到了令人信服的证明[24]。C_P 也可能与另外一个 Cys 形成分子内二硫键，后者并非之前意义上的 C_R，而是被特定的底物还原所需要的，正如哺乳动物 GPx7 所假设的[32]。另一种可能是形成分子间二硫键，在哺乳动物 SecGPx4 中由于 Cys 突变体的大量聚合，这种现象很明显[27，33]。同时，也能观察到 C_P 被氧化为亚磺酸和磺酸[27]。虽然在 SecGPx 中类似的硒-硫键形成较为常见[22，27，34]，但 Sec 过氧化转变为亚硒酸或硒酸（$R\text{-}SeO_2^-$ 或 $R\text{-}SeO_3^-$）却从未被发现。相反，在缺乏任何硫醇底物的情况下，如果将 SecGPx 暴露于氢过氧化物，它将和 Sec 下游多肽的氮原子形成一个硒酰胺键［方程式（17.6）］。这个令人惊奇的反应已经在哺乳动物 SecGPx1 和 SecGPx4 中被证实[27]，而且对于所有 SecGPx 被推测是共有的。有趣的是，密度泛函理论计算提示 CysGPx 没有发生类似反应，质谱分析也没有检测到这一反应[27]。

$$E\text{-}Se\text{-}O + H^+ + R_2NH \longrightarrow R_2N\text{-}Se\text{-}E + H_2O \qquad (17.6)$$

基态的酶可以从氧化型的酶再生，氧化型酶存储了不稳定次硒酸的氧化等价物硒酰胺，后者在活性位点的结构中是稳定的，但是，如果酶变性则容易转变为脱氢丙氨酸残基[27]。

17.3　谷胱甘肽过氧化物酶家族内的多样性

17.3.1　结构和底物特异性

大鼠的催化四分体包括 Sec46（Cys46）、谷氨酰胺 81、色氨酸 136 和天冬酰胺 137，它在几百个已知的 GPx 序列中都是保守的，只有 2 个序列例外。在哺乳动物 GPx8 中谷氨酰胺残基被丝氨酸替代，在杨树的 GPx（三角叶杨的 GPx5，*Pt*GPx5）中被谷氨酸替代。与定点突变结果相一致[29，35]，这些活性位点的修饰研究表明，除了 Sec（Cys）之外，四分体的每一个残基对于过氧化物酶活性都不是绝对必需的，可以部分地彼此互补。然而，四分体的谷氨酰胺与氢过氧化物的大量结合有关，有趣的是，在 *Pt*GPx5 中从谷氨酸到谷氨酰胺的回复突变显著提高了对叔丁基氢过氧化物的亲和力与反应活性[36]，这表明规范的四分体结构确实是 GPx 催化氧化部分的最佳选择。除了四分体结构，四级结构也可能影响 GPx 的氢过氧化物特异性。在哺乳动物的 SecGPx 四聚体（GPx1、2 和 3）中，硒定位于亚基界面附近的一个平坦谷地；但在 GPx4 单体中，硒游离暴露于其表面。这可能是 GPx4 能够特别有效地还原复杂脂质的氢过氧化物的原因之一。而且，GPx4 在活性中心周围显示了一个大的、带正电荷的表面，这确保它可以和生物膜磷脂的阴极头相互作用[28，37]。

虽然典型的四分体结构决定了 GPx 与 ROOH 的反应，催化循环的还原部分似乎并不依赖于该结构特性的保持[24，31，36]。大量的分子动力学计算[23]表明，原型 SecGPx1 对 GSH 的特异性主要是通过 GSH 的羧基结合到活性中心周围 4 个精氨酸残基的胍基上（图示见[19，23，24，38]）。在 GPx2 中，仍然保留了 3 个精氨酸残基，推测该酶的底物特异性与 GPx1 类似[39]。在胞外 GPx3 中，只剩下 2 个精氨酸残基，除了 GSH 外该酶还接受 Trx 和谷氧还蛋白[40]。最后，GPx4 没有保守的精氨酸残基，但仍然优先被 GSH 还原，在此情况下通过 GSH 与赖氨酸残基的结合从而实现还原[24]。然而，就供体底物而言，GPx4 似乎是特异性最低的 GPx。除了各种低分子质量硫醇，GPx4 还接受蛋白质巯基，包括它自身的巯基[34]，以及含 Cys-Cys 成对物的多肽，在角蛋白相关蛋白中就存在这种多肽[41]。哺乳动物 CysGPx7 已经被讨论过，它通过疏水相互作用结合 GSH [42]，但是缺乏任何能参与 GSH 和 GPx1～4 的特异性结合的碱性残基 [42～44]。因此，GPx7 的底物结合位点被证明是通用的：GPx7 被蛋白质二硫键异构酶 PDI 还原，其速率常数比 GSH 高两个数量级[32]。GPx7 也与葡萄糖调节蛋白 78（GRP78）相互作用[45]。此外，GPx8 被认为对 PDI 有特异性[43]。脊椎动物其他 GPx 的供体底物特异性尚未被系统研究。非脊椎动物的 2-Cys-GPx 则具有还原酶特性。在这些蛋白质中，与还原酶的 CxxC 基序的反应依赖于 C_P 和 C_R 之间二硫键的形成，而后者位于较远的结构域中。形成二硫键所需的构象变化创建了一个全新的底物相互作用位点，使氧化型酶容易和替代性底物发生反应。

17.3.2 生物学功能的多样性

最初，所有 GPx 被认为是抗氧化酶，能够缓解氢过氧化物的挑战，各个成员由于其自身的特异性而被认为互相支持或补充。这些酶的一个共同作用似乎确实是抗凋亡和抗炎。然而，不得不说这个观点过于简化了。

（1）GPx1 仍然被认为是负责 H_2O_2 和其他可溶性氢过氧化物的解毒。基因敲除研究表明，GPx1 不是至关重要的。然而，GPx1$^{-/-}$小鼠对于氧化胁迫高度敏感，如暴露于细菌脂多糖、巨噬细胞活化或病毒感染[38]。因此，在氧化应激相关疾病中 GPx1 缺乏被广泛讨论[46]。然而，过表达 GPx1 的小鼠也产生了 2 型糖尿病或代谢综合征的症状[47]。最近的一项研究构建了肝脏特异性 GPx1 敲除小鼠（Alb-Cre；Gpx1$^{lox/lox}$ 小鼠），与野生型小鼠相比，该小鼠的禁食血糖水平降低，胰岛素敏感性升高，肝脏中胰岛素受体和 Akt 的磷酸化水平升高。在分离的肝细胞中，敲除组的 H_2O_2 浓度和胰岛素信号强度都增加了。在高脂饲料喂养条件下，敲除组的体重增长和肝脏脂肪变性与野生型相比没有变化，但肝脏炎症和糖异生基因表达降低，胰岛素信号增强[81]。虽然 GPx1 能够减少过氧亚硝酸根离子，但 GPx1$^{-/-}$肝细胞比野生型细胞更加能够抵抗过氧亚硝酸盐暴露，该发现至今未能被解释[48]。

（2）GPx2，即胃肠道形式的 GPx，被认为可以维持肠上皮细胞增殖与凋亡的微妙平衡[49]。与野生型小鼠相比，GPx2$^{-/-}$小鼠的胃肠道上皮细胞凋亡增加，对炎症介导的致癌作用也更加易感，然而 GPx2 正常表达情况下移植的肿瘤生长更快[50]。GPx1 和 GPx2 在预防肿瘤方面明显有协同作用。在双基因敲除小鼠体内，除了非病原菌的肠道定植外，在没有任何炎症挑战的情况下，结肠炎和肠道肿瘤也发生了[51]。总之，这些结果表明 GPx1 不能完全补偿 GPx2 的缺失（详情见第 38 章，[20]和[52]）。

（3）胞外 GPx3 的敲除没有显示出明显的表型。然而，最近在 GPx3$^{-/-}$小鼠中观察到血小板聚集加速及多重血栓[53]。而且，与 GPx2$^{-/-}$小鼠类似，GPx3$^{-/-}$小鼠被证实对于氧化偶氮甲烷/葡聚糖硫酸钠诱导建立炎症介导的结肠癌模型更为敏感[54]。

（4）GPx4 基因表达存在三种不同的方式：所有的三种表达产物都是硒蛋白，所有产物都能催化相同的反应，但每一种发挥不同的作用。细胞核形式的 nGPx4 有一个不同的氮末端，因为它的表达使用了位于第一个内含子的一个起始密码子。nGPx4 的敲除产生了一个温和的表型，其唯一明确的机体障碍是精子的染色质致密化受损并发生形态学改变[55]。一项最新研究发现，大鼠睾丸中 nGPx4 的 mRNA 水平与饲料硒含量密切相关，而且与精子密度等参数呈正相关，提示睾丸中 nGPx4 的 mRNA 水平可作为评价男性功能适宜硒状态的灵敏标志物[82]。线粒体形式的表达即 mGPx4，它从上游起始密码子启动转录。mGPx4 在线粒体输入序列断裂后与胞质 cGPx4 是相同的。mGPx4 的敲除导致原本健康雄性小鼠的生育能力完全丧失[56]。因此，mGPx4 的表达对于精子形成过程的后期阶段好比“照亮生育力的月光”，它通过聚合作用，以及与富含 Cys 的蛋白质共聚合形成线粒体鞘[34，41]。应该强调的是，mGPx4 的这一功能与其抗氧化功能相反。不如说，它是一种合成代谢过程：使用 ROOH 来形成一个复杂结构，而后者对于精子的功能必不可少[34，57]。全部 *GPx4* 基因的敲除及选择性敲除 cGPx4 会导致交配后大约第 7 天胚胎死亡（由 Conrad 综述[58]）。cGPx4 的重要性很可能反映了一种非常特别的“抗氧化”功能，该功能使 cGPx4 能有效还原膜内氢过氧化物。对 cGPx4 重要性的解释仍然是一组相互关联的假设：①cGPx4 可以清除所有过氧化的脂质，从而防止脂氧合酶激活[21]，包括 12，15-脂氧合酶[59]，它与组织重构过程中的膜破坏有关[21]；②cGPx4 减少了 12，15-脂氧合酶的产物，后者能诱发程序性细胞死亡的替代途径，即 AIF 介导的细胞凋亡[60]；③cGPx4 干扰另一种类型的程序性细胞死亡——铁死亡，铁死亡类似于 AIF 介导的细胞凋亡，也涉及 12，15-脂氧合酶的产物，但通过引发自由基链式反应导致 LOOH/铁介导的细胞死亡[61，62]。这些假设的共同特点是当 cGPx4 缺乏时，细胞被失衡的 12，15-脂氧合酶活性所破坏。因此，人们预测 12，15-脂氧合酶的失活应该会挽救 *GPx4* 基因敲除小鼠，不幸的是这仍然存在争议：脂氧合酶的药理学抑制挽救了该小鼠[60]，然而 12，15-脂氧合酶的基因敲除却没有达到这一效果[63]。GPx4 也拮抗 RIP3 介导的红系前体细胞的程序性坏死，后者也可由氧化引起[64]（也可参见第 18 和 43 章）。

（5）GPx5 是一种细胞外的 CysGPx。它在附睾中的定位提示了其对于精子生理功能的作用[65]。然而，它的确切功能仍然未知。一项最新研究发现，GPx5 在公猪生殖道中有广泛表达，其精液中 GPx5 含量与精子质量及精液储存量呈正相关，表明 GPx5 有助于提高精子存活率和生育能力[83]。

（6）GPx6 在人类中是一种 SecGPx，但在啮齿类和其他动物中是一种 CysGPx[66]。它在嗅球内被发现，自从发现以来就被怀疑是嗅觉系统的补充 [67]。其确切功能仍然未知。

（7）GPx7（也称为 NPGPx）是一种 CysGPx，并且优先选择将 PDI 作为还原性底物[32]。它位于内质网（ER）的管腔部位[43，68]。据推测，它使用由 Ero1α（内质网氧化还原酶-1α）产生的过量 H_2O_2，通过 PDI 家族成员的氧化从而进行氧化性蛋白质折叠[20]。此外，GPx7 被报道能氧化 GRP78，从而增强了后者的分子伴侣活性[45]。GPx7 的缺乏引起小鼠肥胖，在人类中也是明显如此[69]。GPx7 敲除与多个器官功能障碍有关，增加致癌风险并缩短寿命[68]。最新研究发现，在多种胃癌细胞系和胃癌患者样本中 GPx7 表达显著降低，其启动子的 DNA 甲基化水平升高。使用去甲基化药物 5-氮-2′-脱氧胞苷处理胃癌细胞可以恢复 GPx7 的表达，抑制胃癌细胞的生长，表明 GPx7 的表观沉默促进了胃癌的发生发展[84]。

（8）GPx8 也是一种 CysGPx，像 GPx7 一样定位于内质网并与氧化性蛋白质折叠有关[43，68]。虽然它的活性中心与 GPx7 相似，但特异性的个体差异可能导致在复杂的蛋白质折叠场景中各种内质网硫醇过氧化物酶（GPx7、GPx8 和过氧化物氧化还原酶 IV）具有不同作用[21，68，70，71]。此外，GPx8 似乎是成纤维细胞生长因子和胰岛素信号的负调节因子[72]。

GPx 参与代谢调控是一个有趣的焦点话题。有趣的是，像过氧化物氧化还原酶一样，GPx 也可能在多个通路中以相反的方向干预信号级联反应[21]。它们能很容易清除作为信号级联反应正调节因子的氢过氧化物，例如，GPx1[73]和 GPx4[74] 的过表达导致 NF-κB 的活化受损，GPx1 过表达使小鼠中胰岛素敏感性减弱[47]。相反地，因为过氧化物酶对氢过氧化物具有很高的反应活性，使其可以作为 H_2O_2 或其他 ROOH 的传感器。在这种情况下，“过氧化物传感”是指与氢过氧化物发生反应。过氧化物酶被氧化后可以通过氧化信号级联反应的下游分子对氧化剂信号进行传导[75]。这种调控原理已被不同类型的硫醇过氧化物酶所验证[21]，第一个例子是酵母 GPx 与一个转录因子具有直接的相互作用：H_2O_2 被硫氧还蛋白特异性的 2-Cys-GPx Orp1 传感，然后通过硫醇的氧化和随后的保护基因的表达来激活转录因子 YAP1[76]。在酵母中发现过氧化物氧化还原酶具有类似的反应[77]，最近在一个哺乳动物体系中也发现了类似情况，其中 Prx2 感知过氧化物并通过氧化转录因子 STAT3 从而传导信号[78]。对于两种类型的硫醇过氧化物酶（GPx 和过氧化物氧化还原酶），反应步骤的顺序基本相同：首先 C_P 氧化，然后并不立即被 Trx 或 GSH 还原，而是通过与次磺酸反应形成二硫键，而且靶蛋白的巯基作为替代性底物发生二硫键交换反应。在高等动物中 GPx 作为 H_2O_2 传感器的第一个例子就是如上所述的 GPx7 与 GRP78 的相互作用。氧化的 C_P（Cys57）与 Cys86 形成一个分子内二硫键，导致 Cys86 与 GRP78 的 Cys41 或 Cys420 形成分子间二硫键，然后二硫键重组形成 Cys41-Cys420 二硫键，从而激活分子伴侣[45]。该反应路线被认为是由 GPx7 感知过量的 H_2O_2，然后通过激活 GRP78 防止内质网中错误折叠蛋白质的积累，后者是由于 H_2O_2 对巯基的非特异性氧化而引起的[45]。

迄今为止，对于 SecGPx 还没有相似的传感机制被描述。然而，在精子成熟的后期阶段，GPx4 从活性过氧化物酶转变为无酶学活性的结构蛋白也利用了相似的化学过程：在缺少优先底物 GSH 的情况下，被氧化的酶使用蛋白质巯基作为替代底物。在精子形成过程中，被氧化的 GPx4 并不激活调节蛋白，而是以终末态中间体形式结束，其替代底物虽然无酶学活性，但发挥了至关重要的功能[34，57]。因此，从理论上说，SecGPx 没有理由不参与替代底物介导的氧化还原调控。事实上，最近在氧化型 SecGPx 中发现硒酰胺的形成，从而增加了一个新的观点[27]，即催化循环中的这些替代中间体只在明显缺乏还原性底物的情况下生成，同时显示了一个非同寻常的活性位点结构，因此，这被怀疑是为了替代底物的反应而专门设计的。

17.4 结　　语

对 GPx 的研究经历了许多出人意料的转折。它作为一种红细胞酶而被发现（“它保护血红蛋白免受氧化破坏”[26]）并没有预料到，这标志着一段戏剧性发展的开始。虽然早期的研究仅限于氧化损伤，GPx 研究似乎影响了整个硒生物化学领域[1]，导致对氧化还原生物化学的更细致的理解，包括有氧生活的明显危害，但是同样包括过氧化物酶在宿主防御、氧化还原和细胞分化中的关键作用[79，80]。在过去的最近几十年里，GPx 家族成员的新生物学功能一直令人惊奇，如 GPx1 的致糖尿病潜能、GPx4 参与精子形成和特殊类型的程序性细胞死亡、GPx 与 Trx 系统的对话、GPx7 和 8 对氧化性蛋白质折叠的贡献及 GPx7 的传感器功能。尽管在 PubMed 中已有 16 096 篇关于“谷胱甘肽过氧化物酶”的文献（截止到 2016 年 1 月 1 日），涉及该类型迷人蛋白质的知识仍然在稳定增长，表明看似古老的 GPx 家族的相关发现尚未达到高峰。

我们总结了目前对哺乳动物中典型的 SecGPx 催化循环的理解，如图 17.1 所示。

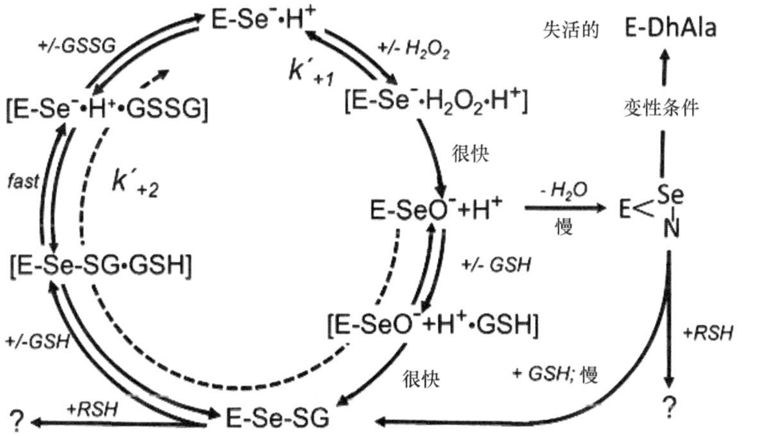

图 17.1 一个典型的哺乳动物 SecGPx 催化循环的更新。以 H_2O_2 被 GSH 还原为例（图的左侧）。表观速率常数 k'_{+1} 和 k'_{+2} 很容易由稳态动力学评估。k'_{+1} 是基态酶和过氧化氢之间形成复合物的净正向速率常数（$> 10^7\ M^{-1}\cdot s^{-1}$），$k'_{+2}$ 是循环的整个还原部分的净正向速率常数（虚线；$>10^5\ M^{-1}\cdot s^{-1}$）。“很快”是指复合物内部的部分反应（方括号显示）比复合物的生成反应更快。替代底物与适宜硫醇（RSH）的反应可能从每个催化中间体开始（没有括号）。DhAla 是指在变性条件下 Sec 发生 β-裂解生成不可逆失活酶中的脱氢丙氨酸。

参 考 文 献

1. L Flohé 2009 *Biochim Biophys Acta* 1790: 1389
2. S Toppo et al 2008 *Antioxid Redox Signal* 10: 1501
3. M Maiorino et al 1996 *Eur J Biochem* 238: 838
4. G Salinas et al 2004 *Trends Parasitol* 20: 340
5. G Salinas et al 2006 in *Selenium. Its Molecular Biology and Role in Human health,* DL Hatfield et al Eds (Springer, New York) p 355
6. SH Kim et al 2009 *Parasitology* 136: 553
7. YA Bae et al 2009 *BMC Evol Biol* 9: 72
8. NT Pitsch et al 2010 *BMC Plant Biol* 10: 133
9. AD Chipman et al 2015 *PloS Biol* 12: e1002005
10. M Fu et al 2012 *Fish Shellfish Immunol* 33: 532
11. Q Ren et al 2009 *Comp Biochem Physiol C Toxicol Pharmacol* 149: 613

12. SP Yeh et al 2009 *Fish Shellfish Immunol* 27: 181
13. VN Gladyshev 2006 in *Selenium. Its Molecular Biology and Role in Human Health.*, DL Hatfield et al Eds (Springer, New York) p 99
14. FA Dias et al 2016 *Insect Biochem Mol Biol* 69: 105
15. SC Tosatto et al 2008 *Antioxid Redox Signal* 10: 1515
16. H Sztajer et al 2001 *J Biol Chem* 276: 7397
17. M Maiorino et al 2007 *J Mol Biol* 365: 1033
18. L Flohé et al 2003 *Redox Rep* 8: 256
19. L Flohé 2011 in *Selenoproteins and Mimics,* J Liu, G Luo Eds (Springer, Heidelberg) p 1
20. R Brigelius-Flohé, M Maiorino 2013 *Biochim Biophys Acta* 1830: 3289
21. L Flohé 2016 *Free Radic Res* 50: 126
22. F Ursini et al 1995 *Methods Enzymol* 252: 38
23. KD Aumann et al 1997 *Biomed Environ Sci* 10: 136
24. L Flohé et al 2011 *Antioxid Redox Signal* 15: 763
25. K Dalziel 1957 *Acta Chem Scand* 11: 1706
26. GC Mills 1957 *J Biol Chem* 229: 189
27. L Orian et al 2015 *Free Radic Biol Med* 87: 1
28. S Toppo et al 2009 *Biochim Biophys Acta* 1790: 1486
29. M Maiorino et al 1995 *Biol Chem Hoppe Seyler* 376: 651
30. CS Koh et al 2007 *J Mol Biol* 370: 512
31. J Melchers et al 2008 *J Biol Chem* 283: 30401
32. M Maiorino et al 2015 *Free Radic Biol Med* 83: 352
33. P Scheerer et al 2007 *Biochemistry* 46: 9041
34. F Ursini et al 1999 *Science* 285: 1393
35. T Schlecker et al 2007 *Biochem J* 405: 445
36. B Selles et al 2012 *Biochem J* 442: 369
37. F Ursini et al 2015 in *ESF-EMBO Symposium. Thiol-based redox switches in life sciences. San Feliu, ES, September 17-21. Conference Booklet of Abstracts.*, J Herrmann, J Messenns Eds
38. L Flohé, R Brigelius-Flohé 2001 in *Selenium. Its Molecular Biology and Role in Human Health,* DL Hatfield Ed (Kluwer Academic Publishers, Boston, Dordrecht, London) p 157
39. R Brigelius-Flohé et al 2002 *Methods Enzymol* 347: 101
40. M Bjornstedt et al 1994 *J Biol Chem* 269: 29382
41. M Maiorino et al 2005 *J Biol Chem* 280: 38395
42. V Bosello-Travain et al 2013 *Biochim Biophys Acta* 1830: 3846
43. VD Nguyen et al 2011 *J Mol Biol* 406: 503
44. A Utomo et al 2004 *J Biol Chem* 279: 43522
45. PC Wei et al 2012 *Mol Cell* 48: 747
46. E Lubos et al 2011 *Antioxid Redox Signal* 15: 1957
47. XG Lei, X Wang 2012 in *Selenium. Its Molecular Biology and Role in Human Health.*, DL Hatfield et al Eds (Springer, New York) p 261
48. Y Fu et al 2001 *J Biol Chem* 276: 43004
49. AP Kipp, MF Müller 2016 in *Diversity of Selenium Functions in Health and Disease,* R Brigelius-Flohé, H Sies Eds (CRC Press, Boca Raton) Vol 38 p 189
50. S Krehl et al 2012 *Carcinogenesis* 33: 620
51. FF Chu et al 2004 *Cancer Res* 64: 962
52. S Florian et al 2010 *Free Radic Biol Med* 49: 1694
53. RC Jin et al 2011 *Circulation* 123: 1963
54. CW Barrett et al 2013 *Cancer Res* 73: 1245
55. M Conrad et al 2005 *Mol Cell Biol* 25: 7637
56. M Schneider et al 2009 *FASEB J* 23: 3233

57. P Mauri et al 2003 *Biol Chem* 384: 575
58. M Conrad 2012 in *Selenium. Its Molecular Biology and Role in Human Health,* DL Hatfield et al Eds (Springer, New York) p 547
59. K Schnurr et al 1996 *J Biol Chem* 271: 4653
60. A Seiler et al 2008 *Cell Metab* 8: 237
61. M Matsushita et al 2015 *J Exp Med* 212: 555
62. JP Friedmann Angeli et al 2014 *Nat Cell Biol* 16: 1180
63. SH Brütsch et al 2015 *Antioxid Redox Signal* 22: 281
64. O Canli et al 2016 *Blood* 127: 139
65. A Noblanc et al 2012 *PLoS One* 7: e38565
66. GV Kryukov et al 2003 *Science* 300: 1439
67. TN Dear et al 1991 *Biochemistry* 30: 10376
68. T Ramming, C Appenzeller-Herzog 2013 *Int J Cell Biol* 2013: 180906
69. YC Chang et al 2013 *EMBO Mol Med* 5: 1165
70. L Wang et al 2015 *Free Radic Biol Med* 83: 305
71. A Delaunay-Moisan, C Appenzeller-Herzog 2015 *Free Radic Biol Med* 83: 341
72. V Bosello-Travain et al 2015 *Free Radic Biol Med* 81: 58
73. C Kretz-Remy et al 1996 *J Cell Biol* 133: 1083
74. R Brigelius-Flohé et al 2000 *Atherosclerosis* 152: 307
75. R Brigelius-Flohé, L Flohé 2011 *Antioxid Redox Signal* 15: 2335
76. A Delaunay et al 2002 *Cell* 111: 471
77. BA Morgan, EA Veal 2007 *Subcell Biochem* 44: 253
78. MC Sobotta et al 2015 *Nat Chem Biol* 11: 64
79. L Flohé 2010 *Methods Enzymol* 473: 1
80. HJ Forman et al 2010 *Biochemistry* 49: 835
81. TL Merry et al 2016 *Diabetologia* 59: 2632
82. JC Zhou et al 2017 *J Nutr* 147: 1947
83. I Barranco et al 2016 *PLoS One* 11: e0162958
84. Z Chen et al 2017 *Oncotarget* 8: 54345

第 18 章

谷胱甘肽过氧化物酶 4

Matilde Maiorino, Valentina Bosello-Travain, Giorgio Cozza, Giovanni Miotto, Laura Orian, Antonella Roveri, Stefano Toppo, Mattia Zaccarin, and Fulvio Ursini

王　浩　王福俤　编译

摘　要　谷胱甘肽过氧化物酶 4（GPx4）是一种含有硒代半胱氨酸（Sec）的谷胱甘肽过氧化物酶。GPx4 通过乒乓机制催化氢过氧化物的还原和巯基的氧化，其中氧化还原转化比酶和底物的结合速率更快，因此，该反应的 K_m 和 V_{max} 是无穷大的。在氧化还原中心发生非常快速的电荷分离是这个快速反应的原因。在缺乏还原底物时，氧化的硒处于稳定状态，与骨架中的氮原子成键。这种保护酶免于失活的机制是硒代半胱氨酸 Sec 特有的，当半胱氨酸 Cys 代替硒代半胱氨酸 Sec 时，该反应不发生。谷胱甘肽（GSH）依赖的磷脂氢过氧化物的还原反应是 GPx4 的重要功能，其功能缺失会引发一种新型程序性细胞死亡——命名为 ferroptosis（铁死亡）。该反应也与抑制心脏代谢疾病，以及病毒传播和复制相关。此外，当 GSH 含量低时，GPx4 也能够对特定蛋白质巯基进行氧化，这对精子的中段稳定性和染色质紧密度十分重要。

关键词　铁死亡，谷胱甘肽过氧化物酶 4（GPx4），谷胱甘肽（GSH），脂质氢过氧化物，脂质过氧化，量子化学，精子发生，维生素 E

18.1　引　　言

谷胱甘肽过氧化物酶 4（GPx4，E.C. 1.11.1.12）是一种含有硒代半胱氨酸（Sec）的

M. Maiorino (✉) • V. Bosello-Travain • G. Cozza • G. Miotto
A. Roveri • S. Toppo • M. Zaccarin • F. Ursini
Department of Molecular Medicine, University of Padova,
Viale G. Colombo 3, 35121 Padova, Italy
e-mail: matilde.maiorino@unipd.it
L. Orian
Department of Chemical Sciences, University of Padova,
Via Marzolo, 1, 35121 Padova, Italy

谷胱甘肽过氧化物酶（Se-GPx），它是细胞质中一种抑制膜脂过氧化反应的活性蛋白，最初通过色谱分离纯化技术从细胞质中提取到[1]。这种“过氧化抑制蛋白”被命名为“磷脂过氧化氢谷胱甘肽过氧化物酶”（PHGPx），表明其具有特异性清除磷脂酰胆碱来源的氢过氧化物的过氧化物酶活性[2]。系统化的命名“GPx4”是在发现了其他四聚体同系物 GPx1、GPx2 和 GPx3[3～5]之后才被引入的。GPx4 与其他 GPx（如 GPx1、2、3）的最大功能差异是，GPx4 能特异清除细胞膜中复杂脂质底物的氢过氧化物（ROOH）基团，而其他 GPx 则不能[6]。

18.2　基 因 结 构

GPx4 转录物根据其 5′端的不同可分为三种不同的 mRNA，分别编码线粒体（mGPx4）、细胞质基质（cGPx4）和细胞核（nGPx4）蛋白[7]。mGPx4 和 cGPx4 的 mRNA 来自于外显子 1a 的较长或较短的转录物，但二者的翻译起始位点不同（mGPx4 在上游，cGPx4 在下游）；而 nGPx4 mRNA 却包含外显子 1b（位于内含子 1 中），相应的，nGPx4 的启动子也不同。因此，mGPx4 和 nGPx4 前体蛋白的 N 端都含有协助蛋白定位的信号肽，后期 mGPx4 蛋白的线粒体定位序列被完全切除，而 nGPx4 蛋白的核定位序列被部分切除。因此，成熟的 c-和 mGPx4 蛋白序列完全相同、不可分辨，而成熟的 nGPx4 则具有不同的 N 端延伸。这些蛋白质形式可共存于附睾精子的细胞核中[8]。cGPx 在体细胞和生殖细胞中高水平表达，但 mGPx4 只在男性生殖细胞中表达，而 nGPx4 在男性生殖细胞中表达相对较低，在体细胞中表达则更低（详见 18.9 节）。

18.3　蛋白质结构

GPx4 和其他所有 GPx 一样，与几个氧化还原酶家族的成员共享一个硫氧还蛋白（Trx）折叠[9，10]。Trx 折叠具有典型的二级结构特征，即 4 个β股折叠形成片层的两侧有 3 个α螺旋，最终形成两层的α/β/α三明治结构。在 GPx 折叠中，β2 和α2 之间还存在另外的α螺旋和小的β片层。大量同源 GPx 的多重序列比对和结构比较建模分析表明，单体模式在自然界中比四聚体模式存在更广泛。四聚体模式仅限于脊椎动物，起源于附加的α螺旋插入以产生出亚基相互作用界面。

18.4　酶　活　性

GPx4 酶活性可针对各类 ROOH，既可以接受小的 ROOH 类物质，如 H_2O_2；也可以接受更复杂的 ROOH 类物质，如磷脂酰胆碱过氧化氢（PCOOH）、胆固醇、胆固醇酯氢过氧化物[12，13]。在用于测定 GPx4 活性的标准化常规检测中，底物是分散在 Triton X-100 胶团中的 PCOOH[14]。

尽管我们尚未发表的研究显示 GPx4 是通过静电作用与细胞膜表面结合，并且酯化脂肪酸的 ROOH 基团暴露于水中，但是人们还从未对细胞膜上 GPx4 反应的界面特性进行了深入的分析。由于含四聚体界面的一个环状部分的缺失，产生了容纳大分子 ROOH 底物的可能性，这是该蛋白家族的一个比较新近的进化结果[11]。有意思的推测是，四聚体过氧化物酶的形成在分别控制细胞膜或水相中 ROOH 含量方面提供了一个独特的优势。

就还原底物而言，当 GSH 浓度较低时，GPx4 会非同寻常地接受一些在结构上不相关的低分子质量巯基和特定的蛋白质巯基物质。GPx4 催化的蛋白巯基氧化作用被认为是精子成熟过程中的关键氧化还原事件[15]，但是仍然可能与其他还没有详尽研究的氧还信号传递相关，特别是在 ROOH 的浓度超过了谷胱甘肽浓度能够提供的还原能力的条件下。值得注意的是，内质网中的一个 Cys 同源蛋白 GPx7 催化蛋白巯基氧化的能力也类似地受谷胱甘肽含量控制，在该反应中蛋白质二硫键异构酶与 GSH 竞争作为还原底物[16]。

18.5 动 力 学

尽管 GPx1 和 GPx4 具有明显的底物特异性，但其动力学机制和完全保守的氧化还原中心结构域是一致的[17，18]。稳态动力学分析表明其反应动力学符合“乒乓模型”，其中酶和底物的相互作用及产物的释放速度要比氧化还原慢得多。该作用防止了酶-底物复合物的积累，并导致无限大的 V_{max} 和 K_m 值。有关 GPx 动力学的进一步讨论，参见第 17 章。

18.6 催 化 机 制

最近，研究者使用基于密度泛函理论（DFT）方法的量子化学方法比较研究了 Se-GPx 与含 Cys 的 GPx（S-GPx）的催化循环[19]，探索了系统的势能表面，并确定了中间产物和过渡态的反应能量分布。完整计算出的 Se-GPx 催化循环如图 18.1 所示。研究者选

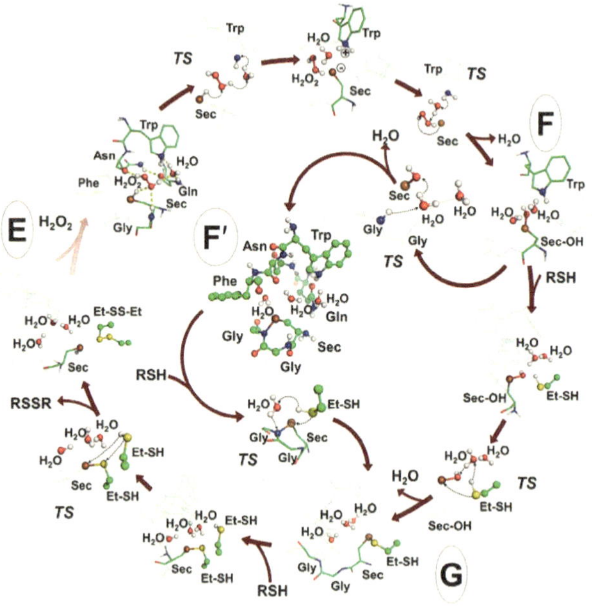

图 18.1 GPx4 的催化循环，重点是使用量子理论研究催化中心和每个步骤的过渡态（TS）。图中展示了 Sec46、Gln81、Trp136、Asn137、Phe138 和 Gly47，加上模拟 Gly47 连接肽键的第二个 Gly（编号为大鼠 GPx4）。起始点是还原态的酶 E，其次是 F，含有 Sec 的酶被氧化成次硒酸，G 是硒基硫化物/二硫化物中间体。在图的中心，突出了由骨架（F′）中的硒酸与酰胺的相互作用产生的八元环的形成。GSH，简化为乙硫醇（Et-SH），是还原底物；而简化为 Et-S-S-Et 模型的 GSSG 是相应的二硫化物。

择了 7 个氨基酸的稳定簇（Sec46、Gln81、Trp136、Asn137、Phe138 和 Gly47，加上模拟 Gly47 连接肽键的第二个 Gly 残基）（氨基酸编号是基于大鼠 GPx4）作为催化中心的原型。

过氧化氢分子的配位（H_2O_2 如图 18.1）在热力学上是有利的，它由涉及硒醇（S-GPx 的硫醇）质子、过氧化物本身、一个水分子和 Trp 残基的吲哚间的氢键网络达到稳定。硒醇（或硫醇）的去质子化是通过长距离质子转移发生的，导致 Sec^-（或 Cys^-）和 Trp H^+ 的形成。该电荷分离的中间体相对于还原酶（E）很不稳定，并且在没有明显活化能的情况下转变为 Sec 被氧化成次硒酸（或 Cys 氧化成次磺酸）（F）的酶形式。而还原部分是涉及两个 GSH 分子的两步法，简化模型为乙硫醇（Et-SH），在第二个还原底物分子存在的条件下再次生成 E 和还原底物的氧化形式（Et-SS-Et），并产生硒基硫化物（或二硫化物）中间体（G）。第二个还原步骤具有最高的活化能，因此是整个循环的限速反应。Se-GPx 的完整能量曲线比 S-GPx 的更平坦，影响了转换频率比（TOF）。TOF 也受到最后一步的吸热影响，当 Cys 替代 Sec（TOF Sec/Cys>10^2）时，TOF 也要慢得多。在 Se-GPx 中，DFT 计算也支持如下机制路径，其中还原底物的缺乏导致通过质谱鉴定的氧化中间体比 E 更轻 2 amu。该中间体 F′是由主链中的次硒酸与 Sec 下游的一个酰胺残基相互作用产生的八元环。硒酰胺在 F′中的 Se-N 键的裂解作用（当还原底物再次可用时）导致 G 的形成，从而使其继续循环。F′的形成似乎保护了 Se-GPx 免于过氧化和/或β-裂解生成脱氢丙氨酸（Dha）引起的失活。值得注意的是，只有当酶的结构被破坏时，F′的 Dha 的形成才能发生，支持了活性位点结构有助于氧化形式稳定性的结论。

仅当在 F′的胰蛋白酶消化期间存在试剂时，二酮衍生硒的证据才完全符合并证实了上述机制（Zaccarin M.，未发表）。硒酰胺键仅在结构被破坏时才被水解，导致次硒酸的释放并与二酮反应。与 Se-GPx 相反，在没有还原底物的情况下，DFT 计算支持 S-GPx 的次磺酸衍生物的进一步氧化，首先成为亚磺酸，然后生成磺酸，表明在没有决定性 Cys 的情况下，S-GPx 会缺乏防止氧化失活的保护机制。

18.7　GPx4 的功能

GPx4 在胚胎发育、细胞生存、炎症反应控制及男性生殖中发挥作用。近期研究提示，GPx4 在病毒感染及代谢性疾病中也发挥了作用。

18.8　遗传疾病与基因多态性

小鼠缺失 GPx4 可引起原肠胚水平的细胞程序性死亡，从而导致胚胎致死[20]。据报道，在一种罕见的人类脊椎干骺端发育不良的疾病中，发现 3 种 *GPX4* 突变类型可导致 GPx4 蛋白翻译提前终止[21]。这是一种具有严重干骺端发育不良，伴随有轻度肢体短小、椎骨扁平、心脏传导缺陷及严重中枢神经系统异常的致死性新生儿疾病。有趣的是，这三个导致 GPx4 翻译过早终止的突变可以影响 Sec 下游酶促催化反应。

GPX4 基因第 718 位核苷酸位点 T/C 的变异（位于 mRNA 3′端非编码区）在亚洲与高加索（白人）人群中有明显的症状。人群研究发现，在一个腺瘤性息肉或结肠腺癌的人群队列中，癌症患者组观察到更高的 CC 基因型比例[22]。有研究提示该多态性可以

成为高血压患者发生脑卒中的预测因子[23]。

18.9 雄性生育能力

GPx4 对于未成熟的雄性生殖细胞的存活、精子中段结构的稳定和染色质的固缩是必需的。上述每一种功能都是由相应的 GPx4 转录产物介导，包括细胞质基质 GPx4（cGPx4）、线粒体 GPx4（mGPx4）或细胞核 GPx4（nGPx4）（参见 18.2 节）。遗传学研究中的表型比较结果表明：①cGPx4 在细胞中发挥着 GPx4 的基本功能，这些细胞包括未成熟的雄性生殖细胞[24，25]；②mGPx4，虽然对细胞不是至关重要的，但对男性生殖功能起主要作用，可以产生氧化交联蛋白质网络，从而稳定精子中间段结构[24，26]；③nGPx4 对细胞及雄性生育都不发挥关键作用，但可通过氧化鱼精蛋白硫醇来促进成熟精子中核染色质致密化[27]。

当脂质氢过氧化物（LOOH）减少、GSH 氧化时，cGPx4 通过抑制脂质过氧化反应来发挥其重要的功能（参见 18.11 节）。成熟精子中 mGPx4 和 nGPx4 的功能涉及蛋白质底物而不是 GSH 的氧化。在雄性精子成熟的最后阶段，mGPx4 会氧化并聚合线粒体囊泡的特定蛋白质（即成熟精子中间细长线粒体周围的角蛋白样无定形鞘），而 nGPx 氧化核染色质的蛋白质。这些功能的转变可能是因为在精子成熟期间大量消耗 GSH 引起的[28]。这提示 ROOH 在 GPx4 催化蛋白质底物氧化中发挥着生理功能，虽然 ROOH 的性质和来源仍然是未知的。蛋白质氧化聚合的结果是最终把 mGPx4 包埋在线粒体囊泡的氧化网结构中而抑制其催化活性[15，29]。

成熟精子的线粒体囊泡和染色质的细微结构尚未被解析，而且是否还需要二硫化物或硒代二硫化物的催化仍然未知。在这方面，*TXNRD3* 基因的产物——硒酶、硫氧还蛋白谷胱甘肽还原酶在蛋白质二硫键的校正中可能起着重要的作用[30]。

18.10 炎　　症

GPx4 通过抑制脂氧合酶（LOX）和环氧化酶（COX）的活性来抑制炎症[31～34]。对比研究表明，血小板 12-LOX、15-LOX 和 COX-2 的活性对 GPx4 最敏感，而 5-LOX 的活性对 GPx4 是最不敏感的[33]。抑制作用的产生是因为 GPx4 清除了 LOX 和 COX 酶活化所需的 LOOH[35，36]。

在 GPx4 神经元特异性敲除（KO）模型中，小鼠发生了与反应性星形细胞增生和神经退行性疾病相关的星形细胞炎症[37]，证实了 GPx4 在体内的抗炎功能。此外，细胞中 GPx4 缺失会导致 12/15-LOX 活性增加，因此 GPx4 敲除小鼠中植入肿瘤细胞后，肿瘤增生明显上升[38]。这表明了 GPx4 抑制类二十烷酸生成的功能在肿瘤进程中起着重要拮抗作用。

最近研究表明，控制类二十烷酸生物合成引发的炎症是 GPx4 的基本功能，此外宿主-病原体相互作用的部分表现就是调节 GPx4 表达。鼠伤寒沙门氏菌通过抑制肠上皮细胞中的 GPx4 表达来调节宿主抗氧化系统的活性[39]。这个过程由细菌 3 型分泌效应器 SipA 介导，并引发肠细胞产生促炎物质 12-LOX 产物肝素 A3，表现出与肠道感染相关的多形核白细胞上皮迁移。抑制 GPx4 表达被认为是鼠伤寒沙门氏菌引发肠炎的核心机制。由于沙门氏菌还会抑制宿主 GPx1 表达，GPx1 表达水平降低是否也是鼠伤寒沙门氏菌引起肠炎的机制还需要进一步的研究。

18.11　细胞死亡和存活

除了上述重要作用，GPx4 在新型程序性细胞死亡——铁死亡（ferroptosis）中也发挥重要功能[40，41]。正如最近综述和在第 43 章中讨论的一样，ferroptosis 分子机制尚未完全阐明。目前研究表明，膜脂质过氧化是导致细胞 ferroptosis 的关键事件，一系列生化指标改变都提示了启动和抑制脂质过氧化的机制。除了多不饱和脂肪和氧，脂质过氧化还需要还原态铁复合物，产物除 LOOH 外还有活性醛，包括丙二醛（MDA）、4-羟基壬烯醛（HNE）和截短的脂肪酸链。GPx4 和 GSH 通过减少 LOOH 防止脂质过氧化，表明过氧化链式反应的引发需要预先生成一定量的 LOOH。值得注意的是，减少 LOOH 也会抑制LOX 的活性，因为铁离子催化产生的LOOH 能维持这些酶的活性。维生素 E（VE）通过阻断脂质氢过氧自由基（LOO·）的生成，降低膜脂质过氧化速度。在这种情况下，VE 介导的抗氧化反应的产物是 LOOH，因此 GPx4 活性对 VE 的抗氧化作用至关重要。

鉴于少量 LOOH 对引发酶促和非酶促脂质过氧化起着举足轻重的作用，那么这些 LOOH 的形成机制是什么？目前尚未阐明该机制。研究者推测羟基自由基、单线态氧、铁氧复合物等都可能参与其中。结果显示，有氧生物通过不同机制持续产生少量 LOOH，从而使酶促或非酶促脂质过氧化可以被二价铁复合物或 LOX 引发。由此可见，引发脂质过氧化链式反应的关键原因是抑制因素的缺失，而不是启动速率的增加。

随着反向遗传研究技术的发展，如 GPx4 KO，脂质过氧化在细胞生物学与实验病理学特定方面的作用开始明确，而此前它基本被认为是毒性过程。Gpx4 全身敲除小鼠表现出胚胎致死，而 Gpx4 蛋白中硒代半胱氨酸突变成普通半胱氨酸的小鼠（$Gpx4^{Cys/Cys}$）则表现出出生后 3 周内死亡，并且无法有效清除过氧化氢引发的损伤，说明硒代半胱氨酸是 Gpx4 催化脂质过氧化产物还原、抑制 ferroptosis 的活性中心[62]。由 Gpx4 失活或缺失导致的膜脂过氧化引起的细胞死亡（ferroptosis），目前认为是一些退行性疾病的普遍机制，如神经退行性疾病[37，43，44]、肾衰竭[45]、造血异常[46]，并有可能包括缺血再灌注损伤[47]。值得注意的是，ferroptosis 最早是在 20 世纪 80 年代的一项涉及大鼠心脏灌注模型中被描述的，GSH 耗竭引发严重心脏收缩障碍，伴随脂质过氧化升高[48]。

有研究表明，VE 和 GPx4 之间存在重要的相互作用模式，即 VE 能够减缓，但不能阻止 GPx4 和 GSH 缺失时铁诱导的体外脂质过氧化[49]。相反地，在细胞模型中，VE 至少在该实验的测试时间范围内能够抑制 ferroptosis[37]。这种差异提示需要进一步通过体内模型研究 VE 的机制。下面的假说的确值得研究，VE 通过减少由超氧阴离子的质子化产生的过氧化氢自由基（HOO·）来阻止第一批 LOOH 的形成。而过氧化氢自由基作为产生微量 LOOH 的物种，可能对于反应的启动必不可少。值得注意的是，VE 抑制特定的 LOX 也可以解释 VE 对 ferroptosis 的预防作用。总之，虽然 VE 和其他自由基清除剂在某些实验条件下可以预防或延缓 ferroptosis，但是关键的抗过氧化机制——减少 LOOH 方面，则完全依赖于 GPx4 及其底物 GSH。

Ferroptosis 是肿瘤和退行性疾病治疗的潜在治疗手段或治疗靶点。事实上，一些肿瘤细胞对于胱氨酸消耗引起的 GSH 缺乏十分敏感[50]。例如，谷氨酸/胱氨酸转运通道 Xc^-抑制剂 erastin 能有效通过 ferroptosis 杀死肿瘤细胞。此外，GPx4 的细胞抑制剂（1*S*, 3*R*）-RSL3 能在不依赖于胞内 GSH 浓度的情况下诱发 ferroptosis（另见第 43 章）。最近的一项研究表明，在小鼠前脑神经元中条件性敲除 GPx4 导致了渐进性的认知功能损伤与海马区神经退行性疾病，并显示出 ferroptosis 的特征[61]。另一方面，在涉及肾脏和缺血再灌注诱导的组织损伤的模型中，螺环喹胺（spiroquinoxalinamine）衍生物 liproxtatin-1 能够通过预防脂质过氧化来抑制 GPx4 敲除细胞的死亡（ferroptosis）。因此，liproxtatin-1 可用于防止 GPx4 缺失引发的细胞变性[45]。筛选调控 ferroptosis 的新型小分子化合物是目前研究的热点[42]。

18.12 代 谢 疾 病

虽然 GPx4 全敲小鼠证明了 GPx4 调控 ferroptosis 的功能，但是 GPx4 单倍体不足的转基因模型表明在肥胖引发的心脏代谢疾病中 Gpx4 起保护性作用[51]。这种保护作用与抑制脂质过氧化有关。在高脂、高蔗糖饮食（HFHS）饲喂下，$Gpx4^{+/-}$小鼠（单倍型剂量不足）的肝脏和心脏 HNE 及蛋白质羰基化水平较野生型小鼠更高。此外，HFHS $Gpx4^{+/-}$小鼠还表现出严重的葡萄糖耐受不良、血脂异常、肝脂肪变性、心肌肥厚和纤维化[51]。

LOOH 分解形成的高活性醛类被认为是肥胖导致心脏代谢疾病的主要原因。研究表明 $Gpx1^{-/-}$小鼠能对抗膳食性肥胖引发的胰岛素抵抗和肝脏脂肪变性，虽然伴随有系统性氧化应激升高[52]，与 $Gpx4^{+/-}$小鼠完全不同[51]，这提示 GPx4 拮抗代谢紊乱的功能。而且，由于 HFHS 饮食可以诱导 $Gpx4^{+/-}$小鼠的 Gpx4 转录激活，可以设想存在代偿性应答机制并被激活。该机制可以解释氧化/抗氧化稳态的维持，除非 GPx4 有效性下降才会导致氧化还原稳态的病理性改变[53]。

单倍型剂量不足的 $Gpx4^{+/-}$小鼠的细胞凋亡增加，但其寿命比野生型的同胞长[54]，这可能与 GPx4 调控细胞内活性醛的产生有关。$Gpx4^{+/-}$小鼠体内由于脂质过氧化产生的大量活性醛激活了抗氧化转录因子 Nrf2，启动一系列抗氧化基因的表达，从而起保护作用[55]。

18.13 病毒性疾病

最近研究者在病毒学领域中发现了 GPx4 和 VE 生物学研究的新途径。正链 RNA 病毒如丙型肝炎病毒（HCV）的基因组由多蛋白复制酶复合物合成，该复合物与宿主细胞中被称为“膜网络”的细胞内膜相结合[56，57]。这些膜结构的完整性对于病毒复制和感染性至关重要，因此内源性脂质过氧化对病毒复制是不利的[58]。大多数 HCV 病毒株在细胞培养物中很难复制。然而，研究证明从急性重型肝炎患者中获得的基因型 2a 病毒菌株 JFH1 能在细胞培养中有效地复制，因此引起了研究者们的注意。在 Huh-7 肝癌细胞中，JFH1 的感染性和复制不受氧化损伤的限制，也不会被 VE 增加[58]。这表明菌株 JFH1 的复制和感染性不受脂质过氧化影响，并且支持病毒操纵宿主抗氧化能力、诱导抗性的假设[59]。与这些观察一致，最近的研究显示，适应性 JFH1 病毒株诱导 GPX1 和 GPX4 转录，尽管 HCV 感染只需要 GPx4。有趣的是，慢性丙型肝炎患者的组织活检显示 GPX4 mRNA 确实升高，并在病毒清除后恢复到正常水平。然而，最近发现在细胞培养中，泛基因型 HCV 的复制需要 SEC14L2 基因编码的生育酚相关蛋白 1，其增强细胞中的 VE 积累[60]。总之，最新数据表明，VE 和 GPx4 是 HCV 复制和扩散的重要宿主组分，其他正链 RNA 病毒是否存在相似机制？GPx4 和/或 GSH 生物合成途径的酶，以及 SEC14L2 是否是抗病毒治疗的合适靶标？这些激动人心的假说值得进一步研究。

18.14　总结与展望

在鉴定出“过氧化抑制蛋白”三十多年后，目前已经阐明了过氧化反应的有趣酶学过程的几个方面，并揭示了 GPx4 生理功能的多样性。GPx4 是一种氧化还原酶，通过利用硒的特殊化学性质，快速减少膜中的 LOOH。当氧化的硒再次被 GSH 还原时，催化剂被再生。硒的独特活性再次最大限度地提高了该反应的速率。如果 GSH 不足，则 GPx4 的氧化能力可以指向替代的底物。迄今为止，这种显著的活性仅在精子成熟的最后阶段被鉴定出来。

生命进化过程选择了具有独特优势的 Sec 作为 GPx 氧还活性中心，其通过降低催化循环每个步骤的活化能，提供了比 Cys 介导的催化循环高得多的催化速率。尽管如此，这还并不是硒相对于硫具有的唯一优势。当还原底物有限时，Cys 的次磺酸衍生物会被进一步氧化，首先氧化成亚磺酸，然后再生成磺酸衍生物。然而，对于 Sec，在催化循环中产生的次硒酸，如果不立即被 GSH 还原，也不会被进一步氧化，而是结合到蛋白质主链上的酰胺基团，形成硒酰胺。该产物很稳定，直到催化循环被 GSH 重新激活。一种通过β-裂解将 Sec 转化成脱氢丙氨酸的不可逆的酶失活也可能发生在与酰胺相连的 Sec 上，但这似乎仅在蛋白质失去天然构象时才发生。确定这种失活是否具有病理或生理意义将是未来研究的一个相关问题。

GPx4 生物化学特性揭示了两个生理功能：一是抑制酶促和非酶促的脂质过氧化，保护细胞免于 ferroptosis；二是一些特异性蛋白质硫醇的氧化，赋予哺乳动物精子受孕能力。这两种功能都已在动物模型中独立验证。确定 GPx4 的这些功能是否在一致的生理环境中汇合将是具有挑战性的。最可能的闪光点是细胞内 GSH 的减少，至少是在 GPx4 周围的区域。综上所述，氧化还原信号转导途径，特别是从膜表面开始的信号途径，将是未来“过氧化物抑制蛋白”相关研究的挑战性领域。

参 考 文 献

1. F Ursini et al 1982 *Biochim Biophys Acta* 710: 197
2. F Ursini et al 1985 *Biochim Biophys Acta* 839: 62
3. KR Middipati et al 1987 *Arch Biochem Biophys* 254: 9
4. K Takahashi et al 1990 *J Biochem* 108: 145
5. FF Chu et al 1993 *J Biol Chem* 268: 2571
6. WA Tappel 1980 in *Free Radicals in Biology,* W Prior Ed (Academic Press. New York) p 2

7. M Maiorino et al 2003 *J Biol Chem* 278: 34286
8. M Maiorino et al 2005 *FEBS Lett* 579: 667
9. JL Martin 1995 *Structure* 3: 245
10. M Maiorino et al 2015 *Free Radic Biol Med* 83: 352
11. S Toppo et al 2008 *Antioxid Redox Signal* 10: 1501
12. JP Thomas et al 1990 *J Biol Chem* 265: 454
13. M Maiorino et al 1991 *Free Radic Res Commun* 12-13(Pt 1): 131
14. M Maiorino et al 1990 *Meth Enzymol* 186: 448
15. F Ursini et al 1999 *Science* 285: 1393
16. V Bosello-Travain et al 2013 *Biochim Biophys Acta* 1830: 3846
17. SCE Tosatto et al 2008 *Antioxid Redox Signal* 10: 1515
18. L Flohé et al 2011 *Antioxid Redox Signal* 15: 763
19. L Orian et al 2015 *Free Radic Biol Med* 87: 1
20. H Imai et al 2003 *Biochem Biophys Res Commun* 305: 278
21. AC Smith et al 2014 *J Med Genet* 51: 470
22. G Bermano et al 2007 *Genes Nutr* 2: 225
23. AV Polonikov et al 2012 *Hypertens Res* 35: 507
24. H Liang et al 2009 *J Biol Chem* 284: 30836
25. H Imai et al 2009 *J Biol Chem* 284: 32522
26. M Schneider et al 2009 *FASEB J* 23: 3233
27. M Conrad et al 2005 *Mol Cell Biol* 25: 7637
28. F Bauché et al 1994 *FEBS Lett* 349: 392
29. P Mauri et al 2003 *Biol Chem* 384: 575
30. D Su et al 2005 *J Biol Chem* 280: 26491
31. K Schnurr et al 1996 *J Biol Chem* 271: 4653
32. HS Huang et al 1998 *FEBS Lett* 424: 22
33. HS Huang et al 1999 *Prostaglandins Other Lipid Mediat* 58: 65
34. H Imai et al 1998 *J Biol Chem* 273: 1990
35. ME Hemler et al 1978 *Biochemistry* 17: 1772
36. WE Lands et al 1985 *J Free Radic Biol Med* 1: 97
37. A Seiler et al 2008 *Cell Metab* 8: 237
38. M Schneider et al 2010 *Neoplasia* 12: 254
39. TA Agbor et al 2014 *Cellular Microbiology* 16: 1339
40. SJ Dixon et al 2012 *Cell* 149: 1060
41. L Galluzzi et al 2014 *Cell Death Differ* 22: 58
42. WS Yang, BR Stockwell 2015 *Trends Cell Biol* doi: 10.1016/j.tcb.2015.10.014
43. SE Yoo et al 2012 *Free Radic Biol Med* 52: 1820
44. L Chen et al 2015 *J Biol Chem* 290: 28097
45. JP Friedmann et al 2014 *Nat Cell Biol* 16: 1180
46. Ö Canli et al 2015 *Blood* doi: 10.1182/blood-2015-06-654194
47. M Conrad, JP Friedmann Angeli 2015 *Mol Cell Oncol* 2: e995047-1
48. R Barsacchi et al 1984 *Biochim Biophys Acta* 804: 356
49. M Maiorino et al 1989 *Lipids* 24: 721
50. WS Yang et al 2014 *Cell* 156: 317
51. LA Katunga et al 2015 *Mol Metab* 4: 493
52. TL Merry et al 2014 *Antioxid Redox Signal* 20: 2114
53. F Ursini et al 2016 *Redox Biol* 8: 205
54. Q Ran et al 2007 *J Gerontol A Biol Sci Med Sci* 62: 932
55. SJ Chapple et al 2013 *Redox Biol* 1: 319
56. D Egger et al 2002 *J Virol* 76: 5974

57. D Paul et al 2013 *J Virol* 87: 10612
58. D Yamane et al 2014 *Nat Med* 20: 927
59. C Brault et al 2016 *Gut* 65: 144
60. M Saeed et al 2015 *Nature* 524: 471
61. WS Hambright et al 2017 *Redox Biol* 12: 8
62. Irina Ingold et al 2017 *Cell Published Online* doi: 10.1016/j.cell.2017.11.048

第 19 章

15kDa 硒蛋白：调节和功能

Bradley A. Carlson, Janelle M. Hartman, and Petra A. Tsuji

田 静 刘 敏 王 恒 黄锐坤 编译

摘 要 人体内发现了 25 种硒蛋白，15kDa 硒蛋白（SEP15）是其中一员。虽然目前对 SEP15 的生物学功能还未完全了解，人们推测它参与内质网的氧化还原调节。SEP15 的功能具有很强的组织特异性，它在癌症发生和发展的过程中有着截然相反的作用。人 *SEP15* 基因的多态性与不同种类癌症的发病关联。由于它对人类健康和疾病的潜在影响，在众多硒蛋白中，人们对它依然兴趣盎然。

关键词 15kDa 硒蛋白，氧化还原酶，多态性，蛋白质折叠，硒蛋白 M 同族体，SEP15，尿苷二磷酸葡萄糖：糖蛋白糖基转移酶

19.1 引 言

SEP15 属于氧化还原酶家族，已被证明参与蛋白质折叠过程中的质量控制[1]。它是一种驻留在内质网中的硒蛋白，与同族体硒蛋白 M （SELM）（一种硒蛋白，具有氧化还原活性）一起参与抗氧化反应[2]。1998 年，Gladyshev 等首次在人的组织中发现 SEP15 [3]。其基因位于人类染色体 1p31，许多癌症中都发现该区的 DNA 发生了缺失或突变。与许多其他硒蛋白相似，SEP15 的表达量受机体内硒含量的调节[2]。必需的看家硒蛋白，如硫氧还蛋白还原酶 1（TXNRD1）在机体内硒水平很低的情况下也能维持一定表达量；但是表达量可诱导的硒蛋白，如 SEP15 则在机体缺硒的时候表达量降低[4]。

19.2 SEP15 蛋白的结构和功能

SEP15 蛋白由 162 个氨基酸组成，编码 Sec 的 UGA 密码子（图 19.1a）位于 3 号外显子上，编码第 93 位氨基酸[5]。SECIS 元件是一种硒代半胱氨酸插入序列（selenocysteine

B. A. Carlson
Molecular Biology of Selenium Section, Mouse Cancer Genetics Program, Center for Cancer Research, National Cancer Institute, National Institutes of Health, Bethesda, MD 20892, USA
J. M. Hartman • P. A. Tsuji (✉)
Department of Biological Sciences, Towson University, Towson, MD 21252, USA
e-mail: ptsuji@towson.edu

insertion sequence)，其长度大概是 60 个核苷酸，位于 SEP15 mRNA 的 3′-UTR 并形成茎环结构。*SEP15* 基因会转录出两种选择性剪切的转录物。较长的转录物由 5 个外显子组成，而较短的转录物则缺少 3′端编码区的一个外显子[5]。人类 SEP15 最早是从人的 T 细胞株中分离、鉴定出来的。哺乳动物 SEP15 的 mRNA 被发现在各种组织中广泛分布[3]，其中人类、大鼠和小鼠的肝脏、肾脏、睾丸、甲状腺和前列腺表达量最高。Sep15 在自然界中高度保守[6，7]，在不同种类的单细胞真核生物中也发现了 *SEP15* 基因[8]。

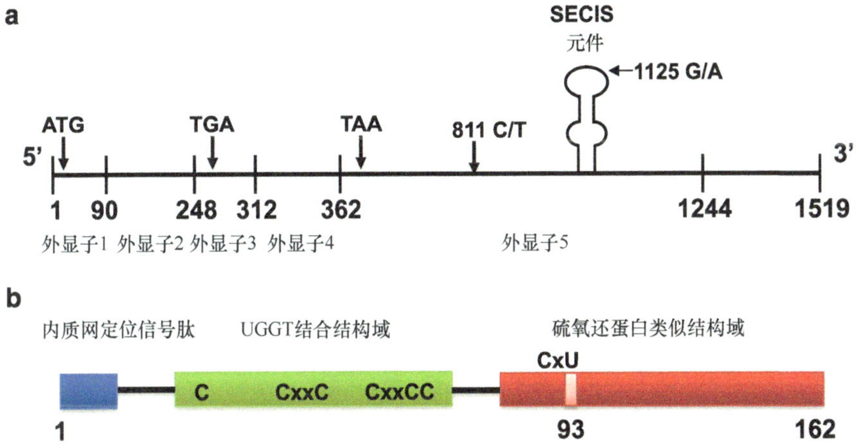

图 19.1　15kDa 硒蛋白基因（*SEP15*）的结构和蛋白质各结构域组成。(a) 翻译起始位点 ATG、编码硒的密码子 TGA、终止子 TAA 及基因多态性位点（811 位 C/T 和 1125 位 SECIS 结构上的 G/A）的相对位置。选择性的 3′端（1244 位和 1599 位）也在图中示出。(b) SEP15 蛋白各结构域组成（内质网定位信号肽、UGGT 结合结构域、硫氧还蛋白类似结构域）和硒代半胱氨酸的位置（93 位）。氨基端包含 6 个保守的半胱氨酸残基，其中 4 个形成了 2 个 CXXC 模块，这对于介导与 UGGT 的结合很重要。

与其他硒蛋白相似，SEP 15 属于硫氧还蛋白还原酶家族[5，9]。它含有一个类似硫氧还蛋白的结构[10]，Sec 可能位于催化中心。它的 N 端还含有一个靶向内质网的信号肽（图 19.1b）[11]。像果蝇的 SEP15 在核磁共振中得到的结果，它的硫氧还蛋白类似结构域的结构表明 SEP15 含有 4 个 β 折叠，该折叠被 3 个 α 螺旋环绕，共同组成 α/β 折叠，该结构是硫氧还蛋白还原酶中的常见结构[2]。据推测，人源的 SEP15 有类似的结构（图 19.2）。尽管 SEP15 内的硫氧还蛋白结构域（CXU）不同于硫氧还蛋白和其他功能已知的硫氧还蛋白还原酶，但其多一个处于 β1 和 α1 中间的氧化还原活性基团，进一步支持了 SEP15 可能具有氧化还原酶功能的猜想[2，12]。氧化还原结构域中的氨基酸残基决定了一个蛋白质的氧化还原电势和功能特异性。果蝇 SEP15 的氧化还原电势是 -225mV [9]，介于二硫键异构酶和二硫键还原酶硫氧还蛋白之间。因此，SEP15 被认为可能催化内质网蛋白或分泌蛋白的二硫键还原或异构[9，12]。

SEP15 可以通过它富含半胱氨酸的区域与尿苷二磷酸-葡萄糖：糖蛋白基转移酶（UGGT）（一个分子质量为 150kDa 的内质网伴侣酶，调节钙联蛋白循环，负责内质网蛋白的质量监控），以 1∶1 的形式结合成复合体。通过钙联蛋白，UGGT 复合体可以识别真核细胞内质网内错折叠的蛋白质，给它们特异地进行糖基化，然后进入另一个正确折叠程序[9，11，14]。不同于硒蛋白 M（SelM），SEP15 缺少内质网驻留信号，提示 SEP15 通过与 UGGT 结合驻留在内质网上[11]。SEP15 拥有硫氧还蛋白结构域并与 UGGT 结合，提示 SEP15 可能参与 UGGT 的功能——通过氧化还原反应协助控制蛋白质折叠或一些糖蛋白的分泌[2]。迄今，人们只发现 SEP15 与 UGGT 结合[11]，同时发现两种 UGGT 异构体的活性都能通过与 SEP15 结合而增强[15，16]。这反映了 SEP15 可能是 UGGT 功能和结构上的延伸[17，18]。因此 UGGT 与 SEP15 一起可能可以调节钙联蛋白系统，因为 UGGT 可以检测糖蛋白的折叠状态[18]。然而，SEP15 在内质网蛋白质量控制中的功能很难用实验去验证。

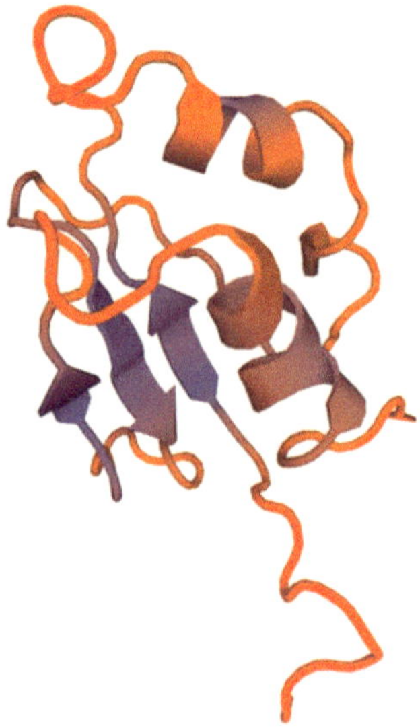

图 19.2 人 SEP15 核磁结构预测。深色线示 α 螺旋，紫色示 β 折叠（此结果为 SWISS-MODEL 预测出来的[47]）。

19.3 SEP15 的生物功能

SEP15 基因敲除鼠在未成年即出现核型白内障[1]，可能因为晶状体内错误折叠蛋白堆积引起，该结果证明了 SEP15 参与调节蛋白质折叠。此外，SEP15 与神经细胞内质网质量监控的两个主要成员——内质网分子伴侣钙联蛋白和内质网氧化还原酶 ERp57 共定位，也说明它可能参与晶状体蛋白的折叠过程[14]。

人群中 SEP15 的高表达和低表达与癌症风险的改变有关，如肺癌患者中 SEP15 水平降低[19]。肺癌、乳腺癌、前列腺癌和肝癌中也发现了低表达的 SEP15[20]。从恶性间皮瘤中分离出的细胞系与正常细胞相比，其 SEP15 的表达水平也比较低[21]。然而，最近一项研究发现，人肝癌细胞 HepG2 和 Huh7 相对正常肝细胞，其 SEP15 mRNA 水平是上调的[22]。早期在肺部、乳腺、前列腺和肝脏中的研究表明 SEP15 抑制肿瘤[23]，而近期在细胞系和我们小鼠的在体实验结果，则表明 SEP15 促进结肠肿瘤。

有趣的是，温和的内质网应激诱导剂，如抗生素衣霉素和布雷菲德菌素 A 可上调 SEP15 的表达；而剧烈的内质网应激，如二硫苏糖醇则会引起蛋白酶体降解 SEP15[14]。

这些研究中，降低 SEP15 的水平不会引起内质网应激，表明机体内可能有对 SEP15 功能的代偿机制。最近对 *SEP15* 基因敲除小鼠模型的研究进一步暗示，SEP15 可能参与机体氧化还原稳态的调节。尽管 SEP15 敲除小鼠看起来正常，也没有激活系统性的内质网应激，但是其肝脏氧化应激的指标升高了[1]。在另一个化学诱导结肠癌的鼠模型中，系统性敲除 *SEP15* 基因减少了癌前病变的发生[24]，这点与谷胱甘肽过氧化物酶 2 基因（*Gpx2*）敲除小鼠相似[25]。因此，尽管 SEP15 的生物功能有待阐明，并且呈现出组织特异性的一面，但 SEP15 确实对人类健康和疾病很重要。

除了对小鼠进行系统性的基因敲除之外，在哺乳动物细胞中也运用 RNA 干扰技术下调 SEP15，以此来研究与 SEP15 表达下降有关的生物学效应。基于之前的研究，与 TXNRD1 非常相似，SEP15 可能有抑癌[5，19，26]和促癌[23，27]两种截然相反的作用，这个将在第 37 章进行详细讨论。

用 shRNA 下调小鼠[27]和人的结肠癌细胞[28]中 SEP15 表达，癌症表型发生了逆转，如与对照组相比生长能力下降。在结肠上皮细胞的这些结果与一些文献报道相反，有文献报道，许多恶性间皮瘤肿瘤标本中 SEP15 的水平下降，而其离体间皮瘤细胞的细胞增殖增加[21]。此外，在小鼠路易斯氏肺癌细胞中下调 SEP15 的表达没有影响细胞生长[27]。综合来说，这些结果表明 SEP15 的表达对恶性肿瘤细胞的影响有强烈的组织特异性。

为了研究 SEP15 降低对晶状体上皮的影响，人们研究了人晶状体上皮细胞。这些细胞中单单 SEP15 表达下调不导致细胞凋亡，但是在 SEP15 缺乏的细胞中，衣酶素诱导的凋亡和氧化应激均增强，然而内质网应激并未进一步增加[29]。

另一个团队使用诱导型的 *SEP15* 敲降的细胞系检测了 SEP15 在 HeLa 和 Chang 肝细胞中的功能[30]。他们发现，SEP15 缺失的细胞出现了非凋亡性的细胞膜泡状化（blebbing），而且细胞骨架蛋白通过 RhoA/ROCK/MLCK 途径发生了重构。*SEP15* 敲降的细胞停留在 G_1 期并发生了轻度内质网应激反应。对 *SEP15* 下调的细胞使用 RhoA/ROCK 通路抑制剂可恢复细胞迁移和扩散的能力，说明 SEP15 通过影响骨架蛋白的重构参与细胞运动[31]。

有趣的是，在结肠上皮的研究中发现，SEP15 可能与 γ-干扰素调节的炎症基因和转录因子有关系[27，32]。小鼠的血清细胞因子水平也受 SEP15 表达的影响[24]。SEP15 表达与促炎反应之间可能的直接或者间接联系需要进一步研究。细胞通过糖基化调节细胞因子，如干扰素、白细胞介素等的功能和特异的生物活性，会改变细胞生物活性与整体行为[33，34]。因此，细胞因子适当的糖基化对其生物学功能很重要，可能 SEP15 通过调节糖蛋白，包括细胞因子的糖基化来影响炎症相关通路。

我们对癌症中 SEP15 和其他硒蛋白，如 TXNRD1 之间的相互作用或代偿机制知之甚少。一项研究采用小鼠结肠腺癌 CT26 细胞，通过下调 SEP15 或 Txnrd1，或二者结合来研究两个硒酶的作用[35]。在这些 SEP15 或 TXNRD1 缺乏的结肠癌中，一些典型的肿瘤特征，如细胞增殖和悬浮生长（anchorage-independent）都有所降低，这与预期一致。然而，与单基因下调观察到的癌症表型逆转相反，SEP15 与 TXNRD1 两者同时下调导致原始的恶性表型恢复。有趣的是，非家族性的结肠癌中 Wnt/β-catenin 信号通路的基因往往失调，而 SEP15 和 TXNRD1 都缺乏的细胞中这些基因上调，表明这两个硒蛋白参与到复杂的、可能相互干扰的特异调节结肠癌的调节通路中[35，36]。

19.4 人 SEP15 多态性和癌症

与其他硒蛋白一样，*SEP15* 基因也具有单核苷酸多态性（SNP）（见第 13 和 19 章）。在 *SEP15* 基因的几种常见 SNP 中，有两种是有功能影响的[7，21]。这两种单核苷酸多态性位于 *SEP15* 基因的 3′端非编码区（rs5859 和 rs5845），分别导致其 mRNA 的 811 位 C-T 替换和 1125 位 G-A 替换（图 19.1b）。通过检测报告基因活性，人们发现这些 SNP 在高浓度硒条件下降低了 SECIS 的效率[7]。有趣的是，811 位为 T 和 1125 位为 A 的单倍型相对少见，高加索美国人中仅有 7%，但非洲裔美国人大约有 31% [7]。这些多态性对 SEP15 生物活性的影响还需要进一步研究。

尽管在很多研究中仍存在争议的情况，许多流行病学研究提示 *SEP15* 基因 SNP 与癌症风险或死亡率之间存在关联。之前的两项研究表明 SEP15 可能在乳腺癌中起作用。将非洲裔美国女性乳腺肿瘤与无癌淋巴细胞对照中的 DNA 进行比较，发现 *SEP15* 基因 rs5859 等位基因的杂合性丢失，等位基因分布具有统计学显著差异[7]。随后的一项研究支持了 SEP15 在非洲裔美国女性乳腺癌发展中可能的作用，他们发现与 *SEP15* 基因紧密联系的位点，其等位基因的杂合性也显著减少[37]。最近，人们又进一步研究了 83 个非家族遗传性的乳腺癌高加索人和 99 个年龄匹配的健康对照，发现 *SEP15* 基因 811 位 C/T（rs5845）中的 T 等位基因的频率相对较低，但乳腺癌患者和对照人群的 *SEP15* 基因的 3′端非编码区基因型多态性与乳腺癌的风险和病理参数没有明显的联系[38]。因此，*SEP15* 多态性对乳腺癌作用的证据仍然局限于非洲裔美国女性。

在 *SEP15* 的第 1125 位为 AA 基因型并且基础硒水平较低的波兰人群中，小细胞肺癌或非小细胞肺癌的风险增加。而具有 AA 基因型的这类人群在血清硒浓度为 80ng/mL 以上时其患肺癌的风险降低[19]，这表明较高的血清硒浓度对携带 AA 基因型的人有好处。有趣的是，在那些有 GG 或 GA 基因型的个体中，较高的硒含量则会增加患肺癌的风险。

SEP15 的多态性对前列腺癌和结直肠癌的影响似乎不那么一致。在新西兰进行的一项研究中发现，与对照组相比，rs5845 等位基因为 T 的携带者患良性前列腺疾病的风险更高，但罹患恶性疾病的风险较良性疾病低[39]。相反，在“医师健康研究”中，一项含 1286 个病例和 1267 个对照的巢式病例对照研究结果发现，SEP15 的 SNP（rs5859、rs479341、rs561104、rs527281、rs1407131）与前列腺癌的风险没有显著相关性[40]。然而，前列腺癌死亡率与 *SEP15* 基因的三个多态性位点（rs479341、rs1407131、rs561104）的隐性等位基因有显著相关性，同时 rs561104 显著改变了血浆硒水平与前列腺癌患者存活率的关系[40]。同样，在一项欧洲裔男性人群的病例对照研究中，*SEP15* 基因 rs561104 位点与前列腺癌的原位癌阶段有显著相关，GG 对 AA 的比值为 1.28，但由于样本量少，将结果进行多因素比较时，这种相关性就不显著了[41]。最近的一项研究在 722 名原位或转移所致的前列腺癌晚期患者中研究了 *SEP15* 和其他硒蛋白遗传多态性的影响。然

而，不像 TXNRD2 和硒结合蛋白 1（SELENBP1）的 SNP，*SEP15* 基因多态性与诊断出的癌症侵袭性或血浆硒水平无关[42]。

在捷克共和国的病例对照研究[43]或韩国患者中[20，44]发现，*SEP15* 的多态性和结直肠癌发病率之间没有相关性。然而，从捷克共和国的结肠癌病例中观察到，在硒蛋白 P（SELP）与 *SEP15* 基因 rs5859 位点之间有一个显著的两位点相互作用[43]。在韩国男性中，性别特异性的直肠癌风险的增加与 *SEP15* 多态性位点 rs5845（GG-GA）、rs5859（CC-CT）和 rs34713741 的次要等位基因相关[20，44]。最近在美国的研究也未能发现 *SEP15* 的 SNP 与结直肠癌之间的联系[45]；然而，似乎不同的 *SEP15* 多态性（rs9433110）与结肠和直肠癌诊断后的存活率有关[46]。

文献中 *SEP15* 基因多态性与癌症之间的关系仍然存在争议。基因（mRNA）的表达分析表明，硒可利用度依赖性的 SEP15 表达水平在各种多态性人群中有所变化，至少部分可以归因于 *SEP15* 基因在人类中的多态性。SEP15 的生物活性与这些 SNP 究竟如何相关？在不同种族/文化等背景下的各种特定人群中，SEP15 的蛋白质表达量和活性如何能影响癌症风险或死亡率？这些问题仍有待研究。

19.5　结　　语

SEP15 是一种位于内质网的硒蛋白，它被认为参与蛋白质折叠的质量控制。尽管 SEP15 与 UGGT 的相互作用和改变小鼠炎症反应的观察结果，表明其能对重要的糖蛋白（如细胞因子）进行调节控制，但其特定的生物功能仍有待阐明。文献已报道了 SEP15 的组织特异性表达，以及在癌症启动与促进中截然不同的功能。3′非编码区的多态性导致 SEP15 在人群中表达各异，研究表明其可能与癌症风险存在关系。还需要进一步的研究来评估这种基因/蛋白质在人类健康和疾病中的重要性。

最新进展和评述

由于一些硒蛋白的缩写往往会和其他基因混淆，2016 年人们将一些硒蛋白重新命名。15kDa 硒蛋白正式命名为硒蛋白 F（selenoprotein F，SELENO F）[48]。

参考文献

1. MV Kasaikina et al 2011 *J Biol Chem* 286: 33203
2. AD Ferguson et al 2006 *J Biol Chem* 281: 3536
3. VN Gladyshev et al 1998 *J Biol Chem* 273: 8910
4. MJ Berry 2005 *Nature Genetics* 37: 1162
5. E Kumaraswamy et al 2000 *J Biol Chem* 275: 35540
6. D Behne et al 1996 *Biol Trace Elem Res* 55: 99
7. YJ Hu et al 2001 *Cancer Res* 61: 2307
8. AV Lobanov et al 2009 *Biochim Biophys Acta* 1790: 1424

9. VM Labunskyy et al 2007 *IUBMB Life* 59: 1
10. SM Marino et al 2012 in *Selenium: Its Molecular Biology and Role in Human Health,* DL Hatfield et al Eds (Springer Science + Business Media, LLC, New York) p 125
11. KV Korotkov et al 2001 *J Biol Chem* 276: 15330
12. VM Labunskyy et al 2014 *Physiological Reviews* 94: 739
13. V David et al 1993 *J Biol Chem* 268: 9585
14. VM Labunskyy et al 2009 *Biochemistry* 48: 8458
15. Y Ito et al 2015 *Semin Cell Dev Biol* 41: 90
16. Y Takeda et al 2014 *Glycobiology* 24: 344
17. T Satoh et al 2015 *Molecules* 20: 2475
18. T Zhu et al 2014 *Sci Rep* 4: 7322
19. E Jablonska et al 2008 *Eur J Cancer* 47: 47
20. ME Wright, AM Diamond 2012 in *Selenium: Its Molecular Biology and Role in Human Health,* DL Hatfield et al Eds (Springer Science + Business Media, LLC, New York) p 345
21. S Apostolou et al 2004 *Oncogene* 23: 5032
22. S Guariniello et al 2015 *Anal Cell Pathol (Amst)* 2015: 419561
23. PA Tsuji et al 2011 *FASEB J* 25: 110
24. PA Tsuji et al 2012 *PLoS One* 7: e50574
25. MF Müller et al 2013 *PLoS One* 8: e72055
26. V Diwadkar-Navsariwala, AM Diamond 2004 *J Nutr* 134: 2899
27. R Irons et al 2010 *Cancer Prev Res* 3: 630
28. PA Tsuji et al 2012 *Nutrients* 3: 805
29. N Yin et al 2015 *J Biol Inorg Chem* 20: 1307
30. J Bang et al 2015 *Biochem Biophys Res Commun* 456: 884
31. J Bang et al 2015 *Mol Cells* 38: 457
32. PA Tsuji et al 2012 *FASEB J* 26: 253.1
33. G Opdenakker et al 1995 *FASEB J* 9: 453
34. AL Chamorey et al 2002 *Eur Cytokine Netw* 13: 154
35. PA Tsuji et al 2015 *PLoS One* 10: e0124487
36. DL Hatfield et al 2014 *Trends Biochem Sci* 39: 112
37. MA Nasr et al 2004 *Cancer Ther* 1: 293
38. R Watrowski et al 2016 *Tumour Biol* 37: 1009
39. N Karunasinghe et al 2012 *J Nutrigenet Nutrigenomics* 5: 339
40. KL Penney et al 2010 *Cancer Prev Res* 3: 604
41. MS Geybels et al 2013 *Prostate* 73: 734
42. W Xie et al 2016 *Prostate* 76: 691
43. C Méplan et al 2010 *Carcinogenesis* 31: 1074
44. A Sutherland et al 2010 *Genes Nutr* 5: 215
45. C Méplan, J Hesketh 2012 *Mutagenesis* 27: 177
46. ML Slattery et al 2012 *PLoS One* 7: e37312
47. M Biasini et al 2014 *Nucleic Acids Res* 42: W252
48. VN Gladyshev et al 2016 Selenoprotein Gene Nomenclature *J Biol Chem* 291(46): 24036-24040

第 20 章 硒蛋白 K 和蛋白质棕榈酰化调节免疫细胞功能

Peter R. Hoffmann

宋国丽　贾师政　编译

摘　要　虽然目前人们已经认识到膳食硒（Se）可以通过调节免疫细胞功能来影响免疫应答，但其具体机制尚不完全清楚。Hoffmann 等早期的研究发现，作为一种硒蛋白，硒蛋白 K（SELENOK）在免疫细胞中含量丰富，其表达水平受饮食硒摄入量的影响。最近，小鼠与细胞系的研究发现 SELENOK 作为一种 DHHC6（其中每个字母表示催化结构域中的一个氨基酸）酶的伴侣分子，参与了对某些蛋白质翻译后加上棕榈酸的修饰过程。这种棕榈酰化是一种重要的翻译后修饰，在稳定肌醇-1，4，5-三磷酸受体（IP3R）、CD36 等蛋白质方面发挥重要作用。这也是饮食硒调节免疫的一个重要分子机制。

关键词　钙，辅酶，免疫细胞，免疫，棕榈酰酰基转移酶，棕榈酰化，硒蛋白 K

20.1　引　　言

动物实验与临床研究都证明，充足的膳食硒（Se）在保持强健的免疫力抵抗感染[1～3]、增强对疫苗的有效应答[4，5]、减少慢性炎症性疾病的病理反应等方面发挥着重要作用[6～8]。然而，通过硒摄入调节免疫的具体机制仍然不清楚，部分原因是因为受这种微量营养素影响的细胞过程种类繁多[9～11]。膳食 Se 的生物学作用主要通过 Se 以氨基酸硒代半胱氨酸（Sec）掺入硒蛋白中而发挥作用。作为一种内质网（endoplasmic reticulum，ER）跨膜蛋白，硒蛋白 K（selenoprotein K，SELENOK）在免疫细胞中高度表达，而且这种表达水平在小鼠中对其膳食 Se 水平、在培养的细胞中对培养基中的 Se 水平敏感[12]。另有研究已经描述了 SELENOK 与硒蛋白 S（selenoprotein S，SELENOS）在内质网应激过程中，可以作为 Derlin 蛋白的结合伴侣蛋白[13，14]。另一项研究则发现了 SELENOK 的氧化还原潜能，这也可能反映了这种内质网膜蛋白的另一重要生物学

P. R. Hoffmann (✉)
John A. Burns School of Medicine, University of Hawaii,
651 Ilalo Street, Honolulu, HI 96813, USA
e-mail: peterrh@hawaii.edu

功能[15]。了解 SELENOK 在免疫细胞中的功能对于深入了解 Se 调控免疫的机制非常重要，并且可在此基础上筛选出与直接补充 Se 相比更具选择性的、副作用较少的、增强免疫细胞功能的治疗靶点。

几年前，Hoffmann 等开始深入探索 SELENOK 在调节免疫细胞功能和影响免疫反应等方面的作用与机制。他们在细胞系中的研究证明，SELENOK 和另一种内质网跨膜蛋白 SELENOS 在内质网相关的错误折叠蛋白降解和调控内质网应激过程中发挥作用[13，16]。实际上已有证据显示，SELENOK 属于一种蛋白质复合物的成员，这种蛋白复合物在内质网应激特定情况下促使蛋白质从内质网转入降解途径进行降解。因此 Hoffmann 等最初研究了 SELENOK 敲除的小鼠（即 SELENOK$^{-/-}$小鼠）体内，以及在炎症/无炎症刺激的情况下这种小鼠免疫细胞中的内质网应激。结果发现在缺乏 SELENOK 的情况下，无法检测到内质网应激[12]。这可能是由于 SELENOK 和 SELENOS 之间的功能重叠造成的[13，17]。有趣的是，有研究发现，在内质网相关的降解过程中，胞质中含缬酪肽的蛋白质[valosin-containing protein，p97（VCP）]可以通过结合内质网膜中的 SELENOS 转位到内质网膜上，这也是 SELENOK 与 p97（VCP）相互作用所必需的[14]。p97（VCP）的功能是伴随错误折叠蛋白质被蛋白酶体系统降解，这与 SELENOK 和 SELENOS 在内质网应激诱导的降解中的作用是一致的，这些蛋白质相互作用中有一些是细胞特异性的。

Hoffmann 等对来自 SELENOK$^{-/-}$小鼠的细胞研究发现，受体介导的钙离子（Ca^{2+}）流在 SELENOK$^{-/-}$的 T 细胞、中性粒细胞和巨噬细胞均表现出被削弱的现象。Ca^{2+}主要存储在免疫细胞的内质网中（也被称为钙池），在白细胞表面上的特异性受体被结合后，储存的 Ca^{2+}被释放到细胞质中，这种钙池中 Ca^{2+}浓度的降低同时也引发了大量 Ca^{2+}流从细胞外进入细胞质[18]。该过程被称为池调控的 Ca^{2+}内流，对于这些免疫细胞的完全活化和发挥功能起着至关重要的作用。在 SELENOK$^{-/-}$免疫细胞中观察到的受损 Ca^{2+}流可以导致各种功能的缺陷，包括迁移、增殖和活性氧迸发，由于病毒清除能力下降，对西尼罗河病毒的易感性增高[12]。随后的研究发现在先天免疫细胞如巨噬细胞中，SELENOK 的功能是通过钙蛋白酶/钙蛋白酶抑素系统进行蛋白水解来调节的，但在 T 细胞或 B 细胞中不是通过这种模式进行的[19]。而 Wang 等的研究发现在 T 细胞中，SELENOK 可能通过钙平衡内质网蛋白（calcium homoeostasis endoplasmic reticulum protein，CHERP）来调控 Ca^{2+}的释放，从而影响 T 细胞的增殖与分化[41]。Hoffmann 等进一步的研究发现，巨噬细胞吞噬免疫球蛋白 G（IgG）调理的颗粒过程中，SELENOK 介导的 Ca^{2+}流对 ERK 激酶活化和一氧化氮生成至关重要[20]。除了对免疫细胞的直接影响，鸡成肌细胞中 SELENOK 还可能通过调控炎性因子和热激蛋白来抑制炎症反应[42，43]。

除了 IgG 调理的颗粒之外，SELENOK$^{-/-}$巨噬细胞对低密度脂蛋白（low density lipoprotein，LDL）吞噬能力下降，导致泡沫细胞形成减少和动脉粥样硬化减轻[21]。这也为了解 SELENOK 在调节免疫细胞中的功能提供了一个重大的突破，因为 Hoffmann 等发现 SELENOK 缺失可以导致氧化 LDL 和 CD36 受体的棕榈酰化减少。进一步的研究发现 SELENOK 在蛋白棕榈酰化过程中所发挥的重要作用。下面，Hoffmann 等就目前 SELENOK 如何作为辅助因子在重要的翻译后修饰棕榈酰化中的作用阐述了其理解，而这些作用不仅影响免疫细胞，还在其他细胞类型中发挥作用。

20.2　蛋白质棕榈酰化

棕榈酰化是一种翻译后修饰，通过硫酯键将 16 碳脂肪酸、棕榈酸酯可逆地添加到蛋白质的半胱氨酸残基（Cys）上[22]，并且这种修饰有利于细胞胞浆蛋白的膜结合或跨膜蛋白的稳定表达[23，24]。这可能在 *S*-酰化过程中对于还原氧化的半胱氨酸是必需的，并且 SELENOK 可能参与其还原，尽管还没有证据证明这一现象在体内也发生。在该反应中，棕榈酸的活性形式是棕榈酰辅酶 A（coenzyme A，CoA），当通过 *S*-酰化将棕榈酰基团加到靶蛋白的半胱氨酸残基上后，CoA 被释放出来。

棕榈酰化反应由一个称为棕榈酰酰基转移酶（palmitoyl acyltransferase，PAT）的酶家族催化，而这个酶家族是最近才在酵母中发现的[25]。哺乳动物中这个家族含有 23 种 PAT，它们的共同特点是在催化结构域内都含有天冬氨酸-组氨酸-组氨酸-半胱氨酸（DHHC）基团[26]。对靶蛋白上半胱氨酸残基进行的棕榈酰化反应分为两步：在第一步中，PAT 内的 Cys 残基（可能是 DHHC 催化结构域内的保守 Cys）与棕榈酰辅酶 A 反应，在棕榈酰-PAT 中间体中形成硫酯键；在第二步中，将棕榈酸通过硫酯键从 PAT 转移到靶蛋白中的 Cys 残基上。第一步反应快速，而第二步却慢得多。因此，在第一步之后，在将棕榈酸转移至靶蛋白上之前，存在于 PAT 上的 Cys 与棕榈酸之间不稳定的硫酯键可能被水解。在一些实例中，PAT 与辅因子相互作用以稳定棕榈酰化的 PAT，从而使得反应的第二步以更有效的方式发生[27，28]。这是研究者相信 SELENOK 发挥作用的地方，下面将会介绍一些需要 SELENOK 促进棕榈酰化的靶蛋白和 SELENOK 如何使这个过程更有效率地发生。

20.3　SELENOK 依赖性棕榈酰化在调节 CD36 的稳定和功能中的作用

CD36 是细胞表面的跨膜蛋白，存在于单核细胞、巨噬细胞、内皮细胞和其他多种细胞类型中[29]。由于其在摄取氧化的低密度脂蛋白（oxidized LDL，oxLDL）中的作用，CD36 在动脉粥样硬化中一直被特别关注。动脉粥样硬化形成的早期阶段涉及血管中大量脂质的沉积，其次是循环单核细胞快速涌入动脉内膜[30，31]。聚集的炎性单核细胞分化成巨噬细胞，表达清道夫受体如 CD36 和清道夫受体 A（scavenger receptor，SR-A），促进血管壁内膜中对致动脉粥样化修饰的富含胆固醇酯的脂蛋白的吞噬和清除[32]。

当巨噬细胞摄取过多的脂质时，它们发展成泡沫细胞，通过这些受体促进泡沫细胞形成的实验证明，CD36 是摄取 oxLDL 的主要受体[33]，而 SR-A 主要参与乙酰化 LDL（acetylated LDL，acLDL）的摄取[34]。吞噬了胆固醇的巨噬细胞在动脉壁中的积累被称为泡沫细胞形成，这是早期动脉粥样硬化损伤的标志。泡沫细胞的破裂可导致“坏死核”的增多和动脉粥样硬化斑块的形成。在动脉壁中 LDL 通过巨噬细胞表面的 LDL 受体（LDL receptor，LDLR）进入巨噬细胞，并在溶酶体内被水解为游离胆固醇[35]。炎性细胞因子如 TNF-α 可以促进巨噬细胞摄取脂质，因此在动脉粥样硬化斑块的形成中起关键作用[36]。

通过给 LDL 受体缺失（$LDLR^{-/-}$）的小鼠喂食高脂肪饮食（high fat diet，HFD），可以导致脂质在动脉中的大量积累，从而构建了一种重要的动脉粥样硬化的小鼠模型，可以用于研究影响动脉粥样硬化的因素。脂质在动脉中的大量积累导致动脉粥样化及相关病变的过程依赖于泡沫细胞的形成。为了研究免疫细胞中的 SELENOK 是否在动脉粥样硬化形成中起着重要的作用，Hoffmann 等将致死剂量辐射过的 $LDLR^{-/-}$小鼠用 $SELENOK^{-/-}$小鼠的骨髓进行移植重建，并以野生型作为对照。将这些小鼠保持高脂肪饮食，并详细研究其动脉粥样硬化的发展过程[21]。Hoffmann 等发现，免疫系统中的 SELENOK 的缺失降低了动脉粥样硬化病变的形成，同时减少泡沫细胞形成。进一步研究其机制发现，SELENOK 的缺失导致巨噬细胞表面 CD36 表达减少，这也导致对 oxLDL 的吞噬降低，泡沫细胞形成减少。由于 CD36 的稳定表达需要其 C 端和 N 端区域的棕榈酰化修饰，Hoffmann 等对 SELENOK 是否对 CD36 的棕榈酰化起重要作用进行了研究。确实，CD36 棕榈酰化需要 SELENOK 的参与，但是当时对蛋白质棕榈酰化与 SELENOK 之间的联系并未充分了解。对此，其后关于 Ca^{2+}流的研究将给出答案，详述如下。

20.4 SELENOK 依赖性棕榈酰化在调控 IP3R 功能中的作用

SELENOK 对 CD36 的棕榈酰化的必要性，以及 SELENOK 缺失引起的免疫细胞受损，促使研究者产生新的假想：激活的免疫细胞中促进 Ca^{2+}流的 ER 膜上的 Ca^{2+}通道蛋白——肌醇-1，4，5-三磷酸受体（inositol-1，4，5-triphosphate receptor，IP3R）以 SELENOK 依赖性的方式被棕榈酰化，这也是其稳定表达所必需的。以前没有关于 IP3R 被棕榈酰化的报道，Hoffmann 等的研究发现内质网膜上的这种大的跨膜蛋白在多个半胱氨酸残基上确实被棕榈酰化[38]。这是在 ER 膜中稳定组装四聚体 Ca^{2+}通道所必需的。这也提出了一个新的问题：SELENOK 是如何参与棕榈酰化的？研究发现，SELENOK 不是催化棕榈酰化的酶，而是能与被称为 DHHC6 的棕榈酰化酶结合的辅因子。DHHC6 是前面提到的催化蛋白质棕榈酰化的 DHHC 酶家族的一个成员。DHHC6 含有预测的 Src 同源（Src-homolog 3，SH3）区，并且 DHHC6 也定位于内质网膜上。由于 SELENOK 也是内质网膜蛋白并且含有 SH3 结合结构域，后续的研究证明这两种蛋白质通过 SH3 / SH3 结合结构域相互作用。

重要的是，在基因和营养性诱导的 SELENOK 缺陷情况下，DHHC6 对 IP3R 的棕榈酰化都被减弱。$SELENOK^{-/-}$的 T 细胞和巨噬细胞 DHHC6 表达都缺失，导致 IP3R 棕榈酰化和表达都降低，并且在低 Se 培养基上培养的 T 细胞中 SELENOK 低表达，同时 IP3R 的棕榈酰化和表达水平更低。这有助于解释以前的发现：当通过 T 细胞受体刺激时，T 细胞的低 Se 生物利用率导致较低的 Ca^{2+}流[39]。此外，这也为研究在 SELENOK 缺陷细胞中 Ca^{2+}流依赖的免疫细胞功能受损提供了一个新的思路。如图 20.1 所示，在 Se 充足的条件下，有大量 SELENOK 可以结合到 DHHC6 酶，并使 CD36、IP3R 和其他多种蛋白质进行有效的棕榈酰化。

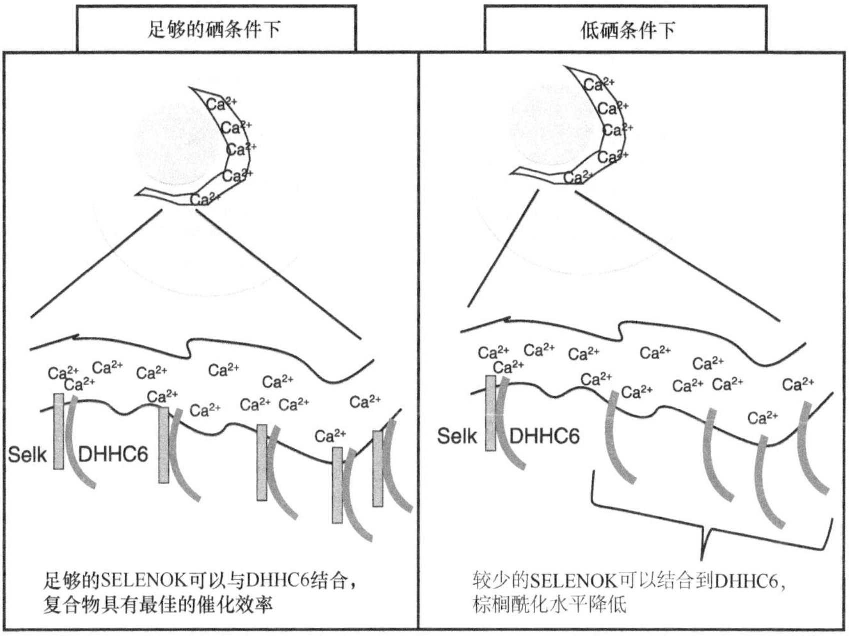

图 20.1 硒摄入不足导致 DHHC6 对蛋白质棕榈酰化水平较低。左图显示 DHHC6 与 SELENOK 的结合，以促进高效的蛋白质棕榈酰化作用。右图显示了低剂量硒降低 ER 膜中的 SELENOK 蛋白水平，由于 SELENOK 与 DHHC6 的耦合减少，进一步导致蛋白质棕榈酰化效率降低。

20.5 SELENOK 如何促进蛋白质棕榈酰化？

在开始考虑 SELENOK 调节蛋白质棕榈酰化的可能机制时，由于 SELENOK 结构的高度无序性和缺少传统的酰基转移酶催化结构域，SELENOK 直接催化向靶蛋白上添加棕榈酰脂肪酸的可能性是相当低的。SELENOK 更可能是通过与催化蛋白质棕榈酰化的蛋白质酰基转移酶（PAT）家族的一个或多个成员相互作用。事实上，在酵母中还有另一个实例，PAT 酶（哺乳动物中 DHHC9 的同源物）与辅助因子相互作用，从而进行棕榈酰化[27]。

如上所述，SELENOK 通过 SH3/SH3 结合域与 ER 膜中的 DHHC6 相互作用。因此，研究者推测 SELENOK 可能作为 DHHC6 有效催化蛋白质棕榈酰化反应的辅酶。这是基于 SELENOK 结合于 DHHC6 并以某种方式利用其硒代半胱氨酸残基来降低靶蛋白的 *S*-酰化所需的能量，从而提高了棕榈酰化反应的催化效率（图 20.2）。Hoffmann 等之前也提出并描述了几种可能的分子模型来解释 SELENOK 如何提高 DHHC 催化的棕榈酰化反应的效率[40]。

目前，研究者认为，DHHC6 对其自身的半胱氨酸残基的棕榈酰化并不依赖于 SELENOK。这是 PAT 两步反应中快速的一步，可能当棕榈酸酯的激活形式——棕榈酰辅酶 A 存在并与 DHHC6 的催化结构域相结合时即可发生。SELENOK 与 DHHC6 的结合看起来更像是在棕榈酰酰基转移酶（PATS）的参与下，在较慢第二步发生的。特别是，当第二步中棕榈酸酯从 DHHC6 中的 Cys 残基转移到靶蛋白的 Cys 残基上时，SELENOK 可以以某种方式降低能量消耗。至于这是否涉及酶和辅酶之间的 Cys-Sec 键，或者 SELENOK 中的 Sec 是否与棕榈酸酯形成化学键以促进这种脂质转移到靶蛋白上，是研究者目前正在研究的内容。

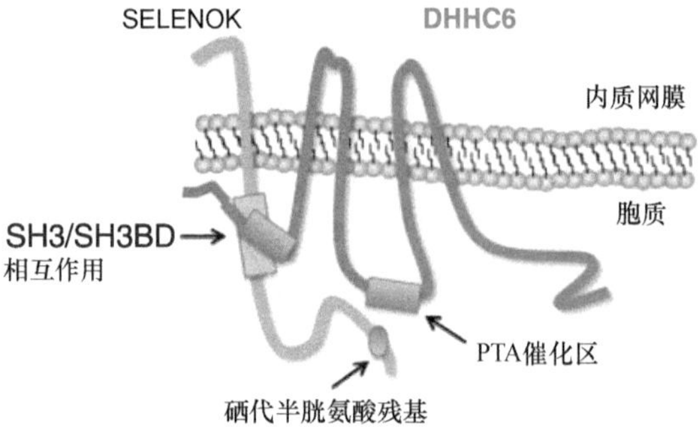

图 20.2 SELENOK 和 DHHC6 之间的相互作用模型。基于实验方面的证据，SELENOK 和 DHHC6 之间的相互作用取决于 DHHC6 中 SH3 结构域与 SELENOK 中的 SH3 结合域（SH3BD）相结合。SELENOK 如何促进 DHHC6 对棕榈酰化反应的催化作用尚不清楚，但推测可能是 DHHC6 的催化结构域与 SELENOK 的 Sec 残基一起作用，以进行反应。

20.6 结语

如上所述，SELENOK 在调节免疫中的作用来自于上述一系列的基本发现。研究者观察到，在 SELENOK 缺陷型免疫细胞中，Ca^{2+}流受损，进一步研究发现 SELENOK 与 ER 膜中的棕榈酰酰基转移酶 DHHC6 相互作用，以使其对肌醇-1，4，5-三磷酸受体（IP3R）进行棕榈酰化并稳定其表达。这一突破揭示了膳食硒调节免疫的重要作用机制，即通过活化 SELENOK 来调节免疫力。除了 IP3R 和 CD36 之外，还可能存在其他蛋白质是通过 DHHC6/SELENOK 进行棕榈酰化的，对这些蛋白质的识别工作目前正在进行当中。因为除了免疫细胞之外，IP3R 和 CD36 在多种细胞类型中都有表达，所以其他组织系统很可能也受低 SELENOK 水平的影响（例如，脑内的 IP3R，内皮细胞中的 CD36）。这在后续的研究中也得到了证实，例如，ASAP2（Arf-GAP with SH3 domain，ANK repeat and PH domain-containing protein 2）也是 SELENOK 的另外一个靶蛋白，它也依赖于 SELENOK 发生棕榈酰化后，才能被钙蛋白酶切割，因此 FcγR（Fc-gamma receptors）介导的巨噬细胞内吞过程也需要 SELENOK[44]。

为了真正了解 SELENOK 如何调节棕榈酰化，需要建立新的酶测定技术，Hoffmann 等正在进行这项工作。新的酶测定技术能够测量酶动力学，并确定 SELENOK 作为辅因子或辅酶的特定作用。这包括回答以下问题：SELENOK 是如何影响 DHHC6 催化效率的，SELENOK 中 Sec 与 Cys 残基在提高效率方面的比较，以及其他影响因素如低硒水平或钙蛋白酶切割如何影响棕榈酰化的过程。

参考文献

1. MA Beck et al 2003 *J Nutr* 133: 1463S
2. JI Eze et al 2013 *Exp Parasitol* 135: 331
3. C Wang et al 2009 *BMC Immunol* 10: 55

4. CS Broome et al 2004 *Am J Clin Nutr* 80: 154
5. A Janbakhsh et al 2013 *Caspian J Intern Med* 4: 603
6. RL Norton, PR Hoffmann 2012 *Mol Aspects Med* 33: 98
7. B Speckmann, H Steinbrenner 2014 *Inflamm Bowel Dis* 20: 1110
8. SM Nelson et al 2011 *J Nutr* 141: 1754
9. Z Huang et al 2012 *Antioxid Redox Signal* 16: 705
10. PR Hoffmann, MJ Berry 2008 *Mol Nutr Food Res* 52: 1273
11. S Kurokawa, MJ Berry 2013 *Met Ions Life Sci* 13: 499
12. S Verma et al 2011 *J Immunol* 186: 2127
13. VA Shchedrina et al 2011 *J Biol Chem* 286: 42937
14. JH Lee et al 2015 *J Biol Chem* 290: 29941
15. J Liu et al 2014 *FEBS Lett* 588: 3311
16. S Du et al 2010 *Arch Biochem Biophys* 502: 137
17. JH Lee et al 2015 *J Biol Chem* 290: 29941
18. PG Hogan, A Rao 2015 *Biochem Biophys Res Commun* 460: 40
19. Z Huang et al 2011 *J Biol Chem* 286: 34830
20. Z Huang et al 2012 *J Biol Chem* 287: 4492
21. S Meiler et al 2013 *J Leukoc Biol* 93: 771
22. MJ Bijlmakers, M Marsh 2003 *Trends Cell Biol* 13: 32
23. LH Chamberlain et al 2013 *Biochem Soc Trans* 41: 62
24. C Salaun et al 2010 *J Cell Biol* 191: 1229
25. DA Mitchell et al 2006 *J Lipid Res* 47: 1118
26. O Rocks et al 2010 *Cell* 141: 458
27. DA Mitchell et al 2012 *J Biol Chem* 287: 34337
28. JT Swarthout et al 2005 *J Biol Chem* 280: 31141
29. M Febbraio, RL Silverstein 2007 *Int J Biochem Cell Biol* 39: 2012
30. GK Hansson, P Libby 2006 *Nat Rev Immunol* 6: 508
31. R Ross 1999 *Am Heart J* 138: S419
32. H Yoshida et al 1998 *Arterioscler Thromb Vasc Biol* 18: 794
33. M Febbraio et al 2000 *J Clin Invest* 105: 1049
34. H Suzuki et al 1997 *Nature* 386: 292
35. AJ Lusis 2000 *Nature* 407: 233
36. H Ohta et al 2005 *Atherosclerosis* 180: 11
37. X Han et al 2010 *FASEB J* 24: 2869
38. GJ Fredericks et al 2014 *Proc Natl Acad Sci U S A* 111: 16478
39. FW Hoffmann et al 2010 *J Nutr* 140: 1155
40. GJ Fredericks, PR Hoffmann 2015 *Antioxid Redox Signal* 23: 854
41. C Wang et al 2017 *Biochem Biophys Res Commun* 484(4): 734-739
42. RF Fan et al 2017 *Biol Trace Elem Res* doi: 10.1007/s12011-017-0979-1
43. Y Gao et al 2017 *Biol Trace Elem Res* doi: 10.1007/s12011-017-0953-y
44. RL Norton et al 2017 *J Leukoc Biol* 101(2): 439-448

第 21 章

硒蛋白 M：结构、表达和功能的相关性

Ting Gong, Marla J. Berry, and Matthew W. Pitts

金海燕　张丽红　编译

摘　要　硒蛋白 M（selenoprotein M，SELM）是一种定位于内质网的巯基-二硫键氧化还原酶（thiol-disulfide oxidoreductase），在脑内高度表达并具有神经保护特性。它的活性部位包括一种含有硒代半胱氨酸的类硫氧还蛋白结构域（thioredoxin-like domain），该结构域被认为可以介导巯基-二硫键交换。细胞培养的实验研究表明，SELM 促进细胞内钙稳态并防止氧化应激。另外，与野生型小鼠相比，*Selm* 基因敲除小鼠表现为体重增加、白色脂肪组织水平升高、下丘脑瘦素敏感性降低，这表明 SELM 维持着正常能量平衡。而且，在人类疾病中，家族性早发性阿尔茨海默病和肝癌均与 SELM 的表达水平改变有关。这篇综述总结了我们目前对 SELM 结构、表达和相关功能的了解。

关键词　内质网，敲除小鼠模型，神经保护，硒蛋白 M，巯基-二硫键氧化还原酶

21.1　发现和结构

硒蛋白 M（selenoprotein M，SELM）是一种定位于内质网中的巯基-二硫键氧化还原酶（thiol-disulfide oxidoreductase），由格莱士舍夫（Gladyshev）实验室于 2002 年通过生物信息学方法首次鉴定[1]。比较序列分析表明，SELM 广泛存在于哺乳动物中，与另一种含有类硫氧还蛋白结构域（thioredoxin-like domain）[1～3]的内质网硒蛋白，即 15kDa 硒蛋白（15kDa selenoprotein，SEP15）最为密切相关，它们在结构上有相似之处，表明在进化上有共同起源。总之，在硫氧还蛋白超家族中，SELM 和 SEP15 共同形成了一个

T. Gong
Department of Cell and Molecular Biology, John A. Burns School of Medicine, University of Hawaii, Honolulu, HI 96813, USA
Department of Molecular Biosciences and Bioengineering, University of Hawaii at Manoa, Manoa, HI 96822, USA
M. J. Berry • M. W. Pitts (✉)
Department of Cell and Molecular Biology, John A. Burns School of Medicine, University of Hawaii, Honolulu, HI 96813, USA
e-mail: mwpitts@hawaii.edu

独特的亚家族[4]。硫氧还蛋白超级家族的显著特征是具有含两个反应性半胱氨酸（Cys）残基的活性位点，催化巯基/二硫键交换反应（thiol/disulfide-like exchange reactions），其中硫氧还蛋白就是一个典型例子。SELM 及其他几个硒蛋白（SEP15、SELH、SELO、SELT、SELV、SEPW1）都含有类硫氧还蛋白结构域，其中第二个半胱氨酸残基被硒代半胱氨酸（selenocysteine，Sec）取代[5]。

在人类，*SELM* 基因位于 22 号染色体（22q12.2），全长 3kb（kilobases），有 5 个外显子和 4 个内含子。*SELM* 基因编码一个由 145 个氨基酸组成的蛋白质，Sec 构成其中的第 48 个残基。N 端的 25 个氨基酸是 SELM 定位于内质网所必需的一种信号肽[1]。蛋白质的其他部分由一个中央 α/β 域组成，包含 3 个 α 螺旋（α1～α3）和 4 个反向平行的 β 链（β1～β4），以及一个 C 端的内质网保留四肽（retention tetrapeptide，H/R/K-x-D-L）[2，4]。

SELM 的活性区是一个包含 Sec 的 CxxU（U = Sec）类硫氧还蛋白结构域，位于肽链 β1 的 C 端和螺旋 α1 的 N 端之间的连接环上。这个包含 Sec 的氧化还原基序的作用被认为是通过在氧化还原循环过程中形成可逆的硒硫键，介导巯基/二硫键交换反应。三维计算机模型显示 SELM 的 C 端区域是高度灵活的，没有固定的二级结构[3，4]。也有人认为，这个 C 端区域是 SELM 的蛋白质底物的一个结合位点[4]。而且，应用 NetPhos 进行生物信息学分析识别出 SELM 的 C 端区域的两个假定的磷酸化位点，即 Y128 和 T139，它们可能影响蛋白质-底物相互作用[3]。此外，残基交互网络分析鉴定出三种高度保守的残基（即 F59、L82、L84），作为蛋白质-蛋白质相互作用的假定的中枢节点。应用酵母双杂交系统来筛选潜在的相互作用对象的研究表明，SELM 与 galectin-1（一种与神经保护相关的凝集素）相互作用[6]。最近发表的针对全球人类蛋白质相互作用网络的研究工作，识别了大约 14 000 个二元蛋白质-蛋白质相互作用[7]，其中，有报道称 SELM 与 Notch2 氨基端样蛋白（Notch2 N-terminal like，NOTCH2NL）和微管相关抑癌基因 2（microtubule associated tumor suppressor 2，MTUS）蛋白进行交互作用。随后进行的大规模人类蛋白质相互作用组（human interactome）研究表明，SELM 与一种神经营养因子 neudesin（neudesin neurotrophic factor，NENF）具有相互作用[8]。

21.2　表　　达

SELM 是大脑中表达丰富的硒蛋白之一。关于 SELM 发现的最初报告应用 Northern blot 技术分析了其在各种组织中的分布情况，并确定其在大脑的水平最高，在许多其他器官中也有低水平表达[1]。利用 Western blot 技术，我们检测了小鼠 SELM 的蛋白质表达水平，并观察到 SELM 在胰腺、垂体及脑内具有高表达。根据 ABA（allen brain atlas）数据，Zhang 及其同事对硒蛋白组学（selenoproteome）进行了比较基因表达分析研究，结果显示，*Gpx4*、*Selk*、*Selm*、*Seppl*、*Sepw1* 和 *Sep15* 是在脑内表达最高的硒蛋白转录物[10]，而且发现在大脑中，*Selm* mRNA 在皮质、嗅球和海马的表达最明显。这些研究人员也应用免疫组织化学（immunohistochemistry，IHC）和 Western blot 方法评估 SELM 蛋白在小鼠脑内不同区域的表达水平。IHC 结果证实，SELM 表达于海马和小脑皮质；而 Western blot 分析结果显示，整个大脑和小脑皮质样本中都有高水平的 SELM。令人惊讶的是，他们的 Western blot 数据显示，SELM 在下丘脑的表达要高于在海马、皮质或嗅球的表达。

我们对小鼠脑组织进行的 Western blot 分析表明，SELM 在小脑和嗅球中表达最高，在海马和大脑皮层表达最低，在下丘脑和脑干表达水平中等[9]。我们的免疫组化结果显示，SELM 在小鼠脑内的多个不相关的脑区域高度表达，包括小脑皮层、下丘脑的弓状核和室旁核、内侧隔核、丘脑网状核和红核、腹侧被盖区、各种脑干听觉核（耳蜗核，外侧丘系，上橄榄），以及海马 CA2/CA3 区。而且，在一些脑区（不是所有脑区），SELM 主要分布于小清蛋白（parvalbumin）表达阳性的中间神经元（M.W. Pitts，未发表的结果）。另一项研究采用微阵列分析鉴定了在内耳表达丰富的基因，确定 SELM 是 52 个（来源于 23 040 个检测基因）高表达的基因之一，这些基因在耳蜗和前庭的表达水平与其他组织相比升高了 10 倍以上。这表明 SELM 可能有助于耳蜗发育和听力[11]。

除了其特有的区域表达模式外，SELM 也受一些外部因素调控。*Selm* 启动子包含一个假定的 AP1 转录因子结合位点[12]，SELM 可被内质网应激反应转录激活剂 XBP1[13]和瘦素[14]上调。*Selm* 也是神经碱性螺旋-环-螺旋转录因子（neural basic helix-loop-helix transcription factor）ATOH1 所调节的主要基因之一，而 ATOH1 是本体感受通路中的不同神经元亚型形成所必需的[15]。前期的研究发现，*Selm* 在多种 Atoh1 特异性神经元亚型中表达，包括小脑的颗粒细胞层、内耳毛细胞，以及鼻毛部位的默克尔细胞（Merkel cell）。此外，*Atoh1* 基因敲除小鼠的 *Selm* mRNA 水平显著降低。

影响 SELM 表达的一个最终关键因素是膳食硒（selenium，Se）的摄入量。一项针对硒摄入对小鼠肾脏和肝脏硒蛋白 mRNA 表达的影响的研究发现，硒水平对 *Selm* 的表达有轻微影响，而 *Gpx1*、*Selh* 和 *Sepw1* 则对硒蛋白转录最敏感[16]。另一项研究检测了硒缺乏对小鼠结肠硒蛋白表达的影响，发现硒水平显著影响 *Gpx1*、*Selh*、*Sepw1* 和 *Selm* 的表达[17]。这些研究者还进行了信号通路分析，并发现蛋白质生物合成、炎症、delta-notch 和 Wnt 信号通路均受硒水平的显著影响。最近的一篇论文报道，缺硒饮食显著降低鸡脑内 SELM 的 mRNA 和蛋白质表达水平[18]。这项研究还发现，缺硒饮食降低 SELM 表达要比降低 SEPW1 表达的程度更大，这一发现令人惊讶，因为 SEPW1 被认为是对硒水平最敏感的生物标志物之一。另外，小鼠饲以缺硒饲料或含亚硒酸钠饲料 6 周后，缺硒组肝及肺组织内的硒蛋白表达下降，interferon-γ 及 IL-6 的水平降低；而在喂食适量含硒饲料后，肝及肺组织内的硒蛋白恢复正常，同时，interferon-γ 及 IL-6 的水平增加，这说明适度的硒摄入也有益于维持正常的免疫功能[43]。

21.3 神经保护作用

由于其抗氧化性及在脑内的高水平表达，SELM 一直是神经退行性疾病研究的热点。早老素 2（presenilin-2）基因突变可导致人类早发性阿尔茨海默病（early onset of Alzheimer's disease，FAD），过表达人类突变早老素 2 基因的小鼠 *Selm* 显著降低[19]。研究人员随后构建了过表达人类 *SELM* 基因的转基因小鼠[20]，并报道 *SELM* 过表达导致 ERK 信号通路激活、谷胱甘肽过氧化物酶和超氧化物歧化酶活性提高。此外，如果联合硒补充，*SELM* 过表达可降低 γ 分泌酶活性，而 γ 分泌酶是 β42（FAD 发展过程中最具致病性的 Aβ 多肽形式）产生的关键。后来应用二维电泳对皮层组织进行研究，以评估哪些蛋白

质最易受 *SELM* 过表达的影响[21]。这些分析表明，*SELM* 过表达上调 5 种蛋白质（CKB、RING1、SYT15、LDHB、EIF4H）的表达，下调 3 种蛋白质（PSMA3、CENPN、DPYSL2）的表达。硒代谢可能存在性别差异。Pitts 等发现 *Sepp1* 和 *Scly* 基因缺乏的雄性大鼠表现出严重的神经功能障碍、神经变性及听源性癫痫。而在青春期前对上述大鼠进行阉割，可以阻止行为缺陷、神经变性、GABA 能神经元成熟抑制，增加脑内硒水平。由此认为在硒缺乏的环境中，大脑和睾丸会竞争性利用硒，同时影响神经发育及神经变性[44]。

SELM 参与神经保护的进一步支持来自于细胞培养的研究。在小鼠海马 HT22 培养细胞中加入过氧化氢，发现 SELM 过表达可以降低超氧化物的含量，减少氧化胁迫导致的细胞凋亡[22]。相应地，*Selm* 基因敲低可增加活性氧（reactive oxygen species）产生，降低细胞活力。另外，过表达 *SELM* 可降低过氧化氢处理引起的胞内钙离子通量，而 *Selm* 基因敲低可提高基线胞内 Ca^{2+}水平。硒缺乏可导致钙流失及哺乳动物骨骼肌肉钙化。有研究者发现在肌细胞中，硒缺乏及 *Selm* 基因敲低可引起钙流失、氧化应激，以及钙通道减少，SELM 调节的氧化还原在硒缺乏导致的钙流失中起关键作用[45]。这些结果表明，SELM 参与了 Ca^{2+}的稳态调控并抑制细胞凋亡。Ca^{2+}稳态失调是许多神经退行性疾病，尤其是 FAD 的主要特征[23]。特别是与 FAD 相关的早老素基因突变，可影响钙信号和氧化还原平衡[24，25]。有趣的是，在 AD 患者[26]和转基因啮齿类动物模型[27，28]中，FAD 引起的 Ca^{2+}信号改变要早于认知缺陷或组织病理学特征出现。

21.4　*Selm* 基因敲除小鼠的特征

Selm 基因敲除小鼠已经成功构建，并在饲喂标准实验室饲料（含硒 0.25ppm）的条件下鉴定了其表型。上述研究已证实了 *Selm* 的神经保护作用，因而推测 *Selm* 基因敲除小鼠可能出现行为缺陷。令我们惊讶的是，与野生型对照组相比，*Selm* 基因敲除小鼠显示了正常的大脑形态，小清白蛋白表达阳性的中间神经元的密度正常，没有发生运动协调受损、焦虑样行为或认知的损伤[9]。与对照组相比，在测试空间学习能力的巴恩斯迷宫实验，以及听觉和关联条件恐惧的测试中，均未见明显的差异。结果表明，*Selm* 基因敲除小鼠听力正常，而且无杏仁核和海马功能的缺陷。然而，应该注意到这些测试都是针对正常含硒饮食的年轻成年鼠进行的。在老年或缺硒饮食等特定的条件下，*Selm* 基因敲除小鼠可能表现出行为上的缺陷。

尽管在 *Selm* 基因敲除小鼠中没有观察到明显的认知缺陷，但这些小鼠出现体重增加、白色脂肪组织沉积增加、血清瘦素水平升高。而且，在 *Selm* 基因敲除小鼠与对照组之间未观察到葡萄糖耐量或肝脏胰岛素信号的显著性差异。进一步的实验证实，SELM 存在于瘦素受体表达阳性的弓形下丘脑的神经元，而在 *Selm* 基因敲除小鼠中，瘦素引起的下丘脑 STAT3 磷酸化减弱，提示瘦素抵抗。特别相关的是，已证实内质网应激是导致肥胖和瘦素抵抗的主要因素[29，30]。此外，下丘脑硫氧还蛋白（thioredoxin）活性降低与能量失衡及瘦素敏感性受损有关[31]。结果表明，SELM 缺乏可能会增加内质网应激，降低下丘脑对瘦素的敏感性。*Selm* 基因敲除小鼠下丘脑-垂体-肾上腺（hypothalamic-pituitary-adrenal，HPA）轴的调节失调，皮质酮的清晨基线水平明显降低。

瘦素通过刺激下丘脑和垂体分别释放促肾上腺皮质激素释放因子（corticotropin-releasing factor）和肾上腺皮质激素（adrenocorticotrophic hormone），激活 HPA 轴[32]。*Selm* 基因敲除小鼠的瘦素水平升高与皮质酮水平下降有关，提示瘦素信号与 HPA 轴之间的耦联受损。

棕色脂肪组织（brown adipose tissue，BAT）存在明显的形态学差异（图 21.1），提示 *Selm* 基因敲除小鼠的 BAT 活性和/或神经支配降低。来源于这些小鼠的 BAT 样本比从野生型对照小鼠获得的组织更加灰白，而且有更多的甘油三酯沉积。BAT 激活能促进能量消耗，并通过适应性产热（一种 BAT 燃烧脂肪酸和葡萄糖生成热的过程）减少身体脂肪[33]。在许多肥胖的啮齿类动物模型中存在适应性产热的缺陷，这一过程由下丘脑控制[31，34]。高脂饮食也会影响硒蛋白的功能。研究显示，高脂饮食可以导致炎症、影响与硫氧还蛋白和氧化还原酶系统相关硒蛋白的表达、局部组织甲状腺激素的活性、内质网蛋白降解及脂质的磷酸化[46]。此外，下丘脑多个区域的神经元刺激 BAT 的活性，背内侧核[35，36]和室旁核[37]最明显。而 *Selm* 基因敲除小鼠 BAT 变化的原因尚未明确，我们推测它起源于上游的下丘脑氧化还原失衡。总之，观察到的 *Selm* 基因敲除表型显示，Selm 在调节体重和能量代谢中起着重要的作用。

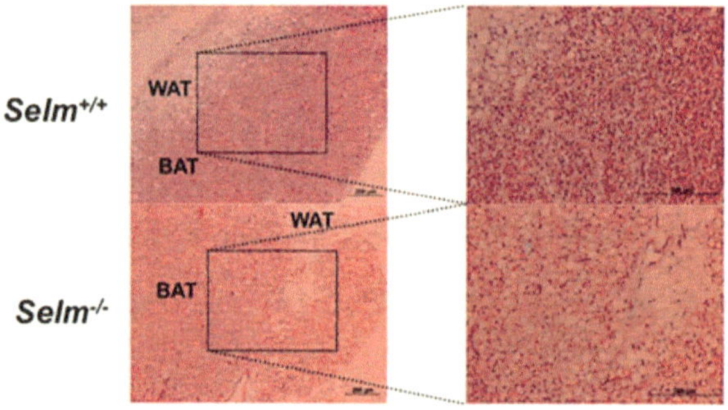

图 21.1 成年雄性 *Selm*$^{+/+}$（上面一排）和 *Selm*$^{-/-}$（下面一排）小鼠褐色脂肪组织的图像，小鼠均饲以标准饮食。来自 *Selm* 基因敲除小鼠的样本色浅并含有更大的甘油三酯滴。BAT，褐色脂肪组织；WAT，白色脂肪组织。标尺= 200μm。

21.5 参与癌症

最近，SELM 也被证明在肝细胞癌（hepatocellular carcinoma，HCC）中上调。Guariniello 及他的同事们应用 RT-PCR 和 Western blot 技术对两种人肝癌细胞系（HepG2 和 Huh7）的 SELM 表达情况进行了评估，发现 SELM 的 mRNA 和蛋白质水平都明显升高[3]。依据这些发现，作者们提出将 SELM 作为 HCC 的预后标志。IHC 研究结果表明，SELM 在 HCC 中上调，而且与肿瘤的恶性程度相关[38]。应用 RT-PCR 检测 HepG2 和 Huh7 HCC 细胞的基因表达，证实除了 SELM 外，GPX4、GPX7、SELK、SEPN1、SELT、SELV、SEPW1 和 TXNRD1 的表达在 HCC 中均上调[39]。早期的研究表明，瘦素受体在 HCC 中过度表达，瘦素通过激活 STAT3、AKT 和 ERK 信号通路促进肝细胞癌发生[40]。

21.6 结 语

目前的文献表明，SELM 是存在于多种组织中的、与促进细胞生长和存活相关的抗氧化酶，但是其确切机制仍有待充分地阐明。迄今为止的证据表明，SELM 调控 ERK、NOTCH 和 STAT3 信号通路。SELM 也在 Ca^{2+}稳态中发挥调控作用，引起 FAD 的突变通常会导致该作用失调。目前，SELM 调控 Ca^{2+}水平的机制还不清楚，但是与肌醇三磷酸受体或 ryanodine 受体的相互作用显示出最大的可能性。此外，我们发现，缺乏 *Selm* 的小鼠变得肥胖，瘦素引起的下丘脑 STAT3 通路激活减弱。反之，在 HCC 中，STAT3 通常是激活的[41，42]，SELM 过度表达[3]。综上所述，SELM 在多种组织中促进氧化还原的平衡，SELM 表达的改变与肥胖、神经退行性疾病和癌症有关。

致谢 这项工作得到了 M.J.B.的美国国立卫生研究院基金（R01-DK47320 和 G12-MD007601）和 M.W.P 的飞行项目奖励基金（G12-MD007601）的资助。

参 考 文 献

1. KV Korotkov et al 2002 *Mol Cell Biol* 22: 1402
2. VM Labunskyy et al 2007 *IUBMB Life* 59: 1
3. S Guariniello et al 2014 *Biochim Biophys Acta* 1844: 447
4. AD Ferguson et al 2006 *J Biol Chem* 281: 3536-3543
5. MW Pitts et al 2014 *Biol Trace Elem Res* 161: 231
6. X Qiao et al 2013 *Int J Mol Sci* 14: 22233
7. T Rolland et al 2014 *Cell* 159: 1212
8. EL Huttlin et al 2015 *Cell* 162: 425
9. MW Pitts et al 2013 *J Biol Chem* 288: 26121
10. Y Zhang 2008 *J Biol Chem* 283: 2427
11. S Abe et al 2003 *Am J Hum Genet* 72: 73
12. ZR Stoytcheva et al 2009 *Biochim Biophys Acta* 1790: 1429
13. R Sriburi et al 2007 *J Biol Chem* 282: 7024
14. YC Tung et al 2008 *J Neurosci* 28: 12419
15. HC Lai et al 2011 *J Neurosci* 31: 10859
16. RA Sunde et al 2009 *Biosci Rep* 29: 329
17. A Kipp et al 2009 *Mol Nutr Food Res* 53: 1561
18. J Huang et al 2015 *Biol Trace Elem Res* doi: 10.1007/s12011-015-0486-1
19. DY Hwang et al 2005 *Neurochem Res* 30: 1009
20. SY Yim et al 2009 *Int J Mol Med* 24: 91
21. Y Kim et al 2014 *Int J Mol Med* 34: 1688
22. MA Reeves et al 2010 *Antioxid Redox Signal* 12: 809
23. I Bezprozvanny, MP Mattson 2008 *Trends Neurosci* 31: 454
24. M Muller et al 2011 *Antioxid Redox Signal* 14: 1225
25. MH Park et al 2012 *J Neuropathol Exp Neurol* 71: 130
26. E Ito et al 1994 *Proc Natl Acad Sci U S A* 91: 534
27. GE Stutzmann et al 2006 *J Neurosci* 26: 5180
28. KH Cheung et al 2008 *Neuron* 58: 871
29. X Zhang et al 2008 *Cell* 135: 61

30. L Ozcan et al 2009 *Cell Metab* 9: 35
31. C Blouet, GJ Schwartz 2011 *J Neurosci* 31: 6019
32. J Raber et al 1997 *J Biol Chem* 272: 15057
33. S Kooijman et al 2015 *Trends Endocrinol Metab* 26: 657
34. C Contreras et al 2014 *Cell Rep* 9: 366
35. Y Zhang et al 2011 *J Neurosci* 31: 1873
36. K Rezai-Zadeh et al 2014 *Mol Metab* 3: 681
37. BJ Oldfield et al 2002 *Neuroscience* 110: 515
38. E Guerriero et al 2014 *Eur J Histochem* 58: 2433
39. S Guariniello et al 2015 *Anal Cell Pathol (Amst)* 2015: 419561
40. NK Saxena et al 2007 *Cancer Res* 67: 2497
41. SF Yang et al 2007 *J Clin Pathol* 60: 642
42. G He et al 2011 *Cell Res* 21: 159
43. PA Tsuji et al 2015 *Nutrients* 7: 6529
44. MW Pitts et al 2015 *Disease J Neurosci* 35: 15326
45. HD Yao et al 2016 *Oncotarget* 7: 57618
46. H Zhao et al 2015 *J Nutr* 145: 1394

第 22 章

硒蛋白 P 和硒在哺乳动物中的分布

Ulrich Schweizer, Lutz Schomburg, and Josef Köhrle

都秀波　谢永丽　杨建国　编译

摘　要　硒蛋白 P（selenoprotein P，Sepp）是一种奇特的硒蛋白。在所有哺乳动物硒蛋白中，它是唯一包含一个以上硒代半胱氨酸的硒蛋白，人 Sepp 序列中含有 10 个硒代半胱氨酸。Sepp 是一种血浆蛋白，主要在肝脏合成，但它在其他器官特别是脑、胎盘和哺乳期的乳房中也有表达。Sepp 的主要功能是将硒（Se）转运到目标组织。肝细胞将营养性硒化合物转化成 Sepp 后进行转运和分布，母乳中含有的 Sepp 对于后代是一种必不可少的赠品。事实上，肝细胞中所有硒蛋白 mRNA 中约 25%专门编码 Sepp，突出了 Sepp 在维持体内 Se 稳态中的中心地位，因此可以通过血清 Sepp 浓度来反映个体的硒状态。脂蛋白受体相关蛋白（Lrp）家族的胞吞受体参与靶细胞特异性 Sepp 的摄取和保留。在脑、睾丸和肾脏组织中存在一种 Sepp 循环，在营养供应不足的时候似乎促使各组织不同程度地保留 Se，这也解释了早已发现的在 Se 缺乏时组织特异性 Se 保留的等级差异。基因型差异影响个体硒蛋白的相对表达水平、对 Se 摄入的反应，以及患 Se 依赖性疾病的风险。

关键词　ApoER2，Lrp2，Lrp8，巨蛋白，血浆，SelP，SePP，Sepp1，转运

22.1 引　言

Sepp 最初是在用同位素 ^{75}Se 标记的大鼠代谢研究时，在血浆中作为一种含硒蛋白被发现的[1]。在该报道中，作者证实了 ^{75}Se-Sepp 可被肝外器官摄入，说明这种蛋白质具有转运的功能。因为第一次是从血浆（plasma）发现的硒蛋白，所以命名为硒蛋白 P（Sepp）。

U. Schweizer (✉)
Institute für Biochemie und Molekularbiologie, Rheinische Friedrich-Wilhelms-Universität Bonn, Nussallee 11, 53115 Bonn, Germany
e-mail: ulrich.schweizer@uni-bonn.de
L. Schomburg • J. Köhrle
Institut für Experimentelle Endokrinologie, Campus Virchow-Klinikum, Charité-Universitätsmedizin Berlin, Augustenburger Platz 1 , 13353 Berlin , Germany
e-mail: lutz.schomburg@charite.de; josef.koehrle@charite.de

1987 年杨建国等首次用单克隆抗体亲和层析技术从大鼠血浆中纯化出硒蛋白 P [97]。后来的研究表明，Sepp 在具有正常 Se 状态的个体中含有高达 50%的血浆 Se[2]。通过克隆 Sepp 的 cDNA，发现 *Sepp* 基因在啮齿类和人类的可读框中含有 10 个硒代半胱氨酸（Sec）密码子，并且在转录物的 3′非翻译区域中存在两个独立的 Sec 插入序列（SECIS）元件[3]。这个发现很重要，因为它证明了在哺乳动物中多个 UGA/Sec 密码子可以共享相同的 SECIS 元件，然而在细菌中 SECIS 元件紧随各自的 UGA 密码子出现在其 3′端[4]。Sepp 的 N 端结构域含有一个 Sec，预测与硫氧还蛋白和过氧化物酶的结构相似；而其 C 端富含 Sec，结构不清楚（图 22.1）。虽然多项研究证明 Sepp 的 N 端结构域具有过氧化物酶活性，但其生理作用尚不清楚[5，6]。

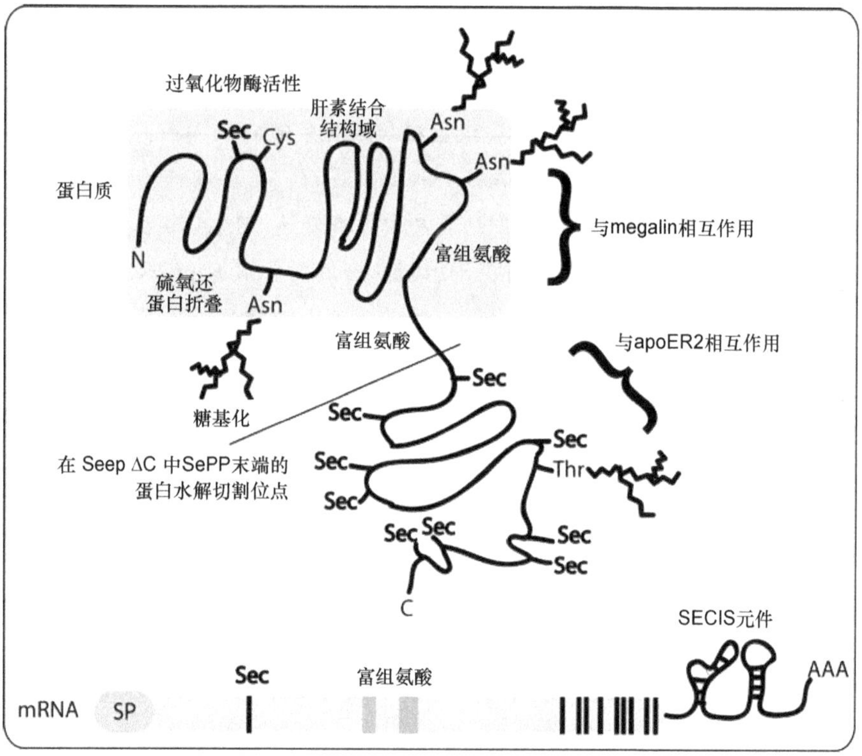

图 22.1 硒蛋白 P（Sepp）两个结构域的结构特征。Sepp 的 N 端结构域预测是采用硫氧还蛋白（Trx）折叠方式，其序列中含有一个 Sec-X-X-Cys 基序，具有较弱的过氧化物酶活性。Sepp 富含 Sec 的 C 端结构域与任何已知蛋白质无同源性，很可能发挥 Se 转运的功能。Sepp 在其 N 端经典的信号肽序列（SP）的引导下进入内质网（ER）腔进行生物合成。分泌出来的 Sepp 蛋白携带三个 *N*-连接糖基化位点（Asn）和一个 *O*-连接（Thr）糖基化位点。Sepp 序列中尚含有一段肝素结合结构域（HBD）和两段富 His 的结构域，可能介导 Sepp 与细胞外基质的相互作用。由于糖基化修饰差异、蛋白酶水解及翻译提前终止等因素，造成多种 Sepp 异构体的产生。

22.2 硒蛋白 P 是一种血浆硒转运蛋白

目前 Sepp 的功能模型总结如下：Sepp 作为血浆 Se 转运蛋白主要由肝脏分泌生成，之后通过与内吞受体的相互作用被各靶组织摄入。该模型主要基于如下重要发现：膳食 Se 摄入量决定血浆 Sepp 和血浆硒浓度[7]。Sepp C 端异常富集的 Sec 在物种间部分保守，其主要特性似乎是其含有多个 Sec 残基[8]。代谢标记研究表明，膳食 Se 被肝脏迅速吸收并掺入循环的 Sepp，之后其含量缓慢下降，并导致肾源血浆谷胱甘肽过氧化物酶（Gpx）的浓度增加[9]。有趣的是，Sepp 可作为基于血清的细胞培养基所必需的含硒组分，支持原代神经细胞的生长和存活[10，11]。遗传性破坏 Sepp 生物生成的转基因小鼠（Sepp 敲除，$Sepp^{-/-}$）产生了许多 Se 依赖性表型，包括生长缺陷、男性不育及神经元异常[12，13]，而这些表型均可以通过肝脏特异性表达人类 SEPP1 逆转[14]。Sepp 与脂蛋白受体相关蛋白（Lrp）家族成员特异性结合并被 Lrp 摄取，证实 Sepp 作为硒供给的调节与靶向过程将 Se 转运至特异靶组织[15～17]。这也是造成 Se 在各组织间存留和分泌存在等级差异的原因之一[18]。

22.3　脂蛋白受体相关蛋白是参与 Sepp 摄取的内吞受体

Lrps 是脂蛋白、激素结合蛋白、维生素结合蛋白及形态发生素的内吞受体[19～21]。这些受体通常能够结合许多“货物蛋白”。Lrp2[巨蛋白（megalin）或称糖蛋白-330]沿上皮表达，如肾近端小管细胞，并结合维生素 D_3/维生素 D 结合球蛋白、孕酮/克拉拉细胞分泌蛋白、维生素 A/视黄醇结合蛋白、雄激素和雌激素/性激素结合球蛋白、甲状腺激素/甲状腺素运载蛋白、维生素 B_{12}/运钴胺素蛋白和叶酸/可溶性叶酸受体等[20，22]。许多 Lrp2 缺失的动物模型和 megalin/LRP2 遗传缺陷的患者中的证据证实，Lrp2 在介导（再）摄取和内化疏水配体及其高分子质量载体蛋白功能上具有重要的生理意义[21，23，24]。Lrp2 另一重要生理功能是，通过特异性结合和重新摄取 Sepp 来维持 Se 的内稳态的发现，最初震惊了 Se 生物学领域[15，25]；但是这一发现具有很明显的逻辑合理性，补充了 Lrp2 作为内化系统控制必需循环血清因子（包括营养素、维生素和激素等）的细胞摄取功能列表。利用 $megalin^{-/-}$ 小鼠，人们发现 Lrp-2 结合 Sepp 的 N 端并防止 Se 从尿液排出体外[6，25]。

Lrp8（载脂蛋白 E 受体 2，ApoER2）与低密度脂蛋白受体（LDL-R）和极低密度脂蛋白受体（VLDL-R）高度同源。脂蛋白受体参与信号转导过程，例如，Lrp8 是参与卷轴（reelin）信号通路的细胞表面受体之一。卷轴是一种大的神经元信号分子，在中枢神经系统发育过程中引导神经元细胞迁移[26]，并与 Lrp8 和 VLDL-R 相互作用。Lrp8 和 VLDL-R 两种受体遗传性失活导致神经元迁移缺陷、震颤和运动失调[27]。针对 Lrp8 信号转导功能的突变并不影响 Se 代谢[28]。然而，*Apoer2* 失活导致小鼠出现和低硒喂养的 $Sepp^{-/-}$ 小鼠相似的神经病学表型[17，29]。Lrp8/Apoer2 与 Sepp 的相互作用可解释该表型的相似性[16]。相应地，$Apoer2^{-/-}$ 小鼠的脑 Se 水平显著降低[17]。只有当 Sepp 的 C 端富 Se 区存在时，Lrp8 才能结合 Sepp[30]。综上，Sepp 与 Lrp2 和 Lrp8 的结合分别构成了 Se-摄取和 Se-传递系统，这两个系统保证了将硒优先供给靶器官并防止硒通过肾脏丢失。

22.4　Sepp、Lrp2 或 Lrp8 表达修饰的小鼠模型

22.4.1　传统基因打靶

Sepp 的遗传失活严重干扰了小鼠的 Se 代谢[12，13]。与预期一致，$Sepp^{-/-}$ 小鼠由于血浆 Se 转运蛋白的失活，造成循环 Se 浓度降低。此外，大脑和睾丸作为通常优先供应

Se 的器官，其 Se 含量也显著降低。雄性 $Sepp^{-/-}$小鼠不育，并且来自 $Sepp^{-/-}$小鼠的精子表型与 $Apoer2^{-/-}$小鼠的精子表型相似[14，31，32]。更多关于 Se 在男性生育力的作用的详细描述可参见第 17 和 18 章。

$Sepp^{-/-}$小鼠形成的神经学表型严格依赖其饮食中硒含量[29，33]。Se 在大脑中的作用在本书第 36 章进行综述。Sepp 不仅在 Se 的分布中起重要作用，而且可以作为 Se 在局部组织的储存器。Sepp 除了在肝脏中表达，也在其他器官如大脑中表达。如果阻止 Sepp 离开源器官（如脑），则其可以安全地沉积在细胞外并被再次摄取进入细胞，从而在低硒供应期间保持脑中稳定的 Se 水平。我们将该机制称为“Sepp 循环”（图 22.2）[18，34]。

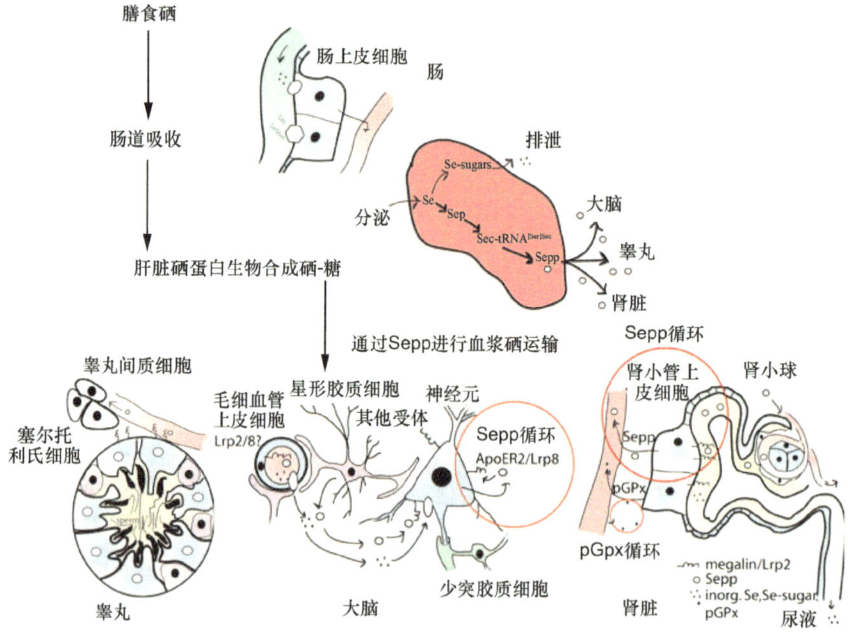

图 22.2 体内 Se 转运过程概述。膳食 Se 主要通过小肠吸收性上皮细胞上的无机二价阴离子的特异性转运蛋白（例如，钠依赖性硫酸盐转运蛋白 NaSi-1）或氨基酸和小肽的转运蛋白进行吸收。经过门静脉循环，各种硒化合物到达肝脏，硒原子在此转化成 $tRNA^{[Ser]Sec}$ 携带的 Sec，随后翻译插入硒蛋白。肝脏中过量的 Se 以 Gpx1 的形式储存，也可以转化成硒糖或硒离子并排出体外。肝脏对 Se 代谢至关重要，因其是血浆 Sepp 的主要来源，Sepp 将 Se 优先转运到各种靶组织，如脑、睾丸和肾。大脑的 Se 供应过程非常复杂，因为 Se 需要通过多个细胞膜才能最终到达神经元。Megalin 可能参与沿脉络丛和室管膜上皮细胞的 Sepp 摄取，而在神经元内，由其表达的 ApoER2 摄取 Sepp。体外实验证明，星形胶质细胞可在体外合成 Sepp，因此可能参与为神经元供应 Se。神经元表达 Sepp，并在细胞外以 Sepp 的形式存储多余 Se。通过可逆性 Sepp 表达、胞外沉积及再摄取，大脑可在膳食硒限制供应的情况下，维持其对 Se 的优先摄取和保留。我们将大脑的神经元 Sepp 合成和 ApoER2 介导的 Sepp 再摄取过程称为“Sepp 循环”。睾丸功能同样依赖于 ApoER2 介导的 Sepp 摄取。ApoER2 或 Sepp 的失活均可导致成熟精子中 Gpx4 的表达降低及不育症。Megalin 沿肾小管上皮表达，参与从肾小球滤液中重吸收 Sepp。因此，Megalin 的失活导致 Sepp 经尿液损失。在肾脏内，megalin 阳性细胞中 Gpx1、Gpx3 和 Sepp 表达水平最高，同时 Megalin 的失活降低了上述这三种蛋白质的表达。血浆 Gpx3 起源于肾上皮，但大多数 Gpx 3 储存在肾脏内部。因此，Sepp 的肾小球滤过、再摄取和肾脏再合成可被视为另一种“Sepp 循环”。肾功能不全患者与 Se 的低状态有关。表达硒蛋白但不表达 ApoER2 和 megalin 的组织可能通过尚不清楚的机制摄取 Se，该机制可能依赖于来源于胃肠道的未知硒化合物。

肝脏 Sepp 的生物合成在调节整个机体的 Se 状态中起重要作用[35]。$Sepp^{-/-}$小鼠通过尿液排出 Se 的含量增加。在缺失 Sepp 生物合成的情况下，增加的肝脏 Se 可供生成小分子含硒化合物，后者从尿液排泄，如三甲基硒和硒糖[18，36]。Sepp 也是小鼠和人乳中硒的主要来源[29，37]。最近，人们在小鼠乳汁中发现了谷胱甘肽过氧化物酶 3（Gpx3）的存在，但是负责将 Se 转移给后代的只有 Sepp [38]。

$Lrp2^{-/-}$小鼠通常死于围产期[39]，但是另一种遗传背景、携带无义突变的 megalin 缺失小鼠能够存活到成年[40]。我们使用这些小鼠作为模型系统，用于分析成年小鼠中 Lrp2 的生理功能，如 Sepp 的肾代谢，将在随后进行讨论[25]。上述结果近期已经被独立的实验支持[6]。

相反，$Lrp8^{-/-}$小鼠可以以预期的孟德尔比例出生，看起来大致正常。这些小鼠的雄性生殖能力下降，与附睾起始段硒酶 Gpx4 的表达减少有关[32]。Gpx4 是精子的重要结构组分[41]。因此，$Lrp8^{-/-}$小鼠的雄性不育症是由于精子中硒蛋白表达降低造成的，而精子中的硒蛋白表达依赖于 Sepp 介导的 Se 供应[42]。在 $Lrp8^{-/-}$小鼠的大脑中也发展成 Se 缺乏，而这个可以通过增加膳食 Se 摄入来改善[17]。大脑对亚硒酸盐似乎有很高的生物利用度，该发现的生理意义有限，因为亚硒酸盐不是我们饮食的常规组成部分，但可以考虑将亚硒酸钠添加到动物饮食，或者用于正常 Se 转运受损的罕见疾病。

22.4.2　Sepp 的亚型

Sepp 结构中含有两个明确定义的结构域，意味着该蛋白质拥有两种独立的功能：与 N 端类硫氧还蛋白结构域的第一个 Sec 残基相关的过氧化物酶活性；由 C 端剩余 9 个 Sec 残基支配的供应 Se 的功能[43]。生物化学实验表明，纯化的 Sepp 具有以谷胱甘肽为底物的磷脂过氧化物酶活性[5]，但体外实验显示，Sepp 更喜欢以硫氧还蛋白为辅因子（电子供体）[44]。最近的研究报道，当与硫氧还蛋白还原酶 1 偶联时，Sepp 的 N 端结构域显示出相当高的过氧化物酶活性[6]。为了更好地描绘 Sepp 这两个结构域的生理学功能，人们构建了 C 端富 Sec 结构域表达缺乏的 Sepp 截短体的转基因小鼠，并与野生型及传统 $Sepp^{-/-}$小鼠进行比较[45]。这种转基因小鼠睾丸和大脑中的 Se 浓度仅略高于 $Sepp^{-/-}$小鼠。这些结果证实 Sepp 的 C 端对于 Se 分级优选提供到靶器官是非常重要的，这些靶器官表达 ApoER2/Lrp8 等 Sepp 的 C 端受体（图 22.2）。显然，进化促进了 Sepp C 端的延伸，其唯一的功能是使 Se 的转运更加高效，并且可以靶向表达 Lrp2 和 Lrp8 的特定组织。Sepp N 端的过氧化物酶活性可能具有抑制锥虫感染造成的组织损伤的作用[46]。

22.4.3　肝脏中的 Sepp

Se 的有机化、Se 的分布及 Se 的代谢/排泄都由肝脏组织。实验研究表明，肝脏是将饮食 Se 转化成循环 Sepp 并用于供应其他组织的器官[9，47]。因此，肝脏疾病导致患者血清 Se 和 Sepp 浓度降低[48]。由于 Sepp 在大多数组织中表达[49]，人们采用了细胞类型特异性基因靶向技术研究肝脏 Sepp 表达在 Se 代谢中的作用。将携带 $tRNA^{[Ser]Sec}$（$Trsp^{fl/fl}$）条件性等位基因的小鼠与细胞特异性 Albumin-Cre 株系杂交，以抑制硒蛋白在肝细胞特异性中的合成[50]。该杂交小鼠可存活，且其肝脏 Trsp 在 3 周龄时几乎完全消失。与预期的一致，循环 Se 和 Sepp 浓度显著降低[50，51]。在这些小鼠中，肾 Se 和肾源 Gpx3 浓度也显著减少[51]。肝脏特异性 Trsp-敲除小鼠的睾丸和脑的 Se 水平，以及脑内硒蛋白表达水平均降低，表明肝源性循环 Sepp 确实是将 Se 转运到 Sepp 依赖组织的 Se 转运蛋白[51]。这些结果随后被另一小组利用条件性灭活肝细胞 Sepp 的独立研究所证明[52]。肝脏特异性 $Sepp^{-/-}$ 小鼠的肾脏和脑的硒水平降低，当这些小鼠被缺 Se 喂养一定时间后可发展成神经病理表型。肝脏特异性 $Sepp^{-/-}$ 小鼠和传统 $Sepp^{-/-}$ 小鼠的精子形态均出现异常，进一步证实了睾丸对循环 Sepp 的依赖[52]。此外，尿 Se 排泄增加，很可能是由于过量的肝脏 Se（未掺入 Sepp 并分泌到血浆中）进入肝脏硒糖的合成和排泄途径。

肝脏 Sepp 在机体其他部分无 Sepp 表达时发挥什么作用？研究者在 $Sepp^{-/-}$ 小鼠中肝细胞特异性表达人 SEPP1 转基因的模型[14]中发现，与 $Sepp^{-/-}$ 小鼠相比，肝脏特异性表达 Sepp1 的小鼠在大多数组织中的 Se 浓度均有所增加，同时削弱了神经功能障碍对 Se 供应限制的敏感性，并且恢复了雄性小鼠的生殖能力[14]。然而，尽管肝脏产生了循环 SEPP1，由于大脑自身无 Sepp 表达，大脑仍然对饮食 Se 限制比较敏感。上述结果支持在大脑及可能其他的器官中存在局部“Sepp 循环”的概念（图 22.2）。

22.4.4 大脑中的 Sepp

大脑依赖于循环 Sepp 控制的 Se 供应[13，14，33，52]。SEPP 在人脑中表达[53，54]。Lrp8 在神经元且沿着血脑屏障表达，对神经元摄取 Se 具有重要意义[17]，尽管 Lrp8 可能并不是大脑中唯一的 Sepp 受体（详见第 36 章）。Megalin 参与沿着血脑屏障摄取 Se[6，25]。脑中“脑中脑屏循环”模型最近获得了另一项研究的验证，该研究显示只要在大脑中有 Sepp 和 ApoER2 的表达，则大脑可以耐受脑中较低的 Se 水平[55]（图 22.2）。各种硒蛋白在大脑发育、功能和退行性变中的作用见第 36 章。有趣的是，最近的一项小鼠研究显示，Sepp 介导的 Se 供应在睾丸与脑之间存在潜在竞争，当其中一种组织的 Sepp 摄取被特异性破坏时，另一组织可获得更多的 Se[56]。

22.4.5 肾脏中的 Sepp

Sepp 对肾脏 Se 状态和代谢的重要性尚未通过 Lrp2、Trsp 或 Sepp 的组织特异性敲除实验证明。肾脏（使用 Pax8-Cre，其表达于发育中的肾脏和甲状腺）硒蛋白表达失活（Trsp 条件靶向）是致死的[57]，可能是因为 Gpx4 的缺失导致肾小管中的铁血症[58]。相反，Sepp 对肾脏 Se 的生理作用可以从上述 Sepp 特异性小鼠模型中的许多发现推断出来。$Sepp^{-/-}$ 小鼠肾脏 Se 浓度显著性降低，意味着由肝源循环 Sepp 将 Se 转运到肾脏或是肾脏 Sepp 生物合成本身，对于控制肾脏 Se 含量是至关重要的[12，13]。为了进一步阐明此问题，研究者特异性破坏肝脏或肾脏的 Sepp 生物合成。Trsp 在肝细胞中的特异性失活抑制肝细胞中所有硒蛋白的生物合成，并且显著降低了血浆中的 Sepp 水平[51]。在本模型及肝细胞特异性 Sepp 缺陷小鼠中，肾 Se 浓度均有所下降[52]。通过在肝脏中转基因表达人的 SEPP1 可以纠正 $Sepp^{-/-}$ 小鼠中出现的肾脏硒蛋白表达减少的现象[14]。

Lrp2 在肾脏中大量表达[59]。Lrp2/megalin 被认为是肾脏的 Sepp 受体[15]，但是 $Lrp2^{-/-}$小鼠在出生后无法生存，因此 Lrp2 在肾脏 Sepp 摄取中的作用无法直接证明。我们利用了另一种 Lrp2 突变株小鼠，其中大部分 megalin 缺失小鼠可以存活到成年。与传统 $Lrp2^{-/-}$小鼠相比，这些小鼠在 Lrp2 的细胞外结构域携带错义突变，产生较不严重的表型[40]。对这些 Lrp2 突变小鼠进行 Se 代谢研究，发现小鼠 Se 水平降低，肾脏和血清中 Gpx 活性下降，血清中 Sepp 浓度降低[25]。当以低硒喂养时，Lrp2 突变小鼠的运动协调能力变差。有趣的是，在这些小鼠的尿液中检测到全长 Sepp，一方面说明了部分 Sepp 可被肾小球过滤到原尿中，同时也表明野生型小鼠中肾 Lrp2/megalin 识别、结合并从原尿滤出液中清除 Sepp，从而防止 Sepp 的损失[25]。基于这项研究，$megalin^{-/-}$小鼠在遗传背景下广泛回交，使得它们能够生存到成年期，并且我们的初始观察数据得到了最近的一项研究的证实[6]。肾脏中的硒代谢总结在图 22.2 中。

22.5　Sepp 表达的调控

人们采用多种细胞类型和实验模型研究 Sepp 的基因表达调控。促炎细胞因子如白细胞介素-1α、TNF-α和干扰素-γ通过活化一氧化氮合酶-2 抑制细胞系中 Sepp 的基因表达[60，61]，TGF-β通过人 Sepp 近端启动子中的 SMAD 结合元件抑制 Sepp 的转录[62]。类似地，白细胞介素-6 抑制 Sepp 启动子、下调培养的肝细胞中的 Sepp 生物合成[63]。除了这些细胞因子，缺氧条件同样不利于 Sepp 的生物合成[64]，这些一起解释了为什么严重疾病如败血症中 Sepp 生物合成和 Sepp 血清浓度下调特别显著[65]。

最近，发现活化叉头框蛋白转录因子 FoxO1a 可以上调 Sepp 的表达，而且过氧化物酶体增殖物激活受体γ辅助活化因子 1α（PGC-1α）的过表达可以增强该作用[66]。上述发现将 Sepp 表达与调节葡萄糖水平的激素胰岛素和肾上腺糖皮质激素联系起来。在培养的肝细胞中，高糖促进 Sepp 的生物合成[67]。因此，人们提出 Sepp 是一种抗胰岛素肝荷尔蒙，并且在糖尿病患者中发现 Sepp 浓度升高[68]。不幸的是，这项研究未讨论 Sepp 作为 Se 转运蛋白的作用，因此未考虑在胰岛素靶组织中的 Sepp 依赖性硒蛋白表达增加。硒蛋白在 Sepp 靶细胞中的表达是一个不容忽视的因素，因为已经有报道证明 Gpx1 的表达增强可以导致小鼠的胰岛素抵抗[69]。综上所述，Sepp 在糖尿病中的作用（如果有的话）目前仍处于研究和争论阶段，尚缺乏临床研究。

22.6　实验概念与临床数据的比较

对人类 Se 状态潜在生物标志物进行的系统比较已经完成并发表[70]。结果是，与血浆或者红细胞中的 Se 浓度，或者血清、血浆或血液中的 Gpx 活性相比，Sepp 浓度作为 Se 状态的生物标志物更加可靠并且用途更广[71～73]。然而，由于 Sepp 的表达在高 Se 摄入时达到饱和，Sepp 仅在低硒或中等水平硒供应时可靠地反映 Se 状态。在美国 Se 供应充足的人群中，Sepp 浓度与 Se 摄入量或总血清 Se 浓度不相关，因为大多数受试者已经达到最大水平[74]。

近期基于人群的关于各种癌症与编码参与 ROS 代谢的各种硒蛋白和酶的基因的

SNP之间联系的研究显示，SEPP1变体（Ala234Thr，rs3877899；3′-UTR中的G>A，rs7579）影响了将Se提供给靶组织如前列腺或结肠，从而通过其他基因-基因（如SOD2）、基因-营养素或生活方式的相互作用调控患癌的风险[75～78]。欧洲癌症和营养前瞻性调查（EPIC）确定了SEPP在中等Se供应人群中对结直肠癌风险的影响，显示高浓度的SEPP与结直肠癌的风险呈负相关，特别是在女性群体中[79]。已经有报道指出，呼吸道、消化道（胃、结直肠和肝癌），以及前列腺的癌前组织和癌变组织中SEPP的mRNA和蛋白质表达水平下调[80～83]。这种下调可能会限制肿瘤细胞的Se损失，导致肿瘤中明显的Se积累。因此，在首次临床研究（SECAR）中，采用高剂量亚硒酸盐治疗癌症患者，尝试选择性杀死肿瘤[84]，同时该研究确定了最大耐受剂量大约为10mg Se/m^2身体表面积。在这种高剂量补Se实验中监测SEPP浓度并评估肿瘤细胞的Se积累程度是非常有趣的，对于评估Se作为新型抗癌策略的潜能非常重要。

不幸的是，在其他几种相关和大型的癌症、心血管或代谢临床试验（例如，SELECT、NPC、SU.VI.MAX、SETCAP等）中均未监测Sepp的状态，这些实验分析了单独补充硒化合物或者联合使用其他抗氧化化合物（如维生素E）的潜在保护作用或者治疗作用[85～87]。最近获得的几种识别人Sepp的特异性抗体有助于阐明全身性Sepp分布和Sepp转录物细胞表达标志的局部Sepp生成。这些研究证实了以前的猜测，即Sepp通过循环到达各种组织和细胞，但也证实了Sepp可在局部［如在脑脊液（CSF）和脑室管膜细胞内］生产并分泌[53，54]。SEPP表达和免疫染色显示了大脑发育过程及患有神经退行性疾病（如阿尔茨海默氏病）患者脑部的病理改变过程中Sepp的特异时空分布模式[88，89]。总之，这些研究结果表明SEPP在大脑中的分布策略使其可以更好地保护活性和功能与Se缺乏高度相关的细胞，从而确保Se依赖性抗氧化防御系统的正常发育、分化和表达。

肾脏功能和慢性血液透析损伤都会显著影响患者的血清Sepp及Se的内稳态，结果是会影响其甲状腺激素状态[90]。慢性血液透析和血液分离术患者发生Se缺乏症，需要经常接受Se补充剂[91]。目前尚不清楚，是由于透析过程中丢失了Sepp或其（较短）亚型，还是由于受损的肾脏组织表达Lrp2/megalin不足，难以充分重新吸收过滤的Sepp造成上述结果。由于低硒状态是慢性病患者长期存活的不良预后因素，为了避免严重的Se缺乏，必须控制血液透析患者的微量元素状态[92]。

除了癌症、慢性和退行性疾病，Se状态和Sepp还涉及男性生殖力，这在第18章中都有详细的描述。最近报道了一种人类遗传性缺陷导致Sepp生物合成障碍与循环Sepp的浓度降低。携带SECISBP2特定突变的个体，其体内Sepp水平很低或者检测不到[93]。有趣的是，其中一些受试者报告有智力缺陷和步态异常[94]，或是神经和运动技能发育迟缓等症状[95]。然而，带有SECISBP2突变的患者虽然有明显的SEPP缺失，但其症状并不会如$Sepp^{-/-}$小鼠般严重，表明大脑Se代谢在这些个体中并没有完全受到损伤，这与一些循环Sepp虽然水平相当低但检测得到相一致。相反，携带硒蛋白生物合成的另一限速因子——Sec合成酶基因，即*SEPSECS*突变的患者表现出脑萎缩和癫痫等严重神经系统症状[96]。此外，SEPSECS缺陷患者CSF中的Se和SEPP浓度虽然并未检测，但很有可能降低。

22.7 结　　语

肝源性 SEPP 构成血液循环中的 Se 转运形式。Lrp 家族的 Sepp 受体，即 Lrp2 和 Lrp8，通过 Sepp 识别和特异性的摄取，实现 Se 对脑、睾丸、骨骼或肌肉等组织的优先供应。这种相互作用不仅确保了等级供应，而且保证了 Se 在优先组织中的有效保留。此外，肾 Lrp2 是防止 Sepp 通过尿液丢失造成硒水平下降必需的。药理学干预上述内吞受体/Sepp 的相互作用可能会成为治疗某些形式的男性不育症、神经变性疾病及暴露于过度氧化应激（例如，各种形式的化学疗法、全身炎症、细菌或病毒感染期间）患者的一种选择。然而，目前尚无报道任何内源性或合成调节剂，可以调控 Sepp 和 Sepp 受体的相互作用。

因此，未来的一项重要任务将是研究不同 Sepp 亚型的分子特征、生理功能、Sepp 与各种受体的相互作用及调控机制。另一项非常有趣的工作是比较依赖于 Sepp 的肾脏 Se 供应与肾源 Gpx3 的局部再循环、生物合成及分泌的关系，肾源 Gpx3 是决定循环血液硒含量的第二重要硒蛋白。目前我们对于 Sepp 在发育过程中的表达和调控、Se 的区域分布，以及如何将 Se 供应到不依赖于 Sepp 且无 Lrp 受体的组织和细胞的认知有限。然而，随着将 Sepp 确定为 Se 的主要转运、分布和储存蛋白，以及对受体介导的组织特异性 Sepp 摄取过程的表征，过去很多难以捉摸的发现，现在都可以通过合理的分子途径进行解释。Sepp 作为可靠反映 Se 摄取和 Se 状态的功能性生物标记物的作用已被广泛接受。现在，需要应用上述知识及越来越多的 Sepp 定量技术，进行更多的实验和临床研究以更好地了解 Sepp 在疾病预防和健康支持中的作用。

目前为止，Sepp 的蛋白质三级结构仍没有被解析。因此，Sepp 的更多生物功能尚未发现。所以，仍然命名该蛋白质为 Sepp，而当 Sepp 的蛋白质三级结构被解析后，有可能用新功能命名该蛋白质。此外，近年来深圳大学都秀波等发现 Sepp 以其较强的金属离子结合性质，对阿尔茨海默病（AD）模型中金属离子内稳态紊乱和氧化还原平衡失衡具有一定的调控作用[98～100]，提示其对维持正常脑功能并干预 AD 的发生发展具有一定的作用。

致谢　作者实验室的硒蛋白工作由专门的技术人员和博士生团队完成，感谢德国研究基金会（DFG：Schw914/2，Scho 849/2-2）和德国癌症援助（Deutsche Krebshilfe，10-1792 Scho2，108426）。

参 考 文 献

1. MA Motsenbocker, AL Tappel 1982 *Biochim Biophys Acta* 719: 147
2. M Persson-Moschos et al 1998 *Eur J Clin Nutr* 52: 363
3. KE Hill et al 1993 *Proc Natl Acad Sci U S A* 90: 537
4. C Baron et al 1993 *Proc Natl Acad Sci U S A* 90: 4181
5. Y Saito et al 1999 *J Biol Chem* 274: 2866
6. S Kurokawa et al 2014 *Free Radic Biol Med* 69: 67
7. JG Yang et al 1989 *J Nutr* 119: 1010
8. AV Lobanov et al 2008 *Genome Biol* 9: R62

9. KT Suzuki et al 1999 *Analyst* 124: 1749
10. Y Saito, K Takahashi 2002 *Eur J Biochem* 269: 5746
11. J Yan, JN Barrett 1998 *J Neurosci* 18: 8682
12. KE Hill et al 2003 *J Biol Chem* 278: 13640
13. L Schomburg et al 2003 *Biochem J* 370: 397
14. K Renko et al 2008 *Biochem J* 409: 741
15. GE Olson et al 2008 *J Biol Chem* 283: 6854
16. GE Olson et al 2007 *J Biol Chem* 282: 12290
17. RF Burk et al 2007 *J Neurosci* 27: 6207
18. RF Burk, KE Hill 2015 *Annu Rev Nutr* 35: 109
19. J Herz, HH Bock 2002 *Annu Rev Biochem* 71: 405
20. TE Willnow, A Nykjaer 2010 *Mol Cell Endocrinol* 316: 93
21. A Christ et al 2015 *Dev Cell* 35: 36
22. EI Christensen, H Birn 2002 *Nat Rev Mol Cell Biol* 3: 256
23. TK Andreassen 2006 *Horm Metab Res* 38: 279
24. AL Negri 2006 *Nephrology (Carlton)* 11: 510
25. J Chiu-Ugalde et al 2010 *Biochem J* 431: 103
26. S Hirotsune et al 1995 *Nat Genet* 10: 77
27. M Trommsdorff et al 1999 *Cell* 97: 689
28. I Masiulis et al 2009 *Biol Chem* 390: 67
29. U Schweizer et al 2004 *Biochem J* 378: 21
30. S Kurokawa et al 2014 *J Biol Chem* 289: 9195
31. GE Olson et al 2005 *Biol Reprod* 73: 201
32. OM Andersen et al 2003 *J Biol Chem* 278: 23989
33. KE Hill et al 2004 *J Nutr* 134: 157
34. L Schomburg et al 2004 *Cell Mol Life Sci* 61: 1988
35. RF Burk et al 2006 *Biochim Biophys Acta* 1760: 1789
36. KT Suzuki et al 2005 *Toxicol Appl Pharmacol* 206: 1
37. CS Hoefig 2010 *Establishment, Validation and Application of Immunological and LC-MS/MS-Based Detection Methods to Study the Role of Human Aromatic L-Amino Acid Decarboxylase as an Enzyme Potentially Involved in Thyronamine Biosynthesis,* PhD Thesis, Humboldt University, Berlin
38. KE Hill et al 2014 *PLoS One* 9: e103486
39. TE Willnow et al 1996 *Proc Natl Acad Sci U S A* 93: 8460
40. K Zarbalis et al 2004 *PLoS Biol* 2: E219
41. F Ursini et al 1999 *Science* 285: 1393
42. S Kehr et al 2009 *J Mol Biol* 389: 808
43. Y Saito et al 2004 *Biochem J* 381: 841
44. G Takebe et al 2002 *J Biol Chem* 277: 41254
45. KE Hill et al 2007 *J Biol Chem* 282: 10972
46. T Bosschaerts et al 2008 *J Immunol* 180: 6168
47. RF Burk et al 1991 *Am J Physiol* 261: E26
48. RF Burk et al 1998 *Hepatology* 27: 794
49. I Dreher et al 1997 *J Trace Elem Med Biol* 11: 83
50. BA Carlson et al 2004 *J Biol Chem* 279: 8011
51. U Schweizer et al 2005 *Biochem J* 386: 221
52. KE Hill et al 2012 *J Biol Chem* 287: 40414
53. M Scharpf et al 2007 *J Neural Transm* 114: 877
54. FP Bellinger et al 2008 *J Alzheimers Dis* 15: 465
55. RF Burk et al 2014 *FASEB J* 28: 3579
56. MW Pitts et al 2015 *J Neurosci* 35: 15326

57. J Chiu-Ugalde et al 2012 *Antioxid Redox Signal* 17: 902
58. JP Friedmann Angeli et al 2014 *Nat Cell Biol* 16: 1180
59. TE Willnow et al 1999 *Nat Cell Biol* 1: E157
60. I Dreher et al 1997 *J Biol Chem* 272: 29364
61. B Speckmann et al 2010 *Free Radic Biol Med* 49: 777
62. V Mostert et al 2001 *Biofactors* 14: 135
63. J Martitz et al 2015 *Metallomics* 7: 1515
64. NP Becker et al 2014 *Metallomics* 6: 1079
65. X Forceville et al 2009 *Eur Surg Res* 43: 338
66. B Speckmann et al 2008 *Hepatology* 48: 1998
67. B Speckmann et al 2009 *Biochem Biophys Res Commun* 387: 158
68. H Misu et al 2010 *Cell Metab* 12: 483
69. JP McClung et al 2004 *Proc Natl Acad Sci U S A* 101: 8852
70. K Ashton et al 2009 *Am J Clin Nutr* 89: 2025S
71. Y Xia et al 2005 *Am J Clin Nutr* 81: 829
72. RF Burk et al 2006 *Cancer Epidemiol Biomarkers Prev* 15: 804
73. C Meplan et al 2007 *FASEB J* 21: 3063
74. GF Combs, Jr. 2015 *Nutrients* 7: 2209
75. U Peters et al 2008 *Cancer Epidemiol Biomarkers Prev* 17: 1144
76. ML Cooper et al 2008 *Cancer Res* 68: 10171
77. C Meplan et al 2010 *Carcinogenesis* 31: 1074
78. A Steinbrecher et al 2010 *Cancer Epidemiol Biomarkers Prev* 19: 2958
79. DJ Hughes et al 2015 *Int J Cancer* 136: 1149
80. H Mörk et al 2000 *Nutr Cancer* 37: 108
81. A Calvo et al 2002 *Cancer Res* 62: 5325
82. OH Al-Taie et al 2004 *Nutr Cancer* 48: 6
83. CL Li et al 2007 *World J Gastroenterol* 13: 2363
84. O Brodin et al 2015 *Nutrients* 7: 4978
85. SM Lippman et al 2009 *JAMA* 301: 39
86. S Hercberg et al 1998 *Control Clin Trials* 19: 336
87. R Schnabel et al 2008 *Am Heart J* 156: 1201.e1
88. RF Burk, KE Hill 2009 *Biochim Biophys Acta* 1790: 1441
89. S Zhang et al 2010 *Mech Ageing Dev* 131: 253
90. W Reinhardt et al 2015 *Thyroid* 25: 1091
91. M Tonelli et al 2009 *BMC Med* 7: 25
92. M Geoghegan et al 2006 *Curr Opin Crit Care* 12: 136
93. AM Dumitrescu et al 2005 *Nat Genet* 37: 1247
94. MF Azevedo et al 2010 *J Clin Endocrinol Metab* 95: 4066
95. E Schoenmakers et al 2010 *J Clin Invest* 120: 4220
96. O Agamy et al 2010 *Am J Hum Genet* 87: 538
97. JG Yang et al 1987 *J Biol Chem* 282:13372
98. XB Du et al 2014 *Inorg Chem* 53(20):11221
99. XB Du et al 2014 *Inorg Chem* 53(3):1672
100. XB Du et al 2013 *Metallomics* 5:861

第 23 章

硒蛋白 T：从发现到运用条件性敲除小鼠的功能研究

Loubna Boukhzar, Yannick Tanguy, Houssni Abid, Matthieu Castex, Abdallah Hamieh, Ifat Alsharif, Dorthe Cartier, Gaëtan Prevost, Anthony Falluel-Morel, Isabelle Lihrmann, Abdeslam Chagraoui, and Youssef Anouar

周 军 李 可 冯铁军 编译

摘 要 硒蛋白 T（SELT）是一个硫氧还蛋白样酶，在内质网中发挥重要的氧化还原酶活性，在发育阶段及组织损伤后被高度诱导表达。*Selt* 基因的敲除在胚胎发育期是致命的，其脑部条件性敲除造成几种脑结构减少，并使小鼠更易患神经毒素诱导的神经退行性疾病。虽然 SELT 在成年鼠的大多数组织中表达量很低，但在内分泌组织如胰腺中保持高水平表达，并控制其激素生产。因此，在发育过程中或者成年个体的内分泌组织和机能障碍脑组织中，SELT 可能参与那些控制内稳态的氧化还原途径，以及代谢旺盛细胞的生存。

关键词 大脑，内分泌组织，内质网，基因敲除小鼠，氧化还原酶，硒蛋白 T，硫氧还蛋白样

23.1 引 言

在功能未知的不同硒蛋白中，硒蛋白 T（SELT）作为硫氧还蛋白样家族成员之一引起人们的很大兴趣。SELT 是第一批通过生物信息学方法确认的硒蛋白。基于硒蛋白基因的一级和二级结构，以及茎环结构（仅存在于编码硒蛋白的 mRNA 的 3′-非翻译区）所需要的自由能，研究者可采用生物信息学方法来搜索硒蛋白基因。该茎环结构被命名为硒代半胱氨酸（Sec）插入序列（SECIS）元件，它允许硒蛋白框架中的 UGA 密码子编码为 Sec。在所有可用的表达不同组织序列标签的人类数据库中，对 SECIS 及其他性

L. Boukhzar • Y. Tanguy • H. Abid • M. Castex • A. Hamieh • I. Alsharif • D. Cartier
G. Prevost • A. Falluel-Morel • I. Lihrmann • A. Chagraoui • Y. Anouar (✉)
Laboratory of Neuronal and Neuroendocrine Differentiation and Communication, INSERM U982, University of Rouen Normandy, 76821 Mont-Saint-Aignan, France
e-mail: youssef.anouar@univ-rouen.fr

能特征的搜索首次鉴定了两种硒蛋白：SELT 和 SELR[1]。后一种硒蛋白目前也被称为甲硫氨酸-*R*-亚砜还原酶 B1[2]，它与不同蛋白质的甲硫氨酸亚砜氧化还原控制有关 [3]。事实上，甲硫氨酸氧化的氧化还原控制已经成为改变蛋白质结构和功能的一种新的翻译后修饰机制，如肌动蛋白组装/拆卸[4]。与 SELR 相比，自 SELT 发现以来，对其深入研究还很少。垂体腺苷酸环化酶激活肽（PACAP）是神经细胞中具有促生存和分化作用的神经肽，通过筛选与 PACAP 的神经营养作用相关的基因，我们识别出在 PC12 细胞分化过程中 SELT 是一个 PACAP 刺激的基因。因为 PACAP 具有强的抗氧化活性，我们推测 SELT 可能通过含 Sec 的氧化还原中心在该神经肽的活性中发挥主要作用。

23.2　结构、亚细胞定位和活性

分子克隆表明 *Selt* 的 cDNA 序列包含 970 个核苷酸，编码的蛋白质具有 195 个氨基酸，其计算分子质量为 22.3kDa [6]。生物信息学分析预测其序列包含一个由 19 个氨基酸组成的信号肽，并在 87～102 位和 125～143 位具有高度疏水性的氨基酸片段[6]。这些疏水氨基酸序列可能代表跨膜结构域（图 23.1），可能是 SELT 定位于内质网（ER）所必需的，因为其破坏导致了 PC12 细胞中转染蛋白出现弥散性细胞质标记[6，7]。建模研究表明，这些疏水片段包含与内质网膜相连接的两亲螺旋，允许 SELT 的部分结合与插入[8]。生物信息学算法研究证实了 SELT 是膜蛋白[9]。共聚焦和电子显微镜研究（[6，10]和 Hamieh 等的准备手稿）表明，SELT 定位于内质网膜，通过其 Sec 活性部位与其他含巯基的蛋白质相互作用，并且修饰这些蛋白质。硒代半胱氨酸残基位于该蛋白质 N 端 49 位，被两个氨基酸与上游半胱氨酸分开，从而形成一个 CVSU 基序，后者代表一个假定的氧化还原中心，正如在一些其他的氧化还原活性硒蛋白中发现的那样[11]。该氧化还原位点介于预测的 β 折叠链和 α 螺旋二级结构之间（图 23.1），在含有典型的硫氧还蛋白样折叠（CxxC）的其他氧化还原蛋白中也发现了这一拓扑结构，如硫氧还蛋白、谷氧还蛋白及二硫键异构酶[12，13]。基于这些结构属性，SELT 及其他 5 个硒蛋白，即 SELM、SEP15、SELV、SELH 和 SEPW，显示出相似的硫氧还蛋白样结构域，因此被划分到还原酶这一硒蛋白子集[12，14]。CxxC 或 CxxU 基序是硒蛋白具有不同功能的关键[11]。因此，含有硫氧还蛋白样结构域的硒蛋白可能表现出谷胱甘肽过氧化物酶活性，正如 SELH 所显示的[15]；或者具有蛋白质折叠活性，正如 SEPW 和 SEP15 所显示的[16]。最近，我们对重组蛋白的研究表明，SELT 具有硫氧还蛋白还原酶样活性，因为在 NADPH 存在时，它可以将 5，5′-硫代-二（2-二硝基苯甲酸）（DTNB）还原为 5-硫代-2-对硝基苯甲酸。该活性依赖于 SELT 的氧化还原中心，并且可以被硫氧还蛋白还原酶的特异性抑制剂金硫代苹果酸盐所抑制[17]。相反，SELT 没有表现出谷胱甘肽过氧化物酶活性。这个初步研究明确了 SELT 的体外氧化还原酶活性，但它在体内的作用底物和作用方式仍然未知。

因为 SELT 氨基酸序列在进化过程中高度保守（图 23.2），我们推测该硒蛋白具有重要的酶功能。值得注意的是，SELT 也存在于原生动物和植物中，但在这些有机体中 Sec 被 Cys 所取代。SELT 与其他还原酶如 SEPW、SELH 和 SELV 的序列对比分析没有显示出明显的同源性，尽管这些蛋白质在预测的二级结构上显示出相似的模式，SELT 含有

一个额外的中心 α 螺旋域，表明这些还原酶可能是遥远的同系物[12]。

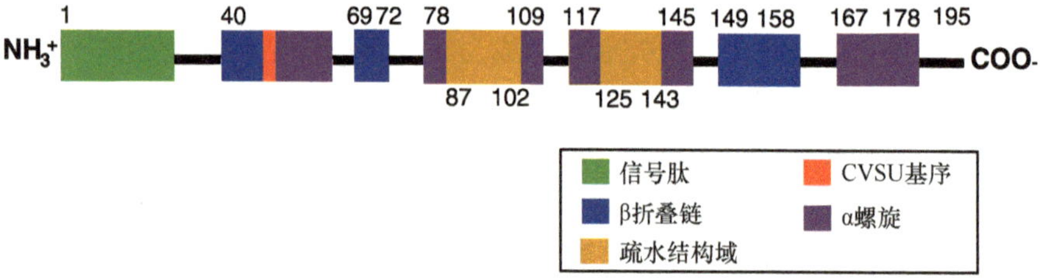

图 23.1 SELT 的结构图示。SELT 氨基酸序列的生物信息学分析揭示了整个蛋白质的一些二级结构和疏水区域，与硫氧还蛋白样蛋白的结构组织一致[12]。

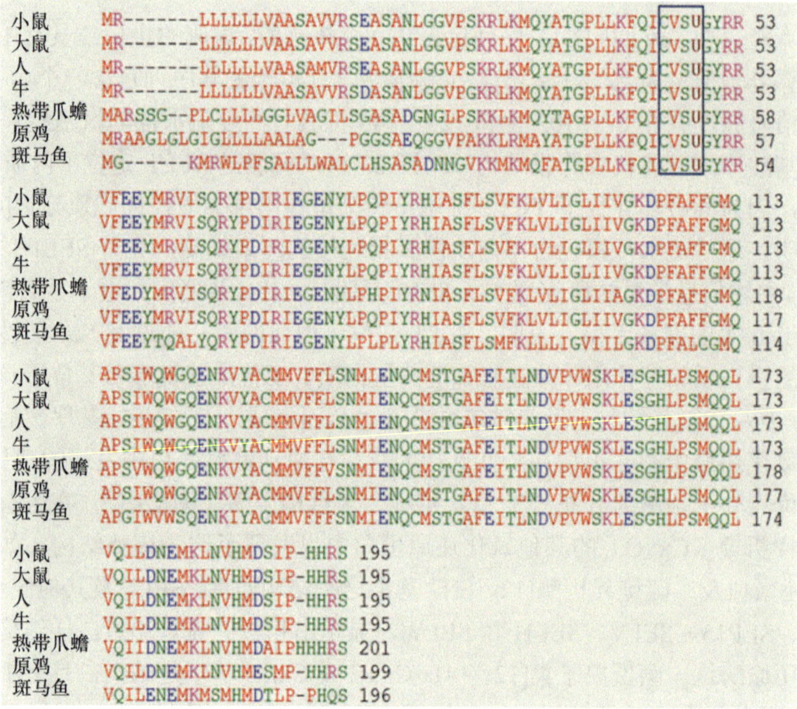

图 23.2 各物种 SELT 的序列比对。序列来源如图左侧所示。SELT 的氨基酸序列在进化过程中高度保守。假定的氧化还原中心在图中被圈出，氨基酸根据其性质进行标示（疏水性，红色；亲水性，绿色；酸性，蓝色；碱性，粉红色）。

23.3 组织分布和基因表达的调节

从成年人组织中对 EST 克隆的最初生物信息学筛选表明 *Selt* 克隆概率较低，提示该硒蛋白表达水平较低[1]。只有婴儿大脑和胎盘的数据库显示 *Selt* EST 发生率为万分之一。这与我们在小鼠胚胎/胎盘 cDNA 文库中发现 *Selt* 的初步研究一致[5]。对大鼠胚胎组织进行的原位杂交分析证实了 *Selt* 基因在发育早期表达水平较高且分布广泛[6]。免疫组织化学和蛋白质印迹揭示了 SELT 在胚胎形成期含量丰富，证实了在基因表达水平上的上述分析[18]。相比之下，除了内分泌组织如垂体、甲状腺、睾丸或胰腺之外，SELT

的表达水平在出生后非常低（图 23.3）[10，18]。在成年个体大脑中该蛋白质整体表达较低，但在一些具有可塑性的细胞中 SELT 被高度诱导，如小脑的伯格曼胶质细胞或嗅球的头端迁移流胶质细胞[18]。在内分泌腺体中，用分泌标记物（即嗜铬颗粒蛋白或胰岛素[10，18]）定位法显示 SELT 在分泌细胞中具有较高的表达。在睾丸中，SELT 被发现存在于产生睾酮的睾丸间质细胞，以及增殖期和分化期的精细胞。在甲状腺分泌细胞中发现硒含量较高，而且已经证明补硒对睾丸间质细胞具有保护作用[19]，这些结果都支持了硒在内分泌组织中的作用。

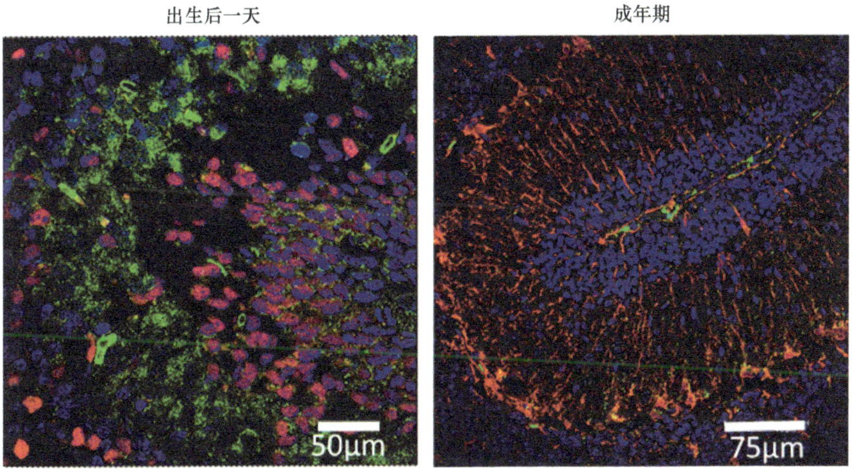

图 23.3 出生后一天（PND1）和成年期小脑中 SELT 的免疫反应性。注意 SELT 在 PND1 分化的神经细胞中大量存在，但在成年小脑中几乎没有。SELT 用绿色表示，神经元用红色表示（NeuN），细胞核标记为蓝色（DAPI）。

Selt 基因在不同组织中表达差异的潜在机制尚未阐明。然而，已经发现 SELT 的表达受胞内 cAMP 和 Ca^{2+}水平调节，后者在神经内分泌细胞中受到营养肽 PACAP 的刺激[6]。因此，在特定的生理或病理条件下，*Selt* 的基因表达可能被调节信号所诱导，以便执行其功能。一般而言，在不同组织中硒蛋白基因转录调控的分子机制在很大程度上仍然未知。最近我们进行了一项研究来阐明集中于 *Selt* 基因启动子区的信号通路，它们被 PACAP 和 cAMP 升高所激活从而调节 *Selt* 转录。这项研究在大鼠肾上腺衍生的嗜铬细胞瘤（PC12）细胞系中发现了一个迄今为止未知的通路，它将 cAMP 及蛋白激酶 A（PKA）与 AMP-活化的蛋白激酶及过氧化物酶体增殖物激活受体γ辅助活化因子 1α（PGC-1α，代谢调控的一个主要开关）连接起来，并通过存在于 SELT 基因启动子的核呼吸因子 1（NRF-1）结合位点进而控制 *Selt* 基因转录（图 23.4）。有趣的是，在这些细胞中 PACAP 和 cAMP 通过一个共同的通路促进线粒体发生，表明在神经内分泌细胞中，有一个共同的通路将线粒体生物发生和 SELT 参与的抗氧化应答联系起来（Abid 等的准备手稿）。除了这个初始的机制，在不同的细胞或条件下其他通路也可能发挥作用，但仍有待阐明。事实上我们也观察到，神经毒素处理和氧化应激条件可以诱导神经元与星形胶质细胞中 *Selt* 的基因转录，但这一上调涉及的分子机制仍然未知。阐明这些机制可能有助于理解细胞对应激条件（如在代谢旺盛条件）下的应答基础，并可能对各种细胞应激相关疾病具有治疗潜力。

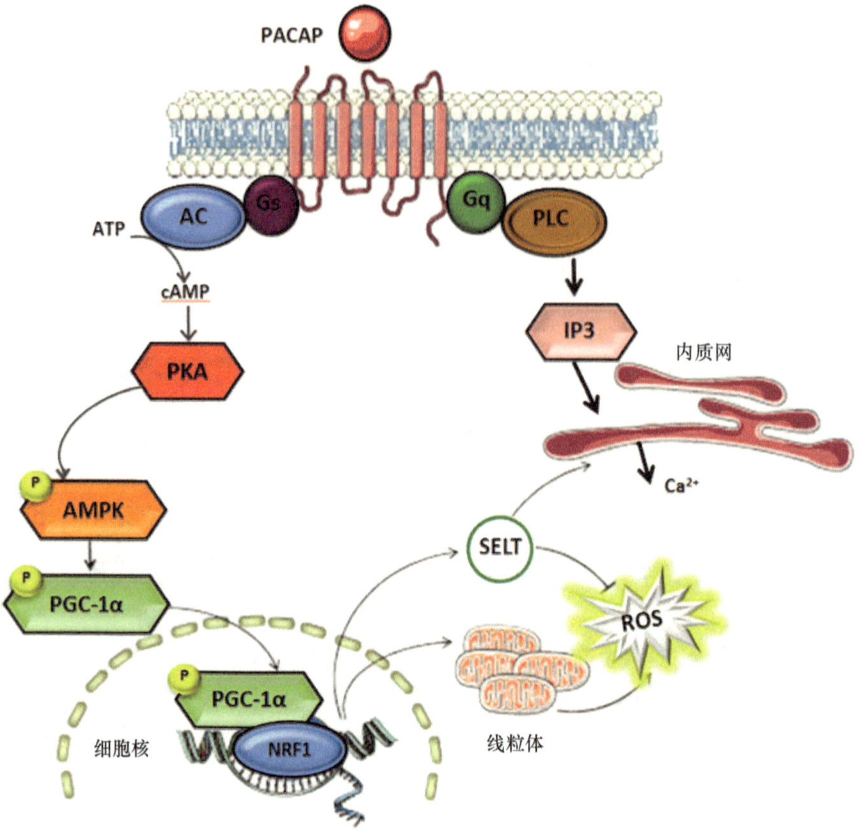

图 23.4 在 PC12 细胞中 PACAP 和 cAMP 诱导 *Selt* 基因转录的信号途径。在 PACAP 促进 PC 细胞存活与分化过程中，*Selt* 基因转录与线粒体发生、ROS 抑制、内质网中 Ca^{2+}的动员密切相关。

23.4 功　　能

根据共聚焦和电子显微镜确定了 SELT 的亚细胞定位[5，10]，结合重组蛋白的高效氧化还原酶活性[17]，这些都有力地提示 SELT 发挥了关键的氧化还原作用，从而控制内质网蛋白质加工，使细胞可以应对氧化应激并且维持内质网的内稳态。与内质网中其他硒蛋白如 SELK、SELS 和 SEP15 类似[20～22]，SELT 可能通过硫氧还蛋白还原酶样活性影响巯基的氧化还原途径，包括其他抗氧化酶如过氧化物氧化还原酶、谷胱甘肽过氧化物酶，从而影响多种细胞过程如细胞分化和生存。在进化过程中 *Selt* 基因高度保守，而且它的敲除导致早期胚胎致死，这些都说明了该硒蛋白的关键作用[17]。有趣的是，基于基因敲除研究[23～25]，迄今为止发现有 4 种硒蛋白必不可少，即 2 种硫氧还蛋白还原酶、1 种谷胱甘肽过氧化物酶和 SELT。尽管 SELT 的作用机制尚不清楚，近来的研究强调了在发育期和成年期 SELT 在不同的生理及病理生理条件下具有不同作用，结果总结如下。

23.4.1 在 Ca^{2+}调节和细胞黏附中的作用

在基因敲除小鼠问世之前，对于 SELT 功能的最初研究采用不同细胞系进行，这些研究提示该硒蛋白可能具有重要的细胞功能。的确，我们证实了在 PC12 细胞分化过程中 *Selt* 是一个 PACAP 刺激的基因，它可能参与了该神经营养因子的促分化和促生存作用[5，6]。考虑到 SELT 定位于内质网（胞内 Ca^{2+}的主要来源），而 Ca^{2+}作为胞内信使与 *Selt* 基因表达有关，以及在神经细胞分化过程中 Ca^{2+}参与 PACAP 的调控作用这一事实[26]，我们推断 SELT 可能影响神经细胞中的 Ca^{2+}调节。运用 Ca^{2+}荧光显微技术分析表明，SELT 过表达会增加胞内 Ca^{2+}水平；反之，*Selt* 基因沉默会抑制由 PACAP 诱导的来自于胞内外的 Ca^{2+}动员。上述结果提示，SELT 可能与胞内 Ca^{2+}通道和泵的巯基直接或间接地相互作用，通过氧化还原机制调节其活性[6]。更多证据显示了不同的内质网硒蛋白如 SEPN1、SELK 或 SELM 参与调节 Ca^{2+}稳态和 Ca^{2+}通道功能，支持了上述假说。

在小鼠成纤维细胞中，*Selt* 基因敲低改变了细胞黏附，以及与细胞形态和氧化应激相关基因的表达，提示 SELT 参与细胞黏附和氧化还原稳态的控制[32]。自由基和/或 Ca^{2+}调节是否参与 SELT 的上述功能仍然有待阐明。

23.4.2　在大脑中的作用

免疫组织化学和蛋白质免疫印迹确定了 SELT 在大脑中的时空分布[18]。在不同的胚胎阶段，大脑中 SELT 的含量特别丰富，但在成年期却几乎检测不到（图 23.3）。在大脑发育过程中，在增殖期和分化期的神经前体细胞中 SELT 表达水平较高，并且在不同阶段的未成熟神经源和胶质源细胞中稳定表达。SELT 特别富集于前脑（大脑皮层和丘脑）、中脑、后脑。例如，在嗅球中观察到显著的免疫阳性信号，在僧帽细胞层、脑室周细胞或大脑新皮质中尤为明显。有趣的是，在出生后各个阶段包括成年期采用免疫印迹法都检测到了小脑中 SELT 的表达。在生发层外部神经元内 SELT 也有表达，尤其是在贝格曼氏（Bergmann）细胞中。在发育的浦肯野（Purkinje）细胞层中也观察到强的 SELT 免疫阳性信号，但在成年期分化的浦肯野细胞中 SELT 表达下降[18]。这些数据有力地提示 SELT 在大脑发育过程中具有重要作用。为了确定 SELT 在发育期和成年期大脑中的生理功能，我们采用神经系统特异性 *Selt* 基因敲除小鼠进行研究。形态学分析发现这些小鼠在出生后的第一周内不同的大脑结构容量减少[33]。该表型与未成熟神经元而非胶质细胞的减少有关，可能是因为在未成熟神经元中观察到胞内活性氧含量升高。然而，在发育过程中发育代偿机制可能在后期发挥作用，因为在成年小鼠中发现大脑容量的改变程度减弱。尽管有形态学上的代偿，*Selt* 敲除小鼠却表现出过度活跃的行为，提示 SELT 缺乏导致了成年期大脑功能障碍（见第 36 章大脑中其他硒蛋白的功能）。因此，这些数据表明 SELT 在神经元分化过程中起保护作用，对成年动物的正常行为不可或缺，这两种现象很可能彼此相关，因为神经元分化的改变可能干扰那些控制大脑功能的途径。这些发现和 PACAP 刺激 *Selt* 基因表达的作用异曲同工[6，18]，提示 SELT 可能至少部分地介导了 PACAP 的神经营养作用和行为学效应[33]。

SELT 与氧化应激控制及神经元生存相关的事实促使我们研究它在帕金森病（PD）小鼠模型中的作用[17]。在这种神经退行性疾病中，氧化应激对多巴胺能神经元的死亡过程具有关键性作用，研究提示硒蛋白对这些神经元具有保护作用[34，35]。在多巴胺能 SH-SY5Y 细胞模型中，SELT 促进细胞生存，抑制由神经毒素 1-甲基-4-苯基吡啶（MPP^+）诱导的氧化应激[17]。在野生型小鼠中，采用 PD 诱导神经毒素如 1-甲基-4-苯基-1，2，3，6-四氢吡啶（MPTP）或者鱼藤酮处理诱导了 SELT 在多巴胺能神经元和纤维中的表达，在黑质纹状体通路的星形胶质细胞中 SELT 表达也增加，提示 SELT 很可能在这两种细胞中被动员从而预防神经元退化。用相同的神经毒素处理后，野生型同窝小鼠表现出明显的氧化应激和多巴胺能神经元退化，相比之下大脑 *Selt* 敲除的小鼠会出现更快、更严重的帕金森病样运动障碍（图 23.5）。这些作用可能是因为在神经毒素处理后黑质纹状体系统中的酪氨酸羟化酶活性和多巴胺水平降低。上述结果表明 SELT 在保护多巴胺能神经元免受氧化应激和细胞死亡的过程中发挥重要作用，因此预防了 PD 动物模型的早期严重运动损伤（图 23.6）。在采用 PD 患者大脑样本的一项初步研究中，发现尾壳核组织内 SELT 的 mRNA 和蛋白质水平增加，提示该硒蛋白和患者的帕金森病有关[17]。为了确定 SELT 在 PD 或者其他神经退行性疾病中作为标志物或者治疗靶点的临床价值，还需要进一步的研究。

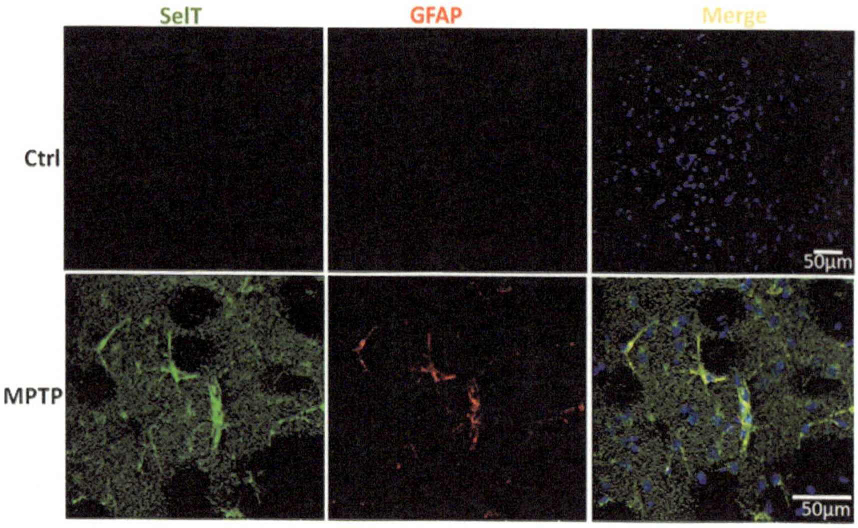

图 23.5 在对照组和 MPTP 处理的小鼠纹状体中 SELT 的免疫反应。在多巴胺能纤维和星形胶质细胞中 SELT 被诱导表达。SELT 免疫反应用绿色标记，星形胶质细胞的 GFAP 用红色标记。

23.4.3 在胰腺中的作用

与出生后在几种组织中无法检测到 SELT 不同，组织分布研究表明在成年期的内分泌器官（包括垂体、胰腺、睾丸和甲状腺）中 SELT 持续高表达[18]。因为 SELT 在内分泌胰腺细胞中含量特别丰富，尤其是生产胰岛素和生长抑素的细胞，为了阐明在内分泌胰腺中 SELT 的作用，我们构建了胰腺 β 细胞特异性 *Selt* 敲除的小鼠[10]。

这些基因敲除小鼠表现为糖耐量受损，可能是由于胰岛素合成或释放的改变，与野生型同窝对照小鼠相比，敲除小鼠具有更高的血浆葡萄糖/胰岛素比值。相比之下，SELT 缺乏没有改变胰岛素敏感性，因为注射胰岛素后敲除小鼠和对照小鼠具有相似的血浆葡萄糖水平。SELT 不仅和葡萄糖稳态有关，也和内分泌胰腺的结构完整性有关，因为和野生型小鼠相比，敲除型小鼠的胰岛形态改变并且尺寸较小[10]。上述结果首次揭示了这种硫氧还蛋白样蛋白参与调节胰岛素的产生和分泌，因而参与葡萄糖稳态控制。我们的发现和 Labunskyy 等的报道一致[36]，即硒蛋白的过表达和缺乏都会促进糖尿病（见第 49 章）。虽然一些研究指出硫氧还蛋白通过保护胰岛细胞免受氧化损伤从而调控 β 细胞功能[37～39]，但是在葡萄糖稳态调节过程中，不同硫氧还蛋白相关蛋白包括 SELT 的相互作用还不完全清楚，需要进一步的研究。

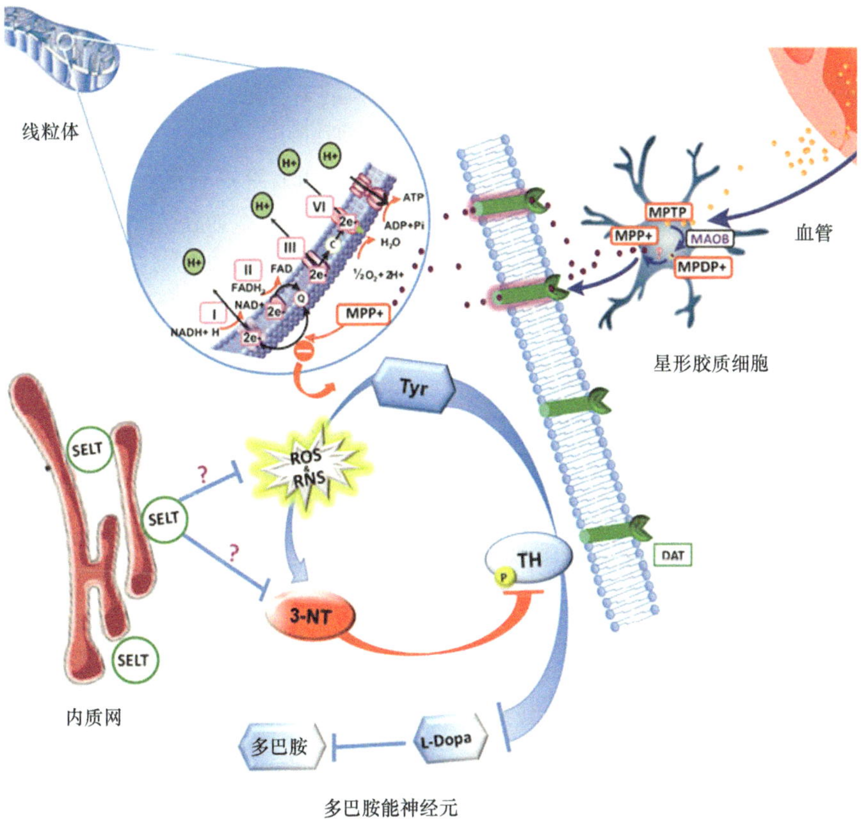

图 23.6　使用 MPTP 处理小鼠后 SELT 在多巴胺能神经元中的作用示意图。神经毒素从血液中转移到星形胶质细胞内，在这里它被单胺氧化酶 B（MAOB）转化为 MPP^+。MPP^+通过多巴胺转运体（DAT）转移到神经元中，然后阻断线粒体复合物 I 进而导致氧化应激。被 SELT 抑制的自由基会引起 3-硝基酪氨酸的积累，进而导致酪氨酸羟化酶失活和多巴胺减少。SELT 在这些条件下保护了多巴胺能神经元[17]。

23.4.4　在肝脏中的作用

肝脏具有部分切除后再生的特殊性质。占肝实质 80%的肝细胞在肝脏切除后增生，重新生长出缺失的组织。在正常肝脏中 SELT 没有被检测到，但是在肝脏再生的急性期内被大量诱导，这个结果和 SELT 在增殖与分化期细胞中高表达一致[18]。这和肝脏再生过程中硒酶脱碘酶 3 的诱导类似，后者将甲状腺激素转化为非活性代谢物，从而有效抑制其促分化活性并促进再生[40]。硒蛋白在再生中的作用还有待阐明，但是它的诱导主要发生在肝脏库普弗细胞（Kupffer 细胞），提示该硒蛋白可能促进这些细胞中旁分泌因子如细胞因子 TNF-α、IL-6 或 TGF-β1 的产生和分泌，这些细胞因子在肝脏再生过程中调节了肝细胞增殖[41]。

23.5 结　语

迄今为止的研究数据表明 SELT 是一种具有硫氧还蛋白样折叠的氧化还原蛋白，主要定位于内质网，具有硫氧还蛋白还原酶样活性。*Selt* 基因敲除导致胚胎致死，提示 SELT 可能通过其硫氧还蛋白样结构域，进而影响维持细胞内稳态和生存的不同过程。SELT 活性可能在与内质网转运蛋白质的二硫键形成相关的多种翻译后修饰中发挥重要作用。因此，SELT 可能影响巯基氧化还原的通路，而此通路可以影响一些重要信号分子的合成和修饰，在缺乏 SELT 时，巯基氧化还原通路的损伤会导致氧化还原控制功能失调、活性氧积累和细胞死亡。在发育阶段的增殖与分化期细胞（如在大脑中），或者在具有一定可塑性的成年期细胞（如内分泌细胞）中 SELT 高表达，提示这种硒蛋白与旺盛的细胞代谢有关，并增强了这些细胞预防和/或应对氧化应激的能力。此外，*Selt* 基因在多巴胺能神经元退化、肝脏再生过程中或者大脑缺氧后[42]被诱导大量表达，提示 SELT 对于成年个体损伤组织的保护是必需的。有趣的是，在神经内分泌细胞中 *Selt* 的基因调节召集了一些信号分子，包括 AMP-活化蛋白激酶和 PGC1-α，而后者控制了线粒体酶的基因和线粒体发生，提示 SELT 参与了将能量供应和抗氧化应答相连接的细胞代谢途径。

最新进展和评述

一项最新的研究表明[43]，线虫具有编码 SELT 的两个同源基因，即 SELT-1.1 与 SELT-1.2。SELT-1.1 定位于内质网，在多种细胞类型中均有表达，而 SELT-1.2 专一性地定位于 AWB 神经元的胞质。SELT-1.1 与 SELT-1.2 单基因敲除及双基因敲除的线虫均能存活。SELT-1.1 基因敲除线虫对鱼藤酮诱导的氧化应激更加敏感，对有害信号 2-壬酮的厌恶感也明显受损。而且，SELT-1.1 基因敲除线虫对病原细菌 *Serratia marcescens* 和 *Pseudomonas aeruginosa* 的回避行为明显减少，SELT-1.2 基因敲除线虫则没有这些表现。这些研究结果提示 SELT-1.1 是生物体具有伤害感受和最佳健康状态所必需的氧化还原传感器。

致谢　这项工作得到以下基金支持：法国国家健康与医学研究院（INSERM，基金编号 U982）；鲁昂诺曼底大学；诺曼底区域委员会和欧盟区域间合作项目 IV（基金 PeReNE 和 TC2N）。

参 考 文 献

1. GV Kryukov et al 1999 *J Biol Chem* 274: 33888
2. GV Kryukov et al 2002 *Proc Natl Acad Sci U S A* 99: 4245

3. A Kaya et al 2015 *Antioxid Redox Signal* 23: 814
4. RJ Hung et al 2013 *Nat Cell Biol* 15: 1445
5. L Grumolato et al 2003 *Endocrinology* 144: 2368
6. L Grumolato et al 2008 *FASEB J* 22: 1756
7. ME Moustafa et al 2012 *Biochem Genet* 50: 736
8. J Liu et al 2015 *Antioxid Redox Signal* 23: 795
9. HF Clark et al 2003 *Genome Res* 13: 2265
10. G Prevost et al 2013 *Endocrinology* 154: 3796
11. VM Labunskyy et al 2014 *Physiol Rev* 94: 739
12. A Dikiy et al 2007 *Biochemistry* 46: 6871
13. JL Martin 1995 *Structure* 3: 245
14. AD Ferguson et al 2006 *J Biol Chem* 281: 3536
15. SV Novoselov et al 2007 *J Biol Chem* 282: 11960
16. VM Labunskyy et al 2007 *IUBMB Life* 59: 1
17. L Boukhzar et al 2016 *Antioxid Redox Signal* 24: 557
18. Y Tanguy et al 2011 *Endocrinology* 152: 4322
19. GJ Beckett, JR Arthur 2005 *J Endocrinol* 184: 455
20. VM Labunskyy et al 2009 *Biochemistry* 48: 8458
21. VA Shchedrina et al 2011 *J Biol Chem* 286: 42937
22. AA Turanov et al 2014 *Biochem J* 462: 555
23. M Conrad et al 2004 *Mol Cell Biol* 24: 9414
24. C Jakupoglu et al 2005 *Mol Cell Biol* 25: 1980
25. SH Brütsch et al 2015 *Antioxid Redox Signal* 22: 281
26. H Ghzili et al 2008 *Front Neuroendocrinol* 29: 128
27. MA Reeves et al 2010 *Antioxid Redox Signal* 12: 809
28. SB Ben et al 2011 *Biochemistry (Mosc)* 76: 1030
29. S Verma et al 2011 *J Immunol* 186: 2127
30. GJ Fredericks et al 2014 *Proc Natl Acad Sci U S A* 111: 16478
31. M Marino et al 2015 *Hum Mol Genet* 24: 1843
32. A Sengupta et al 2009 *Biochem Cell Biol* 87: 953
33. MT Castex et al 2015 *Mol Neurobiol* doi: 10.1007/s12035-015-9505-7
34. FP Bellinger et al 2011 *Mol Neurodegener* 6: 8
35. FP Bellinger et al 2012 *J Parkinsons Dis* 2: 115
36. VM Labunskyy et al 2011 *Antioxid Redox Signal* 14: 2327
37. M Hotta et al 1998 *J Exp Med* 188: 1445
38. FC Chou et al 2009 *J Biomed Sci* 16: 71
39. CM Oslowski et al 2012 *Cell Metab* 16: 265
40. MH Kester 2009 *Endocrinology* 150: 540
41. R Malik et al 2002 *Semin Cell Dev Biol* 13: 425
42. K Ikematsu et al 2007 *Forensic Sci Int* 169: 168
43. L Romanelli-Cedrez et al 2017 *Free Radic Biol Med* 108：174

第 24 章

甲硫氨酸亚砜还原酶的生化特性及功能

Byung Cheon Lee

张世秀　韩　加　编译

摘　要　甲硫氨酸可被活性氧（reactive oxygen species，ROS）氧化为甲硫氨酸亚砜，包括甲硫氨酸-*S*-亚砜（methionine-*S*-sulfoxide）和甲硫氨酸-*R*-亚砜（methionine-*R*-sulfoxide）。甲硫氨酸也能被各种含黄素的单加氧酶（flavin-containing monooxygenases）以部分或完全立体结构特异性（stereospecific）的方式氧化。甲硫氨酸亚砜可以被甲硫氨酸亚砜还原酶（methionine sulfoxide reductase，Msr）家族的 4 个不同还原酶还原。甲硫氨酸亚砜还原酶 A（MSrA）可还原游离或蛋白结合形式的甲硫氨酸-*S*-亚砜，而甲硫氨酸亚砜还原酶 B（MSrB）还原蛋白结合形式的甲硫氨酸-*R*-亚砜。在三种已知的哺乳动物 MSrB 中，只有 MsrB1 是含硒的蛋白酶，其位于催化位置的半胱氨酸由硒代半胱氨酸替代。游离甲硫氨酸-*R*-亚砜还原酶（free methionine-*R*-sulfoxide reductase，fRMsr）还原游离而非蛋白结合形式的甲硫氨酸-*R*-亚砜。fRMsr 仅存在于单细胞生物中，而 MSrA 和 MsrB 存在于所有的三大生物体中。甲硫氨酸亚砜还原酶 P（MsrP）既可还原甲硫氨酸-*S*-亚砜，也可还原甲硫氨酸-*R*-亚砜，尤其是膜嵌入蛋白中的亚砜，且需要甲硫氨酸亚砜还原酶 Q（MSrQ）的协助，而 MSrQ 在线粒体呼吸链中起着电子传递的作用。还原反应后的 MsrP 不能在硫氧还蛋白的作用下再生。Msr 作为氧化还原酶，通过两种途径来防御氧化应激效应：一是增加氧化应激抗性，二是通过甲硫氨酸的氧化/还原循环来修复受损蛋白质。除此两个主要功能之外，MSrB1 还与 Mical 一起可逆地调节肌动蛋白组装，这使得甲硫氨酸氧化与其他可逆翻译后修饰类似。Msr 生理功能的不断发现，开启了研究和了解 Msr 功能的新时代。

关键词　抗氧化剂，fRMsr，甲硫氨酸亚砜，Mical，MsrA，MsrB，MsrB1，MsrPQ

B. C. Lee (✉)
College of Life Sciences and Biotechnology, Korea University, Seoul 136-712, South Korea
e-mail: cheonii@korea.ac.kr

24.1 引　言

氧分子是地球大气层中第二大气体，对所有需氧生物的细胞呼吸作用至关重要。在生物学中，氧分子通常与活性氧（reactive oxygen species，ROS）的产生有关，而 ROS 对机体是有害的，会导致许多疾病的发生，如癌症、神经退行性病变及加速衰老[1]。ROS 是具有化学活性的分子，它们与生物大分子（如 DNA、脂类及蛋白质）的化学反应可以直接损害生物大分子的功能。在蛋白质分子中，所有氨基酸都易受到 ROS 的氧化损伤，导致蛋白质结构及功能的改变[2]。由于侧链中的硫原子，甲硫氨酸是构成蛋白质的 20 种氨基酸中对氧化最为敏感的氨基酸之一。因此，甲硫氨酸中的硫原子在防御氧化应激中更易先被氧化[3]。甲硫氨酸亚砜还原酶（methionine sulfoxide reductase，Msr）可以通过将甲硫氨酸亚砜还原为甲硫氨酸来特异性地逆转甲硫氨酸氧化[4]。有趣的是，在三种已知的哺乳动物甲硫氨酸亚砜还原酶 B（MsrB）中，只有 MsrB1 是含有硒代半胱氨酸基团的硒蛋白酶。因此，硒的生物学作用对于更全面了解 Msr 的功能是必需的[5]。本章中，我们将重点介绍甲硫氨酸氧化还原循环中的酶系统及其生物学作用。最后，我们将根据最新进展，简要讨论可逆性甲硫氨酸氧化/还原对蛋白质功能的调控。

24.2 甲硫氨酸氧化

甲硫氨酸中的硫原子是前手性中心，它的氧化产生两种非对映异构体，即甲硫氨酸-*S*-亚砜和甲硫氨酸-*R*-亚砜（图 24.1）。各种 ROS，如过氧化氢（hydrogen peroxide）、羟自由基（hydroxyl radical）、超氧自由基（superoxide radical）和过氧亚硝酸盐（eroxynitrite），它们均可以非立体结构特异性的方式将甲硫氨酸氧化为甲硫氨酸亚砜[4]。由于线粒体呼吸过程产生的 ROS 可引起蛋白质中氨基酸的氧化，包括甲硫氨酸的氧化，因此甲硫氨酸-*S*-亚砜和甲硫氨酸-*R*-亚砜生成的量可能相近[1]。

而相比之下，一些含黄素的单加氧酶（flavin-containing monooxygenase，FMO）以立体结构特异性的方式氧化甲硫氨酸。有三种含黄素的单加氧酶，它们是 FMO1、FMO2 和 FMO3。这些酶在大多数哺乳动物组织中表达，并根据肝和肾微粒体中的底物浓度，以部分立体结构特异性的方式催化甲硫氨酸氧化为甲硫氨酸亚砜[6]。最近发现的 Mical 蛋白有一个 FMO 结构域，能立体结构特异性地氧化肌动蛋白中两个保守的甲硫氨酸残基[7，8]。有趣的是，这是个完全的立体结构特异性氧化，将两个甲硫氨酸残基氧化为甲硫氨酸-*R*-亚砜。

24.3 甲硫氨酸亚砜还原酶家族

甲硫氨酸亚砜被 Msr 所还原，然后 Msr 被硫氧还蛋白、硫氧还蛋白还原酶及还原型烟酰胺腺嘌呤二核苷酸磷酸（NADPH）所还原。氧化的 Msr 还可以被谷氧还蛋白所还原[9]。目前，基于立体结构特异性、底物类型及其他因素，将 Msr 家族分为 4 种类型。

MsrA 是 35 年前首次在大肠杆菌（*Escherichia coli*，*E. coli*）中被发现的还原酶，

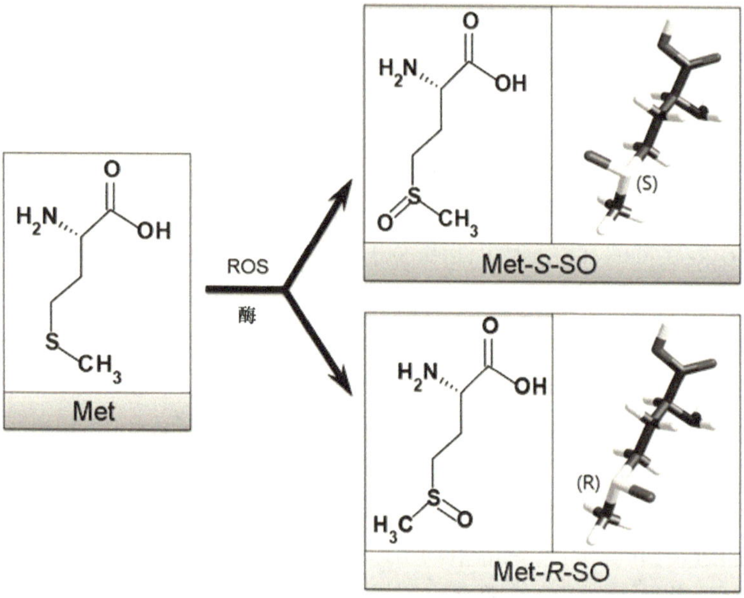

图 24.1 甲硫氨酸氧化。甲硫氨酸氧化生成甲硫氨酸-*S*-亚砜和甲硫氨酸-*R*-亚砜。

其能恢复被氧化的核糖体蛋白 L12 的功能[10]。随后的功能研究发现，MsrA 能还原游离或蛋白结合的甲硫氨酸-*S*-亚砜[11]。有趣的是，一些低等生物（如绿藻），含有硒蛋白形式的 MsrA，其具有催化功能的半胱氨酸由硒代半胱氨酸替代，但是在高等生物中不存在硒蛋白形式的 MsrA [12]。在哺乳动物中，MsrA 由一个基因编码，位于细胞质、线粒体和细胞核[13，14]（图 24.2）。人类 MsrA 本身抗氧化能力比较强，而鼠类 MsrA 的催化半胱氨酸在转化为半胱次磺酸（cysteine sulfenic acid）后容易受到氧化的影响，进而被氧化为半胱亚磺酸（cysteine sulfinic acid）而失活[15]。与其他 Msr 家族相比，MsrA 具有相对广泛的底物特异性；也就是说，它不仅识别甲硫氨酸-*S*-亚砜，还识别各种其他的 *S*-亚砜，如二甲基亚砜（dimethyl sulfoxide）、乙硫氨酸-*S*-亚砜（ethionine-*S*-sulfoxide）、*S*-舒林酸（*S*-sulindac）和 *S*-萝卜硫素（*S*-sulforaphane）[16]。尽管 MsrA 的这种特性其生理学上的重要性还不明确，但是体内研究表明，MsrA 可以还原某些含甲基亚磺酰基（methylsulfinyl）的外源性化合物[17]。

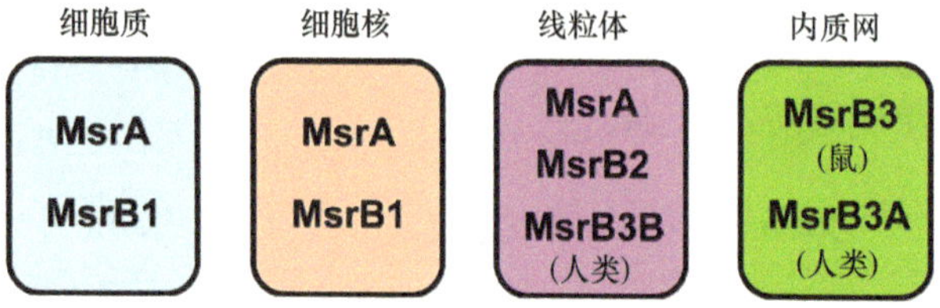

图 24.2 Msr 在哺乳动物细胞中的分布。MsrA 位于线粒体、细胞质及细胞核。硒蛋白 MsrB1 位于细胞质和细胞核。MsrB2 位于线粒体。鼠 MsrB3 和人 MsrB3A 位于内质网，而人 MsrB3B 位于线粒体。MsrA 和 MsrB 在细胞各细胞器中的分布支持着哺乳动物的甲硫氨酸亚砜还原系统。

MsrB，也称为 SelR 或 SelX，由 Gladyshev 和同事在小鼠中首次被发现并研究[18]。MsrB 还原蛋白结合或游离甲硫氨酸-*R*-亚砜的效率很低。在许多细菌，尤其是病原菌中，MsrB 和 MsrA 以融合的形式存在，而且融合形式的 MsrAB 催化效率有所提升[19]。MsrB 具有非常窄的底物特异性，甲硫氨酸-*R*-亚砜是唯一已知的底物。如同 MsrA，MsrB 也存在于三大生物体中，但一些嗜热菌不含 MsrB。在哺乳动物中发现有三种 MsrB，即 MsrB1、MsrB2 和 MsrB3，它们有相同的底物特异性，均还原甲硫氨酸-*R*-亚砜[4]。MsrB1 位于细胞质和细胞核，MsrB2 位于线粒体，而 MsrB3 位于内质网或线粒体。人的 MsrB3 有两种形式，即 MsrB3A 和 MsrB3B，分别位于内质网和线粒体[13，20]（图 24.2）。有趣的是，MsrB1 是硒蛋白酶，其具有催化功能的半胱氨酸由硒代半胱氨酸替代。硒代半胱氨酸低的 pK_a 值及较高的极化率显著提高了其催化效率。然而，MsrB1 的表达相对较低，这是因为该酶的表达需要硒代半胱氨酸，在可读框 UGA 终止密码子前插入硒代半胱氨酸还需要额外的核糖体[21]。因而，MsrB1 的表达取决于硒的供应。当动物膳食缺乏硒的时候，MsrB1 的表达显著降低。

游离的甲硫氨酸-*R*-亚砜还原酶（free methionine-*R*-sulfoxide reductase，fRMsr）由 Lowther 及同事在 *E. coli* 中首次发现[22]。fRMsr 只还原游离甲硫氨酸-*R*-亚砜，因而蛋白结合的甲硫氨酸亚砜不是该酶的底物。fRMsr 只存在于单细胞生物中[23]。该酶的生物学功能还不很明确，但是 fRMsr 被认为在氧化应激增加的情况下有助于通过还原氧化的甲硫氨酸，为迅速增殖的细胞提供甲硫氨酸。

MsrPQ 是最近在 *E. coli* 中被发现的，相对于其他的 Msr 家族，其具有某些独特性[24]。例如，MsrPQ 是一种含钼蝶呤（molybdopterin）的细胞周质酶，它在革兰氏阴性菌中是保守的。该氧化还原酶对甲硫氨酸亚砜的还原具有非立体结构特异性，也就是说，它既可以还原甲硫氨酸-*S*-亚砜，也可以还原甲硫氨酸-*R*-亚砜。此外，合成 MsrPQ 的 MsrP 通过血红素结合膜蛋白 MsrQ，从电子传递链得到电子得以复原。据研究，在 HOCl 所致的氧化应激状态下，MsrPQ 通过还原结构不相关的各种周质蛋白，在维持膜完整性方面发挥着重要的作用。

24.4　甲硫氨酸亚砜还原酶功能

Msr 是抗氧化酶，通过甲硫氨酸的氧化还原循环来抵御氧化应激。如前所述，甲硫氨酸对 ROS 的氧化非常敏感，因此甲硫氨酸和 Msr 酶共同成为有效清除 ROS 的主力军（图 24.3）。Msr 酶的抗氧化性具有抵抗衰老及延缓衰老相关疾病发生的作用[15，26]。例如，MsrA 的过度表达可以延长许多生物的寿命，像小鼠、果蝇、酵母及其他一些生物[27]。MsrA 的抗氧化性使其还可以防御因高脂饮食带来的胰岛素抵抗[28，29]；外援给予 MsrA 有助于减轻载脂蛋白 E 敲除小鼠动脉粥样硬化程度[30，31]。最近研究还发现 MsrB1 和 MsrB3 因其抗氧化功能可抑制细胞凋亡[32，33]。此外，Msr 酶的抗氧化性对于维持正常的肝肾功能也不可或缺。例如，*MsrA* 基因敲除小鼠，由单侧输尿管梗阻所致肾纤维化程度更重[34]，也加重对乙酰氨基酚（APAP）对小鼠肝细胞的氧化损伤[35]，而 MsrA 可保护肝细胞免受 APAP 诱导的细胞毒性[36]。

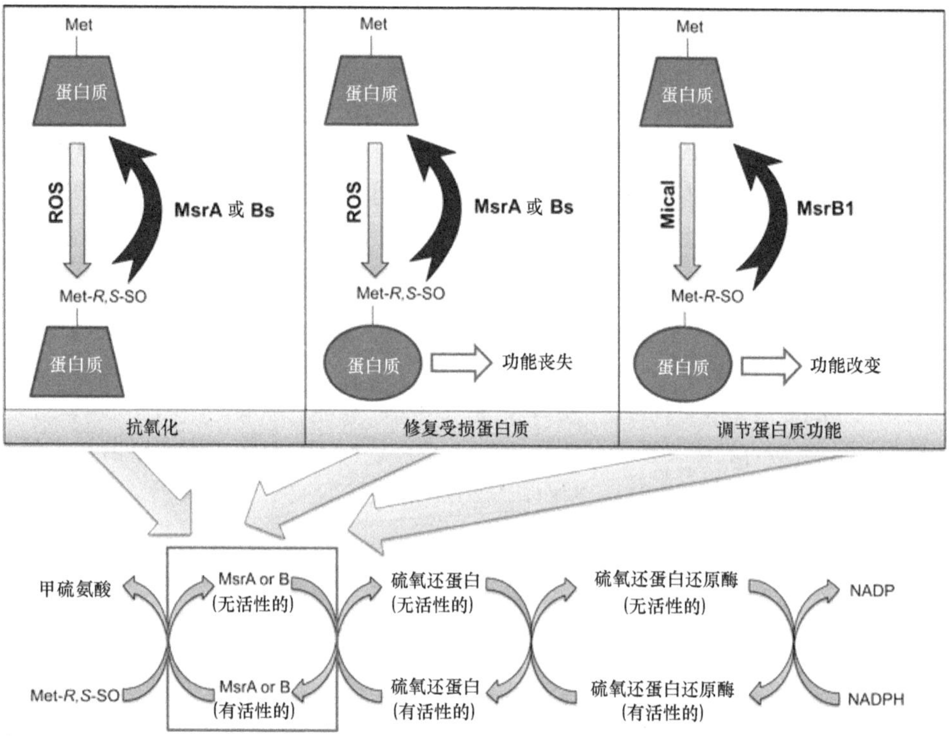

图 24.3 Msr 的功能及再生。在还原甲硫氨酸-*R*，*S*-亚砜后，Msr 被硫氧还蛋白/硫氧还蛋白还原酶/还原型辅酶 II 所还原。Msr 能增加抗氧化应激性、修复受损蛋白质、调节蛋白质功能，特别是 MsrB1，其与 Mical 共同作用调节蛋白质功能。

Msr 还可以修复 ROS 所致的蛋白质损伤（图 24.3）。甲硫氨酸氧化因为氧的加入使得负电荷增加、体积增大，这些结构的变化都会干扰蛋白质的功能。Msr 可还原甲硫氨酸亚砜为甲硫氨酸，使受损的蛋白质功能得以恢复。例如，ShC/B 通道蛋白 N 端的甲硫氨酸氧化降低了钾离子通道的失活速率，但是当 MsrA 表达的时候，通道的失活速率又得以恢复[37]。处于蛋白酶二聚体界面的 Met76 和 Met95 被氧化的时候，HIV-2 蛋白酶的活性失活；MsrA 可将失活的 HIV-2 蛋白酶重新激活，使其活性恢复至初始活性的 40% [38]。HOCl 通过甲硫氨酸氧化干扰 *E. coli* 伴侣蛋白（chaperone protein）GroEL 的复性能力，但是给予细胞希瓦氏菌（*Shewanella*）MsrA/B 可以使其功能得以恢复[39]。钙调蛋白依赖性蛋白激酶 II（CaMKII）是一种钙调节因子，其两个相邻甲硫氨酸的氧化可以使其在没有与钙调蛋白结合的情况下被激活，但是 MsrA 的表达可以逆转这种自体激活[40]。线粒体 MsrA 还可以还原被过氧化氢氧化的前序列蛋白酶（presequence protease，PreP）[41]，PreP 可以降解包括 β-淀粉样肽在内的肽序列。还有许多关于 Msr 修复受损蛋白质功能的报道。但是对某一个物种来说，其蛋白质中被氧化的甲硫氨酸量非常大。有研究表明，正常情况下，小鼠蛋白质中有超过 4%的甲硫氨酸被氧化，这提示许多蛋白质的功能可能会受到甲硫氨酸氧化的不利影响。

最近，发现了 Msr 与 Mical 结合调节肌动蛋白聚合的新生物学功能（图 24.2）。Mical 含有一个可以氧化蛋氨酸的 FMO 域[42]。有趣的是，Mical 可以将肌动蛋白里两个保守蛋氨酸残基转变为蛋氨酸-R-亚砜，这打破了肌动蛋白间聚合所需的相互作用，导致肌动蛋白解体。硒蛋白 MsrB1 则还原肌动蛋白中的蛋氨酸-R-亚砜为蛋氨酸，恢复肌动蛋白装配，从而使需要肌动蛋白聚合体的生物学过程得以顺利进行[7，8]。尽管还不清楚酶基蛋氨酸氧化的生物学作用，但 Mical 和 MsrB1 在肌动蛋白装配调控中的协同作用，表明 Mical 对蛋氨酸的亚砜化可用于与 Msr 结合，共同可逆地调控蛋白质的功能。因此，这种蛋氨酸氧化代表了一种新型的转录后可逆修饰，类似于乙酰化、磷酸化和甲基化，都可以用来调节蛋白质的功能和信号传导。尽管 Mical 和 MsrB1 在共同调节肌动蛋白装配上的作用在体外生物化学试验中得到良好表征，但在机体内的应用开发前还需要进一步的研究。

最近还发现 MsrA 的作用具有双向性，不仅具有还原的功能，还具有氧化的功能。研究发现 MsrA 能氧化钙结合形式钙调蛋白中的 Met77 为甲硫氨酸-*S*-亚砜，而当 MsrA 恢复还原功能的时候，又可以将氧化的钙调蛋白还原。MsrA 可能通过对钙调蛋白 Met77 的可逆共价修饰调节钙调蛋白与其他蛋白质的结合[43]。

致谢 该项工作受到韩国政府的 National Research Foundation of Korea 资助（NRF-2015-R1C1A1A01053794）。

参 考 文 献

1. JA Imlay 2008 *Annu Rev Biochem* 77: 755
2. CC Chao et al 1997 *Proc Natl Acad Sci U S A* 94: 2969
3. ER Stadtman, RL Levine 2003 *Amino Acids* 25: 207
4. A Kaya et al 2015 *Antioxid Redox Signal* 23: 814
5. GV Kryukov et al 1999 *J Biol Chem* 274: 33888
6. SL Ripp et al 1999 *Arch Biochem Biophys* 367: 322
7. RJ Hung et al 2013 *Nat Cell Biol* 15: 1445
8. BC Lee et al 2013 *Mol Cell* 51: 397
9. HY Kim 2012 *Acta biochimica et biophysica Sinica* 44, 623-627. doi: 10.1093/abbs/gms038
10. SI Ejiri et al 1980 *Anal Biochem* 102: 393
11. J Moskovitz et al 2000 *J Biol Chem* 275: 14167
12. HY Kim et al 2009 *Proteins* 74: 1008
13. HY Kim 2013 *Antioxidants & redox signaling* 19: 958-969. doi: 10.1089/ ars.2012.5081
14. HY Kim, V N Gladyshev 2006 *BMC molecular biology* 7: 11. DOI: 10.1186/1471-2199-7-11
15. G Kim, R L Levine 2016 *Biochemistry* 55: 3586-3593. doi: 10.1021/acs. biochem. 6b00180
16. J Moskovitz et al 1996 *Proc Natl Acad Sci U S A* 93: 2095
17. BC Lee et al 2011 *ACS Chem Biol* 6: 1029
18. GV Kryukov et al 2002 *Proc Natl Acad Sci U S A* 99: 4245
19. AR Han et al 2016 *Biochemistry* 55: 5117-5127. doi: 10.1021/acs.biochem.6b00544
20. HY Kim et al 2004 *Molecular biology of the cell* 15: 1055-1064. doi: 10.1091/mbc.E03-08-0629
21. HY Kim, VN Gladyshev 2005 *PLoS Biol* 3: e375
22. Z Lin et al 2007 *Proc Natl Acad Sci U S A* 104: 9597
23. DT Le et al 2009 *J Biol Chem* 284: 4354
24. A Gennaris et al 2015 *Nature* 528: 409
25. H Ruan et al 2002 *Proc Natl Acad Sci U S A* 99: 2748
26. DB Oien et al 2008 *Free Radic Biol Med* 45: 193

27. A Koc et al 2004 *Proc Natl Acad Sci U S A* 101: 7999
28. J Styskal et al 2013 *Free radical biology & medicine* 56: 123-132. doi: 10.1016/j.freeradbiomed.2012.10.544
29. J Hunnicut et al 2015 *PloS One* 10: e0139844. doi: 10.1371/journal.pone.0139844
30. Y Wu et al 2015 *Journal of Translational Medicine* 13: 316. doi: 10.1186/ s12967-015-0677-8
31. YY Xu et al 2015 *Journal of Lipid Research* 56: 1891-1900. doi: 10.1194/jlr.M058776
32. GH Kwak et al 2017 *Archives of Biochemistry and Biophysics* 621: 1-5. doi: 10.1016/j.abb.2017.04.001
33. Y Li et al 2013 *Life Sciences* 92: 193-201. doi: 10.1016/j.lfs.2012.11.021
34. JI Kim et al 2015 *Free Radical Biology & Medicine* 89: 201-208. doi: 10.1016/j.freeradbiomed.2015.07.018
35. MP Singh et al 2017 *Biochemical and Biophysical Research Communications* 484: 189-194. doi: 10.1016/j.bbrc.2017.01.025
36. MP Singh *Biochemical and Biophysical Research Communications* 487: 695-701. doi: 10.1016/j.bbrc.2017. 04.119
37. MA Ciorba et al 1999 *FEBS Lett* 442: 48
38. DA Davis et al 2000 *Biochem J* 346 Pt 2: 305
39. HK Khor et al 2004 *J Biol Chem* 279: 19486
40. JR Erickson et al 2008 *Cell* 133: 462
41. PF Teixeira et al 2012 *Free Radical Biology & Medicine* 53: 2188-2195. doi: 10.1016/ j.freeradbiomed.2012.09.039
42. RJ Hung et al 2011 *Science* 334: 1710
43. JC Lim et al 2013 *Free Radical Biology & Medicine* 61: 257-264. doi: 10.1016/j.freeradbiomed. 2013.04.004

第三部分

膳食硒与人体健康

食物中的硒是许多生命形式的必需元素，过少和过多都能造成严重的健康后果。本部分聚焦膳食硒需要量及其对健康和发育的多种作用。

第 25 章

硒：膳食来源、人类营养需求和人群中的摄入量

Kristin M. Peters, Sarah E. Galinn, and Petra A.Tsuji

许　珂　许　鹏　编译

摘　要　硒（Se）是一种必需微量元素，普遍存在于自然环境当中，且其含量因地理环境不同而不同。硒化合物的生物可利用度取决于硒的来源和形式，而我们人体硒摄入的主要来源是通过食物，包括各种谷物、动物产品及膳食补充剂。由于各人群的平均摄入量和硒的体内状态的差异，硒的推荐摄入量在各国之间略有不同，成年人的推荐量从日本的 40～45μg/d 到英国的 75μg/d 不等。对于健康和疾病预防，以及对于膳食硒变化比较敏感的人群，硒的摄入量仍然存在争议。膳食硒的生物反应与其他营养物质非常相似，可能遵循一种 U 形曲线，而该曲线可以通过各种不同的因素进行调节，包括性别、种族、硒营养状态和健康背景。

关键词　膳食来源，地理硒分布，人类硒需求，膳食许可量，硒缺乏，硒状态，硒中毒

25.1　引　　言

在自然环境中，硒以无机物（单质 Se、硒化物、亚硒酸盐和硒酸盐）和有机物的形成存在，有机物包括甲基化的硒化合物和含硒氨基酸（参见第 35 章）。硒营养代谢的复杂性[1～3]和其对人体健康的影响是通过其以硒代半胱氨酸（即第 21 种氨基酸）的形式掺入含有硒蛋白质（硒蛋白）实现的[1]。这一章描述了硒的来源，并且比较了不同地理区域和人群中这种基本膳食营养物质的平均消耗量及需求量。关于诸如婴儿、孕妇或哺乳期妇女等对硒敏感群体，以及那些有遗传倾向或某些疾病的群体方面的信息，缺乏文献报道，因此很难予以定性。

K. M. Peters • S. E. Galinn • P. A. Tsuji (✉)
Department of Biological Sciences, Towson University, Towson, MD, USA
e-mail: ptsuji@towson.edu

25.2 地理分布和产量

在自然环境中，无机硒物种的存在形式包括单质硒、硒化物（Se^{-}）、亚硒酸盐（SeO_3^{2-}）和硒酸盐（SeO_4^{2-}），而人们发现，这些硒的含量随着地理环境的不同而有差异，其范围从接近于 0 到 1250mg/kg[2～4]。除了在那些燃烧矿物燃料、大量玻璃和化学品或电子产品制造的工业区，通过呼吸道摄入的硒对于人体健康意义不大[5，6]。土壤中的硒含量似乎有很大差异。在沉积岩地区，特别是页岩和煤矿地区，硒的平均含量明显高于那些由于熔岩（如花岗岩和玄武岩）凝固而形成的火成岩地区。土壤硒浓度比较高的地区包括美国的怀俄明州、北达科他州和南达科他州的部分地区，以及中国、爱尔兰、哥伦比亚和委内瑞拉的部分地区。在这些地区，一些特殊的植物每克组织能蓄积高达 3mg 的硒，因此，虽然这些植物通常并不可口，但可能对在这个地理区域放牧的牲畜而言具有潜在毒性。而芬兰（直到 1984 年，硒被添加到农业肥料之前）、塞尔维亚中部，以及大部分非洲国家，如刚果[8]，却是众所周知的土壤中硒缺乏地区。即使在一个国家内，土壤中硒含量在不同地域中也存在明显的差异，如澳大利亚和中国。中国的恩施县区域土壤中硒含量很高，而从中国东北到中南部这一地理带中土壤硒含量却很低[9]。此外，由于各种密集型灌溉、金属冶炼厂和钢铁厂的工业废料投放[11]，以及含硒肥料和/或动物饲料的使用[12，13]，使得一些原本硒缺乏的地域的硒含量发生改变，因此，人类活动的影响也可能导致表层土壤和地下水里硒含量的改变[10]。

硒在水里的可溶形式主要是无机硒酸盐和亚硒酸盐离子。硒在海水中的含量相对较低，其范围为 0.09～0.11μg/L [14]，但可以通过水生食物链进行蓄积。相比之下，在地面和地表水里的硒含量变异性较大，而其范围可以从 0.06μg/L 至 400μg/L 以上，甚至在某些情况下可以达到 6000μg/L[15]。在美国，根据《安全饮用水法》，在美国环境保护署的监管下，联邦标准允许饮用水中硒含量高达 50μg/L[16]。然而，除了富含硒的区域，饮用水中硒含量范围通常只是从 0.12μg/L 到 0.44μg/L[17]，因而在美国只提供了最低限度的日摄入量[18]。德国及其他一些国家也限制了瓶装饮用水和自来水里的硒浓度，为 10μg/L[19，20]。

25.3 膳 食 来 源

有机硒主要存在生物系统的组织中，其典型代表包括甲基化的硒化合物、含硒氨基酸和硒蛋白[21]。食物中硒复合物的生物利用率差异很大[22，23]，主要取决于所消耗的硒的来源和形式。人类主要通过食物摄入硒[24]。美国农业部国家营养标准参考数据库（http://ndb.nal.usda.gov/）为营养信息提供了一个有用的工具，其中包括近 8800 种食品里的硒含量（最后修订日期是 2015 年 11 月 30 日）。类似的机构，如英国食品标准局（http://www.food.gov.uk/）和英国的科学营养咨询委员会，为其他国家提供了类似的信息。

就化学硒而言，由于地理土壤差异，以及区域施肥技术，在水果、蔬菜、蘑菇和谷物里的总硒含量可能存在很大差异。例如，据报道，在小麦中硒的含量有高达 500 倍的差异[25]，其中硒代甲硫氨酸是最主要的硒源（大约 55%）。在土耳其，人们以富含硒的小麦和玉米制成的面包作为硒的膳食来源[96]。近年来，至少在美国，尽管小麦产品消费似乎已达到平衡[26]，但在中国、欧盟、印度、俄罗斯和美国仍大量消费了小麦和小麦产品，因此，如果所消费的小麦是在富硒土壤中种植的，则可显著提高这些人群的硒摄入量。通常，水果和蔬菜中含硒较少。然而，葱属植物里的各种植物（包括洋葱、韭菜、大葱和大蒜）以及那些芸薹属植物里的各种植物（包括西兰花和菜花），当生长在富硒条件下，能够蓄积硒[27]。有报道在这些植物里，硒-甲基硒代半胱氨酸和 γ-谷酰基-硒-甲基硒代半胱氨酸的含量增加了[28～30]。据文献报道，南美树种 *Bertholletia excelsa*（称为巴西坚果）的种子平均硒含量为 1470～1917μg/100g，其大部分以硒代甲硫氨酸的形式存在[31]。除了上述富含硒的食品外，在中国，富硒茶叶也是很受欢迎的补充来源[97]。湖北恩施、陕西紫阳、江西宜春等地茶叶中硒含量很高，但由于发酵或长时间的焙炒会对硒造成破坏，故市售的富硒茶叶都以浅发酵的绿茶为主[98]。

各种异养生物，如真菌，其中包括食用菌和酵母，众所周知也能蓄积硒[32]，因为真菌的这种作用，人们甚至研究用（非食用）丝状真菌处理受硒污染的水介质[33]。经常食用的也是药用的蘑菇，其中包括东亚真菌，即灵芝（*Ganoderma lucidum*），当在富含硒的基质中培养后[34]，结果显示其能积累超过 44 mg 硒/kg。尤其是酵母属 *Saccharomyces cerevisiae*（面包坊或酿酒厂的酵母）和产朊假丝酵母（圆酵母），也可能是人类膳食的一部分。酵母细胞以有机和无机化合物的形式，能够对硒进行生物蓄积，而这种富集可能导致含硒氨基酸的形成，其中包括硒代甲硫氨酸[35]，这对于生物而言可能是可利用的。在北美洲，根际真菌具有很强的富集硒的能力，其常富集于植物根部，因此其宿主也拥有较高的硒含量[99]。

除了小麦和其他谷物，尤其是在西方国家，包括美国，人类通过肉类进行硒的摄入是膳食硒摄入的另一个主要来源。和植物源硒一样，动物性食品中硒均以同多酚或蛋白质螯合形成的有机态为主，稳定性高，便于人体的吸收和利用[100]。用于人类消耗的动物产品中，肌肉和器官中硒的含量相对较高，这与动物的饮食有关，这不仅是由于土壤和植物的地理上的差异而导致，而且还因为在牛、猪和鸡的商业饲料里常规补充硒的原因[36]。因此，牛肉和羊肉里的平均硒含量变化范围主要在 20～35μg/100g，而鸡肉里硒含量范围在 10～24μg/100g，其中主要硒源是硒代甲硫氨酸和硒代半胱氨酸。它们的比例是由所提供的硒的类型（无机硒与有机硒的比例）所决定的[37]。众所周知，动物器官肉类富含硒，其硒含量范围从家禽肝脏的 60～80μg/100g，到牛肉、羊肉和猪肉肾脏的 100～311μg/100g。而乳制品，如牛奶，硒含量只有大约 3.7μg/100g，鸡蛋里的硒含量可能变异较大，这是因为鸡饲料中的硒的补充不同造成的[36，38]。鱼类里的硒含量范围相当大，淡水鲶鱼里的硒含量大约为 12μg/100g，而在在金枪鱼罐头里的硒含量远远超过 70μg/100g。然而，鱼肉里的硒的生物利用度可能由于重金属的存在而发生改变，因为这些重金属可能通过螯合和沉积作用而降低硒的吸收率[39]。也有研究表明，硒可以降低重金属离子在体内的毒性，其机制是硒同离子相互作用形成了无毒复合物[101]。

25.4 人类硒需求和消耗模式

美国国家科学院医学研究所的食品和营养委员会及其他国家的同类机构为各类营养物质提供了膳食参考摄入量。这些摄入值包括营养特定的膳食许可量（RDA）、足够的摄入量（AI）水平和可耐受最高摄入量（UL）。RDA 值定义了平均每日摄入量，并满足 97.5%的健康人群的基本营养需求。对于 1 岁以下的儿童，因为缺乏关于硒的足够信息，无法来确定 RDA 值，因而根据母乳喂养的健康婴儿所消耗的硒的数量，计算了相应的 AI 水平，从而提供一个充足营养摄入的参考值（参见表 25.1）。UL 值规定了不太可能导致不良健康影响的每日最高摄取量[40]。RDA 值是最常用的指标，也是消费者最熟悉的，因此在这里使用该指标。本章重点探讨正常成人的硒状态和需求，而其他章节详细阐述了硒对于疾病的影响。一些少数民族因为饮食文化模式的差异可能存在不同，但由于缺乏这方面研究，暂不讨论[41]。

表 25.1 膳食许可量（RDA）、可耐受最高摄入量（UL）和足够的摄入量（AI）水平 [a]

年龄		德国、奥地利		北欧国家		新西兰、澳大利亚		美国		英国	
		RDA	UL	RDA	UL	RDI	UL	RDA	UL	RDA	UL
婴儿 b	0～3	10		—			45	15	45	10	
（年龄以月数计）	4～6	15						15		13	
	约 7～12	15		15				20	60	10	
儿童（年龄以年数计）	1～2	15		20		25	90	20	90	15	
	2～4	15		25		25	90	20	90	15	
	约 4～8	20		30		30	150	30	150	20	
	约 8～10	30		30		50	280	40	280	30	
	约 10～13	43		40		50	280	40	280	45	
	约 13～15	60		60		70	400	55	400	45	
	15～18	70				70	400	55	400	70	
男性	18～70	70	400	60	300	70	400	55	400	75	450
	>70	70	400	60	300	70	400	55	400	75	450
	15～18	60		50		60		55		60	
女性	19～70	60	400	50	300	60	400	55	400	60	450
	70+	60	400	50	300	60	400	55	400	60	450
妊娠期		60		60		65	400	60	400		
哺乳期		75		60		75	400	70	400	75	

a 适用于硒的膳食许可量（RDA）、可耐受最高摄入量（UL）和足够的摄入量（AI），以 μg/d 表示，提出这些值的国家包括德国、奥地利和瑞士[59]、北欧国家（丹麦、芬兰、冰岛、挪威、瑞典、法罗群岛、格陵兰岛、奥兰群岛）[48]、新西兰（NZ）和澳大利亚（AUS）[78]、美国[40]和英国（UK）[79]。

b 对于微量营养物质硒，没有足够的信息来确定一个适用于 1 岁以下儿童的膳食许可量（RDA）。然而，根据母乳喂养的健康婴儿所消耗的硒量，计算了足够的摄入量（AI）。

硒最佳摄入量的允许范围很窄，既要满足人类基本需求并发挥最佳生物功能，又要避免摄入不足或过剩的风险[42]。按照世界卫生组织在 1989 年确定的硒的 RDA，女性为 55μg，男性为 70μg，这些值反映了根据体重不同和个体差异进行的修正[39，43]。这些结果是根据动物实验及中国缺硒地区大量研究推断得出的，研究发现，每天大约摄入 40μg 硒可使血浆谷胱甘肽过氧化物酶（GPX）发挥最大活性[44]，主要为血浆 GPX3 的活性。另有研究表明，硒的摄入形式对 GPX 的活性有显著影响，并且这种影响呈现出组织特异性和物种特异性[102]。其他的硒蛋白也被认为是用于评估体内硒水平的有用生物标记物，如血浆中的硒蛋白质 P（SEPP1）表达[45]。这是特别有趣的是，在健康硒缺乏中国受试者的两项硒补充研究显示，相比达到 SEPP1 最佳表达量所需的硒补充量，GPX 达到最佳活性所需的硒的补充量更少，所需补充时间也更短。这里“最佳”是指含硒蛋白的表达量和活性达到最佳时所需的硒的量和时间，并且不会随着量的增加和时间的延长而改变[45，46]。第二次试验的结果表明，以硒代甲硫氨酸的形式，平均每天 75μg 硒足以改善 SEPP1 表达[46]。但由于其他的因素（包括身体质量指数、炎症状态和性别）可能会影响 SEPP1 的表达水平，因而导致硒功能的生物标志物的差异，SEPP1 表达作为硒状态的一个生物标志物仍需要进一步研究[47]。

自 2000 年以来，美国国家科学院医学研究所已经建议，对于美国的女性和男性，平均每天的营养摄入量为 55μg 硒[40]。在北欧国家，如丹麦、芬兰、挪威和瑞典，对于女性和男性目前的建议摄入量分别为 50μg/d 和 60μg/d[48]；在德国和澳大利亚，对于女性和男性的建议摄入量分别为 60μg/d 和 70μg/d；而在英国，对于女性和男性的建议摄入量分别为 60μg/d 和 75μg/d（参见表 25.1）。日本的建议摄入量相对较低，女性和男性分别 25μg/d 和 30μg/d[49]。第 32 章中进一步讨论了不同性别的摄入量和建议。如要获取关于估计的硒摄入量和硒状态更详尽的列表，读者可参考康姆斯 2001 年的综述[7]。

目前，尤其是在西方国家，人们越来越多地关注膳食补充剂的使用，而这可能是硒和其他矿物质或维生素的一个重要来源。在美国，人们对膳食补充剂的消费已经很普通，并已发展成为一个几乎没有联邦政府（如美国食品和药物管理局）监管或监督的大规模产业。添加到许多复合维生素补充剂（其中可能包括硒代甲硫氨酸、亚硒酸盐和/或富硒酵母）的硒的实际含量变化范围在 10～200μg/d[50]，因此可能是硒的一个重要来源。应该注意的是，200μg/d 的剂量已经接近对健康不利影响的 50%的摄入量（参见表 25.1）。

25.5　可利用性、吸收性和新陈代谢

小肠是硒吸收的主要部位[51]，初始吸收率可达到 80%左右，可被其他微量元素及蛋白质调节。亚硒酸盐通过被动扩散进入细胞膜，而硒酸盐可能通过钠介导的载体吸收[51，52]。相比之下，硒代甲硫氨酸与甲硫氨酸的吸收途径相同，并存在竞争关系[53]。硒在人体内的运输主要是通过与血液中的蛋白质相结合，例如，在血浆中的硒可以与血清白蛋白、SEPP1 和 GPX3 相互结合。总的来说，生物可利用性是所摄取食物中原始硒含量的 14%左右，而在成人体内有 2～20mg 的硒被保留了下来，在许多组织中可以检测到，并且在尿液、指甲和头发中也可以检测到（参见文献[54]，以及第 38 章）。这些组织中的硒含量，同糖尿病、乳腺癌和心血管疾病都呈现一定的相关关系，可以作为早期诊断检测的指标[103，104]。硒可以通过肾脏随尿液排出体外，也可通过胃肠道随粪

便排泄，甚至可通过肺部呼出。

25.6 硒摄入量和体内硒水平

通过测量膳食硒的消耗来确定人体内的实际硒含量是很困难的[55，56]。通过分析血清或全血中的含硒蛋白质的含量得出剂量依赖性的生理学方法却能够敏感地反映出膳食硒摄入量的近期变化[57，58]。因此，血清或血浆中 GPX3 和 SEPP1 的水平是反映人体硒水平的重要生物标志物，其中以 SEPP1 最为重要，因为 SEPP1 参与硒的运输和代谢，能反映血浆中 60%硒的水平 [45，59]。

全国健康和营养检测调查机构[60]评估了美国人的营养状况，并提供了引人注目的证据，超过 99%的成人参与者的硒是充足的，而在许多情况下，常规硒补充似乎没有给予保证，以满足当前美国膳食许可量（RDA）55μg/d 的需求[61]。适当的硒摄入量可提高机体对病毒的抵抗能力，保证较高的受孕率，同时能降低甲状腺自身免疫病的发病风险[105]。而硒超量摄入则会通过硒代甲硫氨酸与血浆蛋白的非特异性结合，进而增加了血硒浓度[40，62]，其对健康是否存在影响目前仍有争议。在美国，高硒状态与糖尿病和高血压的风险增加有关。另外，与其他许多营养物质一样，硒的生物反应可能受性别（参见第 36 章）、硒蛋白基因中的单核苷酸多态性（参见第 34 章）、体内硒水平、年龄和疾病，以及其他因素的影响。因此，有人主张用一个 U 形曲线来反映硒摄入量和对健康的危害作用，这样可以预测膳食补充硒的风险-利益后果[65]。

25.6.1 不同地域硒摄入水平

由于不同地域土壤中硒含量不同，该地域的动植物体内硒含量相应不同，因此，所有这些地区的居民的硒摄入量也会相应地发生变化。生理情况下，硒的含量通常以“μg 硒/L”血浆或血清来衡量，也相应不同（表 25.2）。因此，对于德国和其他欧洲国家，平均硒水平较低，而美国和墨西哥平均硒水平较高（参见文献[7]的综述）。当然，在一个国家的人口中，硒的摄入量也有很大的差异，中国比较典型，因为中国具有高硒和低硒的明确地理分布。如果不接受任何膳食补充剂，在中国低硒地区的居民的平均硒水平可能低至（16±4）μg/L，而高硒地区的人群里的平均硒水平可能高达（1438±76.3）μg/L（表 25.2）。这种极低和极高的硒状态可能导致不良的人类健康状况，这在下面将进一步描述。

25.6.2 硒缺乏相关疾病

目前已明确至少有两种疾病——克山病和大骨节病，与缺硒明显相关，因为硒在人体发育和免疫功能方面扮演着一个重要的角色。克山病与柯萨奇病毒 B3 感染有关，最终引起充血性心肌病，而低硒可以加重心肌病变[66]。大骨节病常侵犯全身多处骨与关节，最终可导致骨关节疾病和关节破坏，目前认为可能与三甲肌毒素暴露有关，这些毒素是镰孢霉属（*Fusarium* spp.）的有毒霉菌副产物。此前曾报道，大骨节病可见于俄罗斯、中非和中国[68]，而目前，大骨节病一般只见于中国硒贫乏地区的儿童。

预防性口服硒对克山病及大骨节病均有改善（例如，[69，70]）。有研究表明，硒摄入的不足导致体内硒相关酶系功能的紊乱，从而引发一系列生殖系统的并发症，甚至可能导致不育不孕[106]。黏液水肿地方性克汀病常导致智力发育迟滞，目前认为与同时缺乏碘和硒有关[71]。

表 25.2 在健康成人选择研究中的硒摄入量和平均血清/血浆硒水平

国家	硒摄入量，以 μg/d 表示（范围或平均值±标准偏差）	血清或血浆，以 μg/L 表示（范围或平均值±标准偏差）
德国[80]	38～48	68±32
西班牙[81]	21～75	80.7±10
波兰[7，82]	11～94	78.0
葡萄牙[83，84]	37	36～127
瑞典[85，86]	31～38	75.6±14.3
丹麦[87]	38～47	98.7±19.8
墨西哥[88，89]	10～223	100±18
英国[79]	48±22	83.7±14.2
澳大利亚[90]	57～87	85.6±0.5
美国[7，62]	60～220	137.1
日本[91，92]	140～127	117±6
中国[93，95]		
低硒地区	62.0±3.6	16±4
高硒地区	1438.2±76.3	357±36

25.6.3 硒中毒

如果长时间大量摄入硒，造成血硒水平大于 100μg/dL，可能引起硒中毒[72，73]。胃肠不适、脱发、指甲白色斑点、呼吸中有大蒜味［挥发性（二）- 甲硒醚］、疲劳，烦躁和轻度神经损伤[74]是所述硒中毒的常见症状，这些症状与中国高硒地区患者的症状相似。同样的情况在北美洲和欧洲的一些地区也有发生，具体的发生机制尚不明确[107]。有研究表明，在摄入量正常的情况下补充硒元素，会增加引起身体不适及患 2 型糖尿病的危险[108]。但是，关于人体严重的硒中毒或甚至由于硒的毒性而导致死亡的报告是极其罕见的[75]，仅见于工业暴露意外或膳食补充剂的制造失误造成大量硒摄入[76]。

美国国家科学院医学研究所和德国营养协会将硒的可耐受最高摄入量（UL）定为 400μg/d，低于最低有害水平 910μg/d[76]，以避免硒中毒。这些 UL 值在不同地区存在差异，其范围从北欧国家（如瑞典和挪威）的 300μg/d 到英国的 450μg/d 不等（参见表 25.1）。

25.7 结　　语

满足基本生理需要和维持硒蛋白最佳功能发挥的膳食硒的摄入量处于一个微妙的

平衡状态，符合U形曲线分布。当然，这仍需要根据相关影响因素进一步修正，如性别、种族、体内硒水平、年龄、硒蛋白基因多态性和健康背景等。因此，硒摄入量仍然存在争议，特别是对那些硒摄入量和体内硒水平变化反应更加敏感的群体。研究认为，长期乱用补硒产品，即使剂量较低，也会导致不良的后果[77]。此外，不同存在形式的硒的利用率也不尽相同，在服用补充剂或是食用富硒食品时，应当予以重视[109]。因此，我们将在不同人群和不同地域内继续收集有关硒水平和膳食硒摄入量的信息，而且我们希望未来对于硒的摄入量和硒的补充可以制订出更好的一般性及个性化的建议。

致谢 这项研究工作的资助方是陶森大学的Jess和米尔德丽德-费舍尔荣誉主席P. Tsuji，以及费舍尔科学和数学学院。

参 考 文 献

1. DL Hatfield et al 2014 *Biochem Sci* 39: 112
2. C Reilly 1996 *Selenium in Food and Health* (Blackie Academic & Professional, London,United Kingdom, ed 1)
3. C Reilly 2006 *Selenium in Food and Health* (Springer Science + Business Media, LLC, New York, NY, ed 2)
4. A Haug et al 2007 *Microb Ecol Health Dis* 19: 209
5. TA Cahill, RA Eldred 1998 in *Environmental Chemistry of Selenium*, WT Frankenberger, Jr., RA Engberg Eds (Marcel Dekker, Inc, New York, NY)
6. ZJ Wang, YX Gao 2001 *Appl Geochem* 16: 1345
7. GF Combs 2001 *Br J Nutr* 85: 517
8. DB Ngo et al 1997 *Trop Med Int Health* 2: 572
9. G-I Xu, Y-F Jiang 1985 in *Proceedings of the 1st International Symposium on Geochemistryand Health,* I Thornton Ed (Science Reviews, Northwood, UK) p 192
10. M Bajaj et al 2011 *J Hazard Mater* 189: 640
11. US EPA 1980 in *Ambient Water Quality Criteria for Selenium* (US EPA, Cincinnati, OH)
12. WC Wang et al 1998 *Eur J Clin Nutr* 52: 529
13. JH Watkinson 1983 *N Z Vet J* 31: 78
14. JL Valentine 1997 *Biomed Environ Sci* 10: 292
15. World Health Organization 2011 in *Background document for development of WHO Guidelines for Drinking-water Quality* (WHO, Geneva, Switzerland)
16. US EPA 1991 in *National Primary and Secondary Drinking Water Regulations* , (US EPA, Washington, DC)
17. GA Cutter 1989 in *Occurrence and Distribution of Selenium,* M Ihnat Ed (CRC Press, Boca Raton, FL) p 243
18. M Deveau 2010 *J Toxicol Environ Health A* 73: 235
19. Bundesministerium der Justiz und für Verbraucherschutz 2014 in *Mineral-und Tafelwasser- Verordnung* (Berlin, Germany)
20. Bundesministerium der Justiz und für Verbraucherschutz 2001 in *TrinkwV Anlage 2* (Berlin, Germany)
21. K Pyrzynska 2002 *Microchim Acta* 140: 55
22. JW Finley 2006 *Nutr Rev* 64: 146
23. PG Reeves et al 2005 *J Nutr* 135: 2627
24. U.S. Food and Drug Administration 2000 in *Total Diet Study Statistics on Element Results* (U.S. Food and Drug Administration, Washington, DC)

25. WR Wolf, RJ Goldschmidt 2007 *Anal Bioanal Chem* 387: 2449
26. O Liefert, JK Bond 2016 in *Wheat's Role in the U.S. Diet* (U.S. Department of Agriculture, Economic Research Service, Washington, DC)
27. JS Edmonds, M Morita 2000 *Appl Organometal Chem* 14: 133
28. M Kotrebai et al 2000 *Analyst* 125: 71
29. I Arnault, J Auger 2006 *J Chromatogr A* 1112: 23
30. JW Finley et al 2001 *J Agric Food Chem* 49: 2679
31. Agency for Toxic Substances and Disease Registry 2003 in *Toxicological Profi le for Selenium* (Center for Disease Control and Prevention, Atlanta, GA)
32. R Lobinski et al 2000 *Pure Appl Chem* 72: 447
33. M Urfk et al 2016 *CLEAN - Soil, Air, Water* doi: 10.1002/clen.201500100
34. P Rzymski et al 2016 *J Food Sci* 81: C587
35. M Kieliszek et al 2015 *Appl Microbiol Biotechnol* 99: 5373
36. VI Fisinin et al 2009 *Crit Rev Biotechnol* 29: 18
37. CD Davis, JW Finley 2003 in *Functional Foods & Nutraceuticals in Cancer Prevention,* RR Watson Ed (Wiley-Blackwell) p 55
38. H Sun, B Feng 2011 *Food Anal Methods* 4: 240
39. JL Groff et al 1995 in *Advanced Nutrition and Human Metabolism* (West Publishing Company, Minneapolis, MN)
40. Institute of Medicine 2000 in *Dietary Reference Intakes* (Food and Nutrition Board, Washington, DC)
41. P Xun et al 2011 *Environ Res* 111: 514
42. W Mertz 1972 *Anns N Y Acad Sci* 199: 191
43. Committee on Dietary Allowances 1989 (Food and Nutrition Board, Washington, DC)
44. JH Otten 2006 in *Dietary Reference Intakes: the Essential Guide to Nutrient Requirements* (National Academies Press, Washington DC)
45. Y Xia et al 2005 *Am J Clin Nutr* 81: 829
46. Y Xia et al 2010 *Am J Clin Nutr* 92: 525
47. GF Combs 2015 *Nutrients* 7: 2209
48. Nordic Council of Ministers 2012 in *Nordic Nutrition Recommendations* (Norden, Copenhagen, DK) p 629
49. Ministry of Health Labour and Welfare Japan 2005 in *Recommended Dietary Allowance* (Ministry of Health Labour and Welfare Japan, Tokyo, Japan)
50. U.S. Department of Agriculture 2009 *Dietary Supplement Ingredient Database* (http: //dietarysupplementdatabase. usda.nih.gov/; Agricultural Research Service, Beltsville, MD)
51. FArdüser et al 1986 *Biol Trace Elem Res* 9: 281
52. SJ Fairweather-Tait et al 2011 *Antioxid Redox Signal* 14: 1337
53. S Wolffram et al 1989 in *Selenium in Biology and Medicine* , A Wendel Ed (Springer Berlin Heidelberg, Germany) p 109
54. K Ashton et al 2009 *Am J Clin Nutr* 89: 2025S
55. D Behne et al 2010 *J Trace Elem Med Biol* 24: 99
56. SJ Fairweather-Tait et al 2010 *Am J Clin Nutr* 91: 1484S
57. RA Sunde et al 2009 *Exp Biol Med* 234: 1271
58. Y Sia et al 2010 *Am J Clin Nutr* 92: 525
59. AP Kipp et al 2015 *J Trace Elem Med Biol* 32: 195
60. KN Grooms et al 2013 *Am J Med* 126: 1059
61. AS Niskar et al 2003 *BTER* 91: 1
62. M Laclaustra et al 2009 *Environ Health Perspect* 117: 1409
63. M Laclaustra et al 2009 *Circ Cardiovasc Qual Outcomes* 2: 369
64. SM Lippman et al 2009 *JAMA* 301: 39
65. EC Chiang et al 2009 *Dose Response* 8: 285

66. EJ Jun et al 2011 *Acta Virol* 55: 23
67. X Zhou et al 2014 *Rheumatol Int* 34: 995
68. E Allander 1994 *Scand J Rheumatol Suppl* 99: 1
69. K Ge et al 1983 *Virchows Arch A Pathol Anat Histopathol* 401: 1
70. R Moreno-Reyes et al 2003 *Am J Clin Nutr* 78: 137
71. JB Vanderpas et al 1990 *Am J Clin Nutr* 52: 1087
72. LD Koller, JH Exon 1986 *Can J Vet Res* 50: 297
73. Center for Disease Control and Prevention 2008 *Nutr Rep* 101
74. SB Goldhaber 2003 *Regulatory Toxicology and Pharmacology* 38: 232
75. HA Spiller, E Pfi efer 2007 *Forensic Sci Int* 171: 67
76. JN Hathcock 1997 *Am J Clin Nutr* 66: 427
77. M Vincenti et al 2009 *Rev Env Health* 24: 231
78. NHMRC 2006 in *Nutrient Reference Values for Australia and New Zealand Including Recommended Dietary Intakes* (Australia)
79. Scientific Advisory Committee on Nutrition 2013 in *SACN Position Statement on Selenium and Health* (Public Health England, London, UK)
80. HK Berthold et al 2012 *J Hypertens* 30: 1328
81. A Rivas et al 2012 *Nutr Hosp* 27: 1886
82. W Wasowicz, BA Zachara 1987 *J Clin Chem Clin Biochem* 25: 409
83. PA Lopes et al 2004 *Biol Trace Elem Res* 101: 1
84. MF Reis et al 1990 *Biol Trace Elem Res* 26: 629
85. JT Kumpulainen, R Tahvonen 1992 *Biol Trace Elem Res* 33: 156
86. H Gao et al 2014 *Diabet Med* 31: 787
87. LB Rasmussen et al 2009 *J Trace Elem Med Biol* 23: 265
88. A Sánchez-Ocampo et al 1996 *Am Ind Hyg Assoc J* 57: 72
89. C Reilly 1998 *Trends Food Sci Technol* 9: 114
90. C McDonald et al 2013 *J Trace Elem Med Biol* 27: 352
91. S Yoneyama et al 2008 *Eur J Clin Nutr* 62: 1157
92. A Matsuda et al 1997 *J Nutr Sci Vitaminol* 43: 497
93. G Yang et al 1989 *J Trace Elem Electrolytes Health Dis* 3: 77
94. YM Xia et al 1989 *J Nutr* 119: 1318
95. M Janghorbani et al 1999 *J Nutr Biochem* 10: 564
96. Gülfen M et al 2012 *Food Additives and Contaminants* 5(1): 16
97. Molan A L et al 2009 *Food Chemistry* 114(3): 829
98. Wang Y et al 2013 *Carbohydrate Polymers* 98(1): 1186
99. Wangeline A L et al 2011 *American Journal of Botany* 98(7): 1139
100. Bobcek B et al 2004 *Czech Journal of Animal Science* 49(9): 411
101. Zwolak I et al 2012 *Cell Biology and Toxicology* 28(1): 31
102. Bermingham E N et al 2014 *Nutrients* 6(10): 4002
103. Rajpathak S et al 2005 *Journal of the American College of Nutrition* 24(4): 250
104. Van T'veer P et al 1990 *American Journal of Epidemiology* 131(6): 987
105. Rayman M P et al 2012 *The Lancet* 379(9822): 1256
106. Mistry H D et al 2012 *American Journal of Obstetrics and Gynecology* 206(1): 21
107. Sutter M E et al 2008 *Annals of Internal Medicine* 148(12): 970
108. Steinbrenner H et al 2010 *Journal of Clinical Biochemistry and Nutrition* 48(1): 40
109. Sun M et al 2013 *Food chemistry* 141(1): 66

第 26 章

硒的人体临床试验

Lutz Schomburg

焦晶晶　王福俤　编译

摘　要　自从在啮齿动物中首次证实了硒（selenium，Se）的重要性，科学家和临床医生尝试去阐明硒对人体健康的重要性并尝试改善健康受试者或患者的硒水平来降低疾病风险、促进疾病康复。有两种主要的方法有助于我们理解硒在人类健康中的作用：①观察性研究，又可细分为描述性研究和分析性研究，即采用前瞻性或回顾性的研究设计描述硒水平在特定疾病中的特征或确定硒水平与疾病风险之间的关联；②干预性研究，通过提供补充剂积极增加硒摄入量，然后与对照组进行比较，监测其健康风险、疾病康复或病程。重要的是，我们需要鉴别不同的研究类型并突出它们的优点与不足，以更好地理解已获得的研究成果和仍有待研究或需要验证的部分。本章主要从生物标志物识别、化学预防与癌症治疗、脓毒症、自身免疫性甲状腺疾病及其他应用领域中选取了一些极具启发性和洞察力的研究，重点介绍一些成功的试验和实证研究成果。

关键词　生物标志物，癌症，病例报告，横断面研究，随机对照试验，脓毒症，补充剂，甲状腺

26.1　引　　言

自从开创性地描述了硒对维生素 E 缺陷大鼠肝纤维化模型中疾病预防的必要性[1]，阐明硒对人类健康的重要性已成为一个核心的研究问题。在此之前，硒通常被称为环境毒素，类似于砷（aarsenic，As），能够造成伤害、癌症甚至死亡[2]。一些病例报告了硒中毒与自杀未遂[3]、凶杀[4]、富硒巴西栗的过度消费[5]、在自行用药过程中中毒[6]及使用配制错误的补充剂[7]有关。急性硒中毒的症状包括呼出难闻的气味、恶心、呕吐、低血压、心动过速，以及腹泻、腹痛等胃肠刺激症状[8]。由持续过度供给而引起的慢性

L. Schomburg (✉)
Institut für Experimentelle Endokrinologie, Charité - Universitätsmedizin Berlin,
Campus Virchow Klinikum, 13353 Berlin, Germany
e-mail: lutz.schomburg@charite.de

硒中毒症状尚未完全明确，仍是一个充满争议的问题。除严重过量引起的明显的头发和指甲脱落之外，较慢的副作用很难被量化和证明。在这方面，使用不同硒补充剂的干预试验是了解长期硒补充的阈值和硒过度供给引起的症状的宝贵资源。

目前，关于硒的临床研究大多数涉及分析亚群体中的硒水平、比较患者和对照组，并试图推断出硒水平与疾病风险存在的关联。随机对照干预试验（randomized controlled intervention trial，RCT）数量相对较少，但也正在逐渐增多。鉴于硒在预防或治疗某些疾病方面的需要量尚未确定，有假设认为，许多研究对象的硒补充不足且可以通过适度的硒补充得到改善。最近，一些临床研究还测试了高剂量硒在患者中的直接或辅助作用，并分析这一措施是否支持其他积极促进疾病进程和康复的治疗措施。迄今为止，只有仅仅几个这样的实验涉及高剂量的治疗干预，且各实验的研究设计和细节（补充剂、剂量、时间段及患者）差别很大。

相比之下，有许多可比较的观察性研究对健康与患病的研究对象的硒水平进行评估，并计算由硒缺乏引起特定疾病发生的潜在风险。从本质上说，这些研究不能辨别出原因和结果。特别是考虑到硒作为一种阴性急性期反应物[9]，低位状态可能是随疾病而产生的或预先就存在的，潜在地增加疾病风险和/或发病率，因此无法通过描述性研究得出答案[10]。

在比较研究设计时，描述性研究主要得到关于硒在特定疾病中的重要性的基本提示，而不是旨在测试明确的因果关系（图 26.1）。相比之下，分析性研究通常在前瞻性或回顾性设计中涉及几个时间点，因此可以获得一些硒在疾病风险和进程方面的重要性的证据。这种方法已被广泛应用于癌症、自身免疫性疾病、感染及疾病相关死亡率领域的研究。积累了充足的证据之后开始进行实验研究，包括：积极进行硒补充，直接测试硒是否影响疾病风险和康复，是否能调节药物治疗或外科手术的副作用或延长寿命。当这种干预试验使用安慰剂作为对照，在样本量足够大的人群中开展，且最好是在多个临床中心并行时[11]，可获得最高质量的证据。然而，这些 RCT 耗资多、耗时长、乏味且复杂。因此，在特定医疗领域的临床研究中，知识的增长往往遵循一系列特定的研究类型，并且在大型 RCT 最终进行之前结合了不同的证据。通常，横断面数据、病例报告和受试者与对照组之间的描述性比较是基础，回顾或前瞻的观察性研究分析较大的病例对照队列或亚群，往往从补充有限数目的参与者开始逐步过渡到进行积极的干预。在这里，可以比较和分析不同的剂量方案及读数。这些结果可能构成了检测特定假设（“终点”）的大规模 RCT 的坚实基础。硒的研究包含了所有这些类型的研究，尤其是在生物标志物鉴定、化学预防、败血症及甲状腺疾病领域，后者可能代表着最深入的研究，因此也是阐释不同的方法如何融合并促进我们目前的理解的一个最有用的例子（表 26.1）。所有上述领域的其他示例将在下面进行介绍和讨论。

研究是实验性的还是观察性的，取决于是否给予硒补充剂。观察性研究可以是描述性或分析性的。描述性研究提供疾病特征的信息；分析性研究的目的是在一个回顾性或前瞻性的设计中，通过比较病例组和对照组或者一个人群或队列，来确定硒与某种疾病之间的关系。实验性试验包括开展开放性试验或 RCT 进行硒补充，后者提供了因果关系的最高质量的证据。

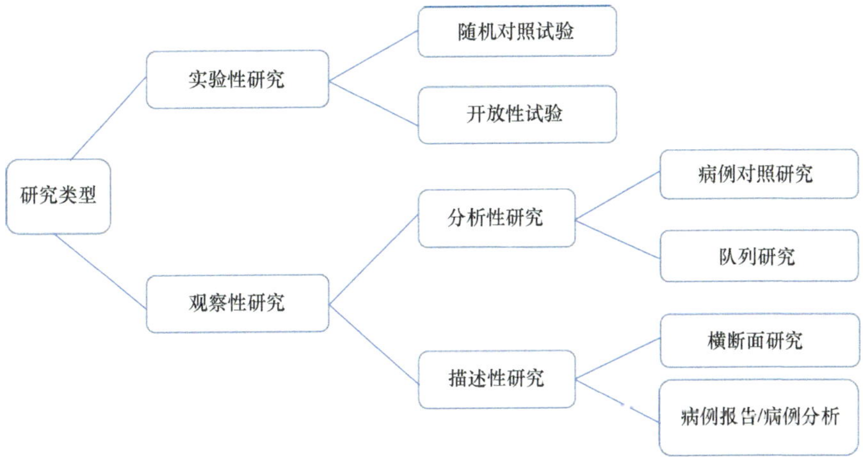

图 26.1　关于硒在人类健康和疾病中作用研究的研究设计概述

表 26.1　评估硒对甲状腺轴重要性的临床研究的例子

研究类型	发表年份	干预措施	主要结果	参考文献
开放性试验	1993	50μg SeMet（selenomethionin-e，硒代甲硫氨酸）/d，2 个月	在碘及硒均缺乏的儿童中，硒加重了甲状腺功能减退	[96]
RCT	2002	200μg 亚硒酸钠/d，3 个月	桥本甲状腺炎患者甲状腺过氧化物酶（thyroid peroxidase，TPO）自身抗体水平降低	[97]
横断面研究	2003	无	低硒水平与甲状腺肿大之间的关系，尤其是女性	[78]
RCT	2004	125～500μg 亚硒酸钠/d	硒缺乏对危重症患者低 T3 综合征的影响	[98]
病例报告	2005	无	*SECISBP2* 突变引起儿童对甲状腺激素的抵抗	[76]
RCT 及横断面研究	2005	无，或者 10～200μg SeMet/d	硒水平或硒补充剂与甲状腺激素之间无关联	[99]
RCT	2007	200μg SeMet/d，>12 个月	硒对孕妇产后甲状腺炎和甲状腺功能减退的预防	[88]
病例对照研究	2009	100～400μg SeMet 或亚硒酸钠/d	对于 *SECIBP2* 突变患儿，硒对甲状腺激素无影响	[100]
RCT	2011	2×200μg 亚硒酸钠/d，6 个月	降低眼底炎，改善内分泌性屈光不正患者的生活质量	[86]
病例对照研究	2014	无	硒蛋白 *S* 基因型与桥本甲状腺炎患病风险之间的关系	[101]
横断面研究	2015	无	甲状腺疾病流行率与土壤硒浓度及硒摄入量之间的关系	[79]

26.2　成功预防与缺硒有关的地方病

有三个已深入研究的疾病与地方性硒缺乏症有关：黏液性克汀病[12]、大骨节病[13]和克山病[14]。在这些疾病中，通过观察性分析已将硒缺乏确定为重要的危险因素，且已在开放性试验或 RCT 中成功实施硒补充来预防疾病。克汀病的黏液性形式被发现是由严重的硒和碘缺乏症引起的。在一个硒补充试验中，给受试儿童每天服用 50μg SeMet，持续供应 2 个月后显著影响了儿童的甲状腺激素模式，证实了硒在疾病发展中的重要性[15]。硒对大骨节病的影响似乎更为复杂。一项双盲 RCT 在患大骨节病同时接受补碘的儿童（N=324）中实施了硒的补充[16]。孩子们最开始先接受碘补充剂，然后服用 100μg/d 的硒酸钠或安慰剂 11 个月，补充结束时发现硒对儿童的生长或甲状腺功能无影响。这一结果强调，尽管硒在减少疾病风险中起到一定的作用，但仅补充硒并不适于作为大骨节病的治疗措施。一项包含 5 项 RCT 和 10 项非 RCT 的 Meta 分析支持补充硒能预防大骨节病的这一说法[17]。

相比之下，硒对预防克山病的重要性可以认为是经过验证的。通过补充硒（0.5～1.0mg 亚硒酸钠/周），1974 年至 1980 年间克山病在中国的发病率有所降低[18]。在流行病学水平上，这种积极的效果在超过 100 万名补充硒的受试者和 60 万名对照者中得到了重复验证[19]。然而，在土壤硒浓度低的地区，克山病仍然构成一个地方性问题和持续性的挑战，需要实施有效的硒补充和监测程序[20]。

26.3 硒水平生物标志物鉴定的临床试验

关于“硒水平生物标志物”的详细讨论不在本章范围之内，读者可参考最近出版的一些出版物（见[21～23]和第 25、27 和 31 章）。简而言之，尽管“硒水平”被很好地理解为补充硒的概念（即一个描述研究对象有多接近到达足够高的硒摄入量以达到最佳健康状态的参数），但并不是一个明确定义的术语。目前，假设与低浓度硒蛋白相比，最大浓度的硒蛋白对健康有益，硒蛋白的表达水平被用作替代标记物[24]。

由于营养素中的硒含量随着产品来源的不同而不同，很难去估算硒的营养摄入量，只有在良好控制的实验设计（如在诊所中）下，才能对人的饮食进行精确的监测。因此，硒水平一般通过检测生物样品来确定。由于质量、可比性和技术方面的原因，很少选择头发和指甲，血液、血清或血浆是良好的选择[25]。除测定这些液态生物样品中总的硒含量之外，还需测量两种硒蛋白：谷胱甘肽过氧化物酶（glutathione peroxidase，GPX）（以 GPX3 形式来源于血清或血浆或以 GPX1 形式来源于血细胞）和硒蛋白 P（selenoprotein P，SePP）[26，27]。

几项独立的研究比较了这些生物标志物对硒水平的适用性，特别是在硒供给量过少受试者的补充试验中[28]。一项 RCT 对基础摄入量为 14μg 硒/d 的来源于中国的健康受试者补充不同剂量的 SeMet（6 种剂量，从 21～125μg/d，持续 40 周）[29]，比较血浆硒、GPX 活性和 SePP 浓度，结果显示后者能够最好地反映硒的摄入量，且随着表达水平的增加能在硒的较大范围内作出响应，摄入 50～75μg 硒/d（取决于体重）时反应最佳。这些结果与之前一项比较亚硒酸钠和 SeMet 作为替代补充剂的分析结果一致[30]。据报道，少于 30μg/d 的低硒摄入情况在新西兰也同样存在，类似的一项 RCT 比较了连续 20 周每天补充 SeMet 10～40μg 的效果，结果证实了两种循环硒蛋白均可反映硒缺乏受试者的硒摄入量，并计算得到硒的推荐摄入水平下限值和上限值分别为 39μg/d 和 90μg/d [31]。由于这些研究均在硒缺乏受试者中进行，随访试验在硒摄入量更高的个体中测试了生物标志物。英国一项研究为健康成年人提供富硒酵母（50μg 硒/d，100μg 硒/d 或 200μg 硒/d）或安慰剂[32]，从而确定完全表达 SePP 需要的总硒摄入量为 105μg/d[32]。该研究证实，一旦超过阈值摄入量，SePP 或 GPX3 对进一步摄入就不会产生进一步的反应。一项对基础硒摄入量为 109μg/d 的健康美国受试者进行的试验也支持了这一观点，连续 12 个月添加 SeMet（0、50μg/d、100μg/d 或 200μg/d）未能增加 GPX3 或 SePP [33]，仅增加了非硒蛋白比例，这说明了对于硒过量生物标志物的迫切需求[25]。

总的来说，这些研究表明，当硒摄入量低于常规摄入量 40～50μg/d 时，三种生物标志物（即总硒、GPX3 或 SePP）都适用于量化硒缺乏。当硒摄入水平处于 GPX3 表达最大化而 SePP 尚未最大限度地表达时，标志物的选择决定了受试者是否被归类为硒缺乏者[34]。在硒补充良好的情况下，那些补充硒不会进一步增加循环硒蛋白表达的受试者，如何对硒水平进行监测仍是一个开放性的研究问题。鉴于由血液内生物标志物决定的未知环境，尽管由于缺乏可及性而不被注意，细胞内硒蛋白的表达可能仍会增加。在这种情况下，由于适合的生物标志物不可用，硒补充剂也可以产生与硒蛋白无关的健康影响。

26.4　硒与癌症预防

硒与癌症之间的关系是硒的多层面研究历史上最初和最主要的健康问题之一。第一项涉及高硒处理的啮齿类动物的研究结果提示了硒的致癌潜力，尤其是在大鼠和雌性小鼠中硫化物引起肝癌方面[35]。然而，由于人类并不消耗硫化氢，这些结果中所表达的相关性是值得质疑的。比较美国不同州的作物中的硒浓度与癌症死亡率的横断面分析，提出了与硒作为抗癌成分相对立的观点[36]。从这些观察性分析可以推断，高硒水平可能对癌症有保护作用[37]，后续的研究支持了这一观点，其中膳食硒摄入量根据 27 个国家的食物消费模式进行估算，结果显示与癌症相关的死亡率呈负相关[38]。一些较小的前瞻性和病例对照研究进一步验证了它们之间的相互作用，且大多数研究报告了较强的负关联（在[39～41]中综述）。但同时也得到了一些无效的结果，所以问题依然未得到解决。

一项 Meta 分析基于观察性研究得到了阳性结果，支持癌症预防与较高水平膳食硒摄入量之间的关联，但该分析对于似乎并不支持这种阳性结论的干预试验来说是批判性的[42]。这项关于预防的 Meta 分析收集了来自 55 个观察性研究和 100 多万人的数据，结果显示癌症发病率随着高水平的硒暴露而降低（优势比[95%置信区间] = 0.69 [0.53，0.91]）[42]。然而，由于纳入标准十分严格，硒补充的 Meta 分析仅基于两个大型 RCT，一些大型且有明确结果的研究也被排除在外（例如，启东研究记录了中国某个乙型肝炎病毒感染广泛导致肝癌高发病率的地区内富硒食盐的明显的化学预防作用[43]），这是存在问题的一个方面。

此外，Meta 分析方法的实质仅依靠统计学方法，这种严谨的数据分析无法整合有关硒蛋白、硒化合物和硒相关健康影响的重要生物学知识。这在比较分析使用不同的硒化合物且参与者基础硒水平差异很大的两项 RCT 时尤为明显。在癌症营养预防（Nutritional Prevention of Cancer，NPC）试验中，对 1312 例患者每日补充 0.5g 高硒啤酒酵母（相当于 200μg 硒，主要为 SeMet）或给予安慰剂，持续 4.5 年。在此期间，实施硒补充后主要的结果（鳞状细胞癌的复发）不受影响，而肺癌、前列腺癌和结肠直肠癌的发生率明显降低[44]。重新分析显示，在入选时显示最低基础硒浓度的个体中硒表现为选择性有效[45]。

硒和维生素 E 癌症预防试验（selenium and vitamin E cancer prevention trial，SELECT）

是一项随访研究，2001～2004 年间在美国、波多黎各和加拿大的 400 多个地点招募了 35 000 多名男性进行追踪[46]。主要目的是测试硒和维生素 E 各自及两者共同对前列腺癌发病率的影响。在中间分析中未检测到影响，然后于 2008 年停止了试验[47]。事后看来，这一决定似乎是正确的，因为后来的分析显示维生素 E 单独或与硒一起趋于增加前列腺癌的风险[48]。硒组中 2 型糖尿病发病率较高的初步证据在随访分析中被证明是不正确的。重要的是，两项研究的基础硒水平显著不同（即在 SELECT 中硒水平高于硒蛋白完全表达的饱和水平，因此毋庸置疑要高于 NPC 试验中的水平[49～51]）。因此，将这两个 RCT 的数据进行比较并汇总到一个 Meta 分析中且希望能够产生有意义的见解是很难的。

然而，SELECT 提供了额外的选择和一组有价值的生物指标数据及样本，由于许多参与者仍然受研究中心监测，SELECT 也是 RCT 转变为观察性队列研究的一个很好的例子[52]。一项重要的结果是最近分析的硒补充剂在预防白内障形成中的潜在作用被证明不被 SELECT 参与者的数据所支持[53]。

只有少数研究分析了癌症研究中的功能生物标志物 SePP。在一项回顾性研究中，SePP 在诊断时与在肾细胞癌中较高的存活率有关；在最高 SePP 三分位数中，观察到 5 年生存率>80%，与最低三分位数中<20%的 5 年生存率呈现出显著差异[54]。在 966 例结直肠癌患者和对照组的嵌套病例对照研究中，观察到硒和 SePP 与癌症风险之间的反向关联，尤其在女性中表现更为明显[55]。类似地，在一项比较成年美国人的前瞻性研究中，低 SePP 浓度与黑人中较高的肺癌风险相关，但在白人美国成年人中却不显著[56]。这些研究表明，硒水平、性别和种族构成了硒与癌症之间关系的调节因子，并且需要避免这些调节因素随意外推。

26.5 硒与癌症治疗

硒是一种有毒而必需的微量元素，对人体有害也有益[57]。德国一项 RCT 对在妇科肿瘤放疗期间实施的辅助硒补充进行了评估，其中观察到放射治疗引起的副作用的频率和严重程度降低[58]，也有研究报道了在化疗[59]和放化疗[60]的非小细胞肺癌患者中的相似积极效果。然而，关于头颈部鳞状细胞癌的类似研究报道了无效结果[61]。最近的一项 RCT 测试了硒补充剂对改善儿童化疗的副作用的影响，并报告了疲劳、恶心及身体健康受损的情况减少，肾脏和肝脏功能得到改善[62]。因此，鉴于对副作用研究的缺少，进一步开展评估化疗或放疗期间硒作用的 RCT 十分必要。

由于一些硒化合物能被癌细胞选择性或优先吸收，因此高剂量硒正在被研究作为癌症中的辅助治疗选择[63]。亚硒酸钠的毒性在小型 1 期试验（SECAR）[64]中测定，最大耐受剂量通过剂量递增测定，达到约 10mg/m^2，计算 18.25h 的血浆半衰期中位数。如果一个成年男性（180cm，80kg）平均体表面积为 2m^2，那么在几天内即使使用极高的 20mg 亚硒酸钠/d 作为化疗剂量，也不会出现急性硒中毒症状。

26.6　硒与脓毒症

严重的脓毒症是重症监护病房（intensive care unit，ICU）中患者死亡的主要原因。一项观察性研究分析了患者入院时和在 ICU 住院期间的血清硒水平及记录的低水平初始血清硒浓度，并显示血清硒浓度进一步下降的患者存活率也会降低[65]。因此，积极进行硒补充以纠正进行性硒缺乏被讨论作为辅助治疗方案[66]。这一假设得到了硒重症监护（Se in intensive care，SIC）研究——一项多中心 RCT 的结果支持，其中硒补充剂降低了严重脓毒症和败血性休克的死亡率[67]，在男性患者中疗效显著[68]。然而，最近一项大型的回顾性研究未能观察到给予亚硒酸盐补充的 ICU 患者与对照组 ICU 患者之间的存活率有何不同[69]。该结论的不同可以通过 Meta 分析解释。再次，患者的基本特征，以及补充剂的剂量和形式可能是引起这些研究结果中存在差异的因素[71]，因此还需要进行进一步的研究。手术是临床上形成脓毒症的另一个严重的危险因素，能引发硒浓度的下降[9，72]。低硒与手术后并发症有关，已有研究报道了补充硒对择期心脏手术患者的积极作用[73]。这些结果是否能为其他外科手术干预提供思路仍有待研究。

26.7　硒与甲状腺疾病

随着脱碘酶（deiodinase，DIO）族的确定，硒与甲状腺功能之间的直接分子联系得以建立。由于硒和碘的综合缺乏所确定的这种健康联系的相关性，导致黏液性克汀病的发生[74]。随后的几项观察性研究和干预研究测试了硒对甲状腺激素浓度的直接影响，在健康受试者中显示无关。即使发生甲状腺激素反馈调节功能障碍的严重疾病（“低 T3 综合征”），甲状腺激素也与硒无关[75]。然而，DIO 在甲状腺激素代谢中的重要作用最终通过描述 *SECISBP2* 遗传性缺陷儿童的病例报告建立起来，由于低 DIO 表达，其表现出对甲状腺激素有一些抵抗作用[76]。

甲状腺的自身免疫性疾病普遍存在，3%～7.5%的成年女性备受其影响[77]。因此，许多研究已经调查了这个问题（表 26.1）。大型流行病学分析记录了硒水平与甲状腺大小之间的反比关系[78]，以及硒摄入不良导致甲状腺疾病的风险增加[79]。值得注意的是，大多数这些研究是在欧洲或中国进行的，这些地方的硒补充并不理想。同样地，下面所提到的所有 RCT 都是在硒缺乏的地区进行的，通常在欧洲大陆或其附近地区。

桥本甲状腺炎（Hashimoto’s thyroiditis，HT）由淋巴细胞浸润和甲状腺破坏而引起。涉及 HT 患者的 RCT 已得到的结果尚不明确，初始试验报告了自身抗体滴度降低和生活质量改善[80]，而随后的一些试验未能观察到硒的积极作用（摘自[75，81]）。鉴于结果的模糊性，我们还需要进行更大型的研究，且至少要有一项多中心的 RCT 正在进行（CATALYST 试验；NCT02013479）[82]。

类似地，Graves 病（Graves’ disease，GD）是一种普遍存在的自身免疫性甲状腺疾病，它能够刺激针对甲状腺细胞的促甲状腺激素受体的自身抗体。在 GD 患者中，无论甲状腺激素水平如何升高，甲状腺都会被长期激活，导致出现甲状腺功能亢进症状，包括体重减轻、心动过速、震颤、出汗和情绪紧张。许多 GD 患者发展为 Graves 眼病（Graves’ orbitopathy，GO），表现为眼球突出、视力损伤及生活质量严重降低[83]。GD 和 GO 患者的硒浓度相对较低[84，85]。一项有关轻度 GO 患者的多中心 RCT 显示，补充硒的患者得到缓解、炎症反应减少且生活质量得到显著改善[86]。尽管这些重要发现未经过重复实验，但硒对于 GD 的潜在有益作用是在综述中得到讨论而不是实验的报道中。与 HT 一样，至少要有一项 RCT 正在进行（GRASS 试验；NCT01611896）[87]。

另一项同样未得到重复的重要 RCT 表明，200μg SeMet /d 对产后甲状腺炎的发病具有保护作用，安慰剂组发生率为 20.3%，而硒组发生率仅为 11.7%[88]。类似地，另一项关于硒补充剂的 RCT 发现产后抑郁症的发生减少[89]，这一重要发现也有待独立验证。

26.8 病毒感染

一项观察性研究分析了中国不同地区汉坦病毒引起的出血热伴随肾病综合征的患病率，发现硒缺乏与啮齿动物和人类感染率有很强的相关性[90]。一项研究在美国人类免疫缺陷病毒（human immunodeficiency virus，HIV）阳性患者中持续补充 9 个月高硒酵母（200μg/d）的 RCT，报道了补充高硒酵母的患者 HIV-1 病毒载量减少，CD4 T 细胞计数增加[91]。然而，这些患者已经接受过抗逆转录病毒治疗（antiretroviral therapy，ART），因此，目前尚不清楚硒是单独有效还是作为 ART 辅助的作用。在 Botswana 878 例不接受抗病毒治疗（2004～2009 年）的 HIV 阳性患者中进行了类似的补充研究，持续 24 个月的硒补充（200μg/d）证明是安全可行的，且结果显著降低了免疫细胞衰退和病死的风险 [92]（参见第 28 章）。

26.9 妊　　娠

怀孕期间，先兆子痫对母亲和未出生的孩子将构成健康危险。在一个巢式病例对照研究中，硒缺乏被认为是一个危险因素[93]。一项在英国开展的 RCT（60μg 硒/d，富硒酵母）评估了硒补充对自妊娠 12～14 周直至分娩的妇女降低先兆子痫风险的效果。血清可溶性血管内皮生长因子受体-1（serum soluble vascular endothelial growth factor receptor-1，sFlt-1）是先兆子痫风险的生物标志物，其在进行硒补充后减少，提示了硒的潜在益处（参见第 30 章）。值得注意的是，虽然在给予硒补充的女性中硒水平得以上升，但在对照组中降低，进一步表明了硒对于母亲和胎儿的重要性[94]。在另一项相关的 RCT 中，给孕妇补充硒（100μg/d）降低了其胎膜早破的发生率[95]。

26.10 结　　语

评估硒用于降低健康风险及促进康复和治疗措施的临床研究（重要的是，有较强说服力的 RCT 的数量）在不断地增加，这些研究均支持硒缺乏是引起疾病发生和健康状况变差的一个易避免的危险因素这一观点。对这些试验的参与者进行全面的监测，以及相对于性别、年龄、体重、疾病特征和基础硒水平等混杂变量对补充剂效果进行分层分析，对于提高我们对哪些人群可能受益于补充硒而哪些人群不会的认知十分重要。但值得注意的是，这些研究暂未获得统一的结论，一些重点 RCT 得出的许多惊人的阳性结果尚未得到重复验证，且还存在许多矛盾的结果。特别是需要在补充之前、补充期间及补充结束时对硒水平进行精确监测，以更好地了解试验结果，以及将患者分为硒补充不良和硒补充良好的组，他们可能或不太可能对含硒补充剂产生阳性的临床反应。

致谢　这项工作得到了柏林 Charité 大学医学院的支持，以及一些高度专业且聪慧友好的博士生和技术人员的支持。感谢我的同事 Eddy Rijntjes 博士，就流行病学方面进行了重要的讨论。同时由于空间限制，我对付出了辛勤工作而未在这里提及的同事表示歉意。

最新进展和评述

近来硒的人体试验相关研究以硒与癌症的预防及治疗居多。一项在比利时进行的硒和膀胱癌试验（The Selenium and Bladder Cancer Trial，SELEBLAT）为确定硒对 14 个比利时医院进行的非侵入性尿路上皮癌复发的影响，在 2009 年 9 月 18 日至 2013 年 4 月 18 日期间，将 151 名和 141 名患者随机分入硒组和安慰剂组，分别口服硒酵母 200μg/d 或安慰剂持续 3 年，患者一直被追踪至 2015 年 12 月 31 日，结果强调了进行硒补充不会降低膀胱癌患者复发的可能性[102]。美国一项纳入 1621 名参与者的 RCT，对硒组受试者补充 200μg 硒/d，结果表明，硒补充没有预防整体结肠直肠腺瘤的发生，但在基线患有晚期腺瘤的患者中减少了 18%的复发率。与其他试验结果类似，该研究还显示硒补充增加 2 型糖尿病（type 2 diabetes mellitus，T2D）患病风险[103]。澳大利亚一项评估硒和绿茶对与结直肠癌（colorectal cancer，CRC）肿瘤形成相关基因或蛋白质的调节作用的结果显示，单独使用或组合使用富含硒的巴西坚果的受试者，血浆硒水平、直肠 SePP 和 β-连环蛋白 mRNA 显著增加，提示硒补充对 CRC 肿瘤形成相关生物标志物具有有益的调节作用[104]。另有研究发现，硒补充可减少甲状腺分化癌患者 ^{131}I 放疗期间 ^{131}I 辐射引起的唾液腺损伤。但此 RCT 仅纳入 16 例参与者，因此这一结果有待进行大样本的试验进一步验证[105]。

部分研究探究了硒补充对代谢状态的影响。但各研究所得结论尚不统一，可能与研究人群所患疾病不同、硒补充干预时间不同等因素有关。一项首次评估硒补充对 T2DM 和冠心病（coronary heart disease，CHD）患者代谢状态影响的 RCT 在给予受试者 200μg 硒补充剂/d 持续 8 周后，发现与对照组相比，硒补充导致血清胰岛素水平、稳态模型评估-胰岛素抵抗（homeostasis model of assessment-insulin resistance，HOMA-IR）、稳态模型评估-细胞功能（homeostatic model assessment-beta cell function，HOMA-B）及血清高敏 C 反应蛋白（high-sensitivity C-reactive protein，hs-CRP）水平显著降低，定量胰岛素敏感性检查指数（quantitative insulin sensitivity check index，QUICKI）评分及血浆总抗氧化能力（total antioxidant capacity，TAC）显著升高[106]。而在另一项评估硒补充对糖尿病肾病（diabetic nephropathy，DN）患者血糖控制和脂质谱影响的 RCT 中，补充硒 200μg/d 持续 12 周后 HOMA-IR、HOMA-B 及血浆谷胱甘肽过氧化物酶（glutathione peroxidase，GPx）显著升高，但对空腹血浆葡萄糖（fasting plasma glucose，FPG）、QUICKI 和脂质谱未产生显著影响[107]。

同时，也有研究评估了硒补充对不同疾病患者炎症和氧化应激生物标志物的影响。一项在 DN 患者中进行的 RCT 表明，DN 患者的硒补充（200μg 富硒酵母/d）对血清基质金属蛋白酶-2（matrix metalloproteinase-2，MMP-2）、血浆硝酸氧化物（nitric oxide，NO）、血浆总抗氧化能力（total antioxidant capacity，TAC）、谷胱甘肽（glutathione，GSH）有较好的疗效，但不影响 hs-CRP、转染生长因子 β（transforming growth factor β，TGF-β）、晚期糖基化终末产物（advanced glycation end products，AGE）、血清蛋白羰基（protein carbonyl，PCO）和血浆丙二醛（malondialdehyde，MDA）[108]。另一项在多发性卵巢综合征（polycystic ovary syndrome，PCOS）患者进行的 RCT 中，接受 200μg 硒或安慰剂/d 持续 8 周后，硒组的妊娠率高于安慰剂组，且血清脱氢表雄酮（dehydroepiandrosterone，DHEA）、血清 hs-CRP、MDA 水平显著降低，提示了硒补充的有益作用[109]。

对于硒补充与甲状腺疾病的关联，一项有关硒治疗自身免疫性甲状腺疾病（autoimmune thyroid disease，AITD）的 Meta 分析共纳入 30 项 RCT，涉及 2963 例 AITD 患者。该 Meta 分析报告了对 AITD 患者使用 200μg/d 的元素硒治疗 3～12 个月，能够有效降低抗甲状腺自身抗体[甲状腺过氧化物酶抗体（thyroid peroxidase antibody，TPOAb）、甲状腺球蛋白抗体（thyroglobulin antibo，TgAb）和促甲状腺急速受体抗体（thyrotropin receptor antibody，TRAb）]的水平，并具有较好的安全性[110]。而意大利的一项 RCT 对 HT 患者补充 1-硒代甲硫氨酸 166μg/d 持续 6 个月后，结果显示，1-硒代甲硫氨酸的短期补充对 HT 的自然进程作用十分有限[111]。鉴于这些不同的结果，我们还需要进行更大型的 RCT 研究。

少量研究探究了硒补充对脓毒症、大骨节病及先兆子痫的影响。一项在极低出生体重的早产新生儿中进行的研究表明，从出生至第 28 天期间补充 10μg 硒/d 显著提高了新生儿血清硒水平，并降低了这些新生儿晚期脓毒症首次发作的发生率[112]。入选了来自中国 5 个省份共 2652 名参与者的一项基于社区试验的 Meta 分析评估了富硒食盐对儿童大骨节病的预防和控制，证据表明补充富硒食盐对减少健康儿童的新发病率和临床改善有效[113]。一项基于观察性研究的 Meta 分析报告了血硒水平和先兆子痫的风险之间存在反向关联，且进行硒补充显著降低了先兆子痫发病率。然而，我们还需要进行更多前瞻性的临床试验来评估硒补充和这些疾病之间的关联，并进一步确定硒补充的剂量、开始时间和硒补充持续时间[114]。

此外，在一些新的领域也涌现出了有关硒的研究，但暂未观察到硒的积极作用。SELECT 的一项辅助研究 PREADVISE（Prevention of Alzheimer’s Disease by Vitamin E and Selenium Trial），是第一个调查抗氧化剂补充剂对无症状老年男性痴呆发生率的长期影响的研究，结果表明单独和联合补充硒及维生素 E 均无预防作用[115]。另一项对体外冲击波碎石术（extracorporeal shock wave lithotripsy，ESWL）诱导的肾损伤的保护作用的研究中，硒对维生素 A、C 和 E（硒 ACE，即抗氧化剂）也显示无效[116]。

参考文献

1. K Schwarz, CM Foltz 1958 *J Biol Chem* 233: 245
2. LN Vernie 1984 *Biochim Biophys Acta* 738: 203
3. DM Hunsaker et al 2005 *J Forensic Sci* 50: 942
4. HA Spiller, E Pfi efer 2007 *Forensic Sci Int* 171: 67
5. S Senthilkumaran et al 2012 *Int J Trichology* 4: 283
6. KA See et al 2006 *Med J Aust* 185: 388
7. ME Sutter et al 2008 *Ann Intern Med* 148: 970
8. KL Nuttall 2006 *Ann Clin Lab Sci* 36: 409
9. C Nichol et al 1998 *Clin Chem* 44: 1764
10. J Besen, SD Gan 2014 *J Invest Dermatol* 134: e18
11. M Noordzij et al 2009 *Nephron Clin Pract* 113: c218
12. B Contempre et al 1991 *Mol Cell Endocrinol* 81: c193
13. Y Yao et al 2011 *Nutrition* 27: 1095
14. GQ Yang et al 1984 *Adv Nutr Res* 6: 203
15. B Contempre et al 1992 *Clin Endocrinol* (*Oxf*) 36: 579
16. R Moreno-Reyes et al 2003 *Am J Clin Nutr* 78: 137
17. K Zou et al 2009 *Osteoarthritis Cartilage* 17: 144
18. X Chen et al 1980 *Biol Trace Elem Res* 2: 91
19. YY Cheng, PC Qian 1990 *Biomed Environ Sci* 3: 422
20. Q Li et al 2013 *Int J Cardiol* 168: 1121
21. LA Daniels et al 1998 *Pediatr Gastroenterol Nutr* 26: 263
22. M Persson-Moschos et al 1995 *Analyst* 120: 833
23. FA Stefanowicz et al 2013 *Clin Nutr* 32: 837
24. AP Kipp et al 2015 *J Trace Elem Med Biol* 32: 195
25. GF Combs, Jr. 2015 *Nutrients* 7: 2209
26. R Hurst et al 2013 *Crit Rev Food Sci Nutr* 53: 1077
27. W Huang et al 1995 *Br J Nutr* 73: 455
28. KE Hill et al 1996 *J Nutr* 126: 138
29. Y Xia et al 2010 *Am J Clin Nutr* 92: 525
30. Y Xia et al 2005 *Am J Clin Nutr* 81: 829
31. AJ Duffield et al 1999 *Am J Clin Nutr* 70: 896
32. R Hurst et al 2010 *Am J Clin Nutr* 91: 923
33. GF Combs, Jr. et al 2011 *Nutr J* 10: 75
34. J Hoeflich et al 2010 *Br J Nutr* 104: 1601
35. RW Tennant et al 1987 *Science* 236: 933
36. RJ Shamberger, DV Frost 1969 *Can Med Assoc J* 100: 682
37. RJ Shamberger, CE Willis 1971 *CRC Crit Rev Clin Lab Sci* 2: 211
38. GN Schrauzer et al 1977 *Bioinorg Chem* 7: 23
39. C Ip 1998 *J Nutr* 128: 1845
40. GF Combs, Jr. 2005 *J Nutr* 135: 343
41. DG Barceloux 1999 *J Toxicol Clin Toxicol* 37: 145
42. M Vinceti et al 2014 *Cochrane Database Syst Rev* 3: CD005195
43. SY Yu et al 1997 *Biol Trace Elem Res* 56: 117
44. LC Clark et al 1996 *JAMA* 276: 1957
45. ME Reid et al 2002 *Cancer Epidemiol Biomarkers Prev* 11: 1285
46. SM Lippman et al 2005 *J Natl Cancer Inst* 97: 94

47. SM Lippman et al 2009 *JAMA* 301: 39
48. AR Kristal et al 2014 *J Natl Cancer Inst* 106: djt456
49. DL Hatfield, VN Gladyshev 2009 *Mol Interv* 9: 18
50. GN Schrauzer 2009 *Crit Rev Biotechnol* 29: 81
51. PH Frankel et al 2014 *J Natl Cancer Inst* 106: dju005
52. PJ Goodman et al 2013 *Clin Trials* 10: 131
53. WG Christen et al 2015 *JAMA Ophthalmol* 133: 17
54. HA Meyer et al 2012 *PLoS One* 7: e46644
55. DJ Hughes et al 2015 *Int J Cancer* 136: 1149
56. M Epplein et al 2014 *Cancer Epidemiol Biomarkers Prev* 23: 1238
57. KH Lee, D Jeong 2012 *Mol Med Rep* 5: 299
58. R Muecke et al 2014 *Integr Cancer Ther* 13: 463
59. Z Jahangard-Rafsanjani et al 2013 *Bone Marrow Transplant* 48: 832
60. M Mix et al 2015 *World J Clin Oncol* 6: 156
61. MD Mix et al 2013 *Int J Radiat Oncol Biol Phys* 87: S466
62. ML Vieira et al 2015 *J Med Food* 18: 109
63. S Misra et al 2015 *Nutrients* 7: 3536
64. O Brodin et al 2015 *Nutrients* 7: 4978
65. X Forceville et al 1998 *Crit Care Med* 26: 1536
66. MM Berger, A Shenkin 2007 *Crit Care Med* 35: 306
67. MW Angstwurm et al 2007 *Crit Care Med* 35: 118
68. L Schomburg 2007 *Crit Care Med* 35: 995
69. Y Sakr et al 2014 *Crit Care* 18: R68
70. W Manzanares et al 2012 *Crit Care* 16: R66
71. L Schomburg 2014 *Crit Care* 18: 444
72. C Stoppe et al 2009 *Infection* 37: 27
73. C Stoppe et al 2013 *Nutrition* 29: 158
74. J Kohrle et al 2005 *Endocr Rev* 26: 944
75. L Schomburg 2012 *Nat Rev Endocrinol* 8: 160
76. AM Dumitrescu et al 2005 *Nat Genet* 37: 1247
77. C Wang, LM Crapo 1997 *Endocrinol Metab Clin North Am* 26: 189
78. H Derumeaux et al 2003 *Eur J Endocrinol* 148: 309
79. Q Wu et al 2015 *J Clin Endocrinol Metab* 100: 4037
80. R Gartner et al 2002 *J Clin Endocrinol Metab* 87: 1687
81. KA Toulis et al 2010 *Thyroid* 20: 1163
82. KH Winther et al 2014 *Trials* 15: 115
83. JH Lazarus 2012 *Best Pract Res Clin Endocrinol Metab* 26: 273
84. I Bulow Pedersen et al 2013 *Clin Endocrinol (Oxf)* 79: 584
85. JJ Khong et al 2014 *Clin Endocrinol* 80: 905
86. C Marcocci et al 2011 *N Engl J Med* 364: 1920
87. T Watt et al 2013 *Trials* 14: 119
88. R Negro et al 2007 *J Clin Endocrinol Metab* 92: 1263
89. N Mokhber et al 2011 *J Matern Fetal Neonatal Med* 24: 104
90. LQ Fang et al 2015 *Viruses* 7: 333
91. BE Hurwitz et al 2007 *Arch Intern Med* 167: 148
92. MK Baum et al 2013 *JAMA* 310: 2154
93. SZ Ghaemi et al 2013 *Biol Trace Elem Res* 152: 174
94. MP Rayman et al 2014 *Br J Nutr* 112: 99
95. F Tara et al 2010 *J Obstet Gynaecol* 30: 30
96. JB Vanderpas et al 1993 *Am J Clin Nutr* 57: 271S

97. R Gartner et al 2002 *J Clin Endocrinol Metab* 87: 1687
98. MW Angstwurm et al 2004 *Eur J Endocrinol* 151: 47
99. CD Thomson et al 2005 *Br J Nutr* 94: 962
100. L Schomburg et al 2009 *Thyroid* 19: 277
101. LR Santos et al 2014 *J Clin Endocrinol Metab* 99: E719
102. Goossens ME et al 2016 *Eur J Cancer* 69: 9
103. Patricia A. Thompson et al 2016 *JNCI J Natl Cancer Inst* 108: 12
104. Y Hu et al 2016 *British Journal of Nutrition* 116: 1901
105. HY Son et al 2017 *Hell J Nucl Med* 20: 62
106. A Farrokhian et al 2016 *Horm Metab Res* 48: 263
107. B Fereshteh et al 2016 *Biol Trace Elem Res* 172: 282
108. B Fereshteh et al 2016 *British Journal of Nutrition* 116: 1222
109. M Razavi et al 2016 *Horm Metab Res* 48: 185
110. F Fang et al 2016 *Int J Endoceinol Metab* 36: 246
111. D Esposito et al 2017 *J Endocrinol Invest* 40: 83
112. R Aggarwal et al 2016 *J Trop Pediatr* 62: 185
113. FF Yu et al 2016 *Biol Trace Elem Res* 170: 25
114. M Xu et al 2016 *Biol Trace ElemRes* 171: 283
115. JK Richard et al 2017 *JAMA Neurol* 74: 567
116. RE Ahmed 2017 *BJU Int* 119: 142

第 27 章

膳食硒状况与癌症预防

Gerald F. Combs Jr. and Lin Yan

毛德倩　刘小兵　杨文婕　译

摘　要　大量资料显示硒具有抗肿瘤发生作用。数以百计的采用各种不同肿瘤动物模型的研究和一些临床研究均显示，给予非缺硒个体补充硒能够明显降低其患癌风险。硒的防癌有效作用剂量远高于硒蛋白表达所需要的最大剂量，提示硒具有独立于硒蛋白的抗肿瘤作用机制。我们提出了一个硒抗癌症发生的模式，它通过氧化还原反应循环中硒代谢物潜在的代谢活性、蛋白巯基修饰，以及模拟代谢反应中的甲硫氨酸作用，连接基因表达、DNA 损伤/修复、细胞信号转导、细胞增殖、细胞凋亡、血管新生和转移。而这只有在超营养硒暴露的情况下，组织中产生少量游离态硒代谢物，生理学上才会出现上述的硒效应。但是，目前不清楚是否同样的作用机制会对促进肿瘤生长等产生不利影响。当前证据表明超营养硒摄入可能有益于硒缺乏和许多硒营养适宜的人体，但仍需要进一步加以研究，以厘清混杂的人体临床研究与那些在动物模型研究中取得的令人注目的研究结果。本文最后提出了 7 个问题，以期对相关研究提出指导性建议。

关键词　癌症，致癌作用，甲基硒醇，硒化物，亚硒酸盐，硒，硒甲硫氨酸，硒蛋白，肿瘤发生

27.1　硒介导抗肿瘤作用的证据

27.1.1　证据的出现

硒可能具有抗癌的作用是在 20 世纪 60 年代后期首次被提出的，这是基于对癌症

G. F. Combs Jr. (✉)
Jean Mayer USDA Human Nutrition Research Center on Aging, Tufts University, Boston, MA, USA
e-mail: gfc2@cornell.edu
L. Yan
Grand Forks Human Nutrition Research Center, USDA-ARS, Grand Forks, ND, USA

死亡率与美国饲料作物中硒含量负相关的实验观察结果得出的。随后，几乎在所有的动物与细胞模型（包括恶性细胞向机体远端器官转移）研究中，证实了硒具有降低/延迟肿瘤发生的保护性作用 [1，2]。这类研究显示，在动物模型中，当给予比最大限度表达含硒酶所需硒含量（0.2～0.3mg/kg）高至少 10 倍（≥1.5mg/kg）时，有机和无机硒化合物均能降低原发性和继发性肿瘤发生。这意味着超营养硒摄入是有益于适硒和硒缺乏的个体的。

27.1.2　临床试验结果

已开展了十几项随机临床试验以验证一个假说，即给予非缺硒个体补充硒能够降低其患癌风险（见综述[3～6]）。这些试验产生了不一致的研究结果，即采用亚硒酸盐片可保护原发性肝癌，通过给予多种含硒补充剂可保护食道癌、口腔癌前病变和前列腺癌[3，6]。一篇系统性综述总结认为，补充硒可以降低患癌风险的证据并不能令人信服[3]。然而，另外两篇系统性综述则表示，对低硒到适硒的研究个体补充硒预防癌症可能是有效果的[4，5]。近期一篇 *Cochrane Review* 报道[6]，在 55 项观察性研究中，发现补充硒能够降低胃癌、膀胱癌和前列腺癌的患癌风险；然而，在 4 项临床试验中，却未发现补充硒具有降低患癌风险的明确证据。

在人体中，硒是否存在抗肿瘤效力最令人困惑的是癌症营养预防试验（NPC）[7]和硒与维生素 E 癌症预防试验（SELECT）[8]，这两个大型人体干预性试验的结果显然是不一致的。前者（NPC）[7，9～11]在 1312 名高风险的美国老年人中，测试每天给予口服补硒（200μg/d 硒酵母）能够降低非黑色素瘤皮肤癌复发率的这一假设。结果显示，尽管补硒可能会延缓初发基底细胞癌（BCC）的诊断，但不能降低鳞状细胞或基底细胞患癌风险。而且，发现补充硒能够降低总的患癌风险、癌症致死率，以及前列腺癌和结肠-直肠癌的风险达 65%。硒似乎只能在肿瘤发生早期阶段产生保护作用，因为仅有当血浆前列腺特异抗原浓度 <4ng/mL 时，硒才能降低前列腺患癌风险。以三分位法划分，在最低水平的人群（血浆硒 <106ng/mL，风险降低 86%）中降低风险幅度最大，在中等水平人群效果次之（血浆硒 <107～123ng/mL，风险降低 61%），而在最高水平人群中没有效果（血浆硒 >123ng/mL，没有降低风险）。

后者（SELECT）验证硒和/或维生素 E 能够降低前列腺患癌风险的假说。这个试验采用析因设计，纳入了 35 553 名男性，随机分成 4 个处理组，硒服用量 200μg/d（L-硒代甲硫氨酸[SeMet]），维生素 E 服用量 400IU/d。在随后 7 年多的随访中发现，补充硒对前列腺患癌风险没有产生影响，这与 NPC 的结果正好相反[8]。实际上，这两个人群试验的结果并非不一致。这是因为在 SELECT 中试验对象有着较高的基线血浆硒浓度（136ng/mL），而这与在 NPC 中具有较高血浆硒浓度的试验补充硒对象前列腺患癌风险未发生降低的情形是一样的。其实，在 NPC 中前列腺患癌风险降低最大的是那些基线血浆硒浓度 <106ng/mL 的个体，而在 SELECT 中这些研究个体数量不足。因此，临床证据整体提示，补充硒可能会降低血浆硒浓度低或足够（<106ng/mL）的个体的患癌风险。

27.2 硒抗肿瘤作用机制

硒摄入过量能够抑制动物肿瘤的发生，这是非常明确的。在肿瘤模型中，硒发挥抗肿瘤作用的有效剂量（例如，≥1.5mg/kg 膳食）超过硒蛋白最大表达所需要的硒水平（0.1～0.3mg/kg 膳食）。此理解提示了一个与硒蛋白无关的硒抗肿瘤作用机制。

27.2.1 硒蛋白的作用

我们可以合理预期，含硒酶发挥抗肿瘤作用，是因为某些癌症病因与氧化应激有关。谷胱甘肽过氧化物酶（GPX）和硫氧还蛋白还原酶（TXNRD）被认为具有抗肿瘤的效果，它们经由清除损伤 DNA 的 H_2O_2 和脂质过氧化物，阻止活性氧（ROS）产生，以及调节对许多肿瘤生长起关键作用的氧化还原反应信号系统。相应地，硒可以通过 Ref-1 介导的 cys275，277 氧化还原反应修饰调节 p53 的活性，进而增强 DNA 损伤修复[13～16]。因为 p53 可以抑制血管内皮细胞生长因子[17]和诱导血管生成抑制血小板反应蛋白-1[18]，硒介导的 p53 活性提高在早期损伤中对阻断血管生成具有重要的作用。在小鼠肝脏中，发现 *Txnrd1* 基因敲除可以增强化学诱导的肝癌发生。

基于在肿瘤和正常组织的不同表达，硒蛋白也被认为参与抗肿瘤过程。结肠[20]和前列腺肿瘤[21]中 SELENOP 水平低于其邻近组织。肺癌患者 SELENOF 水平低于对照组健康人群[22]，而且发现 *SELENOF* mRNA 的表达量在男性膀胱癌患者白细胞中低于对照组，以及在高评级、分化差的肿瘤患者中高于低评级的患者[23]。肝癌和前列腺癌中 *SELENOF* mRNA 表达量也同样降低[24]。小鼠结肠癌细胞中 SELENOF 的低表达与涉及细胞增殖有关通路的低表达有关[25]。在许多人类乳腺癌中，甲硫氨酸硫氧化物还原酶 A 是被下调的[26]，这导致了肿瘤侵袭性提高，以及因磷酸酶和张力蛋白同源体肿瘤抑制蛋白水平下降所致的磷酸肌醇增殖通路的激活。

另外的证据指出，硒蛋白具有抗肿瘤作用。GPX2 被认为可以保护胃肠道上皮细胞免于氢过氧化物介导的 DNA 损伤[27]。在前列腺癌细胞中发现，敲除 GPX2 可以增加细胞内 ROS 产生量[28]。在小鼠中敲除 Gpx2 可导致自发性回肠结肠炎及结肠癌发生[29]，以及增加氧化偶氮甲烷诱导的癌前病变和结肠肿瘤[30]。GPX2 在肿瘤发生中发挥作用可能因不同阶段而异，因为其表达在红细胞衍生核因子 2 样蛋白 2（NFE2L2 或 Nrf2）敲除的小鼠[31]中下调，但被 Nrf2 催化剂上调[29]。在小鼠肝细胞中，*Txnrd1* 基因敲除能够增加 Gpx2 和 Nrf2 的表达[19]，而且 Nrf2 样转录因子的活化可以增加 TXNRD1 与 GPX2 的表达[32]。

27.2.2 其他硒相关蛋白的作用

硒结合蛋白 SBP1 与前列腺癌风险有关[33]。前列腺细胞核中 SBP1 的水平与患者前列腺肿瘤分级呈负相关，并且其表达与 p53 肿瘤抑制因子磷酸化提高相关。

27.2.3　硒代谢产物的作用

与硒蛋白或者硒结合蛋白相比，超营养硒的大多数抗肿瘤作用似乎更可能与硒代谢产物的作用有关联。事实上，硒的抗肿瘤作用的确在几种硒的中间代谢产物中被证明。这些包括：①硒代二谷胱甘肽，这是氧化型无机盐（亚硒酸盐，硒酸盐）的还原性代谢产物；②硒化氢，这是在包括硒甲硫氨酸在内的硒代氨基酸的分解代谢中间产物，以及其还原过程中产生的一种常见中间代谢产物，而硒代甲硫氨酸是一种甲硫氨酸类似物和食物中的主要硒形式；③硒化物的甲基化产物（甲基硒醇、二甲基硒化物、三甲基硒化物）。上述硒代谢物很可能发挥硒的抗肿瘤功能[34]。

27.2.3.1　硒代谢产物对于肿瘤细胞的作用

高硒暴露能够以不同的方式阻止细胞周期。亚硒酸盐能在 S 期抑制细胞，导致不依赖半胱天冬酶的细胞凋亡，而甲基化硒能够在 G_1 期抑制，导致半胱天冬酶介导的细胞凋亡[35]。甲基硒醇前体物质——硒-甲基硒代半胱氨酸，在 G_1 期或 S 期早期阻止细胞周期，促使依赖半胱天冬酶模式的细胞凋亡，而这涉及线粒体细胞色素 c 释放、多聚二磷酸腺苷核糖分裂与核小体 DNA 片段化[36]。在缺乏功能性 p53 的细胞株中，甲基化硒促细胞凋亡发生是依赖半胱天冬酶的[37]。相比之下，在依赖于 PTEN 的模式中，硒代甲硫氨酸在失活 Akt 前，要先短暂激活 Akt [38]。亚硒酸盐能够激活一个依赖 p53 的通路，而后增加 p53 磷酸化和 p21 水平，以及激活一支导致 Bax 累积的 p38 通路[38]。氧化型谷胱甘肽是巯基依赖的亚硒酸盐还原产物，能够抑制转录因子活化蛋白 1 与 DNA 的结合[40]，抑制细胞增殖[41]，促进细胞凋亡[42]。甲基化含硒化合物能在阻停于 G_1 期的内皮细胞内短暂上调 p21/CIP1 和 p27/KIP1[43]，从而提示细胞循环和硒介导的血管生成抑制之间存在联系。与正常乳腺内皮细胞相比，乳腺癌细胞和其他癌细胞对甲基化硒诱导的细胞凋亡更加敏感[44]，该反应过程涉及了 2 种抗细胞凋亡蛋白（Bcl-XL 和生存素）的下调表达[37]。

在动物模型中，亚硒酸盐和硒代甲硫氨酸能够抑制继发性肿瘤的生长，其机制包括甲基化硒改变了胶原基因表达[45]。硒代甲硫氨酸已被证明通过降低 ROS 和迟滞 Akt 依赖的基质金属酶分泌（MMP）[46]来减缓癌细胞的侵袭。CH_3SeH 前体化合物已被证实能够抑制 MMP-2 在血管内皮细胞中及 VEGF 在血浆[47]和癌细胞[36，43，48]中的表达，表明甲基化硒通过抑制新血管生成以抑制细胞增殖和活化的内皮细胞存活。硒治疗被发现能损伤肿瘤细胞内毛细血管形成和生长，这被认为与甲基化硒通过在毛细血管内皮细胞内诱导细胞周期停滞，从而在肿瘤中减少微脉管密度的作用有关[37]。实际上，就这一点而言，甲基化硒比亚硒酸盐更有效[49]。

通过改变雄激素和雌激素受体表达，硒能够扰乱性激素信号通路。甲硫氨酸合成酶作用于硒代甲硫氨酸而产生的甲基硒醇，以及甲基硒酸能够抑制雄激素受体表达，进而抑制前列腺特异抗原[50]。甲基硒酸也能抑制乳腺和子宫内膜癌细胞中的雌激素受体信号[51]，并通过明显下调芳香酶激活子的活力来抑制其表达[52]。

在动物模型和人体中，超营养硒摄入已被证明都能降低结肠癌发生。由于硒在小肠中没有被大量吸收，而且微生物群一直被认为对于结肠肿瘤的发生是有影响的，所以硒是否能影响直肠的微生物群是令人感兴趣的。多个研究显示，结肠癌患者与健康对照组相比较，二者的肠道微生物群的多样性存在差异[53]。我们发现，超营养硒摄入增加了微生物群在大鼠结肠和牛瘤胃中的发酵[54，55]，并少量增加丁酸的生成但消耗了乙酸。丁酸是结肠上皮细胞的基本能量来源，它通过降低异常隐匿病灶数量和大小[56]，降低细胞周期蛋白D1 和原癌基因表达[57]，以及降低受 NF-κB 激活的致炎因子的表达[58]，在预防结肠癌中发挥了作用。硒在几种产甲烷的古生菌和革兰氏阳性大肠杆菌中被认为是必要的[59]，这是基于它们自身具有的含硒酶（甲烷呋喃和甲酸脱氢酶）是催化甲烷生成的关键步骤。因此，可以合理地提出，给予直肠补充硒可能会影响需硒类细菌的数量，进而影响直肠微生物群的净产量，尤其是甲烷生成，其依赖于物种间转换获得恒量氢源。

27.2.3.2 硒抗肿瘤发生的潜在机制

氧化还原循环

氧化还原循环和共价蛋白巯基修饰似乎是相互竞争的通路。硒通过了这些通路产生的硒代谢物的处理似乎决定了它们各自的生物学效应。亚硒酸盐、二硒醚和硒化氢的氧化产物二氧化硒，每一个都能够被谷胱甘肽所还原，从而产生硒酸盐离子和氧化谷胱甘肽[60]。在分子氧存在的情况下，这些硒代谢物发生氧化还原循环以耗竭谷胱甘肽并产生活性氧物种[61]。因此，亚硒酸盐可能是通过活性氧物种引发的细胞损伤反应导致DNA 损伤和巯基修饰，以发挥其生物学效应[62]，且这似乎是亚硒酸盐可不依赖于半胱天冬酶而促使细胞凋亡的基础[63]。尽管硒醇同样可以进展氧化还原循环，硒醇前体与硒化氢前体的抗癌效应本质上是不同的，提示硒化氢是通过不同机制发挥功能活性的。

硒代甲硫氨酸无论是游离还是与肽结合形式的，都能够清除活性氧物种和通过谷胱甘肽进行非酶促反应再生。因而，硒代甲硫氨酸/硒氧代甲硫氨酸能够共同发挥细胞防御机制作用。众所周知，硒代甲硫氨酸比甲硫氨酸更容易被氧化[64]，并且氧化能够改变蛋白质活性[65]；因此，甲硫氨酸被硒代甲硫氨酸取代了的蛋白质很有可能对活性氧物种变得敏感。

蛋白巯基修饰

硒代谢物的存在可能会改变蛋白巯基的氧化还原反应状态，从而影响细胞信号转导机制[66]。硒化氢和硒醇的产物能够与蛋白巯基形成共价加合物。同样，某些被氧化的硒种类能够在细胞表面蛋白与巯基之间发生交联反应[67]。谷胱甘肽的混合硒硫化物能够经蛋白巯基修饰发生作用。例如，在前列腺癌细胞中，用硒代甲硫氨酸治疗能够影响氧化还原反应敏感蛋白表达[68]，且用硒醇前体治疗也显示出了可以降低 CDK2 激酶活性[69]及抑制血管内皮 MMP 和 VEGF 表达[70]、这些反应可能是经硒抑制核糖核酸酶[71]、NaK-ATPase[72]、蛋白激酶 C[73] 和其他未知酶的基础，从而引发如细胞周期阻滞、凋亡和血管生成开关的调节效应。

甲硫氨酸拟态

硒代甲硫氨酸与甲硫氨酸在一般的新陈代谢中进行竞争，这包括蛋白质合成、以与甲硫氨酸类似的速率装载 $tRNA^{Met}$；因而，硒按蛋白质甲硫氨酸含量被结合到其中 [74]。大多数情况下，甲硫氨酸转化为硒代甲硫氨酸并不能影响酶的动力学特征 [75]，且非特异性硒代甲硫氨酸结合被认为除了作为建立组织硒储备外，并不具有生理学意义。尽管这种方式储存了组织中很大比例的硒（例如，在给予硒代甲硫氨酸个体的血浆中占了 60% [76]），只有非常小部分（<1%）的甲硫氨酸残基其硫被硒取代，而这甚至在给予超营养硒代甲硫氨酸的个体中也是如此。

硒代甲硫氨酸也可以通过甲硫氨酸转硫作用以形成半胱氨酸的通路，被代谢为甲硫氨酸代谢类似物。作为甲硫氨酸腺苷转移酶的一种有效的底物，硒代甲硫氨酸可以被活化成腺苷硒代甲硫氨酸[77]，因而可作为甲基转移酶的一个甲基供体，参与 RNA、磷脂、肌酸、组胺和硫醇的甲基化作用，并且在基因沉寂、蛋白质损伤修复和致癌基因激活等方面发挥重要作用。实际上，作为甲硫氨酸腺苷转移酶的底物，硒代甲硫氨酸比甲硫氨酸更容易被催化[78]。此外，其产物硒腺苷硒代甲硫氨酸与另一个甲基转移酶底物硫腺苷甲硫氨酸相比，前者更容易被其催化[79]。

27.3　硒蛋白肿瘤发生行为的证据

因为硒蛋白等位基因变异和癌症风险对补充硒的反应相关，硒蛋白被认为参与了肿瘤发生（见第 29 章）。人类 *GPX1* 基因第 198 密码子单核苷酸多态性（SNP）导致脯氨酸转化为亮氨酸，这与肺癌[80]、乳腺癌[81]、头颈部癌症[82]、膀胱癌[83]和前列腺癌[22]风险增加有关。198-亮氨酸基因型可能对于硒的反应弱于 198-脯氨酸基因型[84]，提示具有此等位基因的个体的癌症易感性增加可能与其补充硒后硒蛋白表达降低相关。*SELENOP* 的一个 SNP（25 191）预测能够增加硒补充后血浆硒水平[80]，其中一半与 SELENOPO 有关。肺癌危险性与 *SELENOF* 的 SNP 相关[22]，其具有 1125AA 基因型的个体似乎最受益于高硒状态。高分级的前列腺癌的风险性与人类 *TXNRD1* 基因的 SNP 有关，且非转移性男性前列腺癌复发风险与 *TXNRD1*、*TXNRD1*、*GPX3* 和 *SELENOF* 等多种 SNP 有关[85]。

据报道有一些例子，至少部分的含硒酶功能与肿瘤细胞生长提高有关。众所周知，GPX2 是 Wnt 通路的一个靶点[86]，与细胞增殖有关，它的上调被认为可促进肿瘤细胞生长（见第 17 章）。在 MCF7 乳腺癌细胞中 GPX2 过表达会降低对 H_2O_2 诱导的细胞凋亡敏感性，这被假定是通过增强其抗氧化能力来实现的[87]。在结肠癌细胞中，通过靶向 shRNA 转染抑制 *Selenof* 的表达能够大大降低其癌细胞的转移及其被注入小鼠体内后肿瘤的发展[25]。Tsuji 等研究显示，Selenof 加快了癌症进程，可能是通过影响细胞周期调节和/或通过干扰素 γ 调节的炎症作用（见[88，89]和第 19 和 37 章）。多种类型的癌细胞被发现表达了高水平的 TXNRD1，并显示肿瘤发生可能被 TXNRD1 特异性抑制剂降低[90]。与注射表达了 TXNRD1 的肿瘤细胞的小鼠相比，注射了 *TXNDR1* 基因敲除的肺癌细胞的小鼠，原发性肿瘤进展速率和新陈代谢率更低（见[91]和第 19 和 37 章）。

27.4 超营养量硒摄入风险

Waters 等[92]提出，高水平但显然未达到毒性水平的硒营养状态可能与代谢风险有关，他们注意到，无论在低硒或者高硒水平的动物中，犬类前列腺 DNA 损伤均会增加。他们的研究数据显示出明显的 U 形剂量-反应关系，这意味着在非缺硒个体中硒至少有两种不同的代谢作用：一种与抗肿瘤发生相关，在低或适量硒状态时起作用；另一种与不良代谢影响相关，在适量或高硒状态时发挥作用。与这种模型相一致，不同随机试验的结果发现，给予非缺硒男性群体补充超营养硒，前列腺癌风险将提高[93]，给予非缺硒人群补硒，2 型糖尿病风险将提高[94]。

27.5 结　　语

含硒化合物和至少一些硒蛋白似乎在抑制和/或延缓肿瘤发生中发挥着作用。机制研究结果已经表明几种硒蛋白作为抗肿瘤的代谢作用因子，意味着膳食硒摄入不足限制硒蛋白表达，从而增加肿瘤发生。因为只有 2 个动物实验提供了相关证据，该假说的支持依据薄弱[95，96]。然而，非常清楚的是，硒摄入量远高于如果不是任何也是大多数含硒酶最大表达所需的量，可以降低和/或延迟肿瘤发生。这似乎由硒代谢产物通过三种作用机制发挥作用，包括：氧化还原循环产生的活性氧簇、硫基修饰致蛋白质损伤、硒代甲硫氨酸取代甲硫氨酸提高的氧化易感性。一些引发高度关注的资料显示 SELENOW 可能因超营养硒摄入而上调[97]。已经发现，SELENOW 在前列腺癌细胞中抑制表皮生长因子（EGF）受体泛素化和降解，从而抑制依赖 EGF 的细胞周期[98]。

几个研究报告提出，其他硒蛋白可能具有增加患癌风险的细胞功能。这些结果可能说明从恶性细胞排出的硒蛋白会对宿主有害吗？如果是这样，膳食硒缺限制相应的硒蛋白表达，预计会降低患癌风险，但这并没有在任何动物肿瘤模型中得到证实。

因此，集合证据表明，补充硒能够降低缺硒及可能非缺硒个体的患癌风险。人体研究资料表明，当血浆硒含量不大于 106ng/mL 时，补充硒可能是有益的；该硒水平的人群可能涵盖了许多美国人、大部分的欧洲人，以及许多其他国家的成年人。但是，该结论是建立在一个很有限证据的基础之上的，还需要通过更多的人体补充硒试验验证，才能考虑补充硒是否能作为降低患癌风险的策略。对于进一步考虑人体试验研究的开展，下列 7 个关键问题必须解决。

（1）动物肿瘤模型试验数据资料在考虑开展补硒以降低人体癌症风险的研究方面有多大适用性？这需要一种新陈代谢上合理的解释，从理论上说明，人体实验中适度补充硒（如 5 倍的需要量）可降低肿瘤发生风险；而在动物实验中，需要摄入更大量硒（如 15 倍需要量）才能降低肿瘤发生风险。

（2）硒代甲硫氨酸和亚硒酸盐抗肿瘤发生的等效程度是多少？需要强有力的新陈代谢原理，以理解亚硒酸盐和有机硒化合物（包括硒代甲硫氨酸）发挥抗肿瘤作用的含义。绝大多数硒化合物的抗肿瘤作用可能主要是基于氧化还原循环，而硒代甲硫氨酸可能会有一些其他作用，包括模拟甲硫氨酸和蛋白质修饰。硒代甲硫氨酸和其他含硒化合物的功效差异可能仅在试验时间相对比较短的动物研究中才有意义，但这发生在硒代甲硫氨酸掺入组织蛋白和从组织蛋白释放的稳态平衡建立之前。因此，鉴于大多数动物研究的局限性，可能限制了其结果对人类长期饮食模式和实践的信息价值。

（3）在超营养硒摄入情况下，哪些硒蛋白会被诱导？SELENOW 的表达似乎可以被高水平硒暴露上调，这需要进一步应用动物模型研究，确定它的表达是否受超营养水平硒上调、它在硒抗肿瘤作用中扮演什么角色，以及是否还有其他硒蛋白也可能受到高水平硒暴露的影响。

（4）硒及其代谢产物对肠道微生物菌群有什么作用？虽然硒化合物在小肠并非大量地被吸收且随胆汁排出，硒在直肠的代谢过程是一个未被足够研究的领域。需要研究确定微生物对来自超营养摄入的亚硒酸盐和/或硒代甲硫氨酸的硒的承受能力，以及这种程度的硒暴露是否能够影响肠道菌群的组成类型及肠细胞代谢物的产出。

（5）哪些生物标志物对硒状态和癌症风险的关系能提供最多信息？有充足的数据支持，当摄取的硒数量和成分已知时，血浆/组织中总硒和硒蛋白可用于评估人体硒营养学状况。然而，目前尚不清楚这些生物标志物与抗肿瘤作用有何关联。需要有如此关联的生物标志物，以提高流行病学调查结果的信息价值、确定可能会受益于硒补充的居民、评价补硒效果。

（6）超营养硒摄入有何风险？需要研究以了解高剂量（但没有明显毒性）的硒可能具有的代谢风险，如 DNA 损伤、癌症促进和 2 型糖尿病风险。需要这种认知以更好地定义含硒化合物的安全剂量窗口。

（7）硒缺乏是否会增加肿瘤的发生呢？这种预想是由流行病学研究提出的，但还没有采用动物肿瘤模型实验进行很好的研究。该类研究对为数众多硒状态介于低至缺乏的人们是有意义的。

参考文献

1. C Ip 1998 *J Nutr* 128: 1845
2. PD Whanger 2004 *Br J Nutr* 91: 11
3. G Dennert et al 2011 *Cochrane Database of Syst Rev* 5: CD005195
4. EH Lee et al 2011 *Nutr Cancer* 63: 1185
5. H Fritz et al 2011 *PLoS One* 6: e26259
6. M Vinceti et al 2014 *Cochrane Database Syst Rev* 3: CD005195
7. LC Clark et al 1996 *J Am Med Assoc* 276: 1957
8. SM Lippman et al 2009 *JAMA* 301: 39
9. AJ Duffield-Lillico et al 2002 *Cancer Epidemiol Biomarkers Prev* 11: 630
10. ME Reid et al 2002 *Cancer Epidemiol Biomarkers Prev* 11: 1285
11. AJ Duffield-Lillico et al 2003 *J Nat Cancer Inst* 95: 1477
12. ME Reid et al 2002 *Cancer Epidemiol Biomarkers Prev* 11: 1285
13. YR Seo et al 2002 *Proc Natl Acad Sci U S A* 99: 14548
14. YR Seo, C Sweeney 2002 *Oncogene* 21: 3663
15. G Merrill et al 1999 *Cancer Res* 59: 3175
16. PJ Moos et al 2003 *J Biol Chem* 278: 745
17. L Zhang et al 2002 *Cancer Res* 60: 3655

18. KM Dameron et al 1994 *Science* 265: 1582
19. BA Carlson et al 2012 *Carcinogenesis* 33: 1806
20. OH Al-Taie et al 2004 *Nutr Cancer* 48: 6
21. O Gonzalez-Moreno et al 2011 *Prostate* 71: 824
22. E Jablonska et al 2008 *Eur J Nutr* 47: 47
23. E Reszka et al 2009 *Clin Chem Lab Med* 47: 1125
24. E Kumaraswamy et al 2000 *J Biol Chem* 275: 35540
25. R Irons et al 2010 *Cancer Prev Res* 3: 630
26. A De Luca et al 2010 *Proc Natl Acad Sci U S A* 107: 18628
27. K Wingler et al 2000 *Gastroenterology* 119: 420
28. T Naiki et al 2014 *Carcinogenesis* 35: 1962
29. FF Chu et al 2004 *Cancer Res* 64: 962
30. S Krehl et al 2012 *Carcinogenesis* 33: 620
31. A. Singh et al 2006 *Am J Respir Cell Mol Biol* 35: 639
32. TW Kensler, N Wakabayashi 2010 *Carcinogenesis* 31: 90
33. E Ansong et al 2015 *PLoS One* 10: e0127295
34. MI Jackson, Combs GF Jr 2008 *Curr Opin Clin Nutr Metab Care* 11: 718
35. C Jiang et al 2002 *Mol Cancer Ther* 1: 1059
36. C Jiang et al 2001 *Cancer Res* 61: 3062
37. H Hu et al 2008 *Clin Cancer Res* 14: 1150
38. J Lee et al 2008 *Int J Mol Med* 21: 91
39. E Rudolf et al 2008 *Cell Biol Toxicol* 24: 123.
40. M Bjornstedt et al 1997 *Biomed Environ Sci* 10: 271
41. L Wu et al 1995 *Carcinogenesis* 16: 1579
42. J Lanfear et al 1994 *Carcinogenesis* 15: 1387
43. Z Wang et al 2008 *Int J Cancer* 122: 15
44. R Jariwalla et al 2009 *Br J Nutr* 101: 182
45. R Hurst et al 2008 *Cancer Lett* 269: 117
46. Y Kim et al 2008 *J Biol Chem* 283: 22513
47. L Yan, LC DeMars 2012 *Int J Cancer* 131: 1260
48. C Jiang et al 2000 *Mol Carcinog* 29: 236
49. G Li et al 2008 *Carcinogenesis* 29: 1005
50. Y Dong et al 2004 *Cancer Res* 64: 19
51. YM Shah et al 2005 *Mol Cancer Ther* 4: 1239.
52. R Gao et al 2012 *J Endocrinol* 212: 199
53. RE Ley 2010 *Current Opin Gastroenterol* 26: 5
54. J Kim, GF Combs Jr 1997 *Biol Trace Element Res* 56: 215
55. J Kim et al 1997 *Biol Trace Element Res* 56: 203
56. SJ Alrawi et al 2006 *Anticancer Res* 26: 107
57. S Maier et al 2009 *J Cell Physiol* 218: 638
58. H Luhrs et al 2002 *Scand J Gastroenterol* 37: 458
59. GV Kryukov, V Gladyshev 2004 *EMBO Rep* 5: 538
60. R Stewart et al 2000 *Free Radic Biol Med* 26: 42
61. A Tarze et al 2007 *J Biol Chem* 282: 8759
62. M Selenius et al 2008 *Biochem Pharmacol* 75: 2092
63. C Thirunavukkarasu et al 2008 *Mol Cell Biochem* 310: 129
64. JR Erickson et al 2008 *Cell* 133: 462
65. N Carruthers, P Stemmer 2008 *Biochemistry* 47: 3085
66. N Gupta, T Porter 2002 *J Biochem Mol Toxicol* 16: 18
67. M Bachrach et al 2004 *J Phys Chem A* 108: 4040

68. R Sinha et al 2008 *Nutr Cancer* 60: 267
69. R Sinha, D Medina 1997 *Carcinogenesis* 18: 1541
70. R Sinha et al 1999 *Cancer Lett* 146: 135
71. HE Ganther, C Corcoran 1969 *Biochem* 8: 2557
72. PL Bergad, WB Rathbun 1986 *Curr Eye Res* 5: 919
73. C Jiang et al 1999 *Mol Carcinogenesis* 26: 213
74. Y Ogra et al 2008 *Anal Bioanal Chem* 390: 45
75. J Boles et al 1991 *Biochemistry* 30: 11073
76. GF Combs Jr et al 2011 *Nutr J* 10: 75
77. N Gassner et al 1999 *J Mol Biol* 294: 17
78. SH Mudd, G Cantoni 1957 *Nature* 180: 1052
79. E Kajander et al 1991 *Biol Trace Element Res* 28: 57
80. C Meplan, J Hesketh 2014 *Cancer Treat Res* 159: 145
81. D Ratnasinghe et al 2000 *Cancer Res* 60: 6381
82. YJ Hu, AM Diamond 2003 *Cancer Res* 63: 3347
83. YJ Hu et al 2004 *Biol Trace Element Res* 101: 97
84. C Paz-y-Mino et al 2010 *Oncol Res* 18: 395
85. JP Gerstenberger et al 2015 *Prostate* 75: 60
86. AP Kipp et al 2012 *Biochim Biophys Acta* 1820: 1588
87. W Yan, X Chen 2006 *J Biol Chem* 281: 7856
88. PA Tsuji et al 2011 *Nutrients* 3: 805
89. PA Tsuji et al 2012 *PLoS One* 7: e50574
90. Y Liu et al 2012 *Curr Drug Targets* 13: 1432
91. M Yoo et al 2006 *J Biol Chem* 281: 13005
92. EC Chiang et al 2009 *Dose Response* 8: 285
93. SA Kenfield et al 2014 *J Nat Cancer Inst* 107: 360
94. S Stranges 2007 *Ann Int Med* 147: 217
95. C Ip, D Sinha 1981 Cancer Lett 11: 277
96. CW Barrett et al 2013 PLos One 8: e67845
97. WC Hawkes et al 2009 *Biol Trace Elem Res* 131: 229
98. Z Akron et al 2015 *Biochim Biophys Acta* 1853: 1087

第 28 章

硒与 HIV/AIDS

Adriana Campa, Sabrina Sales Martinez, and Marianna K. Baum

李春燕　张　峰　编译

摘　要　艾滋病毒感染者（people living with HIV，PLWH）补硒（selenium supplementation）已经被证实对 HIV 的进展、发病率和死亡率均有益处。HIV 大范围流行仍然是世界范围内的一个重大卫生问题。抗逆转录病毒治疗（antiretroviral therapy，ART）延长生命的效果使 HIV 患者的寿命不断增加。随后，营养干预成为辅助治疗的关键。营养干预措施可以帮助恢复免疫系统，防止营养缺乏，并限制氧化应激损伤，特别是接受长期 ART 治疗的老年人。硒营养状况可以通过调节免疫系统激活细胞因子信号及硒自身的抗氧化能力来影响 HIV 疾病进展。此外，本章还回顾了艾滋病与硒状况间的关系及补硒方面内容，如硒与阴道 HIV 脱落、线粒体损伤和 HIV 传播间的相关性。

关键词　抗氧化剂，HIV，免疫，营养，营养缺乏，氧化应激，硒，补硒

28.1　引　言

据美国疾病控制与预防中心（The Centers for Disease Control and Prevention，CDC）报道，2015 年美国约有 50 000 例 HIV 新发感染病例。目前，美国 13 岁以上 HIV/AIDS 患者大约有 120 万人[1]。在实施 ART 治疗和行为预防干预措施的国家，成人发病率已经降低。怀孕期间干预措施的成功引入，如普遍的孕产妇 HIV 检测、围产期和产后护理都显著地降低了世界范围内小儿 HIV/AIDS 的发病率[2]。

然而，HIV 流行仍然是全球的主要公共卫生问题，这一点在非洲撒哈拉以南资源有限的国家尤为明显。在该地区，HIV 流行与高比例的严重营养不良流行相叠加[3]。2013 年，世界卫生组织（World Health Organization，WHO）报告显示，中低收入国家有 210 万新感染病例，与上年度相比有所减少。到 2013 年年底，全世界估计有 3500 万人携带

A. Campa (✉) • S. S. Martinez • M. K. Baum
Department of Dietetics and Nutrition, Stempel College of Public Health and Social Work,
Florida International University, Miami, FL 33199, USA
e-mail: campaa@fi u.edu

HIV，其中 37%的人接受 ART 治疗。WHO 的 2015 年年底 1500 万患者接受治疗的目标已经被超越；截止到 2015 年年中，全球有 1580 万 PLWH 接受了 ART 治疗[4]。低营养状况本身可影响免疫功能[5，6]。营养不良 PLWH 的死亡率在上升，即使开始接受 ART 治疗也同样如此[7，8]。多项研究报告显示，营养不良在 PLWH 中普遍存在，并加速了 HIV 疾病进展，增加了死亡率[9～18]，而补充复合维生素和硒可延缓疾病的进展[19]。营养不良可延迟免疫系统恢复，加重 ART 治疗副作用，如炎症和氧化损伤，干扰 ART 治疗的效果[20～24]。

28.2　硒和免疫力

硒缺乏会导致代谢功能的变化，如抑制免疫反应和削弱机体对活性氧（reactive oxygen species，ROS）的防护[25，26]。在数个可能的作用机制中，硒是通过调节细胞因子的信号影响免疫反应[25]。在体外模型中，补硒是通过剂量依赖方式（a dose-dependent manner）增加高亲和性细胞因子受体（high-affinity cytokine receptors）的数量来增加白细胞介素-2（interleukin-2，IL-2）的产生[26]。在动物模型中，暴露于硒缺乏环境中的吞噬性中性粒细胞和巨噬细胞的抗原破坏能力有所削弱。硒的免疫刺激功能在动物补充研究[27]、老年人补充研究[28]、中国 HIV 感染儿童[109]，以及慢性尿毒症、银屑病和胃肠衰竭综合征患者[29～31]中均已有所报道。

在 PLWH 中，血浆硒水平与免疫因子有关。血浆硒水平与 CD4 细胞计数和 CD4/CD8 比率呈正相关，与 β_2 微球蛋白水平呈负相关。β_2 微球蛋白是细胞免疫系统激活和炎症的标志物，具有核苷类似物激活和毒性作用的胸苷激酶活性[32]。低硒水平也与肿瘤坏死因子 α（tumor necrosis factor α，TNF-α）的产生相关，TNF-α 是与厌食症、消瘦和卡波西肉瘤疾病相关的细胞因子[33]。研究表明，PLWH 的血浆硒水平与 TNF Ⅱ型受体的数量呈负相关[32]。其他相关研究报道，补硒是通过谷胱甘肽（glutathione，GSH）和硫氧还蛋白系统（thioredoxin systems）中硒蛋白的合成来达到降低病毒复制的效果[34]。许多体内外研究证实，充足的硒含量可以降低神经性疾病的发病，主要的机制是通过减少白细胞介素诱导型 HIV-1 的复制、神经细胞凋亡、血脑屏障损害，以及硒和细胞因子信号的潜在交互作用来减少神经性疾病的发生[32～35]。

28.3　HIV、ART 治疗、氧化应激和硒

氧化应激的增加是 HIV 感染的早期特征之一[36～39]。在 HIV 感染中，有几项与营养有关的代谢异常一直被记录在案。一种是慢性氧化应激，包括从谷胱甘肽池中急剧消耗的半胱氨酸，以及与疾病进展和死亡率相关的血清硒的逐渐减少[110]。现有的证据支持这些营养相关的代谢异常在抗氧化剂、硒、硫、色氨酸和烟酸之间相互关联的假设。由于较高抗氧化剂的需求，已有报告表明 PLWH 血清中维生素 E 和 C、类胡萝卜素、锌和硒等主要抗氧化营养素的水平降低[40～44]。HIV 感染可引起慢性免疫的活化，使得 ROS 的产生增加。在体外，ROS 是由底物氧化、有氧呼吸和免疫激活而不断产生的[45，46]。ROS 的产生对很多细胞过程有用，包括细胞生长、细胞凋亡、

免疫和微生物的防御[46～49]。然而，HIV 感染会导致过量氧化产物的产生，这可能会对组织和细胞造成损害。为了抑制这种过量的 ROS 循环，多种酶和非酶的抗氧化防御系统可以阻止氧自由基对机体的损害[50，51]。

硒是人体抗氧化系统的一个关键组成部分，它可用于生成谷胱甘肽过氧化物酶（glutathione peroxidases，GSH-Px）和其他硒蛋白[52]。为了提高酶抗氧化防御系统的有效性，现已研究了多种形式的补硒方法用于对癌症的预防和治疗[53，54]。早期对 HIV 进展不同阶段硒水平的研究调查报告显示，从 HIV 感染到发展为 AIDS，总 GSH 水平有所下降[55]。已有报告显示了 PLWH 中抗氧化防御酶的变化，包括超氧化物歧化酶（superoxide dismutase，SOD）、过氧化氢酶和 GSH-Px [37，38，42]。与 HIV 阴性的患者相比，PLWH 中 SOD 的活性增加，GSH 和总 GSH 减少，血浆中丙二醛（malondialdehyde，MDA）的水平升高，丙二醛是脂质过氧化和淋巴细胞 DNA 片段化的标志物。与 HIV 阴性对照者相比，PLWH 中的总抗氧化剂标志物也减少了[39]。

在一些调查中，通过补充抗氧化剂来减少氧化应激已经成为一种策略。体外研究表明，补硒可增加 HIV 潜伏期感染 T 淋巴细胞的总 GSH 活性[35]。给 PLWH 进行为期 1 年补硒（100μg/d）后，PLWH 的总 GSH 活性有所增加[54]。尽管补充抗氧化剂很重要，但 ART 治疗措施为硒在控制 HIV 感染中氧化应激方面的作用带来了新的挑战。一些 ART 治疗的类型与氧化应激和氧化损伤有关[56～59]。相比之下，一些人类相关的研究发现，ART 治疗的使用可以增强机体抗氧化和 DNA 损伤修复的能力，特别是在与含有抗逆转录病毒药物新家族组合使用时[60～62]。虽然不同类型的抗逆转录病毒药物对氧化应激的影响各不相同，但研究普遍发现蛋白酶抑制剂（protease inhibitors）可以增加 ROS 的产生，包括与内皮功能障碍和血脂异常有关的过氧化物，使得心血管疾病的患病风险增加[55，63]。核苷酸逆转录酶抑制剂对线粒体功能的发挥有负面影响，导致了氧化损伤的增加，包括脂质过氧化产物、蛋白质羰基和线粒体的损伤[56～59，64，65]。有研究表明，与 90 名非 HIV 感染的健康对照组相比，在尚未采用 ART 治疗或采用三种不同的 ART 治疗的任意一种治疗方法的 85 名 PLWH 中，检测脂质和蛋白质过氧化反应，发现无论是尚未采用 ART 治疗组和 ART 治疗组相比，还是 HIV 阳性组和健康组相比，氧化应激均是增加的[66]。

心血管疾病（cardiovascular disease，CVD）已经成为 PLWH 中非 HIV 相关死亡的主要原因[67]。暴露于 ART 治疗的主动脉内皮细胞（aortic endothelial cell）ROS 的产生增加，这种氧化应激已经日渐成为人们关注的一个问题[68]。接受 HIV 蛋白酶抑制剂治疗的脂肪代谢障碍、高脂血症和胰岛素抵抗患者[69]氧化损伤的长期风险可能会有所增加，氧化损伤与动脉粥样硬化和冠心病的进展相关[67，70]。由 HIV 疾病或者 ART 治疗产生的线粒体毒性可引起氧化应激的增加，从而加速 HIV 疾病的病理生理进展和 AIDS 的细胞损伤[71]。因此，一个重要的目标是预防或减弱接受 ART 治疗的这些影响，并改善 HIV 的疾病管理。

28.4 硒缺乏和 HIV 的观察性研究

在对很多接受 ART 治疗之前和正在进行 ART 治疗的患者的研究中，发现硒缺乏与

HIV 疾病的进展和死亡率有关[16，17，72～74]。在印度，对 40 名肺结核合并 HIV 感染患者、40 名非 HIV 感染的肺结核患者与 20 名健康对照组之间的血清硒水平进行研究，发现血清硒水平均偏低[111]。孕妇体内低水平的硒似乎预示了产后 HIV 传播的高风险，以及胎儿和儿童的死亡[78]。硒缺乏在非洲撒哈拉以南国家有很高的流行率，但在美国 PLWH 中硒缺乏的报道很少。在 HIV-1 感染的基线队列人群中，发现硒缺乏的流行率是 7%～33%，从 HIV 感染到进展为 AIDS 的过程中硒水平是进行性下降的[44，72]。另外，在猿猴感染免疫缺陷病毒的模型中，血浆和细胞中的硒水平也随着疾病进展而下降[75]。

一个针对长期吸毒 PLWH 的研究报道，在控制了 CD4 细胞计数和其他营养缺乏后，硒缺乏是病死率的一个独立预测因素[16]。在一项针对感染 HIV 的男男同性恋队列研究中发现，在控制了年龄、种族、CD4 细胞计数<200 个细胞/μL 这些因素的基线水平后，与正常血浆硒水平者相比，低血浆硒水平的 HIV 感染者死亡率的比值比（odds ratio，OR）为 7.2[44]。在对 CD4 细胞计数、病毒载量和抗逆转录病毒药物进行调整控制后，与正常硒水平参与者可以存活 57.4 个月相比，低硒参与者只能存活 31.4 个月。McDermid 等研究者们[76]发现，膳食中摄入足够量的硒可以降低 PLWH 的氧化应激。

硒缺乏与免疫缺陷的进展[77]及儿童感染 HIV 的死亡率[72]有关。与早前研究结果相一致，在一个为期两年的针对坦桑尼亚出生感染 HIV 的 610 个儿童的研究中发现，儿童的血浆硒水平与死亡率呈负相关[17]。此外，患抑郁症孕妇的血浆硒水平可用来预测胎儿死亡、儿童死亡及分娩时传播 HIV 的风险，但与分娩低出生体重儿无显著关联[17]。

Hileman[78]等验证了血浆硒水平与炎症标记物、免疫激活和亚临床血管疾病之间的关系，CVD 已经成为接受 ART 治疗中非 HIV 相关死亡的一个重要风险因素。在 147 个接受 ART 治疗的 PLWH 中，那些接受蛋白酶抑制剂的 PLWH 有更高的血浆硒浓度。在这些人群中没有发现硒缺乏，硒水平与亚临床血管疾病也没有关联。然而，他汀类药物的使用与血浆的高硒水平有关[78]。相比之下，在资源有限设置的抗逆转录病毒药物的前瞻性评估（prospective evaluation of antiretrovirals in resource limited setting，PEARLS）队列研究中，艾滋病临床试验小组（AIDS clinical trials group，ACTG）发现，270 名参与者中硒缺乏（53.2%）是最常见的营养缺乏[83]。从 1571 名参与者中随机抽取了参与者，这些参与者在 PEARLS 的基线研究中均没有接受 ART 治疗。他们代表了包括美国在内的 9 个国家。超过一半的人（57%）有不止一种的营养缺乏。在接受了 48 周的 ART 治疗后，硒缺乏率仍然很高（50%），说明只采用 ART 治疗可能无法纠正硒缺乏，而且可能需要补硒，特别是在那些普遍缺硒的地方，如非洲撒哈拉以南的国家。与此相反，在接受 ART 治疗的时间相似或者超过两年后，一些研究人员发现，硒缺乏的状况可以得到逆转[79～81]。从 PEARLS 队列相同的子群中发现，硒缺乏与临床愈后和病毒治疗无效没有关联[87]。然而，更高水平的血浆硒与 WHO 第 3、4 阶段或死亡的风险比增加相关（HR=3.5，95%CI：1.30～94.42），并不是在可检测水平下控制病毒载量。基于这一发现，调查人员建议在对处于足够硒水平或者血浆基线硒水平未知的 PLWH 补硒时应谨慎。

在一项针对肯尼亚妇女的观察性研究中，研究硒缺乏与阴道 HIV-RNA 脱落之间的关系，发现 HIV 感染细胞的生殖器黏膜脱落高于正常值 3 倍。然而，Kupka 等[82]在非洲 HIV 阳性的怀孕妇女中却发现了血浆高浓度的硒（≥114μg/L）与阴道 HIV-RNA 的脱落增加有关，这一结果在排除生殖器感染的妇女后更加得到了验证。

调整了居住在迈阿密的 PLWH 中 ART 治疗和 CD4 细胞计数后发现，硒缺乏与疱疹和念珠菌的感染风险有关[83]，且结核分枝杆菌感染的风险更高，尤其是肺结核杆菌和禽结核杆菌（RR=3，P=0.015）[84]。对尼日利亚 PLWH 研究发现，血清的低硒浓度也与瘙痒型丘疹、干燥皮病、绒毛发、蓝黑指甲色素沉着和口腔念珠菌病有关[85]。

硒水平与 HIV 相关发病率和死亡率之间的显著关联，可能不仅与硒在维持免疫功能方面的作用有关，而且与硒在调节病毒表达和慢性感染，以及治疗过程中的抗氧化损伤方面的防护作用有关[86～90]。

28.5 补硒与 HIV

HIV/AIDS 的早期，Kavanaugh-McHugh 等[91]描述的体征和症状类似于克山病的体征和症状，而克山病与硒缺乏相关[92]。这些缺乏症状在补硒后得到改善（4μg/kg）[91]。许多研究报告表明，每天补硒后，PLWH 的健康状况有所改善[43，93，94]，无不良反应[43，93]。在一项观察性研究中，关于硒缺乏与死亡率之间关系的早期发现强调了在 PLWH 中维持足够硒状态的重要性[16]。

在 PLWH 中补硒的一些临床试验报道，补硒在减缓 HIV 进展方面有很大益处。在为期 12 个月的研究中，有两个早期报告显示[54，95]，与每日补充两次 30mg 的胡萝卜素和空白对照组相比，在 PLWH 中每日补充 100μg 的硒更有益处。在为期 12 个月的补充结束时，对照组的内皮细胞损伤较多，而随着时间的变化，接受硒和胡萝卜素的抗氧化营养素组的内皮细胞没有发生改变[95]。与其他两组相比，在 3～6 个月内接受过补硒的组，GSH-Px 活性显著增加[54]。

在一项包含接受/没有接受 ART 治疗的 PLWH 队列研究中，186 名成年人被随机双盲分成两组，分别为接受 200μg 硒代甲硫氨酸（selenomethionine）组和安慰剂的安慰剂-对照组。在 24 个月的随访期内，补硒患者住院的可能性降低了 60%[96]。此外，随着时间的推移，在 9 个月内补充了 200μg 硒的患者，显著地抑制了 HIV 病毒载量，增加了 CD4 细胞计数[97]。血浆硒浓度的增加预示着病毒载量的下降，且硒水平可以通过影响 CD4 细胞计数对病毒载量产生影响。

在一项大规模补硒的随机试验中（硒代甲硫氨酸 200μg），坦桑尼亚 915 名 HIV 感染的孕妇从怀孕第 12 周到第 27 周开始补充硒直到分娩后 6 个月。Kupka 等[98，99]报道，补硒降低了 40%的腹泻率，没有显著增加孕妇的贫血风险，降低了分娩 6 周后的儿童死亡率风险。

在一个多中心的随机双盲临床试验中，研究了补硒与安慰剂对 CD4 细胞计数的影响。为期 24 个月的补硒显著地减少了未接受 ART 治疗患者的 CD4 细胞计数，证实了一项大的补硒与复合维生素试验的早期结果[19]。在随机临床试验中，卢旺达的 300 名参与者随机分为两组，一组接受日剂量为 200μg 的补硒，一组接受相同剂量的安慰剂，结果证明：24 个月的补硒可以显著减少未接受 ART 治疗 HIV 患者的 $CD4^+$细胞计数[112]。

28.6 HIV 阳性患者补硒临床试验（包括含硒的试验配方）

不同剂量的硒已经在多个随机双盲临床试验 PLWH 中运用。硒[54，95～99]或硒与其他抗氧化剂、维生素和矿物质相结合的试验中均获得了有益结果[100～104]。在这些试验中，硒是与其他抗氧化剂和微量元素结合配方中的一部分，因此将硒与其他成分的益处分离开来是不可能的。然而，这种相互作用可能是可取的，因为微量元素的协同作用可能会放大这些益处。

在 HIV 流行早期，Kelly 等[100]将 106 名 PLWH 随机分为阿苯达唑（Albendazole）和安慰剂组或者阿苯达唑和含维生素 A、C、E，以及锌和硒的微量元素配方组。参与者均未接受 ART 治疗且有腹泻性消瘦。在补充添加了含微量元素的阿苯达唑 2 周后并没有改善结果，而 2 周可能是观察显著变化的最短时间。

在尼日利亚最近的一项试点研究中，32 名 HIV 阳性且 ART 治疗阴性患者补充了 200μg 的硒和维生素 A、C、D，以及复合维生素 B。23 名患者被随机分到每天服 4～6 次的含有 300mg 阿司匹林（Aspirin）的复合维生素/矿物质配方组，第二组是由 9 名患者组成的无阿司匹林的复合维生素/矿物质配方组。经过 6 个月的补充治疗，与仅用微量元素配方组相比，在手臂上接受含阿司匹林微量元素配方组的治疗后平均体重明显高，而且每微升中的 CD4 细胞计数平均增加了 36.2 个，显示出改善趋势[105]。

在美国，接受稳定 ART 治疗的 40 名 HIV 阳性患者（可以控制病毒载量），在连续 12 周服用有抗氧化剂、矿物质和含 200μg 硒的维生素组合配方后，结果显示 CD4 细胞计数有显著的提高。每日补充含有 400μg 硒的复合配方，可以改善晚期 HIV 患者的生存质量[102]。

HIV 和结核病（tuberculosis）联合感染是资源有限国家的主要死亡原因之一[106，107]。PLWH 罹患临床结核病的风险很高，而 HIV 则助长了撒哈拉以南非洲的结核病流行。结核病患者经常营养不良，维生素 A、B、C、E 和硒均有缺乏[113]。在坦桑尼亚的一项随机对照临床试验中，Villamor 等[103]将 887 名结核病患者随机分配到含硒微量元素组或安慰剂组，其中 471 人 HIV 阳性。结果显示，微量元素组的 CD3 和 CD4 细胞计数增加，HIV 阴性患者肺外结核和生殖器溃疡（genital ulcers）的发病率降低，在不考虑 HIV 感染状态下，减少了 57%的周围神经病变（peripheral neuropathy）发生[103]。此外，队列研究中的参与者，包括仅感染结核病的患者及合并感染 HIV 和结核病的患者，每天服用含 200μg 硒的复合维生素/矿物质补充剂。该试验报告显示，在服用了补充剂的 HIV 和结核病合并感染患者中，死亡率显著下降[103]。

在肯尼亚的随机临床试验中，McClelland 等[108]补充含 200μg 硒的复合维生素或安慰剂 6 周，并报道了疾病进展，与安慰剂组相比，补硒组 CD4（阳性细胞 23 个/μL，P=0.03）和 CD8 细胞计数（阳性细胞 74 个/μL，P=0.005）有改善，但对病毒载量没有影响。也有研究发现，在 HIV-1 阳性的女性中，血清硒与血清白蛋白相关，但与 CD4 计数或血浆病毒载量无关；低血清硒、低 CD4 计数和更高的血浆病毒载量之间的关系可能与低血清白蛋白的频繁发生和 HIV-1 感染更严重的个体之间的急性时相反应有关[114]。在泰国无严重 HIV 症状的儿童中，高效抗逆转录病毒疗法（highly active antiretroviral therapy，

HAART）开始之前，高水平硒与较低基线的血浆 HIV RNA 相关，但与疾病进展和治疗结果无关[115]。除了这些有益的结果之外，研究者还发现，与安慰剂组相比，补硒会增加阴道 HIV 脱落（OR=2.5，95%CI：1.4～4.4，P=0.001，调整阴道 HIV-1 RNA 的 $\log_{10}$ 基线和体质指数）。然而，这项研究并没有确定参与者的硒状态。因此，一定范围的补硒水平可能提高免疫力，同时，高水平的补硒增加 HIV 感染细胞的 HIV 脱落。还有一种可能性是，对硒缺乏的人进行补充治疗是有益的，但对本身硒充足的参与者可能不会有益处。需要进一步的研究来澄清哪些患者会受益，以及其无害范围。在一项大的 878 个未接受 ART 治疗的 PLWH 补充试验中，Baum 等[19]采用析因设计将参与者随机分为四组，分别是仅复合维生素组（维生素 B、C、E）、单纯硒组、硒加复合维生素组和安慰剂组，四组均是在 24 个月内每日补充。研究结果表明，硒加复合维生素组是安全的，特别是在硒缺乏率达到 97%的人群中，并且硒显著降低了免疫力下降和发病风险。参与者中，补充硒加复合维生素组比 CD4 细胞计数≤250 细胞/μL 的安慰剂组风险低（校正风险比为 0.46；95%CI：0.25～0.85；P=0.01）。此外，研究者还发现，在 HIV 疾病早期开始补充微量元素更为有效。

28.7 结　　语

在涉硒和单纯补硒或者补充含硒微量元素配方 PLWH 的随机临床试验中，证明补硒对疾病进展、发病率和死亡率有益。硒在其他结果中的不利作用，如 HIV 脱落、临床失败和 HIV 传播等，需要进一步调查研究，以优化补硒的水平和模式，为 PLWH 提供有益的治疗，也能减少不利后果。

参考文献

1. CDC 2015 http://www.cdc.gov/hiv/statistics/overview/index.html
2. WD Johnson et al 2008 *Cochrane Database Syst Rev* (3): CD001230
3. WHO Page on Nutrition Databases http://www.who.int/nutrition/databases/en/
4. WHO Media Center http://www.who.int/mediacentre/news/releases/2015/world-healthstatistics-2015/en/
5. American Dietetic Association 2003 *J Am Diet Assoc* 103: 1046
6. S Hughes, P Kelly 2006 *Parasite Immunol* 18: 577
7. A Mangili et al 2006 *Clin Infect Dis* 42: 836
8. NI Paton et al 2006 *HIV Med* 7: 323
9. MK Baum et al 1995 *AIDS* 9: 1051
10. MK Baum 1996 *Nutrition* 12: 124
11. MK Baum, G Shor-Posner 1998 *Nutrition Reviews* 56: S135
12. AM Tang et al 1996 *Am J Epidemiol* 143: 1244
13. RD Semba et al 1993 *Arch Intern Med* 153: 2149
14. AM Tang et al 1997 *AIDS* 11: 613
15. H Lai et al 2001 *J Acquir Immune Defic Syndr* 27: 56
16. MK Baum et al 1997 *J Acquir Immune Defic Syndr Hum Retrovirol* 15: 370
17. R Kupka et al 2005 *Eur J Clin Nutr* 59: 1250
18. R Kupka et al 2004 *J Nutr* 134: 2556
19. MK Baum et al 2013 *JAMA* 310: 2154
20. G Famularo et al 1997 *AIDS* 11: 185

21. P Aukrust, F Muller 1999 *Nutrition* 15: 165
22. S Moretti et al 2002 *Antioxid Redox Signal* 4: 391
23. MK Baum et al 1991 *J Acquir Immune Defic Syndr* 4: 1218
24. O Lopez et al 2003 *Biomed Pharmacother* 57: 113
25. JE Spallholz 1981 *Advances in Experimental Medicine & Biology* 135: 43
26. M Roy et al 1993 *Proc Soc Exp Biol Med* 202: 295
27. JE Spallholz et al 1990 *Ann NY Acad Sci* 587: 123
28. A Peretz et al 1991 *Am J Clin Nutr* 53: 1323
29. M Bonomini et al 1995 *Nephrol Dial Transplant* 10: 1654
30. RJ Harvima et al 1993 *Acta Derm Venereol* 73: 88
31. A Peretz et al 1991 *Nutrition* 7: 215
32. MP Look et al 1997 *Biol Trace Elem Res* 56: 31
33. PA Haslett 1998 *Semin Oncol* 25: 53
34. M Moutet et al 1998 *Free Radic Biol Med* 25: 270
35. C Sappey et al 1994 *AIDS Res Human Retrovir* 10: 1451
36. M Repetto et al 1996 *Clinica Chimica Acta* 255: 107
37. PS Ogunro et al 2005 *Afr J Med Med Sci* 4: 221
38. S Yano et al 1996 *Mol Cell Biochem* 165: 77
39. L Gil et al 2003 *Pharmacological Res* 47: 217
40. DJM Malvy et al 1994 *Clin Chim Acta* 224: 89
41. JP Allard et al 1998 *Am J Clin Nutr* 67: 143
42. JH Skurnick et al 1996 *J Acquir Immune Defic Syndr* 12: 75
43. A Cirelli et al 1991 *Clin Biochem* 24: 211
44. MK Baum 2000 *J Acquir Immune Defic Syndr* 25: S49
45. L Bronsart et al 2016 *Mol Imaging Biol* doi: 10.1007/s11307-016-0934-0
46. I Martinez-Reyes et al 2016 *Mol Cell* 21: 199-209
47. J Ghosh, CE Meyers 1998 *Proc Natl Acad Sci* 95: 13182
48. YS Bae et al 1997 *J Biochem* 272: 217
49. C Nathan, MU Shiloh 2000 *Proc Natl Acad Sci* 97: 8841
50. MD Bagatini et al 2011 *Heart Vessels* 26: 55
51. M Kasapoglu, T Ozben 2001 *Exp Gerontol* 36: 209
52. WE Stehbens 2004 *Exp & Mol Pathology* 77: 121
53. JY Li et al 1993 *J Natl Cancer Inst* 85: 1492
54. MC Delmas-Beauvieux et al 1996 *Am J Clin Nutr* 64: 101
55. R Buhl et al 1989 *Lancet* 2: 1294
56. BE Hurwitz et al 2004 *Cardiovasc Toxicol* 4: 303
57. X Wang et al 2007 *JAIDS* 44: 493
58. T Hulgan et al 2003 *CID* 37: 1711
59. WO Opii et al 2007 *Exp Neurol* 204: 29
60. P Aukrust et al 2005 *Blood* 105: 4730
61. AM Tang, E Smit 2000 *J Acquir Immune Defic Syndr* 25: S12
62. M De Martino et al 2001 *Clin Immun* 100: 82
63. M Masia et al 2007 *Clin Ther* 29: 1448
64. X Wang et al 2007 *JAIDS* 44: 493
65. T Hulgan et al 2003 *CID* 37: 1711
66. JL Ngondi et al 2006 *AIDS Res and Ther* 3: 19
67. RC Kaplan et al 2016 *Curr HIV/AIDS Rep* 13: 44
68. D Mondal et al 2004 *Cardiovasc Toxicol* 4: 287
69. A Carr et al 1998 *AIDS* 12: F51
70. B Halliwell 1995 *Am J Clin Nutr* 61: 670S

71. L Gil et al 2005 *Redox Rep* 10: 113
72. A Campa et al 1999 *J Acquir Immune Defic Syndr Hum Retrovirol* 20: 508
73. J Constans et al 1995 *J Acquir Immun Defic Syndr* 3: 392
74. CA Stone et al 2010 *Nutr Rev* 68: 671
75. XM Xu et al 2002 *J Acquir Immune Defic Syndr* 31: 453
76. JM McDermid et al 2002 *J Acquir Immune Defic Syndr* 29: 158
77. R Bologna et al 1994 *J Nutr Immun* 2: 41
78. CO Hileman et al 2015 *J Nutr* 145: 2293
79. EG de Menezes Barbosa et al 2015 *Clin Nutr* 34: 248
80. AO Akinboro et al 2013 *Pan Afr Med J* 15: 97
81. EC Okwara et al 2013 *Niger J Physiol Sci* 28: 105
82. R Kupka et al 2007 *Eur J Clin Nutr* 61: 542
83. MJ Miguez-Burbano et al 2000 *STI and The Millenium, a Joint Meeting of the ASTDA and the MSSVD*, Baltimore, MD USA
84. G Shor-Posner et al 2002 *J Acquir Immune Defic Syndr Hum Retrovirol* 29: 169
85. AO Akinboro et al 2013 *HIV AIDS (Auckl)* 5: 215
86. EW Taylor et al 1995 *Antiviral Res* 26: A271
87. EW Taylor et al 1996 in *Computational Medicine, Public Health, and Biotechnology*, M Witten Ed (World Scientific, Singapore) p. 285
88. EW Taylor, CS Ramanathan 1996 *J Orthomol Med* 10: 131
89. EW Taylor et al 1997 *Biol Trace Elem Res* 56: 63
90. BM Dworkin et al 1988 *Bio Trace Elem Res* 20: 86
91. AL Kavanaugh-McHugh 1991 *JPEN J Parenter Eneral Nutr* 15: 347
92. G Alfthan et al 2000 *Biol Trace Elem Res* 73: 113
93. L Olmsted et al 1989 *Biol Trace Elem Res* 20: 59
94. GN Schrauzer, J Sacher 1994 *Chemico-Biol Interac* 91: 199
95. J Constans et al 1998 *Thromb Haemost* 80: 1015
96. X Burbano et al 2002 *HIV Clin Trials* 3: 483
97. BE Hurwitz et al 2007 *Arch Intern Med* 167: 148
98. R Kupka et al 2009 *Clin Infect Dis* 48: 1475
99. R Kupka et al 2008 *Am J Clin Nutr* 87: 1802
100. P Kelly et al 1999 *AIDS* 13: 495
101. JD Kaiser et al 2006 *J Acquir Immune Defic Syndr* 42: 523
102. S Jiamton et al 2003 *AIDS* 17: 2461
103. E Villamor et al 2008 *J Infect Dis* 197: 1499
104. N Range et al 2006 *Br J Nutr* 95: 762
105. MA Durosinmi et al 2008 *Niger Postgrad Med J* 15: 215
106. YD Mukadi et al 2001 *AIDS* 15: 143
107. SS Abdool Karim et al 2010 *N Engl J Med* 362: 697
108. RS McClelland et al 2004 *J Acquir Immune Defic Syndr* 37: 1657
109. Z Maggie et al 2012 *Journal of Central South University Medical Sciences* 37: 305
110. EW Taylor 2010 *Toxicology* 278: 124
111. K Ramakrishnan et al 2012 *Clinical Laboratory* 58: 165
112. J Kamwesiga et al 2015 *AIDS* 29: 1045
113. RD Semba et al 2010 *Food and Nutrition Bulletin* 31 (4): S345
114. PK Drain et al 2006 *BMC Infectious Diseases* 6: 85
115. T Bunupuradah et al 2012 *European Journal of Clinical Nutrition* 66: 900

第 29 章

硒蛋白的基因变异表明其为癌症病因相关编码蛋白

Rama Saad and Alan M. Diamond

周继昌 莫俊銮 龚春梅 译

摘 要 人类流行病学研究考察了含硒蛋白基因的遗传变异与不同类型癌症的发生风险和/或结局的相关性。其中包括已知涉及抗氧化和硒转运功能在内的一些含硒蛋白，其相应基因中特异多态性与癌症的相关性不仅显著，而且也与内外效应调节器之间存在相互作用。这些研究不仅为特定硒蛋白在癌症预防中的贡献提供了有利证据，而且有助于深入了解其所涉及的机制。

关键词 抗氧化，癌症，遗传变异，过氧化物酶，多态性，硒蛋白

29.1 引 言

硒（Se）对生物过程和人类健康的影响已经研究了数十年。这些研究的最大焦点可能是硒在癌症（cancer）风险和结局中发挥的作用。相关研究最早出现于 1983 年发表的流行病学数据，该研究发现特定地区土壤中硒的含量与该地区总体癌症的发病率呈反比关系[1]。随后的几年，更多的研究更加具休地关注了膳食硒的摄入量或个体代表性组织中的硒水平。尽管研究结果并不总是一致，但现在仍有大量报道支持硒与癌症发病率和死亡率降低相关这一观点。

虽然较高硒摄入可能有益的机制尚有争议，但硒摄入量对含硒蛋白水平和活性的作用是导致这种有益性最可能的因素。人类基因组共表达了 25 种硒蛋白，其中硒是以硒代半胱氨酸（Sec）形式存在的[2]。这些蛋白质的 Sec 由一个或多个可读框内的 UGA 密码子编码，后者指导 Sec 掺入肽链的协调翻译过程。而之所以编码这种 UGA，是由于在其相应的 mRNA 3′端非翻译区（3′-UTR）中存在一种叫做硒代半胱氨酸插入序列（SECIS）的调节序列[3]。还有少数特征不明显的含硒蛋白以共价结合基团而非 Sec 的形式含有硒[4]。这些蛋白质对硒可利用水平的响应性使它们成为硒在化疗保护作用中的合理候选者。除此之外，Sec 在许多这类蛋白质活性位点中的存在使它们特别适合在氧化还原反应中发挥作用，并用作细胞抗氧化剂。

R. Saad • A. M. Diamond (✉)
Department of Pathology, University of Illinois at Chicago, Chicago, IL 60612, USA
e-mail: adiamond@uic.edu

由于能够参与活性氧（ROS）解毒，许多硒蛋白被认为是单独或联合作为硒化疗保护作用调节剂的候选者。这一观点也许部分正确，但抗氧化剂在降低癌症发病风险中的作用看起来似乎远比原先设想的要复杂得多，例如，抗氧化剂作为减少癌症风险或减轻疾病进展的补充剂通常会失败的例证[5]。由于硒蛋白在肿瘤组织和相应健康组织中的水平具有显著差异，这提示硒蛋白也与癌症病因有关。然而，这些观察无法区分这些差异是疾病进展的贡献者，还是伴随肿瘤发展而调节改变的结果。

在天然存在的等位基因中，遗传变异可能会影响许多表型，以及对诸如癌症等疾病的易感性。硒蛋白基因中的多态性和其他序列变异已经被用来寻找这些差异与癌症风险和/或结局之间的关联，因而提示这些基因是致癌过程的效应物。最近几篇内容翔实的综述已经列出了这些基因变异，并描述了与之相关的癌症[6，7]。表 29.1 列举了其中研究最多的基因多态性与癌症发生风险和结局相关的硒蛋白基因。本章讨论这些变异直接参与疾病的过程及其外显性的修饰因素，例如，这些变异与其他基因产物或饮食等外在因素的相互作用，而重点将是这些变异的功能性后果。

表 29.1　与癌症相关的硒蛋白多态性

基因	染色体定位	参考多态性编号	核苷酸种类/位置	氨基酸种类
GPX1	3p21.3	*rs1050450*	C/T，198 位密码子	*Pro/Leu*
SELENOP	5p12	*rs3877899*	G/A，234 位密码子	*Ala/Thr*
		rs7579	A/G，3′-UTR	
SELENOF	1p31	*rs5845*	A/G，3′-UTR，811 位	—
		rs5859	C/T，3′-UTR，1125 位	
GPX4	19p13.3	*rs713041*	C/T，3′-UTR，718 位	
		rs3746162	A/G，3′-UTR	—
		rs2074452	C/T，3′-UTR	
		rs3746165	C/T，上游 2 kb	
TXNRD1	12q23.3	rs4964778	C/G，内含子	
		rs4523760	T/C，内含子	—
		rs17202060	C/T，内含子	
TXNRD2	22q11.21	rs2073750	G/A，内含子	
		rs3788314	G/A，内含子	—
		rs756661	T/C，内含子	
SELENOS	15q26.3	rs34713741	G/A，上游 2 kb	—

29.2　对遗传多态性类型的考虑

从广义上讲，硒蛋白等位基因差异能被定量检测，从而通过一系列的机制最终影响蛋白质的水平，然后影响癌症作用。这种差异包括硒蛋白转录或翻译起始位点或其他调节结构域的多态性，也包括能影响硒蛋白或其 mRNA 稳定性的变异体。此外，硒蛋白 mRNA 的一个特殊的相关区域是 SECIS 元件，它决定了可读框内 UGA 密码子是被识别为 Sec 或终止密码子，以及识别的速度[8]，因此 SECIS 元件对硒蛋白水平产生了深远影响。典型的质变性变异是改变已知单个氨基酸，从而改变编码蛋白质一级序列的单核苷酸多态性（single nucleotide polymorphism，SNP）。这类变异产生的后果包括直接酶学变化、改变底物和配体的相互作用，以及该蛋白质在细胞组分中分布的变化。

29.3　谷胱甘肽过氧化物酶 1（GPX1）

GPX1 是谷胱甘肽过氧化物酶蛋白质家族的成员之一，它通过降低谷胱甘肽还原当量而将过氧化氢和脂质过氧化物还原成水。在这个家族的成员中，GPX1 是首个被发现并被深入认识的蛋白质（综合评论：[9]和第 17 章）。由于 GPX1 作为抗氧化剂具有广泛的功能，同时普遍认为 DNA 的氧化损伤可以诱发突变并致癌，因此 GPX1 通常被认为是与癌症相关的主要蛋白质之一。经常有研究报道，与相应正常组织相比，肿瘤组织中 GPX1 水平有所差异。然而，很难区分不同 GPX1 水平是肿瘤发生的贡献因素还是肿瘤发生的后果。但从另一个角度看来，与癌症发生率相关的 *GPX1* 基因序列中的种系变异表明 GPX1 水平的改变是肿瘤发生的原因，除非该多态性与一种重要的相邻变异存在遗传连锁。

GPX1 序列的一个 SNP 在 1999 年被首次描述，当即引起广泛的关注，该 SNP 导致第 198 位（有时被称为 199 位）密码子被编码为亮氨酸（leu）或脯氨酸（pro）[10]。许多研究发现该氨基酸位点的多态性与癌症风险相关。大多数研究一致表明，表达 leu 的等位基因是癌症相关的“危险”多态性，但也有其他研究认为表达 pro 的等位基因才与癌症风险相关，然而也有报道认为二者没有任何关联[6，7，11]。已经发现的与 GPX1 基因型有关的一系列癌症中包含了一些最常见的类型，如结肠癌、前列腺癌和乳腺癌[6]。*GPX1* 的另一个常见变异是丙氨酸重复密码子数量的可变性，可导致编码蛋白质氨基末端产生 5、6 或 7 个丙氨酸[12]。尽管有研究报道了该重复序列数量与乳腺癌[13]、前列腺癌[14]和头颈部癌[15]之间存在关联性，但很少有研究对此变异与癌症风险进行深入探索；同时，这些研究在揭示此种相关性上不具有一致性。

在使用实验室培养的人类细胞进行研究时，人们找到了 GPX1 变异所致分子结局的线索。人类 MCF-7 乳腺癌细胞系不同寻常的是，它所表达的 GPX1 水平低到可以忽略[16]，因此可以通过转染不同的 *GPX1* 表达载体来修饰这些细胞，形成特定 *GPX1* 等位基因的专一表达系统[17，18]。GPX1 蛋白水平对硒的可利用度特别敏感。将这些特定等位基因转染子暴露于不同水平的硒，可以揭示其对补硒的差异性反应。在表达含有 5 个丙氨酸重复序列和 198^{leu} 等位基因的细胞中，GPX1 增加的水平低于表达这两种遗传变异其他组合的细胞。这些数据引出的一种可能性是：基因组含一个或两个 *GPX1* leu 等位基因的个体可能需要摄入更高量的硒以便最大限度地提高 GPX1 水平和其表达后的效益。一些研究表明，较低的 GPX1 酶活性与人体硒状态因 leu 等位基因而变化，二者之间具有一定的相关性，这与体外观察结果一致[19～28]。因此，值得注意的是，对硒状态、硒蛋白基因多态性及前列腺癌这三者之间的关系研究表明，在总的前列腺癌（P=0.03），尤其是高度恶性前列腺癌（P<0.001）[22]，血清硒浓度与 198 位密码子多态性之间存在统计学意义上的相互作用[20]。此外，报道认为与 *GPX1* 基因型相互作用以影响癌症风险的其他因素还包括吸烟、性别、年龄、酒精摄入量和维生素使用量[27，29～31]。

29.4 15 kDa 硒蛋白（SELENOF）

SELENOF 最初是采用 Se^{75} 标记技术从人 T 细胞中鉴定出来的一种分子质量 15kDa 的蛋白质，并在前列腺中有高水平表达[32，33]。和 GPX1 一样，SELENOF 属于含硒蛋白家族，其中硒在相应 mRNA 的 UGA 密码子指导下，共翻译插入蛋白质[34]。和其他的硒蛋白一样，Sec 的插入是由蛋白质 mRNA 的 3′-UTR 内被称为 SECIS 元件的序列决定的[3，35]。*SELENOF* 基因在其 SECIS 序列的第 811 和 1125 位中具有多态性[32]。这些遗传变异都是功能性的，并通过硒的供给决定 SELENOF 蛋白的生成量[32]。用这些多态性研究肿瘤发展中的基因变化，已经证实非洲裔美国人而非白种人的乳腺癌和头颈部癌中存在 *SELENOF* 基因位点的杂合性缺失[36]。一些研究已表明，*SELENOF* 的遗传变异与结直肠癌风险相关[37～39]，其中结肠癌风险与可被雌激素水平[39]或性别[38]修饰的特定 *SELENOF* 等位基因相关。*SELENOF* 的定向下调已被证实能够抑制人结肠癌细胞在体外培养时的生长[40]，以及抑制小鼠结肠癌细胞的致瘤性和转移[41，42]。此外，*Selenof* 基因敲除可以帮助小鼠抵抗化学诱导的异常隐窝病灶的形成[43]。对于肺癌，811 / 1125 AA 单倍型与低水平硒个体的癌症风险增高有关[44]。与之相反的是，同样的单倍型与乳腺癌风险无关[45]。

2010 年，Penney 等报道 *SELENOF* 的基因多态性、血浆硒水平及前列腺癌死亡率（但非发病风险）之间存在统计学显著的相关性[46]。其中一种多态性与血浆硒水平之间的相互作用影响了前列腺癌患者的存活率。该研究中的多态性在此前证实具有一定功能，可以形成由氨基酸残基 811 位的 C 与 1125 位的 G，或者 811 位的 T 与 1125 位的 A 伴随出现的单倍型。该单倍型显示出与前列腺癌特异性死亡率相关的趋势（P=0.10），但是未达到统计学意义，其原因可能是由于该项研究的对象来自“内科医生健康研究（*Physicians Health Study*）”中自我汇报的白种人，而该特定人群中 AA 基因型的流行率低。811 位 AA 基因型和对照组的等位基因频率分别为 4.8%（$n = 1195$）和 4.6%（$n = 1186$），这与之前我们报道该基因型在白种人中的低频率是非常一致[36]。与上述结果一致的是，近来的研究结果表明 *SELENOF* 多态性与前列腺癌切除术后的复发相关 [47]。

迄今为止，SELENOF 最具特征的生化功能是参与了内质网（ER）中正确的蛋白质折叠和未折叠蛋白反应（UPR）[48，49]。UPR 的发生是对未折叠蛋白聚积于 ER 的响应，并参与抑制蛋白合成，增加与折叠相关蛋白质的水平，增加未折叠蛋白的降解、自噬和凋亡，甚至可能参与肿瘤生长[50]。虽然 *SELENOF* 在 Chang 肝细胞敲除导致了细胞骨架和细胞膜发生严重变化，以及诱导 ER 产生应激改变 [51，52]，这些结果仍然无法确定这些表型是由癌症相关的多态性引起的，还是能够促进癌症的发展或结局。

29.5 谷胱甘肽过氧化物酶 4（GPX4）

谷胱甘肽过氧化物酶蛋白质家族另一成员 GPX4 的独特性在于它可以催化磷脂氢过氧化物的还原[53，54]，并在一系列不同的生物过程中发挥作用（综述[55]）。*GPX4* 基因的多态性与结肠癌[37，56]和前列腺癌[57]的发生风险有关，同时与乳腺癌[58]、前列腺癌[59]和膀胱癌[60]确诊后的存活率有关。

有几项研究提示 *GPX4* 基因多态性和癌症有关，它们发现 *GPX4* 基因在 3′-UTR（rs713041）存在变异。该多态性存在于 SECIS 元件中，被证实具有一定的功能性，在给定可利用度的硒水平下，能决定 GPX4 蛋白的翻译效率[56，61]。*GPX4* 翻译的效率也受到携带多态性个体的性别影响[61]。与膀胱癌复发（rs3746162）和前列腺癌存活（rs2074452）有关的不同 *GPX4* 基因多态性也位于其 3′-UTR 上，但是针对这些变异的功能性研究还未见报道[57，61]。由于位于 *GPX4* 基因上游 2 kb，rs3746165 多态性与前列腺癌存活率相关的意义尚不很清楚[59]。

29.6　硫氧还蛋白还原酶（TXNRD）

作为含 Sec 蛋白质，TXNRD 参与了还原硫氧还蛋白的过程和多种细胞功能，包括 DNA 合成、氧化剂损伤保护和关键信号转导通路调节（参见[62，63]综述）。已有研究提示，TXNRD1 和 TXNRD2 这两种不同的 TXNRD 同工酶都与癌症的病因有关，这基于其特定的基因多态性与癌症风险或结局的联系。这些癌症包括前列腺癌、结肠癌和直肠癌[39，47，64]。尽管一些评定过的多态性位于影响相应氨基酸序列的编码序列，而其他多态性则位于基因外部或编码内含子的序列。这些变异仍可能以某种待定的方式影响 TXNRD 基因的调控。

研究 TXNRD 基因多态性对癌症风险和死亡率的影响，其复杂性可能因为修饰物的影响而变得更加复杂。对 TXNRD1 和 TXNRD2 而言，基因多态性与阿司匹林的用法、雌激素水平和体质指数的这种交互作用已有报道[39]。*TXNRD* 基因多态性与前列腺癌风险的相关性仅在对患者进行硒水平分层研究时才能观察到，而硒的供给对这些多态性外显率的影响将在下文讨论。

29.7　硒蛋白 S（SELENOS）

SELENOS 是 SELENOS/SELENOK 蛋白家族的一员，在 ER 相关的蛋白质降解和 UPR 中发挥作用[65，66]。位于 *SELENOS* 启动子的一个功能性多态性（rs34713741）已被鉴定，它不仅可以影响 SELENOS 蛋白的稳态水平和炎症[67]，而且还与几种炎性反应失调相关疾病的风险增加有关（综述于[68]）。*SELENOS* 基因的多种多态性与癌症的关系已有所研究，其中导致 A 而非 G 等位基因的变异已被证实与中国、日本、韩国和捷克人群的胃癌及结肠癌有关[37，38，69，70]。

29.8　硒蛋白 P（SELENOP）及其对其他硒蛋白的影响

作为一个蛋白质家族，硒蛋白已演化出复杂而多层次的方式来利用硒的可利用度而调节其活性和水平。这些方式包括对转录、mRNA 稳定性和翻译水平的控制，以及由此导致不同硒蛋白的表达水平对硒可利用度有不同的反应等级[8，71，72]。因而，组织中的硒水平在很大程度上由 SELENOP 调控，该蛋白质的硒约占血浆硒的 50%，并负责将硒从肝脏转运到外周[73，74]。有鉴于 SELENOP 作为硒营养状况的生物标志物[75]，以及有文献表明硒水平与癌症发生率呈负相关[76]，较低水平的 SELENOP 与癌症风险增加有关联[77～81]也就不足为奇。从与癌症风险和结局相关的角度，编码 *SELENOP* 的基因多态性已有所研究，包括导致 234 位丙氨酸/苏氨酸突变的 rs3877899，以及位于 3′-UTR 处的 rs7579。目前报道与 *SELENOP* 多态性具有显著相关的癌症有乳腺癌、前列腺癌、结肠癌、肺癌和食道癌[6，80]。但是 *SELENOP* 突变体对癌症的影响可被许多因素干扰，包括硒水平、其他硒蛋白和性别[37，78，79，82]。*SELENOP* 基因多态性还表现出与锰超氧化物歧化酶（MNSOD，SOD2）基因多态性有交互作用，因而它们共同与侵袭性前列腺癌风险的显著增加有关[83]。

虽然 SELENOP 对癌症的影响机制尚未完全清楚，但除了涉及其转运硒的功能[74]，它还可能涉及其他过程。在模型系统中 SELENOP 能够影响抗氧化防御、免疫系统功能和干细胞属性，所有这些都可能是癌症的影响机制[84～87]。

29.9 结　　语

人类流行病学研究揭示了几种硒蛋白的基因多态性与癌症风险或结局之间存在相关性。图 29.1 中总结的这些数据为硒蛋白在这些疾病中的作用提供了证据，并对这些蛋白质如何影响癌症发生与发展提供了信息。这些信息可用于识别那些由于个体遗传特性而面临特定癌症风险的人，同时提示开发新方法以降低该风险的可能性。

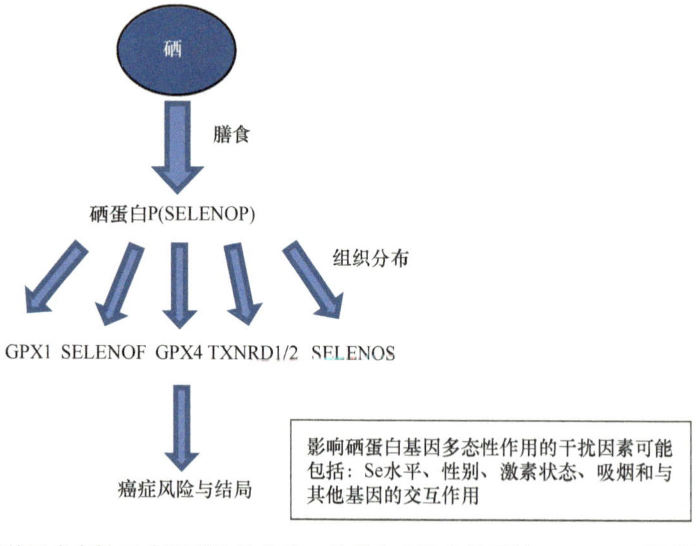

图 29.1　硒蛋白基因多态性对癌症影响的总结。从膳食中吸收的硒被 SELENOP 运送到组织，组织中硒的分布量受 *SELENOP* 多态性的影响。采用 Se^{75} 标记技术，SELENOF 最初被证实为人 T 细胞中 15kDa 的蛋白质，并在前列腺中高水平表达。*GPX1*、*SELENOF*、*GPX4*、*TXNRD1*、*TXNRD2* 及 *SELENOS* 基因的多态性可影响它们蛋白质的功能，最终对癌症风险和/或结局产生影响。与这些遗传变异相关表型的表达可能受到许多因素的影响，包括硒的供给、行为，以及与其他基因多态性的交互作用。

致谢　这项工作得到 Alan M. Diamond 的 NIH 项目（1R21CA182103-01A1，1R01CA193497 和 1R01CA127943）支持。原作者还要感谢 Sofia Zaichik 博士对本章的修正阅读。

参 考 文 献

1. WC Willett et al 1983 *Lancet* 2: 130
2. GV Kryukov et al 2003 *Science* 300: 1439
3. MJ Berry et al 1991 *Nature* 353: 273
4. E Ansong et al 2014 *Mol Nutr Food Res* 58: 117
5. A Jerome-Morais et al 2011 *Mol Nutr Food Res* 55: 122
6. C Meplan 2015 *Nutrients* 7: 3621
7. C Meplan, J Hesketh 2014 *Cancer Treat Res* 159: 145
8. AL Bulteau, L Chavatte 2015 *Antioxid Redox Signal* 23: 775
9. E Lubos et al 2011 *Antioxid Redox Signal* 15: 1957
10. L Forsberg et al 1999 *Hum Mutat* 13: 294
11. P Zhuo, AM Diamond 2009 *Biochim Biophys Acta* 115: 227
12. JA Moscow et al 1994 *Carcinogenesis* 15: 2769
13. JA Knight et al 2004 *Cancer Epidemiol Biomarkers Prev* 13: 146
14. Z Kote-Jarai et al 2002 *Prostate Cancer Prostatic Dis* 5: 189
15. S Jefferies et al 2005 *Oral Oncol* 41: 455
16. RS Esworthy et al 1995 *Cancer Res* 55: 957
17. YJ Hu, AM Diamond 2003 *Cancer Res* 63: 3347
18. P Zhuo et al 2009 *Cancer Res* 69: 8183
19. E Jablonska et al 2009 *Eur J Nutr* 48: 383
20. E Jablonska et al 2015 *Eur J Nutr* doi: 10.1007/s00394-015-1118-4
21. YM Xiong et al 2010 *Osteoarthritis Cartilage* 18: 817
22. A Steinbrecher et al 2010 *Cancer Epidemiol Biomarkers Prev* 19: 2958
23. E Jablonska et al 2015 *BMC Cancer* 15: 657
24. G Ravn-Haren et al 2006 *Carcinogenesis* 27: 820
25. T Hamanishi et al 2004 *Diabetes* 53: 2455
26. M Bastaki et al 2006 *Pharmacogenet Genomics* 16: 279
27. RD Hansen et al 2009 *Mutat Res* 664: 13
28. N Karunasinghe et al 2012 *Genes Nutr* 7: 179
29. P Yang et al 2004 *Carcinogenesis* 25: 1935
30. O Raaschou-Nielsen et al 2007 *Cancer Lett* 247: 293
31. JY Choi et al 2007 *Cancer Epidemiol Biomarkers Prev* 16: 1115
32. VN Gladyshev et al 1998 *J Biol Chem* 273: 8910
33. E Kumaraswamy et al 2000 *J Biol Chem* 275: 35540
34. E Kumaraswamy et al 2002 *Methods Enzymol* 347: 187
35. DM Driscoll, PR Copeland 2003 *Annu Rev Nutr* 23: 17
36. YJ Hu et al 2001 *Cancer Res* 61: 2307
37. C Meplan et al 2010 *Carcinogenesis* 31: 1074
38. A Sutherland et al 2010 *Genes Nutr* 5: 215
39. ML Slattery et al 2012 *PLoS One* 7: e37312
40. PA Tsuji et al 2011 *Nutrients* 3: 805
41. PA Tsuji et al 2015 *PLoS One* 10: e0124487
42. R Irons et al 2010 *Cancer Prev Res* (*Phila*) 3: 630
43. PA Tsuji et al 2012 *PLoS One* 7: e50574
44. E Jablonska et al 2008 *Eur J Nutr* 47: 47

45. R Watrowski et al 2015 *Tumour Biol* 10.1007/s13277-015-4609-2
46. KL Penney et al 2010 *Cancer Prev Res* (*Phila Pa*) 3: 604
47. JP Gerstenberger et al 2015 *Prostate* 75: 60
48. VM Labunskyy et al 2007 *IUBMB Life* 59: 1
49. VM Labunskyy et al 2009 *Biochemistry* 48: 8458
50. S Wang, RJ Kaufman 2012 *J Cell Biol* 197: 857
51. J Bang et al 2015 *Mol Cells* 38: 457
52. J Bang et al 2015 *Biochem Biophys Res Commun* 456: 884
53. F Ursini et al 1985 *Biochim Biophys Acta* 839: 62
54. F Ursini et al 1982 *Biochim Biophys Acta* 710: 197
55. M Conrad et al 2005 *Mol Cell Biol* 25: 7637
56. G Bermano et al 2007 *Genes Nutr* 2: 225
57. MS Geybels et al 2013 *Prostate* 73: 734
58. M Udler et al 2007 *J Clin Oncol* 25: 3015
59. EL Van Blarigan et al 2014 *Cancer Epidemiol Biomarkers Prev* 23: 1037
60. HL Ke et al 2015 *Ann Surg Oncol* 22: 4104
61. C Meplan et al 2008 *Am J Clin Nutr* 87: 1019
62. ES Arner 2009 *Biochim Biophys Acta* 1790: 495
63. F Saccoccia et al 2014 *Curr Protein Pept Sci* 15: 621
64. C Meplan et al 2012 *PLoS One* 7: e48709
65. BN Lilley, HL Ploegh 2004 *Nature* 429: 834
66. Y Ye et al 2004 *Nature* 429: 841
67. JE Curran et al 2005 *Nat Genet* 37: 1234
68. J Liu, S Rozovsky 2015 *Antioxid Redox Signal* 23: 795
69. T Shibata et al 2009 *BMC Gastroenterol* 9: 2
70. H Mao et al 2015 *Int J Clin Exp Med* 8: 10993
71. ZR Stoytcheva, MJ Berry 2009 *Biochim Biophys Acta* 1790: 1429
72. VM Labunskyy et al 2014 *Physiol Rev* 94: 739
73. Y Saito, K Takahashi 2002 *Eur J Biochem* 269: 5746
74. RF Burk, KE Hill 2009 *Biochim Biophys Acta* 1790: 1441
75. R Hurst et al 2010 *Am J Clin Nutr* 91: 923
76. M Vinceti et al 2014 *Cochrane Database Syst Rev* 3: CD005195
77. M Epplein et al 2014 *Cancer Epidemiol Biomarkers Prev* 23: 1238
78. KL Penney et al 2013 *Prostate* 73: 700
79. DJ Hughes et al 2015 *Int J Cancer* 136: 1149
80. Y Takata et al 2012 *PLoS One* 7: e38612
81. HA Meyer et al 2012 *PLoS One* 7: e46644
82. AJ Pellatt et al 2013 *PLoS One* 8: e80554
83. ML Cooper et al 2008 *Cancer Res* 68: 10171
84. CW Barrett et al 2015 *J Clin Invest* 125: 2646
85. JC Eckers et al 2013 *Int J Radiat Oncol Biol Phys* 87: 619
86. RF Burk, KE Hill 2005 *Annu Rev Nutr* 25: 215
87. Y Saito et al 1999 *J Biol Chem* 274: 2866

第 30 章

适量硒对健康妊娠重要吗？

Margaret P. Rayman

毛金媛　孙　琳　译

摘　要　硒对妊娠时多种不良情况具有有益的作用。研究显示较高的硒水平与较低的流产和早产风险相关，随机对照试验证明补硒可以降低子痫和产后甲状腺疾病的风险。硒蛋白具有降低氧化应激、内质网应激和炎症的作用，能够保护内皮，控制类花生酸生成，调节血管张力，降低感染的发生。硒蛋白的这些功能可能对机体起到重要的保护作用。

关键词　自身免疫性甲状腺疾病，胰岛素抵抗，流产，子痫，妊娠，早产，硒

30.1　引　　言

本章旨在总结硒在妊娠时不良情况中的作用。但是，即使在正常妊娠过程中，氧化应激也会增加，并且会有全身炎症反应，这些主要由胎盘事件触发[1，2]。动物模型显示妊娠期对硒的需求增加，可能是由于母体原因，也可能是胎儿发育的需要[3]。正常妊娠过程中，随着孕龄的增加，全血硒浓度明显下降（如下降 12%）[4～6]。除了血容量增加因素外，另一导致妊娠期血硒浓度下降的因素可能是：硒以硒蛋白 P（selenoprotein P，SEPP1）形式转运进入胚胎中，SEPP1 在胎盘中有表达[7]。妊娠小鼠中，母体 SEPP1 在胎盘中通过 apoE 受体 2 来转运[8]。即使是硒水平正常的小鼠，母体血浆 SEPP1 浓度在妊娠晚期也明显下降；因此，妊娠可能会使临界状态硒水平的妇女经受类似硒储量不足的压力。下面将详述硒参与妊娠过程的证据事实。

30.2　先 兆 子 痫

先兆子痫是妊娠常见的并发症，发病率达 2%～8%[9]，与母体及胎儿围产期高病死率（高发病率）和高死亡率相关；目前除提前生产外没有其他治疗方法[10]。由于孕龄（不

M. P. Rayman (✉)
Department of Nutritional Sciences, University of Surrey, Guildford, GU2 7XH, UK
e-mail: m.rayman@surrey.ac.uk

足）和早产的存活婴儿多表现为小体格，其危害可能影响后代的生长发育乃至成年后的健康[9]。此外，先兆子痫与日后母体发生冠心病、高血压和中风的风险增加也有关[11]。

妊娠前半程胎盘形成缺陷常预示着先兆子痫的发生[1]。滋养层细胞（trophoblast cell，发育成胎盘的胚胎细胞）浅浸润与螺旋动脉重塑不良导致胎盘血液灌注不良[1，12]。因此，局部的缺血和再灌注（reperfusion）与胎盘氧化应激和内质网（endoplasmic-reticulum，ER）应激的发生相关[12～15]。这导致合体滋养层（syncytiotrophoblast，胎盘绒毛外层细胞）凋亡/坏死增加，同时伴有抗血管生成因子释放，包括可溶性血管内皮生长因子受体-1（soluble vascular-endothelial-growth-factor-receptor-1，sFlt-1），从而导致内皮功能异常、高血压和蛋白尿[1，16]。胎盘微泡释放入母体循环，刺激母体产生系统炎症反应和内皮活化，这也是先兆子痫的典型特征[1，17，18]。

30.2.1 硒与先兆子痫的观察性研究

一项涵盖 45 个国家的流行病学研究显示硒状态与先兆子痫的发生率存在正相关[19]。13 个观察性研究的荟萃分析发现，先兆子痫的妇女全血/血浆/血清硒浓度显著低于对照组妊娠女性[均数相差-8.25μg/L，95%可信区间（CI）–12.89，–3.61；P=0.0005]（[20]，以及 2016 年 2 月与 Min Xu 的私人交流）。之后，一项病例对照研究也发现先兆子痫患者的血清硒浓度较低（P<0.05），而且轻度和重度病例之间存在显著差异（P<0.05）[21]。先兆子痫患者的血浆谷胱甘肽过氧化物酶（glutathione peroxidase，GPx）活性低于正常妊娠者[22，23]，而且先兆子痫妇女的胎盘组织中 GPx 水平和硫氧还蛋白还原酶（thioredoxin reductase，TrxR）水平也显著低于匹配的健康对照者[23，24]。一项年龄、孕龄和胎次均相匹配的病例对照研究发现，先兆子痫女性的趾甲硒浓度（3～12 个月之前搜集的标本）显著低于对照组（P=0.001）[25]。趾甲硒浓度在下三分位水平的妇女患有先兆子痫的风险增加 4.4 倍[95%CI1.6，14.9]。

30.2.2 妊娠期补硒

根据上述病例对照研究分析的结果，英国开始了妊娠期补硒的随机对照试验，通过检测先兆子痫的生物标志物，以评估营养剂量的硒浓度能否减少先兆子痫的发生风险 [26]。在这项双盲、安慰剂对照的预试验（硒的孕期干预项目，Se in PRegnancy INTervention，SPRINT）中，230 位初次妊娠女性被随机分到补硒组（60μg/d，硒酵母）或安慰剂组，从妊娠 12～14 周至生产进行研究。检测了基线和孕 35 周时全血硒，并测定了孕 35 周时血浆 SEPP1。主要结局指标是抗血管生成因子 sFlt-1（见前述）。在孕 12～35 周，硒治疗组的全血硒浓度显著增加，而安慰剂组显著下降。在孕 35 周，硒治疗组的血浆 SEPP1 浓度显著高于安慰剂组。该研究的假设是补硒能够降低低硒状态妇女 sFlt-1。与该假说一致，研究显示基线血硒在下四分位的孕妇，在妊娠 35 周时硒治疗组的 sFlt-1 显著低于安慰剂组（P=0.039）[6]。

进一步分析表明，具有高趾甲硒的女性，先兆子痫和/或妊娠高血压的风险显著降低（OR 0.38，95%CI 0.17，0.87；P=0.021）[26]。由于趾甲硒浓度是妊娠早期或妊娠前硒状态的可能的生物标记物，所以该结果表明妊娠非常早期或妊娠前适量的硒摄入对于母体和后代非常重要。

还有两个小样本量的试验，探讨了补硒（100μg/d）对预防先兆子痫的作用[27，28]。将这三个试验纳入同一荟萃分析[20]，利用随机效应模型，发现补硒组先兆子痫发生的相对危险度（RR）为 0.28（95%CI 0.09，0.84）；*P*=0.02（图 30.1）。

Study	Selenium		Placebo		Weight	RR (95% CI)
	N	Events	N	Events	%	
Tara et al [28]	61	0	64	3	14.0	0.15 (0.01, 2.84)
Han & Zhou [27]	52	0	48	4	14.4	0.10 (0.01, 1.86)
Rayman et al [6]	105	3	109	8	71.6	0.39 (0.11, 1.43)
Total (95% CI)	**218**		**221**		**100**	**0.28 (0.09, 0.84)**
Total events		3		15		

Heterogeneity: Tau^2 = 0; Chi^2 = 0.91; df = 2 (*P*=0.63); I^2 = 0%

Test for overall effect: Z = 2.26 (P = 0.02)

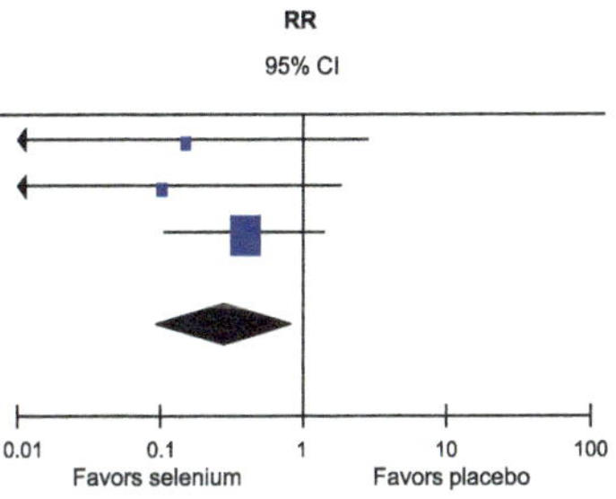

图 30.1　森林图为补硒对先兆子痫发病率影响的三个 RCT 研究的荟萃分析结果（RR=相对危险度，经允许修改自 Xu 等 2015[20]）。

30.2.3　硒如何降低先兆子痫的风险？

硒/硒蛋白能够：①保护内皮细胞、滋养层细胞（即胎盘）免于氧化应激损伤[29～37]；②通过控制类花生酸（eicosanoid）的生成，保护内皮、调节血管张力[30，38，39]；③帮助生成抗炎的类花生酸介质[40]，抑制炎症因子表达[40～42]。

硒/硒酶对血红素加氧酶（heme-oxygenase，HO）系统也非常重要，该系统参与抗氧化作用、胎盘成功植入、抑制 sFlt-1 释放、子宫稳定、胎盘血流动力学调控，以及调节滋养层细胞的凋亡和炎症级联反应[43～45]。硒被认为通过一系列涉及硒或硫氧还蛋白/TrxR 系统直接或间接上调 HO-1，从而导致促炎因子表达降低[46～49]。

硒影响先兆子痫的最重要因素可能是硒蛋白 S1（selenoprotein S1，SEPS1），它是一种内质网膜蛋白，参与控制炎症和内质网应激反应[31，50]。SEPS1 帮助从内质网清除由于应激导致的错误折叠的蛋白质[31，50]，防止其集聚及随后的应激反应，后者可导致 NF-κB 的激活、促炎因子的转录和炎症级联反应发生。已有研究显示 SEPS1 的遗传变异影响炎症反应[51]。一项有关挪威人的大样本回顾性病例对照队列研究比较了先兆子痫孕妇和对照组孕妇 *SEPS1* g.-105G > A 多态的基因型和等位基因频率[52]。研究发现先兆子痫妇女具有 GA 或 AA 基因型的可能性比对照组高 1.34 倍（*P*=0.0039；95%CI，1.09，1.64），表明 SEPS1 具有预防先兆子痫的作用。

30.3　流　　产

妊娠早期流产占临床已知妊娠的 15%，但 2%～4%的夫妻会经历复发性流产，通常是不明原因的[53]。在一系列人群调查中，发现特发性流产与硒缺乏有关。对这些结果的解释中，应该注意到过度炎症可能是流产[54]的原因之一，并可减少循环中的硒[55，56]。

妊娠早期流产的40例英国妇女的血清硒浓度明显低于相同孕龄的40例对照组妊娠妇女[57]。之后的一项研究中，同一研究者发现，妊娠早期流产的25名妇女血清硒（52.1 μg/L）显著低于12位（未妊娠）既往反复流产者（67.1 μg/L）及25位未妊娠的对照者（76.6 μg/L）[58]。一项印度尼西亚46位正常妊娠妇女和25位自然流产妇女的研究发现，正常妊娠妇女血清硒浓度显著高于自然流产者（76.36±18.22 μg/L vs. 66.71±13.55 μg/L；*P*=0.023），但是两组的血清GPx活性没有明显差异[59]。印度的一项研究发现，20位（未妊娠）既往反复流产≥3次的妇女红细胞中硒浓度显著低于既往无流产史的未妊娠对照组妇女[均值（标准差）119.55（32.94）μg/L vs. 150.85（37.63）μg/L；*P*＜0.01] [60]。一项英国研究发现，26位有既往反复流产史的妇女头发中的硒浓度显著低于对照组18位生育史良好的妇女［均值（标准差）0.14（0.09）μg/g vs. 0.34（0.25）μg/g；*P*＜0.001］，两组血清硒浓度没有明显差异[61]。但是，该研究血清样品的制备方法欠妥，而且没有采用标准物质证实结果的有效性。

并非所有研究都发现这种相关性。一项波兰研究显示，近期流产妇女全血和血浆的硒浓度与相同胎龄顺利妊娠的妇女相比无差异，但是红细胞和血浆中的GPx活性显著降低[62]。一项苏格兰研究发现，既往反复流产的非妊娠妇女的血浆硒低于对照组，但差异无显著性[63]。然而，这项研究的对照组未排除既往有流产史的妇女。一项南非的研究发现，反复流产妇女头发中的硒浓度与对照组无明显差别［中位数（范围）0.80（0.19～4.15）μg/g vs. 0.68（0.43～3.76）μg/g；*P*=0.74］[64]。但是，南非妇女头发中的硒浓度远远高于前期组间有差别的英国研究[61]。尽管综合平衡来看，低硒状态似乎与流产之间存在相关性，出乎意料地，人群硒状态似乎不是划分的依据。

流产在某种程度上与先兆子痫相似，例如，存在免疫调节机制的失调/部分失调，缺陷胎盘，胎盘灌注受损，胎盘过度氧化应激和炎症[54，65]。在极端情况下，结局就是流产；如果继续妊娠，结果可能就是先兆子痫[65]。因此，上述讨论的硒影响先兆子痫风险的许多机制也与其对流产的潜在影响有关。

HO-1可能在流产的过程中是很重要的，鼠流产模型中HO-1表达上调可减少胎儿排斥和流产率[66]。此外，HO-1表达上调也可能增加调节性T细胞的水平，改善免疫抑制[66]。硒/TrxR可通过一系列途径上调HO-1的表达，形成保护机制，防止流产发生[46～49]。

30.4 早　　产

早产，是指妊娠37周前生产，发病率为5%～13%，也是围产期发病率和死亡率的最重要原因[67]。短期和长期不良结局包括脑瘫、呼吸窘迫综合征、神经发育障碍、学习困难和行为问题等[68]。

对比足月产和早产母体血液中的硒浓度，有四项研究显示足月产组和早产组间并无差异[69～72]，而另两项研究显示早产组硒浓度显著降低[73，74]。不同研究结果不一致，不能仅凭研究所在地域硒状态的不同得到合理解释。样本量不足可能也是结果差异的原因之一。

目前为止，最大规模的研究是在荷兰进行的：对 1129 位妊娠妇女从孕 12 周开始前瞻性随访研究，其中 60 位（5.3%）发生早产 [75]。早产最常见的病因是早产性胎膜早破（preterm premature rupture of membranes，PPROM，n=21）和先兆子痫（n=13），二者总共占早产原因的 57%。早产妇女孕 12 周血清 Se 浓度显著低于足月产组[均值（SD）：分别为 75.8（11.1）μg/L vs. 80.5（10.3）μg/L；P=0.001] [75]。按孕 12 周血清硒浓度四分位分组，各组间早产比例具有显著差异（P<0.05）。即使校正了与硒状态（如上[25，26]）和早产相关的先兆子痫的发生情况，孕 12 周血清硒浓度在最低四分位组的孕妇，早产的发生风险仍是其他组的 2 倍（校正后的 OR 值 2.18；95%CI 1.25～3.77）。结果还显示妊娠早期低硒水平可能增加 PPROM 的风险，后者是早产的一个主要原因[69]。

上述研究并不能证明低硒导致早产。早产和低血浆硒浓度二者可能是联合发生的结果，比如是炎症增加的结果[77]。血浆 Se 浓度的降低与炎症反应的程度成比例[57，58]。然而，伊朗一个小样本的 RCT 研究显示，补硒可显著降低 PPROM 的发病率，表明 Se 状态可能确实与之有关[76]。

30.4.1　硒如何影响早产的发病风险

荷兰是相对的低硒地区[77]。硒（可能以硒蛋白形式）通过对早产及其前期状态、PPROM 和先兆子痫的发病相关途径发挥一系列保护作用。这些途径包括感染、炎症、缺陷胎盘、胎盘缺血再灌注、氧化应激、抗甲状腺抗体的出现和胎膜胞外基质提前降解（extracellular-matrix-degradation）[67～80]。

硒是适当免疫反应所必需的[81]，所以低 Se 状态既增加母体感染风险，也增加胎儿感染的风险，这也是早产的一个重要原因[67]。炎症反应可能作为一个潜在因素连接这些途径，因为早产的风险与炎症反应程度或持续时间的多态性有关[82]。Se 可能通过一系列前述的机制降低与不良妊娠结局相关的过度炎症反应[30，40～43，46～49，52，83～85]。通过一系列涉及 Se 或硫氧还蛋白/TrxR 系统的途径直接或间接地上调 HO-1，HO-1 可以对抗胎盘缺陷和胎盘缺血再灌注损伤[46～49]。GPxs[30]、SEPP1（清除过氧亚硝基阴离子 peroxynitrite）[30，36]和 HO-1 产物［胆绿素（biliverdin）和/或胆红素（bilirubin）］的抗氧化作用[43，44，84]都可以削弱氧化应激。较高的 Se 水平或补 Se 似乎能够降低抗甲状腺抗体滴度，特别是甲状腺过氧化物酶自身抗体（peroxidase autoantibodies，TPO-Ab）[86]（见下一节）。

30.5　自身免疫性甲状腺疾病

自身免疫性甲状腺疾病的患病率为 5%～20%，也是妊娠妇女甲减的主要原因[87]。虽然妊娠期甲减的发生率仅为 2.4%，但在这些甲减的孕妇中有 55%～80%甲状腺自身抗体阳性[87]。约有 6%妊娠妇女 TPO-Ab 阳性[88]，其滴度随着妊娠过程呈现下降趋势，反映了妊娠期免疫反应系统的下调[89]。升高的 TPO-Ab 滴度与流产、围产期死亡率、胎盘早剥及 PPROM 风险增加等不良产科结局有关[92]。

硒对甲状腺非常重要。硒不仅仅是含硒酶甲状腺素脱碘酶的组成成分，能将甲状腺素（thyroxine，T_4）转变为三碘甲状腺氨酸（triiodothyronine，T_3）和反 T_3，也是 GPx3 的组成成分，保护甲状腺细胞不受产生的过氧化氢的侵害[93]。近期一项 RCT 的荟萃分析发现，对自身免疫甲状腺炎的患者补硒，在 6 个月和 12 个月时可显著降低 TPO-Ab 滴度，硒的保护作用可能也是基于这种有益作用[86]。意大利一项 TPO-Ab 阳性妇女的随机对照试验表明，补硒能降低甲状腺炎症活动及产后甲状腺疾病的风险[94]。研究跨越妊娠期和产后阶段，将 151 名 TPO-Ab 阳性妇女随机分为补硒组（200μg/d 的硒代甲硫氨酸）和安慰剂组。TPO-Ab 在妊娠期间显著下降，但补硒组下降幅度更大（P=0.01），而且在产后阶段也是作用更显著（P=0.01）（图 30.2）。重要的是，补硒组产后甲状腺疾病和甲状腺功能减退的发病率显著下降（分别为 28.6% vs. 48.6%，P<0.01 和 11.7% vs. 20.3%，P<0.01）[94]。

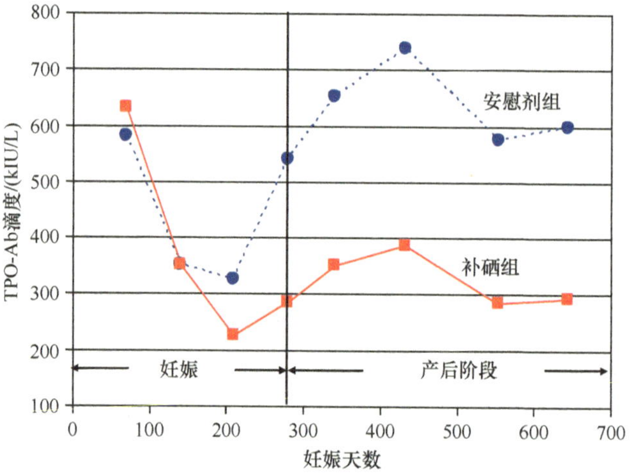

图 30.2 151 名 TPO-Ab 阳性意大利妇女在妊娠和产后阶段的 TPO-Ab 滴度。研究人群随机分为补硒组（200μg/d 的硒代甲硫氨酸）和安慰剂组。两组在生产时（280 天）和产后阶段存在显著差异（根据 2007 年 Negro 发表的文章修改）[99]）。

另一项 RCT 研究也探讨了补硒对妊娠期自身免疫性甲状腺疾病的作用，该研究是一个二次分析，样本与数据来源于一项初步的 RCT 研究——SPRINT 研究，该研究纳入 230 名妊娠妇女，孕 12 周开始随机给予 60μg/d 硒或安慰剂，直至生产[95]。抗体的下降幅度在补硒组和安慰剂组之间没有显著差异（54.2% vs. 65.6%，P=0.785）。与早前的研究结果不同，可能是由于以下三种原因：①该研究仅 25 例 TPO-Ab 阳性妇女，而早前的研究有 151 例 TPO-Ab 阳性妇女，因此该试验检验效能不足；②该研究中妊娠妇女基线的 TPO-Ab 浓度中位数较低（110kIU/L），而另一研究是 600kIU/L（浓度越高，治疗的反应似乎越好[93]）；③该研究补硒剂量更低，为 60μg/d，而前面的研究是应用 200μg/d。显然 Negro 等的研究结果需要具有足够检验效能的 RCT 研究在 TPO-Ab 阳性的妊娠妇女中验证其重现性[94]。

30.5.1　硒如何影响妊娠期自身免疫性甲状腺疾病的发病风险？

在妊娠期间，孕妇需要将 T_4 合成量增加 50%，以维持母体甲功正常（euthyroidism），并且在妊娠早期，胎儿甲状腺尚不具备功能时，需要母体将甲状腺激素转移供给胎儿[96]。甲状腺激素合成增加触发过氧化氢生成增多，H_2O_2 被 TPO 利用，参与碘和甲状腺球蛋白（thyroglobulin）合成 T_4 的过程 [93]。因为过氧化氢会造成损伤，为保护甲状腺需除掉过多的过氧化氢，这一过程主要通过甲状腺细胞内高表达的 GPx3 完成 [93]。因此，妊娠期甲状腺对硒的需求可能比非妊娠期增多。

TPO-Ab 似乎与甲状腺内淋巴细胞介导的炎症有关。因此，除了硒在 GPx3 中起到的特殊作用，硒酶的抗炎作用可能在妊娠期下调 TPO-Ab 中也发挥作用[30，40～43，46～49，83～85]。

30.6　胰岛素抵抗

近些年，专家们提出 Se 可能增加 2 型糖尿病风险的忧虑，尽管很少有研究探讨妊娠期是否存在这样潜在的作用。在一项非妊娠糖尿病（gestational diabetes，GDM）孕妇的研究中发现，硒或者至少是硒蛋白有这样的副作用，妊娠期红细胞中 GPx1 的活性增加，与空腹血糖、血浆胰岛素、C 肽及胰岛素抵抗稳态模型评估（homoeostasis model of assessment for insulin resistance，HOMA-IR）指数呈正相关[97]。相反的，有文献也显示糖耐量异常的孕妇或 GDM 孕妇血清硒浓度低于正常孕妇[98～101]，而且血清硒与血糖浓度呈负相关[100，101]。另外，在一个小样本的妊娠妇女研究中，在妊娠 12 周通过口服葡萄糖耐量试验的血糖升高与血浆硒浓度成反比[102]。近期，一项 70 名 GDM 妇女补 Se（200μg/d）的 RCT 研究发现，补硒组空腹血糖、血清胰岛素和 HOMA-IR 显著下降[103]。

仅有一项 RCT 研究探讨了在正常孕妇中补硒对 GDM 或胰岛素抵抗的影响。利用英国 SPRINT 这个 RCT 研究[6]的储存血浆标本，检测了妊娠期补硒对胰岛素抵抗标志物的影响[104]。血浆脂联素（adiponectin）浓度被认为是胰岛素抵抗的标志物[105]，也被认为是 GDM 和 2 型糖尿病风险的一个强有力的独立预测因子[106，107]，可用于非空腹样本。该研究检测了第 12 周和 35 周的血浆脂联素水平[104]。从孕 12 周至孕 35 周，脂联素的变化幅度在补硒组和安慰组之间无显著差异，而且不论分析人群限定在基线血硒在下四分位组还是上四分位组，两组之间都没有差异（P 值分别为 0.515 和 0.858）[104]。尽管该 RCT 研究的结果统计检验效能较低，但仍有助于缓解人们对处于适量硒状态的孕妇小剂量补硒可能会增加胰岛素抵抗的担忧。

30.7　结　　语

尽管上文引述了一些阳性结果的研究，但是硒/硒蛋白对不良妊娠结局的病因学机制尚不明确。尽管有一项很好的自身免疫性甲状腺疾病的研究，以及一项得到显著结果的先兆子痫的荟萃分析，但是目前能够建立因果关系的 RCT 研究很少，现有的研究检验效能都比较低。关于硒对妊娠期的影响，现有的证据主要是病例对照研究，而这其中对年龄、胎龄和胎次等因素进行匹配至关重要，因为这些因素都影响硒的营养状态。在被引用的研究中，仅有一项研究对这三项因素都进行了匹配[25]。许多研究还缺少一些重要信息，如人群的硒状态、分析方法的详细描述等。至今也鲜有大型的前瞻性研究[75]，尽管这种研究也不能建立明确的因果关系。

我们还需要更多具有足够检验效能的 RCT 研究，而且应该在低硒状态人群中进行（如血浆硒≤90μg/L）。另外，硒在自身免疫性甲状腺疾病中的作用已经有一项很好的 RCT 研究，但仍需要重复研究，以及强有力的理论来解释为何在妊娠早期硒干预可减少先兆子痫的风险。

致谢 非常感谢 Wellcome Trust 的经费支持。

参 考 文 献

1. CW Redman, IL Sargent 2005 *Science* 308: 1592
2. TH Hung et al 2010 *Reprod Sci* 17: 401
3. AM Smith, MF Picciano 1986 *J Nutr* 116: 1068
4. JA Butler et al 1982 *Am J Clin Nutr* 36: 15.
5. BA Zachara et al 1993 *Gynecol Obstet Invest* 35: 12
6. MP Rayman et al 2014 *Br J Nutr* 112: 99
7. JW Kasik, EJ Rice 1995 *Placenta* 16: 67
8. RF Burk et al 2013 *FASEB J* 27: 3249
9. L Duley 2009 *Semin Perinatol* 33: 130
10. EA Steegers et al 2010 *Lancet* 376: 631
11. N Sattar, IA Greer 2002 *BMJ* 325: 157
12. GJ Burton, E Jauniaux 2004 *J Soc Gynecol Investig* 11: 342
13. CA Hubel 1999 *Proc Soc Exp Biol Med* 222: 222
14. J Vanderlelie et al 2005 *Placenta* 26: 53
15. GJ Burton et al 2009 *Placenta* 30: S43
16. RJ Levine et al 2004 *N Engl J Med* 350: 672
17. AP Cockell 1997 *Br J Obstet Gynaecol* 104: 235
18. JM Roberts 1989 *Am J Obstet Gynecol* 161: 1200
19. JJ Vanderlelie 2011 *Pregnancy Hypertens* 1: 213
20. M Xu et al 2015 *Biol Trace Elem Res* doi: 10.1007/s12011-015-0545-7
21. MM Haque et al 2016 *J Trace Elem Med Biol* 33: 21
22. VM Chamy et al 2006 *Biol Res* 39: 229
23. HD Mistry et al 2008 *Hypertension* 52: 881
24. SW Walsh, Y Wang 1993 *Am J Obstet Gynecol* 169: 1456
25. MP Rayman et al 2003 *Am J Obstet Gynecol* 189: 1343
26. MP Rayman et al 2015 *Br J Nutr* 113: 249
27. L Han, S Zhou 1994 *Chinese Med J* 107: 870
28. F Tara et al 2010 *Taiwan J Obstet Gynecol* 49: 181
29. A Khera et al 2013 *Placenta* 34: 594
30. R Brigelius-Flohé et al 2003 *Antioxid Redox Signal* 5: 205
31. VA Shchedrina et al 2010 *Antioxid Redox Signal* 12: 839

32. MH Lewin et al 2002 *Biochim Biophys Acta* 1593: 85
33. S Miller et al 2001 *Clin Sci (Lond)* 100: 543
34. JP Thomas et al 1993 *J Lipid Res* 34: 479
35. X Lu et al 1994 *Cardiovasc Res* 28: 345
36. GE Arteel et al 1999 *FEBS Lett* 445: 226
37. H Traulsen et al 2004 *Free Radic Res* 38: 123
38. LM Sordillo et al 2005 *Prostaglandins Other Lipid Mediat* 76: 19
39. YZ Cao et al 2000 *Free Radic Biol Med* 28: 381
40. H Vunta et al 2007 *J Biol Chem* 282: 17964
41. H Vunta et al 2008 *Mol Nutr Food Res* 52: 1316
42. RM Touyz, EL Schiffrin 2006 *Vascul Pharmacol* 45: 19
43. SA Bainbridge, GN Smith 2005 *Free Radic Biol Med* 38: 979
44. A Ahmed et al 2000 *Mol Med* 6: 391
45. M Cudmore et al 2007 *Circulation* 115: 1789
46. WL Trigona et al 2006 *Biochem J* 394: 207
47. K Ejima et al 2002 *Antioxid Redox Signal* 4: 569
48. TS Lee et al 2003 *J Biol Chem* 278: 19325
49. G Kröke et al 2007 *Arterioscler Thromb Vasc Biol* 27: 1276
50. M Stoedter et al 2010 *Biochem J* 429: 43
51. JE Curran et al 2005 *Nat Genet* 37: 1234
52. EK Moses et al 2008 *Am J Obstet Gynecol* 198: 336.e1-5
53. JL Allison, DJ Schust 2009 *Curr Opin Endocrinol Diabetes Obes* 16: 446
54. OB Christiansen et al 2006 *Semin Fetal Neonatal Med* 11: 302
55. C Nichol et al 1998 *Clin Chem* 44: 1764
56. K Hesse-Bär et al 2000 *Biofactors* 11: 83
57. JW Barrington et al 1996 *Br J Obs Gynaecol* 103: 130
58. JW Barrington et al 1997 *J Obs Gyn* 17: 199
59. R Abdulah et al 2013 *Biol Trace Elem Res* 154: 1
60. KS Kumar et al 2002 *J Obstet Gynaecol* 22: 181
61. AS Al-Kunani et al 2001 *BJOG* 108: 1094
62. BA Zachara et al 2001 *BJOG* 108: 244
63. AE Nicoll et al 1999 *BJOG* 106: 1188
64. VV Thomas et al 2013 *BMC Womens Health* 13: 40
65. CW Redman, IL Sargent 2010 *Am J Reprod Immunol* 63: 534
66. A Leber et al 2011 *Methods Mol Biol* 677: 397
67. RL Goldenberg et al 2008 *Lancet* 371: 75
68. S Saigal, LW Doyle 2008 *Lancet* 371: 261
69. DC Wilson et al 1991 *Early Hum Devel* 26: 223
70. G Mask, HW Lane 1993 *Nutr Res* 13: 901
71. W Wasowicz et al 1993 *Biol Trace Elem Res* 38: 205
72. R Iranpour et al 2009 *Zhongguo Dang Dai Er Ke Za Zhi* 11: 513
73. W Dobrzynski et al 1998 *Analyst* 123: 93
74. G Gathwala et al 2003 *Indian J Public Health* 47: 45
75. MP Rayman et al 2011 *CMAJ* 183: 549
76. F Tara et al 2010 *J Obstet Gynaecol* 30: 30
77. PA van den Brandt et al 1993 *Cancer Epidemiol Biomarkers Prev* 2: 107
78. R Romero et al 2006 *Semin Fetal Neonatal Med* 11: 317
79. J Cleary-Goldman et al 2008 *Obstet Gynecol* 112: 85
80. S Parry, JF Strauss 3rd 1998 *N Engl J Med* 338: 663
81. MP Rayman 2012 *Lancet* 379: 1256

82. D Holst, Y Garnier 2008 *Eur J Obstet Gynecol Reprod Biol* 141: 3
83. M Ricote et al 1998 *Nature* 391: 79
84. KA Kirkby, CA Adin 2006 *Am J Physiol Renal Physiol* 290: F563
85. Y Gao et al 2006 *Cytokine* 33: 246
86. Y Fan et al 2014 *Int J Endocrinol* 2014: 904573
87. GE Krassas et al 2010 *Endocr Rev* 31: 702
88. M Abbassi-Ghanavati et al 2010 *Obstet Gynecol* 116: 381
89. PP Smyth et al 2005 *Thyroid* 15: 474
90. MF Prummel, WM Wiersinga 2004 *Eur J Endocrinol* 150: 751
91. T Mänistö et al 2009 *J Clin Endocrinol Metab* 94: 772
92. JE Haddow et al 2010 *Obstet Gynecol* 116: 58
93. Körle J, Gartner R 2009 *Best Pract Res Clin Endocrinol Metab* 23: 815
94. R Negro et al 2007 *J Clin Endocrinol Metab* 92: 1263
95. J Mao et al 2014 *Eur J Nutr* doi: 10.1007/s00394-014-0822-9
96. MB Zimmermann 2009 *Endocr Rev* 30: 376
97. X Chen et al 2003 *J Clin Endocrinol Metab* 88: 5963
98. M Tan et al 2001 *Biol Trace Elem Res* 83: 231
99. E Al-Saleh et al 2004 *J Matern Fetal Neonatal Med* 16: 15
100. M Kilinc et al 2008 *Biol Trace Elem Res* 123: 35
101. S Bo et al 2005 *Nutrition* 21: 186
102. WC Hawkes et al 2004 *Biol Trace Elem Res* 100: 19
103. Z Asemi et al 2015 *Nutrition* 31: 1235
104. J Mao et al 2016 *Br J Nutr* 115: 32
105. K Kishida et al 2012 *Immune Disord Drug Targets* 12: 118
106. K Hotta et al 2000 *Arterioscler Thromb Vasc Biol* 20: 1595
107. S Li et al 2009 *JAMA* 302: 179

第 31 章
硒与人类健康的流行病学

Marco Vinceti, Barbara Burlingame, Tommaso Filippini, Androniki Naska, Annalisa Bargellini, and Paola Borella

安 鹏 李岳珍 方学贤 韩 丹 王福俤 译

摘 要 在涉及营养流行病学和环境流行病学的众多问题中，人们对硒摄取与人类健康之间的关系有着格外的兴趣，从关于癌症及其他临床终点的观察性和实验性研究中获得了大量研究证据。硒缺乏症可能是导致克山病（一种人类心肌病）发病的主要原因。最近的随机对照试验显示，过量接触硒与皮肤癌和晚期前列腺癌有关，这与之前一贯认为的硒能抗癌，尤其能抵抗前列腺癌的假说相抵触。过量接触硒还会增加糖尿病和肌萎缩侧索硬化症的风险。关于心血管疾病的风险，如缺血性心脏病和中风，流行病学研究几乎未提供硒接触对其影响的证据。这些研究结果应该被运用到公共卫生领域中，为有机硒和无机硒种类的摄入制定更好的标准。相较于总硒暴露，更应该着眼于单个含硒化合物的实验性研究，从而增加可靠性，减少研究的偏移。

关键词 心血管疾病，糖尿病，流行病学，肿瘤，神经系统疾病，随机对照试验，硒，甲状腺疾病

31.1 引 言

大量流行病学研究表明硒与人类健康结局相关（图 31.1）。本章的重点是实验性研究，尤其是随机对照试验（RCT），因为它们在人类生物医学研究领域更为有效。若想进行更为全面的分析，请参考关于这些话题的一些最新综述[1～3]；对于本章末

M. Vinceti (✉) • T. Filippini • A. Bargellini • P. Borella
CREAGEN - Environmental, Genetic and Nutritional Epidemiology Research Center, University of Modena and Reggio Emilia, Modena, Italy
e-mail: marco.vinceti@unimore.it
B. Burlingame
School of Public Health, Massey University, Wellington, New Zealand
A. Naska
Department of Hygiene, Epidemiology and Medical Statistics, School of Medicine, National and Kapodistrian University of Athens, Athens, Greece

涉及的一些结果，请参阅其他文献，例如，硒与传染病、艾滋病之间的关系（请参见[4]和第 28 章），先兆子痫（请参见[5]和第 30 章）、大骨节病（参见[6]）和重大疾病（参见[7，8]）。本章未涉及的内容还包括可能与硒和人类健康关系有关的遗传易感性和突变（参见[9～11]，以及第三部分的其他章节）。

31.2 癌　症

相较其他人类疾病，研究者更关注硒摄入与癌症的关系[3，12]。实验室研究结果表明，硒摄入同时具有致癌作用和抗癌作用[13～15]；最近研究还显示硒在癌症治疗中的可能，这个极具吸引力的问题在本章未进一步探讨[16]。早期的流行病学研究包括开展于 20 世纪 60 年代[17]和 70 年代[18]的生态学调查及病例对照研究，开展于 80 年代和 90 年代[19]的前瞻性观察性研究。大部分研究证据支持硒暴露与患癌风险呈负相关，但不是所有的研究结果都是一致的，有些也显示出正相关[3]。为解决这些证据的混乱局面，人们展开了随机对照试验，这成为了解硒对人类癌症（更广泛的说是人类健康）作用的转折点。

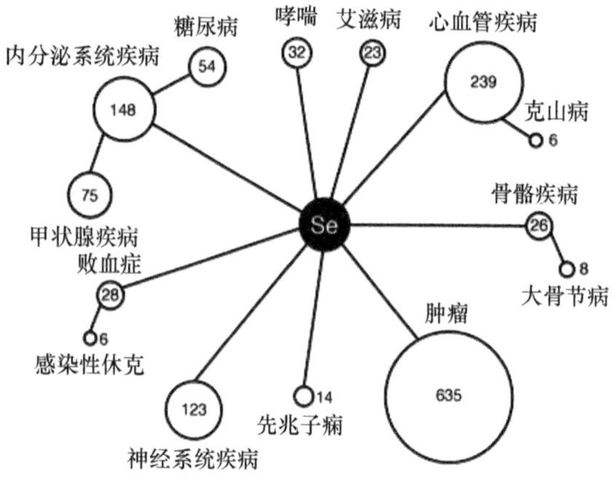

图 31.1　PubMed 搜索的关于硒与人类健康的流行病学结果。该图显示的是截至 2016 年 1 月 2 日使用不同关键词进行搜索产生的命中条目数。关键词：医学主题词（MeSH）'selenium' AND 'humans' AND（'epidemiology' OR 'epidemiologic methods'）。

如果我们因可能存在偏移而将中国早期进行的试验排除[3]，第一个随机对照试验是由美国亚利桑那大学协调进行的"癌症营养预防"（NPC）双盲试验。该试验中，200μg 硒通过富硒酵母片剂或安慰剂随机分配给 1312 位有非黑色素瘤皮肤癌（NMSC）病史患者。该试验未能发现补硒能降低非黑色素瘤皮肤癌发病率（主要终点），但意外地发现补硒能使次要终点如其他癌症发病率和死亡率明显降低[20]。这些结果使得该研究提前解盲，并发表了基于平均 6.4 年、7.4 年随访的双盲阶段数据[20～23]。第一份初步报告显示，肺癌、前列腺癌、结直肠癌发病率和癌症总发病率急剧下降，具体数据分别为：肺癌（HR 0.56，CI 0.31～1.01）；前列腺癌（HR 0.35，95% CI 0.18～0.65）；结直肠癌（HR 0.39，95% CI 0.17～0.90）；总的癌症（HR 0.61，95% CI 0.46～0.82）[20]。最终的报告基于整个随访期间，报告显示补充硒对癌症的发生率有效但非常微弱，结果为：所有癌症（HR 0.75，95% CI 0.58～0.97）；前列腺癌（HR 0.48，95% CI 0.28～0.80）；肺癌（HR 0.74，95% CI 0.44～1.24）；结直肠癌（HR 0.46，95% CI 0.21～1.02）[21]。硒的抗癌作用完全局限于男性（HR 0.67，95% CI 0.50～0.89），且在有吸烟史的患者中作用最明显[21～23]。然而，作者注意到黑色素瘤、膀胱癌、乳腺癌、头颈部癌、淋巴瘤、白血病的发病率增加，这些结果“尽管差异不显著且基于少量案例，但提示补硒可能导致这些疾病的患病风险增加”[21]。和先前研究硒摄入与前列腺癌关系的结果相一致[24]，在补充硒的受试者中，血浆基线硒含量与癌症总发病率具有强正相关性[21]。最终结果显示，NMSC 发病率增加（HR 1.17，95% CI 1.02～1.34）[23]，之后这一发现在一项小型临床试验中得以重现[25]。

然而，在 2003 年的报告中，NPC 试验研究组承认该试验犯了严重的方法错误。试验过程中，使用安慰剂组中的 35%带有异常前列腺特异抗原的男性在试验期间某一时刻进行了活检，而在使用富硒酵母组中只有 14%这样做。这一测量偏移可能危及试验的有效性[3]。然而，该偏移被之后很多看过这份报告的人忽略了，最终的 2002～2003 NPC 试验报告也没有受到重视。相反，人们的视线转向了 1996 年一份强调硒干预的有利作用的报道[20]，这使得人们对硒的抗癌作用抱以极大期望，更多的随机对照试验也开展起来，希望更进一步阐明硒的功效。

其中最著名、引用最广泛的就是“硒和维生素 E 癌症预防试验”（SELECT），这是一项随机、双盲、以安慰剂为对照的 2×2 析因设计。有超过 35 000 名健康男性参与试验，分为四组，每天摄入不同物质。组一：通过硒甲硫氨酸（每天 200μg）补充硒；组二：补充维生素 E；组三：补充硒及维生素 E；组四：摄入安慰剂[3，13，26～28]。然而，该试验在计划终点之前便中断了，主要原因有三：①对风险降低无效；②对参与者因摄入维生素 E 而增加前列腺癌患病率的担忧，③对参与者因摄入硒而增加 2 型糖尿病患病率的担忧[13]（并将 2007 年 NPC 事后分析显示的硒能增加糖尿病风险纳入考量）[29]。总之，SELECT 的结论是补充硒不会降低患癌风险（HR 1.01，99% CI 0.89～1.15），包括前列腺癌（HR 1.04，99% CI 0.87～1.24）、结直肠癌（HR 1.05，99% CI 0.66～1.67）、肺癌（HR 1.12，99% CI 0.73～1.72），以及膀胱癌（HR 1.13，99% CI 0.78～1.63）[26，30]。近期，SELECT 中诊断的 1700 例前列腺癌的研究取得了引人注意的结论。在补充硒的试验对象中，指甲硒基线水平最高的对象低分化前列腺癌的患病率增加[31]。在补硒受试者中前列腺癌风险与血浆中 α 生育酚基线水平体现出正相关；同时，受雄激素调节的前列腺肿瘤抑制蛋白 NKX3.1（CC 基因位于 rs11781886）携带者的前列腺癌（全部与高分化）风险提高[32，33]。近期对 4459 例诊断为非转移性前列腺癌开展的队列研究结果发现，每天自行补充超过 140μg 硒会增加前列腺癌死亡率[34]。

另有三个高精度、低偏移试验探究了硒化合物的防癌效果，主要探究其抗前列腺癌效果[35～37]。尽管这些试验规模较小、随访时间较短，导致准确性下降且无法解释长期效应，但是其结果显示硒元素对主要和次要癌症终点都无改善，进一步证实了 SELECT 试验的结论。总之，所有随机对照试验和低偏移随机对照试验的荟萃分析只清晰地显示一个方面，即硒对前列腺癌（图 31.2）和其他癌症不存在有利效果。

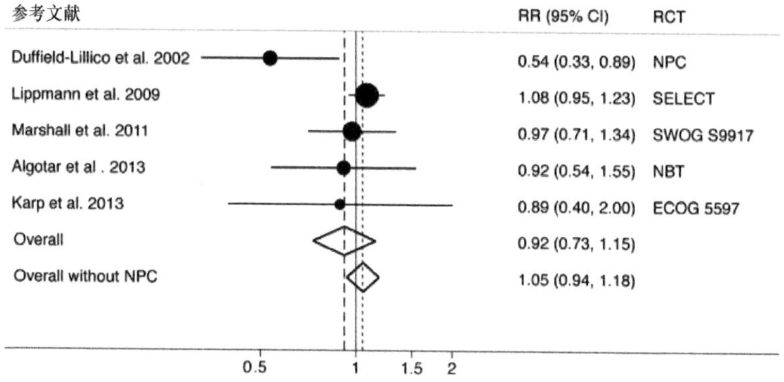

图 31.2 随机对照试验中补硒后前列腺癌相对危险度总结。该图为随机对照试验中前列腺癌相对危险度（95% CI）随机效应荟萃分析森林图[21，26，35～37]。垂直虚线表示的是所有研究（全体）和低偏移研究（除 NPC 试验外的全体）中硒对前列腺癌风险的作用。RR，相对危险度；CI，置信区间；RCT，随机对照试验；NPC，癌症营养预防；SELECT，硒和维生素 E 癌症预防试验；SWOG（Southwest Oncology Group），西南肿瘤协作组；NBT（Negative Biopsy Trial），无菌活检试验；ECOG（Eastern Cooperative Oncology Group），东部肿瘤协作组。

因此，最新的随机对照试验（均为低偏移）都表明给没有硒缺乏症的人补硒对于癌症的危险性未见有利作用，反而可能增加某些位点特异性癌症的危险性。由此，对 NPC 试验的一些结果引发了一个疑问：尽管测量偏移可能至少部分地解释了硒对（至少对）前列腺癌的作用，但另外一个试验所揭示的使用特定的含硒物质补硒（NPC 试验每天服用 200μg 富硒酵母，SELECT 试验每天服用 200μg 硒甲硫氨酸），以及不同的基线硒水平可能解释这些差异。然而，这两个假设都不太可能成立。首先，虽然我们不能完全排除富硒酵母中其他硒形式或代谢物的影响，但是硒主要是以有机硒形式出现在富硒酵母中，其中主要部分就是硒甲硫氨酸[12，38]。其次，基线硒暴露水平的不同也无法解释该结果[3，12]，因为两组人群摄入硒元素的差异每天只有 15μg[39]，而且血清硒浓度有大量重合（图 31.3）。此外，近期 SELECT 试验中的剂量-反应分析也排除了硒即使在最低剂量水平的功效[31]。最终，NPC 试验中的特定研究群体（具有 NMSC 病史的受试者）可能至少部分地解释此次试验得出的不同结果[22]。

一场“自然试验”发生在意大利的一座城市，2065 位居民连续多年意外饮用无机六价硒含量超高的饮用水（硒含量 8μg/L），该“试验”的结果可能更有参考价值。尽管有无法测量的生活方式的混杂造成的潜在影响，但是该接触与癌症的死亡率增加有关，主要是男性的黑色素瘤、结直肠癌和肾癌，女性的淋巴腺恶性肿瘤[40]。这些结果成为至今研究无机六价硒暴露对人健康影响的唯一数据，并与 NPC 试验中显示的危险性增加的结果类似[21]。关于黑色素瘤的危险性增加最初在一项发病率研究被证实[41]，之后得到了一项观察性队列研究[42]、一项病例对照研究[43]，以及一项法国的试验（发现硒和其他物质摄入后黑色素瘤的发病率增加的时间趋势）的证据支持[44]。

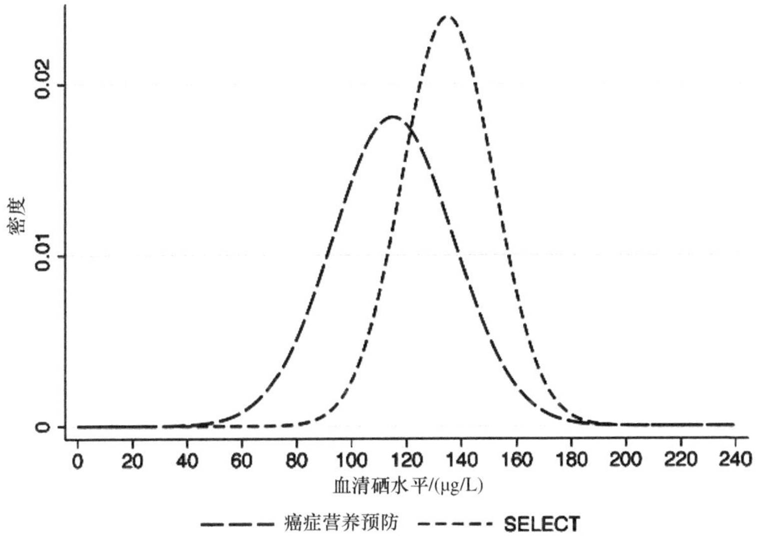

图 31.3 NPC 和 SELECTS 试验中血浆/血清硒元素含量分布评估。数据来自 2003 年 Duffield-Lillico 等开展的癌症的营养预防试验（NPC）[22]（血浆硒均值为 115.1μg/L，标准差 22.05μg/L），以及 2009 年 Lippmann 等开展的硒和维生素 E 癌症预防试验（SELECT）[26]（表 2，血清硒均值为 136.3μg/L，标准差为 18.66μg/L，由中位数和四分位数根据公式计算得到，http://handbook.cochrane. org/chapter_7/7_7_3_5_mediansand_interquartile_ranges.htm [101]）。

31.3 心血管疾病

高硒水平有益于心血管健康的一些支持性证据最初来源于观察性的队列研究，而随机对照试验已经证明不考虑硒基线水平的补硒是无效的[1，45]。在 SELECT 中，补硒组 1080 例和安慰剂组 1050 例，所有心血管事件（包括死亡）的相对危险度（RR）是 1.02（99% CI 0.92～1.13）[26]，而在一个有 47 例补硒组和 46 例安慰剂组的 NPC 试验的中期报告中相对危险度估计值为 0.96（95% CI 0.64～1.44）[20]。反之，没有其他试验，也没有 NPC 试验的最终报道研究过这个问题。上述所提到的在一个意大利社区报道的自然试验也没有表现出硒对心血管死亡率的保护性效应，居民暴露组比非暴露组的标准化死亡比分别为男性 1.06（95% CI 0.81～1.38）、女性 1.04（95% CI 0.80～1.34）[40]。

此外，最近的两项随机对照试验已经研究了给予硒（如富硒酵母）对公认的心血管危险因素（如血清胆固醇水平）的可能效应。在第一项试验中，与安慰剂相比，在 501 名英国老年人中每天给予 100μg 硒持续 6 个月降低了总胆固醇水平。但是使用更高剂量的硒却并未发现剂量-反应关系，因此作者的表述是：在相对低硒水平的人群样本中，补硒似乎对血脂水平有适度的有益作用[46]。最近实施的一项包括 491 个丹麦老年个体的随机对照试验，有明显更长的随访时间，使用硒剂量为每天 100μg、200μg 或 300μg，但与安慰剂组相比，补硒组总胆固醇水平没有发现相关和剂量-反应有关的变化[47]。

除了全部的心血管疾病，还有克山病，在中国某些地区的一种地方性和严重的儿童性心肌病，其发生也与硒水平相关。两大流行病学证据提示低硒摄入可能是克山病的一个危险因素：中国低硒地区克山病的患病率增加，以亚硒酸钠的形式给予硒可降低其发病率[48～51]。然而，中国的研究人员提出一些克山病的特征性表现，如不能被营养缺乏所解释的克山病发病的季节性趋势，提示克山病发病存在可能是柯萨奇病毒的传染性病因[52]。而且，每天低至 16μg 的硒摄入水平似乎已经足以预防克山病了[52]。另外，硒降低克山病发病率的效力本身没有提示硒缺乏是一种原因，因为世界上其他一些硒水平非常低的地区并没有克山病发生的报道。硒在中国的人群试验中有保护性作用可能是由于其药理学作用，其高剂量因素（每周 500～1000μg 亚硒酸钠）也应考虑在内。亚硒酸盐即使在很低浓度也可以抑制柯萨奇病毒[53，54]及其他一些微生物的复制[12]。因此，克山病的病因，包括硒的可能作用，依旧是一个颇具争议的话题[51，55]。

31.4 糖 尿 病

硒暴露（尤其是过度暴露）与 2 型糖尿病发病风险的联系在硒研究领域提出了新的问题。研究者在对 NPC 干预试验结果进行二次分析时偶然发现了二者之间的关联[29]，然后在后续的随机对照试验中将该结果加入到安全性终点[56]。早有研究者猜测硒可能改变糖尿病患病风险[57]，但是 NPC 研究报道提出硒可能具有致糖尿病作用。SELECT 研究以后，随机对照试验的结果系统地证实了接受硒补充的研究对象糖尿病患病风险增加[58]，尽管大部分研究由于样本量有限在统计学上不够精确[26，27，36，37]。此外，绝大多数（不是全部）观察性研究及一些实验室研究结果也支持高硒有致糖尿病作用[57，59]。目前，高硒增加糖尿病患病风险是硒过度暴露最堪忧的副作用之一[12]，这也呼吁今后的研究者对二者联系进行进一步严谨的评估（见第 49 章）。

31.5 甲状腺疾病

硒是甲状腺脱碘酶的一个必需组成成分，因此是甲状腺发挥正常功能所必需的[60，61]。然而有研究提示或表明，即使低剂量的硒干预也会改变甲状腺功能，这些研究中有病例报告、生态学研究及临床干预研究[62]，后者包括随机对照试验[63～65]。但从另一方面来说，近年也有随机对照试验显示硒复合制剂在治疗桥本甲状腺炎、Graves 病和其他自身免疫性甲状腺疾病时有效，尽管目前硒的药理活性和安全性在这些疾病的治疗中尚不明确，但这无疑值得进一步深入研究[2，66，67]。

31.6 神经系统疾病

最近的一些研究表明，硒和硒蛋白都在大脑乃至整个神经系统的功能中发挥重要作用[68～70]，因此推测硒这种微量元素在预防和治疗中枢神经系统疾病（CNS）中有积极作用[69，71]。相反，流行病学研究却表明环境中的硒具有广泛的神经毒性作用[72]。

关于硒的神经毒性，最初的流行病学证据来自于针对职业暴露者、食用了错误配方的硒补充剂者及中国富硒地区人群的研究[72]。然而，这些研究大多不能被认为是流行病学研究，因为他们通常是关于暴露于高剂量硒化合物的工人发生急性神经系统硒中毒或者试图利用大量的硒自杀的病例报道[72]。此外，大多数研究在方法学上有缺陷，如硒暴露评估不足或缺乏足够的对照组。然而，这些研究提供的证据表明，硒的过度暴露与注意力不集中、记忆力减退、抑郁、震颤、共济失调、嗜睡、头晕、睡眠障碍、感觉异常、无力和疲劳等一系列神经系统症状有关[72]。在中国的富硒地区，硒暴露已经被报道与肢端感觉异常、感觉迟钝、反射亢进、惊厥、肌肉无力、麻痹，甚至偏瘫等症状相关[72～74]。然而，这种广泛的神经系统改变的确切临床性状、硒过度暴露导致的特异性体征与症状、暴露的水平，以及其他影响因素的潜在作用仍然需要全面、深入的流行病学研究[72]。

与硒暴露相关最紧密的 CNS 疾病是肌萎缩侧索硬化症（ALS），该病于 1977 年在富硒的南达科他州地区首次被报道与当地农民过量的硒暴露有关[75]。最近，一个意大利小型队列研究显示，六价无机硒暴露史会增加 ALS 的发病率[76，77]。尽管有其固有的方法上的局限，病例对照研究也支持这种关联。其中最近的一项研究分析了脑脊液中硒的种类，发现 ALS 患者和对照人群之间的差异复杂并且不一致，即 ALS 患者脑脊液中有机硒水平较低而亚硒酸盐水平较高[78]，提示这种最具神经毒性的硒化合物参与到了 ALS 发病，也有可能未分析硒形态而对硒暴露情况进行了错误的归类[79]。硒暴露与 ALS 发病风险的联系同样被动物试验[80]和体外试验[81，82]的结果所支持，揭示了硒类化合物对神经细胞，尤其是运动神经元的选择毒性。

上述的意大利队列研究还报道了饮用水中无机硒的高暴露与帕金森病的死亡风险相关，但有关的流行病学研究相对缺乏，目前仅有的三项病例对照研究都发现帕金森患者的血清硒水平高于对照人群[72]。尚无研究探讨硒在阿尔茨海默病中潜在的病因学或治疗作用，也几乎没有证据表明存在关联[72]。硒对认知功能的影响有一项横断面研究和两项前瞻性研究涉及，其中两项研究结论是存在正相关[83，84]、而另一项研究并没有发现关联[85]。然而，由于众所周知的营养流行病学的局限性，主要是长期暴露评估不足和潜在的不可测量的混杂变量，限制了这些结果的可靠性。抑郁症与硒状态的关系有 6 项前瞻性研究报道，其中观察性研究 2 项[86，87]、干预性研究 4 项[88-91]。一项基于澳大利亚人群的巢式病例对照研究发现基线时最低硒摄入组的抑郁症发病风险是最高硒摄入组的 3 倍（比值比 OR 2.95，95% CI 1.00～8.72）[86]。相反，一个大型的前瞻性研究经过 25 年的随访累计 407 例抑郁症病例，发现了基线趾甲硒含量与发病风险的正向剂量-效应关联[87]。相较于趾甲硒含量最低组（0.51～0.88μg/g），最高组（1.61～1.98μg/g）与抑郁症多元分析的 OR 值为 4.25（95 % CI 1.79～10.14）。硒水平增加一倍，检测时出现抑郁症状的概率高出 56%。随机对照试验的结果则并不一致，其中两个小型的病例-交叉研究产生了相矛盾的结果，只有不充分的证据支持硒对情绪的有利影响[88，89]。此外，英国一项试验纳入了 501 名年龄在 60～74 岁之间的参与者，随机分组后分别每天给予 100μg、200μg、300μg 硒的补充，结论是硒补充对情绪和生活质量并没有影响[90]。在伊朗进行的一项针对 85 名女性的小型试验中，较低的产后抑郁症得分与每天补充 100μg 的硒相关[91]，尽管由于存在高退出率等原因而导致这项研究具有很高的偏倚风险[92]。最后，每天补充 200μg 的硒对未经治疗的甲亢患者的抑郁与焦虑得分并没有改善作用[67]。综上所述，硒和抑郁症风险之间的联系至今还不清楚，需要进一步的深入研究。

最后，最近的三项研究提出硒可能影响儿童的神经功能。其中一项基于因纽特儿童的病例对照研究发现，血硒水平与延长的视觉诱发电位潜伏期呈正相关，因而可能与视神经脱髓鞘相关。作者在多元分析校正了甲基汞毒性等混杂因子后，结论并没有发生变化[93]。中国新生儿队列研究则显示，脐带硒含量与新生儿行为神经评估评分呈 U 形关系[94]，这清楚地说明新生儿硒的摄入量存在一个非常狭窄的安全区间。另一项来自瑞典的队列研究则表明并没有足够的证据来支持脐带血清中硒和锰的水平与儿童期注意力缺陷/多动症（ADHD）的诊断有任何相关性[95]。但硒水平在第 90 百分位数以上的儿童比位于第 10 至第 90 百分位数之间的儿童具有更高的发病风险（OR 2.6，95% CI 1.2～5.5），提示硒与 ADHD 可能的关系需要进一步研究。

31.7 结　　语

究竟为何观察性研究的结果如此自相矛盾，和随机对照临床试验也不一致？观察性研究用于检测硒暴露水平的常用指标，包括血液（血清、血浆和红细胞）、趾甲、头发和尿液中的生物标志物，以及膳食摄入量的评估（24 小时回忆法和食物频率问卷法）。每种方法都有其自身的特点、在流行病学研究上的优点和局限性[13，96]。一些研究发现膳食硒摄入量与硒生物标志物之间的相关性并不强[13]，究其原因可能是，例如，与食物成分数据库中报道的平均值相比，食品中实际硒含量高度变异。但是，支持硒的生物标志物而不支持膳食评估时需要谨慎。不同硒的种类，其分布和排泄程度均不同[79]，有机硒相较于无机硒形式具有更高的储留及较低的毒性作用[79]。此外，不同硒的种类（有机和无机）具有明显不同、有时甚至相反的生物效应[79，97]，因此强调在评估硒暴露时需要考虑每一种硒形态的水平。遗憾的是，关于硒的种类及元素价态的食物成分数据非常稀缺[98]。最后，流行病学研究还有一个主要局限是使用硒暴露的循环生物标志物而不是靶组织中的硒水平，这也是评估诸如神经系统疾病等健康结果时的一个重要问题[78]。

观察性研究和试验研究之间的差异，以及观察性研究本身的差异，也可能是由于存在无法测量的混杂变量。基于这样的可能，随机对照试验对于理清硒在人体健康中发挥的作用就至关重要了。然而，由于某些随机对照试验产生的无效结果或意料之外的风险，因为伦理的原因重复硒的临床试验似乎不可行。因此，我们必须依靠二次分析从最新有效的低偏移试验来获得更多的结果，这些结果可以很大程度上阐明硒与癌症之间目前尚存争议的关系。另外，需要通过妥善实施流行病学研究，进一步调查硒与克山病之间的确切联系。目前这些研究将与后续新兴的研究机构一道，更好地定义硒这种类金属的摄入量的安全范围[12，99，100]。

参 考 文 献

1. K Rees et al 2013 *Cochrane Database Syst Rev* 1: CD009671
2. EJ van Zuuren et al 2014 *Eur Thyroid J* 3: 25
3. M Vinceti et al 2014 *Cochrane Database Syst Rev* 3: CD005195
4. H Steinbrenner et al 2015 *Adv Nutr* 6: 73
5. MP Rayman et al 2015 *Br J Nutr* 113: 249
6. LY Sun et al 2014 *Osteoarthritis Cartilage* 22: 2033

7. M Allingstrup, A Afshari 2015 *Cochrane Database Syst Rev* 7: CD003703
8. W Manzanares et al 2015 *Nutr Clin Pract* 30: 34
9. J Mao et al 2016 *Am J Clin Nutr* 103: 100
10. A Ardissone et al 2016 *Eur J Pediatr* doi: 10.1007/s00431-015-2685-3
11. E Jablonska et al 2015 *Eur J Nutr* doi: 10.1007/s00394-015-1118-4
12. E Jablonska, M Vinceti 2015 *J Environ Sci Health C* 33: 328
13. M Vinceti et al 2013 *J Environ Sci Health C* 31: 305
14. DL Hatfield et al 2014 *Trends Biochem Sci* 39: 112
15. DL Hatfield et al 2016 in *Molecular, Genetic, and Nutritional Aspects of Major and Trace Minerals,* JF Collins Ed (Academic Press, Elsevier)
16. D Plano et al 2016 *J Med Chem* 59: 1946
17. RJ Shamberger, DV Frost 1969 *Can Med Assoc J* 100: 682
18. GN Schrauzer et al 1977 *Bioinorg Chem* 7: 23
19. M Vinceti et al 2000 *Tumori* 86: 105
20. LC Clark et al 1996 *JAMA* 276: 1957
21. AJ Duffield-Lillico et al 2002 *Cancer Epidemiol Biomarkers Prev* 11: 630
22. AJ Duffield-Lillico et al 2003 *BJU Int* 91: 608
23. AJ Duffield-Lillico et al 2003 *J Natl Cancer Inst* 95: 1477
24. BL Dalkin et al in *92nd 2001 AACR.* UoC Press Ed, New Orleans, LA
25. B Dreno et al 2007 *Eur J Dermatol* 17: 140
26. SM Lippman et al 2009 *JAMA* 301: 39
27. EA Klein et al 2011 *JAMA* 306: 1549
28. HL Nicastro, BK Dunn 2013 *Nutrients* 5: 1122
29. S Stranges et al 2007 *Ann Intern Med* 147: 217
30. Y Lotan et al 2012 *J Urol* 187: 2005
31. AR Kristal et al 2014 *J Natl Cancer Inst* 106: djt456
32. D Albanes et al 2014 *Cancer Prev Res* (*Phila*) 7: 886
33. EE Martinez et al 2014 *Cancer Prev Res* (*Phila*) 7: 950
34. SA Kenfield et al 2015 *J Natl Cancer Inst* 107: 360
35. JR Marshall et al 2011 *Cancer Prev Res* (*Phila*) 4: 1761
36. AM Algotar et al 2013 *Prostate* 73: 328
37. DD Karp et al 2013 *J Clin Oncol* 31: 4179
38. DJ Waters et al 2012 *Nutrients* 4: 1650
39. M Haldimann et al 1996 *J Trace Elem Med Biol* 10: 31
40. M Vinceti et al 2000 *J Clin Epidemiol* 53: 1062
41. M Vinceti et al 1998 *Cancer Epidemiol Biomarkers Prev* 7: 853
42. M Garland et al 1995 *J Natl Cancer Inst* 87: 497
43. M Vinceti et al 2012 *Tumori* 98: 287
44. K Ezzedine et al 2010 *Eur J Cancer* 46: 3316
45. X Zhang et al 2015 *Eur J Clin Nutr* 70: 162
46. MP Rayman et al 2011 *Ann Intern Med* 154: 656
47. F Cold et al 2015 *Br J Nutr* 114: 1807
48. H Guanqing 1979 *Chin Med J* 92: 416
49. G Yang et al 1984 *Adv Nutr Res* 6: 203
50. J Loscalzo 2014 *N Engl J Med* 370: 1756
51. T Wang, Q Li in *The International Selenium Seminar 2015* (Moscow)
52. Joint FAO/WHO Expert Consultation 2004 *Vitamin and Mineral Requirements in Human Nutrition* (WHO and FAO-UN, Geneva, Switzerland)
53. C Cermelli et al 2002 *J Trace Elem Med Biol* 16: 41
54. RT Sepulveda et al 2002 *Cardiovasc Toxicol* 2: 53

55. C Lei et al 2011 *Environ Geochem Health* 33: 183
56. M Vinceti et al 2015 *Cochrane Database Syst Rev* Suppl: 181
57. M Vinceti et al 2015 *J Trace Elem Med Biol* 29: 145
58. AM Algotar et al 2010 *Am J Med* 123: 765
59. J Zhou et al 2015 *Toxicol Appl Pharmacol* 289: 409
60. J Kohrle 2013 *Curr Opin Endocrinol Diabetes Obes* 20: 441
61. U Schweizer, C Steegborn 2015 *J Mol Endocrinol* 55: R37
62. M Vinceti et al 2001 *Rev Environ Health* 16: 233
63. MP Rayman et al 2008 *Am J Clin Nutr* 87: 370
64. J Mao et al 2016 *Eur J Nutr* 55: 55
65. KH Winther et al 2015 *Eur J Endocrinol* 172: 657
66. A Dharmasena 2014 *Int J Ophthalmol* 7: 365
67. J Calissendorff et al 2015 *Eur Thyroid J* 4: 93
68. U Schweizer et al 2011 *Curr Opin Pediatr* 23: 429
69. MW Pitts et al 2014 *Biol Trace Elem Res* 161: 231
70. ND Solovyev 2015 *J Inorg Biochem* 153: 1
71. W Hassan et al 2015 *Curr Org Chem* 19: 218
72. M Vinceti et al 2014 *Toxicol Lett* 230: 295
73. GQ Yang et al 1983 *Am J Clin Nutr* 37: 872
74. FM Fordyce 1996 *Technical report WC/96/7R.* BG Survey, Nottingham
75. AW Kilness, FH Hochberg 1977 *JAMA* 237: 2843
76. M Vinceti et al 1996 *Epidemiology* 7: 529
77. M Vinceti et al 2010 *Environ Health* 9: 77
78. M Vinceti et al 2013 *Neurotoxicology* 38: 25
79. M Vinceti et al 2015 *J Trace Elem Med Biol* 31: 1
80. A Casteignau et al 2006 *J Vet Med A Physiol Pathol Clin Med* 53: 323
81. T Maraldi et al 2011 *Neurotoxicology* 32: 180
82. AO Estevez et al 2014 *Neurotoxicology* 41C: 28
83. TN Akbaraly et al 2007 *Epidemiology* 18: 52
84. S Gao et al 2007 *Am J Epidemiol* 165: 955
85. S Velho et al 2008 *Clin Nutr* 27: 77
86. JA Pasco et al 2012 *Complement Ther Med* 20: 119
87. LA Colangelo et al 2014 *Neurotoxicology* 41: 167
88. D Benton, R Cook 1991 *Biol Psychiatry* 29: 1092
89. WC Hawkes, L Hornbostel 1996 *Biol Psychiatry* 39: 121
90. M Rayman et al 2006 *Biol Psychiatry* 59: 147
91. N Mokhber et al 2011 *J Matern Fetal Neonatal Med* 24: 104
92. BJ Miller et al 2013 *Cochrane Database Syst Rev* 10: CD009104
93. D Saint-Amour et al 2006 *Neurotoxicology* 27: 567
94. X Yang et al 2013 *Neurotoxicology* 37: 35
95. A Ode et al 2015 *Environ Res* 137C: 373
96. K Ashton et al 2009 *Am J Clin Nutr* 89: 2025S
97. CM Weekley, HH Harris 2013 *Chem Soc Rev* 42: 8870
98. B Burlingame 2004 *J Food Compost Anal* 17: 251
99. M Vinceti et al 2013 *Sci Total Environ* 443: 633
100. SH Frisbie et al 2015 *Environ Health* 14: 63
101. JP Higgins, S Green 2011 *Cochrane Handbook for Systematic Reviews of Interventions 5.1.0*, The Cochrane Collaboration

第 32 章 硒代谢和生物学效应的性别二态性

Lutz Schomburg

苏丽琴　杨文婕　编译

摘　要　男性和女性在生长发育、代谢及内分泌调节等诸多方面存在差异。大多数临床研究中，女性参与者的代表性往往不够，事实上女性患某些疾病的风险更高（如自身免疫性疾病和过敏性疾病）、对疼痛的感知度更强、出现药物不良反应的频率也更高。此外，男性和女性在药物代谢动力学及药效学方面也存在较大的差异。这些观点正越来越多地得到基础和临床学科的认可。硒是一个非常有代表性的例子，作为一种微量元素，硒在人体内的新陈代谢及其对健康和疾病的影响及角色，均呈现一定的性别二态性。已有临床和实验数据表明，男性对硒供应量的急剧变化更加敏感，其体内硒的状态对代谢动力加快的反应更加迅速，对炎症刺激的反应更加强烈，而且过量硒摄入更容易使男性产生不良健康效应。这些差异使得硒对维持男性和女性健康、降低某些疾病风险作用相关研究及临床研究结果的解释更加复杂，特别是使用含硒补充剂治疗或辅助治疗某种疾病的研究。因此，由某一性别人群的研究结论推断另一性别人群的情况，或者未来在设计、实施和解释临床研究时不考虑研究对象的性别都是不恰当的。

关键词　恶性肿瘤（癌症），性别，感染性疾病，硒代谢，性别二态性

32.1　不同性别动物的硒代谢

在硒研究的早期阶段，Schwarz 和 Foltz 利用维生素 E 缺乏诱发肝坏死的大鼠模型，重点研究硒化合物的作用效应及其特征、生物利用度和保护作用[1]。在这些开拓性研究中，虽然雌性和雄性的大鼠都被用于实验，但由于硒对大鼠的保护作用没有性别差异，因此雄性和雌性的研究结果被泛化了。但随后不久，分别对雄性和雌性动物进行单独分析，观察到在缺硒动物第二代的生长发育情况[2]、血浆和细胞中硒的浓度[3]、硒同位素在大鼠不同组织的吸收和保留[4]等方面存在性别差异（表 32.1）。

L. Schomburg (✉)
Institut für Experimentelle Endokrinologie, Charité-Universitäsmedizin Berlin,
Campus Virchow Klinikum, 13353 Berlin, Germany
e-mail: lutz.schomburg@charite.de

表 32.1　^{75}Se 在不同生殖器官中的保留时间

时间	卵巢	睾丸	附睾
3h	0.3	1.9	0.8
1 天	0.3	9.1	0.3
1 周	0.3	24.5	0.6
2 周	0.3	29.5	3.3
3 周	0.3	31.5	10.3
4 周	0.2	25.4	14.1
6 周	0.2	23.9	8.0

注：数据来源于[4]。

人类共有 25 个基因编码硒蛋白[5]，没有一个在 X 或 Y 染色体上。这一认知排除了硒蛋白基因的拷贝数差异是硒代谢出现性别差异的主要原因。硒对于生殖系统至关重要，尤其是影响雄性睾丸发育和精子的形成[6]。睾丸是哺乳动物机组织中优先保障硒供应的器官之一[7，8]。采用放射性同位素 ^{75}Se 标记的亚硒酸根离子（SeO_3^{2-}）注射，其代谢动力学显示，睾丸吸收硒相对滞后，并随后从睾丸转移硒到附睾中，而卵巢能迅速吸收硒，并呈近线性的代谢损耗[4]。雄性生殖器官中硒的特异性代谢差异的分子机制已被深入研究[9]。硒蛋白谷胱甘肽过氧化物酶 4（GPx4）和硒蛋白 P（SELENOP）在睾丸的代谢中起重要作用，GPx4 与精子的结构有关[10]；SELENOP 则转移硒到睾丸中，并在射精期间分泌，或许能在精子排出体外的危险行程中保护它们[11]。因此，在限制硒供给的条件下，转基因小鼠模型显示出睾丸和脑对硒吸收的直接竞争[12]。

循环性 SELENOP 主要源于肝脏，硒经食物摄入后被肝脏吸收，合成为硒蛋白，并以 SELENOP 结合的形式回到外循环以供应其他器官。靶细胞对硒的摄取由脂蛋白相关受体蛋白（Lrp）家族介导，尤其是在肾中的 Lrp2（巨蛋白）[13，14]，与在大脑[15]、骨骼[16]和睾丸[17]中的 Lrp8（ApoER2）介导。SELENOP 是睾丸生成有活力健康精子所必需的物质[18]。睾丸支持细胞结合并内化 SELENOP[17]，造成硒的大量富集，尤其是在晚期精细胞中以 SELENOP 供应硒进而合成 GPx4[19]。在精子形成过程中，GPx4 呈现出从活性酶到成为保持精子稳定性和能动性所必需的结构成分之功能蜕变[20]。

研究显示，SELENOP 和 ApoER2 在雄性睾丸中大量表达，但在女性卵巢或子宫中很少或不表达，这非常显著的性别差异可能导致硒在雌性和雄性体内有所差别的滞留。但是精子和精液不太可能是控制雄性特异性硒代谢和硒流量的主要因素。人类一次射精所分泌的硒为 100～250ng（平均体积：2～5mL；硒在精浆中的平均浓度：50μg/L）[21]，相比之下，女性在月经期间大约失血 35mL，其硒的丢失量为每月 1750～3500ng，这与男性通过射精所丢失的硒量大体一致。因此，体内肯定有其他更重要的通路，这些通路导致硒的吸收、滞留，以及硒蛋白表达模式的性别二态动力学差异。虽然尚未了解这些通路，但越来越多的性别差异特征在临床研究中被发现，提示这些差异对人体健康很重要。

32.2　硒蛋白表达的性别特异性调节

最新研究表明[80]，在年轻和年老的男性中，以及老年女性中，血清 SELENOP 含量与总硒含量高度相关，但是在年轻女性中未见此相关，提示在年轻人群中硒蛋白表达水平存在性别差异。蛋白质的合成是在多水平上进行调控的。对限制性微量元素硒的依赖凸显了翻译过程在控制硒蛋白基因表达中的重要性[22]。性别差异通路和性甾体激素对硒蛋白在不同组织转录的角色影响是一个复杂的动态问题。阉割实验动物后，多种硒蛋白的表达变化呈现出性别特异性[23]。这种影响不仅作用在转录水平，还作用在转录后的机制上，从而引起雌性和雄性中随年龄不同[24]和硒水平变化[25]（图 32.1，数据来源于[25]）而出现的组织特异性表达。

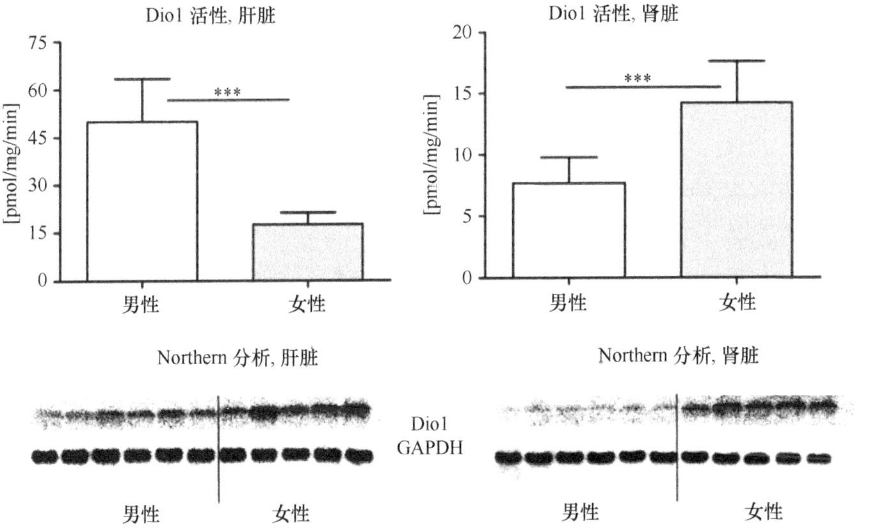

图 32.1　成年小鼠肝脏和肾脏硒蛋白表达的性别二态性（上方为硒蛋白活性，下方为 mRNA）（C. Riese 等[25]）。雄性肝脏/型碘化甲状腺氨酸脱碘酶（Dio1）活性高于雌性，但在肾脏结果相反。这一性别二态性表达差异与肾脏 Dio1 mRNA 的表达一致，但在肝脏并不显著（男性肝细胞的基因翻译效率明显高于女性）。

有趣的是，不仅是硒蛋白，硒结合蛋白的表达也受到硒水平和性别特异的调控。广泛表达的硒结合蛋白-2（SP56）是雌性和雄性小鼠肝脏表达差异最大的蛋白质之一[26]。最近的研究突出显示硒结合蛋白-2 与肿瘤的发生可能存在相关[27]。硒结合蛋白的性别特异性表达可能从另一角度解释了肝脏硒代谢及硒补充剂对癌症化学预防的性别差异。

本章试图说明不同性别之间调控硒蛋白表达机制的潜在复杂性，并且强调不同水平的调节在生理状况时汇集，以及某一给定硒蛋白受到时间、组织和细胞特异性的表达模式。前面提到的具有多种功能的含硒酶 GPx4 是一个典型的例子，它可以广泛表达并对许多生理过程起重要作用，如大脑发育、花生四烯酸代谢和生殖力。

GPx4 对生殖的重要性呈现性别二态性，其在大鼠睾丸中的表达取决于促性腺激素的刺激，并且在青春期后的合成中增多[28]。但意外的是，睾丸激素和促性腺激素却不直接影响 *Gpx4* 的转录。GPx4 的生物合成增加与精细胞的成熟阶段有关，也就是与细胞分化后睾丸间质细胞分泌的睾酮调控有关[29]。此外，初级转录物活跃地受到选择性剪切，而这取决于环境参数，合成不同模式细胞质、线粒体和核 GPx4 同工酶的细胞[30，31]。除这种固有的复杂性之外，转录后机制还包括在大脑发育期间，序列特异性 RNA 结合蛋白识别 *Gpx4* mRNA 5′-非翻译区，进而调控转译效率[32]。最后，已经发现的人类 *GPX4* 基因单核苷多态性（SNP），可以以性别特异性的方式影响与硒相关的基因表达及降解周转[33]。这些额外的性别差异可能对临床上研究硒的性别特异性效应有重要意义[8，34]。综上所述，有以下几种性别特异性机制影响体内 GPx4 转录、选择性剪切、转译及转译后修饰，进而保证了不同组织中依赖细胞、年龄和硒水平的基因表达模式。

32.3　临床研究发现的性别二态性

32.3.1　癌症

在临床研究中，微量元素硒作为营养补充剂通常被视为非处方药。最开始人们对硒补充剂的热衷是基于其抗氧化特性，可能减缓退行性变和保护基因组完整性。早期研究显示，硒摄入与癌症的患病呈负相关[35]，而且存在一些性别特异性差异（表 32.2，数据来源于[36]）。

表 32.2　不同性别每 100 000 人口中不同年龄组的死亡人数

年龄组	女性			男性		
	低	中	高	低	中	高
所有癌症						
45～54 岁	196	253	221	177	166	152
55～64 岁	354	301	312	530	478	442
65～74 岁	588	513	481	1077	910	892
消化器官癌症						
45～54 岁	36	27	28	47	36	35
55～64 岁	89	72	74	144	117	112
65～74 岁	253	156	150	320	238	238
乳房癌症						
45～54 岁	60	48	43	0.5	0.3	0.2
55～64 岁	82	70	72	0.4	1.1	0.4
65～74 岁	101	87	79	1.8	1.2	2.0

注：数据基于地理上低中高硒不同地区被细分，并来源于 [36]。

一项大型干预研究——癌症营养预防（NPC）干预试验研究表明，硒有潜在的防癌作用[37]。NPC 数据显示，每天补充 200μg 硒酵母可降低肺癌、结直肠癌和前列腺癌的发病率，此效果对于体内硒水平较低者尤为明显[38]。然而，这一临床试验结论主要依据男性的研究数据。女性在此项重要的临床干预试验中代表性不足，仅占 25%。更糟糕的是，随后有史以来最大的癌症预防试验特别被设计以验证补硒对前列腺癌的预防作用[39]。此设计是错误且不公平的，因为硒和维生素 E 癌症预防试验（SELECT）项目启动及对参与者连续观察分析的花费都是来自于纳税人的钱，也就是说男性和女性都纳了税。

其他许多临床试验也未充分概括性别差异，如欧洲 SU.VI.MAX（补充维生素和抗氧化矿物质）干预试验。此项随机双盲干预试验结果表明，持续 7.5 年每天补充含 100μg 硒的低剂量抗氧化剂，男性癌症的总发病率显著下降，但女性癌症的总发病率未见显著降低[40]。对这一令人诧异结论的进一步分析表明，基线调查时研究对象的抗氧化力状态已经存在显著性别差异，然而这一发现不足以解释补充剂对不同性别研究对象影响作用的差异。

硒的抗氧化作用存在男性特异性，这与欧洲的几项流行病学研究报道一致：荷兰一项早期的研究表明，血清低硒水平与男性癌症发病风险增加有关，但在女性中无此发现[41]；而芬兰的病例对照研究发现，血清硒水平低与胃癌、肺癌发生的关联性最强[42]；同样在荷兰开展的另一项长达 20.3 年的大型随访研究则表明，总人群指甲硒水平与头颈部癌发病风险呈负相关，但此关联在男性要强于女性[81]。但相反的是，最近的 Meta 分析研究表明，硒水平与女性膀胱癌的发病风险呈负向相关，而在男性中并不显著[43]。该性别特异性趋势与美国的一项以医院为基础的病例对照研究一致，该研究表明脚趾指甲中硒含量低的女性患胰腺癌①的风险较高，但亦未在男性中发现此关联[44]。

同样的矛盾还有：欧洲最近的一项巢式病例对照研究显示，直结肠癌的发病风险与较高的硒水平呈现的负相关关联在女性中尤为显著[45]，但此前美国的另一项研究显示该负相关关联在男性中更强[46]。这些数据表明在观察性和干预性研究中，硒补充剂对癌症风险的影响都存在性别特异性差异，对不同硒水平、不同人群患某种癌症的风险进行研究时，将研究结果简单作性别之间的推断是不当的。

32.3.2　感染性疾病和脓毒血症

血清硒和 SELENOP 是急性期机体对炎症反应的负相反应物，可出现相应降低[47，48]。重症监护室患者的血浆硒浓度明显低于对照组[49]。更重要的是，低血浆硒与重症监护室患者的存活率下降有关[50]。这种关联在男性和女性之间都存在，并且通过检测血浆中最低硒水平预测死亡风险[51]。因此，临床试验试图通过补充硒来纠正该微量元素的缺乏状态，但目前研究结论尚不一致，这可能与不同研究中采用的含硒化合物形态、硒补充剂量及应用方法不同有关[52，53]。一项采用安慰剂对照的大型多中心研究——硒

---

① 译者注：书中此处的表述有误，参考文献原文中是胰腺癌[exocrine pancreatic cancer（EPC）]，而不是“bladder cancer”，http://gut.bmj.com/content/61/11/1583。

与重症监护（Selenium in Intensive Care，SIC）发现，对重度脓毒症患者进行硒补充可降低其 28 天死亡率[54]。遗憾的是，女性参与代表性不足，因此这一阳性效果可能仅限于男性[55]。该项假设被另一实验研究支持，在雄性小鼠中观察到补充亚硒酸可降低由脂多糖诱导的免疫应答，而在雌性小鼠中无此变化[56]。一项大型回顾性研究观察硒补充对危重患者的影响，结果是男性和女性均未发现有益的影响[57]。是否有其他潜在因素调节脓毒症中硒的效应，以及是否对男性脓毒症患者进行硒补充的效果优于女性，目前都还有待进一步研究。

HIV 感染是另一种可导致体重减轻、某些维生素和矿物质缺乏的炎症负担。艾滋病患病期间，血清硒浓度会出现下降，而血清硒浓度低的艾滋患者存活率较低[58]。血清硒水平在高效抗逆转录病毒疗法（鸡尾酒疗法，HAART）前后存在性别特异性差异，男性患者在进行鸡尾酒疗法之前的血清硒水平非常低[59]。值得注意的是，在进行鸡尾酒疗法期间，血清硒水平逐渐回复正常，同时体重也趋向稳定，性别特异性差异也会消失。这些研究表明，男性艾滋病患者的硒代谢受损比女性患者更为严重。

32.3.3 自身免疫性甲状腺疾病

在自身免疫性疾病中，桥本甲状腺炎（HT）是一种以甲状腺功能减退、暂时性甲状腺肿和活性甲状腺组织减少为特征的破坏性疾病。这是一种患病率高且性别比例失衡的疾病，成年女性的 HT 患病率是男性的 10 倍[60]。目前尚没有阻止甲状腺组织破坏进程的疗法。伴随的甲状腺功能减退可以通过日常补充足够的 L-甲状腺素来保持甲状腺机能正常和主管感觉正常。由于其损伤过程包括了淋巴细胞的激活和活性氧的产生，目前已开展几项关于对 HT 患者进行硒补充的临床干预试验[61]。与该病患病的性别特征一致，这些研究多以女性患者为研究对象，只有一项特殊的研究中纳入了 9 名男性患者[62]。因此，目前关于补硒对桥本甲状腺炎影响的总体研究结论不是针对总人群，而是仅限于女性。补硒对 HT 患者的影响可能男女有别，这一假设与一项遗传学研究一致，该研究显示 SELENOS 特定基因型的男性患 HT 的风险明显增加[63]。

对欧洲 SU.VI.MAX 临床试验参与者基线血清硒水平的分析显示，血清硒浓度与女性甲状腺容积、甲状腺肿的风险和甲状腺低回声呈现负相关关系，但在男性参与者中未发现上述相关性[64]。同样，一项丹麦成年人队列研究仅在女性中发现血清硒浓度与甲状腺肿、甲状腺结节的形成有关[65]。最近的一项干预研究表明，补充硒对于其他甲状腺自身免疫性疾病有影响，如 Morbus Basedow（格雷夫斯病），其患者有轻度格雷夫斯眼疾即眼球突出的症状。补充硒可以有效降低炎症反应、缓解眼球突出症状和提高生活质量[66]。遗憾的是，该项研究没有足够的统计效能说明性别特异性差异，也没有较大样本的随访研究来验证这些重要的治疗效果。

32.3.4 心血管系统

心血管系统是氧化应激反应的首要靶标。代谢高度活跃的心肌随着广泛分布的动脉、静脉和毛细血管网，可将具有部分和潜在反应性的有害分子转运至全身各处。动脉粥样硬化发生的关键事件包括血脂的变化，以及低密度脂蛋白氧化产生的活性氧引发脉管系统中致动脉粥样化泡沫细胞的形成。GPx 家族的硒蛋白可以催化过氧化物降解，从而降低活性氧的浓度。有遗传研究表明，由功能性 *GPX1* 单核苷酸基因多态性编码形成的 GPX1 P198L 只与男性血压有关[67]。疑似冠心病（CAD）患者的红细胞中 GPx1 的活性被发现是预测心血管疾病发病风险的一个较强单因素，而性别是重要的效应修饰因子[68]。比利时一项研究的横向和纵向分析发现，男性血压与硒浓度存在负相关关联，但在女性中不存在关联[69，70]。根据这些数据进行推断，增加硒的每日平均摄入量使全血硒浓度达到 20μg/L 时，可能就足以使欧洲男性冠心病和心肌梗死的发病率分别降低 7%和 10%。这种男性特异性趋势在一项芬兰的研究中得到了验证，但在法国的另一项类似研究中，结果并未重现[71]。

冠心病是冠状动脉退行性变化的最终结果，可损害心脏的氧气和营养供应，最终导致心肌梗死。冠心病是发达国家人群的主要死因。

一项大型观察性研究对中等硒水平心血管病患者的分析表明，硒水平与心绞痛患者的生存率无关，但与急性冠状动脉综合征患者的生存率呈正相关[72]。在该项研究中，性别的影响只具有临界显著性。作为心血管疾病的一个危险因素，代谢综合征在欧洲一项横断面研究被发现，在女性与较高的硒浓度有关，而男性中不存在该关联[73]。一项美国的横断面研究数据表明，血清硒浓度与血脂呈现正相关关联，并强调其相互作用呈现的是 U 形而非线性关系[74]。该研究被中国的一项大样本横断面研究支持，在 65 岁及以上老年人中，指甲硒水平与血脂水平呈正相关，硒水平越高，血脂异常患病率越高，在硒水平中位数以上人群，血脂水平和血脂异常患病率上升的趋势逐渐放缓[75]。总的来说，性别对于硒供应充足和硒缺乏人群中硒与心血管病关系的重要性目前尚不十分清楚。

32.4　硒补充在不同性别中的风险和益处

一般来说，硒水平低可使硒蛋白的合成不足，进而导致一些疾病的发病风险增加。因此，目前广泛认为纠正硒缺乏状态是降低疾病风险的一项有意义措施，特别是对于硒供应不足的个体。这一观点在不同性别均适用。与纠正硒缺乏相比，目前对过度补硒的风险定义不清，而且现有的数据尚不足以下定论。2007 年，来自两项独立研究的报告指出，高硒摄入可能增加 2 型糖尿病的发病风险。这两项研究包括 NPC 干预试验的随访分析（受试者每天补充 200μg 的硒）[76]，以及第三次美国全国营养和健康调查（NHANES）的流行病学横断面分析[77]。值得注意的是，这两项研究主要在美国进行，研究对象是基线硒水平较高的人群。最重要的是，研究显示 2 型糖尿病发病风险的增加局限于男性：在 NPC 干预试验中，安慰剂组 8 名男性发展为 2 型糖尿病，干预组中 9 名男性发展为糖尿病[76]；第三次 NHANES 调查中绝经前和绝经后女性均未发现硒与糖尿病风险存在相关[77]。动物实验研究已经明确硒水平与 2 型糖尿病的发病风险呈现 U 形交互作用的分子通路[78]，而且太高和太低的硒摄入均会增加此风险。然而，年龄对此种交互作用的影响，以及在男性和女性中是否存在相似的阈值，仍有待于进一步人群研究。目前为避免硒的缺乏，建议男性和女性每日硒的摄入量为 1～2μg/d/kg 是合理的，因为它从体重上间接考虑了性别的差异。尽管男性和女性硒的摄入量存在差异，但每千克体重的摄入量是基本相当的[79]。硒摄入不足可以同时增加男性和女性肥胖的风险[79]（表 32.3），线性回归分析表明，硒摄入量（μg/d）与男性体脂含量呈负相关关系，与女性体脂含量并无相关，但在校正了体重之后，硒摄入量与男性和女性的所有肥胖指标均显著相关。

表 32.3　硒摄入与肥胖在男性和女性均显示负相关关系 [a]

肥胖指标	女性（n=2232）			男性（n=822）		
	R^2	β	P 值	R^2	β	P 值
硒的膳食摄入量/（μg/d）						
体重	0.051	0.032	0.348	0.044	0.095	0.139
BMI	0.085	0.026	0.447	0.090	0.049	0.430
腰围	0.039	–0.052	0.117	0.199	0.010	0.862
腰臀比	0.039	–0.049	0.157	0.100	0.063	0.310
躯干脂肪含量/%	0.176	–0.013	0.692	0.260	–0.128	0.023
全身脂肪含量/%	0.175	0.001	0.985	0.221	–0.121	0.036
硒的膳食摄入量/［μg/kg（bw）/d］						
体重	0.315	–0.781	＜0.001	0.266	–0.821	＜0.001
BMI	0.301	–0.708	＜0.001	0.283	–0.761	＜0.001
腰围	0.341	–0.692	＜0.001	0.374	–0.734	＜0.001
腰臀比	0.074	–0.289	＜0.001	0.144	–0.368	＜0.001
躯干脂肪含量/%	0.315	–0.569	＜0.001	0.405	–0.670	＜0.001
全身脂肪含量/%	0.315	–0.571	＜0.001	0.373	–0.682	＜0.001

注：数据来源于[79]。

32.5　结　　语

尽管缺乏分子机制的研究，目前动物试验和临床研究数据均凸显了硒的性别差异，其存在于硒对健康的影响、硒摄入量及体内硒水平与某些疾病发病风险的关联、日常高硒摄入的潜在副作用。一般来说，男性似乎对体内硒水平的急剧变化更加依赖、更加敏感，男性体内硒水平对炎症刺激的反应更加迅速、更加强烈，而且男性对于硒的过量摄入更易产生不良健康效应。根据现有的性别二态性数据，未来临床研究的设计需要更加注重性别均衡。只要在条件允许的情况下，我们都不应仅对某一单性别人群进行分析。更重要的是，我们应避免对单性别研究结论的泛化。男性和女性在硒的代谢、硒蛋白表达和硒的治疗效果上存在差异，而且一些性别间的特异性差异在演化过程中被保留，从而可能对健康和疾病存在意味深长的影响。

致谢　作者实验室的工作由德国研究基金 DFG 资助[the German Research Foundation（DFG）]。

参 考 文 献

1. K Schwarz, CM Foltz 1958 *J Biol Chem* 233: 245
2. KE McCoy, PH Weswig 1969 *J Nutr* 98: 383
3. RC Dickson, RH Tomlinson 1967 *Clin Chim Acta* 16: 311
4. DG Brown, RF Burk 1973 *J Nutr* 103: 102
5. GV Kryukov et al 2003 *Science* 300: 1439
6. D Behne et al 1996 *J Reprod Fertil* 106: 291
7. D Behne et al 1982 *J Nutr* 112: 1682
8. L Schomburg, U Schweizer 2009 *Biochim Biophys Acta* 1790: 1453
9. L Flohé 2007 *Biol Chem* 388: 987
10. M Conrad 2009 *Biochim Biophys Acta* 1790: 1575
11. M Michaelis et al 2014 *Biochem Biophys Res Commun* 443: 905
12. MW Pitts et al 2015 *J Neurosci* 35: 15326
13. GE Olson et al 2008 *J Biol Chem* 283: 6854
14. J Chiu-Ugalde et al 2010 *Biochem J* 431: 103
15. RF Burk et al 2007 *J Neurosci* 27: 6207
16. N Pietschmann et al 2014 *Metallomics* 6: 1043
17. GE Olson et al 2007 *J Biol Chem* 282: 12290
18. GE Olson et al 2005 *Biol Reprod* 73: 201
19. S Kehr et al 2009 *J Mol Biol* 389: 808
20. F Ursini et al 1999 *Science* 285: 1393
21. WC Hawkes, PJ Turek 2001 *J Androl* 22: 764
22. DL Hatfi eld, VN Gladyshev 2002 *Mol Cell Biol* 22: 3565
23. ST Pang et al 2002 *Endocrinology* 143: 4897
24. L Schomburg et al 2007 *Biol Chem* 388: 1035
25. C Riese et al 2006 *Endocrinology* 147: 5883
26. J Mattow et al 2006 *Electrophoresis* 27: 1683
27. E Ansong et al 2014 *Mol Nutr Food Res* 58: 117
28. A Roveri et al 1992 *J Biol Chem* 267: 6142
29. M Maiorino et al 1998 *FASEB J* 12: 1359
30. M Conrad et al 2007 *Biol Chem* 388: 1019
31. C Ufer et al 2003 *Nucleic Acids Res* 31: 4293
32. C Ufer et al 2008 *Genes Dev* 22: 1838
33. C Meplan et al 2008 *Am J Clin Nutr* 87: 1019
34. J Hesketh 2008 *Annu Rev Nutr* 28: 157
35. RJ Shamberger, CE Willis 1971 *CRC Crit Rev Clin Lab Sci* 2: 211
36. UM Cowgill 1983 *Biol Trace Elem Res* 5: 345
37. LC Clark et al 1996 *JAMA* 276: 1957
38. AJ Duffield-Lillico et al 2002 *Cancer Epidemiol Biomarkers Prev* 11: 630
39. EA Klein et al 2001 *J Urol* 166: 1311
40. P Galan et al 2005 *Br J Nutr* 94: 125
41. FJ Kok et al 1987 *Am J Epidemiol* 125: 12
42. P Knekt et al 1990 *J Natl Cancer Inst* 82: 864
43. AF Amaral et al 2010 *Cancer Epidemiol Biomarkers Prev* 19: 2407
44. DS Michaud et al 2005 *Br J Cancer* 93: 804
45. DJ Hughes et al 2015 *Int J Cancer* 136: 1149
46. Y Takata et al 2011 *Cancer Epidemiol Biomarkers Prev* 20: 1822
47. F Maehira et al 2002 *Clin Chim Acta* 316: 137

48. B Hollenbach et al 2008 *J Trace Elem Med Biol* 22: 24
49. FH Hawker et al 1990 *Crit Care Med* 18: 442
50. X Forceville et al 1998 *Crit Care Med* 26: 1536
51. Y Sakr et al 2007 *Br J Anaesth* 98: 775
52. Z Wang et al 2009 *Shock* 32: 140
53. R Muecke et al 2010 *Integr Cancer Ther* 9: 136
54. MW Angstwurm et al 2007 *Crit Care Med* 35: 118
55. L Schomburg 2007 *Crit Care Med* 35: 995
56. M Stoedter et al 2010 *Biochem J* 429: 43
57. Y Sakr et al 2014 *Crit Care* 18: R68
58. MK Baum et al 1997 *J Acquir Immune Defi c Syndr Hum Retrovirol* 15: 370
59. MC Rousseau et al 2000 *Ann Nutr Metab* 44: 212
60. J Feldkamp 2009 *Dtsch Med Wochenschr* 134: 2504
61. L Schomburg, J Körle 2008 *Mol Nutr Food Res* 52: 1235
62. LH Duntas et al 2003 *Eur J Endocrinol* 148: 389
63. LR Santos et al 2014 *J Clin Endocrinol Metab* 99: E719
64. H Derumeaux et al 2003 *Eur J Endocrinol* 148: 309
65. LB Rasmussen et al 2011 *Eur J Endocrinol* 164: 585
66. C Marcocci et al 2011 *N Engl J Med* 364: 1920
67. M Kuzuya et al 2008 *Am J Clin Nutr* 87: 1939
68. S Blankenberg et al 2003 *N Engl J Med* 349: 1605
69. TS Nawrot et al 2007 *Eur Heart J* 28: 628
70. L Schomburg 2007 *Eur Heart J* 28: 2043
71. A Navas-Acien et al 2008 *Curr Opin Lipidol* 19: 43
72. E Lubos et al 2010 *Atherosclerosis* 209: 271
73. J Arnaud et al 2012 *Nutr Metab Cardiovasc Dis* 22: 517
74. K Christensen et al 2015 *Environ Res* 140: 76
75. Su L et al 2015 *PLoS One*, 10(9): e0136706.
76. S Stranges et al 2007 *Ann Intern Med* 147: 217
77. J Bleys et al 2007 *Diabetes Care* 30: 829
78. VM Labunskyy et al 2011 *Antioxid Redox Signal* 14: 2327
79. Y Wang et al 2016 *Nutrients* 8: 24
80. S Hybsier et al 2016 *Redox Biol* 11: 403-414
81. LJ Schouten et al 2016 *Eur J Cancer* 60: 83-92

第 33 章

硒与内分泌组织

Josef Köhrle

姚　聪　张　纯　编译

摘　要　硒状态和各种硒蛋白是在发育及成年期调节激素内平衡的重要因子。由于内分泌细胞和器官在体内分布广泛并持续参与激素分泌和反馈调节功能，因此有必要充分控制其氧化还原状态以维持激素分泌器官的功能。而一些硒蛋白具有上述重要的还原功能，因此可以解释一些内分泌组织中硒含量相对较高的原因。特别是下丘脑-垂体的反馈调节对硒水平非常敏感，同时甲状腺、胰岛、肾上腺皮质和性腺功能的发挥深受硒状态的影响。脱碘酶类型的硒蛋白有助于下丘脑控制饱腹感、进食、耗能，也调节一些内分泌组织的发育及其功能的发挥。硒水平不足与甲状腺的自身免疫性疾病、胰岛素分泌受损和胰岛素抵抗、软骨细胞分化不足、骨形成不良、性腺功能减退有关。一些硒蛋白基因的单核苷酸多态性影响营养硒状态和一些激素轴。硫氧还蛋白还原酶-2 的失活突变会引起家族性糖皮质激素缺乏症，因此，充足的硒供给对内分泌系统和激素功能的恰当发挥至关重要。

关键词　肾上腺，抗氧化防御系统，自身免疫性疾病，骨，癌症，脱碘酶，糖尿病，性腺，卡辛贝克病，胰腺，氧化还原，活性氧，硒蛋白，睾丸，甲状腺

33.1 引　　言

在啮齿类动物中，内分泌组织的组织硒含量/单位质量相对较高，尤其在甲状腺、肾脏及垂体中显示出最高的浓度[1～3]。硒饮食消耗实验、^{75}硒标记法和硒饱和实验表明，相对于大的实质组织和脏器（如肝脏、肌肉和脂肪组织），内分泌器官和脑组织中硒的分布、潴留和饱和有着显著的阶梯分布[1]。通过对内分泌组织中各种硒蛋白在营养控制期间的表达或功能进行分析，揭示了在内分泌组织内的各种硒蛋白之间进一步叠加的

J. Körle (✉)
Institut für Experimentelle Endokrinologie, Charité-Universitäsmedizin Berlin,
Campus Virchow Klinikum, Augustenburger Platz 1, 13353 Berlin, Germany
e-mail: josef.koehrle@charite.de

“阶梯分布”。内分泌组织血管丰富、灌注充分，能使激素快速释放并经由循环系统至靶组织。同时，内分泌组织也会显著暴露于重金属和血液中的其他不利因素中，进而受到影响。内分泌组织和肾脏中不可溶性重金属硒化物的沉淀蓄积是观测到的高硒含量例子之一。然而，即使对内分泌组织和肾脏中汞、铬、铅的含量进行校正[4～6]，在硒的相对含量和生物利用率方面这些组织仍然是最高的。

同时，已确定了导致内分泌组织中观察到高硒含量的几个因素，例如：①硒蛋白转录物的不同硒代半胱氨酸插入序列结构；②睾丸、肾和脑中载脂蛋白 E 受体 2（ApoER2）的表达；③硒蛋白［包括谷胱甘肽过氧化物酶 1（GPX1）］的局部表达丰富，在其活性位点可保留硒[7]。ApoER2 是参与硒蛋白 P（SEPP1，硒转运和储存蛋白）细胞摄取的膜转运蛋白[8]，在甲状腺中低表达。在小鼠和人类中甲状腺的硒含量最高，并表达大多数已知的硒蛋白[9]。可以推测的是，内分泌组织在整个生命过程中主动分泌激素的功能作用需要高效的硒相关氧化还原系统，后者调节激素分泌过程中的细胞再生，并调节质量控制系统的功能，后者可分泌肽、蛋白质和糖蛋白[10]作为激素作用于靶组织和细胞。一些硒蛋白存在于内质网（ER）中，也参与蛋白质的生物合成[10]。这其中的许多功能亦能被内分泌组织中的各种硒蛋白完成（见综述[3]）。另外，甲状腺及类固醇激素腺体（如睾丸和肾上腺），长期暴露于 H_2O_2 和激素合成所必需的活性氧（ROS）中。一些硒蛋白家族能提供足够的抗氧化功能，淬灭过量的 H_2O_2 衍生的 ROS，并保护内分泌细胞在发育、生长和代谢中的整合功能。同时，大部分内分泌组织增殖率很低，可能会积蓄和沉积不溶性重金属硒化物[116，117]。

33.2 下丘脑-垂体反馈轴、硒及能量代谢的激素调节

下丘脑的神经元，亦称为核团。神经元通过整合来自中枢神经系统的感觉输入和外周组织的代谢信号来调节激素的分泌。这些核团将一系列信息转变为各种各样的“激素释放”生产、指导垂体前细胞分泌激素。各种硒蛋白和高硒含量在两个内分泌结构中都被发现。其中，硒蛋白 M 的作用很有趣，该蛋白质类似于硫氧还蛋白并定位于内质网，在小鼠中其遗传灭活改变了身体成分，增加了白色脂肪组织含量[11]。上述效应可能是通过降低调节饱腹感的下丘脑中心的瘦素敏感性来完成的。在白色脂肪组织中产生的瘦素是能量消耗、饱腹感和食物摄入的主要调节剂。目前尚不清楚这一观察结果是否与二苯醚二硒[$(PhSe)_2$]和对氯二苯基二硒[$(p\text{-}ClPhSe)_2$]的厌食效应有关。通过药理学方法或饮食给予上述药物后能减少饱腹感、摄食量、脂肪量和体重[12，13]。

类硫氧还蛋白的硒蛋白 T（SELT）是另外一种硒蛋白，它在垂体前叶表达，也在其他的内分泌组织（如甲状腺、胰腺和睾丸间质细胞）表达[118]。SELT 也参与能量代谢的激素调节[14]。垂体腺苷酸环化酶激活肽（PACAP）是 SELT 的一个主要活化剂，特别是在朗氏胰岛的 β 和 δ 细胞中。在这些胰岛中，PACAP 调动细胞内 Ca^{2+} 分泌，特别是有助于提高 β 和 δ 细胞内胰岛素及生长激素的分泌[15，16]。β 细胞中 Selt 的遗传灭活损害了葡萄糖耐量，与野生型小鼠相比，这些胰岛的数量和大小都有所减少[16]。

下丘脑的室旁核是能量代谢调节的关键结构，含有促甲状腺激素释放激素（TRH）

产生的神经元。TRH 刺激垂体前叶促甲状腺素（TSH）的产生，它是甲状腺激素（TH）产生的主要刺激源[17]。TRH 和 TSH 反馈调节均由结合核 T3 受体的活性甲状腺激素，即 3，3′，5-三碘-L-甲状腺素（T3）进行负调控。T3 的产生来自于激素前体 L-甲状腺素（T4），并通过硒蛋白 5′-脱碘酶（DIO1，DIO2）进行催化（[3]和第 41 章）。在下丘脑中，T4 和 T3 可以被灭活成为甲状腺激素代谢物，后者不能调节细胞 T3 受体的功能，上述灭活反应通过硒酶脱碘酶 3（DIO3）来催化。DIO2 主要在伸展细胞中表达，即位于第三脑室的专门的室管膜细胞，这些细胞使用其延伸来桥联第三脑室底部和下丘脑正中部[119]。这些细胞向下丘脑 TRH 神经元传递诸如局部产生的 T3 的信号[17]。神经元表现出低的 DIO2 活性，但表达能灭活 T3 的 DIO3 [120]。在神经元、星形细胞和其他脑细胞中表达的 TH 转运蛋白的复杂模式有助于提高局部 TH 生物利用度[18]。与其他组织相比，下丘脑 DIO2 对 T4 诱导的泛素化依赖性失活较不敏感，这可能解释了下丘脑对 T4 反馈抑制的高敏感性[19]。硒状态的营养变化是否显著改变下丘脑和垂体 DIO 活性仍不清楚。然而，严重的硒衰竭已经被证明影响 DIO 调节的 TRH 和 TSH 反馈[2，20]。有趣的是，促炎症细胞因子对 DIO2 和 DIO3 功能的强烈抑制作用导致 TH 轴在严重的非甲状腺疾病和饥饿中的不适当 TH 依赖性反馈调节[21]。

33.3 甲状腺中的硒与甲状腺激素的合成、代谢和作用

硒状态对甲状腺激素动态平衡的影响已经被证实。呆小病的发病机制与硒和碘缺乏有关[3，22]，一些研究团队同时发现 DIO 是硒酶的第二个家族[23～25]。适量的甲状腺激素合成需要充足的硒，它依赖于双氧化酶终生催化产生的 H_2O_2，该酶定位于甲状腺中功能性血管滤泡单元[26]。甲状腺细胞表达了几种硒蛋白，它们有助于持续的胞内氧化还原控制和抗氧化防御，从而保护暴露于 ROS 的腺体。在女性中，甲状腺很大程度上被自身免疫性甲状腺炎[27～29]和最常见的内分泌组织肿瘤甲状腺癌[30，31]所影响。这两种疾病可能与腺体持续暴露于 H_2O_2 和 ROS 中有关[32～34]。就甲状腺激素的代谢和作用而言，了解所有三种 DIO 都是硒蛋白很重要，在实验动物模型中严重的硒营养缺乏损害了它们的功能，主要导致活性甲状腺激素 T3 的酶促反应生成减少[3，29]。然而，在小鼠中即使遗传性灭活 Sepp1 而导致严重的全身硒缺乏，组织 DIO 功能仍保持接近正常水平[35]。此外，血清甲状腺激素浓度，包括 TSH 反馈调节，保持在正常状态。在肝脏特异性或全身性敲除 DIO1 或 DIO2 的小鼠中，观察到一个关于甲状腺激素轴和代谢功能的非常温和的表型 [36]。在破坏了所有三种 DIO 同工酶的小鼠中也观察到相似的表型，只有在印记基因 DIO3 失活的小鼠中才观察到一个主要表型。这种失活改变了下丘脑-垂体-甲状腺轴（HPT）的调节点，从而导致生长、发育和代谢功能的损害，以及短暂的甲状腺功能减退[37]。

令人惊讶的是，小鼠甲状腺 $tRNA^{[Ser]Sec}$ 的特异性遗传失活虽然阻断了甲状腺细胞中所有功能性硒蛋白的表达，但对甲状腺形态及功能只有很小的影响[38]。碘缺乏的实验性挑战后的结果就是如此，并没有破坏这个“非保护腺体”。事实上，尽管腺体暴露于增加的氧化应激，但能持续分泌接近正常水平的血浆 TH。这些结果表明硒蛋白表

达不是甲状腺功能和/或细胞氧化还原控制的其他成分所必需的。抗氧化防御可以充分解决滤泡暴露于 H_2O_2 和 ROS 的后果，甚至于在碘缺乏的刺激条件下。这个在小鼠中的发现与目前临床观察相反，后者发现硒补充和充足的硒，特别是在并发碘缺乏的条件下可能具有以下作用：①防止良性和恶性甲状腺疾病；②改善甲状腺功能；③减小甲状腺体积和甲状腺肿块的大小；④降低自身免疫性甲状腺炎患者的循环系统中抗甲状腺过氧化物酶抗体的滴度（参见最近综述[28，29，38，39]）。然而，无一例外，这些中间性结论主要来自于小型研究和有争议的研究，仅仅为临床指南和日常操作规范提供了低级的依据。当前，几个前瞻性的、充分有力的硒干预研究正在进行以阐明这些公开性问题[48～50]。

低硒状态与甲状腺癌之间的假定联系尚未被证实[45，46，51，52]。目前，在甲减和自身免疫性疾病等各种状况下观察到的低硒水平到底是该疾病的起因还是结果尚不清楚。甲状腺状态改变已经被证实影响微量元素的体内平衡，如硒、铜、锌和铁[46，53～56]。目前，关于在预防和治疗甲状腺相关（自身免疫）疾病中施用的硒的化学形式、持续时间和剂量方面存在不同意见。主要观察的是每日剂量高于 100μg、连续应用超过 3 个月的效果，而亚硒酸盐、硒代甲硫氨酸和其他有机形式的硒对于硒缺乏的患者呈现有效性。一些研究提出了硒化合物补充的作用具有性别特异性[28，29，43]。

有证据表明甲状腺细胞吸收碘的限速步骤对硒水平非常敏感，因为硒能增加位于血管滤泡单元的基底外侧膜里的碘化钠协同载体（NIS）的表达和功能。硒依赖性硫氧还蛋白/硫氧还蛋白还原酶及细胞氧化还原状态改变已被证实增强了氧化还原敏感性转录因子 Pax8 的结合，它是 TSH 依赖性 NIS 转录所必需的[57]。

尽管硒化合物能提高组织特异的 DIO 活性 [58]，但也可能干扰或抑制 TH 的代谢[59，60]。促炎症的细胞因子在转录和转录后水平上都能影响 DIO 表达。通常是，在上述条件下 *Dio1* 和 *Dio2* 降低，*Dio3* 可能在体外细胞培养物或适当的离体动物模型中升高[61～63]。然而，补硒不能完全恢复在体外各种细胞系中被细胞因子损伤的 DIO 活性 [64]。

最近，葡萄牙的一项报道称，*SEPS1* 105GA 和 AA 单核苷酸多态性的携带者患自身免疫性甲状腺炎的风险上升 2 倍[65]。在合成抗氧化硒蛋白方面，显性 GG 携带者可能更有效，它们较高的 GPX 活性表明了这一点，而且其 SEPS 表达在促炎症细胞因子的影响下可能很少受损[67]。关于硒对体液免疫和细胞免疫系统各种成分的影响已经描述[68]。6 个月或 12 个月的硒代甲硫氨酸治疗（80μg/d 或 160μg/d）对于自身免疫性甲状腺炎患者的 TPO 自身抗体滴度和甲状腺形态方面没有效果。然而，血清干扰素-γ 依赖性趋化因子降低被观察到，表明这些趋化因子可能作为自身免疫性甲状腺炎的硒敏感的生物标志物[69]。在实验性自身免疫性甲状腺炎雌性大鼠模型中，高硒摄入（2μg Se / kg 体重）改善了甲状腺形态，降低了循环中甲状腺相关自身抗体滴度，增加了 TH1 / TH2 细胞因子比率，减轻了炎症反应[70]。

硒蛋白基因的单核苷酸多态性和 HPT 轴的一些组成物可影响 TH 及硒状态，正如脱碘酶基因的一些单核苷酸多态性所示（见第 13 章）。有证据表明这些单核苷酸多态性改变了硒的生物利用度以及到硒蛋白的融合，正如硒生物标志物所示[71～73]。脱碘酶基因的启动子和（非）编码区中的单核苷酸多态性损伤其表达，改变其在内质网和高尔基体中的翻译后处理（如 Thr92Ala-DIO），并影响 TH 脱碘的效果[74～76]。这些单核苷酸多态性与 2 型糖尿病（T2DM）、年龄相关疾病、神经认知功能与神经退行性疾病的易感性有关。大多数目前现有的资料局限于动物试验或说服力不足的人类研究，因此需要由独立的团队进行重复队列研究加以证实，从而加强实验因果关系的阐述。在脱碘酶基因中没有一个单核苷酸多态性直接影响其硒依赖的反应机制，还没有报道将人类脱碘酶基因的主要基因缺陷与严重疾病相关联[56，74]。Thr92Ala-DIO2 的丙氨酸异构体表现出较长的半衰期，它可能在高尔基体中积累并影响其正常功能，就像在转染的人类胚胎肾细胞中观察到的一样[76]。

已知有一些因素可以改变 TH 的状态、硒相关的参数和生物标志物，但这些因素可能再次反映了其中的关联而非因果关系。特别是慢性肾脏疾病和血液透析干扰硒体内平衡、受损的肾功能和晚期慢性肾脏疾病分别与血清 SEPP1 和 T4 水平的升高及降低有关[77]。据报道，血清 TH 浓度的季节变化与极端气候条件下硒营养摄入量的变化相关[78]。在一项小型观察性研究中，分析了硒营养摄入与拟人化参数的关系，发现血浆中高硒水平与体重指数、腰围和 T3/T4 比值呈明显正相关[79]。然而，在其他的实验中，没有观察到这种直接的“简单”关联[3，30，73]。

在甲功正常和（亚临床期）甲减或甲亢患者中研究了单独补硒或合并其他微量元素补充的效果，不同剂量及不同的硒化合物导致了血清甲功指标的结果变异较大[39，50，80]。这些研究并未提供通过干预来恢复甲状腺功能的任何结论。最近，一项系统化的、剂量相关的（100～300μg 富硒酵母）随机、对照、双盲试验已经开展，该试验被命名为丹麦硒干预癌症预防初步研究（DK-PRECISE）[50]。491 位年龄在 60～74 岁之间的研究对象中，361 位经历了五年干预期。该研究没有发现游离 T3 水平或 T3 / T4 比值的变化，但是硒剂量相关地降低了血清 TSH 和游离 T4 浓度。在进一步研究能够显示硒化合物治疗甲状腺疾病有效之前，仍然应该补充碘化物来预防甲状腺肿，并应单纯服用 T4 或联合使用碘化物来治疗甲状腺机能减退。抗甲状腺药物的应用是甲状腺机能亢进治疗的首要选择。硒化合物补充（成人 100～200μg/d）①对于这些疾病具有辅助益处，无不良反应。

与健康孕妇相比，在甲状腺功能亢进的孕妇的血清中观察到较低的 TSH 和 Se 浓度，以及较高的 TH 水平[81，82]。然而，在妊娠与硒或甲状腺激素之间没有已知的因果关系[47]。怀孕期间母体硒状况的改变是否影响胎儿和产后婴儿发育（直接或间接通过母-胎个体的硒依赖性 TH 状态），需要进一步的长期和后续研究。已经观察到妊娠期孕妇硒状态的变化，这可能影响胎盘的脱碘酶活性和母体甲状腺激素对胎儿的供给[3]。实验动物和人类（术语）胎盘中研究的数量有限，并不支持硒的营养状态对于改变胎盘 DIO 活性的直接影响，特别是 DIO3，即使在先兆子痫的情况下[83，84]。

硒和碘共同营养缺乏已被证实是呆小病的发病机制，该疾病是在胎儿期和出生后（脑）发育过程中 TH 可用性及活性不足引起的[22]。怀孕期间母亲和胎儿硒及 TH 缺乏

① 译者注：原书为 100～200mg/d，但单位有误。

可能使神经性呆小病发病率上升，而黏液性呆小病是由于出生后硒和碘联合缺乏所引起的[3，22，29，85]。在后一种条件下，TSH 刺激的 H_2O_2 产生增加，导致纤维化改变，不可逆地破坏功能性甲状腺组织。近三十年来，关于碘摄入情况下硒状态与甲状腺功能之间的关系，已出版了 700 多篇人和动物的实验性研究，令人惊讶的是，引起呆小病这种毁灭性但可预防的疾病的确切分子机制仍然不清楚，而该疾病的患者已超过 500 万人，并可能与大骨节病有关 [85]。

33.4 硒、骨和钙调节激素

硒是骨的有机成分，但不是矿物羟基磷灰石沉积物的组成成分。重度硒缺乏会严重损害软骨细胞的分化、骨的形成和钙化，正如典型的大骨节病表型所示[85]。然而，有报道称硒状态对调节激素的 Ca^{2+}、磷酸盐体内平衡没有明显影响，尽管一些小鼠的硒蛋白敲除模型表现出明显的骨表型[86]。骨显然是 SEPP1 介导的通过 ApoER2 进行硒传输的靶组织，正如以下结果所显示的：*Sepp1* 敲除小鼠骨骼中硒含量降低，在该模型中转基因表达人 SEPP1 后硒水平恢复正常[87]。激素调节骨组织中一些硒蛋白。例如，雌二醇刺激破骨细胞中的 *Gpx1* 表达，并且 1α，25-二羟基维生素 D3 迅速诱导成骨细胞中 Txnrd1 及其分化[88，89]。类似地，硒蛋白 Dio2 的局部表达产生 T_3，T_3 与 T_3 受体结合后启动骨骼正常发育必需的步骤[90]。在骨髓基质细胞分化为骨细胞期间，足量的硒供给对于骨髓基质细胞的发育和功能也是非常必要的[91]。

有趣的是，给沙特成年 2 型糖尿病患者补充维生素 D3 片剂（2000IU/d）6 个月，不仅降低了血清甲状旁腺激素浓度，而且增加了血清硒和镁浓度，伴随这些干预出现一些性别特异性的代谢性血清参数的改变[92]。在上述观察中，维生素 D 和硒状态之间呈正相关的机制尚不清楚。在一项为期 6 年的被称为“欧洲骨质疏松症和超声波研究”（OPUS）的前瞻性研究中，评估了 2374 个绝经后甲状腺功能亢进妇女骨折的相关因素，并观察了硒状态和骨参数之间的联系[93]。该研究发现 SEPP1 浓度与髋关节和腰椎骨密度（BMD）呈正相关，并伴有骨形成（骨钙素）和骨吸收（C 端和 N 端肽）血清标志物的降低。研究者已经得出结论，在甲状腺机能正常的老年女性中，充足的硒水平分别与骨密度和骨转换参数呈正相关和负相关。然而，在硒、维生素 D、Ca^{2+}和代谢参数之间的生理关联性还需要更加详细的研究。此外，硒是否影响成纤维细胞生长因子 23（FGF23）尚未被阐明。这是骨细胞分泌的主要磷酸肌酸激素，它调节磷酸盐的体内平衡及其肾排泄[94]。

33.5 硒对肾和肾上腺激素、高血压和类固醇生物合成的影响

近年来，硫氧还蛋白还原酶 2（TXNRD2）的纯合子失活突变被发现导致了家族性糖皮质激素缺乏和肾上腺细胞氧化还原稳态受损，从而将另一种硒蛋白的基因缺陷与内分泌系统相联系[95]。作者提出线粒体抗氧化防御受损对肾上腺类固醇激素生物合成具有明显的影响。缺乏功能性 TXNRD2 不能减少线粒体 TXN2，它可以失活 H_2O_2 及谷氧还蛋白 2。谷氧还蛋白 2 通过谷胱甘肽还原酶和 GSH 进行再生可以启动一条包含 TXN2

的代偿通路。此外，H_2O_2 的蓄积可能会损害肾上腺功能并导致血管内皮细胞 TH 生物合成受损。

没有令人信服的数据将硒状态与调节血压和盐自身平衡的激素相关联，如肾脏（肾素-血管紧张素-醛固酮系统）、肾上腺素（儿茶酚胺、盐皮质激素）、心脏（利钠肽）和垂体（抗利尿激素/加压素）激素。另外，即使在流行病学研究中具有足够样本量，硒与高血压之间的密切关系尚未得到证实[96]。然而，临床上涉及的肥胖、糖尿病、代谢综合征、高脂血症、PCOS 和其他心血管疾病，可能间接地在其促炎作用的背景下影响硒状态，从而改变激素参数和作用[97]。尤其是，怀孕期间的低硒可能是高血压、先兆子痫和心血管并发症的危险因素[98]。硒是否改变内皮素产生和内皮素受体功能尚不清楚，但硒可能保护内皮免受重金属暴露的损伤。

33.6　硒、葡萄糖调节激素和糖尿病

一些硒蛋白可在胰腺胰岛中表达[99]，而且硒状态也与胰岛素分泌有关[3]。有争议的是，高硒摄入也被认为增加了 T2DM 的患病率[100～102]。H_2O_2 和 ROS 相关的氧化应激，以及高血糖诱导的 β 细胞损害，可能会导致 β 细胞衰竭。这些细胞的抗氧化酶（过氧化氢酶和 GPX）表达水平低，但 SEPP1 的表达水平高，这可以保护暴露于高血糖下的 β 细胞和 α 细胞[103]。除 GPX 亚型外，TXNRD 家族成员也在胰岛中表达，在禽的胰腺中 SEPW1 表达与硒暴露水平具有强相关性，硒代半胱氨酰 $tRNA^{[Ser]Sec}$ 合成酶（SEPSECS）而不是硒磷酸合成酶 1（SEPHS1）与此类似[104]。另一项研究观察了在禽胰腺中硒蛋白转录物对硒水平的应答，发现一组基因（*Txrnd1*、*SelS*、*SelU*、*SepX1*、和 *Sps2*）在缺硒条件下有很高的表达。在相同条件下，另一组基因（*Txnrd2*、*Gpx1*、*Gpx3*、*SelI*、*Dio1*、*Sepp1*、*SepW1*、*SelO*、*SelT*、*SelM*、*SepX1*、*Sps2*）的表达大大降低，这与一氧化氮（NO）合成酶活性和 NO 含量有部分关联[99]。

PACAP 调节的硒蛋白 SELT①在胰岛素分泌调节中发挥了重要作用，它可被高糖诱导[16]。在小鼠中，β 细胞中 SEPS1 的条件性失活损伤了葡萄糖耐量和葡萄糖诱导的胰岛素分泌。这些小鼠的胰岛更少且体积更小，SEPS1 在 PACAP 刺激 δ 细胞分泌生长抑素中的作用尚未阐明。

与其他组织相似，胰腺和 β 细胞的发育需要适时的 DIO3 表达来预防不适当的 T3 暴露。Dio3 的敲除在小鼠胰岛内是母系遗传的，导致胰岛变小且 β 细胞减少，降低了葡萄糖诱导的胰岛素分泌，产生葡萄糖不耐受[105，106]。

肝细胞因子 Sepp1 的表达和分泌受高糖刺激，同时抑制胰腺胰岛素的分泌[101]。这种相互依赖可能代表了内分泌反馈回路的一部分，但这也被过度解读为高血清硒有利于 T2DM。相反，升高的 Sepp1 似乎是高血糖浓度的结果而不是原因[107]。流行病学研究也显示了在一个西班牙队列中 SEPP1 单核苷酸多态性与胰岛素抵抗之间存在关联[108]，而且硒水平和（妊娠期）T2DM 或代谢性疾病的其他方面相关联，如脂质水平[109]。一些其他研究表明，充足的硒水平能够改善葡萄糖调节，可能是有益的，也可能没有影响

① 译者注：原书为 SELT1，其实原文文献为 SELT。

[110]。Gpx1 过表达小鼠模型中葡萄糖调节受损的观察明确指出，β 细胞中的硒蛋白对 H_2O_2、ROS 信号和氧化还原控制的调节对于正常的葡萄糖调节胰岛素分泌是必不可少的[100，101，111]。

不同课题组研究了高硒供给是否可能改善 β 细胞功能，同时降低靶组织的胰岛素敏感性，如肝脏、肌肉和脂肪组织。这些研究采用了能量和脂肪代谢受损条件下的几种动物模型（小鼠、大鼠、鸡等），并采用了不同的硒干预方法[101，111]。虽然高硒可以改善 β 细胞功能和胰岛素分泌[102，112]，它也可能通过增加肝脏对脂肪组织释放的脂肪酸的暴露，以及由此产生的更高的肝脏氧化应激引起脂肪变性。

第一项涉及妊娠期补充适当剂量硒（60μg/L）的随机对照研究显示，补硒对葡萄糖代谢和胰岛素抵抗无不利影响，正如脂联素的测定结果所示[114]。此外，一项针对老年人群的大型流行病学研究揭示，硒状态和 T2DM 之间没有联系[110]。

在糖尿病和高血糖症患者中，观察到这些患者心脏组织中 GPX4 活性降低和高浓度的氧化应激标志物[115]。这些研究结果与 Gpx4 单倍体不足的小鼠饲以高脂高糖饮食后心脏代谢受损相一致，这导致脂质过氧化物升高。这种情况不同于 *Gpx1* 在小鼠中的低表达，这些小鼠胰岛素分泌受损，尽管它们可以防止胰岛素抵抗和脂肪变性[115]。

33.7 结　　语

仅在少数各种硒蛋白的敲除或转基因小鼠模型中观察到紊乱的甲状腺或内分泌功能的表型。这可能传递了一个信息，即内分泌系统能够适应硒蛋白基因功能的全身性或组织特异性缺失引起的改变。或者，在对这些小鼠模型进行最初表型鉴定时，因为缺乏对激素变化的关注而忽视了这类表型。此外，研究者可能没有考虑到一些硒蛋白在内分泌组织功能发展和激素调控中的突出作用，如 Dio3。

致谢　本项目由 DFG（KO 922/17-2）和 Charité 基金资助。

参 考 文 献

1. D Behne et al 1988 *Biochim Biophys Acta* 966: 12
2. JM Bates et al 2000 *Endocrinology* 141: 2490
3. J Körle et al 2005 *Endocr Rev* 26: 944
4. G Drasch et al 2000 *Biol Trace Elem Res* 77: 219
5. I Falnoga et al 2006 *Biometals* 19: 283
6. V Ralston, LJ Raymond 2010 *Toxicology* 278: 112
7. RF Burk, KE Hill 2015 *Annu Rev Nutr* 35: 109
8. GE Olson et al 2007 *J Biol Chem* 282: 12290
9. U Schweizer et al 2008 *Antioxid Redox Signal* 10: 1577
10. VA Shchedrina 2010 *Antioxid Redox Signal* 12: 839
11. MW Pitts et al 2013 *J Biol Chem* 288: 26121
12. CF Bortolatto et al 2015 *Psychopharmacology* (*Berl*) 232: 2239
13. CF Bortolatto et al 2015 *Physiol Behav* 151: 298
14. Y Tanguy et al 2011 *Endocrinology* 152: 4322

15. L Grumolato 2008 *FASEB J* 22: 1756
16. G Prevost et al 2013 *Endocrinology* 154: 3796
17. TL Fonseca et al 2013 *J Clin Invest* 123: 1492
18. EK Wirth et al 2014 *Front Endocrinol* (*Lausanne*) 5: 98
19. JP Werneck de Castro 2015 *J Clin Invest* 125: 769
20. SE Chadio et al 2006 *Biol Trace Elem Res* 109: 145
21. EM de Vries et al 2015 *J Endocrinol* 225: R67
22. JB Vanderpas et al 1990 *Am J Clin Nutr* 52: 1087
23. JR Arthur et al 1990 *Biochem J* 272: 537
24. D Behne et al 1990 *Biochem Biophys Res Commun* 173: 1143
25. MJ Berry et al 1991 *Nature* 349: 438
26. F Miot et al 2015 in *Thyroid Hormone Synthesis and Secretion, Endotext* [*MDText.com*], LJ De Groot et al Eds (South Dartmouth MA)
27. Q Wu et al 2015 *J Clin Endocrinol Metab* 100: 4037
28. L Schomburg 2011 *Nat Rev Endocrinol* 18: 160
29. J Körle 2015 *Curr Opin Endocrinol Diabetes Obes* 22: 392
30. MP Rayman 2012 *Lancet* 379: 1256
31. M Derwahl, D Nicula 2014 *Endocr Relat Cancer* 21: T273
32. H Li, J Li 2015 *Minerva Med* 106: 109
33. A Hasham, Y Tomer 2012 *Immunol Res* 54: 204
34. RS Fortunato et al 2014 *J Endocrinol* 221: R31
35. L Schomburg et al 2006 *Endocrinology* 147: 1306
36. VA Galton et al 2014 *Endocrinology* 155: 4081
37. ME Martinez et al 2014 *Mol Endocrinol* 28: 1875
38. J Chiu-Ugalde et al 2012 *Antioxid Redox Signal* 17: 902
39. LH Duntas, S Benvenga 2015 *Endocrine* 48: 756
40. LB Rasmussen et al 2011 *Eur J Endocrinol* 164: 585
41. I Bülow Pedersen et al 2013 *Clin Endocrinol* (*Oxf*) 79: 584
42. KH Winther et al 2015 *Eur J Endocrinol* 172: 657
43. EJ van Zuuren et al 2014 *Eur Thyroid J* 3: 25
44. Y Liu et al 2013 *PMC Public Health* 13: 1153
45. E Glattre et al 2012 *J Trace Elem Med Biol* 26: 168
46. F Shen et al 2015 *Biol Trace Elem Res* 167: 225
47. J Mao et al 2016 *Eur J Nutr* 55: 55
48. KH Winther et al 2014 *Trials* 15: 115
49. T Watt et al 2013 *Trials* 14: 119
50. KH Winther et al 2015 *Eur J Endocrinol* 172: 657
51. TJ O'Grady et al 2014 *PLoS One* 9: e110886
52. Y Ren et al 2014 *Asian Pac J Cancer Prev* 15: 5187
53. J Mittag et al 2012 *Biochem J* 443: 103
54. RB Jain 2014 *Biol Trace Elem Res* 159: 87
55. RB Jain, YS Choi 2016 *Int J Environ Health Res* 26: 75
56. C Zevenbergen et al 2016 *Eur J Endocrinol* 174: 425
57. SG Leoni et al 2015 *Antioxid Redox Signal* doi: 10.1089/ars.2014.6228
58. M Stoedter et al 2015 *Metallomics* 7: 347
59. K Raja, G Mugesh 2015 *Angew Chem Int Ed Engl* 54: 7674
60. E Rijntjes et al 2013 *Eur Thyroid J* 2: 252
61. J Martitz et al 2015 *Metallomics* 7: 1515
62. A Boelen et al 2011 *Endocr Rev* 32: 670
63. TC Jakobs et al 2002 *Eur J Endocrinol* 146: 559

64. SM Wajner et al 2015 *Redox Biol* 6: 436
65. LR Santos et al 2014 *J Clin Endocrinol Metab* 99: E719
66. N Karunasinghe et al 2012 *Genes Nutr* 7: 179
67. Y Gao et al 2006 *Cytokine* 33: 246
68. Z Huang et al 2012 *Antioxid Redox Signal* 16: 705
69. T Pilli et al 2015 *Eur Thyroid J* 4: 226
70. L Tan et al 2013 *Biomed Environ Sci* 26: 920
71. C Méplan 2015 *Nutrients* 7: 3621
72. JN Hellwege et al 2014 *Gene* 534: 33
73. GF Combs Jr 2015 *Nutrients* 7: 2209
74. M Medici et al 2015 *Endocr Rev* 36: 214
75. H Verloop et al 2014 *Eur J Endocrinol* 171: R123
76. EA McAninch et al 2015 *J Clin Endocrinol Metab* 100: 920
77. W Reinhardt et al 2015 *Thyroid* 25: 1091
78. O Parshukova et al 2014 *Int Arch Occup Environ Health* 87: 607
79. RF Carvalho et al 2015 *Nutr Hosp* 31: 1832
80. S Mahmoodianfard et al 2015 *J Am Coll Nutr* 34: 391
81. TA Arikan 2015 *Biol Trace Elem Res* 167: 194
82. C Marcocci, L Bartalena 2013 *J Endocrinol Invest* 36: 15
83. LO Kurlak et al 2013 *Placenta* 34: 395
84. M Akturk et al 2013 *Biol Trace Elem Res* 154: 338
85. R Moreno-Reyes 1998 *N Engl J Med* 339: 1112
86. Z Zhang et al 2014 *Biochim Biophys Acta* 1840: 3246
87. N Pietschmann et al 2014 *Metallomics* 6: 1043
88. N Schütze et al 1998 *Biofactors* 7: 299
89. F Jakob et al 2002 *Methods Enzymol* 347: 168
90. CH Gouveia et al 2005 *Endocrinology* 146: 195
91. R Ebert et al 2006 *Stem Cells* 24: 1226
92. NM Al-Daghri et al 2014 *Int J Vitam Nutr Res* 84: 27
93. A Hoeg et al 2012 *J Clin Endocrinol Metab* 97: 4061
94. CP Kovesdy, LD Quarles 2016 *Am J Physiol Renal Physiol* doi: 10.1152/ajprenal.00606.2015
95. R Prasad et al 2014 *J Clin Endocrinol Metab* 99: E1556
96. D Kuruppu et al 2014 *Public Health Nutr* 17: 1342
97. HK Berthold et al 2012 *J Hypertens* 30: 1328
98. MP Rayman et al 2015 *Br J Nutr* 113: 249
99. X Zhao et al 2014 *Biol Trace Elem Res* 161: 341
100. J Zhou et al 2013 *Free Radic Biol Med* 65: 1548
101. H Steinbrenner 2013 *Free Radic Biol Med* 65: 1538
102. X Wang et al 2014 *Toxicol Lett* 224: 16
103. H Steinbrenner et al 2012 *J Mol Endocrinol* 50: 31
104. R Wang et al 2011 *J Inorg Biochem* 105: 1156
105. MC Medina et al 2011 *Endocrinology* 152: 3717
106. MC Medina et al 2014 *Endocrinology* 155: 3160
107. J Mao, W Teng 2013 *Nutrients* 29: 1937
108. JN Hellwege et al 2014 *Gene* 534: 33
109. K Christensen et al 2015 *Environ Res* 140: 76
110. H Gao et al 2014 *Diabet Med* 31: 787
111. J Zhou et al 2015 *Toxicol Appl Pharmacol* 289: 409
112. H Ueno et al 2014 *Biol Pharm Bull* 37: 1569

113. C Wang et al 2014 *PLoS One* 9: e101315
114. J Mao et al 2016 *Br J Nutr* 115: 32
115. LA Katunga et al 2015 *Mol Metab* 4: 493
116. A Garcimartin et al 2017 *Redox Biol* 12: 719-726
117. S Steven et al 2017 *Redox Biol* 12: 787-797
118. M Guo et al 2016 *Biol Trace Elem Res* 170(2): 340-347
119. X Liang et al 2015 *Environ Toxicol Pharmacol* 40(3): 983-987
120. AC Karlsson et al 2016 *Gen Comp Endocrinol* 228: 69-78

第 34 章

硒对汞和砷的拮抗作用：从化学到人口健康和人口统计学

Anatoly V. Skalny, Margarita G. Skalnaya, Alexandr A. Nikonorov, and Alexey A. Tinkov

徐世文　编译

摘　要　已知硒（Se）能够作为汞（Hg）和砷（As）的功能性拮抗剂。硒能够通过调节氧化还原稳态及炎症来影响汞和砷的毒性。与此同时，这种相互作用的临床意义还不明确。尽管存在大量的实验数据，这些微量元素之间的相互作用，以及这种相互作用对人类健康所产生影响的相关人类研究还十分有限。最新数据回顾了汞和硒的相互作用如何影响心血管疾病、神经毒性、神经退行性疾病、糖尿病和肥胖。研究同样证实了硒和砷之间的相关关系显著地影响了特定心血管疾病和癌症的发展，我们对俄罗斯不同地区 63 118 名成人和 13 734 名儿童的分析结果更进一步地证实了这一观点，说明头发中硒/汞比率比汞或硒含量与人口统计学指标（出生率、死亡率、寿命、总发病率）和发病率更加紧密相关。人体内硒/砷和硒/汞比率的调节可能能够帮助改善人口健康和人口统计学指标。

A. V. Skalny (✉)
Laboratory of Biotechnology and Applied Bioelementology, Yaroslavl State University, Yaroslavl 150000, Russia
Russian Society of Trace Elements in Medicine, ANO "Centre for Biotic Medicine", Moscow 105064, Russia
Institute of Bioelementology (Russian Satellite Centre of Trace Element-Institute for UNESCO), Orenburg State University, Orenburg 460352, Russia
All-Russian Research Institute of Medicinal and Aromatic Plants (VILAR), Moscow 117216, Russia
e-mail: skalny3@gmail.com
M. G. Skalnaya
Russian Society of Trace Elements in Medicine, ANO "Centre for Biotic Medicine", Moscow 105064, Russia
A. A. Nikonorov
Institute of Bioelementology (Russian Satellite Centre of Trace Element-Institute for UNESCO), Orenburg State University, Orenburg 460352, Russia
Department of Biochemistry, Orenburg State Medical University, Orenburg 460000, Russia
A. A. Tinkov
Laboratory of Biotechnology and Applied Bioelementology, Yaroslavl State University, Yaroslavl 150000, Russia
Institute of Bioelementology (Russian Satellite Centre of Trace Element-Institute for UNESCO), Orenburg State University, Orenburg 460352, Russia
Department of Biochemistry, Orenburg State Medical University, Orenburg 460000, Russia

关键词　砷，癌症，人口统计学，相互作用，汞，发病率，死亡率，神经毒性，毒性

34.1　引　　言

硒（Se）是一种必需微量元素，可作为硒蛋白的组成成分调节人体新陈代谢系统的功能[1]。因此，它的缺乏和许多病理状态有关。然而，硒的过量摄入也可能会对健康造成有害的影响[2]。汞和硒是主要的无机污染物，对人类健康有显著的影响[3，4]。许多研究揭示了汞、砷和硒之间的拮抗作用，以及这些相互作用的临床意义[5，6]。尽管这个领域已有了大量的试验数据，但从人类研究获得的结果还并不清楚。因此，我们简单地讨论了砷、汞和硒之间的生物效应关系，并评论了这种相互作用对人类健康的影响。

34.2　硒与砷和汞之间的氧化关系

硒可以被看成是一种抗氧化剂且是促氧化营养成分，能够通过含硒化合物（超营养水平）[7]，以及含硒酶如谷胱甘肽过氧化物酶（glutathione peroxidase，GPx）、硫氧还蛋白还原酶（thioredoxin reductase，TrxR）[8]、甲硫氨酸亚砜还原酶和其他硒蛋白的作用来发挥其影响[9，10]。硒缺乏能够引发硒蛋白的缺乏，从而与机体氧化应激有关，尽管这种影响能够部分被代偿过程的启动而减轻，最著名的包括核因子（erythroid-derived 2）- like 2（NFE2L2 或 Nrf2）反应。研究表明，硒不足的饮食能够导致 II 相解毒作用和抗氧化酶的活化[11]。与此同时，硒水平高于营养需求可能会导致这种元素的促氧化作用，并且激活 Nrf2 反应。例如，某些硒化物如亚硒酸盐（SeO_3^{2-}）、硒代半胱氨酸和二苯硒醚参与超氧化物的形成[12]。因此，在硒引发氧化应激的情况下，作为一种减轻硒毒性的代偿机制，抗氧化硒蛋白的活性被增加[13]。

34.3　硒与砷和汞之间的炎症反应

汞是核因子 κB（NF-κB）[20]和细胞分裂素活化蛋白激酶（mitogen activated protein kinase，MAPK））[21]信号通路的强效激活物，这两个通路与一种炎症反应的调节有关[22]。试验研究表明，汞可显著引起肿瘤坏死因子 α（tumor necrosis factor α，TNFα）、TNF 受体-1、白细胞介素（interleukin，IL）-1β、IL-2、IL-17、IL-4、IL-6、IL-8、干扰素-γ（interferon-γ，IFN-γ）表达或产生[23]。然而，汞的剂量和形式不同，也可能会发挥免疫毒性，从而导致免疫抑制和自身免疫[24]。

许多砷化合物也被证实了能够作为特定通路如 NF-κB、激活蛋白 1（activator protein 1，AP-1）和 MAPK 的激活物[25]。临床研究表明淋巴细胞[26]、母体血液和脐带血[27]中砷暴露与促炎症因子水平有显著相关。然而，一些研究指出变应原引发的炎症中三氧化二砷（As_2O_3）能够通过抑制被 NF-κB 调节的基因转录[29]，从而表现出显著地抗炎症活性[28]。

相反地，在生理浓度下，硒能够作为强效抗炎症营养物，通过下调 NF-κB、脂氧合酶和环氧合酶通路，发挥抗炎作用[30]。然而，高浓度的硒在免疫细胞中可能会激活

NF-κB，从而导致 IL-2 和 IFN-γ 产生增多[31]。

硒对汞或者砷引发炎症反应的调节，可能同样能够作为这些微量元素之间拮抗作用的潜在机制。Jin 等发现了一个有趣的结果，即多种剂量下的硒预处理，会差异性地调节甲基汞（MeHg）处理造成的炎症反应[32]。硒处理同样被发现能够调节汞在小鼠体内造成的免疫毒性作用[33]。之前的研究指出硒和其他生物活性化合物结合能够防止砷引发的 NF-κB 和 TNF-α 表达的改变[34，35]。足量（0.2ppm）和过量（2ppm）水平下的硒代甲硫氨酸预处理均通过增加 IL-4、IL-12 和 IFN-γ 分泌，从而起到保护砷引发的免疫毒性[36]。

34.4 硒-汞相互作用的临床结果：心血管疾病

硒-汞相互作用对心血管疾病（cardiovascular diseases，CVD）发生率的影响还没有被广泛研究过[37]。最近的研究表明，在心肌梗死患者及高血压患者，其头发、血清和尿液以体内硒/汞比率有显著的降低[38，39]。我们的研究同样表明汞/硒比率与体重指数、甘油三酯、血清和动脉硬化指数这些血管疾病的危险因素之间存在显著的正相关。所观察到的相关性在汞/硒比率要强于头发中汞或硒浓度[40]。之后，Nunavik 的因纽特成人血液中汞和硒的浓度与对氧磷酶 1 活性有差异性相关[41]。同样值得注意的是，这一人种主要特点是在汞/硒比率和 F_2 异前列素及异氟醚这两个心血管危险标志物之间存在显著相关性[42]。此外，膳食中多元不饱和脂肪酸摄入与高血压之间的负相关关系，更多地出现在趾甲低汞和高硒的人群中[44]。

一项因纽特成年人高血压与汞相关性调查显示，无论是在收缩压和舒张压模型中，低硒均降低了回归系数[45]。然而，对美国男性和女性两组前瞻性研究中，并没有发现汞-硒相互作用对高血压的发生造成显著的影响[46]。Park 等的研究同样表明，血清中的硒并没有有效地改变汞标志物和高血压之间的相关性[47]，同样，趾甲硒水平不能显著改善汞和冠心病之间的相关性[48]。尽管这一趋势并不显著，在高硒趾甲的人群中，高汞水平与患冠心病风险的相关性要高于低汞水平者[48]。最后，研究表明，汞/硒比率增加和男性 15 年死亡率显著相关[49]。然而，最近的研究指出，环境中汞和硒浓度与日常心血管死亡率之间无显著相关[50]。

34.5 汞-硒相互作用的临床结果：神经毒性和神经退行性疾病

有人提出硒-汞相互作用对健康的主要影响，是其能够影响中枢神经系统[51]。然而，支撑这一观点的数据并不充分，并且存在部分矛盾。尤其是对产前暴露甲基汞并且患有神经功能缺损的法罗人学龄儿童、脐带血中硒水平与其记忆功能之间无显著的相关性[52，53]。怀孕期间孕妇膳食中海鲜污染物对新生儿神经功能影响的一项相关研究指出，仅有一项指标与汞/硒比率的关联性略微不同[54]。因此，人类母体硒摄入是否能够防止甲基汞神经毒性的发展还存在疑问[55]。

一项涉及灯具厂成年工人汞暴露的研究表明，硒和/或维生素 E 的补充具有显著保护作用，表现为焦虑性失眠的病例减少，以及短时记忆、知觉能力、短时视觉记忆和追踪能力的改善[56]。同样有人注意到，抑郁症患者血液中汞/硒比率有所增加[57]。

最近的研究表明，汞暴露和孤独症之间具有相关性[58]。然而，在孤独症患者体内，硒对汞的拮抗作用及其保护性作用还不清楚。有研究指出，孤独症儿童头发和指甲中汞含量显著升高而硒的含量有所下降。另外，尤其是患有低能孤独症儿童，硒汞含量的改变尤其明显[59]。相反地，我们观察到孤独症和弱智儿童头发硒显著增加并伴随着汞含量下降，然而，在血清和尿液中并没有观察到这种关系[60]。

最近的研究表明，汞在神经退行性疾病中具有重要作用[61]。尽管在神经退行性疾病中特定硒蛋白具有保护作用，但这些相关数据并不一致[62]。神经退行性疾病的特点是硒和汞存在差异性形态，尤其是阿尔茨海默病（Alzheimer's disease，AD），与对照组相比，一个特点是血硒浓度及硒/汞比率降低为原来的 1/3，但多发性硬化症患者并未出现该特点[63]。

相似地，北海道地区肌萎缩侧索硬化患者血浆汞/硒比值高于对照组 4 倍以上[64]。这一观察结果被 Roos 等所部分证实[65]，他们发现，肌萎缩侧索硬化患者的血浆硒/汞比率下降了，但这一指数在脑脊液中发生了上升。因此，阿尔茨海默病与汞/硒比率在血浆中的增加有关，而在脑脊液则无关[66]。对运动神经元病患者的检查并没有表现出血液中汞/硒比率与各自对照组数值之间的显著差异[67]。相反地，最近的一项研究表明，巴西亚马孙居民通过食用鱼造成汞暴露，而硒生化标志物与居民较好的运动功能显著相关，尤其是在控制血液中的汞水平时[68]。

神经退行性疾病患者大脑中微量元素水平的改变是十分独特的，尤其是阿尔茨海默病患者脑下垂体汞/硒比率并没有发生任何显著性改变[69]。不同脑区的分析揭示了在多发性硬化症患者海马体中汞/硒比率显著改变，几乎减少为原来的 1/3，而在阿尔茨海默病患者并没有观察到差别[70]。相反地，在 AD 患者各种脑细胞组分中汞/硒的值显著增加[71]。

34.6　汞-硒相互作用的临床结果：糖尿病和肥胖症

前期研究证实，汞和硒与 2 型糖尿病之间具有显著的相关性[72～74]。尤其是和健康的对照组相比，糖尿病患者均表现出血清汞水平及汞/硒比率显著升高[72]。然而，之前的一项研究表明，与对照值相比，糖尿病患者和糖耐量受损或空腹血糖不正常者的血浆汞和硒没有显著变化[73]。一项对 3875 位美国人的 18 年随访研究显示，指甲汞和糖尿病之间存在显著的正相关，并在指甲硒含量调整后有所改善[74]。但是，后来的一项前瞻性研究并没有证实这一观察结果[75]。

34.7　砷-硒相互作用的临床结果：癌症

有关砷和硒与癌变关系的潜在机制可能涉及血管再生的改变[76]、DNA 修复过程的调节[77]，以及 DNA 甲基化[78]。尽管多种迹象表明了砷的致癌作用[79]，以及硒在癌症中的作用[80]，有关砷和硒的交互作用在癌症发生率中的研究还不充分[81]。一项最近的研究表明，砷暴露女性皮肤癌患者的头发和血液样本中砷含量显著升高而硒含量下降[82]。此外，研究表明血硒水平较低的人群有极高的患砷相关性皮肤癌前病变的风险[83]。然而，从一项砷对健康影响的纵向研究中得出的数据表明，硒摄入与砷引发的角化过度症无显著相关[84]。低硒状态和与砷相关皮肤损伤相关联的可能机制涉及砷的甲基化减少，从而增加类金属毒性[85]。在一项内蒙古的干预实验中，硒和砷之间的拮抗作用同样已被证实，硒补充显著地改善了砷中毒引发的皮肤病[86]。这项研究的结果和地方性砷中毒硒处理的有效性研究相一致[87，88]。一项后续的研究在大体上证实了这一观察结果[89]。然而硒治疗对皮肤病程度的影响并不显著。研究同样表明，长期补硒能改变砷暴露性癌前皮肤病变患者的基因表达模式[90]。

对俄罗斯砷污染及相关肿瘤发病率最高的 Plast 市（乌拉尔南部地区）的 184 位正常居民和癌症患者的研究表明，与对照值相比，肺癌和皮肤癌患者的头发中砷/硒比率分别增加了 2 倍和 3 倍。然而，胃肠癌、乳腺癌和卵巢癌患者并没有观察到砷/硒比率的显著改变。

34.8 砷-硒相互作用的临床结果：心血管疾病

前期研究表明，砷暴露和多种心血管疾病有关，包括冠心病、中风和外周动脉疾病[92]。然而，砷和硒之间的相互作用只在后者被广泛证实。Lin 和 Yang 首先提示了黑脚病患者生物学样本中砷 / 硒比率[93]，之后在黑脚病患者的研究中同样发现了在头发[94]、血液[95]、尿液[96，97]和骨骼[98]中砷浓度显著升高而硒水平降低。此外，这些改变在疾病的后期会变得更加显著[94，96]。有趣的是，黑脚病患者动脉组织中砷含量比正常人高 6 倍，而硒并没有显著的改变[99]。

34.9 硒-汞相互作用和俄罗斯居民健康与人口统计学

总的来说，前期研究提供了充分的证据，表明硒和砷尤其是硒和汞之间相互作用可能会对公众健康产生显著的影响。同时，这些元素之间的相互作用可能同样会影响生活质量及人口统计指标。

在涉及俄罗斯不同地区的 63 118 名成人和 13 734 名儿童的横向观察中[100]，利用电感耦合等离子体质谱法对头发中汞和砷的浓度均进行了评估。所获得的头发中汞、硒和硒/汞比率的值与人口统计指标及每一区域主要疾病发病率的统计学数据均利用 Spearman's 等级相关系数进行了相关性分析。

数据表明，在成年人群体中，发汞含量与出生率呈负相关，而硒水平与寿命显著正相关，与发病率负相关（表 34.1）。与此同时，头发中硒/汞比率和上述所有参数（出生率、发病率、寿命和总发病率）相关，并有较高的相关系数。同样值得注意的是，总发病率与头发硒/汞比率直接相关，但是与硒或汞单独比较并无相关。

更进一步的研究同样发现汞和硒之间具有显著的相关性，尤其是它们之间的相互作用（硒/汞比率）与俄罗斯成年居民最常出现的疾病之间的相关性。头发中硒/汞比率同样与肿瘤、2 型糖尿病、急性心肌梗死、脑血管病、胃及十二指肠溃疡、皮肤和皮下组织疾病、肌肉骨骼疾病和关节病之间呈显著负相关。上述这些相关系数均高于单独发硒和汞含量。

表 34.1　俄罗斯 83 个地区成年人口发汞和硒含量、硒/汞比率及发病率与人口统计学参数之间的相关性

参数	汞		硒		硒/汞	
	r	p	r	p	r	p
出生率	−0.260	0.018*	0.059	0.602	0.382	<0.001*
死亡率	0.147	0.188	−0.253	0.022*	−0.415	<0.001*
寿命	−0.170	0.128	0.447	<0.001*	0.501	<0.001*
总发病率	0.125	0.263	−0.113	0.312	−0.258	0.019*
肿瘤	0.247	0.025*	−0.032	0.775	−0.333	0.002*
1 型糖尿病	−0.030	0.790	0.131	0.240	0.038	0.734
2 型糖尿病	0.278	0.011*	−0.066	0.556	−0.330	0.002*
肥胖	−0.082	0.466	0.013	0.910	0.011	0.923
高血压	−0.050	0.653	−0.141	0.205	−0.133	0.232
冠心病	0.088	0.431	0.056	0.595	−0.094	0.404
急性心肌梗死	0.322	0.003*	0.008	0.941	−0.340	0.002*
复发性心肌梗死	0.275	0.012*	0.078	0.485	−0.216	0.052
脑血管病变	0.227	0.041*	−0.124	0.267	−0.312	0.004*
胃及十二指肠溃疡	0.105	0.350	−0.131	0.241	−0.236	0.033*
肝病	−0.012	0.915	0.146	0.190	0.022	0.845
皮肤病	0.200	0.072	−0.234	0.035*	−0.380	<0.001*
肌肉骨骼病	0.237	0.032*	−0.270	0.014*	−0.431	<0.001*
先天性异常	−0.048	0.668	−0.126	0.260	−0.091	0.416

r，相关系数；p，相互作用的 *P* 值；*相关性明显，$P<0.05$。

总的来说，在儿童体内观察到相同的趋势（表 34.2）。尤其是，头发硒/汞与总发病率、肿瘤发病率、1 型糖尿病、肥胖、皮肤和皮下组织疾病、过敏性皮炎和肌肉骨骼疾病存在负相关关系。这种相关的显著性高于其单独比较硒或汞。相似的结果在后续某些俄罗斯地区的调查中也被证实，如在俄罗斯北部，头发硒/汞降低可降低生活条件、增加发病率和死亡率、缩短寿命[101]。

表 34.2　俄罗斯 59 个地区儿童发汞和硒含量、硒/汞比率及发病率与人口统计学参数之间相关性

参数	Hg		Se		Se/Hg	
	r	p	r	p	r	p
总发病率	0.231	0.079	−0.389	0.002*	−0.638	<0.001*
传染病和寄生虫病	0.400	0.002*	−0.012	0.930	−0.354	0.006*
肿瘤	0.064	0.632	−0.156	0.237	−0.336	0.009*
1 型糖尿病	−0.030	0.823	−0.342	0.008*	−0.402	0.002*
2 型糖尿病	0.213	0.105	0.007	0.957	−0.080	0.549
肥胖病	0.130	0.326	−0.313	0.016*	−0.487	<0.001*
胃及十二指肠溃疡	0.018	0.894	−0.040	0.765	−0.121	0.362
胆囊和胆管疾病	0.193	0.144	−0.057	0.669	−0.192	0.146
皮肤疾病	0.211	0.108	−0.293	0.024*	−0.506	<0.001*
特应性皮炎	0.145	0.273	−0.248	0.058	−0.414	0.001*
骨骼疾病	−0.091	0.491	−0.311	0.016*	−0.358	0.005*
先天性异常	0.229	0.080	0.036	0.785	−0.210	0.111

r，相关系数；p，相互作用的 *P* 值；*相关性明显，$P<0.05$。

我们的数据表明，汞和硒之间的相关关系可能并不仅仅影响机体生物系统，而且还可能影响公众健康甚至人口统计指标。旨在评估砷和硒及俄罗斯领土内人口统计学之间的关联的进一步研究目前正在进行当中。

34.10 结　　语

在临床和流行病学研究中，评估硒和砷或汞之间的相关作用对人类公众健康的影响还要继续进行研究。考虑到这些微量元素之间的拮抗和协同毒性作用（图 34.1），未来的研究应该评估它们与人类健康或不利健康状况相关的水平和比值。在健康和疾病中利用的同时，对硒、汞和砷代谢的分析研究是特别值得注意的。这种信息可能会被用作生物监测、风险评估和/或慢性砷和汞中毒的治疗。尤其是，它可帮助评估在各种情况下硒补充是否可能会协助缓解或加重重金属毒性。最后，硒、砷和汞在人群的比率的调节方面可能会帮助改善人口健康和人口统计。

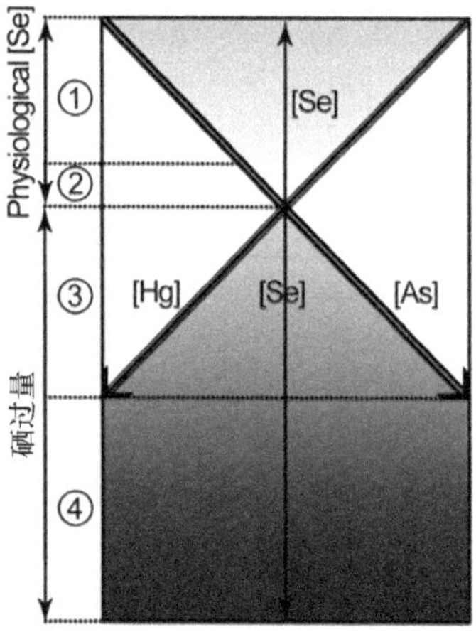

图 34.1　人体内硒、砷和汞相互作用的可能影响。灰色的颜色密度与硒的负担成比例。①硒在生理浓度的条件下能够防止汞和砷引发的毒性（特别是在摩尔比 1∶1 时）；②硒缺乏伴随着汞和砷的浓度的增加，导致汞和砷中毒的临床表现；③在生物体中硒浓度增加超过了生理极限最大（硒过量），并在汞和砷存在的条件下可能导致协同毒性作用；④在重金属存在或不存在的条件下，过量的硒水平在机体内可能会产生毒性作用。

参 考 文 献

1. MP Rayman 2012 *Lancet* 379: 1256
2. FM Fordyce 2013 in *Essentials of Medical Geology* , O Selinus Ed (Springer Netherlands) p 375
3. F Zahir et al 2005 *Environ Toxicol Pharmacol* 20: 351
4. K Jomova et al 2011 *J Appl Toxicol* 31: 95
5. MJ Berry, NV Ralston 2008 *EcoHealth* 5: 456
6. I Zwolak, H Zaporowska 2012 *Cell Biol Toxicol* 28: 31
7. RR Ramoutar, JL Brumaghim 2010 *Cell Biochem Biophys* 58: 1
8. LV Papp et al 2010 *Antioxid Redox Signal* 12: 793
9. DW Jeong et al 2002 *FEBS Lett* 517: 225

10. C Lu et al 2006 *FEBS Lett* 580: 5189-5197
11. M Müller et al 2010 *Genes Nutr* 5: 297
12. M Mézes, K Balogh 2009 *Acta Biol Szeged* 53: 15
13. M Vinceti et al 2009 *Rev Environ Health* 24: 231
14. M Valko et al 2005 *Curr Med Chem* 12: 1161
15. KR Smith et al 2001 *Am J Physiol Lung Cell Mol Physiol* 280: 442
16. MG Skalnaya et al 1996 *Trace Elem Electroly* 13: 88
17. YF Li et al 2012 *Environ Sci Technol* 46: 11313
18. M Alauddin et al 2012 in *Proceedings of the 4 International Congress on Arsenic in the Environment, 22-27 July 2012, Cairns, Australia* (CRC Press) p 143
19. R Agarwal, JR Behari 2007 *Ind Health* 45: 388
20. HJ Park, HS Youn 2013 *Toxicol Ind Health* 29: 169
21. A Aguado et al 2013 *Toxicol Appl Pharmacol* 268: 188
22. B Kaminska 2005 *BBA-Proteins and Proteomics* 1754: 253
23. AA Tinkov et al 2015 *Biometals* 28: 231
24. S Havarinasab, P Hultman 2005 *Autoimmun Rev* 4: 270
25. MF Hughes et al 2011 *Toxicol Sci* 123: 305
26. MM Wu et al 2003 *Environ Health Perspect* 111: 1429
27. S Ahmed et al 2011 *Environ Health Perspect* 119: 258
28. LF Zhou et al 2006 *Respir Res* 7: 146
29. RR Roussel, A Barchowsky 2000 *Arch Biochem Biophys* 377: 204
30. N Kaushal et al 2012 in *Selenium: Its Molecular Biology and Role in Human Health*, DL Hatfield et al Eds (Springer Science + Business Media, LLC, New York) p 443
31. Z Huang et al 2012 *Antioxid Redox Signal* 16: 705
32. X Jin et al 2012 *Cardiovasc Toxicol* 12: 10
33. X Li et al 2014 *Arch Environ Contam Toxicol* 67: 104
34. S Poojan et al 2015 *PloS One* 10: e0142818
35. NM Shafi k, MM El Batsh 2016 *Biol Trace Elem Res* 169: 121
36. M Rodríguez-Sosa et al 2013 *Biol Trace Elem Res* 156: 279
37. K Park, D Mozaffarian 2010 *Curr Atheroscler Rep* 12: 414
38. HI Afridi et al 2014 *Biol Trace Elem Res* 158: 143
39. HI Afridi et al 2014 *Biol Trace Elem Res* 160: 185
40. AA Tinkov et al 2014 *Biol Trace Elem Res* 161: 255
41. P Ayotte et al 2011 *Environ Health Perspect* 119: 1077
42. D Alkazemi et al 2013 *J Lipid Res* 54: 1972
43. D Alkazemi et al 2012 *Free Radic Res* 46: 1258
44. P Xun et al 2011 *J Intern Med* 270: 175
45. B Valera et al 2009 *Hypertension* 54: 981
46. D Mozaffarian et al 2013 *Diabetes Care* 36: 3578
47. SK Park et al 2013 *Environ Res* 123: 25
48. K Yoshizawa et al 2002 *N Engl J Med* 347: 1755
49. JJ Virtanen et al 2006 *Circulation* 113: 340
50. WE Wilson 2015 *J Air Waste Manag Assoc* 65: 599
51. RA Goyer 1995 *Am J Clin Nutr* 61: 646
52. AL Choi et al 2008 *Environ Res* 107: 45
53. AL Choi et al 2014 *Neurotoxicol Teratol* 42: 85
54. U Steuerwald et al 2000 *J Pediatr* 136: 599
55. MA Harris 2014 *Vitam Miner* 3: e126
56. D Eman et al 2009 *Mansoura J Forensic Med Clin Toxicol* 17: 87
57. B Momcilovic et al 2008 *Trace Elem Electroly* 25: 187

58. J Mutter et al 2005 *Neuro Endocrinol Lett* 26: 439
59. MDL Priya, A Geetha 2011 *Biol Trace Elem Res* 142: 148
60. N Simashkova et al 2015 in *Proceedings of The International Selenium Seminar, Selenium: Biology, Clinical and Preventive Medicine, Nutrition* (Yaroslavl, Russia) p 38
61. JR Cannon, JT Greenamyre 2011 *Toxicol Sci* 124: 225
62. BR Cardoso et al 2015 *Metallomics* 7: 1213
63. S Giacoppo et al 2014 *Biol Trace Elem Res* 161: 151
64. F Moriwaka et al 1993 *J Neurol Sci* 118: 38
65. PM Roos et al 2013 *Biol Trace Elem Res* 151: 159
66. L Gerhardsson et al 2008 *Dement Geriatr Cogn Disord* 25: 508
67. R Pamphlett et al 2001 *Neurotoxicology* 22: 401
68. M Lemire et al 2011 *Neurotoxicology* 32: 944
69. CR Cornett et al 1998 *Biol Trace Elem Res* 62: 107
70. YK Fung et al 1997 *Clin Toxicol* 35: 49
71. D Wenstrup et al 1990 *Brain Res* 533: 125
72. CR Flores et al 2011 *Diabetes Res Clin Pract* 91: 333
73. MA Serdar et al 2009 *Int J Diabetes Dev Ctries* 29: 35
74. K He et al 2013 *Diabetes Care* 36: 1584
75. D Mozaffarian et al 2012 *Hypertension* 60: 645
76. SA Mousa et al 2007 *Carcinogenesis* 28: 962
77. A Hartwig 2003 *Toxicology* 193: 161
78. RJ Pilsner et al 2011 *Environ Health Perspect* 119: 113
79. P Bhattacharjee et al 2013 *Environ Int* 53: 29
80. DL Hatfield et al 2014 *Trends Biochem Sci* 39: 112
81. Y Chen et al 2009 *Toxicol Appl Pharm* 239: 184
82. NF Kolachi et al 2011 *Sci Total Environ* 409: 3092
83. Y Chen et al 2007 *Cancer Epidemiol Biomarkers* 16: 207
84. S Melkonian et al 2012 *J Nutr* 142: 2128
85. Z Huang et al 2008 *Clin Chim Acta* 387: 139
86. L Yang et al 2002 *Environ Geochem Health* 24: 359
87. H Shaofan 1999 *Chinese J Control of Endemic Disease* 5: 269
88. W Wuyi et al 2001 *Curr Sci* 81: 1215
89. WJ Verret et al 2005 *J Occup Environ Med* 47: 1026
90. MG Kibriya et al 2007 *Toxicol Lett* 169: 162
91. MG Skalnaya et al 2003 *Trace Elem Med* 1–3: 67
92. K Moon et al 2012 *Curr Atheroscler Rep* 14: 542
93. SM Lin, MH Yang 1988 *Biol Trace Elem Res* 15: 213
94. CT Wang et al 1994 *Clin Chem Lab Med* 32: 107
95. CT Wang et al 1993 *Clin Chem Lab Med* 31: 759
96. CT Wang 1996 *Eur J Clin Chem Biochem* 34: 493
97. JL Tsai et al 2004 *Arch Environ Health* 59: 686
98. CT Wang et al 1997 *Analyt Sci* 13: 497
99. CT Wang, WT Chang 2001 *Clin Chem Lab Med* 39: 645
100. LI Aftanas et al 2015 *Atlas. Elemental Status of Russian Population* ELBI-Spb, Saint Petersburg
101. AL Gorbachev et al 2013 in *Polysystemic Approach to School, Sport and Environment Medicine*, MY Karganov Ed (OMICS Group eBooks) p 2

第 35 章
生物样品中硒的种类和硒的形态

Katarzyna Bierla, Joanna Szpunar, and Ryszard Lobinski

陈宏杰　黄开勋　编译

摘　要　本章总结了与人体健康相关的生物样品（体液、细胞培养物、组织、食品添加剂）中硒（Se）的形态分析方法，包括含有由基因编码的硒代半胱氨酸的硒蛋白、甲硫氨酸被硒代甲硫氨酸取代的含硒蛋白和含硒代谢产物的最先进分析方法。然而，凝胶电泳结合 ^{75}Se 的放射显影术，仍是检测硒蛋白、含硒蛋白的重要方法；激光消融-ICP MS 的最新进展允许扫描凝胶中硒的稳定同位素，从而增加了能被研究的生物系统的数量，增强了研究的深度。蛋白质组学方法虽然受一些瓶颈的制约，如样品制备过程中 Sec 的丢失、对不含硒蛋白部分的鉴定及灵敏度的不足，在分析方法上仍然要进行相当大的改进，但该方法的大众化，为硒蛋白的高通量鉴定开辟了道路。在代谢组学领域，多维 HPLC 与 Se 特异性的 ICP MS 检测和轨道离子阱 MS^n 检测的结合，有可能成为 Se 形态的定量和定性综合分析的最好工具。

关键词　电喷雾质谱离子阱，食品补充剂，食品，HPLC-ICP MS，人类健康，硒的形态，硒蛋白

35.1　引　　言

硒（Se）在样品中特定存在的化学形式的鉴定及其浓度，对于描述这种元素生物活性的分子机制，以及描绘其在细胞、组织中特定的代谢途径，都是至关重要的。这些分析关乎医学、生理学、营养学研究，具体包括：硒在健康与疾病中的作用，含硒的活性治疗分子和纳米粒子的代谢与活性，富硒食品和饲料添加剂的生物技术[1～3]，食品中硒的生物利用度和代谢[1，2]。

K. Bierla • J. Szpunar • R. Lobinski (✉)
CNRS-UPPA, UMR 5254, Laboratoire de Chimie Analytique Bio-inorganique et Environnement (LCABIE-IPREM), Hélioparc, 2, Avenue Pr. Angot, 64053 Pau, France
e-mail: ryszard.lobinski@univ-pau.fr

35.2 感兴趣的硒形态

食品和食品补充剂有许多种，其中人们感兴趣的、最重要的硒的种类如下。

35.2.1 硒代氨基酸：硒代甲硫氨酸、硒代半胱氨酸

硒代甲硫氨酸（selenomethionine，SeMet）的浓度是评价由无机硒向有机硒转化的程度的重要参数。它是在 Met 的生物合成过程中由硒取代硫而产生的。SeMet 的浓度被用于表征富硒酵母生物技术的效率，以及植物对土壤中无机硒的转化效率。SeMet 占酵母食品添加剂中总硒的 60%以上[4]，大约是主食中总硒的 80%[5，6]。SeMet 是动物源富硒食品（肉、奶、蛋等）储藏蛋白中硒的主要形式。对于人类，血浆中 SeMet 的浓度（和 SeMet/Sec 比值）随着总硒的增加而增加[7]。

硒代半胱氨酸（selenocysteine，Sec）——第 21 种蛋白氨基酸[8]，在凝胶条带和斑点的微量分析中[9，10]，其浓度可衡量硒蛋白的含量。值得注意的是，Sec 也可以类似 SeMet 的方式进入到蛋白质中，也就是通过一个简单的硒替代硫的方式，而不需要存在于硒蛋白生物合成途径中的基因编码。在一些酵母[9]、植物[5，6]和细菌[11]中，会发现较高浓度的 Sec。因此，当 SeMet 和 Sec 之间的形态作为测量“真正的”细胞内硒蛋白含量时，应当谨慎！

35.2.2 硒蛋白和含硒的蛋白质

硒蛋白（由基因指导插入 Sec 的蛋白质）对于健康和疾病有着至关重要的作用[12]，并发挥硒的许多有益作用[13，14]。最重要的是它们的催化活性，例如，谷胱甘肽过氧化物酶（GPX）和硫氧还蛋白还原酶（TXNRD），或是作为哺乳动物的储藏蛋白［如硒蛋白 P（SEPP1）］。血浆中 GPX3 的最大活性已作为当前的硒推荐膳食供给量（recommended dietary allowance，RDA）55μg 硒/d 的判据[15]。Gladyshev 小组[16]的基础工作可以用来对哺乳动物包括人类和其他有机体进行硒蛋白质组的预测。细胞培养和动物模型的研究表明，硒蛋白的表达水平因硒的利用率差异而不同。然而，被称为应激相关性硒蛋白的子类的表达在硒明显不足的条件下将显著降低，如 GPX1、MSRB1、SEPW 和 SELH；而其他管家型硒蛋白子群的表达很少受每日硒摄取量的影响，如 TXNRD1 和 TXNRD2[17]。因此，这些观察表明，应激相关性硒蛋白的表达依赖于膳食中硒的水平。

与真正基因编码的硒蛋白不同，含硒蛋白质中硒的掺入机制是化学介导的，由甲硫氨酸和/或半胱氨酸中的硫被硒替代而形成。这些蛋白质包括哺乳动物中的硒代白蛋白[18]，以及植物中的储藏蛋白、麦谷蛋白和醇溶蛋白[5]。

35.2.3 硒代代谢物

这种类型的分子一般是指分子质量小于 1000Da 的硒化合物（图 35.1）。最大特征的

代谢产物池存在于能够合成 SeMet 的酵母中，它们可分为几个子类，包括：硒醇（R_1–CH_2–Se–H），二硒醚，硒-硫化物，含有 SeMet、Sec 的二肽和三肽，硒醚（R_1–CH_2–Se–CH_2–R_2），硒亚砜（R_1–CH_2–Se（O）–CH_2–R_2）[4]。许多生长在富硒土壤的天然富硒植物或栽培的富硒大蒜，其有益健康的作用归结于许多非蛋白质的、低分子质量的硒形态[19]。硒代代谢物，例如，selenoneine [2-selenyl-Nα，Nα，Nα-trimethyl-l-histidine（2-氢硒基-Nα，Nα，Nα-三甲基-1-组氨酸）]，在血液和血清中占据了较小的部

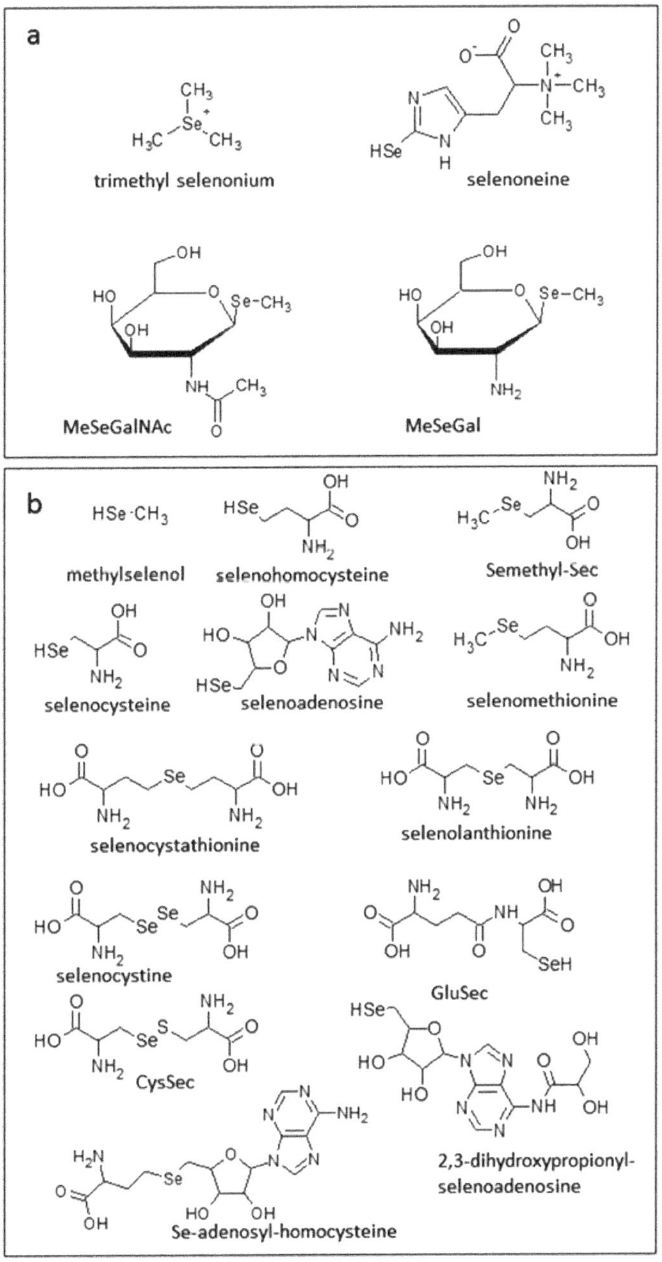

图 35.1　发现于体液（a）、植物和酵母（b）中的最普遍的硒代代谢物一览。化合物结构和名称如图所示。

分[20，21]。低分子质量的物种，包括四甲基硒鎓（tetramethylselenonium，TMSe）和硒糖（Se-甲基硒基-*N*-乙酰基-半乳糖胺、Se-甲基硒基-*N*-乙酰基-葡萄糖胺、Se-甲基硒基-半乳糖胺），可在尿中发现，而且是硒的主要排泄途径[22，23]。

35.2.4 纳米粒、硒代药物

最近的一个综述给出了一个详尽的研究硒化合物细胞毒性效应的列表[3]。近来，含硒纳米粒子由于其生物活性和低毒性[3]，作为潜在的癌症治疗载体，备受关注。不同硒化合物之间的代谢途径差异显著，可以产生各种硒的代谢物[3]。

35.3 硒代氨基酸的形态：SeMet 和 Sec 的测定

35.3.1 SeMet

代表性的氨基酸化学测定方法常常因条件太苛刻而失败，因为不能总是保持 SeMet 的完整性，导致有偏差的结果。最普遍的方法是基于酶的消化，即将样品与不同类型的蛋白酶多重孵育[4]。该方法虽然保护了 SeMet 的完整性，但有可能无法完全释放所有存在的 SeMet。随后，SeMet 采用 HPLC-ICP-MS 或衍生化后 GC-MS 进行检测。分析中可采用 SeMet 浓度确定的酵母材料（SELM-1，NRCC，加拿大）作为标准参考，但将 SELM-1 延伸至其他生物材料，包括其他类型的酵母，要特别注意方法的可靠性。硒的所有存在形式的质量平衡（物种的浓度之和，相对于硒的总量）是方法验证的绝对必要条件。

35.3.2 Sec

Sec 的准确测定迄今为止仍然备受争议，因为其稳定性较低，易被氧化转变为脱氢丙氨酸；或因其反应性较高，易与试剂发生衍生化反应。因此，在纯化蛋白组分前必须对 Sec 进行衍生化以使之稳定，否则会与硒代代谢物发生副反应，产生许多伪物质，干扰分析的进行。SeMet 的衍生化也可能同时发生，导致原生型和衍生型之间含量的差异；通过设定基质、分析物浓度范围以优化流程，可以将降解减到最小程度。Sec 潜在流失的风险，特别是在含量低和次 ppm 级水平（如在肉类、牛奶、鸡蛋）时，必须通过硒的质量平衡[24～28]加以控制。对 10 种含硒量最高的蛋白质进行鉴定，发现罗伊乳杆菌（*Lactobacillus reuteri*）菌株中唯一一种蛋白质中的硒是以 Sec 形态掺入的，Sec 在该蛋白质一级序列的精确定位也已确定[11]。

35.4 蛋白结合型硒的形态和硒蛋白质组学

鉴定含硒蛋白质的三种分析方法，包括已知硒蛋白的靶向分析、硒蛋白 Se 过滤的探索性分析和一般的（如 SWATH）蛋白质组学分析。

35.4.1　已知硒蛋白的靶向分析

Western blot 是分析已知蛋白质的经典方法，但其灵敏度并不能保证检测到物种中硒的存在。例如，通过 Western blot 分析，鉴定出 SEPP1 有两个潜在的亚型（51kDa 和 61kDa），但较小亚型的生物相关性受到质疑；研究表明，SEPP1 结构中至少存在一个 Sec[29～31]，而且，较小的 51kDa 亚型可能是纯化过程中蛋白酶活性产生的一种伪物质。这种模棱两可的现象表明了 Western Blot 分析的局限性，即无法提供潜在的亚型中硒含量的信息[32]。此外，分析特定硒蛋白的可行性还依赖于抗体的可用性。

在已知总硒水平的市售人血清（BCR-637 CRM）中，最丰富的硒蛋白 GPX、SEPP1、硒代白蛋白的指示水平，是通过基于亲和 HPLC 联合 ICP-MS[33]的 13 种不同分析方法的结果计算所得。该方法被进一步开发，以允许同时进行 GPX、SEPP、硒代白蛋白、硒代代谢物（作为单峰洗脱）的形态分析[21]。

35.4.2　硒靶向的蛋白质组学技术

35.4.2.1　自下而上的方法

对含硒蛋白质进行初步的全面性筛查，最好的方法是一维（等电聚焦、IEF，或 SDS-PAGE）或二维（2D）凝胶电泳（GE）。其经典程序，特别是针对模型研究，是使用放射性 ^{75}Se 进行标记[34，35]。为了避免处理放射性同位素的问题，该方法可以用耦合激光消融（LA）的 Se 特异性的 ICP MS 检测[36]来代替。通过商业或自制的蛋白质标准品[37，38]对凝胶样品进行检测标定，有可能实现定量分析。ICP-MS 具有利用稳定同位素特异性的优点，因而允许用硒的稳定同位素来进行示踪研究和同位素稀释定量。

由于 LA-ICP MS 具有破坏性，消融部分的凝胶不能进一步分析，故蛋白质组学分析应使用平行制备的凝胶的斑点或在一维凝胶条带的非消融部分进行[5，6，11，39]。该工作流程如图 35.2 所示。

权威的 HPLC-MS/MS 蛋白质组学操作流程可用于蛋白质鉴定[40]，但应该指出，它们可能会很容易错过 Sec，因为 H_2Se-的去除会导致产生脱氢丙氨酸，尤其是 Sec 位于末端的蛋白质。此外，蛋白质的鉴定通常是基于不含硒的蛋白质序列的部分进行，因此，采用平行的 ICP MS 和 ESI MS 进行检测是有益的（图 35.2）。

35.4.2.2　鸟枪法

平行的 HPLC-ICP MS 和 HPLC ESI MS 可以应用于整个蛋白质组经胰蛋白酶消化后的分析，其结果兼具含硒肽的元素信息和分子信息[6，41]。由于样品的复杂性，可根据实际样品的溶解度[6]或分子质量[41]，进行样品的初始分离。

35.4.2.3　自上而下的方法与结构研究

目前，最先进的操作流程仍未能解决面临的一些挑战，例如，切断的蛋白质、翻译后修饰的蛋白质、可能形成的蛋白二聚体[42]，以及与亚硒酸盐成键的蛋白质的鉴定。SEPP1——人类唯一的含有多个 Sec 残基的硒蛋白[32]，其反应机制的阐明[42]或亚型的结构研究，仍然是一个挑战。

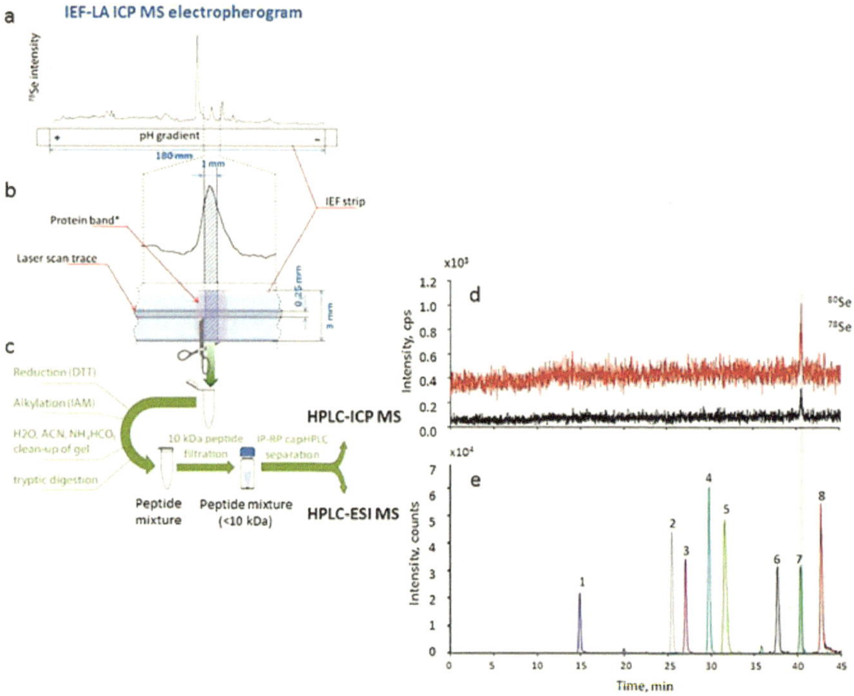

图 35.2 自下而上的硒蛋白质组学分析流程。(a)，(b）一维 IF 蛋白质分离和含硒条带的 LA-ICP MS 检测；(c）凝胶内胰蛋白酶消化和胰蛋白酶肽的 HPLC 分离与平行的 ICP（d）和 ESI MS（e）的检测。实例说明的是 GPx 及下列肽类的鉴定即所有离子的多离子 XIC 色谱所对应的靶蛋白为：1. DYTQM（OX）NELQR；2. NEEILNSLK；3. NDVAWNFEK；4. LITWSPVCR；5. FLVGPDGVPLR；6. GLVVLGFPCNQFGHQENAK；7. VLLIENVASLUGTTVR；8. YVRPGGGFEPNFMLFEK）[58]。

35.4.3 高通量非靶向性方法

蛋白质组学分析的发展趋势是胰蛋白酶消化后，整个蛋白质组的非聚焦数据的采集和所有消化后产生的肽的鉴定。以这种方式获得的数据，可随后重新分析以获取存在的有用信息。例如，已发现的含硒物种包括：①经过高速离心、2D-HPLC 分级分离后，从牛初乳的 450 种蛋白质中鉴定出的 TXNRD1 和 SEP15[43]；②在酒精滥用的候选生物标志物研究中，从 311 种蛋白质中鉴定出的 SEPP1 [44]。由于在未经优化处理的操作流程中 Sec 的不稳定性，以及未经预测使得硒和蛋白质之间缺乏联系，导致蛋白质活性位点的 Sec、Cys 和丝氨酸的差异没法检测（而这对硒作用的研究至关重要）。将 Sec 突变为 Cys 的 TXNRD，氢过氧化物酶活性明显降低，可见硒为 TXNRD 催化活性所需，从而说明了这种微量元素对细胞生长的重要作用[45]。

高通量的方法如果得到优化，应可用于估计 Met/SeMet 和 Cys/Sec 的量，以能够确定硒对硫的特异或随机置换。

35.5　硒代代谢物的形态分析

硒形态的信息在动物和植物生理学中是必不可少的内容[19]。它也可用于富集工艺上的技术控制和商业产品来源的确定[46]，因为人们对硒的解毒作用和/或硒的提取的研究尤其感兴趣。此外，在食品科学领域，低分子质量的物种有更高的生物利用度。

对硒代代谢物的分析，关键的步骤就是样品的制备过程。对于固体样品，一般期望用水提取以去除代谢物，但是，专用的低极性溶剂的提取对于回收疏水性较强的物种可能是必需的。一般而言，为了避免因物种氧化等导致的变化，应当及时分析。对于某些样品，特别是大蒜和葱属植物，挥发的风险应引起特别的注意[47]。对于体液来说，脱蛋白、脱盐又是必需的。

典型 HPLC 分析方法的原则是应有平行的元素检测和分子质谱检测，允许人们利用两种技术，即 ICP MS 提供的定量特征、非依赖性基质应答（matrix-independent response）和 ESI MS^n 提供的结构信息（图 35.3）。考虑到随后的 MS 检测，HPLC 分离条件的最优化是很重要的，以确保洗脱液对双检测器要求的兼容性（请注意在梯度洗脱中等离子体和 ESI 电离条件的不断变化）。分子质谱的鉴定是基于精确的质量和特征同位素类型（图 35.3 中的插图）。最先进的分了光谱仪的高准确度和精密度连同多级分裂能力，对于新形成物种的鉴定是必需的[48]。与可以通过基因组进行预测的硒蛋白组学研究不同，硒代代谢物的结构很难预测，它们的全面解析是一项复杂的任务，而且往往超出质谱的能力。

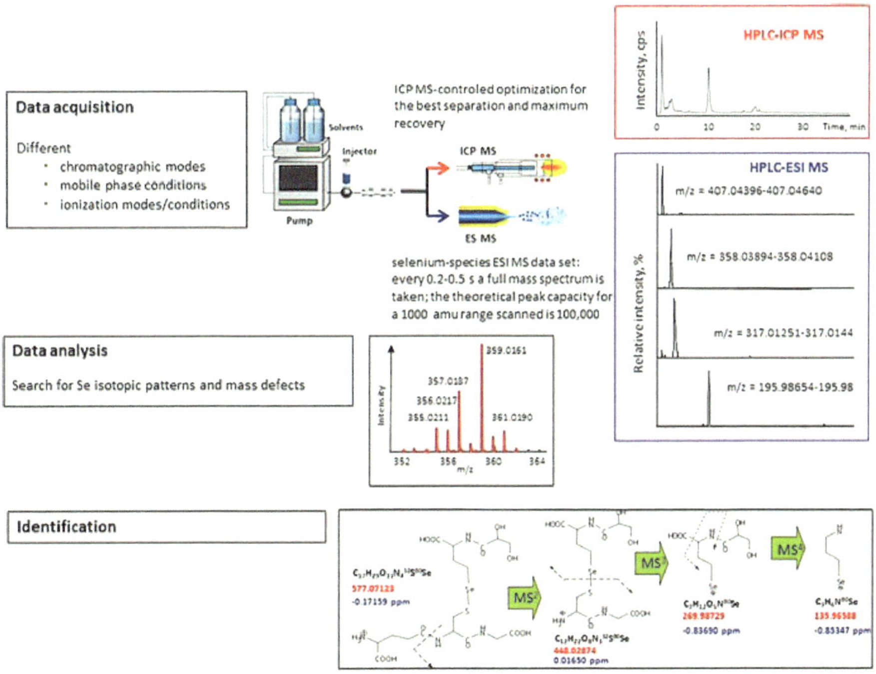

图 35.3　硒代代谢物组学的分析工作流程。插图中显示的阳离子交换高效液相色谱图为玉米的乙酸铵提取物（洗脱的物种包括甲基硒代-Se-戊糖-己糖、脱氨基硒代半胱氨酸-Se-己糖、硒代甲硫氨酸）。

在富含 Se(IV)的植物样品中，发现的主要化合物是 MeSec、SeMet 和 γ-Glu-MeSec，这些有机形式特别是 MeSeCys 和 γ-Glu-MeSec 的积累随着基因修饰而增加[49]。在辛辣的日本萝卜水提取物中，鉴定出了硒代高羊毛氨酸（selenohomolanthionine）[50]。从富硒酵母中鉴定出的硒代代谢物的完整名单已超过了 60 种[39，51]。

通过对鉴别尿中硒代谢产物的分析方法进行评估，结果显示其中有几种化合物的结构鉴定是不正确的；特别是长期认为三甲基硒鎓（trimethylselenonium）离子是人尿中硒的主要代谢产物并不属实[23]，实际上主要形式是硒代糖[22]，如硒蛋白质组学研究结果所显示，血清中的硒形态以硒-甲基-*N*-乙酰基硒代氨基己糖占主导。从整体来看，硒代谢物组分的定量分析方法普遍集中在对硒蛋白的分析上[21]。被同时检测到的以单一的色谱峰出现的低分子质量物种，有可能是来自于硒蛋白的降解产物。从金枪鱼[52]和人血[20，53]中鉴定出硒的关键代谢物似乎是 selenoneine [52，53]（图 35.1a）及其甲基化衍生物[20]。

35.6 硒的固体形态（X 射线吸收光谱法）

虽然耦合技术提供了良好的灵敏度，具有在痕量、超痕量水平精确鉴定单个化合物的能力，但是，它们需要大量生物组织样品的制备。样品的消化和酸化可以改变硒的形态，特别是它的氧化态。需要注意的是，除了主干或植物的液体外，大多数的硒往往是不溶性的。为了溶解它，可以通过温和的操作，在控制的方式下降解原物种，以保留硒的形态信息（例如，将硒蛋白消化成 Sec 或硒代甲硫氨酸）。但仍有一些问题只能通过直接（固体）技术来回答，例如，X 射线吸收光谱法（XAS），包括扩展型 X 射线吸收精细结构（extended X-ray absorption fine structure，EXAFS）和 X 射线吸收近边结构（X-ray absorption near edge structure，XANES）。

X 射线吸收光谱法还提供了高的空间分辨率，可用于获取硒在器官中分布的信息，而这在样品的匀浆过程中会丢失[54]。与联用技术相比，在低浓度时 XAS 灵敏度较低，无法检测微量成分。此外，在测定硒的配位和氧化环境方面也有局限，不能对硒化合物进行精确鉴定。富硒酵母中硒的形态，通过 XAS 和 HPLC-ICP-MS 检测，得到一致的结果，但是由于受到模型化合物库的限制和 EXAFS 谱的缺失，从 XAS 中获得的信息受到限制[55]。XANES 已用于研究暴露于硒代甲硫氨酸环境下的虹鳟鱼组织中的硒的形态[56]。硒代甲硫氨酸和 MeSec 处理后的癌细胞，与亚硒酸盐处理后的细胞相比，呈现明显不同的 XAS 谱[57]。虽然 XAS 相对于 HPLC-ICP-MS 的样品制备是极微量的，但是，由于样品通过选择性地动员、重新分配或样品成分的洗出[57]（图 35.4），仍可能受到干扰。

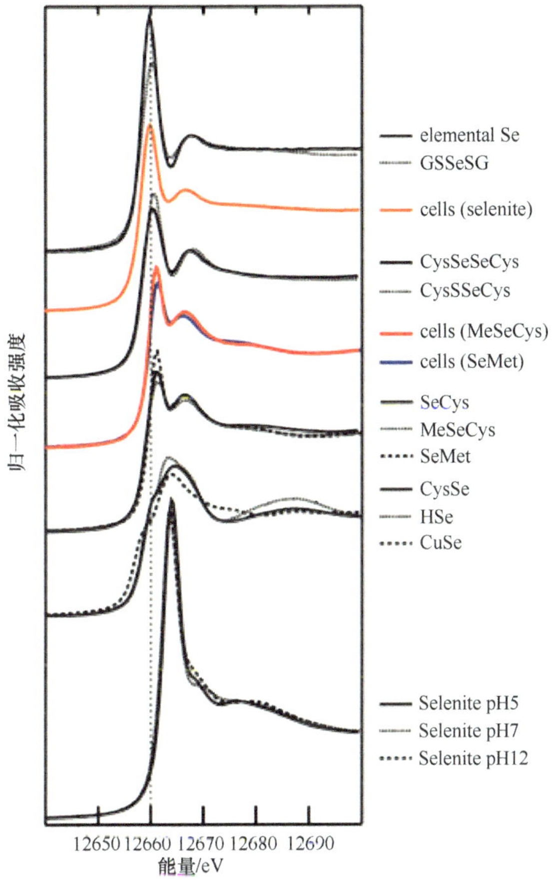

图 35.4　拟合实验谱的线性组合中使用的模型硒化合物中硒的 K 边缘 X 射线吸收光谱。肿瘤细胞的 XANES 谱：100μmol/L SeMet 处理（蓝色）、100μmol/L MeSec 处理（红色）或 5μmol/L 亚硒酸盐（橙色），用于对照[57]。

35.7　结　　语

在过去十年中，生物样品中硒形态的定性和定量分析方法已经取得了相当大的进展。对于许多种样品，已经具备有效的定量分析方法来检测 SeMet、Sec。HPLC 耦联平行 ICP MS、电喷雾 MS^n 检测，是一个通用的方法，可运用于代谢组水平上硒的一切形态分析。

标准的应用于蛋白质组学的高通量分析方法，如鸟枪法或数据非依赖型的分析法，让人产生会给硒蛋白分析提供有意义的数据的错觉，然而，硒蛋白质组学方法的有效性的前提是样品制备过程中硒蛋白的检测需通过含硒肽和硒的质量守恒来精密控制，以确保含 Sec 的真实性。固体形态技术，如 XAS，提供了微米水平的空间分辨率，但它们的适用性仅限于高硒浓度和简单体系，如 Se（IV）、Se（VI）、SeMet、Sec。

参考文献

1. M Bodnar et al 2016 *Crit Rev Food Sci Nutr* 56: 36
2. MP Rayman et al 2008 *Br J Nutr* 100: 238
3. AP Fernandes, V Gandin 2015 *Biochim Biophys Acta* 1850: 1642
4. K Bierla et al 2012 *TrAC-Trend Anal Chem* 41: 122
5. J Bianga et al 2013 *Anal Chem* 85: 2037
6. P Cheajesadagul et al 2014 *Metallomics* 6: 646
7. MJ Christensen 2014 *Cancer Prev Res* (*Phila*) 7: 781
8. A Bök et al 1991 *Mol Microbiol* 5: 515
9. D Behne et al 1998 *Analyst* 123: 871
10. D Behne et al 1994 *Biol Trace Elem Res* 43: 287
11. E Galano et al 2013 *Mol Cell Proteomics* 12: 2196
12. MP Rayman 2012 *Lancet* 379: 1256
13. SJ Fairweather-Tait et al 2011 *Antioxid Redox Signal* 14: 1337
14. PR Hoffmann, MJ Berry 2008 *Mol Nutr Food Res* 52: 1273
15. Institute of Medicine 2000 *Selenium. Dietary Reference Intakes for Vitamin C, Vitamin E, Selenium, and Carotenoids* (The National Academies Press, Washington, D.C.) pp 529
16. GV Kryukov et al 2003 *Science* 300: 1439
17. VM Labunskyy et al 2014 *Physiol Rev* 94: 739
18. P Jitaru et al 2010 *Anal Chim Acta* 657: 100
19. Y Ogra, Y Anan 2009 *J Anal Atomic Spectro* 24: 1477
20. M Klein et al 2011 *Metallomics* 3: 513
21. MA García-Sevillano et al 2014 *Anal Bioanal Chem* 406: 2719
22. Y Ogra et al 2002 *J Chromatogr B* 767: 301
23. KA Francesconi, F Pannier 2004 *Clin Chem* 50: 2240
24. K Bierla et al 2008 *Anal Bioanal Chem* 390: 1789
25. K Bierla et al 2008 *Anal Chim Acta* 624: 195
26. E Lipiec et al 2010 *Anal Bioanal Chem* 397: 731
27. DT Juniper et al 2008 in *Trace Elements in Animal Production Systems,* P Schlegel et al Eds (Wageningen Academic Publishers) p 304
28. DT Juniper et al 2009 *Livestock Science* 122: 63
29. J Lu et al 2009 *FASEB J* 23: 2394
30. S Himeno et al 1996 *J Biol Chem* 271: 15769
31. S Ma et al 2002 *J Biol Chem* 277: 12749
32. G Ballihaut et al 2012 *Metallomics* 4: 533
33. P Jitaru et al 2010 *Accred Qual Assur* 15: 343
34. SV Novoselov et al 2002 *EMBO J* 21: 3681
35. S-J Han et al 2014 *PLoS One* 9: e95518
36. J Bianga et al 2012 *J Anal Atomic Spectro* 27: 25
37. G Ballihaut et al 2007 *TrAC - Trend Anal Chem* 26: 183
38. G Ballihaut et al 2005 *J Anal Atomic Spectro* 20: 493
39. K Bierla et al 2013 *J Proteomics* 87: 26
40. Y Zhang et al 2013 *Chem Rev* 113: 2343
41. M Dernovics et al 2007 *J Anal Atomic Spectro* 22: 41
42. J Liu et al 2014 *FEBS Lett* 588: 3311
43. A Nissen et al 2012 *Proteomics* 12: 2866
44. X Lai et al 2009 *Electrophoresis* 30: 2207

45. LW Zhong, A Holmgren 2000 *J Biol Chem* 275: 18121
46. S Gil Casal et al 2010 *Metallomics* 2: 535
47. S Mounicou et al 2009 *Talanta* 77: 1877
48. M Dernovics, R Lobinski 2008 *Anal Chem* 80: 3975
49. K Pyrzynska 2009 *Food Chem* 114: 1183
50. Y Ogra et al 2007 *J Anal Atomic Spectro* 22: 1390
51. C Arnaudguilhem et al 2012 *Anal Chim Acta* 757: 26
52. M Yamashita et al 2013 *Biol Trace Elem Res* 156: 36
53. Y Yamashita, M Yamashita 2010 *J Biol Chem* 285: 18134
54. IJ Pickering et al 2000 *Proc Natl Acad Sci USA* 97: 10717
55. L Yu-Feng et al 2010 *J Anal Atomic Spectro* 25: 426
56. S Misra et al 2012 *Comp Biochem Physiol Part C: Toxicol & Pharmacol* 155: 560
57. CM Weekley et al 2013 *Nutrients* 5: 1734
58. J Bianga et al 2014 *J Proteomics* 108: 316

第四部分

硒蛋白与人体健康

硒蛋白对人体健康有着诸多方面的重要作用。先天性硒蛋白表达异常能导致肌肉、内分泌系统和大脑功能异常。本部分聚焦硒蛋白在癌症、神经系统和其他各方面人体健康的作用。

第 36 章

神经系统中的硒蛋白：神经发育、生物功能及退行性病变

Ulrich Schweizer

刘　琼　陈杰瑞　杨玉洁　编译

摘　要　哺乳动物脑中需要适量硒蛋白的表达。小鼠遗传学研究显示，脑内硒蛋白表达受损会引发神经发育性疾病和神经退行性疾病。随着人类遗传学技术的不断发展，人们逐渐认识到硒（Se）代谢或硒蛋白表达的先天性异常，会导致特异性的神经发育性疾病和退行性疾病。例如，Selenop 缺失小鼠（*Selenop*$^{-/-}$）出现自发性神经生物学表型（即神经病理特征），这一发现使人们对神经系统中硒和硒蛋白重要性的认识出现了标识性转折。自此，人们鉴定出多种对于脑功能正常发挥所必需的硒蛋白。给动物喂食低硒含量的饮食不足以损害脑功能，除非 Selenop 受体 ApoER2 失活。因此，Selenop 及其受体是硒优先运输到脑中的关键因素。谷胱甘肽过氧化物酶 4（Gpx4）和硒蛋白 T（SelT）这两种硒蛋白对于小鼠神经元也是必不可少的。本章将重点介绍在脑中硒蛋白表达缺失的模型小鼠或患者中观察到的神经病理特征，并将对在多项研究中一致观察到的结果和发现进行讨论。

关键词　萎缩，小脑，大脑，癫痫，中间神经元，痉挛

36.1　脑中硒利用效率的降低会损害脑功能

哺乳动物缺硒会出现自发性神经病理症状，这个结果目前只有一篇报道。该研究发现用缺硒饮食饲养的 Balb/c 小鼠会出现上述症状[1]。当实验动物的饮食中硒含量严格受限时，其脑中硒水平是保持非常稳定的[2，3]，因为硒在脑中的含量相对于其他器官组织较低，在缺硒情况下其作用不明显[4，5]。但也有病例报告显示，顽固性儿童癫痫和低水平硒之间存在一定的关联性[6，7]。近期有报道显示，老年痴呆症患者的血清/血浆和全血中硒含量及谷胱甘肽过氧化物酶（GPx）活性，与同龄正常人相比显著降低，Meta

U. Schweizer (✉)
Institut für Biochemie und Molekularbiologie, Rheinische Friedrich-Wilhelms-Universität
Bonn, Nussallee 11, 53115 Bonn, Germany
e-mail: ulrich.schweizer@uni-bonn.de

分析表明，血液循环系统硒含量与老年痴呆症呈负相关关系[73～75]。

Selenop 基因敲除小鼠（*Selenop*$^{-/-}$）是确立硒在脑中功能的重要工具[8，9]。正如第 22 章的详细叙述，该蛋白质的作用与硒优先供给脑的分子机制相关。这种机制被破坏后，脑中硒含量就取决于饮食，从而在硒摄入受限时出现脑硒含量降低的症状。除了脑中硒蛋白表达降低，还会出现综合性神经疾病症状[8～10]。这些小鼠血浆及其他多种组织和器官包括脑中硒含量都降低了[8，9]，而且表现出依赖于饮食硒摄入的神经病理特征[11，12]。给哺乳期母鼠喂食低硒饮食，则 *Selenop*$^{-/-}$型小鼠出现严重发育不全的特征并死亡。如果从断奶后开始限制饮食中硒含量，则后代表现出严重的神经退行性特征，并且会在 2 周内死亡。另有报道 *Selenop*$^{-/-}$小鼠出现脑干轴突损伤和神经胶质细胞增生的现象[13]。当按照推荐膳食供给量（RDA 为 0.15 mg Se/kg）补硒时，*Selenop*$^{-/-}$小鼠会发展出现神经病理特征，包括运动失调、步态摇摆等症状[11，12，14]，5 周龄后会频繁发生癫痫，而这些病理特征可通过增加饮食中硒的摄入量来控制[11]。但即使给 *Selenop*$^{-/-}$小鼠高剂量补硒，还是会改变神经突触传导，其具体机制尚不清楚[15]。Selenop 富含硒的羧基端对于硒的转运十分重要，在表达只含一个硒代半胱氨酸的 Selenop 氨基端截短体的小鼠（*Seleno*$^{\Delta C/\Delta C}$）中，其脑部出现了硒含量不足和病理学特征[13，16]。当雄性小鼠在青春期前被阉割，*Selenop*$^{-/-}$小鼠会有更多的硒被转移到脑部从而延缓神经病理特征的发展[17]。这是一个有趣的现象，因为硒优先转运到脑和睾丸中被认为是依赖于 Selenop，而此 *Selenop*$^{-/-}$小鼠体内是不含 Selenop 的。这说明在被阉割的小鼠体内，硒的再分配不是通过与 Selenop 相关的机制，而有可能以亚硒酸盐形式完成。该硒化合物存在于小鼠饮食中，并且可以不通过 Selenop 转运而进入脑中[11]。

在 *Selenop*$^{-/-}$小鼠的肝细胞中特异表达人 *SELENOP* 后，通过喂食足量的硒可以阻止 *Selenop*$^{-/-}$小鼠神经病理特征的出现，尽管其脑中硒酶水平不能完全恢复到同窝所生正常对照鼠的水平[18]。当给 *Selenop*$^{-/-}$小鼠喂食缺硒的饮食时，全脑中硒的水平与大脑硒蛋白表达都会降低，而这些小鼠最终死于硒缺乏，说明降低饮食中的硒摄入量则无法维持肝脏中 Selenop 的表达，进而引起供往脑的硒减少。在大脑中缺乏 Selenop 表达的情况下，在肝细胞中特异表达人 *SELENOP* 的 *Selenop*$^{-/-}$小鼠无法维持脑中硒的水平，而硒缺乏的野生型小鼠则与此不同[18]。Selenop 不但能在鼠脑表达[8，19]，也同样在人脑中表达[20]，并且也很容易在脑脊液中检出。为了说明 *Selenop* 在脑中和肝脏中的双重作用，我们观察发现肝脏 *Selenop* 表达失活会造成血浆和肾中硒含量降低，但脑中的硒含量和硒蛋白表达不会降低[14]，这一发现在随后的另一种条件性小鼠模型中也被证实[21]。

该领域的一项重大进展是发现了 ApoER2（也称为 Lrp8）蛋白是 Selenop 在睾丸和脑的特定受体[22，23]。ApoER2 蛋白属于内吞受体中脂蛋白受体相关蛋白家族（见第 22 章）。给 *Apoer2*$^{-/-}$小鼠喂食缺硒饮食可产生与 *Selenop*$^{-/-}$小鼠相同的表型[24]。然而当 *Apoer2*$^{-/-}$小鼠喂食足够量的硒（RDA）的时候，它们不会表现出同样饮食的 *Selenop* 缺陷小鼠所呈现的运动相关病理特征[25]。一种解释是，脑中表达的 Selenop 有助于硒在脑中储存[18，26]。另有两种可能的解释是：饮食中的硒如亚硒酸盐可能可以直接被脑所利用而发挥其生物效应；其他 Selenop 受体参与了 Selenop 摄入脑中的生物过程。巨蛋白/Lrp2 被发现是另一种 Selenop 受体[27，28]。在 *Lrp2*$^{-/-}$小鼠中可以看到脑中的硒含量和硒蛋白表达量都有所降低，并且在低硒饮食喂养的情况下更甚[28，29]。在给 *Lrp2*$^{-/-}$成年小鼠喂食几周的低硒饮食后，小鼠动作不协调性愈发严重，就像 *Selenop*$^{-/-}$小鼠一样[28]。由于巨蛋白是在血脑屏障表达而不是在神经元或者星形胶质细胞中表达，上述数据表明巨蛋白对硒在大脑的摄取发挥作用。ApoER2 在中间神经元亚型中特异性地表达[10]，而我们已知这类神经元是最依赖硒蛋白的[30]（参见下文）。

36.2 硒蛋白转基因小鼠和硒蛋白缺陷小鼠模型的神经病理特征

脑中几乎表达所有硒蛋白[31]，而脑神经细胞是主要的硒蛋白表达场所[30，31]。因此，脑中出现的各种硒蛋白缺乏相关病理特征，很有可能是由不同脑组织结构中某些硒蛋白表达缺乏所引起的。

36.2.1 全部硒蛋白缺乏型转基因小鼠

36.2.1.1 转运 RNA$^{[Ser]Sec}$

tRNA$^{[Ser]Sec}$（基因符号 *Trsp*）是功能性硒蛋白表达所必需的（见第 46 章）。我们在神经元中条件性失活了 *Trsp*[30]，通过这个模型来证明硒蛋白对脑功能的发挥具有重要作用，因为还有另一个假说最初是无法被反驳的，即 *Selenop*$^{-/-}$或 *Apoer2*$^{-/-}$小鼠的复杂表型会间接导致神经生物学缺失。在神经元特异性的 *Trsp* 缺陷小鼠中，脑部硒蛋白的表达显著降低，小鼠生长迟缓、平衡能力丧失并且兴奋性增加。这种小鼠海马区脑片在体外表现出自发性癫痫样活性。随后有大规模的神经退化，接着是细胞凋亡、脑室扩大和小头症等现象出现[30]。

一个重要发现是，神经元特异性的 *Trsp* 基因敲除小鼠，其海马区与皮层区中缺少表达小清蛋白（PV+）的 GABA 能中间神经元（图 36.1）。PV+中间神经元是大脑皮层区中最广泛的一种中间神经元。有趣的是，表达神经肽 Y 的中间神经元和第二类主要亚型即表达钙视网膜蛋白（CR）的中间神经元却都发育正常[30]。我们发现 *Gpx4* 失活同样影响 PV+细胞[30，32]。因此，似乎 PV+细胞对 *Gpx4* 失活或脂质过氧化物特别敏感。事实上，当使用化学成分明确的培养基在体外培养原代皮层区神经元时，不添加硒和维生素 E 会导致 PV+ 标记的 GABA 能中间神经元数量减少[33]。

当用 *Cre* 转基因小鼠在小脑定向缺失 *Trsp* 时，观察到大量的浦肯野细胞死亡和小脑发育不全[34]。小脑发育不全与颗粒细胞前体增殖减少、细胞死亡增加有关（图 36.2）。在 *Gpx4* 失活时也观察到浦肯野细胞损失[34]。小脑的中间神经元，特别是星型细胞数也同样减少，但是要确定硒蛋白在小脑中各类细胞发育过程中的作用，还需要更多的研究。

表达 *Trsp* 减效等位基因的小鼠，与从断奶后喂食硒充足的 RDA 饮食的 *Selenop*$^{-/-}$小鼠，表现出相似的神经病理特征[35，36]。这些携带 *Trsp* 减效基因的小鼠，或者在启动子中缺少激活元件（ΔAE），或者携带有 A37G 突变（见第 46 章）。这些小鼠脑中硒蛋白表达显著降低，出现进行性神经元损失的现象，包括皮层区 PV 中间神经元的显著减少。

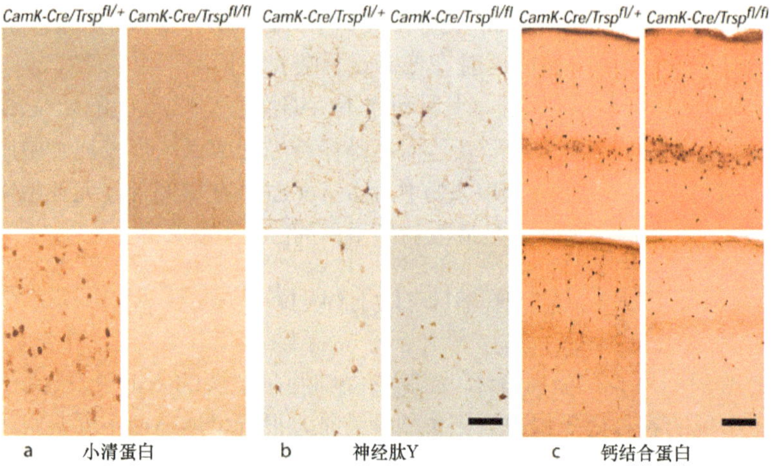

图 36.1 在神经元中失活 tRNA[Ser]Sec（*Trsp*）基因的小鼠模型，其皮层区的 GABA 能中间神经元数量显著减少。采用免疫组织化学方法显示一系列中间神经元中表达的非重叠标志物。(a）表达小清蛋白的细胞。(b）表达神经肽 Y 的细胞。(c）表达钙视网膜蛋白的细胞。P8、P15 分别为出生后第 8 和 15 天。标尺=100μm。

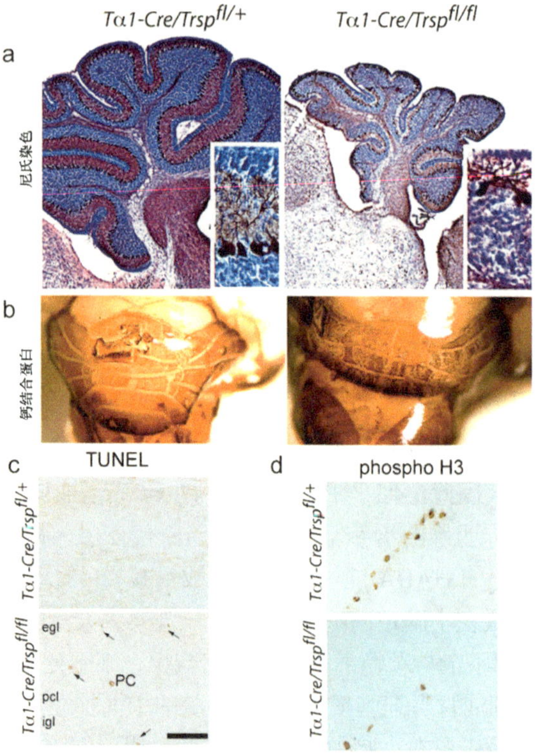

图 36.2 神经元特异性的 tRNA[Ser]Sec（*Trsp*）基因敲除小鼠出现小脑发育不全和萎缩。(a）出生 12 天小鼠小脑蚓部矢状切面的尼氏染色。免疫组化将钙结合蛋白染成棕色。(b）全标本包埋免疫组化检测浦肯野细胞的标志物钙结合蛋白，显示了该类细胞的缺失。(c）对出生后 8 天小鼠的小脑皮层区使用 TUNEL 染色，发现凋亡细胞增加。标尺=50μm。(d）通过对磷酸化组蛋白 H3 染色发现发育期小脑皮层区中细胞增殖减少。

36.2.1.2 硒代半胱氨酸插入序列结合蛋白 2

硒代半胱氨酸插入序列结合蛋白 2（Secisbp2）在小鼠肝细胞中特异性地失活验证了其在肝细胞硒蛋白表达中的作用。在 *Alb-Cre*；*Secisbp2*$^{fl/fl}$ 小鼠肝脏中硒蛋白的水平降低了，而硒蛋白 mRNA 的丰度显著降低是其中一个原因。有些硒蛋白甚至在没有 *Secisbp2* 的情况下也会保持低水平硒代半胱氨酸掺入。在 *CamK-Cre*；*Secisbp2*$^{fl/fl}$ 小鼠中神经元特异性地失活 *Secisbp2* 也会降低脑中硒蛋白的表达水平，但是不如肝细胞多[38]。简而言之，这些小鼠脑中硒蛋白表达量减少了，但其硒蛋白表达量比 tRNA$^{[Ser]Sec}$ 敲除小鼠明显要多，比 Trsp$^{\Delta AE}$ 小鼠中硒蛋白表达要低。对这些基因敲除小鼠在断奶期处死，发现神经元特异性 *Secisbp2* 缺陷小鼠也表现出过度兴奋和皮层区及海马区中 PV-中间神经元数目的减少。对 GABA 能神经元标志物 *Gad67* 进行原位杂交也证明中间神经元缺失，并且发现无法表达亚型标志物 PV。有趣的是，这些小鼠显示出与小脑无关的运动型病理特征，因为 *CamK-Cre* 不影响小脑。相反，这些小鼠的纹状体中 PV+中间神经元及胆碱能中间神经元的数量减少[38]。所以可以得出结论：纹状体中间神经元也依赖于硒蛋白，并且它们的减少造成 *Selenop*$^{-/-}$ 小鼠出现运动性病理特征（图 36.3）。

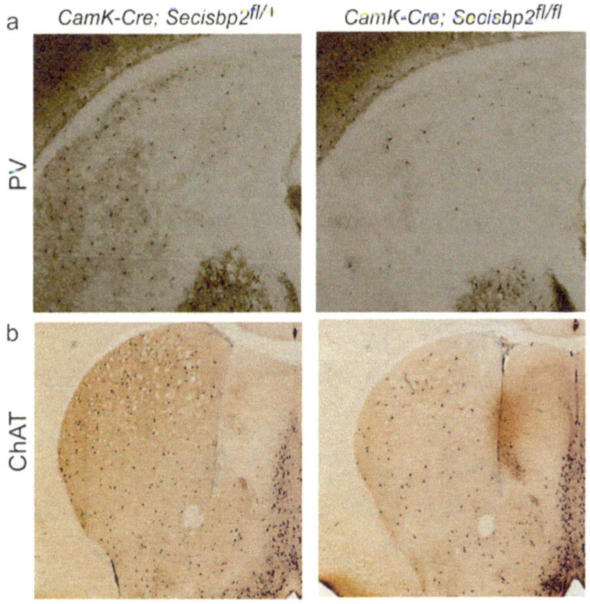

图 36.3 神经元中缺乏 Secisbp2 的小鼠（*CamK-Cre*；*Secisbp2*$^{fl/fl}$）的纹状体中间神经元缺失。（a）免疫组化对小清蛋白（PV）染色；（b）免疫组化对胆碱乙酰基转移酶（ChAT）染色。

36.2.1.3 硒半胱氨酸裂解酶

硒代半胱氨酸裂解酶（Scly）的失活不会影响脑中硒蛋白的表达[39]，但与 *Selenop*$^{-/-}$ 的联合作用会加剧神经学病理特征的出现[17]。

36.2.2 特殊硒蛋白缺失的转基因小鼠模型

36.2.2.1 谷胱甘肽过氧化物酶 4

目前不同实验室已在几个实验模型中失活了 *Gpx4* 基因[32，40，41]。*Gpx4* 的失活会导致包括胚胎成纤维细胞在内的几种类型的细胞死亡，并且是胚胎致死的[32]。我们研究了 *CamK-Cre*；$Gpx4^{fl/fl}$ 小鼠，发现在断奶前已出现大量神经退行性疾病[32]。这些小鼠表现出比 *CamK-Cre*；$Trsp^{fl/fl}$ 小鼠稍温和的病理特征，这表明 Gpx4 在早期是神经元必需的硒蛋白之一，但不是唯一的一个[30]。*CamK-Cre*；$Gpx4^{fl/fl}$ 小鼠具有类似于 *Trsp* 敲除小鼠的过度兴奋性，但表现出更好的平衡性[32]。体外培养的这些 *Gpx4* 失活的神经元会逐渐退化，除非使用 α-生育酚（一种维生素 E 类型）进行恢复。一个神经病理学的重要发现是，*CamK-Cre*；$Gpx4^{fl/fl}$ 小鼠的海马区和皮层区中 PV+神经元大量减少，而表达 CR 的细胞保持正常状态[30]。因此，选择性缺失 PV+中间神经元是所有皮层区硒蛋白表达降低的小鼠（$Selenop^{-/-}$、$Trsp^{\Delta AE}$、神经特异性 *Trsp* 或 *Secisbp2* 敲除小鼠）和神经特异性 *Gpx4* 敲除小鼠的共同特征。据报道，诱导 *Gpx4* 系统性失活会导致星型胶质细胞增生和海马区神经元减少，从而引起小鼠死亡，这一研究团队随后在另一种 *Gpx4* 失活模型中也发现成年小鼠还表现出脊髓运动神经元退化所引起的进行性麻痹症状[42，44]。另一个研究团队提出这些 *Gpx4* 失活小鼠死于肾脏发生大量程序性铁坏死（ferroptosis）[43]。在前一组的另一种成年小鼠 *Gpx4* 失活模型中，小鼠随后还表现出进行性麻痹症状[44]，出现脊髓运动神经元退化。有趣的是，这些变性神经元都是胆碱能神经元，这让人联想到 *Secisbp2* 敲除小鼠的纹状体中的胆碱能中间神经元退化[38]。为什么这些研究者没有发现皮层区或者海马区中的神经元丢失，这点值得讨论。遗憾的是，这些研究者没有讨论这些差异，或者没有认识到这些早期工作的重要性[30，32]。有关 *Gpx4* 的更多细节可阅读第 18 和 43 章。

36.2.2.2 硫氧还蛋白还原酶

Txnrd1 和 *Txnrd2* 基因失活分别导致胚胎致死和围产期致死[45，46]。用 *nestin-Cre* 构建的神经特异性的 *Txnrd2* 失活不会产生明显的神经病理特征[47]。相比之下，采用相同方法构建的神经特异性 *Txnrd1* 失活则会使小鼠产生与运动疾病相关的小脑发育不全[47]。小脑皮层区的分层出现混乱，尤其是在小脑蚓部的越前小叶中，浦肯野细胞明显地分散在颗粒细胞中[47]。有趣的是，当我们在 *tubulinα1-Cre* 和 *CamK-Cre* 小鼠（如之前用于使 *Trsp* 和 *Gpx4* 失活的模型）失活 *Txnrd1* 时，没有观察到神经病理学或神经解剖学特征的变化，包括小脑皮层区的分层和脑中间神经元的表达[47]。然而，我们观察到 *Txnrd1* 缺失小鼠的脑细胞中 Gpx 活性代偿性上调[25]。而且这些小鼠在老年时运动协调能力降低，并且在喂食低硒饮食后可加速降低动物在滚轴测试实验中的行为学能力。因此认为，Txnrd1 和 Txnrd2 对于神经元不是必需的，尽管 Txnrd1 在发育过程中对放射状胶质细胞具有一定作用，且可能对神经元的长期维持也有重要作用。有关硫氧还蛋白系统的更多数据可参阅第 16 章。

36.2.2.3　脱碘酶

脱碘酶（基因符号为 *Dio1*、*Dio2* 和 *Dio3*）催化从碘甲状腺氨酸（即甲状腺激素及其代谢物）中去除碘的反应（见第 41 章）。$Dio1^{-/-}$小鼠不会出现任何神经病理特征[48]。虽然 $Dio2^{-/-}$小鼠表现出垂体甲状腺激素抵抗综合征的特点，但据报道，其小脑发育正常[49]。虽然已知皮层区 PV+神经元的发育成熟取决于甲状腺激素[50]，但在 *Dio2* 缺陷小鼠中这些细胞没有显著改变。$Dio2^{-/-}$小鼠最显著的变化是发育特征的改变，即耳蜗发育不全和随后的感觉神经性听力损失[51]。$Dio3^{-/-}$小鼠同样出现耳蜗发育不全[52]，此外，$Dio3^{-/-}$小鼠的视网膜光感受器发育紊乱[53]。综合来看，*Dio* 显著影响听觉和视觉系统，而关于其他神经元体系的可用数据则很少。

36.2.2.4　硒蛋白 T

硒蛋白 T（Selenot）是神经元所必需的一种硒蛋白[54]。该蛋白质存在于内质网中并具有类似硫氧还蛋白的结构。在受到神经毒素 MPTP 的攻击时，Selenot 在多巴胺能神经元中的活性上调[55]。Selenot 参与 Ca^{2+}的调控作用，在发育、再生和内分泌等组织中被诱导产生（见第 23 章）。有趣的是，Selenot 缺失小鼠出现极度兴奋的现象[54]。

36.3　人类硒蛋白表达障碍综合征

至今只有两个早期病例报告，显示了硒代谢和顽固性儿童期癫痫之间可能具有联系[6，7]，尽管其分子成因一直没有定论，但上述患者与 $Selenop^{-/-}$小鼠却呈现了相似的病理特征[7]。童年或青少年时期出现的硒应答相关癫痫，与脑萎缩、痉挛性运动障碍、低水平循环硒、低活性的血浆谷胱甘肽过氧化物酶（GPX）、肝中多种酶升高等现象具有共同机制，也与后期才被发现的进行性小脑萎缩（PCCA）综合征的症状相一致。

36.3.1　进行性小脑萎缩（*SEPSECS* 基因突变）

进行性小脑萎缩（PCCA）是一种新型综合征，发现于摩洛哥或伊拉克祖先留传下来的一些无近亲关系的西班牙犹太人家庭中[56，57]。受影响个体的硒代半胱氨酸合成酶基因（*SEPSECS*）有纯合子或复合杂合子的错义突变[57]。在大肠杆菌中，携带有摩洛哥型突变（p.Ala239Thr）或伊拉克型突变（p.Tyr334Cys）的 SEPSECS 不能弥补细菌 *SelA* 缺失所造成的后果，也不能维持硒蛋白的生物合成[57]。最近在芬兰的患者中也发现了两种 *SEPSECS* 突变体[58]：p.Thr325Ser 和 p.Tyr429*，其中一名患者脑中硒蛋白 GPX1、GPX4、TXNRD1 和 TXNRD2 的表达降低，意味着脑中 SEPSECS 的氨基酸残基具有活性[58]，而 p.Tyr429*突变体中则没有检测到 SEPSECS 活性。值得注意的是，英国型突变（p.Tyr334His）和伊拉克型突变都作用于同一个氨基酸[59]，该氨基酸位于吡哆磷酸盐结合位点附近（[60]和第 9 章）。最近又报道了日本裔 *SEPSECS* 突变体携带患者，两位患者都携带 p.Asn119Ser 突变，并同时携带 p.Arg26Profs*42 或 p.Arg156Gln 突变[61]。这些患者的综合征表现与前面已报道的病例相比较，具有较轻微的疾病发展过程。

SEPSECS 综合征包括重度精神发育迟滞、进展性小头畸形和肌张力低下发展为严重痉挛等症状。肌阵挛发作或全面性强直阵挛性发作，以及大脑、小脑中灰质和白质出现萎缩，也经常被观察到。轴突病变、星型胶质细胞增生、神经病变和疼痛等症状也有报道。英国型患者被诊断患有 2D 型脑桥小脑发育不全和视神经萎缩，而在伊拉克型患者中却无此症状[59]。最近日本研究小组报道，较轻微的小脑萎缩（PCCA）病例的特点是发病年龄较晚、无癫痫，尽管步态宽泛但能行走[61]。然而上述两位患者最终都发展出现痉挛性症状，其中一位患者在 9 岁时被发现出现小脑萎缩，而另一位则是在他从特别赞助学校毕业后才被发现。该报道显示，PCCA 的病理特征存在广泛连续性，研究 PCCA 病理特征是否与 SEPSECS 的氨基酸残基活性相关联，这将是个很有趣的课题。

芬兰型患者由于其乳酸升高，被怀疑具有线粒体相关疾病[58]。英国型患者也表现出乳酸的升高[59]。这些患者发生线粒体相关疾病的原因尚不清楚，但已知 TXNRD2 和 GPX4 存在于线粒体中，可能与这两种蛋白质的表达有关。

36.3.2 Sedaghatian 型脊椎干骺端软骨发育异常（*GPX4* 突变）

1980 年，Sedaghatian 描述了一种新型常染色体隐性遗传性疾病，其特征是由于心肺功能不全导致骨骼异常和围产期死亡[62]。后来的报道证实了这种新型综合征，患者出生后几天内就会死亡，是由于小脑发育不全、胼胝体缩小、脑回路简化及侧脑室扩大引起的[63]。最近发现其遗传因素是 *GPX4* 基因的突变[64]。由于人工通气，患者在变老后会出现肌阵挛性发作。尽管 Sedaghatian 最初观察到血浆中 Ca^{2+}降低和磷酸盐增加的现象，但随后的报道并没有提到肾功能标记物的变化。近期报道则显示在成年小鼠中诱导 *Gpx4* 失活会导致肾衰竭[43]。

36.3.3 硫氧还蛋白还原酶缺失

已知 *Txnrd2* 缺失的小鼠会出现胚胎致死[45]，但令人惊奇的是，携带纯合无义突变（p.Tyr447*）的患者也会出现家族性糖皮质激素缺乏症[65]。6 名患者年龄从 2 岁到 33 岁，据报道他们血浆皮质醇较低，相应地，促肾上腺皮质激素水平升高。某些纯合子携带者表现出色素沉着过度的现象，因为刺激黑素细胞的激素与促肾上腺皮质激素具有相同的垂体激素前体产物。值得注意的是，对人线粒体 *TXNRD2* 基因进行干扰，会产生令人惊讶的轻微病理特征，而 *TXN2* 纯合子终止突变（p.Trp24*）则导致婴幼儿发生神经退行性疾病和小脑萎缩[66]。

Txnrd1 的失活性突变会引起小鼠胚胎致死[46]。神经系统特异性的 *Txnrd1* 失活会导致小脑发育不全，而神经元中 *Txnrd1* 缺失会造成大脑中 Gpx 活性增加，但不会破坏小脑发育[47]。我们在癫痫患者中发现了 *TXNRD1* 基因的突变（尚未发表）。

36.3.4　*SECISBP2* 综合征

SECISBP2 的突变最初发现在一种罕见的甲状腺激素抵抗症患者中（[67]和第 44 章）。患者表现出延迟生长和骨龄延缓，这很可能与脱碘酶的表达降低有关。相应地，患者表现出高 T4 水平、低或者正常的 T3 水平、略微升高的 TSH 水平和明显升高的 rT3 水平（与 DIO1 活性缺乏一致）。与此相对应，在患者成纤维细胞中 DIO2 活性较低。血浆谷胱甘肽过氧化物酶活性及 SELENOP 水平低，这通常表示硒蛋白生物合成有缺陷。这些患者携带纯合 p.Arg540Gln 的错义突变[67]。更多的患者后来被确认，其中一些表现为神经病理特征和肌肉损伤[68～71]。一名女孩被描述为精神发育迟滞、神经性听力损伤和蹒跚步态[69]。这些病理特征与 DIO2 缺乏引起的耳蜗发育不全、大脑硒蛋白缺乏、SELENON 缺乏引起的肌营养不良症等症状相一致（第 40 章）。另外两名患者甚至具有更低的 SECISBP2 生物活性，同时表现出双侧神经性听力损伤和血浆中 SELENOP 无法被检出[68]，以及其他病理特征（见第 44 章）。明显的神经退行性疾病/脑萎缩、癫痫或痉挛在 *SECISBP2*-综合征中未见报道，这表明残留硒蛋白的表达在 SECISBP2 综合征高于 PCCA 症。

36.3.5　人类 tRNA $^{[Ser] Sec}$（*TRNAU*）突变

最近有报道，一位患者的临床表现与 *SECISBP2* 突变相似，但只携带 *TRNAU* 单点突变基因[72]，其血浆 T4 水平过高、T3 水平正常、rT3 水平升高、血浆硒蛋白 GPX3 和 SELENOP 水平均降低。来自患者的细胞显示硒蛋白 GPX4 和 TXNRD1 的表达未改变，而所谓的应激相关硒蛋白 SELENOW 和 GPX1 则减少。tRNA$^{[Ser]Sec}$ 中出现的纯合 C65G 突变，显著降低了它在第 34 位核糖的 2'-*O* 的甲基化，这种修饰为应激相关硒蛋白的有效表达所必需，而像 GPX4 和 TXNRD1 这样的管家硒蛋白则不受影响（见第 1 章）。这与患者没有表现出神经病理特征的现象相一致，等位基因 C65G 被归类为亚效等位基因。

36.4　结　　语

在作者职业生涯的最初阶段，作为一个初级课题组组长，单位里一个非常出色的研究人员经常调侃我对脑中硒蛋白的兴趣为“鼠生物学”研究，因为当时人类还未发现存在受脑中硒蛋白表达影响的疾病。尽管目前临床上补硒对老年痴呆症的减缓和抑制作用也有相矛盾的报道[76，77]，但已经发现 *GPX4*、*TXNRD1*、*TXNRD2*、*SECISBP2*、*SEPSECS* 和 *TRNAU* 的突变会影响脑中硒蛋白表达，有时甚至会造成灾难性后果。以作者个人观点认为，从人类遗传学和小鼠遗传学的严谨应用两方面结果看，脑中硒蛋白表达具有显著意义。尽管我们还不知道其中所有机制，但可以确定的是硒蛋白在脑部发育和功能发挥中起到至关重要的作用。缺乏某些特定的硒蛋白或其生物合成受损或减少，会导致神经退行性疾病。可以预测在不久的将来，随着全外显子组测序时代的到来，更多因硒蛋白缺乏而引起的罕见疾病将会被发现。

致谢 本研究由德国科学基金会（DFG）、德国国际学术交流总署（DAAD）和波恩大学资助。

参 考 文 献

1. E Wallace et al 1983 *Gamete Res* 4: 377
2. D Behne et al 1988 *Biochim Biophys Acta* 966: 12
3. G Bermano et al 1995 *Biochem J* 311: 425
4. U Schweizer et al 2004 *Brain Res Brain Res Rev* 45: 164
5. BA Zachara, A Pilecki 2001 *Med Sci Monit* 7: 1002
6. GF Weber et al 1991 *Lancet* 337: 1443
7. VT Ramaekers et al 1994 *Neuropediatrics* 25: 217
8. L Schomburg et al 2003 *Biochem J* 370: 397
9. KE Hill et al 2003 *J Biol Chem* 278: 13640
10. MW Pitts et al 2012 *Neuroscience* 208: 58
11. U Schweizer et al 2004 *Biochem J* 378: 21
12. KE Hill et al 2004 *J Nutr* 134: 157
13. WM Valentine et al 2005 *Toxicol Pathol* 33: 570
14. U Schweizer et al 2005 *Biochem J* 386: 221
15. MM Peters et al 2006 *Mol Neurodegener* 1: 12
16. KE Hill et al 2007 *J Biol Chem* 282: 10972
17. MW Pitts et al 2015 *J Neurosci* 35: 15326
18. K Renko et al 2008 *Biochem J* 409: 741
19. M Kuhbacher et al 2009 *J Neurochem* 110: 133
20. M Scharpf et al 2007 *J Neural Transm* 114: 877
21. KE Hill et al 2012 *J Biol Chem* 287: 40414
22. GE Olson et al 2007 *J Biol Chem* 282: 12290
23. RF Burk et al 2007 *J Neurosci* 27: 6207
24. WM Valentine et al 2008 *J Neuropathol Exp Neurol* 67: 68
25. U Schweizer 2012 in *Selenium. Its Molecular Biology and Role in Human Health,* DL Hatfield et al Eds (Springer Science + BusinessMedia, LLC, New York) p 235
26. RF Burk et al 2014 *FASEB J* 28: 3579
27. GE Olson et al 2008 *J Biol Chem* 283: 6854
28. J Chiu-Ugalde et al 2010 *Biochem J* 431: 103
29. S Kurokawa et al 2014 *Free Radic Biol Med* 69: 67
30. EK Wirth et al 2010 *FASEB J* 24: 844
31. Y Zhang et al 2008 *J Biol Chem* 283: 2427
32. A Seiler et al 2008 *Cell Metab* 8: 237
33. S Roth et al 2010 *J Trace Elem Med Biol* 24: 130
34. EK Wirth et al 2014 *Biol Trace Elem Res* 158: 203
35. BA Carlson et al 2009 *Biochem J* 418: 61
36. MV Kasaikina et al 2013 *Carcinogenesis* 34: 1089
37. S Seeher et al 2014 *Antioxid Redox Signal* 21: 835
38. S Seeher et al 2014 *Biochem J* 462: 67
39. AV Raman et al 2012 *Genes Brain Behav* 11: 601
40. H Imai et al 2003 *Biochem Biophys Res Commun* 305: 278
41. LJ Yant et al 2003 *Free Radic Biol Med* 34: 496
42. SE Yoo et al 2012 *Free Radic Biol Med* 52: 1820

43. JP Friedmann Angeli et al 2014 *Nat Cell Biol* 16: 1180
44. L Chen et al 2015 *J Biol Chem* 290: 28097
45. M Conrad et al 2004 *Mol Cell Biol* 24: 9414
46. C Jakupoglu et al 2005 *Mol Cell Biol* 25: 1980
47. J Soerensen et al 2008 *PLoS One* 3: e1813
48. MJ Schneider et al 2006 *Endocrinology* 147: 580
49. MJ Schneider et al 2001 *Mol Endocrinol* 15: 2137
50. ME Gilbert et al 2007 *Endocrinology* 148: 92
51. L Ng et al 2004 *Proc Natl Acad Sci U S A* 101: 3474
52. L Ng et al 2009 *Endocrinology* 150: 1952
53. L Ng et al 2010 *J Neurosci* 30: 3347
54. MT Castex et al 2015 *Mol Neurobiol* doi: 10.1007/s12035-015-9505-7
55. L Boukhzar et al 2016 *Antioxid Redox Signal* 24: 557
56. B Ben Zeev et al 2003 *J Med Genet* 40: e96
57. O Agamy et al 2010 *Am J Hum Genet* 87: 538
58. AK Anttonen et al 2015 *Neurology* 85: 306
59. E Pavlidou et al 2016 *Eur J Paediatr Neurol* 20: 483
60. S Palioura et al 2009 *Science* 325: 321
61. K Iwama et al 2016 *J Hum Genet* doi: 10.1038/jhg.2016.9
62. MR Sedaghatian 1980 *Am J Med Genet* 6: 269
63. C Aygun et al 2012 *Am J Med Genet A* 158A: 1400
64. AC Smith et al 2014 *J Med Genet* 51: 470
65. R Prasad et al 2014 *J Clin Endocrinol Metab* 99: E1556
66. E Holzerova et al 2016 *Brain* 139: 346
67. AM Dumitrescu et al 2005 *Nat Genet* 37: 1247
68. E Schoenmakers et al 2010 *J Clin Invest* 120: 4220
69. MF Azevedo et al 2010 *J Clin Endocrinol Metab* 95: 4066
70. T Hamajima et al 2012 *Eur J Endocrinol* 166: 757
71. C Di Cosmo et al 2009 *J Clin Endocrinol Metab* 94: 4003
72. E Schoenmakers et al 2016 *J Clin Invest* 126: 992
73. VS Reddy et al 2017 *J Trace Elem Med Biol* 42: 68
74. ND Solovyev et al 2015 *J Inorg Biochem* 153: 1
75. G Paglia et al 2016 *Sci Rep* 6: 22769
76. RJ Kryscio et al 2017 *AMA Neurol* 74: 567
77. LOJ Killin et al 2016 *BMC Geriatr* 16: 175

第 37 章

硒蛋白和不同抗氧化系统在各种癌症中的相互作用

Petra A. Tsuji, Bradley A. Carlson, Byeong Jae Lee,Vadim N. Gladyshev, and Dolph L. Hatfield

陈填烽　刘宏星　译

摘　要　已知恶性肿瘤需要强大的抗氧化系统来维持其快速分裂的细胞并保护它们免受氧化损伤。通过掺入硒蛋白如硫氧还蛋白还原酶 1（TXNRD1）、谷胱甘肽过氧化物酶（GPX）2 和 15kDa 硒蛋白（SEP15），膳食微量元素硒已被证明在氧化还原调节中起重要作用。鉴于这些硒酶具有保护正常和恶性细胞免受氧化应激的功能，这些非常类似的氧化还原调节过程被认为在组织特异性和细胞水平上具有导致抑制和促进肿瘤发生的双重作用。因此，这些硒蛋白通常被称为具有“Dr. Jekyll 和 Mr. Hyde 个性”。在这里，我们总结了 TXNRD1 和 SEP15 的主要研究结果，重点强调了它们在调节肺、肝和结肠癌特异性研究中的作用，以说明所涉及的抗氧化剂的差异，以及与其他抗氧化剂或抗氧化系统复杂的相互作用。应该指出，研究所观察到的 TXNRD1 和 SEP15 具有的抑制和促进肿瘤发生的功能是否在肿瘤阶段或分级依赖性阶段仍然有待进一步确定。

关键词　15kDa 硒蛋白，致癌作用，谷胱甘肽系统，谷胱甘肽过氧化物酶 2，肝癌，肺癌，氧化应激，ROS，硒蛋白在癌症中的相互作用，硫氧还蛋白还原酶 1，硫氧还蛋白系统

37.1　引　　言

硒（Se）多年来一直在主要来自流行病学和动物学的研究中被公认为是抑制各种癌

P. A. Tsuji (✉)
Department of Biological Sciences, Towson University, Towson, MD, USA
e-mail: ptsuji@towson.edu
B. A. Carlson • D. L. Hatfield
Molecular Biology of Selenium Section, Mouse Cancer Genetics Program, Center for Cancer Research, National Cancer Institute, National Institutes of Health, Bethesda, MD 20892, USA
B. J. Lee
School of Biological Sciences, Seoul National University, Seoul, South Korea
V. N. Gladyshev
Division of Genetics, Department of Medicine, Brigham and Women's Hospital, Harvard Medical School, Boston, MA 02115, USA

症的化学预防剂[1]。然而，最近这一元素也被证明以硒蛋白的形式在促进癌症的形成中起主要作用（[2～7]和第 16、19 和 38 章）。事实上，Se 被发现具有拮抗癌症的发生发展过程是完全有道理的，因为这个元素是自然界最有效的抗氧化剂之一，而我们都知道，癌细胞会遭受氧化应激。

许多研究表明，Se 以硫氧还蛋白还原酶 1（TXNRD1）的形式被富集在许多癌细胞和肿瘤内，并且抑制 TXNRD1 可能为治疗提供了一条途径（见[8～14]和第 16 章）。这些研究表明这种硒酶在驱动或维持癌症中发挥作用。Se 在癌症发生发展过程中的分子生物学作用变得更加明确。部分原因是当三种硒蛋白 TXNRD1、15kDa 硒蛋白（SEP15）和谷胱甘肽过氧化物酶（GPX）2 在预防及促进恶性肿瘤中显示出“Dr. Jekyll 和 Mr. Hyde 个性”（在[7，15～17]和第 16、19 和 38 页中综述）。所有这三种硒酶似乎在癌症的不同类型和阶段中都具有抗癌或者致癌的特性。

还应指出，最近 GPX4 被证明是癌症发生发展的主要参与者，发现它参与铁死亡现象的调控（第 43 章和最近的评论[18]）。铁死亡是一种铁依赖型的非凋亡性细胞死亡形式，GPX4 已被证明是铁蛋白癌细胞死亡的必需调节因素。

在正常细胞中，通过维持相对稳定的平衡，抗氧化硒蛋白与其他抗氧化剂之间存在复杂的相互作用，以抵抗细胞中过量活性氧（ROS）的累积。类似地，这种复杂的相互作用也存在于癌细胞中，但通常具有与它们起源的相应正常细胞相比大大增强的水平。这些复杂的关系在不同的组织和癌症类型之间也有显著差异。

肝脏和肺组织，以及由它们产生的不同癌症提供了用于进行比较如何利用不同抗氧化剂在正常组织中维持氧化还原稳态的标本，以及抗氧化剂在抵抗恶性肿瘤中增强的 ROS 中是如何改变的。这些正常和肿瘤性肝细胞及肺细胞也在本文中讨论。另外，结肠癌细胞中两种不同硒蛋白抗氧化剂之间的相互作用，其中各自的损失逆转了癌症表型，但是它们的共同损失恢复了癌症的性质，这些内容都在本文中进行了讨论。

然而，最初 ROS 的水平升高，作为癌细胞的标志之一[19]，以及癌细胞应对氧化应激的方式，允许它们以比相邻正常细胞更快的加速速率生长等也有所讨论。这些硒蛋白维持氧化还原稳态以保持细胞健康，以及如何在恶性肿瘤中富集或减少的潜在的代谢原因也在本书的其他部分（第 16、19 和 38 章）有所描述。

37.2　ROS 在癌症发生发展中的作用

由于许多研究者已经证明增强的氧化还原信号和氧化应激能够引起及维持癌症，因此 ROS 在癌细胞中的作用非常受到重视，因而它也被认为是癌症治疗的主要靶点（综述[11，20～26]。哺乳动物细胞中的两种主要的抗氧化系统是硫氧还蛋白（TXN）系统和谷胱甘肽（GSH）系统，许多研究人员研究它们作为单独[11，27，28]或共同[23，29～31]的成分阻碍或逆转恶性肿瘤的过程。降低任何抗氧化酶或酶或体系的主要问题之一是，这些成分中的一种或多种的表达丧失可能诱导其他抗氧化剂的表达或活化，其可以容易地抵抗由恶性肿瘤引起的增强的氧化应激，从而使癌细胞茁壮生长（见下文）。

然而，其他研究表明，ROS 可以限制肿瘤生长和转移而非启动和促进癌症的发生发展，进一步说明这些过程中 ROS 和氧化应激的复杂性。Harris 等[29]研究表明抗氧化剂 GSH 和 TXN 途径通过协同作用发挥不同的作用。GSH 通路引发恶性肿瘤，然后 TXN 通路促进癌症发展。如果 GSH 途径在癌症起始前被抑制，恶性肿瘤过程可能会被阻滞。然而，一旦癌症开始，其进展由 TXN 途径支持，并且抑制 GSH 途径不再延缓肿瘤发生。有趣的是，两种途径抑制都导致“体外和体内癌细胞协同死亡”[29]。

Conrad 和合作者首先证实了抑制 TXNRD1 缺陷型肿瘤小鼠肿瘤生长迟滞的两条途径[30]。ROS 和抗氧化剂在癌症起始、进展和/或消退中的不同作用，说明了 ROS 和抗氧化剂在这些过程中的复杂性，最近已经有研究详细描述[31，32]。最近一项不涉及硒蛋白作为抗氧化剂本身的研究应该受到关注，因为它进一步强调了癌症中 ROS 的复杂性（[33]，见[34]）。这项研究令人惊讶地发现，ROS 可以延缓黑素瘤肿瘤的转移，而只有那些具有增强的抗氧化能力的恶性黑素瘤细胞才能实现转移。

37.3 硒蛋白在正常和恶性肺组织及肝组织中的作用

肺和肝是两种依赖于不同的抗氧化系统来保持氧化还原稳定性的组织。两种组织中相应的肿瘤细胞都会利用不同的抗氧化系统来形成各自的恶性肿瘤。我们首先检测癌细胞和小鼠肿瘤中主要的抗氧化剂（见 37.3.1 节），然后讨论癌细胞和人类肿瘤中主要的抗氧化剂（见 37.3.2 节）。

37.3.1 硒蛋白在小鼠正常和恶性组织中的作用

硒蛋白在不同组织中发挥参与促进恶性肿瘤的不同作用。例如，已知 TXNRD1 在正常肝细胞中维持氧化还原稳态，保护其免受氧化损伤和疾病[35]。然而，发现硒酸酶在肝细胞中的损失大大增加了暴露于肝脏致癌物二乙基亚硝胺（diethylnitrosamine，DEN）的小鼠的肝脏肿瘤发生率[36]。肿瘤的增加是由于 NFE2L2 的活化作用，NFE2L2 的活化作用反过来又增强了 GSH 通路中 GPX2 和酶的表达。这些高表达的酶显然负责在恶性肿瘤中对抗增加的 ROS，提供氧化能力。

其他研究已经检验了 Se 和硒蛋白在具有不同遗传背景的小鼠肝癌发生中的作用。用 DEN 处理编码肝癌致病基因驱动子基因 TGFα/ c-Myc 的小鼠，并给它喂食不含 Se 的或是补充了不同浓度硒的饮食[37]。有趣的是，保持 Se 缺乏或高度补充 Se（2.25ppm Se）饮食的小鼠相对处于中间水平的小鼠，其抑制了肝癌的发生。大多数硒蛋白的表达与处于中等（充足）饮食水平的肿瘤形成相关，而小鼠缺乏或者高度补充硒的饮食会诱导表达解毒基因，抑制细胞增殖，使细胞凋亡增加[37]。

另外一项研究将小鼠暴露于 DEN（其中小鼠编码突变体 $tRNA^{[Ser]Sec}$ 转基因，命名为 $Trsp^{tA37G}$），会降低不必要的和与应激相关的硒蛋白水平[38]。饲喂足够硒水平的 $Trsp^{tA37G}$ 小鼠的肿瘤发生率增加，而饲养 Se 缺乏或高浓度 Se 饮食的野生型小鼠则未观察到肿瘤[38]。

总体而言，上述关于小鼠肝肿瘤发生的研究表明，Se 在化学诱导或基因驱动的肝癌发生中具有双重复合作用，涉及硒蛋白、硒化合物和化学致癌物质的相互作用。此外，改变饮食硒水平和/或硒蛋白，小鼠中的表达可以抑制或促进肿瘤的形成，同时细胞类型和鼠类基因型也在调节恶性肿瘤过程中发挥作用。TXNRD1 似乎在防治肝细胞中通过维持氧化还原稳态发挥更多的保护作用，而不是促进癌症的致瘤性角色。这可能是因为 TXNRD1 缺乏的肝细胞会通过诱导驱动肿瘤形成的其他抗氧化酶[36]来补偿。

几项研究表明，小鼠肺组织中的肿瘤形成细胞高度依赖于 TXNRD1，而这种硒酶的丧失能够有效拮抗肿瘤发生发展。早期的研究清楚地表明了小鼠肿瘤的形成肺癌（LLC1）细胞实际上完全依赖于 TXNRD1 [13]。高表达 TXNRD1 和 LLC1 的细胞形成肿瘤的标志是扭转了 Txnrd1 的定向下调[19]。此外，致瘤性的 TXNRD1 缺陷型 LLC1 细胞注射到小鼠的侧腹，与相应的富含 TXNRD1 的细胞相比显著降低。随后发现由 TXNRD1 缺陷型细胞产生的生长缓慢的肿瘤已经失去了 Txnrd1 靶向载体，并重新表达了该硒酶，这明确地表明，至少在该细胞系中，小鼠的肺肿瘤发生依赖于 TXNRD1 的表达[13]。

37.3.2　硒蛋白在人类正常和恶性肺、肝组织中的作用

肺癌是世界各地癌症死亡的首要原因，其有三种类型：非小细胞肺癌；小细胞或燕麦形细胞肺癌；转移性肺癌。这些肺癌类型中的每一种都包含有被认为是不同癌症的各种形态。腺癌（LAC）是最常见的非小细胞形式，约占所有类型的 35%。还有几种类型的肝癌，其中包括全球第六大常见癌症和癌症死亡的第二大原因。肝细胞癌（HCC）是最普遍的形式，占所有已知人肝癌的约 75%。本章主要研究 LAC 和 HCC。

在最近的一项研究中，报道了携带肺癌基因的小鼠发生肺肿瘤的概率。然而，与保持在正常饮食中的同窝出生小鼠对照组相比，在饮食上维持用已知抗氧化剂 *N*-乙酰半胱氨酸或维生素 E 补充的小鼠中，所得到的肿瘤大小明显增加[39]。低硒水平也与肺癌发展有关[40，41]，这个现象让我们更加关注，是否可以通过膳食补充 Se 干预肺癌治疗 [40]。但是，在给予 Se 补充剂或安慰剂的患者中，非小细胞肺癌的复发率在两组之间几乎没有差异，导致试验早期停止[42]。因此，Se 在肺癌治疗中有益或有害很难作出评估[42]。

通过比较每个肿瘤与其周围的正常组织，研究了 HCC 和 LAC 中的氧化还原调节系统，用来阐明发生的变化和丰富肿瘤的抗氧化能力，以及满足其维持癌症表型的需要[43]。在 TXN 和 GSH 系统中观察到非常显著的差异：TXNRD1 水平在两种肿瘤类型中均升高，而 TXN 水平在 HCC 中仅略微增加，但在 LAC 中显著增加。过氧化物酶原 1（PRDX1）是 TXN 系统中的一种酶，与其周围正常组织相比，其在 LAC 中显著上调，在 HCC 中下调。在两种肿瘤及其各自正常组织的 GSH 系统中也观察到主要差异。抗氧化剂的这些变化总结在表 37.1 中。有趣的是，PRDX1 的作用是通过氢过氧化物（如过氧化氢和过氧亚硝酸盐）来保护免受氧化应激，并且本身被 TXN 还原[27]。这一观察结果支持了通过增加 TXN 水平来降低肺腺癌中丰富的PRDX1 浓度并保持活跃状态的论点[43]。总的来说，数据表明，HCC 对 TXN 系统和/或 GSH 系统来控制恶性肿瘤的依赖性要高得多，而 LAC 似乎在很大程度上取决于 TXN 系统来控制恶性肿瘤。这些发现有

力地表明，需要不同的治疗靶向策略延缓或逆转 HCC 或 LAC（另见结论性说明）。

表 37.1 肿瘤和正常周围组织中的氧化还原物质的变化情况 [a]

抗氧剂	肺 [b]	肝脏 [b]
TXNRD1	↑ [c]	↑ [c]
TXN	↑ [d]	NS [d]
PRDX1	↑	↓
GPX1	NS	↓
GPX2	ND	NS
GPX4	NS	↑
GSR	NS	↓
GCLC	↓	↓
GSS	NS	↓
GLRX	NS	↓
GGT1	↓	↑
GSTA1	ND	↓
SOD1	NS	↓
CAT	NS	↓
G6PD	↑	↑
Ascorbic acid	NS	NS
Uric acid	NS	↓

a. 数据和表引自[43]。

b. ↑或↓表示表示显著增加（↑）或减少（↓）；NS，不显著；ND，未检测到。

c. 正常肺中 TXNRD 的比活性比肝组织高约 1.5 倍，但与肝肿瘤相比，TNNRD1 在肺肿瘤中减少约一半。

d. 与正常组织相比，TXN 水平在肺肿瘤中富集约 6 倍；与正常组织相比，肝肿瘤仅轻微富集肝肿瘤。

在靶向下调后，与 LLC1 小鼠细胞相同程度的 TXNRD1 缺陷型人肺癌 A549 细胞没有表现出其癌症特性的逆转；然而，考虑到 A549 细胞在其破损后保持充足的 TXNRD1 活性以控制恶性肿瘤的可能性[44]，也许应该考虑另一种可能性，TXNRD1 缺陷的 A549 细胞并不表现出像 LLC1 细胞这样的癌症特性的逆转，是因为这两种癌细胞系可能彼此完全不同，并且可能总体上依赖不同的抗氧化剂来控制癌症。

37.4 结肠癌中 TXNRD1 和 SEP15 之间的相互作用

小鼠结肠癌 CT26 细胞中的 Sep15 或 Txnrd1 的靶向去除会导致几种癌症性质的逆转，例如，依赖贴壁性生长及不依赖贴壁性生长和受损的转移能力([45]并参见第 19 章)。可以预期，这些硒蛋白的同时下调将导致细胞更可能表现出通常与正常（非肿瘤）细胞相关的表型，因为这样的细胞可能会缺乏抗氧化能力以抵抗在更快速增长的细胞中增加产生的 ROS 水平。值得注意的是，当两个基因同时下调时，与发现的靶向 SEP15 或 TXNRD1 损失抗癌作用相反，恶性表型恢复[45]。与其在 CT26 细胞中的单独损失相比，SEP15 / TXNRD1 缺陷型细胞中各种其他基因的上调或下调不同，这突出了这两种硒蛋白在结肠癌中的调节作用的复杂性。例如，干扰素-γ 调节的鸟苷酸结合蛋白，其是针对病毒和微生物病原体提供保护性免疫的重要的 GTP 酶家族，在 SEP15-缺陷型细胞中高度表达，而在 TXNRD1 缺陷型细胞中表达较少。在 TXNRD1 和 SEP15-缺陷型 CT26 细胞富集了 Wnt/β-连环蛋白信号通路成员。数据表明，这两种硒蛋白参与结肠癌细胞中完全不同的调节途径，但是在结肠癌细胞中相互对抗的调节途径相反；此外，还提供了对不同硒蛋白在低表达时可能相互作用的复杂性的新见解。

37.5　新型有机硒通过调控 TrxR 的活性发挥抗肿瘤作用

硫氧还蛋白还原酶（TrxR）作为硫氧还蛋白系统的重要组成部分，在清除活性氧、维持细胞内氧化平衡过程中扮演着重要的角色，且它在多种人体肿瘤细胞中过度表达，是抗肿瘤药物的潜在靶点。基于硒在 TrxR 结构与活性中的重要性，暨南大学陈填烽教授课题组设计、合成了多个系列不同结构的新型有机硒化合物，研究它们对 TrxR 的调控作用及其与抗肿瘤活性之间的关系，证明了它们是一类潜在的抗肿瘤药物[16，17]。此外，我们研究并对比了不同取代的硒二唑衍生物（SeDs）的抗肿瘤活性及 X 射线的增敏效果。实验结果表明，吸电子基团-NO_2取代的硒二唑衍生物（SeD-3）具有很好的抗肿瘤及 X 射线的协同增敏效果。通过构效关系的结果显示，引起这种抗肿瘤活性的差异主要是由它们不同的脂水分配系数引起的。脂溶性好的 SeD-3 能快速进入肿瘤细胞，同时显著地抑制了肿瘤细胞 TrxR 的活性，导致大量活性氧的累积，最终诱导细胞凋亡。有趣的是，在 X 射线的处理下，我们大大减少了有机硒的用量达到了显著的抗肿瘤活性，实现高效的 X 射线的增敏效果。接着我们发现这类有机硒具有很好的荧光成像功能，有利于实时监测药物在细胞及活体内的分布情况。小鼠活体成像结果表明，SeD-3 能快速地聚集在肿瘤区域，并且停留时间较长。同时我们也进一步证明了 SeD-3 的体内抗肿瘤效果及较低的毒副作用[17]。因此，该类有机硒在体内外具有很好的抗肿瘤效果，其抗肿瘤机制主要是通过抑制细胞内 TrxR 的活性诱导细胞凋亡；同时，该类有机硒的荧光性质为该类有机硒在肿瘤治疗过程中实现肿瘤诊断提供了科学的依据。

37.6　结　　语

在本章中，我们主要侧重于研究涉及硒蛋白的小鼠和人类的特定癌症，以说明参与不同癌症和肿瘤的抗氧化剂的差异，以及与其他抗氧化剂或系统相互作用的复杂性。当然，在许多其他研究方面，有关这些主题的大量信息，由于版面有限，在这一章中也是无法涵盖的。对于许多其他这样的研究的评论，读者可以参考几个很好的综述[11，20～24，26，28]。

作为一种了解减缓或阻碍癌症过程的手段，研究人员进行了许多努力，旨在了解癌细胞中增强的抗氧化剂和/或 ROS 水平的根本原因。采用这些方法的推论是找出抑制特定癌细胞和/或肿瘤生长的途径。在肝细胞中去除 TXNRD1 增强了其他抗氧化剂或抗氧化系统的表达，从而驱动恶性肿瘤的形成。这些结果表明，单一抗氧化剂或抗氧化系统用于延缓恶性肿瘤发生发展可能是不成功的，其他相关癌症研究的结果已经证明了该结论[29，30]。是否将 GSH 和 TXN 系统都抑制会阻碍特定的肝癌类型，如

HHC，仍有待确定。专注于减少或提高 ROS 水平以阻止肝癌可能是追求治疗肝癌的替代和富有成效的途径。

如上所述，肺癌，如 LAC，似乎更依赖于 TXNRD1 和 TXN 系统。因此，通过攻击 TXNRD1 和/或 TXN 系统来抑制肺癌（如 LAC）似乎是比肝癌（如 HHC）更好的方法。

由于许多类型的人类肺癌和肝癌都必须被认为是具有不同 ROS 和抗氧化剂驱动它们的个体恶性肿瘤，因此必须针对癌症发展期间每个不同阶段设计特定疗法。虽然小鼠身上的肿瘤研究表明恶性肿瘤是由 GSH 系统引起的，然后由 TXNRD1 维持[29]，证明了所涉及的不同抗氧化剂之间的相互作用和复杂性，但是在许多其他癌症中的复杂性可能更为多层面。所以仍然需要大量的研究来揭示在癌症治疗的具体途径中的潜在分子机制及其相互作用。最新的研究结果表明，新型有机硒可通过抑制细胞内 TrxR 的活性诱导肿瘤细胞凋亡，从而发挥抗肿瘤活性。同时，基于该类有机硒的荧光性质，为该类有机硒在肿瘤治疗过程中实现肿瘤诊断提供了重要的支撑与科学依据。

致谢 研究资金是由 Towson 大学的 Jess 和 Mildred Fisher 主席授予的，以及费舍尔科学与数学学院（PAT）、美国国家卫生研究院的 NCI、癌症研究中心（DLH）的校内研究计划提供。

参 考 文 献

1. GFJ Combs, SB Combs 1986 *The Role of Selenium in Nutrition* , GFJ Combs, SB Combs, Eds (Academic Press, Inc., Orlando, FL) pp 544
2. J Brozmanova et al 2010 *Arch Toxicol* 84: 919
3. DL Hatfield et al 2014 *Trends Biochem Sci* 39: 112
4. DL Hatfield et al 2009 *Biochim Biophys Acta* 1790: 1541
5. E Jablonska, M Vinceti 2015 *J Environ Sci Health C Environ Carcinog Ecotoxicol Rev* 33: 328
6. M Vinceti et al 2013 *J Environ Sci Health C Environ Carcinog Ecotoxicol Rev* 31: 305
7. 2016 *Diversity of Selenium Function in Health and Disease*, R Brigelius-Flohé, H Sies, Eds (CRC Press, Boca Raton, FL) pp 430
8. ES Arner, A Holmgren 2006 *Semin Cancer Biol* 16: 420
9. JE Biaglow, RA Miller 2005 *Cancer Biol Ther* 4: 6
10. S Gromer et al 2004 *Med Res Rev* 24: 40
11. DF Mahmood et al 2013 *Antioxid Redox Signal* 19: 1266
12. P Nguyen et al 2006 *Cancer Lett* 236: 164
13. MH Yoo et al 2006 *J Biol Chem* 281: 13005
14. ES Arner 2009 *Biochim Biophys Acta* 1790: 495
15. BA Carlson 2016 in *Diversity of Selenium Function in Health and Disease*, R Brigelius-Flohé, H Sies Eds (CRC Press, Boca Raton, FL) p 173
16. AP Kipp, MF Müller 2016 in *Diversity of Selenium Function in Health and Disease*, R Brigelius-Flohé, H Sies Eds (CRC Press, Boca Raton, FL) p 189
17. PA Tsuji, CD Davis 2016 in *Diversity of Selenium Functions in Health and Disease*, R Brigelius-Flohé, H Sies Eds (CRC Press, Boca Raton, FL) p 203
18. Y Xie et al 2016 *Cell Death Differ* 23: 369
19. D Hanahan, RA Weinberg 2011 *Cell* 144: 646
20. A Glasauer, NS Chandel 2014 *Biochem Pharmacol* 92: 90
21. C Gorrini et al 2013 *Nat Rev Drug Discov* 12: 931
22. XG Lei et al 2016 *Physiol Rev* 96: 307

23. AJ Montero, J Jassem 2011 *Drugs* 71: 1385
24. D Pietraforte, W Malorni 2014 *Antioxid Redox Signal* 21: 52
25. SS Sabharwal, PT Schumacker 2014 *Nat Rev Cancer* 14: 709
26. S Saeidnia, M Abdollahi 2013 *Toxicol Appl Pharmacol* 273: 442
27. J Lu, A Holmgren 2014 *Free Radic Biol Med* 66: 75
28. N Traverso et al 2013 *Oxid Med Cell Longev* 2013: 972913
29. IS Harris et al 2015 *Cancer Cell* 27: 211
30. PK Mandal et al 2010 *Cancer Res* 70: 9505
31. IS Harris, JS Brugge 2015 *Nature* 527: 170
32. PT Schumacker 2015 *Cancer Cell* 27: 156
33. E Piskounova et al 2015 *Nature* 527: 186
34. M Peiris-Pages et al 2015 *Cell Metab* 22: 956
35. ES Suvorova et al 2009 *PLoS One* 4: e6158
36. BA Carlson et al 2012 *Carcinogenesis* 33: 1806
37. SV Novoselov et al 2005 *Oncogene* 24: 8003
38. MV Kasaikina et al 2013 *Carcinogenesis* 34: 1089
39. VI Sayin et al 2014 *Sci Transl Med* 6: 221ra15
40. H Fritz et al 2011 *PLoS One* 6: e26259
41. K Jaworska et al 2013 *PLoS One* 8: e59051
42. DD Karp et al 2013 *J Clin Oncol* 31: 4179
43. R Tobe et al 2015 *Cancers (Basel)* 7: 2262
44. SE Eriksson et al 2009 *Free Radic Biol Med* 47: 1661
45. PA Tsuji et al 2015 *PLoS One* 10: e0124487

第 38 章

谷胱甘肽过氧化物酶 2——具有预防和促进肿瘤双重特性的硒蛋白

Regina Brigelius-Flohé and Anna P. Kipp

闵军霞　王红晓　谢恩军　译

摘　要　GPx2 主要在肠道表达，但在某些癌症中其表达会上调。作为一种硒蛋白和转录因子 Nrf2 的调控靶基因，起初人们认为 GPx2 能够抑制肿瘤发展。然而，随着大量研究积累，GPx2 在肿瘤中的复杂调控作用被逐渐认识。除了 Nrf2 调控，GPx2 也被许多参与增殖和生存的β-联蛋白和 Wnt 通路、ΔNp63 和 NKX3.1 等调控。有研究表明，GPx2 能够促进细胞增殖并抑制凋亡，在维持健康肠道的稳态中发挥重要作用。然而，这些过程可能促进肿瘤的发展，这个观点在几种癌症的模型，以及肿瘤发展在 *Gpx2* 敲除小鼠减缓中的实验数据得到了证实。相反，如果肿瘤由炎症引发，GPx2 则具有一定的防癌保护作用。最新研究发现 STAT3 可以诱导 GPx2 转录，这一结果为 GPx2 在组织再生和伤痕愈合中发挥作用，以及在炎症反应中的上调提供了可能的机制。由此，依据肿瘤类型及其分期，GPx2 可以发挥抑癌或促癌作用。尽管 GPx2 可以抑制肿瘤起始，但如果癌细胞已经建立，它反而能够支持肿瘤生长。

关键词　凋亡，癌症，双重作用，GPx2，炎症，NKX3.1，Np63，Nrf2，增殖，STAT，转录调节，Wnt

38.1　引　　言

哺乳动物中存在 8 种谷胱甘肽过氧化物酶（GPx1～8），其中 5 种（GPx1～4 和 6）在人类是硒蛋白[1]。由于它们能够还原过氧化氢物，因而普遍被认为是抗氧化酶，但在某些特殊环境下，它们可能还有其他的功能（参考第 17 和 43 章）。多年以来，硒一直被认为具有抗癌作用[2]。然而，并不是所有的动物研究和临床试验都支持这一观点，也

R. Brigelius-Flohé (✉) • A. P. Kipp
German Institute of Human Nutrition Potsdam-Rehbrücke, 14558 Nuthetal, Germany
e-mail: fl ohe@dife.de; annakipp@dife.de

不是所有的 GPx 都有助于预防癌症。尤其是 GPx2，起初认为有预防作用，但是后来根据模型研究发现，GPx2 可以促进癌症的发展。这些矛盾的结果说明 GPx2 具有复杂的双重作用。我们试图通过检测其表达水平、定位、转录调节及通过 *Gpx2* 敲除小鼠或 *Gpx2* 敲低或高表达细胞获得的结果来解释这一矛盾的原因。

38.2　结构和底物专一性

与 GPx1、3、5、6 一样，GPx2 是同源四聚体，并且同所有的 GPx 一样，GPx2 含有一个保守的由硒代半胱氨酸、谷氨酰胺、色氨酸、天冬酰胺组成的四分子肽[3]。尽管已有实验证明该四分子肽是 GPx1、3 和 4 的催化中心，但由于至今还未曾分离出 GPx2 酶，所以其是否为 GPx2 的催化中心，目前还未知。因此，其底物的专一性或动力学也未知。已有的提示间接证明 GPx2 具有底物专一性：①以 H_2O_2 作为底物，在 HT-29 细胞中敲低 *GPx2* 能够使总 GPx 的活性降低 25%[4]；②给予硒缺乏的 CaCo-2 细胞重新补充硒后，发现 GPx2 的重新表达优先于 GPx1，这与 GPx2 在硒蛋白家族中分级靠前一致[5]。通过检测 13-氢过氧化亚油酸（13-HPODE），发现 GPx2 的重现与总 GPx 的高活性有关，而通过 H_2O_2 检测则发现 GPx 活性的增加伴随着 GPx1 的重现[6]。因此，GPx2 原则上可以与 H_2O_2 反应，但是明显对有机的氢过氧化物有更高的底物特异性。

38.3　定　　位

GPx2 表达于整个胃肠道、乳腺、膀胱和肺的表皮细胞中[7～10]。由于 GPx2 首先发现于胃肠道系统，曾被认为可能扮演了食物消化过程中产生的氢过氧化物屏障的角色[8]。在结肠的腺体或小肠绒毛中，GPx2 在腺窝基部表达最高，然后在到达顶端的过程中表达量逐渐降低[9]。GPx2 的定位与 Wnt 通路的活化有关，此 Wnt 通路可以调节小肠上皮干细胞的增殖和分化[11]。GPx2 在 Barrett 食管、鳞状细胞癌、肺腺癌、结直肠癌、鼠和人的乳腺癌、肝癌及前列腺癌中表达上调（详见[12]）。在人的诱导多能干细胞（iPSC）[13]及小鼠的胚胎干细胞（ESC）[14]中，GPx2 的高表达也被认为是干细胞的一个标志。因此，GPx2 的定位似乎与具有干细胞样的细胞有关。另外，Gpx2 最近被证明在小鼠胚胎中的表达具有时效性和空间性，这就提示 GPx2 在器官形成中可能发挥一定的作用[15]。

在潘氏细胞中，GPx2 的表达水平也比较高[9]。潘氏细胞属于分泌系统，但与其他分化的肠上皮细胞不同的是，其处于小肠隐窝底部。因为潘氏细胞表面表达的 Notch 配体能够与邻近小肠干细胞（ISC）上响应的 Notch 受体相联系[16]，所以它们分散在 ISC 间以确保细胞间的直接接触。另外，潘氏细胞通过分泌 Wnt3 和表皮生长因子（EGF）来激活旁分泌途径中 ISC 表面的相应受体。通过这些作用，潘氏细胞在隐窝基部的微环境中发挥着关键作用。作为固有免疫反应的一部分，潘氏细胞也表达和分泌具有抗细菌活性的酶来对抗肠道菌群持续的炎症问题[17]。在 Crohn 疾病的患者中，潘氏细胞的功能常常受到损伤，因此其可能参与了疾病的发生[17]。有趣的是，GPx2 在炎性肠病（IBD）的患者小肠中上调[9]。所以，GPx2 的定位表明 GPx2 在细胞的炎症、增殖及分化中有重要作用。

38.4 转录调节

38.4.1 Nrf2

类细胞核因子- 2（红系来源的 2）（NFE2L2 或 Nrf2）是第一个被证明的可以诱导 GPx2 的转录因子。GPx2 的启动子上包含一个 Nrf2 响应元件（ARE），该响应元件可以被异硫氰酸盐[18]和其他天然 Nrf2 激活因子[19]及抗炎 cycloprostane 15d-PGJ$_2$[20]（图 38.1）激活。*Nrf2* 敲除小鼠的体内分析表明，Nrf2 对于肺[21]和结肠[20]中 GPx2 的表达是必要的。因为 Nrf2 可以增强细胞的防御系统、有助于细胞存活[22-24]，所以 Nrf2 的激活通常被认为是有益的，而且归因于 GPx2。

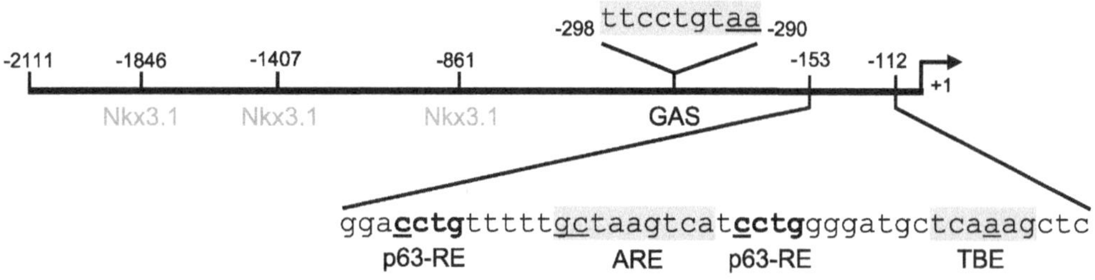

图 38.1 位于人类 GPx2 启动子的起始密码子 ATG 上游 5′-UTR 区的响应元件。Wnt 信号通过 TCF、β-联蛋白与 TCF 响应元件（TBE）的结合被激活，抗氧化反应元件（ARE）却是 Nrf2 的结合位点（两个均为灰色标记）。p63 和 ΔNp63γ 的响应元件位于 ARE 位点的两翼（加粗表示）。转录因子 STAT 激活干扰素-γ 激活位点（GAS）。下划线处碱基被突变后证明了各个结合元件的功能性和特异性。通过 MatInspector 的计算分析证明了 Nkx3.1 的可能结合位点。数字（-）表明从转录起始位点 ATG（+1）开始上游的碱基位置。

Nrf2 通过激活和控制细胞应对氧化应激和环境压力的细胞防御机制来促进细胞存活[24，25]。与 GPx2 类似，Nrf2 在许多癌症中上调[26，27]，进而诱导了内源性的抗氧化防御体系，抑制了凋亡，并上调了细胞内多药耐药的相关蛋白，从而使得癌细胞对化疗产生抵抗[28]。因此，不仅正常细胞可以存活，癌细胞也存活（详见[29]）。最近报道的 Nrf2 在正常细胞和癌细胞的增殖及干细胞分化中的作用也证实了这一观点[30]。

38.4.2 β-联蛋白

β-联蛋白是 Wnt 通路中的关键因子，可以调节 ISC 的增殖和分化，并确保 ISC 的自我更新能力[16]。GPx2 和 Wnt 通路在正常组织和发育异常隐窝的共定位提示，GPx2 可能是 Wnt 的靶标。这已被证明是正确的[32，33]。GPx2 的启动子包含一个功能性的可以被 β-联蛋白刺激的 β-联蛋白/TCF 响应元件（图 38.1）。反之，在提取的结肠隐窝上皮细胞中诱导性地敲掉 β-联蛋白后降低了 GPx2 的表达[33]。这些发现表明 GPx2 在调节正常肠上皮的稳态中发挥重要作用。此外，Wnt 通路的异常激活会促进干细胞的无限制增殖，进而导致肿瘤的发生。因此，Wnt 通路对 GPx2 的调节解释了肿瘤中 GPx2 的上调及其支持生长的功能（见下文）。

38.4.3　STAT

STAT 是信号转导因子和转录激活因子，可以调节 T 细胞和表皮细胞的增殖与分化[34，35]。在肠上皮细胞中，STAT3 的激活尤其有利于黏膜内稳态和组织损伤修复[36]。在 Gpx2 启动子内搜寻炎症相关的转录因子的结合位点的研究揭示了 4 个可能的 STAT［所谓的干扰素-γ 激活位（GAS）］响应元件，其中邻近转录起始位点的响应元件具有功能激活作用[20]（图 38.1）。STAT3 的活性可以被包括 IL-6 和 IL-22 在内的一些细胞因子刺激。同样，*Gpx2* 的启动子也可以被 IL-6、IL-22[20，37]及共转染的持续激活 STAT3 质粒[20]激活。反之亦然，各个 STAT 结合位点的突变削弱其激活。IL-22 最近被证明是 ISC 损伤应答中激活 STAT3 的关键细胞因子[38]。同样，IL-22 的刺激增强了内源 GPx2 在 CaCo-2 细胞中的表达。在葡聚糖硫酸钠（DSS）诱导的肠炎中，上皮细胞中 GPx2 的激活与高磷酸化的 STAT3 和 IL-22 共定位[20]。因此，GPx2 对肠炎和伤痕愈合调控的效率可能依赖于功能性的 STAT3/IL-22 信号轴。

38.4.4　ΔNp63

ΔNp63 是 p53 同系物 p63 的 N 端剪切变异体，缺乏转录激活域。ΔNp63 在未分化的基底上皮细胞，以及包括膀胱癌、前列腺癌、结肠癌在内的肿瘤中高表达[39，40]。其敲除小鼠表现出由于干细胞和祖细胞的增殖及存活能力受损而导致的早期发育缺陷[39]。在 ΔNp63 的靶标研究中，发现 *Gpx2* 是其中一个被上调的基因，而且在 *Gpx2* 的启动子发现一个新的功能激活的 ΔNp63γ 结合位点[41]（图 38.1）。ΔNp63 能够抑制 p53 依赖的凋亡，因此对于上皮干细胞的存活和永生是必要的。通过 ΔNp63γ调节 *Gpx2* 印证了其抗凋亡功能（见下文）。

38.4.5　NKX3.1

NKX3.1 是前列腺上皮细胞发育和分化必需的同源框蛋白[42]。*Nkx3.1* 突变小鼠表现出多种氧化还原酶的异常表达，如 GPx2 的明显下调[43]。通过芯片偶联测序技术[44]及 MatInspector 程序（图 38.1）[45]搜寻，发现 GPx2 启动子中含有 NKX3.1 的结合位点，证明 NKX3.1 可以直接调节 GPx2。

总之，GPx2 受调节细胞增殖和存活的转录因子所调节。Nrf2、β-联蛋白和 ΔNp63γ 的响应元件的位置非常接近（图 38.1），提示这些转录因子可能共同调节 GPx2 的表达，但至今尚未被实验所证实。就 GPx2 受这些转录因子调控后对肿瘤发展的影响，将在下文中讨论。

38.5　肿瘤发展中 GPx2 的功能

38.5.1　降低氢过氧化物和 DNA 损伤

在肿瘤起始的阶段，细胞（大多可能是干细胞）会发生突变[46]。这些损伤细胞有可能会发展为肿瘤。DNA 损伤的一个原因被认为是氧化应激。来源于营养物消化或细胞代谢的氢过氧化物可以引起 DNA 损伤，因此起始癌症发生[47]。除了 DNA 修复机制，尤其因凋亡引起突变细胞的死亡是该阶段最有效抑制肿瘤发展的方法。

乍看之下，癌症时 GPx2 表达增加是有利的。最近在 iPSC 的研究证明，GPx2 可通过减少氢过氧化物来降低 DNA 损伤[13]。GPx2 敲除致使小鼠对紫外线诱导产生的鳞状细胞癌更敏感，并且其细胞内 H_2O_2 水平增加[48]。GPx2 的有利性与其通过 Nrf2 的调节密切相关，而 Nrf2 可以通过上调具有保护性和抗氧化性的酶来避免肿瘤被引发。然而，有研究并不支持 GPx2 在癌症预防中有利。在癌症的状况下，清除氢过氧化物并不是 GPx2 唯一的功能。

38.5.2　抑制凋亡

Gpx2 基因敲除小鼠可以正常发育。因此，GPx2 在生理功能上可能并不是必要的，或者是可以被其他 GPx 亚型代偿。奇怪的是，在 *Gpx2* 敲除小鼠中，发现 *GPx1* 高表达于隐窝基部，但这个地方通常主要表达 *GPx2*[49]。相应地，*Gpx2* 敲除小鼠的总 GPx 活性在使用 H_2O_2 当底物时要高于野生型小鼠。组化研究表明，*Gpx2* 基因敲除小鼠结肠隐窝基部的凋亡细胞数目明显增加，尤其是膳食中缺硒的小鼠[49]。因此，GPx2 似乎可以使小肠干细胞和短期扩充细胞免于凋亡。同时，明显上调的 GPx1 并不能代替 GPx2 的缺失来阻止凋亡，表明 GPx2 在小肠上皮组织中扮演着重要角色。

阻断凋亡可能有利于维持健康肠道的内稳态。然而，在肿瘤发展过程中，这意味着一种重要的抗癌机制被破坏。在模拟自发结直肠癌的氧化偶氮甲烷（AOM）模型中，与野生型小鼠相比，*Gpx2* 基因敲除小鼠确实具有较少的癌前病变和腺瘤 [31]。该现象通过 *Gpx2* 基因敲除小鼠结肠隐窝处在 AOM-诱导之后的凋亡细胞数目的增多得到解释。因此，*Gpx2* 基因敲除小鼠中通过凋亡有效去除受 AOM 诱导的细胞似乎可以阻止肿瘤的形成[31]（图 38.2）。这种独特的抗凋亡功能可能来源于 GPx2 的转录调节。通过上调抗凋亡 Bcl2 蛋白、Nrf2 和 STAT3 均可抑制凋亡[50，51]。从 ΔNp63γ 拮抗 p53 而抑制凋亡及其诱导 GPx2 表达来看，ΔNp63γ 通过上调 GPx2，抑制了 p53 介导的氧化应激引起的凋亡[41]。该观点通过 *Gpx2* 基因敲除小鼠[49]肠道中高凋亡率的发生得到支持。

38.5.3　*GPx2* 在炎症驱使肿瘤发生中的作用

Gpx2/*Gpx1* 双敲小鼠发展为慢性结肠炎[52]，该症状可以被 *Gpx2* 但不能被 *Gpx1* 的单个等位基因所改善[53]。当 *Nox1* 在此双敲小鼠中也被敲除时，结肠炎几乎被完全阻止，

这就提示 Nox-1 来源的活性氧，如超氧化物和 H_2O_2 可以引起炎症[54]。慢性炎症有助于已建立的癌细胞的增殖，并因此作为促进肿瘤发展的微环境的一部分[55]。GPx2 在炎性肠道患者的结肠[9，56]和诱导的急性呼吸道炎症小鼠的肺中[57]上调。同样，在如葡聚糖硫酸钠（DSS）的应用[20，58]、被 *Helicobacter hepaticus* 感染的 Reg2（recombinase- activating gene-2）基因敲除小鼠[59]、*Muc2*（mucin 2）基因敲除小鼠[60]等结肠炎的实验模型中，GPx2 的表达增加。在后者中，IL-22-STAT3 通路被激活且在被损伤的黏膜层负责稳态维持[61]。这可能解释了模型中 GPx2 的上调原因。在急性 DSS 诱导肠炎的小鼠中，上皮的 STAT3 被激活，且 GPx2 上调了 4 倍[20]。然而，在再生阶段，GPx2 貌似不依赖 STAT3，并且主要定位于具有高 Ki67 水平的、高度增殖的再生隐窝处。也许，在 ISC 中，GPx2 为了响应损伤而被诱导，其表达一直持续进而促进增殖，直到伤口愈合。

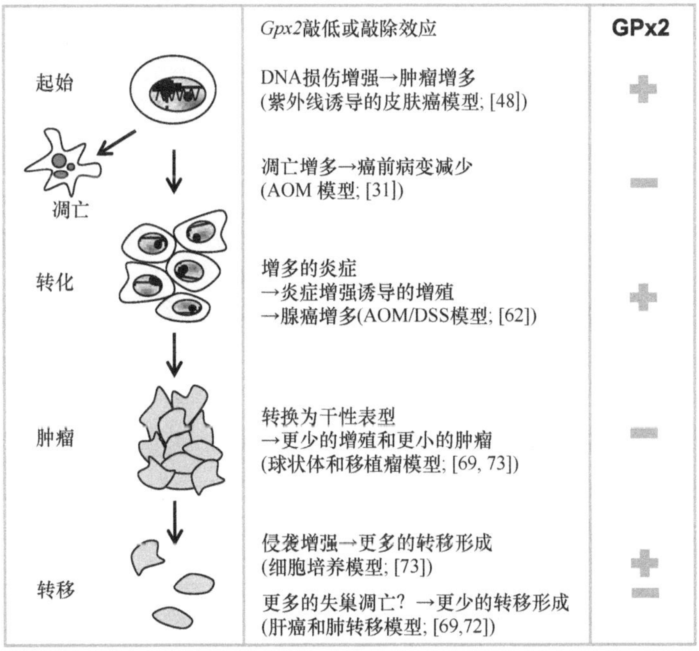

图 38.2　肿瘤发展不同阶段 *Gpx2* 敲低或敲除的效应。+表示 GPx2 发挥抗肿瘤的有益作用，−表示 GPx2 发挥促肿瘤的不利作用。

在这两种模型中，亦即炎症触发肿瘤形成的 AOM/DSS 模型和过敏性呼吸道炎症模型，与野生型小鼠相比，*Gpx2* 基因敲除小鼠表达出更严重的炎症反应[57，62]。F4/80（或 EGF-like module-containing mucin-like hormone receptor-like 1）是巨噬细胞的标记之一，被用于表示结肠的炎症状态。即使在无应激的 *Gpx2* 基因敲除小鼠中，上皮内 F4/80 阳性细胞数目增多，就表明在无 GPx2 的情况下，也具有潜在的炎症反应[31]。相应地，在 AOM/DSS 模型中，与野生型小鼠相比，*Gpx2* 基因敲除小鼠会有更多的结肠腺瘤[62]。由于在炎性结肠中没有其他的硒蛋白上调，这就提示 GPx2 明显具有独特抗炎效应[20]。基于这些观察结果和通过双敲小鼠获得的结果（上文），可以断定 GPx2 在预防及消退炎症方面有重要作用（图 38.2）。

目前，这种潜在机制的主要解释是：清除炎性状态下产生的氢过氧化物，从而阻止非特异性氧化反应及因此对细胞和组织的损害。然而，越来越多的证据表明，活性氧（主要是 H_2O_2）不都是有害的，对于多种信号级联转导也是必要的[63]。Peroxiredoxin 是属于抗氧化蛋白超家族的一类过氧化物酶，可以感知和转化 H_2O_2 及其他氢过氧化物[63，64]，而且 GPx 可能也有此作用。此外，GPx 还调控脂氧合酶。GPx4 与 12/15 脂氧合酶反应的产物可以刺激被 AIF 调节的细胞死亡[65]。脂氧合酶和环氧酶（COX）需要特定的过氧化物（peroxide tone）来活化。在结肠炎患者中，GPx2 和 COX2 共定位在炎症细胞聚集的区域 [4]，不过其影响至今未知。有趣的是，在 HT29 细胞中，*GPx2* 的沉默导致在对照和被 IL-1 刺激的细胞中，COX2 的表达及 COX2 调节的迁移和侵袭均明显增强[4]。除了抑制 COX2、前列腺素 E 合成酶（PGES）表达及 PGE_2 产生外，GPx2 是否可以感应 COX-或 LOX-产物还有待研究。推测某一个未知的硒蛋白可能参与硒依赖的 PGE_2 到 15d-PGJ_2 的转换，从而使得促炎调节子转换成抗炎调节因子，但这个转换目前仅在巨噬细胞中发现[58，66]。

38.5.4 GPx2 在肿瘤形成及增殖中的作用

在许多肿瘤中，GPx2 在起始阶段出现短暂的上调，该现象最初在结肠癌中被发现[9]。通过将肿瘤前（IEC-1）和肿瘤（SCC-25 及 COLO-16）细胞与正常（HEK）细胞比较，发现 GPx2 在肿瘤前细胞表达最高（比对照高 40 倍），在肿瘤细胞中表达不明显但依然是高表达（高于对照 10 倍）[67]。在结肠癌患者中，三种不同的结肠癌亚型（CCS1-3）被鉴定。CCS1 和 CCS2 是已经被广泛研究并分类为染色体不稳定及微卫星不稳定的肿瘤亚型，而 CCS3 亚类具有低分化、高复发率并表达参与基质重塑及上皮间质转化的基因[68]。基于转录组学，相比于 CCS2 和 CCS3 肿瘤，GPx2 在 CCS1 肿瘤中的表达明显增强[69]（可参考 38.5.5 节）。同样，在泌尿肿瘤中，相比于低分期的肿瘤，GPx2 在高分期进展肿瘤中表达相对较低[70]。

GPx2 所具有的抑制凋亡和支持增殖的功能在正常肠道被认为是必要并且有利的，然而如果这些功能建立在癌细胞中，将会危害健康（图 38.2）。在鼠和人类乳腺癌细胞中 GPx2 的敲低抑制了这些癌细胞的增殖[71]。另外，通过 siRNA 干扰肝癌细胞中的 GPx2 后抑制了细胞的增殖并促进凋亡[72]。与野生型细胞相比，通过 shRNA 敲低 *GPx2* 的 HT-29 细胞形成的克隆数大幅减少，且被注射到裸鼠模型后形成的肿瘤也更小[69，73]。类似的，在具有去势难治性前列腺癌细胞中沉默 *Gpx2* 后，细胞的生长被阻滞于 cyclin B1 依赖的 G_2/M 期，当移植到去势小鼠时，抑制了肿瘤的生长[74]。因 GPx2 显然具有促进生长的特征，这也解释了在活体检验样本中，与 GPx2 高表达的前列腺癌患者相比，GPx2 低表达患者较长时间没有前列腺特异抗原复发及具有更长的总生存期[74]。

在 HT-29 细胞或结肠癌患者的肿瘤样本获得的癌细胞中，*GPx2* 敲低后产生更高的氢过氧化物程度并失去分化的潜能[69]。该现象在附着生长细胞及三维培养的结肠细胞中均可以观察到。这些三维细胞具有异质性，并以增殖分化的肿瘤细胞、更多的干细胞样静止细胞为特点。将 *GPx2* 敲低的三维结肠细胞注射入免疫缺陷小鼠时，形成了包含干细胞样细胞的慢生长的、小的、未分化肿瘤。相反，GPx2 过表达刺激了多系分化、增殖和肿瘤生长[69]。该研究首次证明 GPx2 能刺激细胞分化，而且此功能可能在黏膜上皮的发育中有重要作用。

38.5.5　转移

患者来源的 *GPx2* 敲低的三维结肠细胞中含有许多干细胞样细胞，这提示肿瘤细胞的侵袭性和转移能力增强。然而，出乎意料的是，在小鼠肝中，GPx2 低表达的肿瘤细胞完全缺乏转移的能力[69]。同样，在肝癌细胞中，siRNA 敲低 GPx2 后注射到裸鼠体内，肺里的转移性结节减少[72]。最有可能的解释是 *Gpx2* 敲低细胞从肿瘤或三维细胞外基质解离后，更易出现失巢凋亡现象。这样漂浮的肿瘤细胞在能够转移前就被杀死，该观点被谷胱甘肽前体 *N*-乙酰-半胱氨酸（NAC）还原细胞氧化后，漂浮的黑色素瘤细胞增多所支持[75]。这样，GPx2 可能有助于漂浮肿瘤细胞存活，进而提高转移的可能性（图 38.2）。肿瘤切除后无复发生存时间较短的主要原因就是转移的形成。与 GPx2 能够促进转移这个概念一致的是，低表达 GPx2 肿瘤与处于进展期 CCS3 亚类（如上文）结肠癌患者较长的无复发生存时间有关，这最有可能是由于形成的转移减少[69]。

这个 GPx2 介导促进的癌细胞转移与先前结果相反的假设事实上并不相互矛盾（参见[2]）。在上述的两个研究中，癌细胞被直接注射入血液或脾脏。因此，在迁移和侵袭中，通过基底膜到达血液流的这一上游事件被直接跨过。先前通过与对照细胞比较，*GPx2* 敲低细胞通过基质胶膜的侵袭性增强，且划痕实验中的划痕愈合也增强，因此推测 GPx2 可以抑制转移[73]。然而，这也依赖于所用的细胞系，因为在大鼠的肝癌细胞系（L2）中观察到具有高转移能力这样的相反现象[72]。因此，在转移形成的每一个阶段，GPx2 的功能似乎是不同的。这个较少被探讨的现象还需要更多的研究来阐述。

38.6　结　　语

到目前为止，所有 GPx2 的生理功能对细胞生存都是必需的。还原氢过氧化物可以预防氧化应激，否则会损伤 DNA、引起突变，最终导致肿瘤发生。在早期，GPx2 因可以去除氢过氧化物、抑制炎症、阻止促炎中间体产生和增强伤痕愈合，被认为好像具有抗癌性。通常，受损的细胞通过凋亡被清除。在小肠上皮的稳态维持中，干细胞的存活和自我更新需要 GPx2 的抗凋亡功能。然而，在癌细胞中 GPx2 的作用发生了逆转，GPx2 抑制了起始细胞的清除，并促进癌细胞增殖。

鉴于这点，人的研究和动物实验的结果差异就变得较容易解释。如果肿瘤的发生由炎症驱使，GPx2 在非常早期扮演着预防作用。但如果癌细胞已经起始且需要凋亡来清除起始细胞时，GPx2 的存在反而相当不利。在已经形成的癌细胞中，GPx2 促进细胞增殖并驱使癌细胞生长。在癌细胞转移过程中，GPx2 貌似不仅阻止了细胞从细胞外基质脱离，还赋予游离癌细胞更强的生存能力。

同样地，硒本身的有利健康作用可能仅仅存在肿瘤发生发展的早期阶段。在林县研究项目的随访中[76]，通过检测硒、维生素 E 和 β-胡萝卜素对胃癌的混合效应，发现混合物对年龄小于 55 岁个体有更有效的保护作用，并主要归因于硒的作用；对年龄大于 55 岁的个体几乎没有作用，甚至随着年龄的增长，混合物会增加胃癌的发生。鉴于肿瘤发生通常随着年龄增长而增加，或许 GPx2 和膳食硒一样，可能在年轻时抑制肿瘤的起始发生，但促进已有肿瘤的生长。这个观点在参考文献[29]中也被讨论，并且在 1986 年已被推断假设[77]。

参 考 文 献

1. R Brigelius-Flohé, M Maiorino 2013 *Biochim Biophys Acta* 1830: 3289
2. R Brigelius-Flohé, A Kipp 2009 *Biochim Biophys Acta* 1790: 1555
3. SC Tosatto et al 2008 *Antioxid Redox Signal* 10: 1515
4. A Banning et al 2008 *Antioxid Redox Signal* 10: 1491
5. K Wingler et al 1999 *Eur J Biochem* 259: 149
6. K Wingler et al 2000 *Gastroenterology* 119: 420
7. HY Cho et al 2002 *Am J Respir Cell Mol Biol* 26: 42
8. FF Chu et al 1993 *J Biol Chem* 268: 2571
9. S Florian et al 2001 *Free Radic Res* 35: 655
10. H Komatsu et al 2001 *J Histochem Cytochem* 49: 759
11. D Pinto et al 2003 *Genes Dev* 17: 1709
12. AP Kipp, MF Müller 2016 in *Diversity of Selenium Functions in Health and Disease,* R Brigelius-Flohé, H Sies Eds (CRC Press, Boca Raton) p 189
13. B Dannenmann et al 2015 *Stem Cell Reports* 4: 886
14. K Blaschke et al 2013 *Nature* 500: 222
15. IJ Baek et al 2011 *Anat Histol Embryol* 40: 210
16. T Sato, H Clevers 2013 *Science* 340: 1190
17. HC Clevers, CL Bevins 2013 *Annu Rev Physiol* 75: 289
18. A Banning et al 2005 *Mol Cell Biol* 25: 4914
19. D Kluth et al 2007 *Free Radic Biol Med* 42: 315
20. F Hiller et al 2015 *Inflamm Bowel Dis* 21: 2078
21. A Singh et al 2006 *Am J Respir Cell Mol Biol* 35: 639
22. JD Hayes et al 2010 *Antioxid Redox Signal* 13: 1713
23. T Suzuki, M Yamamoto 2015 *Free Radic Biol Med* 88: 93
24. LE Tebay et al 2015 *Free Radic Biol Med* 88: 108
25. K Itoh et al 1997 *Biochem Biophys Res Commun* 236: 313
26. A Lau et al 2008 *Pharmacol Res* 58: 262
27. K Taguchi et al 2011 *Genes Cells* 16: 123
28. TW Kensler, N Wakabayashi 2010 *Carcinogenesis* 31: 90
29. R Brigelius-Flohé et al 2012 *Int J Cell Biol* 2012: 486147
30. S Murakami, H Motohashi 2015 *Free Radic Biol Med* 88: 168
31. MF Müller et al 2013 *PLoS One* 8: e72055
32. A Kipp et al 2007 *Biol Chem* 388: 1027
33. AP Kipp et al 2012 *Biochim Biophys Acta* 1820: 1588
34. J Bollrath et al 2009 *Cancer Cell* 15: 91
35. TA Willson et al 2013 *Inflamm Bowel Dis* 19: 512
36. G Pickert et al 2009 *J Exp Med* 206: 1465
37. J Martitz et al 2015 *Metallomics* 7: 1515

38. CA Lindemans et al 2015 *Nature* 528: 560
39. JC Pignon et al 2013 *Proc Natl Acad Sci U S A* 110: 8105
40. A Yang et al 1998 *Mol Cell* 2: 305
41. W Yan, X Chen 2006 *J Biol Chem* 281: 7856
42. C Abate-Shen et al 2008 *Differentiation* 76: 717
43. X Ouyang et al 2005 *Cancer Res* 65: 6773
44. PD Anderson et al 2012 *J Clin Invest* 122: 1907
45. A Banning et al 2012 in *Selenium: Its Molecular Biology and Role in Human Health,* DL Hatfield et al Eds (Springer Science + Business Media, LLC, New York) p 271
46. JE Visvader 2011 *Nature* 469: 314
47. D Trachootham et al 2008 *Antioxid Redox Signal* 10: 1343
48. J Walshe et al 2007 *Cancer Res* 67: 4751
49. S Florian et al 2010 *Free Radic Biol Med* 49: 1694
50. SK Niture, AK Jaiswal 2012 *J Biol Chem* 287: 9873
51. SO Rahaman et al 2002 *Oncogene* 21: 8404
52. RS Esworthy et al 2001 *Am J Physiol Gastrointest Liver Physiol* 281: G848
53. RS Esworthy et al 2005 *J Nutr* 135: 740
54. RS Esworthy et al 2014 *Free Radic Biol Med* 68: 315
55. LM Coussens, Z Werb 2002 *Nature* 420: 860
56. AA Te Velde et al 2008 *Eur J Gastroenterol Hepatol* 20: 555
57. AM Dittrich et al 2010 *Eur Respir J* 35: 1148
58. N Kaushal et al 2014 *J Immunol* 193: 3683
59. A Mangerich et al 2012 *Proc Natl Acad Sci U S A* 109: E1820
60. K Yang et al 2008 *Cancer Res* 68: 7313
61. B Sovran et al 2015 *Inflamm Bowel Dis* 21: 531
62. S Krehl et al 2012 *Carcinogenesis* 33: 620
63. R Brigelius-Flohé, L Flohé 2011 *Antioxid Redox Signal* 15: 2335
64. MC Sobotta et al 2015 *Nat Chem Biol* 11: 64
65. A Seiler et al 2008 *Cell Metab* 8: 237
66. UH Gandhi et al 2014 *Cancer Res* 74: 3890
67. MM Serewko et al 2002 *Cancer Res* 62: 3759
68. EMF De Sousa et al 2013 *Nat Med* 19: 614
69. BL Emmink et al 2014 *Cancer Res* 74: 6717
70. IW Chang et al 2015 *World J Urol* 33: 1777
71. A Naiki-Ito et al 2007 *Cancer Res* 67: 11353
72. S Suzuki et al 2013 *Toxicology* 311: 115
73. A Banning et al 2008 *Cancer Res* 68: 9746
74. T Naiki et al 2014 *Carcinogenesis* 35: 1962
75. E Piskounova et al 2015 *Nature* 527: 186
76. WJ Blot et al 1993 *J Natl Cancer Inst* 85: 1483
77. D Medina 1986 *Adv Exp Med Biol* 206: 465

第 39 章

硒蛋白在心血管氧化还原病理过程中的作用

Diane E. Handy and Joseph Loscalzo

刘红梅　编译

摘　要　具有氧化还原活性的硒蛋白，如哺乳动物的谷胱甘肽过氧化物酶和硫氧还蛋白还原酶，是抗氧化防御体系中的重要组成部分，可以抑制氧化性损伤的累积，同时也维持着细胞还原型巯基的稳态。越来越多的流行病学研究和实验研究证据显示，这些关键的氧化还原活性蛋白对心血管系统至关重要：这些蛋白质缺乏对心血管健康是有害的，而它们过量是有益的，可以有效抑制心血管损伤和动脉粥样硬化。在本章中，我们将重点强调硒蛋白在心血管发育、血管和心脏功能、血栓形成和动脉粥样硬化中的作用。

关键词　动脉粥样硬化，心肌病，冠状动脉疾病，内皮功能障碍，谷胱甘肽过氧化物酶，缺血再灌注损伤，硒蛋白，中风，硫氧还蛋白还原酶，血栓形成

39.1　引　　言

克山病，一种地方性心肌病，高发于中国土壤低硒地区，硒蛋白表达量降低是该病的特征[1]。20 世纪六七十年代，中国科学家通过饮食补硒增加硒蛋白的表达，成功地控制了低硒地区的克山病。大量实验研究证明，一些硒蛋白主要通过调节活性氧（reactive oxygen species，ROS）诱导的损伤而在一些复杂的心血管疾病中发挥作用，如动脉粥样硬化、中风等。

含有硒代半胱氨酸（selenocysteine，Sec）的谷胱甘肽过氧化物酶（glutathione peroxidase，GPx）和硫氧还蛋白还原酶（thioredoxin reductases，Txnrd）分别是谷胱甘肽（glutathione，GSH）系统和硫氧还蛋白（thioredoxin，Trx）系统的成员。这两种主要的氧化还原体系可以消除细胞内的过氧化氢和脂质过氧化物，保持蛋白质巯基的还原态。在 GSH 系统中，GPx 以 GSH 为还原剂解除过氧化物的毒性，而 NADPH 依赖的 GSH 还原酶（非硒蛋白）维持 GSH /氧化型谷胱甘肽（oxidized glutathione，GSSG）的

D. E. Handy • J. Loscalzo (✉)
Cardiovascular Division, Department of Medicine, Brigham and Women's Hospital
and Harvard Medical School, 75 Francis Street, Boston, MA 02115, USA
e-mail: dhandy@rics.bwh.harvard.edu; jloscalzo@partners.org

平衡。相反，NADPH 依赖的 Txnrd 维持 Trx 的氧化还原稳态，而 Trx 是还原过氧化氢的过氧化物酶的辅因子。还原态的 Trx 可以通过与凋亡信号调节激酶（apoptosis signal-regulating kinase，ASK1）结合以抑制细胞凋亡，这对细胞增殖和存活是至关重要的[2]。重要的是，过氧化氢水平，以及 Trx 和 GSH 系统通过调节氧化还原敏感蛋白中半胱氨酸（cysteine，Cys）巯基的氧化状态，可影响蛋白质的功能和细胞信号转导。但是，过量的还原当量则可导致还原应激，减少蛋白质巯基氧化，减少细胞信号转导，抑制细胞增殖[3]（而且矛盾的是，在某些疾病状态下，还原应激还可以促进氧化应激增加[4]）。因此，硒蛋白在调节 ROS 的有益和有害作用方面起着至关重要的作用。

本章综述了硒蛋白尤其是 GPx 和 Txnrd 对心血管功能的影响。在含有 Sec 的 GPx 中，GPx1、GPx3 和 GPx4 已被证明可调节心血管功能。GPx1 是第一个被鉴定出来含 Sec 的蛋白质（见文献[5]和第 17 章），它广泛分布在各种细胞内，主要是在细胞质和线粒体中，以四聚体形式存在。GPx3 也是四聚体，但它是一种分泌型糖蛋白，通常称为血浆 GPx。肾脏是 GPx3 产生的主要来源。在小鼠中，*Gpx1* 或 *Gpx3* 基因敲除是非致死性的，但是会导致心血管功能障碍。GPx4 或称磷脂氢 GPx 以单体形式存在，它的敲除是致死性的，可导致铁死亡——一种细胞死亡形式，涉及脂质过氧化物的累积和铁过载（见文献[6]和第 43 章）。在小鼠中，无论是细胞质 Txnrd1（在 $Txnrd1^{-/-}$ 小鼠中）还是线粒体 Txnrd2（在 $Txnrd2^{-/-}$ 小鼠中）敲除都是胚胎致死的，并且 $Txnrd2^{-/-}$ 小鼠的心脏发育发生改变。其他硒蛋白，如甲硫氨酸亚砜还原酶 B1（methionine-sulfoxide reductase B1，MsrB1），以及内质网（endoplasmic reticulum，ER）硒蛋白——硒蛋白 K（selenoprotein K，SelK）和硒蛋白 S（selenoprotein S，SelS），也可能有助于维持心血管系统的氧化还原稳态，尽管目前对 SelK 和 SelS 的功能知之甚少。

39.2 硒蛋白在调节血管舒张中的作用

内皮功能障碍的特征是一氧化氮（nitric oxide，NO）生物利用度降低，随后内皮依赖性血管舒张功能下降，对血液流动或血管舒张剂（如乙酰胆碱）的反应低下[8]。过量的 ROS 可以直接降低 NO 的生物利用度（如通过 NO 与超氧阴离子反应形成过氧亚硝基），或者降低内皮型 NO 合酶激活所需辅因子的生物利用度，而内皮型 NO 合酶是催化 NO 产生的酶。尤为重要的是，NO 生物利用度降低可引起血小板活化、血管平滑肌细胞增殖和内皮促炎症反应的激活。在小鼠敲除模型中，杂合（$Gpx1^{+/-}$）和纯合（$Gpx1^{-/-}$）的 *Gpx1* 缺陷小鼠都有内皮功能障碍，说明 GPx1 在维持血管稳态方面发挥重要作用[9～11]。在 *Gpx1* 缺陷小鼠中还保留有 NO 供体（如硝普钠）引起的血管内皮非依赖性舒张反应，表明在这些小鼠中平滑肌对 NO 的反应是正常的。我们发现 GPx1 缺乏可导致血浆和主动脉中异前列腺素（isoprostane，$iPF_{2\alpha}$-III）水平升高，而用 L-2-氧代噻唑烷-4-羧酸补偿处理增加细胞内巯基水平后，可以恢复 *Gpx1* 缺陷小鼠的血管舒张反应，并降低 $iPF_{2\alpha}$-III 水平[9，10]。其他研究表明，与正常的颈动脉相比，在加入低剂量的能够产生 ROS 的血管紧张素 II（angiotensin II，AII）后，$Gpx1^{+/-}$ 小鼠的颈动脉对乙酰胆碱诱导的血管舒张反应降低[11]，而 Gpx1 过表达小鼠的颈动脉则对病理条件引起的血管舒张功能障碍有抵抗作用。类似的，在高同型半胱氨酸血症小鼠模型中，我们发现 GPx1 活性下降，其部分原因是由于硒依赖的 GPx1 表达量减少。此外，高同型半胱氨酸血症诱导的 GPx1 活性降低也导致内皮功能障碍[15]，而在高同型半胱氨酸血症小鼠中过表达 GPx1 不仅恢复了 NO 的生物利用度，还使内皮依赖性血管舒张也恢复了正常[12]。类似地，在高血压患者中，GPx1 活性与内皮依赖性血管舒张反应呈负相关，说明 GPx1 在调节人体血管功能中的重要性[16]。

在 *Gpx3*$^{-/-}$小鼠中，血液中环磷酸鸟苷（cyclic guanosine monophosphate，cGMP，是 NO 生成的标志物）的水平降低，并且血管表现出内皮功能障碍[17]，说明内源性细胞外抗氧化酶对血管内皮至关重要。有趣的是，用药物抑制离体主动脉环中的 Txnrd 也抑制了血管松弛，并降低了 cGMP [18]。但是，在 Txnrd 被抑制的同时，内皮依赖性和非依赖性血管舒张反应也被抑制了。这一现象可能部分归因于抑制 Txnrd 活性导致蛋白质发生过度 *S*-亚硝基化，从而引起血管反应减弱。

矛盾的是，在某些血管中，过氧化氢可以调节花生四烯酸诱导的血管舒张。因此，在离体的脑血管中观察到，过量的 GPx1 降低了 μmol/L 级过氧化氢诱导的血管扩张反应[19]。这些研究表明，ROS 对血管功能的影响可能取决于许多因素，包括调节血管舒张的途径及 ROS 水平。

39.3 硒蛋白在炎症和动脉粥样硬化中的作用

内皮功能障碍和氧化应激被认为促进动脉粥样硬化形成；但是在高脂饮食喂养的条件下，将 C57B1/6 背景小鼠 GPx1 敲除并不促进动脉粥样硬化形成。相反，*Gpx1*$^{-/-}$小鼠主动脉窦损伤的严重程度还降低了[20]，其部分原因可能是补偿性上调了谷氧还蛋白-2，这是一种可以维持蛋白巯基还原电位的氧化还原活性酶[21]。然而，在 ApoE 敲除（*Apoe*$^{-/-}$）小鼠中，GPx1 的敲除促进了高脂饮食诱导的动脉粥样硬化形成[22]。在链脲佐菌素诱导的糖尿病 *Apoe*$^{-/-}$小鼠中也观察到类似的结果[23]。值得注意的是，与 *Apoe*$^{-/-}$小鼠相比，*Apoe*$^{-/-}$/*Gpx1*$^{-/-}$小鼠主动脉有过量的 ROS 生成，NADPH 刺激的 ROS 生成和线粒体 ROS 生成也增强了[22]。其他研究已经发现，ebselen 是一种 GPx 模拟物，降低了糖尿病 *Apoe*$^{-/-}$小鼠主动脉的病变，说明氧化应激在 *Apoe*$^{-/-}$小鼠动脉粥样硬化形成中的作用[24]。Ebselen 具有比 GPx1 更广谱的底物特异性，可以有效地还原膜磷脂过氧化物，而正常情况下这是由细胞内 GPx4 还原的。

与 GPx1 在心血管疾病中的重要性一致，红细胞 GPx1 活性可以作为预测有冠心病史人群将来发生心血管事件的标志物，GPx1 活性偏低的人群患心血管疾病的风险比活性偏高的人群增加了 3 倍以上[25]。类似地，在冠心病患者中观察到，同型半胱氨酸和 GPx1 活性可以作为预测心血管疾病的标志物，GPx1 活性最低且血浆同型半胱氨酸水平最高的患者患心血管疾病的风险最大[26]。

基于上述发现，一些研究分析了 *Gpx1* 基因的多态性，以确定它们是否与疾病有相关性。已经鉴定出一种比较常见的多态性，其中 T 取代了 C 导致 GPx1 蛋白中第 198 位的脯氨酸（proline，Pro）被亮氨酸（leucine，Leu）取代（Pro198Leu，对应的是密码子

CTC 取代了 CCC）。当硒摄入量不足时，Leu 突变会导致 GPx1 的表达下降[27]，并且这种突变可能会增加患克山病的风险。类似的，在一个对中国冠心病患者进行的病例对照研究中发现，Leu 突变增加了患冠心病的风险[28]；在对日本 2 型糖尿病患者的研究中发现，Leu 突变患者血管疾病负担显著升高[29，30]。一些研究检测了其他硒蛋白基因突变与心血管疾病的关系。在对芬兰人群进行的两个独立前瞻性研究中发现，SelS 基因突变与患冠心病危险性显著相关[31]；而在糖尿病患者中，SelS 的多种基因突变与并发的心血管疾病发病率显著相关，尤其是与颈动脉粥样斑块形成极显著相关[70]。

过表达 GPx4 也可以减轻 *Apoe*$^{-/-}$小鼠动脉粥样硬化病变[32]。这种保护作用是由于主动脉的脂质过氧化程度降低，而对血浆脂质水平无影响。在分离出的小鼠主动脉内皮细胞中发现，GPx4 过表达降低了氧化磷脂诱导的过氧化物产生及黏附分子的表达，这将 GPx4 对脂质氧化的影响与降低炎症反应关联起来。

其他一些关于内皮细胞的研究显示，GPx1 可以调控胞内促氧化剂诱导的促动脉粥样硬化形成基因的表达，其中促氧化剂是由周期性张力[33]、细胞因子或内毒素[34，35]诱导产生的。事实上，单独的 GPx1 敲除能够促进人微血管内皮细胞黏附分子的上调[34]。此外，GPx1 敲除还可以通过 NF-κB 和 MAPK 途径增强炎症信号[35，36]，并且 GPx1 敲除导致的黏附分子过量表达可促进单核细胞黏附到内皮细胞上[34]，这是动脉粥样硬化病变形成的早期事件。

SelK 可以促进巨噬细胞形成泡沫细胞，这是动脉粥样硬化病变发展的关键步骤。SelK 是一个 ER 膜蛋白，其可以调节免疫细胞中受体介导的钙离子转运。*Selk*$^{-/-}$巨噬细胞中清道夫受体 CD36 的棕榈酰化修饰程度降低，导致细胞摄取氧化型低密度脂蛋白（low density lipoprotein，LDL）的功能出现缺陷。棕榈酰化是在 ER 中发生的 Cys 残基特异性的可逆修饰，这种修饰是 CD36 保持稳定并定位到细胞膜脂筏所必需的[37]。尽管 SelK 在 CD36 棕榈酰化中的具体作用尚不清楚，但是，将 *Selk*$^{-/-}$小鼠骨髓转移到动脉粥样硬化易感型 *Ldlr*$^{-/-}$小鼠可以减弱动脉粥样硬化斑块形成。

Trx1 和 Txnrd1 也参与炎症反应调节，部分原因是它们影响了某些蛋白质中对氧化还原敏感的 Cys 残基的氧化态，包括那些可以调节 NF-κB 转录活性的蛋白质[38]。虽然 NF-κB 的激活可以促进炎症信号通路，但其激活也是细胞存活和许多抗凋亡基因表达所必需的。Txnrd1 还通过将 Trx 保持在还原状态来抑制凋亡信号转导，从而在抑制细胞凋亡中起重要作用；然而，目前对 Txnrd1 这一重要功能是否参与调节动脉粥样硬化形成知之甚少。

39.4　硒蛋白在血管重构和血管生成中的作用

支架内再狭窄，是指经球囊成形支架置入术以打开由粥样斑块阻塞的血管后血管再重新变窄。这种血管再狭窄涉及血管平滑肌细胞（vascular smooth muscle cell，VSMC）增殖和新生内膜增生。在经球囊成形支架置入术的小鼠模型中发现，GPx1 在调节血管重构中起到主要作用。因此，在 *Apoe*$^{-/-}$/*Gpx1*$^{-/-}$小鼠中经球囊成形支架置入术后，内膜增生更严重[39]。而且，经球囊损伤术后内皮细胞增生相应降低。有趣的是，在这一研究中发现，VSMC 增殖与蛋白质巯基修饰的改变相关联。其中，一种酪氨酸磷酸酶——SHP-2 的谷胱甘肽化增加、活性降低。这种谷胱甘肽化修饰增强了受体酪氨酸激酶 ROS1 的激酶活性，进而促进 VSMC 增殖和迁移。与 *Apoe*$^{-/-}$/*Gpx1*$^{+/+}$小鼠相比，球囊/支架置入后的 *Apoe*$^{-/-}$/*Gpx1*$^{-/-}$小鼠 GPx1 的缺失导致还原应激，表现为过量的 GSH 累积；然而，球囊/支架置入同时增加了 *Apoe*$^{-/-}$/*Gpx1*$^{-/-}$小鼠的氧化应激，表明还原应激和氧化应激可能都对动物的病变有贡献。在经球囊成形支架植入术的患者中发现，与它们的功能相一致，*ROS1* 和 *Gpx1* 的突变体各自独立地与支架内再狭窄相关联。类似地，先前日本的研究报道，*Gpx1* 的 Leu 突变体与支架内再狭窄风险增加相关联[40]。

在我们的血管再生术治疗下肢缺血研究中发现，GPx1 还可以调节内皮细胞生长。在这项研究中，GPx1 敲除减少了缺血性损伤引起的新生血管形成，其部分原因是由于内皮祖细胞的缺乏，以及这些细胞对 ROS 诱导的凋亡敏感性增加[41]。

39.5 硒蛋白在中风和血栓形成中的作用

我们发现 GPx3 家族性缺乏症与儿童脑血栓疾病之间存在因果关系[42，43]。尽管对这些家族的遗传缺陷还不是很清楚，但已知该遗传缺陷可导致患者血浆 GPx3 活性降低约 50%。通过将正常的凝胶过滤血小板与 GPx3 缺乏血浆混合实验发现，血浆 GPx3 减少的同时，NO 也不能抑制血小板 P-选择素（血小板和内皮激活的标志物）的表达和血小板聚集。这些结果表明，血液循环系统中 GPx3 的适度变化会改变血小板稳态，从而导致血栓形成和中风。我们实验室的其他研究发现，缺氧可导致 *Gpx3* 基因表达在转录水平上调[44]，这提示缺血性中风时的低氧环境促使 GPx3 增加，可能抑制了再氧合时 ROS 诱导的损伤。在随后的人体血栓疾病分析中，我们在 *Gpx3* 基因启动子中鉴定出一种突变体 H 2，其与氧含量正常和缺氧条件下的 *Gpx3* 转录活性降低相关联[45]。此外，我们还发现这种突变体是脑静脉血栓形成的独立危险因子，并与年轻人动脉缺血性中风的风险增加有关。另一项独立的德国人群研究证实，H2 突变体是儿童动脉缺血性中风的危险因子[47]，但 *Gpx3* 基因型与儿童血栓栓塞或脑静脉血栓形成并无关联。其他研究发现，在俄罗斯原发性高血压患者中，*Gpx4* 基因 3'非翻译区的 rs713041（T718C）多态性与脑中风有关。

为了进一步研究 GPx3 在维持止血和血栓形成之间平衡中的作用，我们开发了一种 *Gpx3* 基因敲除小鼠。该小鼠血小板功能改变情况与 GPx3 缺乏患者一致，表现为出血时间减少、可溶性 P-选择素升高、ADP 灌注后血小板聚集增强。体外血小板功能分析实验也显示，ADP 激活的血小板增加[17]。此外，这些小鼠的 NO 合成不足，表现为循环体系中 cGMP 水平降低，血管内皮功能障碍。为了确定血小板功能的改变是否会导致中风损伤，我们采用了大脑中动脉（middle cerebral artery，MCA）缺血/再灌注（ischemia-reperfusion，I/R）模型。结果显示，*Gpx3*$^{-/-}$小鼠对 MCA I/R 导致的脑损伤更敏感，梗死面积增加，神经功能损伤更严重。氯吡格雷（一种血小板抑制剂）显著降低了 *Gpx3*$^{-/-}$小鼠的每搏输出量、改善了神经功能，提示 GPx3 缺乏导致的严重损伤归因于血小板激活。使用 MnTBAP（一种抗氧化剂），同样能够抑制 MCA I/R 导致的脑损伤，表明氧化应激在 GPx3 缺乏引起的功能障碍中起作用。

通过使用内皮细胞特异性 *Gpx4* 敲除小鼠发现，GPx4 也在维持内皮稳态中起重要作用[49]。在正常饮食、维生素 E 足量的条件下，内皮 GPx4 缺乏对内皮功能无明显影响。然而，当用血管做离体实验时，血管生成有显著缺陷，这是由于血管的体外培养环境中缺乏维生素 E 所致。接着用维生素 E 缺乏饮食喂养动物进行体内试验，证实了内皮特异性 GPx4 在血栓形成中的作用：内皮特异性 GPx4 缺乏可导致血栓栓塞性死亡，全身性血压升高，脂质过氧化增加，以及多个器官中内皮细胞发生死亡。这些研究表明内皮细胞的氧化还原状态在血栓形成中的作用，维生素 E 能够补偿 GPx4 的缺乏。

MCA 中风模型中的严重损伤是由于 I/R 诱导产生的 ROS 引起的。在 *Gpx1*$^{-/-}$小鼠脑中，GPx1 缺乏导致神经元在 MCA I/R 后更易于凋亡[50]，并且导致氧化应激增强、NF-κB 信号通路激活[50，51]。此外，在 *Gpx1*$^{-/-}$小鼠中，由于血管功能障碍限制了缺血后微血管血液流动，从而导致脑损伤加剧[52]。通过依布硒啉治疗能够降低 *Gpx1*$^{-/-}$小鼠的梗死面积并改善血管功能，从而减弱 MCA 梗塞导致的损伤[52]。同样地，过表达 GPx1 的转基因小鼠在 MCA I/R 后脑损伤比野生型小鼠显著降低[53]。总而言之，这些研究结果表明，在应对脑 I/R 损伤时，维持氧化还原平衡是保护神经元的关键。有趣的是，早期的人体研究报道，依布硒啉还可以改善中风患者神经系统的预后[54]，然而该结果尚未得到进一步证实。

39.6　心血管发育和硒蛋白

编码 Sec-tRNA 的 *Trsp* 基因的组织特异性敲低实验揭示了硒蛋白在内皮细胞发育和心肌功能中的重要性[55]。在内皮特异性敲除小鼠中，缺乏 *Trsp* 是胚胎致死的，而在肌细胞特异性敲除 *Trsp* 会因严重的心肌炎而在围产期死亡。由于造血缺陷及心脏发育缺陷，*Txnrd2*$^{-/-}$小鼠在胚胎发育第 13 天死亡[56]。小鼠心脏特异性 Txnrd2 敲除导致致命性的扩张型心肌病和心肌细胞形态异常，证实 Txnrd2 是维持心脏正常功能所必需的，而心脏特异性 Txnrd1 敲除不会引起小鼠心脏功能障碍[57]。成年小鼠心脏 Txnrd2 缺乏加剧了 I/R 导致的心脏损伤[58]。与 Txnrd2 在心脏中的重要作用一致，在扩张型心肌病患者中发现了两个新的 Txnrd2 突变体，其黄素腺嘌呤二核苷酸结合区中氨基酸发生了置换，然而这些突变仅引起中度病变[59]。

在人体中发现，罕见的 *Gpx4* 过早截断突变导致常染色体隐性遗传的 Sedaghatian 型脊椎干骺端发育不良症，这是一种心脏、中枢神经和骨骼系统发育严重缺陷而导致围产期死亡的致命综合征[60]。

39.7　心脏保护和硒蛋白

虽然硒缺乏对心脏功能有害，但膳食补充过量硒对心血管健康并没有明显的有益作用[61]。然而，一些实验研究和临床研究显示，某些硒蛋白有心脏保护作用，并且它们能减轻心脏肥大、心肌梗死和其他心肌病导致的心脏损伤（参见综述[62]）。

在心脏肥大的体内模型中，几种硒蛋白表达上调，包括 MsrB1、GPx3、GPx4 和

Txnrd1，表明这些蛋白质可能在减轻肥大性刺激导致的氧化损伤中发挥作用[63]。还有研究通过使用转基因和敲除基因模型发现其他硒蛋白有保护心脏免受氧化损伤的作用。GPx1 缺乏加剧了 AII 诱导的左心室肥大，增加了心肌细胞横截面积和心室隔膜厚度，并且减少了心脏缩短分数[64]。AII 是一种促进高血压、血管重构和心脏肥大的血管活性肽，其部分通过 AII 受体 1 介导的 NADPH 氧化酶活化以增加超氧阴离子的产生。虽然目前对 GPx1 缺乏导致心脏肥大加剧并且功能障碍的机制尚未完全弄清楚，但有可能与 GPx1 抗氧化酶活性丧失引起的 ROS 过量产生有关。

通过小鼠心肌梗死的 I/R 损伤模型发现，GPx1 的存在可以保护心脏功能，因为过表达 GPx1 的转基因小鼠的心脏比非转基因对照小鼠的心脏更能耐受心肌 I/R 损伤。并且，我们发现老年 *Gpx1*$^{+/-}$小鼠在心肌 I/R 损伤后其心肌脉管系统结构异常且舒张功能障碍[9]。我们随后的研究发现，雄性 *Gpx1*$^{-/-}$小鼠心脏 I/R 后心肌损伤的易感性增加，雌性小鼠没有这种现象。这些发现可能部分归因于雌性 *Gpx1*$^{-/-}$小鼠有其他补偿性抗氧化机制，其维持了还原性抗坏血酸的水平，并增加硝酸盐向亚硝酸盐的转化。另一个独立研究显示，雄性 *Gpx1*$^{-/-}$鼠心脏 I/R 损伤后产生的过量 ROS 与线粒体功能减退相关联，表现为线粒体 DNA 损伤增加、线粒体蛋白表达水平降低、NADH 和 ATP 的生成降低[66]。因此，I/R 损伤可诱导过量 ROS 产生，其部分是通过增加线粒体促氧化剂来完成的，并且线粒体促氧化剂的破坏作用可能由于 GPx1 缺乏而加剧。该研究还发现 GPx1 缺乏可促进线粒体产生过氧化氢，进一步证实 GPx1 在调节线粒体 ROS 产生中起到关键作用[66]。

为了探讨线粒体促氧化剂在 I/R 损伤中的作用，研究者将小鼠转基因过表达大鼠线粒体 GPx4[67]，用于建立全身无流 I/R 损伤的 Langendroff 模型。他们发现，与非转基因小鼠心脏相比，GPx4 过表达改善了心脏收缩功能，表现为心脏收缩率、发展压和收缩压峰值均得到改善。这些功能改善可能是线粒体损伤减少的结果，因为在 *Gpx4* 转基因小鼠的心脏线粒体中脂质过氧化程度减弱，且电子传递复合物功能正常。类似地，在链脲佐菌素和高血糖诱导的糖尿病小鼠模型中，过表达线粒体 GPx4 通过抑制氧化损伤、维持线粒体结构使心脏收缩功能障碍得以减轻[68]。总之，这些结果表明，线粒体中过量的 GPx4 可以有效去除有害的促氧化剂以发挥心脏保护作用。相反，与相同饮食的野生型小鼠相比，喂食高脂、高蔗糖饮食的 *Gpx4* 单倍体不足小鼠（*Gpx4*$^{+/-}$）产生肥胖症，并且氧化应激、心脏纤维化、心肌细胞肥大和心脏线粒体功能障碍的程度加剧[69]。

为了确定 Txnrd2 在心肌 I/R 损伤中的作用，用三苯氧胺（一种抗雌激素药物）诱导 α-MHC 限制性 Cre 表达，其可去除成年 *Txnrd2*$^{flox/-}$小鼠心肌细胞中的 Txnrd2，从而获得心脏特异性 Txnrd2 缺陷小鼠模型（*Txnrd2*$^{-/-ic}$）[58]。这种 *Txnrd2*$^{-/-ic}$ 小鼠在 I/R 损伤后心脏功能障碍严重，同时线粒体 ROS 升高、线粒体功能障碍和肿胀严重，以及细胞死亡增加。用抗氧化剂如 *N*-乙酰半胱氨酸预处理可以减轻心脏功能障碍，改善线粒体功能，减少细胞死亡。这些数据表明，Txnrd2 的缺失可能通过 ROS 过量产生的机制加剧了心脏功能障碍。与动物实验观察到的 ROS 在 Txnrd2 功能障碍中的作用一致，体外培养心肌细胞发现，Txnrd2 特异性敲除可减少细胞 GSH 水平并降低细胞存活率；同样，用 *N*-乙酰半胱氨酸预处理可以抑制这些变化。

39.8 结 语

具有调节氧化还原活性的硒蛋白，特别是 GPx1、GPx3、GPx4 和 Txnrd2，都被证明对心血管系统是有益的，这部分归功于它们可以预防或减轻氧化应激（图 39.1）。已知 GPx1 和 GPx4 都有心脏保护和抗血管生成的作用。迄今为止，对 GPx3 是否有心脏特异性功能知之甚少；然而，这种分泌型蛋白在维持血管稳态、预防血栓形成和防止中风方面起到重要作用。Txnrd2 的功能似乎对于心脏的正常发育至关重要，并且可以保护心脏免受应激损伤，这可能是由于其在调节线粒体功能方面起到关键作用。应用 Txnrd 抑制剂的研究表明，Txnrd 体系对于血管中适量 cGMP 的产生至关重要，尽管目前对 Txnrd1 和 Txnrd2 如何发挥该功能尚不清楚。Txnrd1 还可通过抑制细胞凋亡来促进心血管健康；但是，它也可增强促炎症转录因子的活性。ER 特异性蛋白 SelK 在调节免疫细胞功能中起作用，但是它在巨噬细胞中可能是促进动脉粥样硬化形成的。目前的人体研究显示这些硒蛋白在心血管疾病中起到作用，尤其强调了揭示这些硒蛋白调控疾病发生发展的机制的重要性。

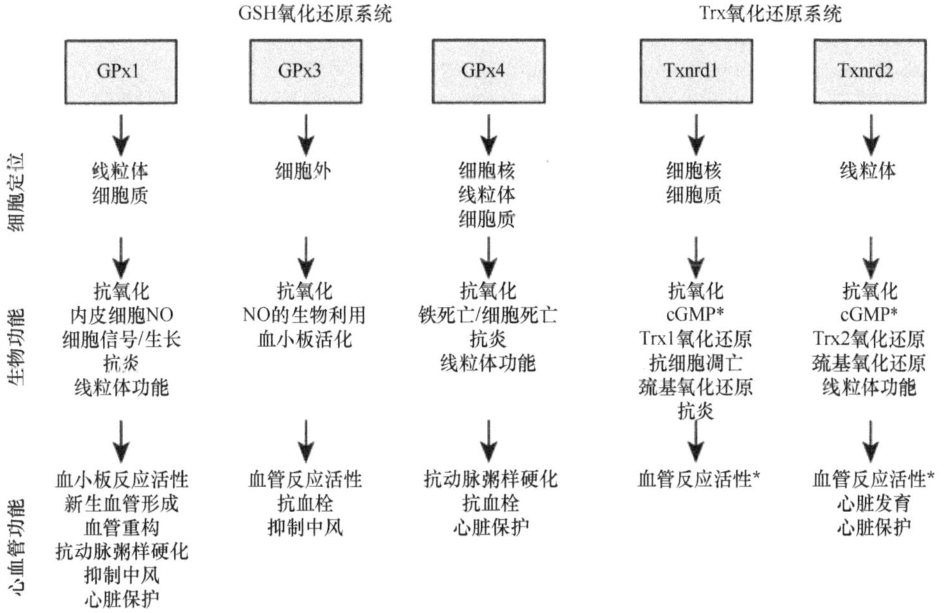

图 39.1 GSH 和 Trx 系统中硒蛋白在心血管功能中作用的概述。两种主要的氧化还原系统中的硒蛋白，通过调节细胞内外氧化还原平衡和促氧化剂而影响各种细胞功能，进而影响心血管健康和疾病。其中一些功能已经通过对体外培养的细胞及小鼠模型进行基因敲除和过表达的方法得以阐明（如正文中所述）。其中一些发现已经在人体研究中得到了证实。*Txnrd 对血管反应活性和 cGMP 产生的影响是通过在 Txnrd 抑制剂存在下测定的，因此目前尚不清楚 Txnrd1 和 Txnrd2 是否对这些功能有影响。

致谢 本工作由美国 NIH 基金资助（编号为 HL0671795、HL048743、HL108630、HL119145 和 GM107618）。感谢 Stephanie Tribuna 在本章撰写过程中提供的帮助。

参 考 文 献

1. YY Cheng, PC Qian 1990 *Biomed Environ Sci* 3: 422
2. WH Watson et al 2004 *Toxicol Sci* 78: 3
3. DE Handy et al 2009 *J Biol Chem* 284: 11913
4. AC Brewer et al 2013 *Antioxid Redox Signal* 18: 1114
5. MA Reeves, PR Hoffmann 2009 *Cell Mol Life Sci* 66: 2457
6. JP Friedmann Angeli et al 2014 *Nat Cell Biol* 16: 1180
7. C Benstoem et al 2015 *Nutrients* 7: 3094
8. DG Harrison 1997 *Clin Cardiol* 20: II
9. MA Forgione et al 2002 *Circulation* 106: 1154
10. MA Forgione et al 2002 *Am J Physiol Heart Circ Physiol* 282: H1255
11. S Chrissobolis et al 2008 *Hypertension* 51: 872
12. N Weiss et al 2001 *Proc Natl Acad Sci U S A* 98: 12503
13. DE Handy et al 2005 *J Biol Chem* 280: 15518
14. M Barroso et al 2014 *J Biol Chem* 289: 15350
15. RT Eberhardt et al 2000 *J Clin Invest* 106: 483
16. A de la Sierra, M Larrousse 2010 *J Hum Hypertens* 24: 373
17. RC Jin et al 2011 *Circulation* 123: 1963
18. H Choi et al 2011 *J Hypertens* 29: 2359
19. ML Modrick et al 2009 *J Cereb Blood Flow Metab* 29: 1130
20. JB de Haan et al 2006 *J Lipid Res* 47: 1157
21. SM Beer et al 2004 *J Biol Chem* 279: 47939
22. M Torzewski et al 2007 *Arterioscler Thromb Vasc Biol* 27: 850
23. P Lewis et al 2007 *Circulation* 115: 2178
24. P Chew et al 2009 *Arterioscler Thromb Vasc Biol* 29: 823
25. S Blankenberg et al 2003 *N Engl J Med* 349: 1605
26. R Schnabel et al 2005 *J Am Coll Cardiol* 45: 1631
27. C Lei et al 2009 *Clin Chim Acta* 399: 102
28. NP Tang et al 2008 *Clin Chim Acta* 395: 89
29. M Nemoto et al 2007 *Cardiovasc Diabetol* 6: 23
30. T Hamanishi et al 2004 *Diabetes* 53: 2455
31. M Alanne et al 2007 *Hum Genet* 122: 355
32. Z Guo et al 2008 *Free Radic Biol Med* 44: 343
33. AH Wagner et al 2009 *Arterioscler Thromb Vasc Biol* 29: 1894
34. E Lubos et al 2010 *FASEB J* 24: 2525
35. E Lubos et al 2011 *J Biol Chem* 286: 35407
36. A Sharma et al 2016 *Vascul Pharmacol* 79: 32
37. S Meiler et al 2013 *J Leukoc Biol* 93: 771
38. JM Heilman et al 2011 *Free Radic Biol Med* 51: 1533
39. ZA Ali et al 2014 *J Clin Invest* 124: 5159
40. M Oguri et al 2007 *Atherosclerosis* 194: e172
41. G Galasso et al 2006 *Circ Res* 98: 254
42. JE Freedman et al 1996 *J Clin Invest* 97: 979
43. G Kenet et al 1999 *Arterioscler Thromb Vasc Biol* 19: 2017
44. C Bierl et al 2004 *J Biol Chem* 279: 26839
45. B Voetsch et al 2007 *Stroke* 38: 41
46. B Voetsch et al 2008 *Stroke* 39: 303

47. U Nowak-Gottl et al 2011 *J Thromb Haemost* 9: 33
48. AV Polonikov et al 2012 *Hypertens Res* 35: 507
49. M Wortmann et al 2013 *Circ Res* 113: 408
50. PJ Crack et al 2001 *J Neurochem* 78: 1389
51. PJ Crack et al 2006 *Stroke* 37: 1533
52. CH Wong et al 2008 *J Neurochem* 107: 241
53. M Weisbrot-Lefkowitz et al 1998 *Brain Res Mol Brain Res* 53: 333
54. T Yamaguchi et al 1998 *Stroke* 29: 12
55. RK Shrimali et al 2007 *Neuromuscul Disord* 17: 135
56. M Conrad et al 2004 *Mol Cell Biol* 24: 9414
57. C Jakupoglu et al 2005 *Mol Cell Biol* 25: 1980
58. J Horstkotte et al 2011 *Circulation* 124: 2892
59. D Sibbing et al 2011 *Eur Heart J* 32: 1121
60. AC Smith et al 2014 *J Med Genet* 51: 470
61. J Joseph 2013 *Am J Med Sci* 346: 216
62. AH Rose, PR Hoffmann 2015 *Thromb Haemost* 113: 494
63. FW Hoffmann et al 2011 *Arch Biochem Biophys* 512: 38
64. N Ardanaz et al 2010 *Hypertension* 55: 116
65. CC Lim et al 2009 *Am J Physiol Heart Circ Physiol* 297: H2144
66. VT Thu et al 2010 *Pfl ugers Arch* 460: 55
67. ER Dabkowski et al 2008 *Free Radic Biol Med* 45: 855
68. WA Baseler et al 2013 *Am J Physiol Regul Integr Comp Physiol* 304: R553
69. LA Katunga et al 2015 *Mol Metab* 4: 493
70. A J Cox et al 2013 *Acta Diabetol* 50: 391

第 40 章

硒对肌肉生理的作用知多少？

Alain Lescure，Mickaël Briens，and Ana Ferreiro

赵　华　编译

摘　要　早期在人和家畜中观察到的硒缺乏症揭示了这种微量元素在维持正常肌肉功能中的重要性。然而，目前对低硒日粮是如何与肌肉疾病发生的分子和细胞功能障碍相关联的仍不清楚。重要的是，硒蛋白 N(SELENON)编码基因(*SELENON*)突变会引起人类出现一种遗传性肌肉疾病。因此，期望通过了解 SELENON 的功能及相关病理生理学，从而揭示硒参与肌肉功能所必需的分子机制，为相关疾病的针对性治疗奠定基础。然而，目前对 SELENON 的功能方面研究仍然很少。分析其在细胞和动物模型中的活性，显示 SELENON 参与氧化应激防御和钙离子（Ca^{2+}）的调控。已有研究表明，SELENON 的活性与钙离子(Ca^{2+})转运蛋白 RyR1 和 SERCA 存在关联，但是 SELENON 的酶学催化特性尚未得到鉴定。

关键词　细胞内钙调控，肌肉，肌肉萎缩症，氧化应激，硒，SELENON

40.1　引　　言

硒缺乏是导致动物出现多种病理生理学疾病的重要因素，包括引起心脏和神经肌肉障碍。硒在骨骼肌和心肌肉功能中的重要作用源于早期研究发现低硒日粮与农场饲养的

A. Lescure (*)
Architecture et Réactivité de l'ARN, CNRS, Université de Strasbourg,
IBMC 15 rue René Descartes, Strasbourg, France
e-mail: a.lescure@ibmc-cnrs.unistra.fr
M. Briens
Architecture et Réactivité de l'ARN, CNRS, Université de Strasbourg,
IBMC 15 rue René Descartes, Strasbourg, France
Adisseo France S.A.S., Centre for Expertise and Research in Nutrition,
6 route noire, 03600 Commentry, France
A. Ferreiro
Pathophysiology of Striated Muscles Laboratory, Unit of Functional and Adaptive Biology
(BFA), University Paris Diderot, Sorbonne Paris Cité, BFA, UMR CNRS 8251,
75250 Paris Cedex 13, France
INSERM U787, Myology Group, Institut de Myologie, Groupe Hospitalier Pitié-Salpêtrière,
75013 Paris, France
UPMC, UMR787, 75013 Paris, France
AP-HP, Centre de Référence Maladies Neuromusculaires Paris-Est, Groupe Hospitalier
Pitié-Salpêtrière, 75013 Paris, France

动物中出现的一些肌肉疾病之间存在关联，进一步研究发现几种人类肌肉综合征与硒缺乏存在关联。在多数情况下补充硒对家畜的肌肉疾病防治有益。然而，在人类的不同类型肌肉疾病防治中，硒的保护作用仍存在较多的争议。总之，现有情况表明，硒的补充与其他环境或遗传因素之间在肌肉疾病的发展过程中存在复杂的关系。分子生物学研究，包括硒蛋白基因组的鉴定，为人们了解硒在肌肉功能中的作用奠定了基础，同时更具体的机理性了解可望为肌肉疾病的防治提供坚实的理论基础。特别是发现 SELENON 编码基因突变是导致多种重要肌肉疾病发生原因的研究发现，首次为硒在肌肉正常功能和维持中发挥着重要作用提供了直接证据。因此了解 SELENON 的分子和生理学功能，是破译硒和肌肉功能之间关系的关键一步。

40.2　肌肉中硒的来源及形式

在肌肉中已经鉴定出多种硒的存在形式，其主要是以硒代甲硫氨酸（selenomethionine）和硒代半胱氨酸（selenocysteine，Sec）形式插入蛋白质中。此外也存在其他有机化合物形式的硒，但对其抗氧化活性研究很少。近年，发现在金枪鱼红肌中大量存在一种被命名为 2-氢硒基-*N*，*N*，*N* 三甲基-L-组氨酸（2-selenyl-*N*，*N*，*N* trimethyl-L-histidine）的有机硒化合物，称之为 selenoneine，是一种含硒的硫组氨酸甲基内盐（ergothioneine）类似物 [1]。Selenoneine 被认为是一种强大的自由基清除剂，与血红蛋白和肌红蛋白血红素基相结合，保护它们免受缺氧条件下自动氧化损伤[2]，但其生理活性仍不清楚。已知在肌肉及很多器官中，硒主要是以含硒代半胱氨酸酶的生物活性形式存在。动物试验显示不同形式硒的添加（亚硒酸盐、硒酸盐和硒代甲硫氨酸）会影响肌肉中硒的沉积[3～7]。从这些研究中可以得出结论，即对肌肉而言，有机硒能更有效地被吸收并在硒代半胱氨酸掺入硒蛋白时具有更高效率。已有不同动物试验研究了日粮硒的浓度和来源形式，对骨骼肌和心肌中硒蛋白基因表达的影响[8，9]。在一个转录物试验中，研究了小鼠饲喂硒缺乏日粮或日粮补充不同形式的有机硒或无机硒对肝脏和腓肠肌基因表达的影响，鉴定出 19 个差异表达的基因，其中 12 个是硒蛋白基因[10]。

多项研究表明硒在不同组织中的分布存在等级结构，在某些组织更容易发生硒耗尽[11]。Brandt- Kjelsen 与其合作者[12]使用小麦中标记的 ^{75}Se 同位素示踪物进行脉冲追踪实验，测量硒在鸡机体中的周转。测定了所有器官中的 ^{75}Se 的摄入，结果显示胸肌中同位素活性最低。转为使用非放射性的日粮硒一周后，测量标记的示踪剂的排泄和每个器官中硒的存留。在代谢器官（如肝脏、肾脏和胰腺中），硒的半衰期最短（为 4 天）；而在肌肉（12 天）、大脑和肺（13 天）中，具有最强的存留[12]。这些结果显示硒在肌肉组织中代谢周转较慢。从分子水平对这个过程进行解析发现了更复杂的相互作用。在硒耗竭的啮齿动物中，肌肉中谷胱甘肽过氧化物酶 Gpx1 活性降为正常硒水平的 6%，而 Gpx4 的活性并未显著降低。与其他一些对硒缺乏不敏感器官如睾丸和大脑相比，肌肉在日粮硒缺乏时更容易受到硒耗竭的影响[9]。

40.3 家畜中与硒缺乏相关的肌肉功能障碍

营养性肌肉萎缩症（也称为营养性肌肉病变、强直综合征或白肌病）是由日粮硒缺乏引起心肌和骨骼肌出现的一种急性的、退行性疾病，有时与维生素E缺乏相关。该病在不同动物中有不同的表现症状。在羔羊中，当心肌受到影响时，动物表现为呼吸困难、心律失常及突然死亡，由于原发性骨骼肌的影响进而导致肌肉无力、背部僵硬、姿势不稳定及不能行走。骨骼肌变性特征为受影响的肌肉苍白褪色及出现肌肉水肿。心肌和骨骼肌肌束可见白色条纹，与之对应的是肌束出现凝固性坏死、纤维化和钙化[13]。

硒缺乏被认为是导致该疾病的主要原因，因为观察到动物饲养于低硒含量土壤地区，或者妊娠期母体低硒，通常是导致羔羊患病的前提条件[14]。此外，补充硒似乎比补充维生素E在防治营养性肌肉萎缩症方面更有效[15～17]。硒缺乏与肝脏和肌肉中一些硒蛋白表达量降低存在关联[18]。猪饲喂低硒串圆酵母（torula yeast）日粮时，会诱发出现一种叫桑葚心的高发病率疾病，这是另一种与硒和维生素E缺乏相关的肌肉疾病。有报道在试验动物中饲喂缺维生素E和硒日粮会出现桑葚心[19，20]。其共同特征为快速生长仔猪中偶发突发性死亡，通常运动会加速死亡。发病特征为心肌出现纤维束沉积，导致心肌坏死和出血。补充维生素E和硒可以降低发病率，包括降低心肌变性和骨骼肌萎缩[21]。

维生素E不足伴随着含硫氨基酸缺乏在雏鸡中也会导致出现严重肌肉萎缩和渗出性素质[22]。该病的特征为胸肌和腿肌肌肉纤维退化、胰腺萎缩、肝脏坏死及皮下组织严重水肿。早期一些有关日粮对肌肉萎缩影响的结果显示，补充硒和维生素E可以降低雏鸡肌肉营养不良症发生率[23]。此外，饲喂产自中国硒缺乏地区的玉米-大豆型日粮导致肉鸡出现渗出性素质和胰腺萎缩[24，81]。这种情况下，一些硒蛋白基因在肌肉和肝脏组织中下调表达[8，24，81]，导致氧化应激增加，从而激活p53和p38 MAPK/ JNK/ERK信号通路[8，25]。

从这些动物发病状况结果分析来看，仍不清楚其致病机制是由于普遍降低硒蛋白的表达引起了氧化应激，还是由于部分硒酶活性降低导致了特定的通路障碍。有趣的是，报道发现多数受影响的动物表现出较高的代谢水平及较快的生长速度，预示着硒相关活性与受影响动物的能量或代谢状态相关。从许多动物试验中可以总结出一个结论，即硒和维生素E在减轻肌肉障碍方面具有协同效应，说明两者之间具有一个共同的抗氧化机制。在最近一个研究中，Fujihara和Orden[26]发现在大鼠中，高维生素E摄入导致机体不同组织中硒含量降低，预示着这两种化合物之间存在协同补偿效应。

40.4 人与硒缺乏相关的肌肉功能障碍

克山病是一种心肌病，其特征是整个心肌出现多处坏死斑、炎症性区域及钙化[27，28]。这种病在中国东北部很多地区出现，主要是由于土壤中硒含量低，发病个体体内处于低硒状态（见综述[29～31]）。小鼠实验显示该病病因有两个：①缺硒；②被原本是非致命的柯萨奇（Coxsackie）肠道病毒所感染。缺硒宿主氧化应激增加引起良性或低致病性病毒株的基因组发生突变，将其转变成一个心脏致病性病毒[32]。

长期肠外营养导致严重硒缺乏是引发骨骼肌肌病的另一个诱因[33～35]。这种情况下尸检报告心肌的形态学特征类似于克山病的相关症状。低血浆硒浓度及低血红细胞Gpx 活性与肌肉疼痛和肌无力相关。因此，受影响的患者对补充硒显现出积极效果[36]。同样也在强直性肌营养不良症患者中测试了补硒的益处，因为观察到患者的血硒水平随着疾病的发展而下降[37]。然而，没有确凿的证据证明硒治疗起了有益效果[38，39]。同样地，有报道杜氏肌肉萎缩症患者补充硒或维生素 E 并没有改善其肌肉功能[40～42]。从这些事例分析得出硒对这两种人类肌肉萎缩症而言，并不是起作用的因素，但是有必要提醒的是在这些研究中，硒都是以亚硒酸钠——一种无机硒的形式提供的，并且并没有增加血浆硒浓度的系统报道。有几个研究报道了在上了年龄的少肌症患者中发现血清硒水平明显降低，该疾病为一种肌肉疾病，其症状为肌肉无力或骨骼肌含量低[43～45]。但是，并没有开展硒补充试验来评估硒在这种病理中是起着有益还是有害作用。

总之，除了克山病和肠外营养缺乏外，硒对肌肉萎缩症并未构成有益或有害作用，尽管在大多数情况下，有报道硒浓度和症状的严重程度之间存在关联。

40.5　硒蛋白和先天性肌紊乱

SELENON 编码基因突变，最初发现与人类一种遗传性肌肉疾病有关，该病属于先天性肌肉萎缩症中一种强直性脊柱形式[46]。随后，在其他小儿的肌紊乱中也发现了相同的和额外的 *SELENON* 突变，如典型的多微小轴空病（multiminicore disease）[47]、具有马洛里体样内含物（Mallory body-like inclusions）的肌间线蛋白相关的肌病[48]，以及具有先天性肌纤维类型不均衡的先天性肌病[49]。这些肌紊乱共同的特征为其早期表型包括婴儿期肌无力，主要影响颈部和躯干肌肉及广义的肌肉萎缩，导致脊柱僵硬、严重的脊柱侧凸，以及潜在的致命性呼吸功能不全[50，51]。一些患者中也发现了胰岛素抵抗[49]。这些肌肉磁共振成像获得的临床图片，为 SELENON 相关肌病诊断提供了必要的基础。与此相反，与此疾病相关的组织病理学异常变化幅度通常比较大。这种变化包括：增加肌内膜的细胞外基质（endomysial extracellular matrix）；改变 I 型纤维数量和大小；细胞内病变的存在，如出现名为小核（minicores）的肌节解体区域及蛋白聚集区。因此，先前基于对肌肉组织活检患者组织学缺陷所鉴定出来的 4 种临床上相互独立的神经肌肉疾病，现在被确定为同一种病理实体，即 SELENON 相关的肌萎缩症或 SELENON 相关肌病（SELENON-RM）。到目前为止，所有的 *SELENON* 突变都是常染色体隐性突变（详见[52]），包括无义突变和错义突变，其突变均能使 SELENON 失去功能。特别是，鉴定出的几种突变影响到硒代半胱氨酸残基（Sec）掺入机制，如突变影响编码 Sec 的UGA 密码子或影响 Sec 插入序列元件（SECIS），这些突变也影响到和硒代半胱氨酸（Sec）重新定义元件——一种 Sec 有效插入和蛋白质表达所必需的顺时（*cis*）序列[53，54]。目前还没有建立确切的基因型和表型之间的相关性。

一些编码 Sec 特异性的翻译辅助因子 SECISBP2 的基因突变，发现与肌无力相关。在三个患有多系统疾病的患者中鉴定出 *SECISBP2* 无义突变，该病特征为甲状腺激素代谢异常、骨成熟延迟、运动发育延迟、肌无力、脊柱侧弯和轻度肺活量降低[55，56]。受影响的肌肉呈放射性分布，这与 SELENON-RM 病患者相类似，在两种病例中，从患者分离的成纤维细胞中均检测到 SELENON 表达水平降低。然而，在一些患者中也报道了 *SECISBP2* 基因的一些其他突变，其表现为生长发育迟缓、甲状腺缺陷，但无肌肉症状出现（见[57～59] 和第 44 章）。*SECISBP2* 基因功能受损影响几种硒蛋白的翻译，研究显示 *SECISBP2* 能识别不同的 SECIS 元件，按不同等级层次结合到不同硒蛋白 mRNA 的 SECIS 元件上，选择性表达不同硒蛋白[60，61]。这些发现意味着在 *SECISBP2* 中氨基酸的突变在本质上会有差别地影响一些受此突变所耗竭的硒蛋白，但这不一定影响 SELENON，从而与肌肉症状的严重程度相关。

40.6 SELENON 相关肌病的病理生理学：转化研究和治疗意义

SELENON 相关肌病是第一个被鉴定出的因硒蛋白基因突变而导致的遗传病。因此了解 SELENON 的生理功能及 SELENON 相关肌病的病理生理学，可作为一种模型范例，促使了解其他与人类健康和疾病相关硒蛋白是否可作为治疗靶标。然而，很长一段时间以来人们对 SELENON 相关肌病的病理生理学仍不清楚，对这种潜在的致死性疾病仍缺乏有效的治疗方法。

SELENON 缺乏的体外模型研究首先预示了该硒蛋白在人体骨骼肌细胞中起着保护细胞免受氧化应激及平衡细胞氧化还原的作用[62]。从 SELENON 无义突变患者分离的原代培养的肌管中发现，与对照相比，基因突变的细胞内基础氧化活性显著提高，并且普遍地提高了氧化蛋白含量，预示着收缩的肌动蛋白和肌球蛋白重链 II 发生了过氧化，这可能是导致肌肉机械功能障碍的原因。相应的，患者成纤维细胞中被氧化的蛋白质数量普遍增加。在 SELENON 相关肌病的动物模型——硒蛋白 N 基因（*SELENON*）敲除的小鼠中也有报道，基因敲除增加了蛋白质的氧化。成年 *Selenon*$^{-/-}$小鼠在常规实验条件下并没有表型出现[63，64]，只有在氧化应激条件下，如强制游泳测试（FST）时，才会产生骨骼肌的改变。强制游泳测试是在一般的压力环境下产生身体活动，对背部和颈部肌肉进行特别的刺激，以保持头部高于水面。经过 3 个月强制游泳测试，*Selenon*$^{-/-}$小鼠发展成严重的驼背，并且它们的活动能力低于相应的野生型小鼠。在组织水平上，在脊椎肌肉中观察到肌纤维向更小和更慢纤维转化，并且在年龄较大的 *Selenon*$^{-/-}$小鼠中也检测到肌纤维发生管状聚集[63]。此外，分析 *Selenon*$^{-/-}$小鼠显示 SELENON 缺乏导致肺发育异常，因此在 *SELENON* 基因突变的患者中观察到的呼吸综合征除了呼吸肌的衰弱外，可能与一个肺的主要元件有关[64]。

另一方面，在 SELENON 缺乏的人肌管中发现增加了静息胞质钙离子（Ca^{2+}）浓度，降低了肌浆网中 Ca^{2+}量，减少了咖啡因诱导的 Ca^{2+}释放。这些研究显示 SELENON 缺乏时，肌肉细胞产生的活性氧（ROS）和活性氮（RNS）通过调整氧化还原敏感钙离子通道（RyR1 受体和/或钙离子 ATP 酶 SERCA 和/或 IP3 受体）来调控细胞内钙离子浓度，从而促使钙离子释放或从内质网渗漏[62]。与此对应的是，在 *Selenon*$^{-/-}$小鼠的肌纤维中，钙离子释放通道 RyR 受体对咖啡因敏感性降低[64]。此外，在斑马鱼中的研究显示

SELENON 在调控 RyR 受体方面起着作用[65]，并且最近的研究证实 SELENON 有助于维持使 SERCA 蛋白处于还原状态[66]。在随后的一篇文献中，作者报道了 SELENON 活性提高了 SERCA2 活性并保护 SERCA2 腔内半胱氨酸残基（Cys）免受过氧化环境条件影响，该过氧化通常是由内质网氧化还原蛋白 1（ERO1）所引起。

最后，有证据显示 SELENON 也参与细胞生存通路的调控。从患者分离出的缺乏 SELENON 的原代成纤维细胞和肌细胞表现出对 H_2O_2 诱导的氧化应激具有更高的敏感性，表现为细胞死亡率显著提高[62]。此外，从成年 *Selenon*$^{-/-}$小鼠分离出的骨骼肌表现出肌肉祖细胞（卫星细胞）含量降低，伴随着肌肉再生缺陷[67]。

总而言之，上述病理生理学数据指出，氧化还原稳态是一个主要的致病缺陷，可将其作为潜在的靶标用以开发治疗这种迄今无法治愈的小儿疾病。实际上，从 *SELENON* 突变患者分离的原代培养细胞目前已被用于体外评估抗氧化药物效果。有意思的是，将此原代细胞用 *N*-乙酰基半胱氨酸（NAC）进行预处理可以使其恢复为正常细胞表型，显著提高成肌细胞在 H_2O_2 条件下的成活率，使 *SELENON* 突变的成纤维母细胞的细胞死亡率降低到与对照组（未应激处理细胞）相同的水平。此外，NAC 使 *SELENON* 突变的肌管中氧化的蛋白质恢复到正常水平[62]。而在 H_2O_2 应激之前对 SELENON 缺乏的细胞用类黄酮非瑟酮（flavonoid fisetin）或类胡萝卜素虾青素（carotenoid astaxanthin）进行预处理，显示只有部分保护作用或完全无保护作用。这些发现证明了 NAC 在体外对 SELENON 缺乏有治疗效果。但要注意的是，他们的研究结果也显示并非所有类型的抗氧化药物都有替代特定硒蛋白功能的潜力。NAC 的特别之处在于其 Cys 供体的活性，可以部分地取代 SELENON 中硒代半胱氨酸（Sec）残基可能的硫醇交换活性。然而，该分子同样具有许多其他的生物学功能[68]。NAC 是为数不多的已被批准可用于人的抗氧化药物，已被证明可以抑制健康成年人的肌肉疲劳，并且按推荐的剂量使用时，不会产生严重的副作用。因此，总结发现 NAC 在 *SELENON* 基因缺陷细胞的离体模型，以及在最近一个于 *Selenon*$^{-/-}$小鼠体内模型的发现均显示出作用效果[69]，这就为人类 SELENON 相关肌病首例治疗实验的开展奠定了基础，该试验目前还在准备中。

总之，现有知识显示 SELENON 是细胞应激、氧化还原信号、钙离子稳态和细胞生存等信号通路节点的关键蛋白。更重要的是，SELENON 相关肌病是一种罕见的人类单基因疾病，该病主要源于抗氧化防御障碍，同时该病也是唯一发现的由于氧化应激和抗氧化保护障碍导致的结构性肌病。因此，这种疾病为一些更复杂、多因素疾病（如癌症、心血管疾病、糖尿病和老年病）的研究提供了有用的模型范例，通常这些疾病牵涉到硒蛋白。因此，为这种罕见疾病诊治探索一些特殊的药理学治疗方法，可为拓宽认识人类健康问题视野提供有趣的视角。

40.7　SELENON 表达、系统发生学和功能预测

人类 *SELENON* 基因位于染色体 1p35-36，由 13 个外显子（exon）组成，其 UGA 硒代半胱氨酸密码子位于第 10 个外显子。该基因编码 2 个可变转录物，其中较短的异构体是主要表达形式，其第 3 个外显子被剪接掉了。第 3 个外显子包含一个 Alu 序列，

该序列含有一个额外的 UGA 密码子结构，主要发现存在于灵长类动物中。有报道，只有短的异构体能被翻译成蛋白质。因此人们认为位于第 3 个外显子的 UGA 密码子不能被 SECIS 元件重编码为 Sec 密码子，而是过早地被识别为终止密码子[70]。包含 Alu 所衍生的外显子可能在肌肉中调控 *SELENON* 基因的活性方面起着重要作用，因为定量 PCR 分析结果显示在人和黑猩猩中，其表达水平存在组织特异性增加[71]。与较长转录物非编码特性相一致的是，在高通量蛋白组和核糖体分析数据库中，未发现有 Alu 外显子编码的 *SELENON* 基因转录物（蛋白质）[72]。

SELENON 的主要转录物编码一个含 556 个氨基酸的蛋白质，其预测分子质量为 62kDa，但其实测分子质量高于预期，主要是因为蛋白质修饰。已利用去糖基化分析技术测定了该蛋白质的糖基化程度[70]。SELENON 是一个内质网蛋白，其内质网靶向序列位于第 30～49 个氨基酸残基，由一个含 2 精氨酸结构域和一段位于蛋白质 N 端的疏水性氨基酸组成[70]。采用蛋白酶保护实验鉴定了 SELENON 的拓扑结构。SELENON 在其蛋白质 N 端含有一个单跨膜域，这类似于一种在 N 端有一个单一膜跨域的 II 型跨膜蛋白。多数的跨膜蛋白，包括预测的活性位点，位于内质网的内腔（未发表资料）。这种拓扑结构与疏水膜信号两侧的氨基酸电荷分布一致，即所谓的“正内规则”。

在一些情况下，根据蛋白质序列分析和比对可以预测硒蛋白氧化还原活性。采用 SELENON 蛋白序列进行生物信息学搜索发现，该蛋白质与任何已知的蛋白质没有显著同源性。在 SELENON 中，除了 N 端跨膜域外，结构域预测搜索鉴定出一个 EF-手型结构域，这与 Ca^{2+}结合域高度相似。硒蛋白的活性也可能通过 Sec 残基前后序列进行推导，因为该序列构成了典型的硒蛋白催化活性中心。SELENON 具有一个预测的 SCUG 催化部位，这让人联想起硫氧还蛋白还原酶的 GCUG 结构域。此相似性意味着 SELENON 具有还原酶活性。然而，典型的动物硫氧还蛋白还原酶含有两个额外的重要结构域：FAD 和 NADPH 结合域。这两个结构域对于还原 N 端硫醇活性位点，以及将电子转移到 C 端硒基硫化物键（selenenylsulfide bond）是必需的[73]，而在 SELENON 中这两个结构域是缺失的。第二个氧化还原活性中心的缺失也许可以通过与其他分子相互作用得到弥补，但这些分子尚有待鉴定。此外，硫氧还蛋白还原酶 C 端高度易接近的 selenolate 活性位点被认为赋予了这些酶广谱的底物特异性，从小分子物质如亚硒酸盐、脂质氢过氧化物（lipid hydroperoxides）和脱氢抗坏血酸（dehydroascorbate），到蛋白质如硫氧还蛋白、蛋白质二硫键异构酶（protein disulfide isomerases）及谷胱甘肽过氧化物酶（glutathione peroxidases）。相反，SELENON 的活性中心位于蛋白质中部位置，因此具有较低的可接近性，这反映出 SELENON 可能对其底物具有更高的选择性。此外，SELENON 和硫氧还蛋白还原酶定位于细胞内不同房室部位，分别位于内质网和细胞质，呈现出显著不同的氧化还原电位[74]。内质网含有最丰富的氧化系统，介导分泌蛋白形成二硫键[74]。该区域的氧化还原水平决定了酶反应中心的氧化状态，从而决定了催化反应的性质是氧化还是还原。此外，硫氧还蛋白还原酶的 SCUG 催化结构显示其参与了两个组成型反应：一方面还原硫氧还蛋白，另一方面氧化一个 N 端含 2 个半胱氨酸残基的氧化还原结构域（硫氧还蛋白还原酶的 Cys59-Cys64），该结构域接受来自与蛋白质结合的 FAD 所传递的电子[73]。是否 SELENON 也参与了类似的电子传递或先催化一个反应，然后再被细胞中的其他氧化还原系统还原，目前尚不清楚。有趣的是，SELENON 的 C 端第 389～566 区域，即包含 Sec 氨基酸残基区域，与 UAS 域具有同源性，而 UAS 域是硫氧还蛋白类似物超家族的结构基序 [75，76]。这个结构域也存在于一些蛋白质中，如 FAS-相关因子 1（FAS-associated factor 1，FAF1）或含 UBX 域的蛋白质（UBDX7 和 UBDX8）。在 FAF1 和 UBDX8 蛋白中，UAS 域显示具有结合长链不饱和脂肪酸及介导蛋白聚会的作用[77]。此外，基于 SELENON 和其他一些氧化还原酶的同源性进行建模，推导出 SELENON 具有硫氧还蛋白类似的折叠，这就揭示了 SCUG 氧化还原结构域具有催化作用[75，76]。

已经在脊椎动物和无脊椎动物中鉴定出了 SELENON 同源蛋白，这其中包括海绵、环节动物、棘皮动物和一些节肢动物。然而，根据已有的基因组序列信息，在原生动物、线虫、甲壳纲动物和六足类动物（hexapode lineages）中未发现有 SELENON 编码基因。蛋白质序列比较分析显示，SELENON 在不同动物种类间具有很强的保守性，尤其是有 2 个区域氨基酸序列具有高度保守性，在第二个区域 Sec 氨基酸残基的侧翼可能是形成活性催化的口袋[52，78]。

SELENON 基因由远古的多细胞动物，即缺乏有组织肌肉结构的生物进化而来。这种现象预示着 SELENON 除了与肌肉分化和维持相关，还具备其他的一些功能。此外，在人和鼠组织中分析 *SELENON* 基因表达模式，发现 SELENON 并非只在肌肉组织中特异表达，而是在所有被检测组织中均有普遍表达[79]。总之，SELENON 的表达模式和系统分布预示着这个硒蛋白具有另外的一些未知功能。另外一个有趣的特点是，通过不同的动物物种间 SELENON 同源物比较发现，存在非 SELENON 的同源物，这些同源蛋白中硒代半胱氨酸残基被半胱氨酸残基所取代。很多硒蛋白都具有半胱氨酸直系或旁系同源蛋白，即硒代半胱氨酸在硒蛋白形成硒硫键导致产生一个氧化还原势，这与一些非硒蛋白的氧化还原酶中由相对应的半胱氨酸形成的氧化还原势是相等的[80]。因此，一旦 SELENON 的酶学活性得到鉴定，这就意味着硒代半胱氨酸残基的存在对于其催化活性是必需的，这对阐明这一独特氨基酸在硒酶中的独特作用而言具有重要意义。

参 考 文 献

1. Y Yamashita et al 2010 *J Biol Chem* 1: 144
2. Y Yamashita, M Yamashita 2010 *J Biol Chem* 285: 18134
3. S Leeson et al 2008 *Poult Sci* 87: 2605
4. DC Mahan et al 1999 *J Anim Sci* 77: 2172
5. M Briens et al 2013 *Br J Nutr* 110: 617
6. JL Barger et al 2012 *Genes Nutr* 7: 155
7. E Zoidis et al 2014 *Animal* 8: 542
8. H-D Yao et al 2013 *J Nutr* 143: 613
9. RA Sunde, AM Raines 2011 *Adv Nutr* 2: 138
10. DH Mallonee et al 2011 *Biol Trace Elem Res* 143: 992
11. RA Sunde et al 2009 *Biosci Rep* 29: 329
12. A Brandt-Kjelsen 2014 *J Anim Physiol Anim Nutr* 98: 547

13. A El Ghany Hefnawy, JL Tortora-Perez 2010 *Small Rum Res* 89: 185
14. WC Stewart et al 2012 *J Anim Sci* 90: 577
15. Y Değer et al 2008 *Biol Trace Elem Res* 121: 39
16. E Beytut et al 2002 *Vet J* 163: 214
17. RM Streeter et al 2012 *Equine Vet J* Suppl 43: 31
18. E Juszczuk-Kubiak et al 2015 *Biol Trace Elem Res* doi: 10.1007/s12011-015-0592-0
19. JF Van Vleet 1982 *Am J Vet Res* 43: 1180
20. FJ Pallarés et al 2002 *J Vet Diagn Invest* 14: 412
21. BA Sharp et al 1972 *Can J Comp Med* 36: 393
22. JN Thompson, ML Scott 1969 *J Nutr* 97: 335
23. GF Combs et al 1975 *Poult Sci* 54: 1143
24. J-Q Huang et al 2011 *J Nutr* 141: 1605
25. J-Q Huang et al 2015 *Free Radic Biol Med* 83: 129
26. T Fujihara, EA Orden 2014 *J Anim Physiol Anim Nutr* 98: 921
27. BQ Gu 1983 *Chin Med J* 96: 251
28. MP Burke, K Opeskin 2002 *Med Sci Law* 42: 10
29. MA Beck et al 2003 *J Nutr* 133: 1463S
30. MV Bor et al 1999 *Acta Cardiol* 54: 271
31 MJ Manar et al 2001 *Acta Paediatr* 90: 950
32. MA Beck et al 1995 *Nat Med* 1: 433
33. MR Brown et al 1986 *Am J Clin Nutr* 43: 549
34. DA Kelly et al 1988 *J Pediatr Gastroenterol Nutr* 7: 783
35. AM van Rij et al 1979 *Am J Clin Nutr* 32: 2076
36. RJ Baptista et al 1984 *J Parenter Enteral Nutr* 8: 542
37. G Orndahl et al 1982 *Acta Med Scand* 211: 493
38. G Orndahl et al 1994 *J Intern Med* 235: 205
39. E Backman, KG Henriksson 1990 *J Intern Med* 228: 577
40. I Gamstorp et al 1986 *J Child Neurol* 1: 211
41. E Backman et al 1988 *Acta Neurol Scand* 78: 429
42. MJ Jackson et al 1989 *Neurology* 39: 655
43. F Lauretani et al 2007 *Am J Clin Nutr* 86: 347
44. J Beck et al 2007 *Biofactors* 29: 37
45. Y-L Chen et al 2014 *J Am Med Dir Assoc* 15: 807
46. B Moghadaszadeh et al 2001 *Nat Genet* 29: 17
47. A Ferreiro et al 2002 *Ann Neurol* 51: 750
48. A Ferreiro et al 2004 *Ann Neurol* 55: 676
49. NF Clarke et al 2006 *Ann Neurol* 59: 546
50. R Cagliani et al 2011 *J Neurol Sci* 300: 107
51. M Scoto et al 2011 *Neurology* 76: 2073
52. P Castets et al 2012 *J Mol Med* 90: 1095
53. B Maiti et al 2009 *Hum Mutat* 30: 411
54. V Allamand et al 2006 *EMBO Rep* 7: 450
55. MF Azevedo et al 2010 *J Clin Endocrinol Metab* 95: 4066
56. E Schoenmakers et al 2010 *J Clin Invest* 120: 4220
57. AM Dumitrescu et al 2005 *Nat Genet* 37: 1247
58. C Di Cosmo et al 2009 *J Clin Endocrinol Metab* 94: 4003
59. T Hamajima et al 2012 *Eur J Endocrinol* 166: 757
60. JL Bubenik, DM Driscoll 2007 *J Biol Chem* 282: 34653
61. JE Squires et al 2007 *Mol Cell Biol* 27: 7848
62. S Arbogast et al 2009 *Ann Neurol* 65: 677

63. M Rederstorff et al 2011 *PLoS One* 6: e23094
64. B Moghadaszadeh et al 2013 *FASEB J* 27: 1585
65. MJ Jurynec et al 2008 *Proc Natl Acad Sci USA* 105: 12485
66. D Di Marino et al 2015 *Proteins* 83: 564
67. P Castets et al 2011 *Hum Mol Genet* 20: 694
68. S Arbogast, A Ferreiro 2010 *Antioxid Redox Signal* 12: 893
69. S Arbogast et al 2014 *Neuromuscul Disord* 24: 879
70. N Petit et al 2003 *Hum Mol Genet* 12: 1045
71. L Lin et al 2008 *PLoS Genet* 4: e1000225
72. L Lin et al 2016 *Genome Biol* 17: 15
73. Q Cheng et al 2009 *J Biol Chem* 284: 3998
74. Y-M Go, DP Jones 2008 *Biochim Biophys Acta* 1780: 1273
75. A Lenart, K Pawlowski 2013 *Biochim Biophys Acta* 1834: 1279
76. J Liu, S Rozovsky 2015 *Antioxid Redox Signal* 23: 795
77. H Kim et al 2013 *J Lipid Res* 54: 2144
78. A Lescure et al 2012 in *Selenium: Its Molecular Biology and Role in Human Health,* DL Hatfield et al Eds (Springer Science + Business Media, LLC, New York) p 283
79. A Lescure et al 1999 *J Biol Chem* 274: 38147
80. F Li et al 2014 *Proc Natl Acad Sci USA* 111: 6976
81. J Xu et al 2017 *PLoS One* 12(8): e0182079

第 41 章

脱碘酶对甲状腺激素的组织特异性调节

Alessandro Marsili，P. Reed Larsen，and Ann Marie Zavacki

王芝芳　熊咏民　译

摘　要　碘化甲腺氨酸脱碘酶（DIO）是 3 个同一家族结构相似的酶，包括 1 型脱碘酶（DIO1）、2 型脱碘酶（DIO2）和 3 型脱碘酶（DIO3）。DIO1 和 DIO2 可催化甲状腺激素使其活化，DIO1 和 DIO3 可使其失活。不同脱碘酶从甲腺胺酸分子上脱去碘原子的个数不同，进而决定着催化甲状腺激素后的产物不同。硒代半胱氨酸插入序列结合蛋白 2（SECISBP2）是硒蛋白合成组件中的一种重要成分，其与硒代半胱氨酸插入序列（SECIS）的结合对于 Sec 掺入终止密码子 UGA 是至关重要的。在 SECISBP2 变异引起的硒蛋白合成障碍患者中发现，DIO 活性改变可导致血清甲状腺激素水平异常。在某些特定组织中，脱碘酶在调节 T3 方面也起着重要作用。实例之一是，在小鼠肌肉损伤后 *Dio2* 和 *Dio3* 表达的协同调节严格控制着肌再生过程中肌肉干细胞内的 T3 水平。因此，脱碘酶调节着外循环和细胞内的活化甲状腺激素水平，这种调控作用独立于下丘脑-脑垂体轴存在，具有重要的生理学意义。

关键词　脱碘酶，肌肉，SECISBP2，甲状腺激素，甲状腺素，甲状腺激素受体

41.1　引　　言

甲状腺激素（3，3'，5-三碘甲状腺氨酸或 T3）调节人体诸多生理过程，包括生长、发育和代谢速率。为了能发挥上述功能，T3 进入细胞核内并与甲状腺激素受体结合，然后结合至 T3 反应基因的特定 DNA 序列，以正向/负向方式调控其转录过程[1]。越来越多的证据也表明 T3 可能有一些非基因功能[1]。甲状腺主要合成生物活性较低的甲状腺素（T4），T4 与甲状腺激素受体的亲和力较 T3 低 10 倍[2]。因此，在甲状腺激素活化

Marsili
Endocrinology Unit, Department of Clinical and Experimental Medicine,
University of Pisa, Pisa, Italy
P. R. Larsen · A. M. Zavacki (✉)
Thyroid Section, Division of Endocrinology, Diabetes and Hypertension,
Brigham and Women, s Hospital, Boston, MA 02115, USA
e-mail: azavacki@partners.org

过程中，DIO1 和 DIO2 脱碘酶催化 T4 脱去外环的一个碘形成 T3 是必要的步骤。相反地，DIO3 和某些情况下的 DIO1 可通过脱去内环上的碘使 T3 和 T4 失活，分别生成无生物活性的 T2 或反三碘甲状腺原氨酸（rT3），碘化甲状腺氨酸脱碘酶通过同时调节 T3 的合成和降解相应地调节 T3 的功能[3，4]。

41.2 脱碘酶是含硫氧还蛋白折叠的跨膜硒蛋白——由类似过氧化物还原酶的机制再生

三种脱碘酶均为含有一个跨膜区域的同源二聚体跨膜蛋白[5～8]。DIO1 和 DIO3 分布于细胞膜，而 DIO2 位于内质网[9，10]。最近研究发现，在细胞核上也分布着 DIO2 和 DIO3[11，12]。尽管不同脱碘酶之间的同源序列少于 50%，但是都共有一个含 Sec 的、约 15 个氨基酸的保守活性区（图 41.1）[4]。*DIO2* 还有一个附加 UGA 密码子，其定位于 UAA 终止密码子前的第 7 个氨基酸上，^{75}Se 标记试验提示 Sec 掺入至该位置，突变研究显示第二个 UGA 在 DIO2 酶功能中无作用[13]。

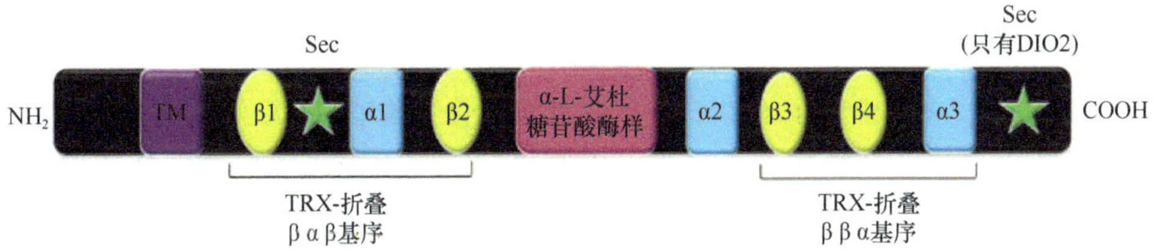

图 41.1 脱碘酶的基本结构。

脱碘酶是跨膜蛋白，含有一个跨膜区域（TM）和一个 TRX 折叠（定义为 βαβ 和 ββα 基序），可被类似于 α-L-艾杜糖苷酸酶（IDUA-Like）的介入元件阻断。所有的脱碘酶在第一个 TRX βαβ 基序处都有一个 Sec（图中用星号表示 Sec）。DIO2 在 TAA 终止密码子之前的第 7 个氨基酸位置上有另一个 Sec。

利用疏水性聚类分析法，通过生物信息学蛋白模拟可认识脱碘酶结构。近来运用 X 射线晶体学进一步精确了 DIO3 的催化域[14，15]。上述方法检测出所有脱碘酶在氨基端均有一个具有单个跨膜片段的整体结构，以及若干簇由 α 螺旋或 β 链组成的脱碘酶球状域[15，16]。这些球状域排列形成一种 TRX 折叠（定义为 βαβ 和 ββα 基序），在许多的其他硫醇氧化还原酶中也发现这种结构，包括谷胱甘肽过氧化物酶硒蛋白（GPx）[17]。特别是在脱碘酶中，典型的 TRX 折叠结构内的 βαβ 和 ββα 基序被插入元件阻断，形成一个与 α-L-艾杜糖苷酸酶（IDUA）同源序列的紧密突出结构，α-L-艾杜糖苷酸酶是一种溶酶体酶，其可以从氨基葡聚糖上裂解 α-连接的艾杜糖醛酸残基（也称为脱碘酶特异性插入替代环）（图 41.1）[15，16]。考虑到脱碘酶的同型二聚体性质，该结构使一种模型能够预测 TRX 折叠中的 β1-α1-β2 基序和一种 IDUA 插入元件构成了活性中心，Sec 残基包含在这个能结合碘化甲状腺氨酸的袋状结构中。对 DIO3 晶体分析进一步预测出二聚体将取代碘化甲状腺氨酸结合位点 α2 和 β3 间的自抑制作用区域，在含有硫醇还原酶（例如，TRX 还原酶、过氧化物酶和 GPx）TRX 折叠的过氧化半胱氨酸的相同位置发现了 Sec 残基[15]。

尤其重要的是，活性中心变异可改变脱碘酶的动力学特征，由此证实了该模型的相关性，进一步提示在催化过程中的构象变化[15，16]。从这点来说，DIO1 的第 128 位氨基酸是丝氨酸，而 DIO2 相应位点的氨基酸是脯氨酸[16]。推测该位点可能与局部重排的调节有关，这种局部序列的重排是脱碘酶内硒酰基碘中间体的溶解性所需，该位点上存在一个分子结构较大的脯氨酸残基，将保护硒酰基碘中间体不受非竞争性抑制剂丙基硫氧嘧啶（PTU）的影响[15]。相应地，含丝氨酸的 DIO1 对 PTU 敏感且具有酶底物催化乒乓动力学。但是，DIO1 酶 Ser128Pro 修饰导致对 PTU 抗性及连贯反应动力学的改变，使 DIO1 与 DIO2 更相似。此外，在 DIO2 的相应位置上 Sec 替换为 Pro，使其与 DIO1 更相似，具有该变异的 DIO2 对 PTU 更敏感且表现出乒乓动力学特征[16，18]。

DIO3 催化区域的晶体结构分析进一步阐明在脱碘过程中存在着一条质子转移至底物的路径，其解释了 DIO1 和 DIO2 中保守的组氨酸及谷氨酸残基变异的负面影响[15，16，19]。DIO3 晶体结构的辨析可确定其与含有非典型 2-Cys 过氧化物酶家族的其他 TRX 折叠的相似性[15]，提示氧化的脱碘酶再生具有过氧化物酶样机制；其中，硒酰基碘化物中间体转化形成了一种分子内的硒酰基硫化物中间体，进一步与分子内 Cys 反应形成更易被内源性硫醇还原的二硫键[15]。

在体外，脱碘酶活性需要内源性硫醇，如谷胱甘肽、TRX 与谷氧化蛋白的参与[15，20，21]。在细胞内，硒蛋白谷胱甘肽过氧化物酶或 TRX 还原酶减少诱导的氧化应激降低了上述这些辅酶因子水平，由此提示硒缺乏是降低脱碘酶功能的一种间接的方式[22]。从这个角度来讲，脱碘酶功能可被氧化应激负性调节，其可被补硒部分逆转[23，24]。此外，过氧化物还原酶（peroxiredoxin 3，Prx 3）是一种 DIO3 相互作用蛋白，其参与了催化后氧化型 DIO3 酶再生所需的一种还原反应网络[25]。由于 TRX 又可以促使氧化型 PRX3 再生，硒蛋白硫氧还蛋白还原酶的减少及后续 PRX3 再生的减少都可作为脱碘酶功能的另一间接机制，硒可能通过此机制调节脱碘酶功能[26]。

41.3 SECISBP2 变异导致脱碘反应和甲状腺激素改变

与所有硒蛋白一样，在脱碘酶翻译过程中 UGA 密码子介导 Sec 掺入[27～29]。UGA 密码子通常是终止密码，为了使 UAG 密码子以 Sec 的方式特异性掺入，需要另外的元件通过硒蛋白（如脱碘酶）来促进翻译阅读[4，30]。事实上，DIO1 克隆的表达提示了真核生物硒蛋白 mRNA 的 3′非翻译区要有一个茎-环结构（即 SECIE 元件），Sec 才能成功掺入蛋白质链中[27，31]。简言之，脱碘酶的合成需要 SECIE 元件募集结合蛋白 SECISBP2[32]。SECCISBP2 反过来与一个延长因子 EFsec 相互作用，促使 Sec 从特异 tRNA（$Sec\text{-}tRNA^{Sec}$）通过核糖体以 UGA 密码子掺入[33，34]。Sec 掺入过程并非总是高效的，假如 *DIO1* 中的 UGA 密码子突变为 Cys 密码子，感染细胞中可产生 400 倍以上的 DIO1 蛋白；不过催化效率也相应降低[35]。这样，所有硒蛋白合成所必需的因素对于脱碘酶合成来说都是必需的，这些因素效应的变化可严重干扰甲状腺生理功能。近来通过对脱碘酶合成缺陷导致甲状腺激素功能紊乱患者的鉴定明确了 SECISBP2 突变可导致甲状腺激素功能紊乱[36]。

历史上记载的第 1 例 SECISBP2 突变患者是因其生长延迟而被发现，患者 14 岁时的身高低于该年龄段的 3%[36]。众所周知，甲状腺激素主要影响生长发育。也有研究指出在 1 例甲状腺激素异常的先证者中，7 个兄弟姐妹中有 3 个人的外周血中 TSH 和 T4 水平升高，而 T3 水平低于正常值[36]。值得注意，T3 在转录过程和分泌水平负向调节 TSH 水平，这种反馈回路同时需要循环中的 T3，以及通过脑垂体和下丘脑中 DIO2 作用脱碘酶使 T4 脱碘生成 T3 [37]。从这点上来讲，T4 降低血清 TSH 水平更有效。有研究显示，垂体促甲状腺激素细胞内通过 DIO2 将 T4 转化为 T3 的过程是产生该效应所必需的[38]。而且，在 *Dio2* 的全基因敲除或甲状腺特异性缺失的小鼠中发现 T3 可抑制血清 TSH 水平，而 T4 却无效[39～41]。基于上述患者出现的甲状腺激素代谢缺陷而获得的一个关键信息，即所有家族成员均表现为给予 T3 可抑制 TSH，此种情况下 T4 对受影响个体无效，提示受影响个体可能是由 DIO2 缺陷（也可能是 DIO1，详见后述）导致的 T4 转化 T3 时发生的一种障碍。通过培养这些受影响个体皮肤纤维细胞，发现其具有较低的 DIO2 酶活性[36]，但其 *DIO2* mRNA 水平并未降低，提示较低的 DIO2 活性可能是由于转录后缺陷所致。先证者的亲属均属同一部落贝都因人，连锁分析鉴定出在受影响个体 RNA 的 SECCISBP2 结合区域有一个纯合性错义突变。进一步研究揭示这些患者的硒蛋白 GPx1 和硒蛋白 P 也降低，提示存在硒蛋白合成缺陷。DIO1 酶也可将 T4 转化为 T3，进而提高循环中 T3 水平。因此，硒蛋白表达异常可能与这些患者的甲状腺激素异常有关。DIO1 在肝脏、肾脏和甲状腺器官表达少，且尚未在这些患者中直接评估 DIO1 的活性。这些患者伴随 DIO1 减少已经被小鼠 *Secisbp2* 基因敲除后导致肝脏 DIO1 活性降低为原来 1/6 的模型证实[42]。

继首次报道以后，携带其他 *SECISBP2* 变异的患者相继被识别，这些突变也可抑制硒蛋白合成[43～46]。所有患者甲状腺功能检测均不正常：血清 T3 浓度低或在正常范围低限，血清 T4 水平升高，血清 TSH 升高或为正常范围内的高值（因为当 T4 升高时 TSH 应当下降）。总之，下丘脑-垂体轴中由 DIO2 介导的 T4 转化为 T3 的功能受损，表现 DIO1 组织中 T3 生成缺陷似乎是该综合征的主要特点。尤其是给予 T3 可以促进这些患者的纵向生长，然而，毫无疑问，补硒不能使甲状腺激素谱正常化[36，44，47]。有趣的是，不能将患者出现的甲状腺功能减退原因仅归因于是由脱碘酶致 T4 活化障碍而引起，提示这些表型还可能与其他硒蛋白的缺乏有关[43，44]。

41.4　DIO2 和 DIO3 控制局部甲状腺激素浓度是甲状腺激素组织特异性调节的关键

据估计，人体每日血循环中的 T3 约 80%是由 T4 脱碘生成的，约 20%由甲状腺直接分泌[4]。大鼠约 60%的 T3 源于脱碘过程，约 40%直接由甲状腺分泌。当血循环中 T4 和 T3 量稳定时，脱碘酶以复杂的组织特异性调节方式调节着细胞内 T3 浓度[48]。特异组织发育过程中或受损伤后，T3 浓度的这种时间特异性变化就显得尤为重要，这是由于仅通过调节循环中 T3 浓度不可能产生如此微妙的浓度变化。

DIO2 和 DIO3 具有调节组织局部 T3 浓度的重要作用，而 DIO1 主要参与调节循环中的 T3 浓度，尤其是甲状腺机能亢进时[3，4]（图 41.2）。如前所述，DIO2 是一种 T4 激活酶，通过从 T4 外环上脱去 1 个碘生成 T3。DIO2 存在于内质网，因此认为 DIO2 产生的

T3 主要供应给细胞核[9，37，49]。DIO2 随着 T4 转化为 T3 的增加，DIO2 蛋白的泛素化和降解也增加，其中也涉及硒蛋白对 T3 的调节[50]。DIO2 最重要的功能特征之一就是能调节棕色脂肪组织（brown adipose tissue，BAT）的产热反应。当小鼠暴露在极冷环境中，BAT 中的 DIO2 活性增加以提高该组织中的 T3 含量，而 T3 的外循环量不变[51]。其结果是 BAT 上的甲状腺激素受体结合率从室温下的 50%增加至冷暴露中的 95%，而其他组织中的甲状腺激素受体结合水平并未发生实质性改变。这种变化促使 BAT 中的基因表达发生一系列改变以适应寒冷[54]。动物实验中也发现了与之相一致的研究结果，冷刺激应答性热反应基因损伤的 *Dio2* 基因敲除小鼠可通过代偿性寒战而存活[55]。

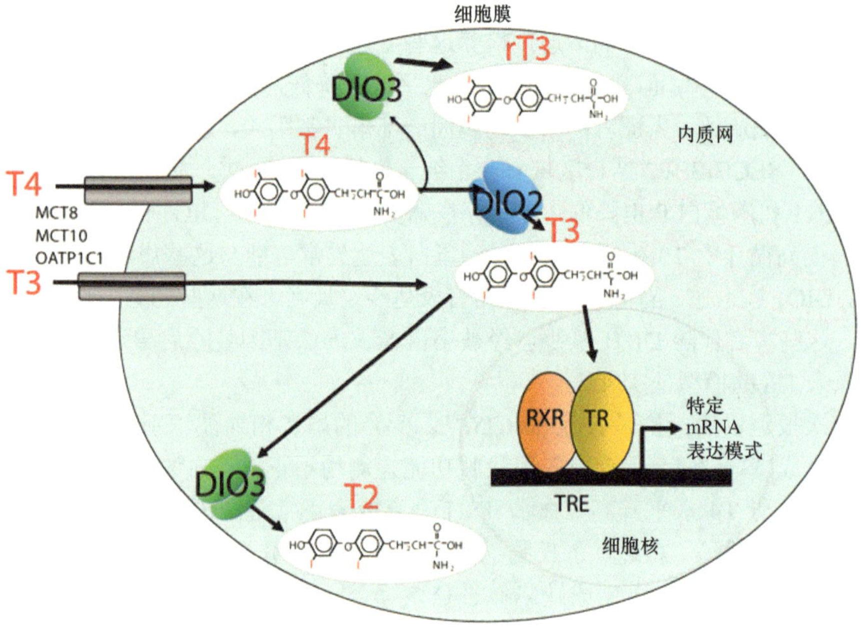

图 41.2 DIO2 和 DIO3 能精细调节甲状腺激素浓度。T3 或 T4 通过特异 T3 转运子进入细胞，如单羧酸转运蛋白 8（monocarboxylate transporter 8，MCT8）、单羧酸转运蛋白 10（monocarboxylate transporter 10，MCT10）或有机阴离子转运子 1C1（organic anion transporter 1C1，OATP1C1）。在表达 DIO2 的细胞中，T4 被转化为 T3；而在表达 DIO3 细胞中，T4 能被失活转化为 rT3。DIO3 也可使 T3 失活转化为 3，3′-T2。DIO2 和 DIO3 不太可能在同一个细胞上同时表达（如图所示），但可存在于同一组织的不同细胞中，或在同一细胞的不同时间点表达。

相反，DIO3 可在组织水平或细胞水平上使 T4 和 T3 失活，从而降低甲状腺激素水平。DIO3 优先从甲状腺激素内环上脱去一个碘转变成 T4，接着将 T3 转换为无生物活性的 rT3 和 3，3′-T2。DIO3 酶定位于细胞质膜，通过进行循环，进入细胞核内并与甲状腺激素受体结合前失活[10，56，57]。在基底细胞癌（basal cell carcinoma，BCC）中可显示明显的 DIO3 下游效应[58]。在这些肿瘤中，音猬因子的异常激活可导致 *DIO3* 的过度表达。值得注意的是，一旦 *DIO3* 表达抑制或 T3 生成过多，BCC 细胞增殖率降低，肿瘤生成也会减少。

应用 *Dio2* 和 *Dio3* 全基因敲除小鼠及特异组织敲除小鼠已揭示局部 T3 的产生和失活具有多种生理学作用，包括：甲状腺轴的成熟和功能、冷处理后棕色脂肪的活化、软骨细胞的分化、听觉和视觉系统的发育、最佳的骨强度和矿化作用、能量代谢和葡萄糖分泌的控制、心脏功能和缺血后应答、睾丸发育和肌肉再生[39～41，55，59～71]。为了阐明 DIO2 和 DIO3 调控局部 T3 供给的重要作用，我们将集中讨论损伤后骨骼肌再生的模型系统中的 DIO2 和 DIO3 功能（参见下文）。

41.5　DIO2 和 DIO3 在骨骼肌损伤后再生中的重要作用

尽管几十年前甲状腺功能亢进症和甲状腺功能减退症对肌肉功能有严重的副作用已被认识[70～74]，但是直到最近，人们才了解骨骼肌中的 T3 主要来源于外周循环系统[75]。最新数据显示，对于正常肌肉修复来说，DIO3 和 DIO2 介导 T4 活化的甲状腺激素程序化局部失活效应是必需的[70，71]。卫星细胞等同于肌肉干细胞，在损伤后形成新的成肌细胞前体[76]。在肌肉再生过程中，肌肉卫星细胞增殖，继而分化为肌纤维母细胞，再融合形成肌纤维（图 41.3）[76]。*Dio2* mRNA 表达于肌细胞，在成年小鼠机体可以检测到低的 DIO2 活性[77]。在小鼠原发性生肌前体细胞培养中，分化期的 *Dio2* mRNA 及其活性水平高于增殖期，并且要先于其后生肌发育和再生过程中的主要调节基因（T3 反应基因 *MyoD*）的增加[70]。在体外实验中进一步用 RNAi 技术阻断 *Dio2* 诱导显示可抑制肌肉分化，这种抑制作用可通过补充 T3 而逆转[70]。

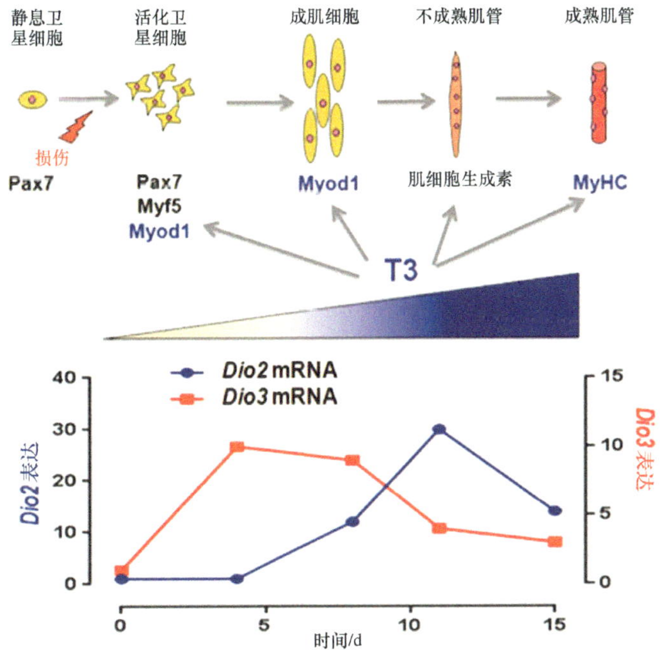

图 41.3　再生过程中 *Dio3* 和 *Dio2* 调节 T3 浓度变化导致卫星细胞分化。骨骼肌损伤后（红色螺栓状），表达 Pax7 的卫星细胞转为活化和增殖状态，而 *Dio3* 表达增加导致细胞内 T3 表达降低（三角形中浅蓝色阴影部分）。反之，当 *Dio3* 表达下降时，*Dio2* 表达增高继而导致细胞内 T3 高表达（三角形中亮蓝色阴影部分），以及一些 T3 依赖性表达的转录因子，例如，骨骼肌生肌调节因子 5（Myf5）、肌分化因子 1（MyoD1）、肌细胞生成素（myogenin）及肌球蛋白重链（myosin heavy chain，MyHC），它们均可促进转变成肌细胞（myoblasts）、不成熟肌管，最后形成成熟肌管。改编自[70，71]。

体内研究表明，*Dio2* 基因敲除小鼠的肌肉显示出轻度的甲状腺功能减退，同时伴有 T3 应答基因如肌分化因子、肌细胞生成素、肌钙蛋白 2 和心肌肌浆网 Ca^{2+}-ATP 酶 2 的表达下降[70]。采用一种心脏毒素注射致小鼠胫骨前肌受损模型进一步评估 *Dio2* 敲除小鼠的肌肉再生潜能，结果表明其可引起野生型小鼠的局部肌肉损伤，其后伴随有较强的再生反应，在注射后的 8～11 天受伤组织中 DIO2 活性和 *Dio2* mRNA 表达达到高峰（图 41.3）。值得注意的是，在注射后第 4 天野生型小鼠与 *Dio2* 敲除小鼠的肌肉受损程度无差异（图 41.4）。然而，在损伤后第 15 天，野生型小鼠已完成再生过程，而 *Dio2* 敲除小鼠显示了明显的再生延迟，具有大量的中央核不成熟的肌纤维（图 41.4）。同时应用 5-溴脱氧尿嘧啶核苷（BrdU）对细胞增殖率进行了评估，BrdU 在胸腺嘧啶核苷处掺入新合成的 DNA。损伤后的 15 天发现在 *Dio2* 敲除小鼠的肌肉内 BrdU 标记核的数量是野生型小鼠的 2 倍，提示有较大比例的细胞仍处于复制期。上述研究结果表明在损伤后的再生过程中，肌组织中 DIO2 的重要性。

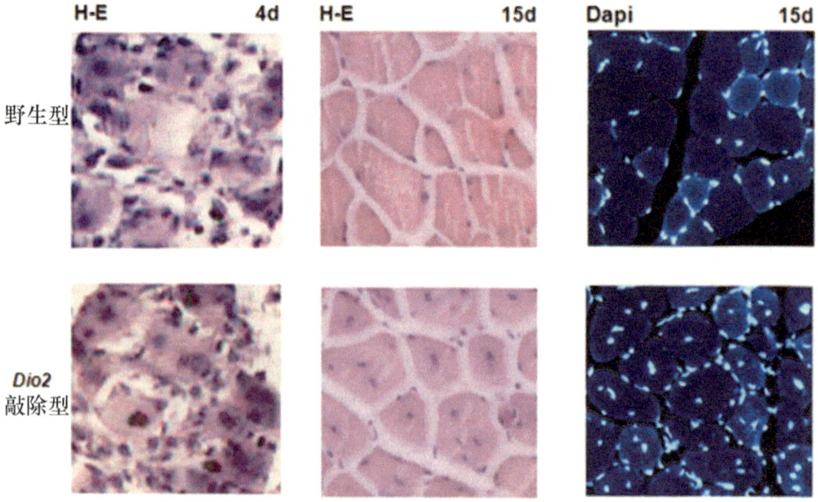

图 41.4 *Dio2* 基因敲除小鼠在损伤后显示肌再生受损。实验开始时给予小鼠胫前骨肌肉注射心脏毒素，损伤后第 4 天 HE 染色观察结果显示野生型与 *Dio2* 基因敲除小鼠无差异。然而，在损伤后第 15 天，*Dio2* 基因敲除小鼠显示了明显的肌再生延迟。如图所示，无论 HE 染色或核染色剂 DAPI 的染色均可观察到定位于中心具有未成熟肌纤维特征的核数目增加。该图由 Dentice 等修改[70]。

在其他诸多系统中，局部甲状腺激素浓度受 DIO2 与 DIO3 的相互变化紧密调控[3]。在肌肉受伤模型中也是如此，在该模型肌肉受损后，DIO2 的增加先于 Dio3 mRNA、DIO3 蛋白和酶活性的增加，DIO2 在损伤后第 3～5 天达到高峰（图 41.3）[71]。共免疫荧光分析显示了在 PAX7 阳性祖细胞中的 DIO3 染色。然而，在心脏毒素诱导损伤后的第 4 天，条件性基因剔除 *Dio3* 的小鼠 PAX7 阳性卫星细胞由于大量凋亡导致其细胞数显著减少[71]。损伤后第 14 天，野生型小鼠的肌肉再生已经完成，而模型小鼠的再生肌纤维的量显著下降。利用肌源干细胞 pp6 模型发现 Dio3 减少可导致异常的 T3 依赖性 FoxO3 降低，以及与肌分化相关基因的过早表达，从而导致凋亡[71]。

总之，上述试验表明，卫星细胞中 DIO2 介导的局部 T3 生成对于正常的肌再生是至关重要的。更重要的是，在此增加之前 DIO3 需要保护卫星细胞免于过早启动 T3 依赖性诱导分化（图 41.3）。这些令人兴奋的观察提示，脱碘酶对肌前体细胞中甲状腺激素状态的调控有可能应用于肌病患者的临床治疗。

41.6　结　　语

所有脱碘酶的一个重要特征就是在其活性中心的 Sec。因此，脱碘酶受制于所有能调控硒蛋白合成的因子。例如，在 SECISBP2 变异患者中可观察到由于 DIO2 合成缺陷而导致血清甲状腺激素异常谱。脱碘酶另一个重要作用是局部组织中甲状腺激素激活和失活调节，如在肌分化和再生过程中的调节作用。这些例子强调了硒在甲状腺激素活化或失活中的潜在作用。

致谢　该文获 NIDDK 基金（44128）、Osher 综合医学中心以及伯明翰研究中心优秀研究基金支持。

参 考 文 献

1. GA Brent 2012 *J Clin Invest* 122: 3035
2. PR Larsen et al 1979 *J Clin Invest* 64: 117
3. B Gereben et al 2008 *Endocr Rev* 29: 898
4. AC Bianco et al 2002 *Endocr Rev* 23: 38
5. D Botero et al 2002 *Mol Endocrinol* 16: 1999
6. JL Leonard et al 2001 *J Biol Chem* 276: 2600
7. C Curcio-Morelli et al 2003 *Endocrinology* 144: 937
8. GD Sagar et al 2007 *Mol Cell Biol* 27: 4774
9. MM Baqui et al 2000 *Endocrinology* 141: 4309
10. M Baqui et al 2003 *J Biol Chem* 278: 1206
11. EA McAninch et al 2015 *J Clin Endocrinol Metab* 100: 920
12. S Jo et al 2012 *J Neurosci* 32: 8491
13. D Salvatore et al 1999 *Biochimie* 81: 535
14. I Callebaut et al 1997 *Cell Mol Life Sci* 53: 621
15. U Schweizer et al 2014 *Proc Natl Acad Sci U S A* 111: 10526
16. I Callebaut et al 2003 *J Biol Chem* 278: 36887
17. JL Martin 1995 *Structure* 3: 245
18. GG Kuiper et al 2006 *Endocrinology* 147: 3519
19. MJ Berry 1992 *J Biol Chem* 267: 18055
20. A Goswami, IN Rosenberg 1988 *Endocrinology* 123: 192
21. A Goswami, IN Rosenberg 1987 *Endocrinology* 121: 1937
22. LV Papp et al 2007 *Antioxid Redox Signal* 9: 775
23. SM Wajner et al 2011 *J Clin Invest* 121: 1834
24. SM Wajner et al 2015 *Redox Biol* 6: 436
25. G Aerts et al 2009 *Endocrinology* 150: 5171
26. S Watabe et al 1997 *Eur J Biochem* 249: 52
27. MJ Berry et al 1991 *Nature* 349: 438
28. D Salvatore et al 1996 *Endocrinology* 137: 3308
29. D Salvatore et al 1995 *J Clin Invest* 96: 2421
30. PR Hoffmann, MJ Berry 2005 *Thyroid* 15: 769

31. MJ Berry et al 1991 *Nature* 353: 273
32. PR Copeland et al 2000 *EMBO J* 19: 306
33. RM Tujebajeva et al 2000 *EMBO Rep* 1: 158
34. D Fagegaltier et al 2000 *EMBO J* 19: 4796
35. MJ Berry et al 1992 *Endocrinology* 131: 1848
36. AM Dumitrescu et al 2005 *Nat Genet* 37: 1247
37. PR Larsen et al 1981 *Endocr Rev* 2: 87
38. JE Silva, PR Larsen 1977 *Science* 198: 617
39. MJ Schneider et al 2001 *Mol Endocrinol* 15: 2137
40. TL Fonseca et al 2013 *J Clin Invest* 123: 1492
41. C Luongo et al 2015 *Endocrinology* 156: 745
42. S Seeher et al 2014 *Antioxid Redox Signal* 21: 835
43. E Schoenmakers et al 2010 *J Clin Invest* 120: 4220
44. MF Azevedo et al 2010 *J Clin Endocrinol Metab* 95: 4066
45. C Di Cosmo et al 2009 *J Clin Endocrinol Metab* 94: 4003
46. T Hamajima et al 2012 *Eur J Endocrinol* 166: 757
47. L Schomburg et al 2009 *Thyroid* 19: 277
48. M Dentice et al 2013 *Biochim Biophys Acta* 1830: 3937
49. JE Silva 1988 *Mol Endocrinol* 2: 706
50. J Steinsapir et al 2000 *Endocrinology* 141: 1127
51. JE Silva, PR Larsen 1985 *J Clin Invest* 76: 2296
52. AC Bianco, JE Silva 1987 *Endocrinology* 120: 55
53. AC Bianco, JE Silva 1988 *Am J Physiol* 255: E496
54. JE Silva 1995 *Thyroid* 5: 481
55. LA de Jesus et al 2001 *J Clin Invest* 108: 1379
56. EC Friesema et al 2006 *Mol Endocrinol* 20: 2761
57. BC Freitas et al 2010 *J Clin Invest* 120: 2206
58. M Dentice et al 2007 *Proc Natl Acad Sci U S A* 104: 14466
59. A Hernandez et al 2006 *J Clin Invest* 116: 476
60. L Ng et al 2004 *Proc Natl Acad Sci U S A* 101: 3474
61. M Dentice et al 2005 *Nat Cell Biol* 7: 698
62. JH Bassett et al 2010 *Proc Natl Acad Sci U S A* 107: 7604
63. M Castillo et al 2011 *Diabetes* 60: 1082
64. A Marsili et al 2011 *PLoS One* 6: e20832
65. TL Fonseca et al 2014 *Diabetes* 63: 1594
66. MC Medina et al 2011 *Endocrinology* 152: 3717
67. WS Simonides et al 2008 *J Clin Invest* 118: 975
68. CB Ueta et al 2012 *Mol Endocrinol* 26: 809
69. ME Martinez et al 2016 *Endocrinology* 157: 1276
70. M Dentice et al 2010 *J Clin Invest* 120: 4021
71. M Dentice et al 2014 *Cell Metabolism* 20: 1038
72. LM McIntosh et al 1994 *Muscle Nerve* 17: 444
73. LM McIntosh, JE Anderson 1995 *Biochem Cell Biol* 73: 181
74. AN Pernitsky et al 1996 *Biochem Cell Biol* 74: 315
75. A Marsil, et al 2011 *Am J Physiol Endocrinol Metab* 301: E818
76. CF Bentzinger et al 2013 *EMBO Rep* 14: 1062
77. A Marsili et al 2010 *Endocrinology* 151: 5952

第 42 章

硒蛋白在炎性反应中的作用

Bastihalli T. Diwakar*, Emily R. Finch*, Chang Liao*, Ashley E. Shay*, and K. Sandeep Prabhu

张子威 编译

摘 要 炎症是一种保守进化的生理反应，旨在清除外界对生物体造成的损伤。多数细胞（包括巨噬细胞）的炎症反应都是一个严密的过程，该反应在促进伤口愈合过程中发挥着至关重要的作用。炎症引起的氧化应激、细胞氧化还原稳态在形成和调控细胞应答方面具有非常重要的作用，其中硒蛋白发挥着关键作用。通过应用 *Trsp* 缺失方法，我们对硒蛋白表达敲低小鼠巨噬细胞进行了研究，结果表明，硒蛋白的表达是促炎性细胞表型转向抗炎表型极化的关键，有助于消除炎症和加快伤口愈合。同时这种转变也伴随着细胞代谢的变化，特别是花生四烯酸的变化，还可以引起生物活性氧化脂的形成，包括环戊烯酮前列腺素（cyclopentenone prostaglandin，CyPG）。这些内源性代谢产物通过差异性地调节细胞信号级联反应和转录因子，影响巨噬细胞极化转换的过程。本文讨论了硒蛋白依赖性巨噬细胞极化过程是通过化学损伤和感染寄生虫引起啮齿动物肠道炎症之后产生的炎症消退的结果。此外，我们将讨论以硒蛋白依赖性方式产生的巨噬细胞衍生的 CyPG 在血液恶性肿瘤中，通过影响癌症干细胞活性发挥其抗癌作用。最后，我们也介绍了硒蛋白在组织微环境中形成有效应激红细胞的新作用，这对于炎症消退后产生的机体贫血是至关重要的。

关键词 环戊烯酮前列腺素，类二十烷酸，红细胞生成，蠕虫感染，白血病干细胞，巨噬细胞极化，巨噬细胞硒蛋白，前列腺素 J_2

42.1 炎症概述及抗炎解决方案

炎症是一种由外部信号和内源性化学介质等不同刺激造成细胞损伤的生理反应。急

*Authors contributed equally with all other contributors.
B. T. Diwakar • E. R. Finch • C. Liao • A. E. Shay • K. S. Prabhu (*)
Department of Veterinary and Biomedical Science, Center for Molecular Immunology and Infectious Disease and Center for Molecular Toxicology and Carcinogenesis,
The Pennsylvania State University, 115 Henning Building, University Park, PA 16802, USA
e-mail: ksprabhu@psu.edu

性炎症的特征是血清蛋白和白细胞从血液渗出到血管外组织。这些紧密调节行为导致炎症反应部位中性粒细胞占优，分化为巨噬细胞的单核细胞逐渐取代中性粒细胞。吞噬的结果就是吞噬的异物在蛋白水解酶中和噬菌体中活性氧及氮物质（reactive oxygen and nitrogen species，RONS）共同作用下发生降解。因此，急性炎症的过程通常是保护宿主。然而，急性炎症的副反应是局部组织损伤并且伴随着急性炎症信号扩增，同时这些副反应会导致慢性炎症的产生[1]。这种长期炎症可引发多种疾病，包括癌症、神经变性疾病、贫血、胃肠道疾病、心血管和自身免疫性疾病[2]。内源性抗炎介质可以逆转血管变化，抑制白细胞迁移和活化，同时通过凋亡来安全地清除白细胞，随后由巨噬细胞的吞噬作用来消除后期急性炎症[1]。近年来的研究已经发现了新的内源性脂质介质，具有以脂氧素、解冻素、保护素和 CyPG 形式产生有效的免疫调节和抗炎作用。这些内源性特异性抗炎介质（specialized pro-resolving mediator，SPM）的生物活性，包括减少中性粒细胞流入和白细胞外渗，以及抗炎细胞因子的反应调节，如小鼠体内的肿瘤坏死因子 α（tumor necrosis factor-α，TNF-α）[3，4]。

RONS 的产生会显著加重炎性过程。过氧化氢和过氧亚硝酸盐具有与许多细胞脂质和蛋白质相互作用以激活炎症反应的特性[5]。事实已经表明，这些 RONS 会调节细胞内第二信使，以调节涉及信号转导和转录激活因子（signal transducers and activators of transcription，STAT）-3、p38、JNK、Akt、NF-κB 的上游激酶途径形成炎症反应[6]。因此，为了调节氧化应激和炎症，生物系统已经在各种免疫细胞中发展出具有多种抗氧化的抗炎或促炎性产物分解的能力[7]。

巨噬细胞是分布于全身的先天性免疫细胞[8]。炎症期间巨噬细胞由浸润性骨髓单核细胞分化而来，存在于组织中，同时也可由胚胎衍生[9，10]。在炎症期间，巨噬细胞具有三个主要功能：①抗原提呈；②吞噬；③通过生产各种细胞因子、脂质介质和生长因子进行免疫调节。巨噬细胞会根据刺激方式的不同而保持不同的激活状态。IFN-γ、TNF-α、粒细胞巨噬细胞集落刺激因子（granulocyte macrophage-colony stimulating factor，GM-CSF）、脂多糖（lipopolysaccharide，LPS）和其他 Toll 受体（Toll-like receptor，TLR）配体促进巨噬细胞的经典活化（M1），由于这些因子都可以产生 RONS 产物，所以我们认为这些因子是属于促炎反应性因子[11，12]。因为白细胞介素（interleukin，IL）-4、IL-13 和 IL-10 促进交替活化的巨噬细胞（M2）产生精氨酸酶-1（arginase-1，Arg-1）[11～13]，因此我们认为它们具有抗炎性质。Arg-1 与诱导型一氧化氮合酶（inducible nitric oxide synthase，iNOS）竞争底物 L-精氨酸产生 L-鸟氨酸和尿素代替一氧化氮，有助于减少炎性产物 RONS[14]。这种巨噬细胞的分类代表了具有模糊中间体的光谱的两个端点[11]。M2 型巨噬细胞在激活、维持和消除炎症过程中起着关键性作用，这些作用涉及中性粒细胞流入和巨噬细胞介导的碎片化及凋亡小体的清除（胞葬作用）。胞葬作用会导致 SPM 的产生，除了驱动巨噬细胞朝向 M2 表型的极化之外，它们还在消除炎症过程中起关键性作用[16]。与此相关的是在巨噬细胞中内源性环氧合酶（cyclooxygenase，COX）衍生的 CyPG 也有利于缓解急性炎症[17]，而这个过程中硒蛋白的表达是最为关键的一部分。

42.2　Se 调节巨噬细胞中的花生四烯酸代谢

巨噬细胞产生一系列的花生四烯酸（arachidonic acid，ARA）衍生型前列腺素（prostaglandins，PG）以响应多种刺激，包括 TLR4 配体，如 LPS。该机制激活后，钙依赖性磷脂酶 A2 调动膜内磷脂中的 ARA。由此释放的 ARA 通过 COX、脂氧合酶（lipoxygenases，LOX）和细胞色素 P450 酶（cytochrome P450，CYP）迅速代谢生成多种具有生物活性的二十烷酸。与类风湿关节炎相关的研究主要集中在由 COX-1 和诱导型 COX-2 产生的 PG 激活信号通路。在 COX 同工酶的协助下，ARA 形成 PGH_2 为 PG 合成的初始步骤。巨噬细胞中的 COX-2 与下游合成酶如微粒体 PGE 合酶-1（microsomal PGE synthase-1，mPGES-1）和血栓素合成酶（thromboxane synthase，TXA）相互偶联，分别形成具有促炎特性的 PGE_2 和 TXA_2。COX-1（及 COX-2）与 PGD 合成酶（H-PGDS 和 L-PGDS）功能性偶联后使 PGH_2 转化为 PGD_2[18～20]。不同于 PGE_2 和 TXA_2，PGD_2 发生自发脱水、异构化为下游代谢物 Δ^{12}-前列腺素 J_2（Δ^{12}- prostaglandin J2，Δ^{12}-PGJ2）和 15-脱氧-$\Delta^{12,14}$前列腺素 J2（15-deoxy-Δ^{12}，15d-PGJ2），这两个代谢物统称为“CyPG”。作为 Michael 反应的亲电试剂，CyPG 具有广泛的作用。15d-PGJ_2 抑制 TNF-α 刺激的原代人内皮细胞黏附分子的表达，包括 NF-κB、AP1 和 STAT，并通过 15d-PGJ_2 抑制巨噬细胞中的促炎症途径[21]。前期的研究表明，通过差异性调控 mPGES1、TXAS 和 H-PGDS 的表达，Se 在巨噬细胞生成 CyPG 中起重要作用，有利于在炎症期间将 ARA 转移到 H-PGDS 途径[22]，这个过程称为类二十烷酸类转换，如同 Se 是参与硒蛋白转换过程的关键。如后所述，非甾体抗炎药（non-steroidal anti-inflammatory drug，NSAID）的这种高度协调的分类切换过程的破坏会导致硒蛋白的抗炎和抗致癌作用的逆转，包括巨噬细胞向 M2 表型极化的阻断作用。总之，这些研究表明，通过免疫细胞中的 COX 途径，ARA 代谢的硒蛋白依赖性调节功能可以赋予 Se 抗炎和促进炎症产物溶解的作用。

在 IkB 激酶-2（IkB kinase-2，IKK2）的活性位点中，CyPG 与活性半胱氨酸巯基形成共价加合物，导致仅当硒蛋白表达时才可抑制巨噬细胞中的 NF-κB[23]。CyPG 还通过过氧化物酶体增殖物激活受体 γ（peroxisome proliferator activated receptor γ，PPARγ）的配体依赖性活化来抑制 NF-κB[24，25]。PPARγ 的激活也需要硒蛋白的表达，而硒蛋白是巨噬细胞向 M2 表型分化的关键[26]。Se 调节促炎基因表达的能力与抑制组蛋白和非组蛋白的乙酰化有关。Se 依赖性的 CyPG 产物是抑制组蛋白乙酰转移酶（histone acetyltransferase，HAT）p300 活性的关键，这表明 Se 和类二十烷酸类转化在基因表达的表观遗传调控中的作用存在着一定的关系[27，28]。

最近的研究开始通过促炎性 PGE_2 降解机制来分析炎症中硒蛋白的作用。15-前列腺素脱氢酶（15-PG-dehydrogenase，15-PGDH）是一种将脂质介质氧化为 PGE_2 的酶，特别是肠道中有消炎作用的 15-酮基-PGE_2。研究表明，上调 15-PGDH 的表达需要硒蛋白表达[29]。在葡聚糖硫酸钠（dextran sodium sulfate，DSS）诱导的小鼠溃疡性结肠炎模型中可见 PGE_2 的代谢失活，促进了抗炎反应及炎性产物分解。此外，15-PGDH 的药理抑制作用阻止了在 DSS 模型补 Se 的保护性作用，证实促炎 PGE_2 代谢失活以激活促分解反应的重要性。补 Se 改善了疾病过程，降低 M1 标志物表达，同时在结肠组织中上调 M2 标志物如 IL-10、Fizz1 和 Arg-1 表达，以促进肠道损伤部位的有效分解并恢复屏障上皮完整性。

42.3 蠕虫感染性胃肠道炎症解决方案

巴西钩虫是一种啮齿类动物蠕虫，具有与人类钩虫（十二指肠和美洲虱）相似的生命周期，属于土壤传播蠕虫（soil-transmitted helminths，STH）。靠土壤传播的蠕虫病，是一种极易被人们忽视的热带气候性疾病，据世界卫生组织报道，全球约有 20 亿人受到这种寄生虫病的困扰。其对机体不同的侵袭力，可以不同程度地引发感染者在发育、营养及认知方面的障碍。目前，世界范围内主要是通过周期性地使用驱虫药来控制这种蠕虫病的感染。然而当今的研究重点并没有集中于如何治愈这种寄生虫病，而是侧重于减少其感染和传播的危害性。所以现在越来越多的人们开始关注于驱虫药[30]。发现新型的替代疗法对于从根本上清除这种寄生虫感染也是非常必要的。

在土壤传播性蠕虫病中，巴西诺卡菌可以通过增加如 IL-4 和 IL-13 等抗炎症因子来激活辅助性 T 细胞 2（T-helper 2，Th2）的细胞应答，从而影响巨噬细胞的极化过程[31～35]。已经证明 M2 型巨噬细胞在提高机体对于寄生性蠕虫的识别和免疫中发挥至关重要的作用[34，36，37]。在体外实验中，硒蛋白可以协调 IL-4 来降低 iNOS、IL-1β 及 TNFα 的表达，现在我们认为这些分子是 M1 型巨噬细胞促进炎症发生的典型标志物[13]，也能促进 Arg-1、Ym-1 及 Fizz-1 的表达，同时这些分子是促凋亡和修复 M2 巨噬细胞的典型标志[13]。从低 Se 小鼠（<0.01 ppm）和正常 Se 小鼠（0.08 ppm，亚硒酸钠）骨髓中提取巨噬细胞，加入 PGD_2 合成酶抑制剂与 HQL-79，结果显示 Se 对 Arg-1 活性的影响发生了显著的降低[13]。另外，在这些巨噬细胞中再加入 PPARγ 拮抗剂 GW9662，以及 STAT6 拮抗剂来氟米特，可以引起 M2 巨噬细胞标记物显著降低[13]。这些研究表明补充 Se 和白细胞介素 4（IL-4）之间的信号转导协同作用可以增加 M2 巨噬细胞的数量（图 42.1）。

为了研究 Se 在机体内的作用，我们将小鼠分为三组，分别为低 Se、正常及富 Se 组，用 500 只处于第三阶段的巴西钩虫幼虫去感染各组小鼠。相比正常组和富 Se 组的小鼠，低 Se 组小鼠受到寄生虫的损伤更严重，而且，随着 Se 含量的增加，被感染小鼠空肠中 M2 型巨噬细胞逐渐增多，M1 型巨噬细胞逐渐减少[26]。*Trsp* $^{fl/fl}$ Cre ^{LysM} 小鼠的单核细胞和巨噬细胞中硒蛋白含量降低，感染巴西钩虫幼虫的 *Trsp* $^{fl/fl}$ Cre ^{LysM} 小鼠相比于 *Trsp* $^{fl/fl}$ Cre^{WT} 对照鼠，受到寄生虫的损伤更严重，尽管进食的是含硒食物。与野生型小鼠相比，*Trsp* 的缺失也导致 M2 巨噬细胞标志物的减少和空肠中 M1 巨噬细胞标志物的相应增加[26]。

为了探究硒蛋白是否通过 ARA 途径来发挥其作用，我们在感染蠕虫的正常 Se 小鼠和富 Se 小鼠饲料中加入“消炎痛”，这是一种非特异性 COX 抑制剂，结果显示饲料中加入“消炎痛”的小鼠与空白对照小鼠相比，肠道中 M2 型巨噬细胞显著减少，蠕虫感染力明显加强。外源性 15d-PGJ_2 处理富 Se 组小鼠可以抵消“消炎痛”处理表型。最后，与正常组相比，在正常组的小鼠中加入拮抗剂 GW9662 可以引起 M2 型巨噬细胞显著减少，蠕虫感染力明显加强[26]。这些结果表明，最佳 Se 浓度的选择是由内源性 PGJ_2 代谢需求所决定的，PGJ_2 代谢是通过作用于 PPARγ 来增加 M2 型巨噬细胞数量和 *Hpgds* 的表达，从而快速高效地清除巴西钩虫的感染（图 42.1）。

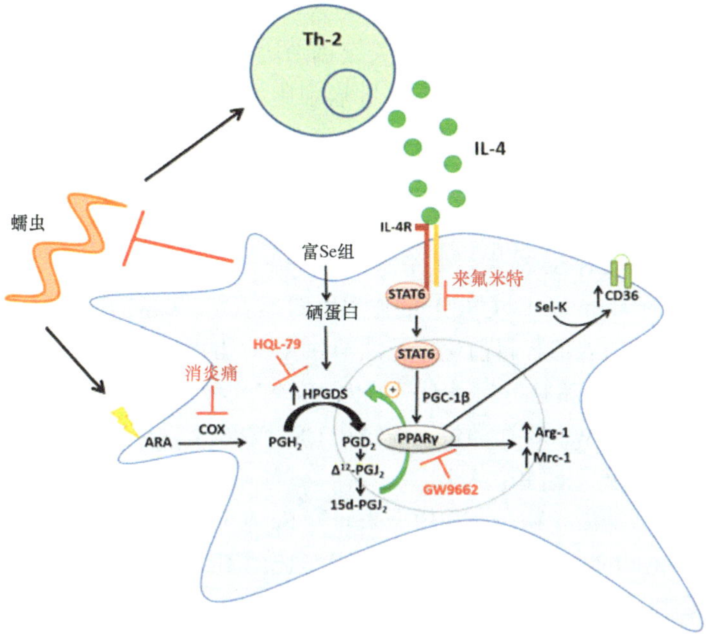

图 42.1　硒蛋白在巨噬细胞极化及蠕虫清除中的作用。蠕虫感染诱发强烈的 Th-2 反应，从而引起 IL4 释放、刺激巨噬细胞中的 ARA 调动，Se 通过硒蛋白的作用将 ARA 类物质转化为 CyPGs。PGJ_2 和 IL-4R 信号通路在 PPARγ 汇集形成了一个具有正反馈效应的循环通路，增加了 *Hpgds*、Arg-1、Mrc-1 及 CD36 的表达，从而诱导巨噬细胞极化。M2 型巨噬细胞在清除巴西诺卡菌（*N. brasiliensis*）的过程中发挥着重要作用。不论是对 ARA 代谢的抑制（利用“消炎痛”或 HQL-79），还是对 PPARγ 信号的抑制（利用“来氟米特”或 GW9662），均可引起 M2 型巨噬细胞的减少和蠕虫危害性的加大。

除了巴西诺卡菌（*N. brasiliensis*）之外，多形螺旋线虫（*Heligmosomoides polygyrus*）（也被称为巴贝尔线孢子虫）作为一种在啮齿动物中常见的寄生线虫，同样也受宿主日粮 Se 水平的影响[38，39]。有趣的是，原发性感染过程却不受日常饮食的影响。相反，Se 缺乏的小鼠在经受二次感染时延迟了对蠕虫的清除，并提高了寄生虫的繁殖能力[39]，相比之下，巴西诺卡菌的原发性感染受 Se 水平影响[26]。Se 缺乏与局部 Th2 反应的减少及 M2 型巨噬细胞减少均有关系[39]。尤其是目前越来越多的寄生虫对驱虫药产生抗药性的情况下，研究一种治疗土壤传播的 STH 的新机制是一个急需解决的全球性健康问题[30]。辅助治疗与补充 Se 联合驱虫方案为治疗土壤传播的 STH 感染提供了新型治疗方案，其中先天免疫细胞中细胞内解离途径的调节，是驱动宿主免疫反应的关键。

42.4 白血病中巨噬细胞对于炎症调节的作用

癌症的发展涉及循环系统单核细胞的激活、巨噬细胞进入肿瘤，从而导致肿瘤微环境的改变。肿瘤和基质细胞发出的信号可以有效地引起巨噬细胞表型发生转变。基于细胞表面标记物的表达，我们认为肿瘤相关巨噬细胞（tumor-associated macrophage，TAM）是肿瘤微环境的关键调节因子，正如M2型极化巨噬细胞一样。TAM的抗炎功能和解毒功能可以支持肿瘤细胞生长。研究表明，肿瘤中TAM的积累与一些预后不良临床结果存在着密切的联系。然而，Se在这个环节中发挥的作用却仍然不清楚。巨噬细胞极化是M2巨噬细胞分类的一部分，其在肿瘤微环境中具有相反的作用。

尽管已经有文献对Se在大量癌细胞系中促凋亡作用做了研究，但是Se对原发性肿瘤干细胞（cancer stem cell，CSC）的作用仍然不清楚。CSC代表了一类肿瘤疾病化疗后易扩散、易复发的人群。目前化疗无法消除CSC的主要原因就在于这些细胞具有独特的代谢物质，从而对治疗方案具有抵抗力。Se在几种代谢途径中扮演着氧化调节和代谢控制的角色。由于Wnt/β-连环蛋白途径在CSC中经常表达失调，因而Se对该途径的作用仍然是非常有意义的[40，41]。

学者通过建立啮齿动物白血病模型来研究Se在CSC中的作用。在慢性粒细胞性白血病（chronic myelogenous leukemia，CML）的模型中，补Se组小鼠通过产生PGD_2衍生的内源性CyPG选择性诱导白血病干细胞（leukemia stem cell，LSC）凋亡[42]。在Se依赖性作用的蠕虫清除率方面，NSAID治疗抑制了CML小鼠Se补充的作用，表明其在COX途径的重要作用。此外，体外研究表明，培养液中补Se可诱导LSC中BMDM发生凋亡，而应用NSAID处理BMDM发现可抑制促凋亡作用。这些研究清楚地表明，巨噬细胞中内源性脂质介质（推测具有M2样特征）与LSC共同促使细胞凋亡。分析结果表明LSC发生凋亡时，其RONS和p53（一种抑癌基因）异常活化。添加巨噬细胞条件培养基（Se含量250nmol/L）、巨噬细胞条件培养基的脂质提取物，或纯化的CyPGs都可以增加p53依赖性细胞的凋亡，然而Se缺乏型巨噬细胞的条件培养基则不能引起LSC的凋亡[42]。

除了在凋亡中发挥重要的作用之外，p53也是细胞周期和细胞代谢的中枢调节因子[43]。在CML小鼠中补充0.4 ppm Se可以引发LSC中p53调控基因的激活[42]。这也伴随着p53诱导型糖酵解和细胞凋亡调节因子（p53-inducible glycolysis and apoptosis regulator，TIGAR）表达的增加，与报道中提到的低果糖-2，6-二磷酸酯阻断糖酵解活性作用相似[44]。另外，Se也可增加由磷酸激活的线粒体谷氨酰胺酶（phosphate-activated mitochondrial glutaminase，Gls2）的表达，这可以引起TCA循环中谷氨酸和α-酮戊二酸的增加[45]，从而促进LSC中氧化磷酸化水平的增加，产生能量。Se治疗LSC也可增加细胞色素c氧化酶装配蛋白（cytochrome c oxidase assembly protein，Sco2）的表达，可能引起线粒体呼吸作用增强，导致瓦氏效应（Warburg）的逆转，这也与之前的试验结果相符（图42.2）。体内加Se及LSC和巨噬细胞共同培养中也可看到相似结果，这也预示着这两种细胞类型之间存在着相互联系。

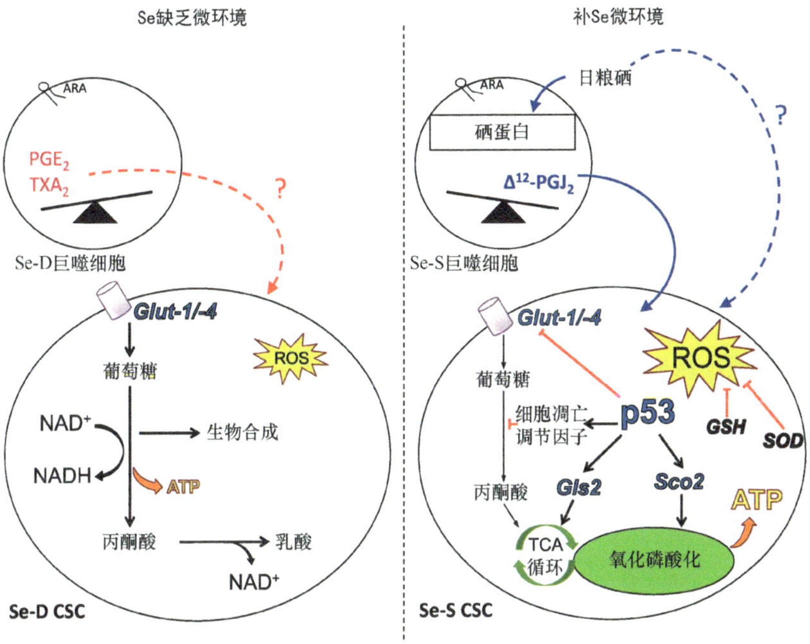

图 42.2　白血病中可体现 Se 对巨噬细胞和原发性肿瘤干细胞（cancer stem cell，CSC）的作用。在 Se 缺乏的微环境中（如左图所示），因为瓦氏效应对 CML 中原发性 CSC 的影响，而慢性粒细胞性白血病中糖酵解是其主要的能量来源，所以促炎 M1 型巨噬细胞通过 COX 途径从 ARA 产生大量 PGE_2 和 TXA2。在补 Se 微环境中（如右图所示），M2 型巨噬细胞中硒蛋白影响 J2Δ^{12}-PGJ_2 的生成，J2Δ^{12}-PGJ_2 可以激活肿瘤抑制蛋白、p53、p53 依赖性糖酵解，以及 Tiga、Sco2 和 Gls2，上调 TCA 和氧化磷酸化。p53 诱导可以引起 Glut-1 和 Glut-4 的下调，影响细胞对葡萄糖的摄取。作为代偿机制，抗氧化的基因表达升高，但不足以调控 RONS。原发性 CSC 不能代偿这种代谢转变，进而发生细胞凋亡。

42.5　Se 和硒蛋白在维持红细胞生成中氧化还原态的作用

炎症常与红细胞生成缺陷相关。发生炎症性贫血时，缺氧除引起细胞代谢的变化外，常伴随氧化应激的发生，影响红细胞氧化还原作用。有研究表明，血清中低 Se 和病理性红细胞的生成之间存在逆因果关系[46，47]。镰状细胞贫血（sickle cell anemia，SCA）患者体内的 Se 含量和酶活性均显著低于非贫血组，这一现象与 SCA 患者体内氧化应激增加相关[48]。在美国老年人群中，血清低 Se 与贫血存在相关性，而增加 Se 含量可降低患贫血的风险[49]。有人认为，Se 缺乏可造成肺结核、心肌病和透析患者的贫血[50～52]。

多年来，学者们不断建立动物模型来揭示 Se 和红细胞生成之间的神秘联系。在鸡模型中，缺 Se 鸡的红细胞出现了硒蛋白和一些促炎因子转录结果的异常。GPX、硫氧还蛋白还原酶（thioredoxin reductase，TXNRD1）、硒蛋白 P（selenoprotein P，SEPP1）、和硒磷酸合成酶 2（selenophosphate synthetase2，SEPHS2）在实验组中高表达，表明了这些硒蛋白在鸡红细胞生理功能中的重要作用[53]。虽然长期饲喂 Se 缺乏饲料的大鼠造血参数表现正常[54]，但在病理性红细胞生成过程中，饮食中补充 Se 显示出了一定的保护作用。甲巯咪唑是一种抗甲状腺分泌药物，应用于妊娠大鼠可导致其幼崽表现出贫血，以及氧化应激标志物的增加，而补充 Se 可以缓解这些症状[55]。缺 Se 小鼠表现出贫血症状，是由于在早期红细胞祖细胞阶段，红细胞生成缺陷与多个氧化应激的标志物如高铁血红蛋白和血红蛋白的氧化降解协同出现所造成的[56]。叉头框蛋白 O3（forkhead box O3，FoxO3a）转录因子是红细胞生成过程中的一个关键的氧化还原调节器，在缺 Se 小鼠幼红细胞中得以活化，上调多个抗氧化基因的转录，如 *Gpx1*[56]。这些研究表明 Se 在维持红细胞氧化还原平衡中具有不可或缺的作用。

条件性硒蛋白敲除的小鼠模型（$Trsp^{fl/del}$：*Mx1-Cre*）揭示了硒蛋白在调节红细胞生成方面的主要作用[57]。基因敲除的小鼠表现出贫血症状，以及氧化应激相关基因的高表达，如 NAD（P）H 醌氧化还原酶 1［NAD（P）H quinone oxidoreductase1，Nqo1］、谷氨酸半胱氨酸连接酶催化亚基（glutamate-cysteine ligase catalytic subunit，Gcl）、血红素加氧酶 1（heme-oxygenase 1，Hmox1）和 Txnrd1，表明氧化还原平衡的失调。未成熟红细胞和受损或退化的成熟红细胞可以在基因敲除小鼠的外周血和骨髓中积累，相应的，血清胆红素水平也升高，进而说明了硒蛋白对避免红细胞溶血有重要作用。因此，$Nfe2l2^{-/-}Trsp^{-/-}$双敲除的模型，出现 RONS 在红细胞中累积的标志现象。更重要的是，当硒蛋白缺乏时，Nrf2 在 *Nqo1* 和其他抗氧化基因的表达中起到关键作用。

硒蛋白参与红细胞生成的具体作用目前还不清楚。最近的研究已经确定硒蛋白可以直接参与红细胞生成[58～61]。令人惊讶的是，尽管 Gpx1 已被证明是一种重要的抗氧化酶，可以保护红细胞和血红蛋白免受氧化分解[62，63]，但 $Gpx1^{-/-}$小鼠的红细胞生成水平接近正常[64，65]。然而，缺乏 *Gpx4* 可导致胚胎致死，但是否红细胞生成也受到影响尚不清楚[62，66]。同样，硫氧还蛋白 1（thioredoxin 1，Trx1）、Trx2 和 Txnrd1 缺失也导致胚胎致死[67～69]。目前还不清楚红细胞和红细胞生成在这些模型中是否受到影响。在 E13 敲除线粒体 *Txnrd2* 和 $Txnrd2^{-/-}$胚胎中可出现严重贫血，但其潜在机制仍不清楚[70]。因此除了 Gpx1，Txnrd2 也可能潜在维持红细胞的氧化还原稳态，从而在红细胞生成中起着关键的作用。未来的研究可揭示硒蛋白在红细胞生成各个阶段的影响和作用，该阶段包括炎性巨噬细胞源介质在内，一些来自微环境的信号可能是重要的影响因素。

42.6 结　　语

特殊免疫细胞硒蛋白缺乏的小鼠模型，如巨噬细胞和 T 细胞，可以帮助我们对硒蛋白在疾病中的免疫调节作用的理解。其中最值得研究的是，硒蛋白如何在这类细胞中减轻炎症并进一步修复损伤、促进伤口愈合，而这恰好是内稳态的关键。个别硒蛋白在此过程中的作用还有待进一步研究，尤其是它们影响类花生酸途径及其他细胞内代谢途径的能力，这可能会使我们发现硒蛋白的新作用机制。基于在体内模型中的各项研究，富 Se 在多数情况下可以有效消除炎症。因此，小分子代谢产物，包括硒化物，在相关进程中是否发挥保护作用仍有待观察。

最近有研究表明，Se 缺乏可引起禽类骨骼肌炎性反应，并证明硒蛋白 W（selenoprotein W，SelW）在调控骨骼肌病变引起的炎性反应中具有重要作用[71]。Se 缺乏也可引起禽类静脉中多种硒蛋白表达降低、抗氧化功能减弱并上调炎性因子的表达，推测可能与缺 Se 性渗出性素质相关[72]。而对禽骨骼肌细胞进行硒蛋白 K （selenoprotein K，SelK）敲低后发现，炎性因子及炎性相关细胞因子，如 iNOS、NF-κB、HO-1、COX-2、IL-6、IL-7 和 IL-8 表达显著上调，表明 SelK 与骨骼肌炎性反应密切相关[73]。在小鼠结肠炎性癌症模型中，SEPP1 缺失导致免疫功能及上皮细胞功能的改变[74]。应用蛋白质组学和转录组学技术，发现不同 Se 水平可影响人直肠黏膜中炎性反应信号通路及细胞骨架结构，进而影响肿瘤风险性[75]。

致谢　此项研究是由美国国立卫生研究院（NIDDK 和 NCI）资助，KSP 由美国农业部（NIFA）孵化基金资助，ERF 和 AES 由国家推进转化科学中心（NCATS、NIH、UL1 TR000127、TL1 TR000125）和 NIH 博士培训津贴（T32 AI074551）资助。

参考文献

1. CN Serhan et al 2008 *Nat Rev Immunol* 8: 349
2. F Di Virgilio 2004 *Curr Pharm Des* 10: 1647
3. T Lawrence et al 2002 *Nat Rev Immunol* 2: 787
4. CN Serhan 2014 *Nature* 510: 92
5. Q Zhou et al 2009 *Free Radic Biol Med* 47: 891
6. JM Muller et al 1997 *Eur J Biochem* 244: 45
7. MA Reeves, PR Hoffmann 2009 *Cell Mol Life Sci* 66: 2457
8. A Das et al 2015 *Am J Pathol* 185: 2596
9. F Geissmann et al 2010 *Science* 327: 656
10. C Schulz et al 2012 *Science* 336: 86
11. FO Martinez, S Gordon 2014 *F1000Prime Rep* 6: 13
12. A Sica, A Mantovani 2012 *J Clin Invest* 122: 787
13. SM Nelson et al 2011 *J Nutr* 141: 1754
14. S Gordon 2003 *Nat Rev Immunol* 3: 23
15. J Dalli, CN Serhan 2012 *Blood* 120: e60
16. A Croasdell et al 2015 *Am J Physiol Lung Cell Mol Physiol* 309: L888
17. DW Gilroy et al 1999 *Nat Med* 5: 698
18. M Murakami et al 2000 *J Biol Chem* 275: 32783
19. CA Rouzer et al 2005 *J Lipid Res* 46: 1027
20. N Ueno et al 2001 *J Biol Chem* 276: 34918
21. M Ricote et al 1998 *Nature* 391: 79
22. UH Gandhi et al 2011 *J Biol Chem* 286: 27471
23. H Vunta et al 2007 *J Biol Chem* 282: 17964
24. DS Straus, CK Glass 2001 *Med Res Rev* 21: 185
25. BM Forman et al 1995 *Cell* 83: 803
26. SM Nelson et al 2015 *J Biol Chem* 291: 2787
27. V Narayan et al 2015 *J Nutr Biochem* 26: 138
28. KC Ravindra et al 2012 *Chem Res Toxicol* 25: 337
29. N Kaushal et al 2014 *J Immunol* 193: 3683
30. S Geerts, B Gryseels 2000 *Clin Microbiol Rev* 13: 207
31. JE Allen, RM Maizels 2011 *Nat Rev Immunol* 11: 375
32. F Chen et al 2012 *Nat Med* 18: 260
33. SJ Jenkins et al 2011 *Science* 332: 1284
34. JJ Reece et al 2006 *Infect Immun* 74: 4970
35. M Stein et al 1992 *J Exp Med* 176: 287

36. T Kreider et al 2007 *Curr Opin Immunol* 19: 448
37. FO Martinez et al 2009 *Annu Rev Immunol* 27: 451
38. A Smith et al 2005 *J Nutr* 135: 830
39. AD Smith et al 2013 *Infect Immun* 81: 2546
40. I Malanchi et al 2008 *Nature* 452: 650
41. JD Holland et al 2013 *Curr Opin Cell Biol* 25: 254
42. UH Gandhi et al 2014 *Cancer Res* 74: 3890
43. CR Berkers et al 2013 *Cell Metab* 18: 617
44. K Bensaad et al 2006 *Cell* 126: 107
45. W Hu et al 2010 *Proc Natl Acad Sci U S A* 107: 7455
46. JD Latshaw et al 1977 *Poult Sci* 56: 1876
47. JG Morris et al 1984 *Science* 223: 491
48. CL Natta et al 1990 *Acta Haematol* 83: 130
49. RD Semba et al 2009 *Eur J Clin Nutr* 63: 93
50. M van Lettow et al 2005 *Eur J Clin Nutr* 59: 526
51. EV Goncharova et al 2015 *Klin Lab Diagn* 60: 23
52. G Hampel et al 1985 *Life Support Syst* 3 Suppl 1: 36
53. Y Luan et al 2015 *Biol Trace Elem Res* 171: 427
54. ML Hu et al 1984 *J Inorg Biochem* 22: 165
55. IB Amara et al 2011 *Hum Exp Toxicol* 30: 1549
56. N Kaushal et al 2011 *Antioxid Redox Signal* 14: 1403
57. Y Kawatani et al 2011 *Blood* 117: 986
58. SM Hattangadi, HF Lodish 2007 *J Clin Invest* 117: 2075
59. M Schieber, NS Chandel 2014 *Curr Biol* 24: R453
60. WC Hawkes, Z Alkan 2010 *Biol Trace Elem Res* 134: 235
61. EM Hanschmann et al 2013 *Antioxid Redox Signal* 19: 1539
62. S Ghaffari 2008 *Antioxid Redox Signal* 10: 1923
63. RM Johnson et al 2010 *Free Radic Biol Med* 48: 519
64. YS Ho et al 1997 *J Biol Chem* 272: 16644
65. RM Johnson et al 2000 *Blood* 96: 1985
66. LJ Yant et al 2003 *Free Radic Biol Med* 34: 496
67. M Matsui et al 1996 *Dev Biol* 178: 179
68. L Nonn et al 2003 *Mol Cell Biol* 23: 916
69. C Jakupoglu et al 2005 *Mol Cell Biol* 25: 1980
70. M Conrad et al 2004 *Mol Cell Biol* 24: 9414
71. Q Wu et al 2014 *Biol Trace Elem Res* 161: 167
72. Q Du et al 2016 *Biol Trace Elem Res* 173: 501
73. R Fan et al 2017 *Biol Trace Elem Res*. doi: 10.1007/s12011-017-0979-1
74. W Caitlyn 2017 *Cell Mol Life Sci* 74: 607
75. C Méplan 2016 *FASEB J* 30: 2812

第 43 章

谷胱甘肽过氧化物酶 4 与铁死亡

José Pedro Friedmann Angeli, Bettina Proneth, and Marcus Conrad

王福俤　王　浩　编译

摘　要　谷胱甘肽过氧化物酶 4（glutathione peroxidase 4，Gpx4）是哺乳动物谷胱甘肽过氧化物酶家族的重要成员，Gpx4 能特异并有效地清除磷脂过氧化氢。大量研究发现 Gpx4 能调控一种铁离子依赖的、非凋亡的新型细胞死亡途径，即 ferroptosis（俗称"铁死亡"）。最初，铁死亡在某些小分子化疗药物杀灭携带高致癌突变 RAS 的肿瘤细胞的过程中被发现。近年来，铁死亡途径在非转化细胞和组织中的病理生理意义得到了极大关注，相关领域包括免疫、神经退行性疾病、缺血/再灌注引发的组织损伤等。其中，硒蛋白的生物合成过程是影响铁死亡的重要因素。在本章，我们将呈现铁死亡过程的最新研究进展，并深入探讨硒蛋白影响铁死亡过程的分子机制。

关键词　铁死亡信号，缺血/再灌注损伤，脂质过氧化，Liproxstatin-1，甲羟戊酸途径，神经退行，非凋亡的细胞死亡，PHGPx，磷脂过氧化氢谷胱甘肽过氧化物酶，程序性坏死

43.1　引　　言

谷胱甘肽过氧化物酶 4（glutathione peroxidase 4，Gpx4）是谷胱甘肽过氧化物酶 Gpx 家族 8 个成员之一。哺乳动物的 Gpx1、Gpx2、Gpx3 和 Gpx4 均为硒蛋白；Gpx5、Gpx7 和 Gpx8 则是含有半胱氨酸的旁系同源体。另外，GPX6 在人体中是硒蛋白，但是在啮齿动物及其他哺乳动物中则是含半胱氨酸的酶[1]。谷胱甘肽过氧化物酶类（Gpx）存在相似的四聚体酶催化机制：包含硒代半胱氨酸（Sec）、天冬酰胺（Asn）、谷氨酰胺（Gln）和色氨酸（Trp）[2]。这些具有催化活性的酶类分别负责清除 H_2O_2、催化有机过氧化物还原成 H_2O 及对酒精的代谢。催化超氧化物主要消耗的是谷胱甘肽（glutathione，GSH）。谷胱甘肽在催化超氧化物的反应中作为电子供体，然后在谷胱甘肽还原酶（GSH reductase）的作用下通过消耗 NAPDH 重新参与这个催化反应循环。然而，目前认为在

J. P. Friedmann Angeli • B. Proneth • M. Conrad (✉)
Helmholtz Zentrum München, Institute of Developmental Genetics,
Ingolst 鍷 ter Landstr. 1, 85764 Neuherberg, Germany
e-mail: marcus.conrad@helmholtz-muenchen.de

生理状态下谷胱甘肽不是 Gpx 的唯一还原性底物。现在发现了 Gpx3 可以利用硫氧还蛋白（thioredoxin）和/或谷氧还蛋白（glutaredoxins），Gpx7 和 Gpx8 可以利用蛋白质二硫键异构酶（protein disulfide isomerase）[3]，Gpx4 在特殊状态下可以“非特异”使用硫醇类物质（thiols）并扮演一种无选择性的硫醇超氧化物酶[4]。

Gpx4 在 1982 年首次被 Ursini 和其同事发现并报道，是一种能利用谷胱甘肽高效防止脂质体和细胞膜氧化分解的酶类物质[5]。Gpx4 与 Gpx7、Gpx8 有非常高的同源性，它们的差别是 Gpx4 中是半胱氨酸（Cys），而 Gpx7、Gpx8 中是硒代半胱氨酸（Sec）。与其他的 Gpx 蛋白相比，单体型的 Gpx 蛋白与被广泛研究的 Gpx1 同源性最小。Gpx4 与其他 Gpx 家族蛋白的不同点就在于其单体结构和较低的底物特异性，因此在小鼠的发育中不可或缺[6]。

对 *Gpx4* 基因的分析发现了 3 个不同的异构体亚型（isoform），这些亚型使用 3 种独立的启动子（promoter）[7]。Gpx4 的每个亚型的细胞定位和组织表达都不一样。*Gpx4* 外显子 1 上面转录起始位点的不同产生了两种不同的蛋白亚型：胞质定位型 Gpx4（20kDa）和带有 N 端线粒体前导序列的线粒体型 Gpx4（23kDa）。外显子区域的可变剪接还形成一个 34kDa、带有核定位序列的 Gpx4 异构体。这种入核型的 Gpx4（nuclear form of Gpx4，nGpx4）之前认为是精子细胞核特异的 Gpx（sperm nuclei-specific Gpx，snGpx4）[8]。胞质定位型的 Gpx4 在全身广泛表达，而线粒体型和入核型 Gpx4 只在睾丸中表达[8～10]。

基于小鼠遗传学的研究，现在普遍接受 Gpx4 的各种亚型均对细胞有保护作用，且细胞质定位的较短的 Gpx4 亚型（cytosolic Gpx4，cGpx4）是哺乳动物发育所必需的[11]。由于细胞质定位的较短 cGpx4 亚型与 mGpx4 线粒体亚型、nGpx4 入核亚型共用一段基因序列，因此想特异性敲除 Gpx4 较短的亚型是无法实现的。但是，特异性敲除 Gpx4 线粒体亚型和入核亚型是可以实现的，因为它们的转录起始位点是特异的，并且产生了一段独特的 N 端序列：线粒体定位序列和核定位序列。仅敲除线粒体定位的 mGpx4 亚型或细胞核定位的 nGpx4 亚型的基因敲除小鼠是可以存活的，但这些小鼠展示出雄性不育的缺陷[12，13]。对于 *Gpx4* 基因全身敲除小鼠，只有让它们与过表达细胞质定位的 cGpx4 亚型杂交，才能挽救 *Gpx4* 基因全身敲除小鼠的致死表型[11]。

一些研究报道了 Gpx4 可以对抗细胞凋亡并延长生存（请参考引用文献里的这篇综述论文[14]）。最近，过表达 Gpx4 被发现可以在静息态的 Jurkat T 淋巴细胞中阻止肿瘤坏死因子 α（TNF-α）诱导的细胞死亡，其机制是减少断裂的磷脂形成[15]，主要是磷脂酰胆碱被 NADPH 氧化酶 4 产生的 H_2O_2 氧化后的产物。另外还发现 Gpx4 在保护心磷脂对抗氧化损伤中也发挥着重要的抗凋亡作用[16]。这些学说进一步被动物实验所验证：过表达 Gpx4 可以保护肝脏不受敌草快（diquat）诱导的肝损伤，其机制是减少了心磷脂氧化并随后抑制细胞前凋亡因子如细胞色素 c 和 SMAC/DIABLO 的释放。有趣的是，当使用基因条件性敲除小鼠和氧化脂质组学分析时，在组织特异性敲除 *Gpx4* 基因小鼠的肾脏中，检测到了心磷脂氧化产物的蓄积，并且该过程先于任何一类磷脂分子的氧化[17]。

43.2 GPX4 介导的非凋亡途径

目前，越来越多的研究发现，细胞死亡的方式并不局限于凋亡。在这些细胞死亡的方式里，备受科学界关注的有程序性坏死（necroptosis）、铁死亡（ferroptosis）、

PARP-1 依赖性细胞死亡（parthnantos）、亲还蛋白 D 介导的坏死（cyclophilin-D mediated necrosis）[18，19]。在这些新型细胞死亡方式中，由于铁死亡在很多病理损伤中发挥作用而备受关注，如不同组织的缺血再灌注、神经退行性疾病、遗传性血色病[60]、脑出血[61]等。

铁死亡是由 Stockwell 和他的同事在 2012 年首次提出的，他们发现了小分子 erastin 能使携带 RAS 突变的癌细胞以一种特殊的方式死亡[20，21]（图 43.1）。Erastin 通过抑制 xc-（谷氨酸/胱氨酸转运体），导致细胞胱氨酸摄取障碍，从而剥夺细胞的谷胱甘肽[20]。xc-摄取一分子胱氨酸的同时会释放一分子谷氨酸[22]。有趣的是，细胞外高浓度的谷氨酸盐（>1mmol/L）也能抑制 xc-。这些现象让人想到先前的工作，谷氨酸盐有一定的神经毒性，通过抑制谷胱甘肽合成及后续钙离子依赖的脂质氧化酶的激活而导致 oxytosis[23]。目前，oxytosis 和铁死亡很难区分开，有研究正在探讨两者是否为同一种细胞死亡方式。

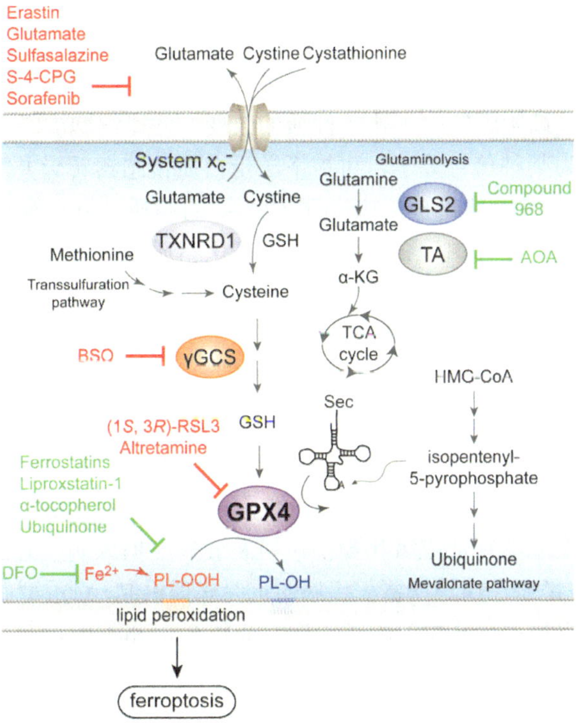

图 43.1　Gpx4 是铁死亡的关键调控因子。细胞通过胱氨酸/谷氨酸转运体（xc-）、中性氨基酸转运体（ASCT，未标出）或转氨基作用获得胱氨酸（半胱氨酸）来合成谷胱甘肽。Gpx4 是 Gpx 家族中唯一能将脂质过氧化物（PL-OOH）还原成醇类物质（PL-OH）的关键还原酶，从而抑制铁死亡发生。Gpx4 表达依赖于甲羟戊酸途径（见正文）。除了铁依赖的脂质过氧化，谷氨酰胺分解代谢也是氧自由基的重要来源。铁死亡激动剂为红色，铁死亡抑制剂为绿色。α-KG（α-ketoglutarate），α-酮戊二酸；AOA（aminooxyacetate），氨基氧乙酸盐；BSO（L-buthionine sulfoximine），L-丁硫氨酸亚砜胺；DFO（deferoxamine），祛铁胺；γ-GCS（γ-glutamylcysteine synthetase），γ-谷氨酰半胱氨酸合成酶；GLS2（glutaminase 2），谷氨酰胺酶 2；HMG-CoA（3-hydroxy-3-methylglutaryl coenzyme A），3-羟基-3-甲基戊二酰辅酶 A；S-4-CPG（(S)-4-Carboxyphenylglycine），S-4-羧基苯基甘氨酸；TA（transaminase），转氨酶；TCA（tricarboxylic acid），三羧酸循环；TXNRD1（thioredoxin reductase 1），硫氧还蛋白还原酶 1。

值得注意的是，最近有研究证明了肿瘤抑制因 p53 可抑制 SLC7A11（xc-的底物特异性亚基），说明铁死亡能抗肿瘤[24]。然而，铁死亡和 oxytosis 有相似的特点：半胱氨酸的缺乏（由于胱氨酸摄入减少导致）及谷胱甘肽的缺乏。谷胱甘肽在铁死亡过程中发挥重要功能，通过 γ-谷氨酰半胱氨酸合成酶（γ-GCS）抑制剂或 L-丁硫氨酸亚砜胺（BSO）抑制谷胱甘肽，能诱导细胞发生铁死亡或 oxytosis。谷胱甘肽的重要功能让人们联想到：是否存在一种谷胱甘肽依赖的酶协助谷胱甘肽对抗铁死亡？2014 年有研究给出了决定性的答案，有两个研究组各自提供了明确的证据，证明了至少在某些特定的情况下，谷胱甘肽过氧化酶 4（Gpx4）是支持谷胱甘肽促生存作用的限速酶。在研究哪些化合物能诱发铁死亡时，Stockwell 和同事发现了一类铁死亡激动剂——Gpx4 抑制剂 RSL3，能够诱导细胞发生铁死亡而不影响谷胱甘肽水平[25]。同时，研究者使用 Gpx4 条件性敲除的细胞，发现 Gpx4 缺失导致的细胞死亡能被铁死亡抑制剂所阻断，并且这一过程并不影响细胞谷胱甘肽的水平[17]。

Gpx4 在防止磷脂过氧化物过程中发挥重要作用，敲除 *Gpx4* 基因或者药物抑制 Gpx4 蛋白功能，都能导致磷脂过氧化水平增加。然而，目前并不清楚脂质过氧化是否是细胞死亡的执行者，导致细胞膜的物理化学性质的改变，使得细胞屏障功能丧失。或者，脂质过氧化物是否作为某种信号分子，可被下游蛋白质传感器转导并激活信号级联放大。另外，有人猜想，Gpx4 的抑制与细胞死亡所需要的脂质过氧化水平升高有关；这一猜想刚好支持在细胞死亡过程中，细胞需要不断氧化脂质体这一概念。虽然脂质体目前并没有明确的生理过程，但可以被 Gpx4 调控。因此，脂质体的调控模式和机制对研究铁死亡非常重要。早期研究提出了脂氧合酶可能是脂质过氧化和铁死亡的执行者[26，27]，这一个概念也得到药理学研究的支持[28]。然而最近也有研究质疑该观点，指出多数脂氧合酶抑制剂有脱靶效应的证据[17]。

另一方面，铁代谢在铁死亡过程中起着很重要的作用[20，60]。遗传性血色病是一类严重的铁代谢紊乱疾病，基因突变导致机体无限制吸收膳食铁元素，过量铁蓄积在肝脏、胰脏、心脏等实质器官造成氧化损伤，引发肝病、糖尿病、心血管疾病等并发症。研究者发现，铁死亡是血色病等铁蓄积疾病的重要病理机制，对重型血色病小鼠模型（*Hjv* 敲除小鼠和 *Smad4* 肝脏敲除小鼠）给予铁死亡抑制剂 ferrostatin-1 处理，能明显降低铁蓄积引发的肝脏脂质过氧化、肝损伤和肝纤维化，表明机体铁代谢异常与铁死亡密切相关，铁蓄积会引发铁死亡[60]。此外，某些铁代谢调控蛋白也能影响铁死亡的发生进展。目前普遍认为，转铁蛋白（Tf）结合铁，通过转铁蛋白受体（TfnR）介导的内吞作用为细胞铁池（iron pool）供铁，而这些铁在铁死亡发生中可以被动员利用[29]。此外，铁反应元件结合蛋白 2（IREB2）、FBXL5（F-box and leucine rich repeat protein 5）通过 IREB2 可以稳定转铁蛋白和转铁蛋白受体的 mRNA 水平[30]。IREB2 随后会被 FBXL2 所抑制，通过蛋白酶体被降解[31]。然而，铁在细胞死亡过程中发挥的具体功能仍不清楚——动员出来的游离铁促进了脂质过氧化损伤，还是影响了铁依赖相关酶的功能。

目前有研究提出，谷氨酰胺的分解过程对铁死亡的发生是必需的，这一过程可以通过抑制谷氨酰胺转化为谷氨酸的底物来有效抑制[29]，如 α-酮戊二酸。有趣的是，α-酮戊二酸是 α-酮戊二酸依赖的双加氧酶的底物，这一类双加氧酶是铁依赖的酶，可以氧化一大类底物，是线粒体 H_2O_2 的重要来源。

除了谷氨酰胺代谢，最近有研究指出脂质代谢也能调控铁死亡，那么哪些磷脂参与铁死亡调控呢？研究者通过对铁死亡细胞进行脂质组学分析，发现膜结构中磷脂酰乙醇胺（phosphatidylethanolamine，PE）是发生脂质过氧化的特异底物，PE 被脂氧化酶氧化产生过氧化二十四碳四烯酸［15-OOH-eicosatetraenoic（arachidonic [AA]）acid（HpETE）esterified into PE（HpETE-PE），15-HpETE-PE］，15-HpETE-PE 目前被认为是铁死亡信号的执行者，而 Gpx4 则能有效清除 15-HpETE-PE 来阻止铁死亡发生[62]。花生四烯酸（arachidonic acid，AA）是 PE 合成的关键原料，PE 中的花生四烯酸残基是过氧化发生的部位，PE 合成过程中 ACSL4（acetyl-CoA synthase long chain family member 4）是延伸脂肪酸长链的关键酶[62，63]。研究者发现 ACSL4 和溶血磷脂酰胆碱转移酶 3（lysophosphatidylcholine acyltransferase 3）是 Gpx4 抑制剂 RSL3 诱导细胞死亡的重要调控因子，ACSL4 能通过上调 PE 中发生过氧化的花生四烯酸的含量来促进铁死亡，相应的，*ACSL4*$^{-/-}$*Gpx4*$^{-/-}$细胞则表现出对铁死亡的耐受[32，63]。那么 PE 如何被过氧化修饰呢？最新研究发现 PE 结合蛋白 1（PE binding protein 1，PEBP1）/15-脂氧化酶（15-lipoxygenase，15LO）复合物是 PE 过氧化过程中的关键分子[64]。PEBP1 是附着于细胞膜内表面的脚手架蛋白，能与 Raf1、15LO 等多种蛋白质结合并将其募集至细胞膜，调控一系列信号通路。研究者利用发生铁死亡的哮喘患者呼吸道上皮细胞，发现哮喘发作时体内大量分泌的白细胞介素 13 会上调呼吸道上皮细胞中 15LO 表达，从而促进 PEBP1/15LO 复合物的形成。15LO 被募集至细胞膜上，一方面，从空间上促进 15LO 与细胞膜 PE 结合；另一方面，研究者发现 PEBP1 能特异性结合细胞质中游离的花生四烯酸，从而避免 15LO 与花生四烯酸接触反应，进一步促进 15LO 过氧化 PE 产生 15-HpETE-PE，引发铁死亡[64]。

Gpx4 是铁死亡过程的重要调控因子，那么 Gpx4 的活性或者表达水平是如何被调控的呢？硒蛋白的转录或者翻译的调控机制可能会提供一些思路。早期研究发现，Sec 特异性 tRNA（$tRNA^{[Ser]Sec}$）通过翻译后水平的修饰，能直接影响 Gpx4 翻译效率。Trit1 介导的第 37 位腺苷的异戊烯化是影响 $tRNA^{[Ser]Sec}$ 转录后修饰的关键步骤[33]，从而产生了异戊烯腺苷（i^6A）[34]。该修饰对于确保 UGA 密码子的最大翻译效率至关重要。该系统的关键特征是异戊烯焦磷酸（异戊烯基前体）通过甲羟戊酸途径产生，从而将胆固醇生物合成途径与硒蛋白表达结合起来[35]（图 43.1）。早期关于某些他汀类药物副作用的研究支持了上述假设，如 3-羟基-3-甲基戊二酰辅酶 A（HMG-CoA）还原酶抑制剂。长期服用这些药物的高胆固醇血症患者表现出硒蛋白合成受损，继而发生过度的氧化损伤和心肌病[36]。重要的是，研究发现这些他汀类药物会直接抑制 Gpx4 的功能[37]。多项研究指出，使用他汀类药物，如西立伐他汀（cerivastatin），会增加肌肉损伤，这可以被最近提出的 Gpx4 介导的肌肉组织修复机制所解释[38]。

硒蛋白的另一特征是 Sec 转化为脱氢丙氨酸（DHA）。正常组织中 Cys 残基以 Cys—SO_2H 形式发现[39]，其中部分可转化为 DHA[40]，但概率较低。这可能因为 C—S 键（272kJ/mol）较 C-Se 键（234kJ/mol）的强度更大。免疫系统通过中性粒细胞的氧化作用，不可逆地抑制恶性肿瘤细胞的硒酶和 Gpx4 活性，从而引发肿瘤细胞铁死亡，再次凸显了硒蛋白和 Gpx4 在抗肿瘤中的重要作用。

43.3 体内铁死亡

目前，已知的铁死亡生物标志物还较少，因此体内铁死亡的诊断方法和研究模型还十分有限。研究发现 *SLC7A11*（*xCT*）、*γ-GCS* 和 *Gpx4* 等是铁死亡的潜在调控基因，但体内水平的这些基因是否调控铁死亡还有待进一步证实。因此，相关基因的敲除动物将使我们明确这些调节因子是否参与细胞铁死亡及其调控机制。例如，*Slc7a11* 敲除小鼠的研究表明，机体 Slc7a11 对于胚胎发育不是必需的。生理状态下 *Slc7a11* 敲除小鼠没有明显的表型[41，60]；当使用百草枯（paraquat）[42]，或发生肾脏缺血/再灌注损伤[43]、铁蓄积[60]等应激时才会有表型。可见，在体内和非转化细胞中 xCT 活性或表达情况不能作为铁死亡的判断指标。与体内结果相反，体外抑制 xCT 能有效引发铁死亡[20]。研究者推测，在细胞培养条件下，由于半胱氨酸会被氧气氧化成胱氨酸，因此培养基中 Cys 只能以胱氨酸的形式存在[22]；而体内状态下半胱氨酸则可以存在[41]。然而，SLC7A11 已经被多次报道作为诱导肿瘤铁死亡的药物靶点[24，44]。因此，体内通过抑制 SLC7A11 增加肿瘤细胞的铁死亡来治疗肿瘤这一猜想仍需进一步研究。

另一方面，*Gpx4* 基因敲除小鼠的病理表型提示不同组织器官对细胞铁死亡的敏感程度各不相同（表 43.1）。具体来说，*Gpx*4 全身敲除会导致胚胎 7.5 天时发生胚胎死亡[6]，这与 γ-*GCS* [45]的全身敲除表型一致，说明 Gpx4 是 GSH 抗氧化过程中的关键酶。最近，两项独立研究表明 Gpx4 的 Sec 活性位点对于早期胚胎发育是必需的，因为 Sec-Ala 或 Sec-Ser 纯合突变的小鼠与 Gpx4 全身敲除小鼠都表现出致死[46，47]。

表 43.1 *Gpx4* 敲除小鼠模型

年份	组织特异性（*Cre*）	表型	文献
2003	全身	E7.5 胚胎致死	6，57
2005	细胞核（*nGpx4*$^{-/-}$）	成活，精子染色质凝聚障碍	12
2008	全身（*Cre*）	E7.5 胚胎致死	28
2008	全身	胚胎早期致死	58
2008	神经元（*CamkIIa-Cre*）	共济失调，癫痫，海马 CA3 区神经元变性；出生 2 后周死亡	28
2009	线粒体（mGpx4$^{-/-}$）	成活；雄性不育；精子线粒体畸形	13
2009	*Gpx4*$^{-/-}$中过表达细胞质亚形 *cGpx4*	成活；mGpx4 缺失引发雄性不育	11
2009	精细胞（*Pgk2-Cre*）	雄性不育；生殖腺上皮萎缩，畸形，精子没功能	59
2010	神经元（*CamkIIa-Cre*）	癫痫，共济失调，清蛋白阳性的中间神经元缺失（与 Trsp 缺失类似）	48
2012	感光细胞（*Crx-Cre*）	感光细胞完全缺失	52
2013	内皮细胞（*Cdh5*（*PAC*）*-Cre/ERT2*）	剥夺维生素 E 饲喂表现出多种病理损伤：血栓、心衰、肾脾微梗死、截瘫	56
2013	诱导型全身敲除（*ROSA26-CRE/ERT2*）	诱导后 2 周内死亡；海马神经元缺失	51
2013	皮肤（*K14-Cre*）	围产期小鼠表皮增生，毛囊畸形，脱毛	53
2014	神经元（*Ta1-Cre*）	小脑发育不全，浦肯野细胞死亡	49

续表

年份	组织特异性（*Cre*）	表型	文献
2014	诱导型全身敲除包括/不包括脑（*ROSA26-CRE/ERT2*）	肾小管细胞死亡，急性肾衰，诱导后 12 天死亡，与 *Alox15* 双敲仍然致死	17
2015	运动神经元（*Thy1-cre/ERT2*，*-EYFP*；*SLICK-H*）	运动神经元死亡，快速发展成瘫痪并死亡	50
2015	T 细胞（CD4-Cre; ROSA26-CRE/ERT2）	外周 $CD8^+$ T 细胞不能维持稳态平衡，$CD8^+$和 $CD4^+$ T 细胞不能保护小鼠对抗淋巴细胞性脉络丛脑膜炎病毒和利什曼原虫的感染	55
2015	全身（Sec-Ala 突变）	早期胚胎致死，与 *Alox15* 双敲仍然致死	46
2015	全身（Sec-Ser 突变）	纯合子早期胚胎致死，杂合子雄性生育障碍	47
2015	造血系统（*ROSA26-CRE/ERT2*）	红细胞前体细胞发生程序性坏死，贫血	54

Gpx4 条件敲除小鼠的出现，极大地方便了人们研究 Gpx4 在特定组织中的生理功能[28]。研究者通过 *CamKIIα-Cre* 首先制备了神经元 *Gpx4* 敲除小鼠。这些小鼠繁殖遵循孟德尔遗传定律，但出生 2 周后相继出现共济失调、癫痫、海马 CA3 区域神经变性并过早死亡等症状，表明铁死亡对神经元的重要病理意义。此外，通过其他神经元特异性敲除小鼠，如 *Tα1-Cre*，人们发现小脑神经元中 *Gpx4* 的缺失会导致小脑发育不全和浦肯野细胞（Purkinje cell）死亡[48，49]。

为了进一步研究 Gpx4 在成年小鼠中的生理功能，研究者通过 *Thy1-Cre/ERT2*、*EYFP*（*SLICK-H*）制备了第一个诱导型 *Gpx4* 神经元敲除小鼠[50]。通过他莫昔芬（tamoxifen）诱导 *Gpx4* 敲除后，小鼠表现出运动神经元的丧失和神经变性，表明 Gpx4 在抵抗运动神经元变性方面的重要功能。该研究者在较早的研究中已发现诱导型 *Gpx4* 全身敲除小鼠（*ROSA26-Cre/ERT2*）表现出幼年致死和海马神经元的缺失[51]，然而海马神经元缺失则不是致死的关键因素（见下文）。此外，感光细胞[52]、皮肤[53]和造血系统细胞[54]也对 *Gpx4* 缺失十分敏感。

以上 Gpx4 敲除小鼠的初步表型提示 *Gpx4* 缺失会导致细胞死亡，然而这种细胞死亡是否为铁死亡还需通过多种模型进一步探究。研究者使用诱导型 *Gpx4* 全身敲除（除大脑外）小鼠（*ROSA26-CreERT2*），结果显示小鼠的早期死亡的原因是急性肾衰竭，该过程伴随着显著升高的脂质过氧化[17]。值得一提的是，该研究还发现了首个体内铁死亡的抑制剂——liproxstatin-1。该化合物能够抑制由 *Gpx4* 缺失引发的小鼠胚胎成纤维细胞死亡。此外，liproxstatin-1 通过抑制肾脏细胞死亡能够延长 *Gpx4* 敲除小鼠的存活时间，从而证明 *Gpx4* 缺失（至少在肾脏中）引发的细胞死亡是铁死亡。Gpx4 的 T 细胞特异性敲除小鼠中也发现了相同的结果[55]：Gpx4 缺失时，外周 $CD8^+$ T 细胞不能维持稳态平衡，而且 $CD8^+$和 $CD4^+$ T 细胞不能保护小鼠对抗淋巴细胞性脉络丛脑膜炎病毒（lymphocytic choriomeningitis virus）和利什曼原虫（Leishmania major parasite）的感染。因此，这些结果表明 Gpx4 在免疫系统中抑制铁死亡的重要生理作用。

不同组织器官中 *Gpx4* 敲除所引发的病理损伤程度都不尽相同，提示机体中存在不同的代偿机制来弥补 *Gpx4* 缺失。代偿 Gpx4 缺失的机制之一是饮食中的抗氧化维生素 E（vitamin E），该机制已在 Gpx4 内皮特异性敲除小鼠［*Cdh5*（*PAC-Cre/ERT2*］中被证明[56]。尽管 Gpx4 内皮特异性敲除小鼠的原代主动脉内皮细胞在体外培养时分裂减弱，

但是 *Gpx4* 内皮特异性敲除小鼠仍能正常发育，在他莫昔芬诱导敲除时内皮细胞也没有明显的表型或功能障碍，提示体内存在某种机制代偿 *Gpx4* 基因的缺失。为了证明维生素 E 能代偿 Gpx4 缺失，研究者让 *Gpx4* 内皮特异性敲除小鼠接受低水平维生素 E 的饮食，发现 Gpx4 和维生素 E 联合缺失会导致多种病理损伤，包括血栓、心衰、肾脏和脾脏微梗死、截瘫。以上结果说明至少在内皮中，Gpx4 和维生素 E 之间有代偿关系，提示体内存在多种方式来预防脂质过氧化的发生[56]。

43.4 结　语

越来越多的研究发现，除了细胞凋亡外，还存在其他细胞死亡方式。阐明新型细胞死亡模式将为细胞死亡领域提供新的理论依据，从而为相关疾病的治疗提供靶点。在这些细胞死亡中，铁死亡由于其重要的病理意义，是目前研究的热点。此外，最新研究发现硒蛋白 Gpx4 能抑制多种细胞死亡，提示 Gpx4 和硒生物学在抗肿瘤及损伤治疗领域的重要性。我们相信，硒蛋白生物学和铁死亡的联合研究将为多种病理生理机制的阐明与疾病的治疗带来希望。

参 考 文 献

1. R Brigelius-Flohe, M Maiorino 2013 *Biochim Biophys Acta* 1830: 3289
2. L Flohe et al 2011 *Antioxid Redox Signal* 15: 763
3. V Bosello-Travain et al 2013 *Biochim Biophys Acta* 1830: 3846
4. M Conrad et al 2015 *Biochim Biophys Acta* 1850: 1566
5. F Ursini et al 1982 *Biochim Biophys Acta* 710: 197
6. LJ Yant et al 2003 *Free Radic Biol Med* 34: 496
7. M Conrad 2012 in *Selenium: Its Molecular Biology and role in Human Health,* DL Hatfield et al Eds (Springer Science + Business Media, LLC, New York) p 547
8. H Pfeifer et al 2001 *FASEB J* 15: 1236
9. TR Pushpa-Rekha et al 1995 *J Biol Chem* 270: 26993
10. M Schneider et al 2006 *Gene Expr Patterns* 6: 489
11. H Liang et al 2009 *J Biol Chem* 284: 30836
12. M Conrad et al 2005 *Mol Cell Biol* 25: 7637
13. M Schneider et al 2009 *FASEB J* 23: 3233
14. M Conrad et al 2007 *Biol Chem* 388: 1019
15. C Latchoumycandane et al 2012 *J Biol Chem* 287: 17693
16. K Nomura et al 2000 *Biochem J* 351: 183
17. JP Friedmann Angeli et al 2014 *Nat Cell Biol* 16: 1180
18. T Van den Berghe et al 2014 *Nat Rev Mol Cell Biol* 15: 135
19. M Conrad et al 2016 *Nat Rev Drug Discov* 15(5): 348
20. SJ Dixon et al 2012 *Cell* 149: 1060
21. WS Yang, BR Stockwell 2008 *Chem Biol* 15: 234
22. S Bannai, E Kitamura 1980 *J Biol Chem* 255: 2372
23. S Tan et al 2001 *Curr Top Med Chem* 1: 497
24. L Jiang et al 2015 *Nature* 520: 57
25. WS Yang et al 2014 *Cell* 156: 317
26. H Imai et al 1998 *J Biol Chem* 273: 1990

27. CJ Chen et al 2000 *Prostaglandins Leukot Essent Fatty Acids* 62: 261
28. A Seiler et al 2008 *Cell Metab* 8: 237
29. M Gao et al 2015 *Mol Cell* 59: 298
30. T LaVaute et al 2001 *Nat Genet* 27: 209
31. JC Ruiz et al 2013 *J Biol Chem* 288: 552
32. SJ Dixon et al 2015 *ACS Chem Biol* 10: 1604
33. N Fradejas et al 2013 *Biochem J* 450: 427
34. GJ Warner et al 2000 *J Biol Chem* 275: 28110
35. B Moosmann, C Behl 2004 *Trends Cardiovasc Med* 14: 273
36. B Moosmann, C Behl 2004 *Lancet* 363: 892
37. A Kromer, B Moosmann 2009 *Mol Pharmacol* 75: 1421
38. M Labazi et al 2015 *Free Radic Biol Med* 84: 246
39. M Hamann et al 2002 *Methods Enzymol* 348: 146
40. J Seo et al 2008 *J Proteome Res* 7: 587
41. H Sato et al 2005 *J Biol Chem* 280: 37423
42. S Kobayashi et al 2012 *Free Radic Biol Med* 53: 2197
43. T Shibasaki et al 2009 *Arch Biochem Biophys* 490: 63
44. SJ Dixon et al 2014 *Elife* 3: e02523
45. ZZ Shi et al 2000 *Proc Natl Acad Sci U S A* 97: 5101
46. SH Brutsch et al 2015 *Antioxid Redox Signal* 22: 281
47. I Ingold et al 2015 *J Biol Chem* 290: 14668
48. EK Wirth et al 2010 *FASEB J* 24: 844
49. EK Wirth et al 2014 *Biol Trace Elem Res* 158: 203
50. L Chen et al 2015 *J Biol Chem* 290: 28097
51. SE Yoo et al 2012 *Free Radic Biol Med* 52: 1820
52. T Ueta et al 2012 *J Biol Chem* 287: 7675
53. A Sengupta et al 2013 *J Invest Dermatol* 133: 1731
54. O Canli et al 2016 *Blood* 127: 139
55. M Matsushita et al 2015 *J Exp Med* 212: 555
56. M Wortmann et al 2013 *Circ Res* 113: 408
57. H Imai et al 2003 *Biochem Biophys Res Commun* 305: 278
58. MR Garry et al 2008 *Free Radic Biol Med* 44: 1075
59. H Imai et al 2009 *J Biol Chem* 284: 32522
60. H Wang et al 2017 Hepatology 66: 449
61. Q Li et al 2017 JCI insight 2: e90777
62. VE Kagan et al 2017 Nat Chem Biol 13: 81
63. S Doll et al 2017 Nat Chem Biol 13: 91
64. SE Wenzel et al 2017 Cell 171: 628

第 44 章

阻碍硒蛋白合成的人类基因突变

Erik Schoenmakers, Nadia Schoenmakers, and Krishna Chatterjee

祝建洪　邬红梅　崔　蕾　编译

摘　要　在与硒代半胱氨酸插入相关的三个基因中（*SECISBP2*、*TRU-TCA1-1* 和 *SEPSECS*），已经发现了最终可导致多种硒蛋白合成受损的基因突变。这些基因的突变会导致基因表达减少和/或产生有缺陷的蛋白质或 RNA。不过，硒蛋白表达并没有完全丧失，因此认为所有这些基因突变仍残留了部分功能。进行性小脑-大脑萎缩是 *SEPSECS* 基因突变患者的主要表型，但与 *SECISBP2* 和 *TRU-TCA1-1* 基因缺陷无关。后两个基因突变的患者表现为多系统紊乱，包括硒蛋白脱碘酶丢失引起的甲状腺激素生化特征改变、SEPN1 缺乏导致的肌病表征和抗氧化含硒酶缺乏引起活性氧水平升高而导致的表型。报道的表型大多数呈现进行性发展的特征，可能是由于随着时间的推移氧化损伤积累引起，后者也可能影响其他病变的形成。

关键词　SECISBP2，硒代半胱氨酸 tRNA，硒蛋白缺乏症，SEPSECS

44.1 引　　言

人类编码硒蛋白的基因有 25 种，硒蛋白的合成需要将 UGA 密码子翻译为氨基酸（AA）——硒代半胱氨酸（Sec），而不是提前终止。该过程由复杂的 Sec 插入系统调节。硒代半胱氨酸通过一条精细的途径在由 *TRU-TCA1-1* 编码的 tRNA 上合成。首先，丝氨酰-tRNA 合成酶将丝氨酸（Ser）结合到 $tRNA^{[Ser]Sec}$ 上，磷酸丝氨酰-tRNA 激酶将该残基磷酸化，随后通过 *O*-磷酸丝氨酰-tRNA：硒氨酰-tRNA 合成酶（SEPSECS）将磷酸丝氨酸转化为中间体，最终与硒磷酸结合生成 $tRNA^{[Ser]Sec}$。硒代半胱氨酸由高度保守的 Sec 插入系统传递并将其掺入到多肽链中，该插入系统由反式作用因子［例如，Sec 插入序列结合蛋白 2（SECISBP2）、Sec-tRNA 特异性真核延伸因子、$tRNA^{[Ser]Sec}$］与通常位于硒蛋白 mRNA 3'-UTR 端的顺式作用元件 Sec 插入序列（SECIS）相互作用所组成。其他

E. Schoenmakers (✉) • N. Schoenmakers • K. Chatterjee
Wellcome Trust-MRC Institute of Metabolic Science, University of Cambridge, Cambridge, UK
e-mail: es308@cam.ac.uk

因子，如核糖体蛋白 L30、tRNA 硒代半胱氨酸 1 相关蛋白 1 和核仁蛋白，也参与调节 Sec 插入的过程（第 2 章和[1]）。

44.2　人类 *SECISBP2* 基因突变

SECISBP2 是硒蛋白合成的限制因子，也是存活所必需的，佐证是鼠 *Secisbp2* 基因缺失可导致胚胎死亡[2，3]。人的 SECISBP2 包含 854 个氨基酸（图 44.1），体外研究显示其氨基端（N 端）的前 400 个残基并非为 Sec 掺入功能所必需的[4，5]。其羧基端（C 端）（AA399-784）是 SECIS 结合和 Sec 掺入的必需条件，同时也是充分条件。SECISBP2 的 C 端包含两个主要的区域[4～12]：①Sec 掺入区域（SID），对于 SECIS 结合是非必需的，但是对于 Sec 掺入是必需的；②RNA 结合区域（RBD），RBD 包含一个 L7Ae 类型 RNA 结合基序，该基序可介导 SECISBP2 与 SECIS 元件及 28S 核糖体 RNA 的相互作用。此外，RBD 包含一个双组分/SID/赖氨酸富集区域，参与了更特异的 SECIS 元件识别。

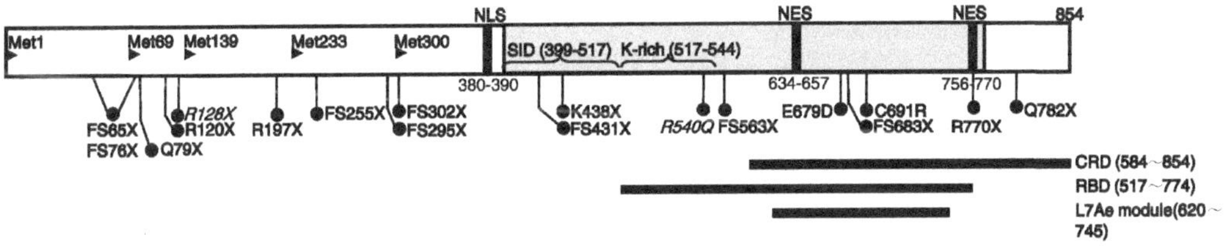

图 44.1　含有复合杂合和纯合突变(斜体)位置叠加的人类SECISBP2功能结构域。最小功能蛋白(399～784，灰色)；Scc 掺入区域（399～517，SID）；最小 RNA 结合区域（517～774，RBD）；赖氨酸富集区域（517～544，K-rich）；L7Ae 同源模块（620～745）；NLS：380-390；CRD：584～854；两个核输出信号 NES1（634～657）和 NES2（756～770）。箭头表示 ATG 密码子的位置。

SECISBP2 其他的功能域包括一个富含赖氨酸的核定位信号（NLS）、两个富含亮氨酸的核输出信号（NES），以及一个参与细胞定位、氧化还原敏感的富含半胱氨酸结构域（CRD）。不同剪接结果可产生至少 5 种具有不同 N 端序列的蛋白亚型[2，13]。剪接变体、亚细胞定位、组织表达水平和氧化还原状态对于 SECISBP2 功能［包括防止无义介导的硒蛋白 RNA 衰变（NMD）、Sec 掺入和分级的硒蛋白表达］的重要性仍不清楚，需要进一步的研究[14]。

到目前为止，已报道了 9 个复合杂合或者纯合 *SECISBP2* 突变家系[15～21]（表 44.1）。虽然患者种族背景不同，但是他们具有相似的临床表型。据推测，除了三个错义突变异常外，其他的 *SECISBP2* 突变均会过早地截短 SECISBP2 蛋白。与鼠类中 *Secisbp2* 失活的致死性相比，*SECISBP2* 患者的表型相对比较温和（表 44.2），这正如错义突变体（R540Q、E679D 和 C691R）实验所示，突变导致基因产物的改变，但产物仍残留了部分表达或者功能活性。已有的研究表明，大部分提前终止突变，其翻译是从其他的起始密码子（如 Met300）开始，合成了一段较短但是具有功能的 C 端 SECISBP2 蛋白片段。Met300 下游的提前终止突变可能完全消除功能蛋白的合成。但是远离 RBD 的突变（例如，CRD：R770X 或 Q782X）可能产生截短的、影响 RNA 结合和核定位的功能蛋白。影响剪接作用的内含子突变 IVS8ds+29G>A[17]仅使 *SECISBP2* 野生型转录物水平降低 50%，其他剪接位点缺陷可能通过类似的机制保留了 *SECISBP2* mRNA 的水平。也有推测认为存在可以解释残留硒蛋白活性的替代机制，例如，存在一类低效率的、不依赖 SECISBP2 的 Sec 掺入途径，或者在 Sec 位置掺入其他的 AA 从而防止 UGA 密码子翻译为无义突变。确实，最近在肝脏特异性敲除 *Secisbp2* 的小鼠中研究发现，缺失 Secisbp2 对于不同硒蛋白基因 Sec 掺入的影响是不同的：部分硒蛋白的 mRNA 大大减少，但是其他硒蛋白的翻译活性和 Sec 掺入效率并没有受到显著影响。这表明 Secisbp2 对于硒蛋白 Sec 掺入并不是绝对必需的。进一步研究显示，缺失 Secisbp2 后导致部分 mRNA 的 UGA 重定义失败（即 UGA 无法翻译成 Sec），但是 Secisbp2 仍然参与调控了这些 mRNA 的稳定。这暗示了 Secisbp2 调控硒蛋白 mRNA 稳定与 Sec 掺入涉及不同的途径[78]。

表 44.1　人类硒蛋白合成通路的基因缺陷

基因	家族	基因突变	蛋白突变	影响的等位基因	可能的机制	参考文献
SECISBP2	A	c.1619G>A	R540Q	纯合	SID/双组分/赖氨酸富集区影响 SECIS/核糖体的结合	[17]
	B	c.1312A>T	K438X	复合杂合	提前终止伴随全长蛋白缺失	[17]
		c.IVS8ds+29G>A	fs431X			
	C	c.382C>T	R128X	纯合	提前终止伴随全长蛋白缺失/剪接变体受影响	[16]
	D	c.358C>T	R120X	复合杂合	提前终止伴随全长蛋白缺失/剪接变体受影响	[48]
		c.2308C>T	R770X		提前终止，RNA 结合域 C 端缺失	
	E	c.668delT	F223fs255X	复合杂合	提前终止，丢失全长蛋白	[21]
		c.IVS7-155，T>A	fs295X+fs302X		影响 6～7 号外显子的剪接，导致提前终止伴随全长蛋白缺失	
	F	c.2017T>C	C691R	复合杂合	预测会影响 SECIS/核糖体的结合，蛋白酶体的降解增加	[21]
		1～5 内含子 SNP's	fs65X+fs76X		转录物缺乏 2-3-4 号或 3-4 号外显子，导致提前终止伴随全长蛋白缺失/剪接变体受到影响	
	G	c.1529_1541dup CCAGCGCCCCACT	M515fs563X	复合杂合	提前终止伴随全长蛋白缺失	[20]
		c.235C>T	Q79X		提前终止伴随全长蛋白缺失	
	H	c.2344C>T	Q782X	复合杂合	提前终止伴随全长蛋白缺失	[18]
		c.2045-2048 delAACA	K682fs683X		提前终止伴随全长蛋白缺失	
	I	c.660 C>T	R197X	复合杂合	提前终止伴随全长蛋白缺失	[19]
		c.2108G>T 或 C	E679D		预测会影响 SECIS 和核糖体的结合	
tRNAsec	A	c.C65G	–	纯合	导致表达水平降低并且影响 tRNA 的修饰	[57]

续表

基因	家族	基因突变	蛋白突变	影响的等位基因	可能的机制	参考文献
SEPSECS	A，B	c.1001A>G	Y334C	纯合	如体外实验所示，认为突变会破坏折叠和催化功能	[63]
	C，D	c.715G>A	A239T	复合杂合		
		c.1001A>G	Y334C			
	E，F，G	c.974>G	T325S	复合杂合	如体外实验所示，催化口袋的结构重排会导致酶的催化活性降低	[65]
		c.1287>A	Y429X			
	I	c.1001T>C	Y334H	纯合	认为突变会破坏折叠和催化功能	[68]
	J	c.77delG	R26Profs*42	复合杂合	提前终止	[66]
		c.356A4G	N119S		预测有致病性	
	K	c.356A4G	N119S	复合杂合	预测有致病性	[66]
		c.467G4A	R156Q			
	L	c.1A4G	M1V	复合杂合	去除 ATG 起始位点，可能产生替代 ATG 或蛋白缺失	[69]
		c.388+3A4G	FSX		剪接位点缺失导致提前终止	
	M	c.1466A4T	D489V	纯合	预测有致病性	[67]
	N	c.1027_1120del	E343Lfs354	未检测	缺失导致提前终止	[64]

表 44.2 硒蛋白缺乏症患者的主要生理表型

基因	家族	年龄（性别）；种族；表型	治疗效果	血浆硒	FT4	T3	rT3	TSH
SECISBP2	A	14 岁（男）；7 岁（男）；4 岁（女）；沙特阿拉伯人；身材矮小症，骨龄延迟（DBA）；智力发育正常	硒：无改变	↓	↑	↓	↑	↑
	B	6 岁（男）；爱尔兰/肯尼亚人；身材矮小症，DBA	—	↓	↑	↓	↑	N
	C	8 岁（男）；加纳人	硒：无改变	↓	↑	↓	↑	N
		身材矮小症，DBA	T3：促进骨骼发育成熟					
	D	12 岁（女）；巴西人；身材矮小症；脊柱后凸侧弯；DBA；发育停滞；智力和运动发育障碍；髋带无力；周围感觉神经病变；肌张力下降；双侧感音神经性听力丧失；长短腿；双侧先天性趾侧弯 ；肌肉脂肪浸润；肺活量测定结果：呼气量和吸气量下降；脂质增加	硒：血浆硒和 GPx 增加，但是 SELENOP 水平没有升高	↓	↑	N	↑	↑
	E	35 岁（男）；英国人；发育延迟；双侧感音神经性听力丧失；眩晕；腰椎强直；躯干和颈部肌力下降；肌肉脂肪浸润；肺活量测定：肺活量下降，夜间肺换气不足；膝内翻；脂质增加；低胰岛素和高脂联素；良好的血脂特征；肝内低脂；无精症，雷诺氏病；光过敏；轻度淋巴细胞减少和红细胞减少	—	↓	↑	N	↑	↑

续表

基因	家族	年龄（性别）；种族；表型	治疗效果	血浆硒	FT4	T3	rT3	TSH
	F	2岁（男）；英国人；发育停滞，身材矮小症，发育延迟，双侧感音神经性听力丧失 近端肌和躯干肌病变，腰椎强直，收肌脂肪浸润 脂质增加，低血糖伴随空腹胰岛素水平低下；嗜酸性粒细胞结肠炎	T3：正常化的FT3，生长、发育和语言表达改善	↓	↑	↓	↑	N
	G	2.6岁（男）；日本人	GH：生长改善	↓	↑	↓	ND	N
		身材矮小症；DBA；发育停滞；运功和智力发育迟缓；IQ 70；旋转性眩晕；双侧轻度传导性听力丧失；肌肉脂肪浸润；脂质增加；甲状腺发育不全	GH和T3：正常化的FT3，低FT4，促进生长和骨骼成熟					
	H	11岁（女）；土耳其人；身材矮小症，智力和运动发育迟缓，IQ 50	—		↑	↓	↑	N
	I	5岁（男）；阿根廷人；DBA-发育停滞	—		↑	↓	↑	N
tRNA^{sec}	A	8岁（男），科威特/伊拉克人；腹痛复发；腹泻和/或便秘；乏力，肌无力（近端肌），无脊柱强直；远视，散光，外隐斜视	T3：正常化的FT3，生长改善	↓	↑	N	↑	N
SEPSECS	A	男/女；伊拉克的犹太人；脑桥小脑发育不全2D型（PCH2D）：进行性小脑-大脑萎缩和小头畸形伴随重度智力障碍；严重痉挛、肌阵挛、全身强直-阵挛性发作	—	ND	ND	ND	ND	ND
	B							
	C	男/女；伊拉克/摩洛哥人；PCH2D						
	D							
	E	男，男，女，女；芬兰人；死亡年龄（岁）：8.5，4.3，15.3，2.7；PCH2D：出生后易躁动；头部控制缺乏；严重痉挛（角弓反张、震颤、肌阵挛）；癫痫发作；畸形特征；视觉障碍；心智运动未发育；手、脚和脸部水肿；尸检肝脏中度退行性病变；乳酸升高；异常脑电图（高幅节律紊乱，背景波减慢）	—	ND	N	ND	ND	↑
	F							
	G							
	H							
	I	8岁（男），阿拉伯人，PCH2D；轻度线粒体肌病；视神经萎缩	疼痛缓解，补充剂	ND	ND	ND	ND	ND
	J	10岁（女），日本人，迟发性进行性小脑-大脑萎缩，发育延迟，共济失调步态，辨距障碍，眼球震颤，肌张力降低		ND	ND	ND	ND	ND
	K	21岁（女），日本人，迟发性进行性小脑-大脑萎缩，先天小头畸形，发育延迟，共济失调步态，辨距障碍，眼球震颤，肌张力降低		ND	ND	ND	ND	ND
	L	PCH2D		ND	ND	ND	ND	ND
	M	约旦人，ID/DD综合征		ND	ND	ND	ND	ND
	N	神经退行性疾病		ND	ND	ND	ND	ND

注：DBA，骨龄延迟；Se，硒；T3，三碘甲状腺氨酸；IQ，智力；M，男性；F，女性；N，正常；ND，未检测。

机制的阐明需要周密设计的实验研究。至今报道的所有患者都携带至少一个可以产生部分功能SECISBP2的等位基因。但是由于SECISBP2是Sec掺入的限速因子，其蛋白质水平的降低将会降低硒蛋白的合成。到目前为止，已鉴定的病例数量有限，而且他们的种族背景不同，因此 SECISBP2 的缺乏程度与临床表型的严重程度是否相关还不清楚。有趣的是，在 *SECISBP2* 病例中，由同一可读框内 UGA 密码子诱导产生的硒蛋白 mRNA 并不总是遵循 NMD 的典型规则，这种现象与肝脏和神经元 *Secisbp2* 特异性敲除的小鼠中所报道的一致[3，22]。这些研究结果表明 SECISBP2 缺乏可能影响硒蛋白 mRNA 的稳定性。除了对 NMD 的易感性外，其他机制目前未知，但这一切均可能导致硒蛋白表达的不同[5，11]。

迄今为止报道的所有 *SECISBP2* 病例中，甲状腺功能检查异常是一种普遍的现象。典型的异常包括：循环甲状腺激素（T4）水平升高，三碘甲状腺原氨酸（T3）水平低下或者正常，反三碘甲状腺原氨酸（rT3）水平升高，血浆促甲状腺激素（TSH）水平正常/升高（表 44.2）。这种表现很可能反映了三种含 Sec 的脱碘酶缺乏引起的甲状腺激素的代谢异常[23]。上述甲状腺功能异常伴随血浆硒水平低下反映了 SELENOP 和 GPX3 缺乏，该生物化学特征有助于识别疑似 *SECISBP2* 缺陷的病例。在大部分的 *SECISBP2* 缺陷病例中，最常见的症状是婴儿期的发育停滞和身材矮小症，而有关畸形包括骨龄延迟、长短腿和先天性指侧弯。这种生长迟缓和骨发育延迟的形成可能由多种因素导致，并且也在几种小鼠模型（*Dio1* 和 *2*，*Secisbp2* 和 *Trsp*）[3，22，24～26] 中发现了类似的症状。这种发病机制与单一的硒蛋白缺陷没有明确的关系。

三例患者（D、E 和 F）出现了感音神经性听觉丧失，其中成年男性受到的影响最严重，需要助听器（先证者 E），这可能意味着进行性、年龄相关的功能紊乱。先证者 G 患有与复发性中耳炎有关的传导性听力丧失。在 *Dio2* 基因敲除的小鼠中，听力丧失和耳蜗发育迟缓是标志性的特征[26]。另外，听力丧失可能由细胞活性氧（ROS）升高介导的累积损伤而致[27，28]。许多 *SECISBP2* 病例中出现发育迟缓（全身性、语言、运动和智力），IQ 受到从正常到严重下降不同程度的影响。但是，在发生智力障碍的病例中，智力障碍并非由特定的硒蛋白缺乏而致（见 *SEPSECS* 病例中的神经病理表型）。患者的运动功能发育迟缓可能是由于近端（腿和髋带）、颈部和躯干肌群疲劳、无力和肌萎缩而导致的结果，这是几例患者（D、E 和 F 家系）的共同表现。*SECISBP2* 病例中的这种肌肉骨骼表型与 *SELENON* 缺陷引起的 *SELENON* 肌病（一系列肌源性疾病的统称）高度相似。这组肌病的临床严重程度和发病年龄各不相同，临床症状包括强直性脊柱肌萎缩、含马洛里小体样包含物的结蛋白相关肌病和先天性纤维型比例失调[29～31]。

成人 *SECISBP2* 患者（先证者 E）的全身体脂量较高，这与其良好的代谢参数（空腹胰岛素较低、脂联素水平升高、良好的脂质分布和肝内脂质水平可忽略不计）相矛盾。一例儿童期病例（先证者 F）曾有脂质指数和循环脂联素水平均升高的经历，该病例还在低水平的循环胰岛素情况下，有复发的症状性低血糖，需要通过胃管进食[21]。先证者 D 和 F 也曾有脂肪指数升高的记录，但是其他病例并没有相关的记录。虽然有一些不一致的数据，但是大量的证据提示硒蛋白和全身胰岛素敏感性之间存在联系[32～39]。先证者 E 由于在后期的生精阶段发生成熟阻滞导致不育，其精子保留了早期的细胞类型。这与三种硒蛋白（mGPX4、TXNRD3 和 SELENOV）缺乏导致的结果一致，这三种硒蛋白在精子形成过程中起着重要的作用[40～42]。

皮肤光敏性异常的首次记载是在先证者 E 13 岁时，该检测结果由 UV 皮肤测试正式确认。其他的 *SECISBP2* 病例没有发现光敏性异常，可能是因为非高加索人的自然色素沉着或者未经正式的测试。虽然光敏性不能归因于特定的硒蛋白缺乏，但有研究表明硒蛋白仍然是正常的皮肤发育所必需的[43]。

先证者 E 有轻度的红细胞和总淋巴细胞计数减少，而其他的细胞系（例如，血小板、中性粒细胞、单核细胞）、淋巴细胞亚群和免疫球蛋白水平正常。先证者 E 的 T 细胞增殖受损，这与在 T 细胞特异性敲除 *Trsp* 的小鼠中发现的结果相似[44]。该患者外周血单核细胞的端粒显著缩短，当受到刺激时，白细胞介素-6（IL-6）和肿瘤坏死因子 α（TNF-α）的分泌显著增多，干扰素-γ（IFN-γ）的产生减少。推测端粒的缩短会导致红细胞数量减少和淋巴细胞减少症。有趣的是，T 细胞中端粒长度的缩短与结缔组织疾病（例如，狼疮、类风湿性关节炎和硬皮病）具有特异性的联系[45，46]。考虑到这些，注意到先证者 E 尽管没有结缔组织疾病的其他临床或血清学特征，却患有典型的雷诺氏病。其他病例中没有发现胃肠道症状，但是患者 F 出现病因不明的结肠炎。一些人和小鼠中的研究提示硒蛋白与结肠的功能相关[47]。因为明显的免疫缺陷不是硒蛋白合成受损的特征表现，所以没有对其他 *SECISBP2* 病例的血液学和免疫细胞表型进行评估。

通过补充硒从而增加血清中硒的水平来治疗一些 *SECISBP2* 病例，但是这并没有临床[16，48]或者生化（循环的 GPX、SELENOP 和甲状腺激素）效果[49]。单独使用 T3 治疗先证者 C 和 F（在一个病例中 T4 无效）或者联合生长激素治疗（先证者 G）改善了其生长、发育和骨骼成熟。对先证者 G 使用维生素 E 和 T3 治疗获得了更好的效果，治疗后其脂质过氧化产物（如 7β-羟基胆固醇）减少，游离 T3 升高、游离 T4 降低，循环白细胞和中性粒细胞的数量增加，但这些治疗效果在治疗停止后消失[50]。先证者 G 的淋巴细胞和红细胞计数、血清中谷丙转氨酶、谷草转氨酶和血糖水平均在正常范围内，而维生素 E 治疗并没有引起明显的变化。这些结果表明抗氧化剂疗法通过对抗细胞内 ROS 的升高有效地抑制了脂质过氧化物的产生，恢复了 T3/T4 水平并且影响了血细胞的数量[50]。

44.3 *TRU-TCA1-1* 突变

$tRNA^{[Ser]Sec}$ 由 *TRU-TCA1-1* 编码，其缺失导致小鼠胚胎致死[51]。几个独特的特征可将 $tRNA^{[Ser]Sec}$ 与其他 tRNA 区分开来，例如，非典型的更长的受体-茎和 D-茎，以及少数修饰的碱基[1]。两个主要的 $tRNA^{[Ser]Sec}$ 亚型的反密码子环中的第 34 位含有 5-甲氧羰基甲基-2'-*O*-甲基尿嘧啶核苷（mcm^5Um）或者其前体 5-甲氧羰基尿苷（mcm^5U），这可能有助于密码子-反密码子相互作用的稳定（见第 1 章和[52]）。$tRNA^{[Ser]Sec}$ 成熟的最后一步——mcm^5U 的甲基化，需要另外前期的碱基修饰［例如，第 55 位的假尿苷（pψ）和第 58 位的 1-甲基腺苷（pm1A）］[52]、完整的二级/三级结构[53]，以及 $tRNA^{[Ser]Sec}$ 的氨酰化[54]。这两种亚型的相对优势受整体硒状态的影响[51，52，55]，并且在硒蛋白的合成中每种亚型具有不同的作用。例如，管家硒蛋白（如 TXNRD1、TXNRD3 和 GPX4）的合成依赖于 mcm^5U 亚型，而与应激相关的硒蛋白（如 GPX1、GPX3 和

SELENOW）的产生则由 mcm^5Um 亚型调控[51，56]。迄今为止，已经确认了一例 $tRNA^{[Ser]Sec}$ 上单核苷酸纯合突变（C65G）的病例（图 44.2，表 44.1 和表 44.2）[57]。虽然该先证者的表型与 *SECISBP2* 病例相似，但他们的硒蛋白表达谱具有显著的差异。该先证者的管家硒蛋白（如 TXRND 和 GPX4）保持不变，但是与应激相关的硒蛋白（如 GPX1、GPX3 和 SELENOW）的表达在这两个病例是一致下降。从患者分离的原代细胞中发现 $tRNA^{[Ser]Sec}$ 在杂合子亲本中 mcm^5U 水平保持不变、mcm^5Um 一定程度地降低。但是，在该先证者中观察到 $tRNA^{[Ser]Sec}$ 的 mcm^5Um 水平大幅度降低。此外，$tRNA^{[Ser]Sec}$ C65G 突变也影响第 37 位上 i6A 的修饰，但是并没有迹象表明氨酰化、Sec 的合成，以及 Sec 与 SEPSECS 的结合受到影响。该突变导致 $tRNA^{[Ser]Sec}$ 减少的原因还不清楚，但是可能与异常转录、更快的突变转录物更新或缺陷突变体 $tRNA^{[Ser]Sec}$ 成熟后的转录物降解有关。在杂合子亲本中，硒蛋白水平的维持表明 $tRNA^{[Ser]Sec}$ 水平一定程度的降低不是硒蛋白生物合成的限速因子，而这与其他研究报道一致[51]。然而，该先证者 $tRNA^{[Ser]Sec}$ 水平大大降低，对一些管家硒蛋白的合成仍然足够，却不足以有效地合成与应激有关的硒蛋白。有趣的是，该先证者中，硒蛋白 GPX4 的合成尽管受阻严重，却保留了最基本的合成，这与 mcm^5Um 亚型缺乏的小鼠一致，提示两种 $tRNA^{[Ser]Sec}$ 亚型都是 GPX4 合成所需要的（详见第 1 章）。总的来说，这些数据表明该先证者中 $tRNA^{[Ser]Sec}$ 水平整体下降，其中 $tRNA^{[Ser]Sec}$ mcm^5Um 亚型严重减少，导致了特定硒蛋白的缺乏。

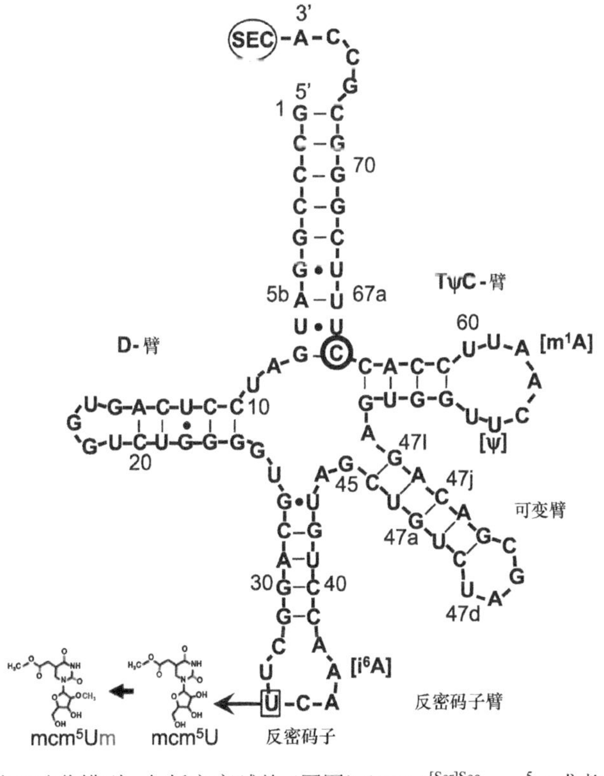

图 44.2　$tRNA^{[Ser]Sec}$ 的三叶草模型，包括突变碱基（圆圈）（$tRNA^{[Ser]Sec}mcm^5U$ 或者 $tRNA^{[Ser]Sec}mcm^5Um$）修饰的尿苷（方框）和其他所描述的修饰的碱基。

44.4　*SEPSECS* 突变

Ser-tRNA[Ser]Sec 转化为 Sec-tRNA[Ser]Sec 由 SEPSECS 催化，后者作为一种酶是硒代半胱氨酸插入复合体的一部分[58，59]。人类 SEPSECS 又名可溶性肝抗原/肝胰抗原（SLA/LP），是一种自身免疫性肝炎的自体抗原[60]。已有研究报道了古生菌、鼠类 SEPSECS 脱辅酶和人类 SEPSECS 与 tRNA[Ser]Sec 复合体的晶体结构[15，61，62]。这些研究提供了关于 Ser-tRNA[Ser]Sec 转化为 Sec-tRNA[Ser]Sec 的重要信息，表明它在磷酸吡哆醛依赖酶折叠型 I 家族中形成了自己的分支。在人类 SEPSECS 的结构中，四个亚基通过其长受体-TΨC 臂结合两个 tRNA[Ser]Sec 分子形成一个四聚体。tRNA[Ser]Sec 与 SEPSECS 的活性位点相互作用导致构象变化，使得 *O*-磷酸丝氨酰-tRNA[Ser]Sec 形成，而不是与游离的磷酸丝氨酸作用，从而使反应发生。

迄今为止，已报道有 10 个复合杂合子或纯合子的 *SEPSECS* 缺陷家系（[63～69]、表 44.1 和图 44.3）。大多数 *SEPSECS* 缺陷是错义突变，但是在这些家系中，已经鉴定出两个缺失、一个预测的剪接位点变异和一个无义突变，所有这些突变都导致 SEPSECS 翻译的提前终止。基于 SEPSECS 结构的计算机模拟分析，预测出其蛋白质折叠和催化活性破坏，体外的 T325S 位点突变实验证实了上述预测，同时显示了一些残留的 SEPSECS 活性。相比于鼠类 *Trsp* 基因敲除的致死性[51]，*SEPSECS* 病例的表型温和，提示基因产物的改变仍使机体保留部分残余的功能。尽管患者具有不同的种族背景，但是他们具有相似的临床特征（表 44.2），而其主要表型包括进行性小脑-大脑萎缩、极重度的智力障碍、严重的痉挛和癫痫，这些特征都可以归类为脑桥小脑发育不全 2D 型（PCH2D）[63]。另外，最近报道了 *SEPSECS* 突变与早期婴儿型癫痫性脑病伴暴发抑制波型相关。该患者是一名携带 *SEPSECS* 纯合突变（c.176C>T，A59V）的新生男婴。在其 3 周龄时发生痉挛，5 月龄时其脑电图首次呈现暴发抑制波型，12 月龄时发展为高幅节律紊乱，后来转变为广泛的慢棘-慢波。该患者具有类似进行性小脑-大脑萎缩的症状，还出现了小头畸形和弥散性肌张力减退的症状[79]。

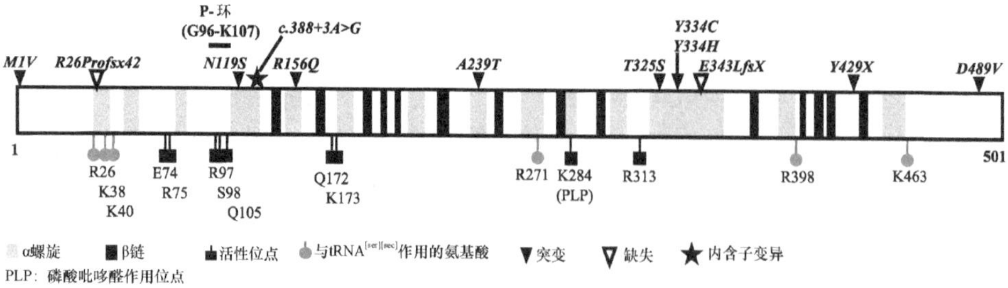

图 44.3　含有人类突变位置(斜体)的 SEPSECS 功能和结构域。注明了 P-环、α 螺旋、β 链、与 tRNA[Ser]Sec 相互作用的激活域氨基酸的位置。

鼠和人类的研究证明，硒蛋白对脑的正常发育、维持及功能具有重要的作用[70，71]。神经病理学表型与一些线粒体疾病（例如，PEHO、PCH6，以及 PCH2 A、B、C 型和阿尔佩斯综合征）类似[72～76]。在先证者 E、F、G 和 H 的脑组织并没有检测到明显的线粒体呼吸链复合体的改变，但是有一些（间接的）线粒体功能障碍的证据，以及先证者 H 有轻度的线粒体肌病的迹象。因为线粒体是细胞中过氧化氢（H_2O_2）的主要来源，抗氧化含硒酶的缺乏可能导致 ROS 介导的细胞损伤，这可能是表型具有线粒体疾病特征的原因。

甲状腺表型是 *SECISBP2* 和 *TRU-TCA1-1* 病例的生化特征，但是在 *SEPSECS* 病例没有具体描述。先证者 E、F、G 和 H 也呈现出脑电图高幅节律紊乱进行性恶化和肝实质小泡性脂肪变性。有趣的是，在 E、F 和 G 家系，硒蛋白（GPX1、GPX4 和 TXNRD1）在大脑中的表达减少，但在成纤维细胞和肌细胞中的表达正常，目前认为 SEPSECS 对 $tRNA^{[Ser]Sec}$ 的生成是必需的，因此这点难以解释。尽管缺乏支持的证据，有提示存在其他途径以恢复硒蛋白的表达。在系统性硒缺乏中，大脑与其他大多数组织的重要区别在于大脑具有保留适当的硒浓度的能力，这是因为硒通过 SELENOP 和 ApoER2 优先运输到大脑，代价是牺牲其他器官[77]。这表明保持足够的硒蛋白表达对大脑发育、维持和功能尤为关键，代价是使其他组织处于缺硒的状态。而且，虽然原因不明，中枢神经系统硒蛋白的合成对 SEPSECS 的依赖性高于 SECISBP2 或 $tRNA^{[Ser]Sec}$。

44.5　结　　语

由于硒蛋白组大多数成员的表达受到影响，所以总体硒蛋白缺乏症的表型复杂也非意外（表 44.2）。该综合征的一些特征（例如，甲状腺功能异常、无精症、肌病和血浆硒水平低下）是由缺乏特定的硒蛋白（DIO1、2 和 3，SELENOV、GPX4、TXNRD3、SELENON、SELENOP 和 GPX3）而引起的。相关生化特征有助于识别疑似硒蛋白合成缺陷的病例。抗氧化含硒酶缺乏导致细胞 ROS 水平升高可能体现为光敏性和与年龄相关的听力损失，并且可以导致胰岛素敏感性增加和类似于线粒体疾病的表型。由于多条硒蛋白通路异常，其他临床特征（例如，发育迟缓、智力发育延迟和运动发育延迟，以及神经退行性疾病）可能缘由复杂且是多因素所致。

随着时间的推移，继发于氧化损伤的其他表型（如肿瘤形成和早衰）可能会出现，这点不容忽视。与隐性遗传模式一致，在一些患者亲属中杂合个体并没有受到影响。基因缺陷的种类和环境因素（如碘、硒的状态）可能会对来自不同种族与地理背景的患者造成个体之间表型的差异。但是有趣的是，*SECISBP2* 和 *TRU-TCA1-1* 的突变导致与特异的甲状腺特征和肌病非常相似的表型，而 *SEPSECS* 病例的主要表型是进行性小脑-大脑萎缩，该表型的严重性可能妨碍了更具体的分析以确定其他表型。在 *SECISBP2* 和 *TRU-TCAI-1* 的病例中，尽管 IQ 受到不同的影响，但是并没有明显的神经病理表型。

来自 *SEPSECS* 病例和小鼠模型的证据表明，在其年龄较大时可能出现进行性的神经表型。到目前为止，这种进行性的神经表型还没有在成年 *SECISBP2* 病例中出现（先证者 E），并且可以想象大部分人的 *SECISBP2* 突变没有严重到能够引起中枢神经系统异常的程度。总之，已经证明 *SECISBP2*、*TRU-TCA1-1* 和 *SEPSECS* 是人类硒蛋白合成的必需元素，而且已有大量关于其功能的信息。不过，Sec 插入途径的具体机制远未阐明。这些患者硒蛋白合成缺陷的表现与目前我们对 Sec 插入途径的认知一致。但是，这些疾病中硒蛋白表达的残留，以及不同的、有时呈进行性的临床表型的成因需要进一步的研究。更多病例的鉴定可能会发现与具有未知功能的硒蛋白缺乏有关的其他表型。除了细致地评估硒蛋白缺乏的患者之外，转基因小鼠模型具有很大的实用价值，可以进行在患者中无法实现的细胞和组织生化特征分析，以加深对机制的了解。

致谢 该工作由 Wellcome Trust（KC[095564/Z/11/Z]）、NS[100585/Z/12/Z]）和剑桥国立健康研究所生物医学研究中心（KC，NS）资助。

参考文献

1. VM Labunskyy et al 2014 *Physiol Rev* 94: 739
2. P Copeland et al 2000 *EMBO J* 19: 306
3. S Seeher et al 2014 *Antioxid Redox Signal* 21: 835
4. P Copeland et al 2001 *Mol Cell Biol* 21: 1491
5. L de Jesus et al 2006 *Mol Cell Biol* 26: 1795
6. CP Allmang et al 2002 *RNA* 8: 1308
7. KS Caban et al 2007 *Mol Cell Biol* 27: 6350
8. J Donovan et al 2008 *J Biol Chem* 283: 35129
9. J Fletcher et al 2001 *RNA* 7: 1442
10. A Lescure et al 2002 *Gene* 291: 279
11. L Papp et al 2006 *Mol Cell Biol* 26: 4895
12. A Takeuchi et al 2009 *Nucleic Acids Res* 37: 2126
13. L Papp et al 2008 *Nucleic Acids Res* 36: 7192
14. J Squires et al 2007 *Mol Cell Biol* 27: 7848
15. Y Araiso et al 2008 *Nucleic Acids Res* 36: 1187
16. C Di Cosmo et al 2009 *J Clin Endocrinol Metab* 94: 4003
17. AM Dumitrescu et al 2005 *Nat Genet* 37: 1247
18. AM Dumitrescu, S Refetoff 2013 *Biochim Biophys Acta* 1830: 3987
19. J Fu et al 2014 *16th Int Congress of Endocrinol* Abstract 0508
20. T Hamajima et al 2012 *Eur J Endocrinol* 166: 757
21. E Schoenmakers et al 2010 *J Clin Invest* 120: 4220
22. S Seeher et al 2014 *Biochem J* 462: 67
23. AD Bianco et al 2002 *Endocr Rev* 23: 38
24. CC Downey et al 2009 *PLoS Genet* 5: e1000616
25. A Hernandez et al 2006 *J Clin Invest* 116: 476
26. L Ng et al 2004 *Proc Natl Acad Sci USA* 101: 3474
27. S McFadden et al 2001 *Noise Health* 3: 49
28. C Riva et al 2006 *Exp Gerontol* 42: 327
29. AS Ferreiro et al 2002 *Am J Hum Genet* 71: 739
30. AS Ferreiro et al 2004 *Ann Neurol* 55: 676
31. B Moghadaszadeh et al 2001 *Nat Genet* 29: 17.
32. VM Labunskyy et al 2011 *Antioxid Redox Signal* 14: 2327
33. K Loh et al 2009 *Cell Metab* 10: 260
34. TL Merry et al 2014 *Antioxid Redox Signal* 20: 2114
35. H Misu et al 2010 *Cell Metab* 12: 483
36. LA Seale et al 2015 in *Diversity of Selenium Functions in Health and Disease*
37. H Steinbrenner 2013 *Free Radic Biol Med* 65: 1538

38. AA Szypowska, BM Burgering 2011 *Antioxid Redox Signal* 15: 219
39. JD Watson 2014 *The Lancet* 383: 841
40. L Flohe 2007 *Biol Chem* 388: 987
41. S Kehr et al 2009 *J Mol Biol* 389: 808
42. GE Olson et al 2005 *Biol Reprod* 73: 201
43. A Sengupta et al 2010 *PLoS One* 18: e12249
44. RK Shrimali et al 2008 *J Biol Chem* 283: 20181
45. DJ Wallace 2010 *N Engl J Med* 362: 1150
46. H Fujii et al 2009 *Proc Natl Acad Sci USA* 106: 4360
47. B Speckmann, H Steinbrenner 2014 *Inflamm Bowel Dis* 20: 1110
48. MG Azevedo et al 2010 *J Clin Endocrinol Metab* 95: 4066
49. L Schomburg et al 2009 *Thyroid* 19: 277
50. Y Saito et al 2015 *J Lipid Res* 56: 2172
51. BA Carlson et al 2009 *Molecules* 14: 3509
52. AM Diamond et al 1993 *J Biol Chem* 268: 14215
53. LK Kim et al 2000 *RNA* 6: 1306
54. JY Kim et al 2011 *Biochem Biophys Res Commun* 409: 814
55. D Hatfield et al 1991 *Nucleic Acids Res* 19: 939
56. SP Shetty, PR Copeland 2015 *Biochemie* 114: 97
57. E Schoenmakers et al 2015 *J Clin Invest* 126: 992
58. A Small-Howard et al 2006 *Mol Cell Biol* 26: 2337
59. XM Xu et al 2005 *J Biol Chem* 280: 41568
60. T Kernebeck et al 2001 *Hepatology* 34: 230
61. O Ganichkin et al 2008 *J Biol Chem* 283: 5849
62. S Palioura et al 2009 *Science* 325: 321
63. O Agamy et al 2010 *Am J Hum Gen* 87: 538
64. AM Alazami et al 2015 *Cell Rep* 10: 148
65. A Anttonen et al 2015 *Neurol* 85: 1
66. K Iwama et al 2016 *J Hum Gen* Feb 18. doi: 10.1038/jhg.2016.9
67. P Makrythanasis et al 2014 *Hum Mutat* 35: 1203
68. E Pavlidou et al 2016 *Eur J Paed Neurol* 20: 483
69. X Zhu et al 2015 *Genet Med* 17: 774
70. ND Solovyev 2015 *J Inorgan Biochem* 153: 1
71. Y Zhang et al 2008 *J Biol Chem* 283: 2427
72. BS Budde et al 2008 *Nat Genet* 40: 1113
73. BN Harding et al 1990 *J Child Neurol* 5: 273
74. J Rankin et al 2010 *Am J Med Genet* 152A: 2079
75. R Salonen et al 1991 *Clin Genet* 39: 287
76. M Somer et al 1993 *J Med Genet* 30: 932
77. A Nakayama et al 2007 *J Nutr* 137: 690
78. N Fradejas-Villar et al 2017 *Nucleic Acids Res* 45: 4094
79. HE Olson et al 2017 *Ann Neurol* 81: 419

第 45 章

在应激与衰老过程中的硒蛋白表达变化

Zahia Touat-Hamici*, Yona Legrain*, Jordan Sonet, Anne-Laure Bulteau, and Laurent Chavatte

王鑫慧　武文慧　王福俤　编译

摘　要　硒是一种必需微量元素，在许多方面影响了人类健康与疾病。硒的大部分有益作用来自于一组种类少但至关重要的含有硒代半胱氨酸的蛋白质，称为硒蛋白。它们在抗氧化防御、氧化还原稳态、氧化还原信号转导及其他细胞过程中具有作用。硒蛋白质组主要受到了硒的生物利用率的调节。在缺硒时，机体将通过优先排序的方式调节各种硒蛋白的合成。而其他外源性刺激、各种细胞应激源或病理生理条件，对硒蛋白质组的等级调节仍知之甚少。另外，虽然过去几十年里出现了许多衰老理论和观念，但理解衰老的生物起因仍具有挑战。即使已对多种生物进行了大量的组学分析，对于衰老的生物标记物的界定仍充满争议。衰老相关损伤的积累，包括氧化诱导细胞损伤，以及清除与修复系统效率的降低已被大量报道，且被认为是衰老现象的原因或结果。因此，基于硒在机体氧化还原生物学中的重要作用，研究硒蛋白质组在氧化应激和衰老过程中的调节应答方式具有重要意义。本章回顾了该领域的现有认识。

关键词　细胞衰老，基因调节，氧化应激，硒代半胱氨酸，硒蛋白质组，翻译调节，UGA 重编码

---

*Authors contributed equally with all other contributors.

Z. Touat-Hamici • Y. Legrain
Centre de Génétique Moléculaire, CGM, CNRS, UPR3404, 91198 Gif-sur-Yvette, France
J. Sonet
Laboratoire de Chimie Analytique Bio-Inorganique et Environnement, LCABIE, IPREM, CNRS/UPPA, UMR5254, 64000 Pau, France
A.-L. Bulteau
Laboratoire de Chimie Analytique Bio-Inorganique et Environnement, LCABIE, IPREM, CNRS/UPPA, UMR5254, 64000 Pau, France
Institut de Génomique Fonctionelle de Lyon, IGFL, CNRS/ENS UMR5242, 69007 Lyon, France
L. Chavatte (✉)
Laboratoire de Chimie Analytique Bio-Inorganique et Environnement, LCABIE, IPREM, CNRS/UPPA, UMR5254, 64000 Pau, France
Centre International de Recherche en Infectiologie, CIRI, 69007 Lyon, France
INSERM U1111, 69007 Lyon, France
CNRS/ENS UMR5308, 69007 Lyon, France
e-mail: laurent.chavatte@univ-pau.fr

45.1 引　言

机体的完整性与稳态平衡在分子水平受到了活性氧和氮簇（reactive oxygen and nitrogen species，RONS）的持续挑战。它们既可通过主要发生于线粒体的细胞代谢过程内源性产生，又可通过药物、异生物质、金属及辐射等途径外源性产生。活性氧和氮簇可改变包括蛋白质、脂质、糖类、DNA 及 RNA 等在内的各种大分子。基于氧化损伤的严重程度，新产生的被氧化分子可以被多种细胞机制修复或降解系统清除。当活性氧和氮簇的产生超出可承受范围，或修复/降解系统受损时，氧化应激就会发生。接着便会发生被氧化分子蓄积和生物功能受阻，进而导致病理状态甚至死亡。活性氧和氮簇诱导的细胞损伤蓄积与癌症、神经障碍、动脉粥样硬化、炎症及衰老密切相关。由于多种硒蛋白在抗氧化防御、氧化还原稳态及信号转导中的重要作用，活性氧和氮簇可能是哺乳动物硒及硒蛋白的生物功能与这些病理改变之间的重要衔接。

45.2 衰老、寿命及细胞衰老

45.2.1 定义

45.2.1.1 衰老

衰老是一个缓慢、复杂和多因素的过程，可导致机体多种功能渐进及非可逆式降低，使生物体更加脆弱并更易发生死亡。许多理论和观念都试图理解衰老的生物学基础，其中最被认可的包括自由基/损伤及进化衰老学说。

45.2.1.2 寿命

某个物种的寿命被定义为从出生到死亡的时间。最高寿命是指某个物种内的个体所能达到的极限。平均寿命是在不同遗传背景或风险因素的条件下，某特定生物或个体的生命预期统计参考值。

45.2.1.3 细胞衰老

细胞衰老（又称复制衰老）反映了二倍体细胞具有有限分裂次数的事实，也被称为 Hayflick 极限[1]。细胞衰老的主要特征是不可逆的细胞周期停滞、端粒缩短、氧化损伤蓄积，以及多个细胞衰老相关标记，包括 β-半乳糖苷酶（β-galactosidase，SABG）和异染色质灶（heterochromatin foci，SAHF）。机体衰老的多个方面在衰老的细胞中都有所体现，故通常可用细胞模型研究衰老现象。诚然，衰老细胞的数量是随年龄增加的，而且细胞衰老相关表型也被认为可用以预测机体衰老相关表型。

45.2.1.4 复壮

复壮（rejuvenation）是指通过去除衰老相关损伤及用新细胞替换衰老细胞等方式逆转衰老过程的可能性。因此，虽然现在仍缺乏实验论证，复壮仍被认为可使寿命延长。

45.2.1.5 活性氧

细胞活性氧可作为线粒体氧化磷酸化的副产物内源性产生，也可外源性产生。活性氧包括来自于氧分子部分还原所产生的自由基和非自由基，如超氧阴离子（superoxide anion，$O_2^{\bullet}$）、过氧化氢（hydrogen peroxide，H_2O_2）及羟自由基（hydroxyl radical，$HO^{\bullet}$）。活性氧也是在诸如细胞信号转导、增殖、肿瘤抑制及免疫系统等生理过程中的重要分子。

45.2.1.6 活性氮

细胞活性氮主要由一氧化氮（nitric oxide，NO）与其他自由基反应产生，而一氧化氮由一氧化氮合酶合成。尽管一氧化氮是血管功能必需的信号转导元件，其他活性氮，如过氧亚硝基阴离子（peroxynitrite，$ONOO^-$）主要与蛋白质的酪氨酸残基具有高反应活性，导致靶蛋白功能变性，而这与蛋白质羰基类似。此外，过氧亚硝基阴离子还能与含有过渡金属的蛋白质及氧化半胱氨酸残基发生反应，从而影响它们的完整性。

45.2.1.7 氧化和硝化应激

氧化和硝化应激由超出清除能力的活性氧和氮簇过量产生引起。反之，抗氧化剂的过量使用可降低用于信号转导的活性氧和氮簇水平，从而产生还原应激。

45.2.1.8 衰老相关疾病

衰老相关疾病涉及随龄产生的慢性疾病，如癌症、糖尿病及神经退行性疾病等。当这些疾病发生于年轻个体时，往往受到了较强遗传因素的影响。

45.2.1.9 健康老龄化

健康老龄化也被称为成功老龄，是指老年人能够保持健康，以及最佳的生理、心理及社会功能。

45.2.2 自由基衰老学说

自由基衰老学说最早由 Harman 于 20 世纪 50 年代提出[2]，认为氧化损伤的蓄积是衰老过程的主要驱动力。许多细胞成分（如蛋白质、脂肪及核酸等）都对活性氧和活性氮反应敏感，从而产生了各种各样的被氧化生物分子。其中的某些修饰可能危害特定细胞、组织及机体最佳状态的维持。蛋白质作为活性基团的靶标可导致肽链断裂、交联及改变几乎所有氨基酸侧链，尤其是半胱氨酸、甲硫氨酸、赖氨酸、酪氨酸、组氨酸及色氨酸更为敏感。虽然在某种程度上仍存在争议，这些氧化修饰分子已被广泛用于氧化应激和衰老的标记检测[3，4]。

有趣的是，与硫相比，硒对于不可逆氧化具有很强的抗性，提示了硒蛋白比其硒代半胱氨酸被半胱氨酸取代的同种蛋白质更能耐受氧化失活。这一观点在一种硫氧还蛋白还原酶（thioredoxin reductase，Txnrd）模型中得到了验证。含有硒代半胱氨酸的线粒体硫氧还蛋白还原酶对各种氧化剂（包括过氧化氢、羟自由基、过氧亚硝基阴离子、次氯酸、次溴酸及次硫氰酸）的耐受能力远超出了其含有半胱氨酸的黑腹果蝇同源蛋白[5]。

45.2.3　损伤衰老学说

虽然自由基衰老学说被大量科学家所关注，但在某些模型中却并未发现氧化损伤与衰老之间的因果关系，这使该学说受到了挑战。近来，损伤衰老学说为此提供了一个更为全局化的图景。在真实生物中，酶促及代谢反应远未达到完美水平，这种内在的不完美性或异质性导致了从分子到细胞水平的各种生物反应中都产生了损伤。由于损伤的多样性总是高于修复或清除系统的数量，细胞无法处理所有损伤。而且，如果损伤数量较少或仅有轻微不利影响，这种损伤将可以逃离自然选择压力。损伤种类过多导致了机体难以应对，且损伤随龄积累。这些损伤仅随着细胞分裂的稀释作用或干细胞对老细胞的更替作用被去除。从某种程度上来说，衰老的不完美学说拓展了自由基学说，即损伤不仅限于氧化相关损伤，还应包括各种内源性反应、外源危害物及异生物质等引起的所有损伤[6]。

45.2.4　进化衰老学说

对个体的自然选择是在特定环境与天敌存在的情况下确保物种生存及适应的现象。如果某突变仅损伤老年个体，那它将更有可能在群体自然选择中免于被移除。出于这些观察，主要产生了两种进化衰老学说：突变蓄积学说和对抗性基因多效性或称权衡学说[7]。突变蓄积学说认定，与生命早期相比，对生命后期有不利影响的突变将面临较小的自然选择压力。这些突变会依照该物种的内源性突变率而产生，且在老年群体中对它们的筛选作用较弱。因此，对生命后期有不利影响的突变将蓄积下来并导致衰老表型。对抗性基因多效性的观点认为，在自然环境中，如果某个突变在生命早期有助于逃离天敌、疾病或更适应环境，那么即使这个突变对生命后期不利，它也会在群体中保留下来。在这两个学说中，衰老的速度均取决于突变率和外部风险，如生活方式、环境及天敌。因此，自然选择的力量将有助于提升生命早期的生存和繁殖能力，而以衰老速度为代价，从而保障物种维持。

45.3　硒蛋白的合成与调节

45.3.1　硒代半胱氨酸插入的机制与因子

硒代半胱氨酸是遗传密码自从 20 世纪 60 年代确定后，第一个被额外加入的密码子，因此一般被称为第 21 个氨基酸。在硒蛋白 mRNA 翻译过程中，核糖体遇到 UGA 密码子时将插入硒代半胱氨酸，而 UGA 密码子通常被用于终止翻译密码子。这一 UGA-硒代半胱氨酸重编码现象暗示了硒代半胱氨酸插入的复杂机器主要围绕两个 RNA 分子进行：一个是硒代半胱氨酸专用的 tRNA，即 Sec-tRNA$^{[Ser]Sec}$（见第 1 章）；另一个是位于硒蛋白 mRNA 3′-UTR 的硒代半胱氨酸插入序列（Sec insertion sequence，SECIS）元件及与它们相互作用的蛋白质（[8～15]，见第 2 章）。

在真核生物中，SECIS 元件是一个茎-环-茎-环结构且具有较低的序列保守性（图 45.1）。现已鉴定出多个 SECIS 结合蛋白，包括 SECIS 结合蛋白-2（SECIS binding protein-2，SBP2 或 SECISBP2）、SBP2-like（SBP2L）、核糖体蛋白 eL30（ribosomal protein eL30）、核仁蛋白（nucleolin）及 eIF4A3 等[9]。在这些蛋白质中，SBP2 是一个限速因子，被认为能够决定硒代半胱氨酸的插入效率，从而调控硒蛋白水平。

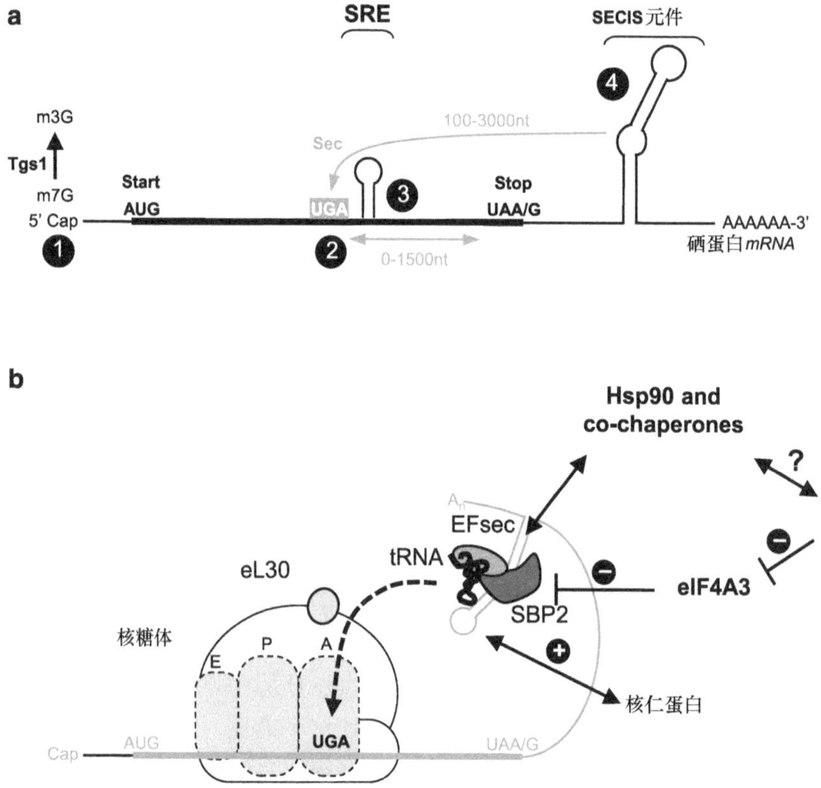

图 45.1 真核细胞硒蛋白表达的翻译调控机制。（a）硒蛋白 mRNA 独特的顺式作用调节特征模式图：①5′帽修饰；②UGA 密码子的上下文及位置；③UGA 密码子下游的发夹结构（SRE）；④SECIS 元件特性。（b）反式作用因子影响 UGA 重编码翻译效率。硒补充可降低 eIF4A3 水平。

另一个硒代半胱氨酸插入机器的核心 RNA 元件是 Sec-tRNA $^{[Ser]Sec}$。它是唯一的可以通过自身水平调节整个硒蛋白家族（硒蛋白质组）表达的 tRNA（[16]，见第 1 章）。在细胞中，Sec-tRNA $^{[Ser]Sec}$ 的很多特性都与其他 tRNA 不同，包括大小、氨基酰化、转录、修饰及运输至核糖体的方式等。检测基因组中是否存在 Sec-tRNA $^{[Ser]Sec}$ 通常被用于确定某物种是否存在硒蛋白。Sec-tRNA $^{[Ser]Sec}$ 具有独特的氨基酰化过程，需要 4 种酶的参与，而其他经典 tRNA 仅需一种酶。而且，由于结构特殊，Sec-tRNA $^{[Ser]Sec}$ 需要专用延伸因子 EFsec 将其精确转运至含 UGA-Sec 密码子的核糖体 A 位点（见第 2 章）。

45.3.2　硒蛋白的翻译调控

硒蛋白的生物合成是一个复杂的过程，主要在翻译阶段受到调控。密码子 UGA 重编码硒代半胱氨酸也被视为硒代半胱氨酸插入效率，是这一过程的限速步骤。针对硒状态的等级响应优先维持必需（或称持家）硒蛋白合成，继而进行其他应激相关硒蛋白的合成。由于硒蛋白合成具有多层次调节的特点，虽然已对其进行了充分的描述，但对硒利用优先级别的精确调节机制仍不甚明确。首先通过对 *Gpx4* mRNA 的多核糖体图谱分析[17]与其他 mRNA 的核糖体图谱分析及 RNA-Seq 比较发现，UGA 重编码引起的核糖体停顿是一个限速步骤[18]。通过补充硒可以缓解核糖体停顿这一现象可知，UGA 重编码是硒蛋白表达的重要调节步骤。

在 UGA-Sec 密码子处的核糖体停顿可以被硒蛋白 mRNA 不同的固有特征所调节，包括了 UGA 密码子上下文、下游 RNA 结构及 SECIS 的性质（[9]，见第 2 章及图 45.1）。已有多个研究团队论证了密码子上下文对硒代半胱氨酸插入效率的影响[19，20]，但仍未发现可预测重编码活性的结论性规则。而且，曾认为重要的 UGA 与 SECIS 的距离也不能强效影响硒代半胱氨酸的插入效率。另外，除 SECIS 外，其他的顺式作用 RNA 结构在不同 mRNA 中也进行了检测，包括 Selenon、Selenok、Selenoo、Selenoh、Selenot、Selenos 及硒磷酸合成酶 2（Selenophosphate synthetase，Sps2）等[9，21]。这些被称为硒代半胱氨酸重定义元件（Sec redefinition elements，SRE）的结构是一类位于 UGA 密码子下游的发夹结构，它们可通过空间位阻提升终止密码子的通读效率。最后，SECIS 元件的特性也被发现可以调节硒代半胱氨酸的插入效率[22]。而且，对硒水平变化的响应也依赖于 SECIS 元件的特性，这使其成为了硒蛋白等级响应各种刺激的重要决定性因素。

最近，又发现了某些硒蛋白 mRNA 的 5′端具有可被三甲基鸟苷合酶 1（trimethylguanosine synthase 1，Tgs1）高度甲基化的特征。的确，已发现 Tgs1 可催化转移 2 个甲基到 m^7G 帽上，形成 2，2，7-三甲基鸟苷帽。可被 Tgs1 催化的 RNA 包括 snRNA、snoRNA、端粒酶 RNA TLC1，以及多个硒蛋白 mRNA，如 Selenox、Gpx1、Gpx4、Selenem 及 Selenow 等。这些 mRNA 三甲基帽的精确功能仍属未知，但既然这些修饰并未妨碍 mRNA 与多核糖体的结合，且在不同硒蛋白 mRNA 上并非同等发生，提示它可能参与了对硒蛋白质组等级的翻译调控。

多个可结合于 SECIS 的反式作用因子对硒代半胱氨酸插入具有选择性调节作用。已发现核仁素和 eIF4A3 具有选择性结合 SECIS 的特性，并能影响 UGA-Sec 重编码效率。其中，核仁蛋白主要表现为对硒代半胱氨酸插入的正向调节作用[25]，而 eIF4A3 主要通过空间位阻抑制 SBP2 对 SECIS 的结合，从而表现为负向调节作用[26]。有趣的是，eIF4A3 似乎可以受到硒水平的反向调节，并调控一组非必需硒蛋白。

45.3.3　硒蛋白的转录调控

与其他基因类似，硒蛋白表达同样受到转录水平的调节。一篇 2009 年的综述总结了对哺乳动物硒蛋白转录调节的已发表研究，进而通过信息学分析预测了调节元件[27]。转录因子 NF-κB 是一个响应氧化应激的细胞传感器。已报道 NF-κB 可以调节 *Gpx4*、*Selenos* 及 *Dio2* 等多种硒蛋白基因。NF-κB 普遍存在并参与对多种刺激及应激的细胞响应过程，包括细胞因子、自由基、紫外辐射、氧化型 LDL 及细菌或病毒抗原。通过信息学方法已预测出所有 25 种硒蛋白基因都具有 NF-κB 的结合位点[27]，但仍需更为深入的研究以阐明 NF-κB 调节硒蛋白质组的综合模式。

金属应答元件（metal response element，MRE）是一类可被金属应答转录因子 1（metal responsive transcription factor 1，MTF-1）结合的短顺式作用序列。当存在重金属暴露或细胞应激时，MTF-1 转移至细胞核，调节金属硫蛋白及硒蛋白（如 Selenoh、Txnrd2 及 Selenow）的表达[28]。有趣的是，据预测，MRE 同样存在于几乎所有人类基因组硒蛋白转录起始位点附近[27]。

抗氧化应答元件（antioxidant responsive element，ARE）是可被转录因子 NF-E2-相关因子 2（NF-E2-related factor 2，Nrf2）结合的顺式作用元件。Nrf2 可靶向大量基因，包括应激应答、抗氧化活性、抗炎应答、DNA 修复、分子伴侣、蛋白酶体系统，以及 2 种硒蛋白 Gpx2 和 Txnrd1 等。在某些细胞系中，严重的硒缺乏或因 tRNA $^{[Ser]Sec}$ 基因失活导致的硒蛋白完全缺失而激活该信号通路[29]。这些 NF-κB 结合位点、MRE 或 ARE 在硒代半胱氨酸插入结构体中的作用仍需进一步研究，以获得细胞应激及异生物质响应对硒蛋白表达转录调控更为清晰的图景。

45.4 硒、硒蛋白、氧化应激及衰老之间的相互作用

45.4.1 氧化应激

硒蛋白主要参与抗氧化防御、氧化还原稳态及信号转导，其中硒代半胱氨酸通常位于含硒酶催化位点。被详细研究的成员包括谷胱甘肽过氧化物酶（Gpx）、硫氧还蛋白还原酶、甲硫氨酸亚砜还原酶（Msr）、甲状腺素脱碘酶（Dio）及几个内质网硒蛋白。此外，Sps2 参与生物合成硒蛋白，因此作为一个硒传感器来调节自身的表达。硒蛋白质组中大约有 1/3 具有氧化还原功能的硒蛋白是通过其同源性预测的。作为主要的活性氧防御酶，谷胱甘肽过氧化物酶可在线粒体（Gpx4）、细胞质（Gpx1 和 Gpx2）、细胞核（Gpx4）、细胞膜（Gpx4）、上皮细胞（Gpx2 和 Gpx6）及血清（Gpx3）中完成对 H_2O_2 和脂质过氧化物的解毒作用。硫氧还蛋白还原酶可通过还原硫氧还蛋白及各种其他底物参与巯基稳态维持。它们也分布在不同的细胞区室，如 Txnrd1 位于细胞核及细胞质，Txnrd2 位于线粒体，而 Txnrd3（或称 TGR）位于睾丸。最后，内质网硒蛋白（Selenof、Selenos、Selenok、Selenon、Selenom 及 Selenot）在蛋白质折叠和内质网应激应答中具有重要作用。到目前为止，定位于细胞核硒蛋白的精确功能（Selenoh、Gpx4 及 Txnrd1）仍不清楚。硒蛋白基因失活相关动物模型还没有被系统建立，使我们很难对管家（必需）和应激相关（非必需）成员进行区分[30]。人类基因遗传疾病和动物/细胞模型已经证明，硒蛋白对细胞氧化应激的保护和氧化还原稳态的维持是必要的。SBP2 突变也证实了这一

点，引起了整体硒蛋白质组的缺陷，导致严重和复杂的表型，包括增加细胞内活性氧水平的、对紫外线辐射引起的皮肤氧化损伤的易感性[31～33]。

基于它们在氧化还原反应中的活性，很早就有猜想认为硒蛋白的表达可能会受氧化应激或应激相关的过程如复制衰老或衰老的调控。然而，仅有少量工作对这一问题进行了研究。一个早期的报道发现 H_2O_2 处理（从 100～1000μmol/L）对硒蛋白有选择性下调作用，并同时观察到了短暂的 SBP2 细胞核重定位[34]。进一步研究表明，这一氧化应激对硒蛋白的调控作用高度依赖于硒状态[35]。有趣的是，当缺硒后进行 H_2O_2 处理观察到硒蛋白的活性（Gpx 和 Txnrd）和表达（Gpx1、Selenok、Sps2、Gpx4、Txnrd1、Selenos，见图 45.2）的一个选择性上调，而在最佳培养条件下只有很小的变化。而且，不同氧化损伤标志物如被氧化蛋白和线粒体活性氧水平都揭示了硒剥夺的细胞对 H_2O_2 诱导的氧化应激更敏感。从硒蛋白 mRNA 分析和报告基因 UGA 重编码效率检测都说明这种调控主要发生在翻译水平。进一步的研究检测到了 SBP2、eL30 及较小程度上的 EFsec 发生了核质穿梭[35]。有趣的是，SBP2 含有一个对氧化还原敏感的富含半胱氨酸的结构域，并且与 RNA 结合域和核输出信号区域重叠[34]。推测 SBP2 能够感应细胞应激源，并且选择性调节硒蛋白质组。此外，硒蛋白信使核糖核蛋白（mRNP）的组装受到核内 Hsp90 分子伴侣机器（Hsp90、R2TP 及 Nufip）所控制[37]，可以调节 mRNP 从核输出到细胞质，并因此影响翻译效率。

另一种调节选择性 UGA 重编码效率的方式是对 Sec-tRNA $^{[Ser]Sec}$ 摆动位点（U34）的修饰作用。的确，可调节 U34 甲基化水平的 tRNA 甲基转移酶 ALKBH8 可响应活性氧的诱导（[38]，见图 45.2）。另外，Alkbh8 $^{-/-}$ 胚胎成纤维细胞显示了活性氧水平升高、DNA 和脂质损伤，以及细胞应激标记物增加等特征。这份报告说明胚胎成纤维细胞响应 H_2O_2 处理，选择性上调谷胱甘肽过氧化物酶（Gpx1、3 和 6）和硫氧还蛋白还原酶（Txnrd1 和 2）的过程中需要 ALKBH8。

45.4.2　复制衰老

只有很少的研究涉及硒、衰老及人类长寿之间的联系。意大利的一项对健康人的研究显示，血清硒水平和硒依赖的谷胱甘肽过氧化物酶 Gpx 活性随龄降低 [39]。有趣的是，老年人硒水平的异质性非常显著，以至于人们将其作为长寿预测因子进行研究 [40，41]。可以看出，较低的硒水平导致抗氧化防御削弱和寿命缩短，虽然分子机制和硒蛋白在其中的作用仍有待阐明。在细胞水平上，有两项研究发现硒补充可延长培养细胞的复制寿命[36，42]。在最近的研究中发现，补硒显著影响了细胞衰老标记物的水平，包括信号分子（p16、p21 及 p53）、端粒长度、β-半乳糖苷酶及异染色质灶等。在这个细胞模型中，多个硒蛋白高度响应细胞复制衰老过程（图 45.2）。因此，这种对硒蛋白 mRNA 的调控可通过转录和翻译两个层面进行，可能分别通过激活应激相关转录因子（NF-κB、Nrf2 及 MTF-1）和细胞核 SBP2 重定位实现[36]。通过 shRNA 敲低的方法，SELENOH 已被证明在复制衰老和 H_2O_2 诱导的 DNA 损伤反应中扮演重要角色[43]。此外，最近的一项研究报道了长期膳食硒缺乏在 24 月龄小鼠，出现了结肠细胞端粒缩短及胰腺复制衰老和 DNA 损伤[44]。在这些小鼠中，通过硒转录组学分析，Selenoh 在心肌中是唯一的 mRNA，在雌性和雄性中均受到硒缺乏和年龄而下调，表明在衰老过程中这种硒蛋白对硒的保护作用起到了关键作用[45]。

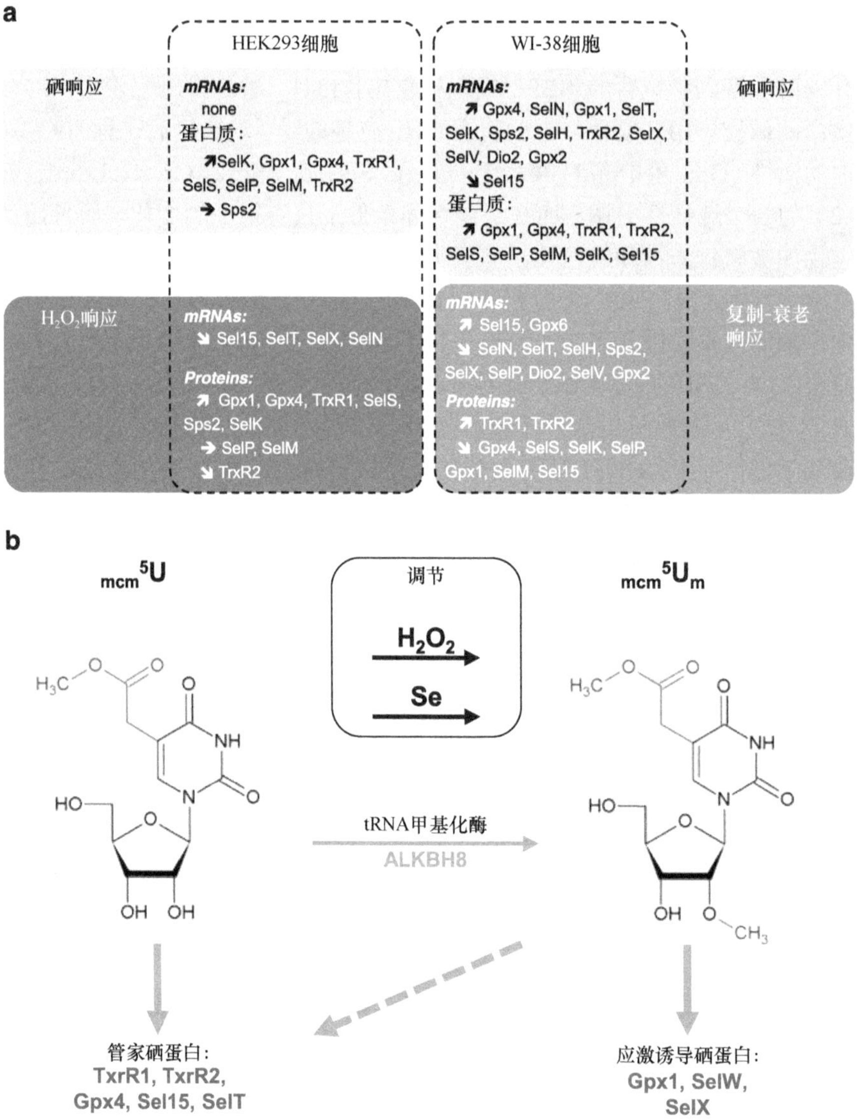

图 45.2 氧化应激及衰老的硒蛋白靶标。(a) 硒蛋白调节响应硒（浅灰）及氧化应激（H_2O_2）或应激相关过程（细胞复制衰老）（深灰）模式图。实验在永生化细胞 HEK293 [35]和原代细胞 WI-38 [36]中进行。(b)硒水平及 H_2O_2 处理对 tRNA 位于 $_{mcm}{}^5U$ 和 $_{mcm}{}^5U_m$ 之间的 U34 位点修饰的调节。两种 $tRNA^{[Ser]Sec}$ 亚型分别被选择性用于管家或应激诱导硒蛋白的生物合成。

45.5 结　　语

硒蛋白质组是抗氧化防御系统抵抗细胞和外源刺激的一个重要组成部分。现在发现，对硒蛋白等级调节的指令系统越来越复杂。看来，将 UGA 重编码为硒代半胱氨酸的步骤构成了一个翻译调控的检查点，并受到许多因素的影响，包括 SECIS 结合蛋白（水平、修饰及定位）、tRNA（氨基酰化和修饰）及 mRNA 本身（5′帽和 SECIS）等。在某些情况下，特定刺激物也可引发转录调节的响应。与其他防御和修复系统类似，硒蛋白也可作为氧化应激和应激相关过程的靶点。理解硒蛋白质组的功能和调节特性是把握其在衰老中重要作用的先决条件。

致谢　这项工作受到 CNRS（ATIP 项目）（L. C.）、Fondation pour la Recherche Médicale（L. C.）、Ligue Contre le Cancer（L. C.）、Association pour la Recherche sur le Cancer grant 4849（L. C.）、PIR CNRS Longévité et Vieillissement（L. C.）及 Agence Nationale de la Recherche grant ANR-09-BLAN-0048（L. C.）支持。YL 和 JS 是 Ministère de l'Enseignement Supérieur et de la Recherche 奖金获得者。

参 考 文 献

1. L Hayflick, PS Moorhead 1961 *Exp Cell Res* 25: 585
2. D Harman 1956 *J Gerontol* 11: 298
3. EK Ahmed et al 2007 *Ann N Y Acad Sci* 1119: 88
4. AL Bulteau et al 2006 *Exp Gerontol* 41: 653
5. GW Snider et al 2013 *Biochemistry* 52: 5472
6. VN Gladyshev 2014 *Antioxid Redox Signal* 20: 727
7. L Partridge, D Gems 2002 *Nat Rev Genet* 3: 165
8. C Allmang et al 2009 *Biochim Biophys Acta* 1790: 1415
9. AL Bulteau, L Chavatte 2015 *Antioxid Redox Signal* 23: 775
10. J Donovan, PR Copeland 2010 *Antioxid Redox Signal* 12: 881
11. DM Driscoll, PR Copeland 2003 *Annu Rev Nutr* 23: 17
12. DL Hatfield, VN Gladyshev 2002 *Mol Cell Biol* 22: 3565
13. L Latrèche, L Chavatte 2008 in *10th International Symposium on Metal Ions in Biology and Medicine*, Bastia, France p 731
14. LV Papp et al 2007 *Antioxid Redox Signal* 9: 775
15. JE Squires, MJ Berry 2008 *IUBMB Life* 60: 232
16. DL Hatfield et al 2006 *Prog Nucleic Acid Res Mol Biol* 81: 97
17. JE Fletcher et al 2000 *RNA* 6: 1573
18. MT Howard et al 2013 *J Biol Chem* 288: 19401
19. M Gupta, PR Copeland 2007 *J Biol Chem* 282: 36797
20. E Grundner-Culemann et al 2001 *J Mol Biol* 310: 699
21. MT Howard et al 2007 *RNA* 13: 912
22. L Latreche et al 2009 *Nucleic Acids Res* 37: 5868
23. L Latreche et al 2012 *RNA Biol* 9: 681
24. L Wurth et al 2014 *Nucleic Acids Res* 42: 8663
25. AC Miniard et al 2010 *Nucleic Acids Res* 38: 4807
26. ME Budiman et al 2009 *Mol Cell* 35: 479
27. ZR Stoytcheva, MJ Berry 2009 *Biochim Biophys Acta* 1790: 1429
28. ZR Stoytcheva et al 2010 *Biochim Biophys Acta* 1800: 416
29. T Suzuki et al 2008 *J Biol Chem* 283: 2021
30. M Conrad, U Schweizer 2010 *Antioxid Redox Signal* 12: 851
31. AM Dumitrescu et al 2005 *Nat Genet* 37: 1247
32. E Schoenmakers et al 2010 *J Clin Invest* 120: 4220
33. S Seeher et al 2014 *Antioxid Redox Signal* 21: 835

34. LV Papp et al 2006 *Mol Cell Biol* 26: 4895
35. Z Touat-Hamici et al 2014 *J Biol Chem* 289: 14750
36. Y Legrain et al 2014 *J Biol Chem* 289: 6299
37. S Boulon et al 2008 *J Cell Biol* 180: 579
38. L Endres et al 2015 *PLoS One* 10: e0131335
39. O Olivieri et al 1994 *Am J Clin Nutr* 60: 510
40. NT Akbaraly et al 2005 *Clin Chem* 51: 2117
41. AL Ray et al 2006 *J Nutr* 136: 172
42. PJ Hornsby, SE Harris 1987 *Exp Cell Res* 168: 203
43. Wu et al 2014 J *Biol Chem* 289: 34378
44. Wu et al 2017 *Aging Cell* 16: 125
45. Cao et al 2017 *J Nutr* 147: 1858

第五部分

硒和硒蛋白生物医学作用的研究模型

许多生物模型已经开发出来，给硒和硒蛋白的研究提供了新颖而独特的途径。本部分讨论这些模型及其如何用于进一步阐明硒和硒蛋白在健康中的多种机制。

第 46 章

硒代半胱氨酸 tRNA[Ser] Sec 小鼠模型——用于阐明硒蛋白在健康和发育中的作用

Bradley A. Carlson

石彦波　译

摘　要　硒（Se）是哺乳动物饮食中的必需元素，在人类的健康和发育中发挥重要作用。近来的研究表明，含硒蛋白质（命名为硒蛋白）是维持人体健康的重要因素，在哺乳动物发育中也具有必不可少的作用。Se 以硒代半胱氨酸（Sec）的形式掺入蛋白质。硒蛋白的合成依赖于 Sec-tRNA，用于将 Sec（遗传密码中第 21 个氨基酸）插入蛋白质，为我们提供了通过调节 Sec-tRNA 表达来调控硒蛋白表达的工具。正是利用这种依赖的特性，我们制备了 Sec-tRNA 基因的各种突变体并将其应用到转基因、条件敲除、转基因/敲除、转基因/条件敲除小鼠模型上，以阐明这些蛋白质在健康和发育中的诸多作用。

关键词　管家硒蛋白，小鼠模型，硒代半胱氨酸 tRNA，硒代半胱氨酸 tRNA 修饰，硒代半胱氨酸 tRNA 突变体，应激相关硒蛋白

46.1　引　　言

1958 年，Schwartz 和 Foltz 首次报道了硒（Se）是哺乳动物饮食中的必需元素，这种元素可以预防大鼠肝坏死[1]。自 Se 在哺乳动物健康方面的突出作用的这一开创性发现以来，有关 Se 与健康的报道屡见不鲜，包括：预防癌症、心脏病、其他心血管和肌肉功能失调等疾病的作用；抑制病毒表达和延缓 HIV 阳性患者艾滋病的发病；增强男性生殖和免疫功能，在哺乳动物发育中也发挥重要作用[2～4]。在 20 世纪之交在硒领域存在着一个争议，即小分子质量硒化合物或硒蛋白是否对 Se 所表现出的健康益处起关键作用（参见文献[2，5～9]）。然而当时人们对硒蛋白、硒蛋白的代谢作用、哺乳动物基因组中编码的硒蛋白的数目等诸多方面都知之甚少，因此有必要加强对硒蛋白代谢作用

B. A. Carlson (✉)
Molecular Biology of Selenium Section, Mouse Cancer Genetics Program,
Center for Cancer Research, National Cancer Institute,
National Institutes of Health, Bethesda, MD 20892, USA
e-mail: carlsonb@mail.nih.gov

评估等多方面的知识。

21 世纪初，人们主要通过两种方法来阐明硒蛋白在健康和发育中的作用。一种方法是通过计算生物信息学技术手段初步鉴定哺乳动物中的硒蛋白组，以随后表征个体硒蛋白的作用[10]。该研究表明，在人类中存在 25 种硒蛋白基因，啮齿动物中存在 24 种。由于多重转录起始位点和选择性剪接，以及在硒蛋白 P（*Sepp1*）mRNA 中的第二和第三 UGA 密码子处的终止[11]，这些基因在表达后可产生多种不同的硒蛋白。

第二种方法涉及产生表达硒代半胱氨酸（Sec）tRNA（命名为 $tRNA^{[Ser]Sec}$）突变体的小鼠模型，用于调节硒蛋白的表达以评估该蛋白质类在健康和发育中的功能。后一种方法是本章介绍的主要内容。

46.2 转移 $RNA^{[Ser]Sec}$ 小鼠模型以阐明硒蛋白功能

硒蛋白的特征之一是硒蛋白的合成依赖于单个 tRNA——$tRNA^{[Ser]Sec}$（参见第 1 章）。$tRNA^{[Ser]Sec}$ 的一级和三级结构对于表达硒蛋白的这种 tRNA 的效率至关重要[12]。与大多数其他 tRNA 不同，$tRNA^{[Ser]Sec}$ 基因（*Trsp*）由单个复制基因[13]编码。*Trsp* 可以在特定的器官或组织中通过条件敲除实现靶向缺失，去除靶组织中所有硒蛋白的表达。因此可以通过将 *Trsp* 突变体转基因导入基因组，或通过产生小鼠系（其中小鼠缺乏该基因）来干扰该硒蛋白的表达，但是 Trsp 缺陷小鼠与突变体转基因可以相互补充。用这些方法扰乱硒蛋白合成的小鼠模型，为阐明含 Se 蛋白的作用提供了方法，并为人类进一步了解小分子硒化合物或硒蛋白在人类健康和发育等方面的作用提供了很好的思路。

46.2.1 *Trsp* 转基因小鼠模型

2001 年，转运 RNA 转基因首次引入小鼠的基因组，以提供小鼠研究模型更好地了解 $tRNA^{[Ser]Sec}$[13，14]的作用。最初的小鼠转基因模型有野生型 *Trsp*、特定的 $Trsp^{t}$，或者两种突变体的任一种。其中一个突变转基因是特定的 $Trsp^{tG37}$，其 37 位的腺嘌呤（A37）突变为鸟嘌呤（G37），这一变化阻止了成熟 tRNA 中 *N6*-异戊烯腺苷（i^6A）的形成[13，14]。第二个突变转基因为特定的 $Trsp^{tA34}$，其中 34 位的胸腺嘧啶，反密码子内的变偶密码子，改变为腺嘌呤，这一变化阻止了成熟基因中的 5-甲氧基羰基甲基尿苷（mcm^5U）的形成[15]。

携带多拷贝的 $Trsp^{t}$ 过表达 $tRNA^{[Ser]Sec}$ 的小鼠，但这并没导致各种组织和器官中硒蛋白的表达增强[13，14]。上述结果表明，$tRNA^{[Ser]Sec}$ 通常以足够的水平表达，在硒蛋白合成中不是限制性的。在携带几个到多至 40 个突变转基因的 $Trsp^{tG37}$ 小鼠中，应激相关的硒蛋白（如 GPX1、GPX3、SELR 和 SEPW1）的量以硒蛋白和器官特异性方式降低。然而，管家硒蛋白的水平，如 TXNRD1 和 TXNRD2 在很大程度上不受影响。在肝和睾丸中，GPX1 受影响最大，TXNRD1 和 TXNRD2 受影响最小。应激相关蛋白表达的降低与突变体 $tRNA^{[Ser]Sec}$ 水平的增加成正比。有意思的是，大多数硒蛋白 mRNA 的量在 $Trsp^{tG37}$ 小鼠中未改变，表明突变 $tRNA^{[Ser]Sec}$ 所致的硒蛋白合成缺陷一定在翻译阶段[13，14]。转运 $RNA^{[Ser]Sec}$ 存在于两种异构体中，一个在 34 位的 mcm^5U 的 2'-*O* 的位置进一步甲基化，称为 mcm⁵Um tRNA[Ser]Sec（参见第 1 章）。很有意思的是，负责 tRNA[Ser] Sec 上的 mcm⁵Um 合成的甲基酶似乎严格要求原始完整的 Sec-tRNA[Ser]Sec，要求其一级或三级结构没有任何改变[12，16]。

上述研究以及包括 *Trsp*^{tG37} 小鼠在内的其他一些研究为证明 mcm⁵Um 异构体负责合成应激相关的硒蛋白提供了强有力的证据，而管家硒蛋白，如 TXNRD1 和 TXNRD2，由非 Um34 异构体 mcm⁵U 合成[15～18]。其他必需的硒蛋白如 GPX4 和 SEPP1 的合成，似乎与两种异构体都有关系。

编码多达 40 个突变转基因的 *Trsp*^{tG37} 小鼠的物理表型上似乎是正常的[13，14]，而 Trsp^{tA34} 小鼠不能编码超过 12 个突变转基因拷贝[15]。Trsp^{tA34} 的反密码子摆动位置上的腺嘌呤（A）转化为肌苷（I），该位置编码 A 的所有 tRNA 随后读取的密码子将结束于尿嘧啶（U）、胞嘧啶（C）和 A。转运 RNA$^{[Ser]Sec}_{ICA}$ 则解码成 Cys 密码子 UGU 和 UGC，以及 Sec 密码子 UGA [15]，这可能解释了为什么这些预期会将 Cys 代之以插入 Sec 的小鼠不能编码超过 12 个突变转基因。编码 *Trsp*^{tG37} 或 *Trsp*^{tA34} 的小鼠模型的制备，可以用来评估突变 tRNA 对应激相关的硒蛋白表达和特异性组织中健康和/或发育的影响，如图 46.1 所示。这些转基因对硒蛋白表达的影响及结果列于表 46.1 中。

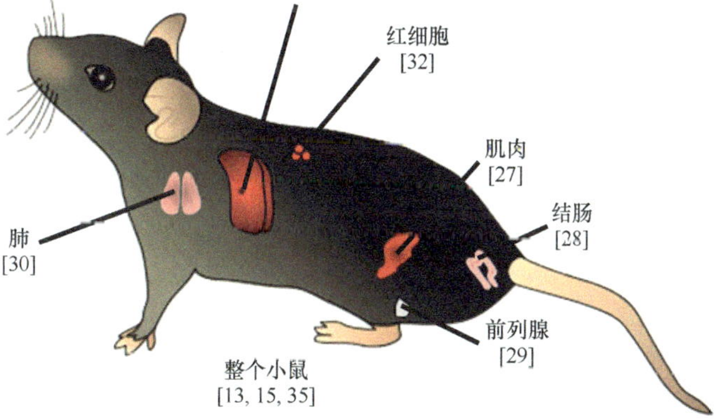

图 46.1　*Trsp* 转基因小鼠模型。图中所示的每个小鼠模型代表在所有组织和器官中编码突变体 *Trsp*。研究中分析的组织绘制在图中。每个小鼠模型的描述和每项研究的主要结果见表 46.1。

46.2.2　*Trsp* 敲除和 *Trsp* 条件敲除小鼠模型

Trsp 的缺失（称为 *Trsp*$^{\Delta}$）在早期胚胎发生过程中是致命的[19]。为了评估硒蛋白在健康和发育中的作用，我们采用 *loxP-Cre* 技术构建了几种特异性器官和组织中靶向 *Trsp* 缺失的 *Trsp* 条件敲除，称为 *Trsp*$^{C\Delta}$[20]。最初的研究，在哺乳期当乳腺由约 90%的上皮细胞组成时，将小鼠乳腺上皮细胞靶向敲除了 *Trsp*[20]。硒蛋白表达大大降低，但不是完全不表达，很可能是其他细胞类型的污染所致。在产奶或哺育幼仔的过程中，没有观察到乳腺有任何的表型变化，这表明硒蛋白合成的改变在这些过程中并不起作用。这个早期研究清楚地表明，通过删除 *Trsp* 可以将硒蛋白靶向去除，为检测硒蛋白在健康和发育中的作用奠定了基础。

表 46.1 *Trsp* 转基因小鼠模型阐明应激相关硒蛋白在健康和发育中的作用 [a]

模型描述	主要发现 [b]
$Trsp^{t}$ $Trsp^{tG37}$	第一个编码 tRNA 的转基因小鼠。$Trsp^{t}$ 小鼠中硒蛋白表达的变化很小或几乎没有变化，表明 $tRNA^{[Ser]Sec}$ 水平在硒蛋白合成中不是限制性的。在 $Trsp^{tG37}$ 小鼠中，应激相关的硒蛋白表达以蛋白质和组织特异性方式降低，这为阐明这种亚类硒蛋白在健康和发育中的作用提供了重要的研究工具[13]
$Trsp^{tG37}$ 运动方式	运动后增强的骨骼肌适应性增强了 mTOR 信号通路抑制所阻断的肌肉生长。$Trsp^{tG37}$ 小鼠的肌肉在剥离手术前于 Akt 和 p70 核糖体 S6 激酶上都有位点特异性磷酸化的上升[27]
$Trsp^{tG37}$ 氧化偶氮甲烷暴露 靶向作用结肠	加剧了氧化偶氮甲烷诱导的异常隐窝病灶（结肠癌的癌前病变）的形成。首次研究报道了应激相关硒蛋白可以降低结肠癌的发病率[28]
Trs^{tG3}/Tag	与前列腺癌进展相关的损伤的加速形成 C3（1）/Tag 是一个前列腺癌驱动基因。首次研究发现应激相关的硒蛋白在预防前列腺癌中具有作用[29]
$Trsp^{tA34}$	应激相关的硒蛋白表达以蛋白质和组织特异性方式降低。总共只有 12 个拷贝数的 $Trsp^{tA34}$ 耐受，可能是由于错译所致[15]
$Trsp^{tG37}$ 流感病毒暴露 靶向作用肺组织	在 $Trsp^{tG37}$ 小鼠和肺部病理学免疫系统只观察到的微小变化与对照小鼠相似，表明应激相关的硒蛋白在保护小鼠免受流感病毒感染方面起着有限的作用[30]
$Trsp^{tG37}$ $Trsp^{tA34}$	将 $Trsp^{tG37}$ 和 $Trsp^{tA34}$ 小鼠与 $Trsp^{c\Delta}$ 肝细胞特异性敲除小鼠进行比较。首次研究报道了持家硒蛋白在脂蛋白生物合成和代谢中是必需的[31]
$Trsp^{tG37}$ X 射线暴露	暴露于 X 射线后红细胞中微核形成的发生率更高，表明应激相关硒蛋白在保护 DNA 免受损伤方面发挥了作用[32]
$Trsp^{tG37}$ 不同的饮食 Se 水平 二乙基亚硝胺（DEN）暴露靶向作用于肝组织	小鼠给予硒缺乏、硒适量、硒补充的饮食。喂饲适量硒的 $Trsp^{tG37}$ 小鼠肝脏肿瘤的发病率增加，而硒缺乏和硒补充预防肿瘤形成。硒缺乏 $Trsp^{tG37}$ 小鼠表现出神经表型[33]
$Trsp^{tG37}$ $Trsp^{tG37}/TGF\alpha$ 不同的 Se 水平饮食或 TPSC	给小鼠缺硒，适量和硒补充的饮食或者给予非代谢硒化合物——三苯基氯化硒（TPSC）。在 Se 缺乏或 TPSC 饮食条件下，$Trsp^{tG37}$ 和 $Trsp^{tG37}/TGF\alpha$ 小鼠广泛形成的焦肉芽肿，以及严重的神经学表型都与该小鼠早期病死率和死亡率相关。无论硒或硒蛋白处于何种状态，*TGFα*（肝癌驱动基因）小鼠的肝肿瘤发生率显著提高[34]
$Trsp^{tG37}$	降低应激相关硒蛋白的合成可促进葡萄糖不耐受，并导致类糖尿病的表型[35]
$Trsp^{tG37}$ 不同的饮食 Se 水平	小鼠给予硒缺乏、硒适量、硒补充的饮食。通过核糖体分析检测肝脏硒蛋白合成的翻译机制。在缺硒的条件下，优先合成管家硒蛋白。增加的核糖体密度发生在 UGA 密码子上或其上游。硒蛋白翻译效率的总体决定因素是 Sec 插入的有效性，而不是翻译的启动[36]

a. 表格摘自文献[37]。

b. 本栏所列研究描述了相对对照小鼠在遗传改变小鼠观察得到的主要发现。

为了研究硒蛋白在健康和发育中的作用，随后构建了许多 $Trsp^{C\Delta}$ 小鼠模型，用来检测硒蛋白的减少对各种组织和器官的影响，靶点和进一步的检测已在图 46.2 中说明，表 46.2 概括了硒蛋白的减少对靶器官和组织的影响。

46.2.3 $Trsp^{\Delta}$ 和 $Trsp^{c\Delta}$ 转基因小鼠

已有 *Trsp* 基因转入 $Trsp^{\Delta}$ 和 $Trsp^{c\Delta}$ 小鼠。有意思的是，$Trsp^{\Delta}$ 小鼠可以被 $Trsp^{tG37}$ 挽救，除了雄性小鼠生殖能力下降，雌性小鼠每胎仔数明显减少，小鼠其他表型均正常。这些小鼠中应激相关硒蛋白表达水平很低[17，18]，表明这一亚型的硒蛋白的表达很易受 Se 的状态影响，对动物的生命来说并不必需。$Trsp/Trsp^{tG37}$ 雄性会产生异常形态的精子，导致生育能力的下降。如预期 $Trsp^{t}$ 可以挽救 $Trsp^{\Delta}$ 小鼠，这些小鼠的硒蛋白表达几乎与野生型对照小鼠所发现的一致[17，18]。*Trsp*^{tA34}显然不能挽救 *Trsp*$^{\Delta}$小鼠[17，18]，最有可能的原因是，从这条 tRNA 产生的 tRNA$^{[Ser]Sec}$在反密码子的摆动位置包含 I，除了 UGA，还能翻译 UGU 和 UGC 密码子（见[17，18]及上文）。

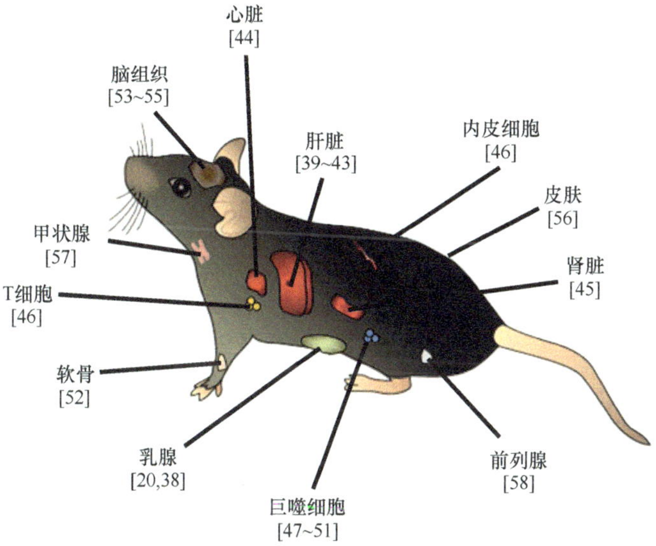

图 46.2　*Trsp* 条件敲除小鼠模型。所有小鼠模型均通过 *loxP-Cre* 技术靶向去除特定组织或器官中的 *Trsp*。每项研究的 *Cre* 启动子，靶向器官或组织以及主要发现详见表 46.2。

表 46.2　构建条件 *Trsp*$^{\Delta}$小鼠模型检测硒蛋白在健康和发育中的作用 [a]

靶向器官和组织	Cre 启动子	主要发现 [b]
乳腺	*MMTV - Cre*；*Wap - Cre*	首只 *Trsp*^{cΔ}小鼠，为阐明硒蛋白在健康和发育中的作用提供了一个重要研究工具[20]。用 7，12 -二甲基苯并蒽（DMBA）处理的 *MMTV - Cre* 小鼠有更多肿瘤，表明硒蛋白可以预防致癌物诱发的乳腺癌[38]
肝脏	*Alb - Cre*	由于严重的肝细胞退化，小鼠在 1～3 月龄时死亡，表明硒蛋白在正常肝功能中具有重要作用[39]。Sepp1 和 Gpx3 在血清和肾脏中表达降低，表明肝来源的 Sepp1 具有转运 Se 的作用[40]。二相反应基因表达增加补偿了 *Trsp* 在肝中的减少[41]。由于 Gpx3 从肝脏进入减少，小鼠用于对照检测肾脏中的硒池[42]。在肝细胞中，*Secisbp2* 基因的失活比 *Trsp* 的失活危害小[43]
内皮细胞	*TieTek2 - Cre*	胚胎致死。14.5 dpc 胚胎更小、更脆弱，血管系统发育不良，四肢、尾巴和头部均发育不良，表明硒蛋白在内皮细胞的发育和功能中起重要作用[44]
心肌和骨骼肌	*MCK - Cre*	小鼠在出生 12 天后死于急性心力衰竭，表明硒蛋白在预防心脏疾病上起着重要作用[44]
肾脏	*NPHS2 - Cre*	在足突细胞硒蛋白缺陷小鼠中，氧化应激和肾病没有增加[45]
T 细胞	*LCK - Cre*	成熟 T 细胞减少和 T 细胞依赖性抗体反应的缺陷。T 细胞受体刺激后抗氧化剂生成过多和 T 细胞增殖的抑制作用。硒蛋白在免疫功能中具有作用[46]
巨噬细胞	*LysM - Cre*	氧化应激增加和细胞保护性抗氧化剂和解毒基因的诱导。ROS 的积累和损伤的侵袭能力。一些细胞外基质和纤维蛋白相关基因表达的改变。硒蛋白在免疫功能中起作用[47]。硒蛋白是维持炎症期间促炎氧脂或抗炎氧脂平衡必需的[48]。通过减轻炎症，硒蛋白保护小鼠免受 DSS 诱导的结肠炎的影响[49]。硒蛋白在促炎基因的表观遗传学调控中起作用[50]。当感染巴西奴卡菌时，补充硒的敲除小鼠中 M2 标记的蛋白质表达完全消失，伴随着肠道蠕虫和粪卵的显著增加[51]
骨软骨素	*Col2a1 - Cre*	小鼠患有出生后生长发育迟缓、软骨发育不全、软骨坏死、迟发性骨质增生的大骨节病的特征，是第一个大骨节病小鼠模型[52]

续表

靶向器官和组织	Cre 启动子	主要发现 [b]
神经元	*Tα1 - Cre*；*CamK - Cre*	增强神经元兴奋性，之后海马的神经退化。小脑发育不全与浦肯野细胞和粒细胞的退化有关。小脑中间神经元基本没有，表明硒蛋白在神经功能中具有作用[53]。硒蛋白表达异常的小鼠纹状中间神经元密度降低[54]。小脑发育过程中硒蛋白在有丝分裂后神经元中具有不可或缺的作用[55]
皮肤	*K14 - Cre*	矮小表型，过早死亡，斑秃和皮肤脆弱，表皮增生，头发周期紊乱和头发毛囊早期退化。硒蛋白在皮肤和毛囊发育中起着作用[56]
甲状腺	*Pax8 - Cre*；*Tg - Cre*^{ER}	甲状腺中缺乏硒蛋白的小鼠甲状腺中氧化应激增加。大体形态学保持至少 6 个月完整。在敲除鼠中，甲状腺激素水平保持正常，促甲状腺激素水平轻度升高[57]
前列腺	*PB - Cre4*	小鼠在 24 周内出现了类似 PIN 样病变和微侵袭性癌，与基底膜的丧失、细胞周期和凋亡活动增加有关[58]

a. 表格摘自文献[37]。

b. 本栏所示的研究描述了与相应的对照组小鼠相比，在转基因小鼠中观察到的一些主要发现。

Trsp$^{c\Delta}$ 小鼠针对的是肝中硒蛋白的损失，转入 *Trsp*^{t}、*Trsp*^{tG37} 或 *Trsp*^{tA34} 基因的鼠也已构建[15]。正如所料，在肝细胞特异的 *Trsp*$^{c\Delta}$ 鼠通过引入 *Trsp*^{t} 完全恢复硒蛋白表达，或者通过引入 *Trsp*^{tG37} 或 *Trsp*^{tA34} 部分恢复硒蛋白的表达。因为 *Trsp*^{tG37} 和 *Trsp*^{tA34} 转基因产生的 tRNA$^{[Ser]Sec}$ 缺少 Um34，这一研究提供进一步的证据表明 tRNA$^{[Ser]Sec}$ 的 2′-*O* 修饰对应激相关硒蛋白的合成至关重要。在没有内源性 *Trsp* 的情况下，*Trsp*^{tA34} 只能耐受低拷贝数，而不论内源性 *Trsp* 是否存在，*Trsp*^{tG37} 的低拷贝数和高拷贝数均恢复了管家硒蛋白的表达[15]。有意思的是，带有 *Trsp*^{tA34} 的 *Trsp*$^{c\Delta}$ 小鼠肝脏的 ^{75}Se-标记表明只有硒蛋白能与之结合。由于 Sec-tRNA$^{[Ser]Sec}$ ICA 的作用，是否未含 Sec 的蛋白在低于检测水平上可以结合 Sec 代替半胱氨酸，至少现在还有一部分不知道。然而，Sec-tRNA$^{[Ser]Sec}$ ICA 在蛋白质合成中的主要影响很可能是因为突变 tRNA 的错误读取，该错误读取是由于硒蛋白的 Sec 插入序列（SECIS）元素，在 Sec-tRNA$^{[Ser]Sec}$ 边界的限制范围内用 Sec 替代半胱氨酸而致[21，22]。这一观察结果表明 tRNA$^{[Ser]Sec}$ ICA 没有在蛋白质中随机地插入 Sec 代替半胱氨酸，只有在硒蛋白的 Cys/Sec 密码中，以及在 UGA/Sec-tRNA$^{[Ser]Sec}$/SECIS 元素设定的范围内[21，22]。然而，本研究未解决的问题是，是否能够抑制 UGA 终止密码的 Ser-tRNA$^{[Ser]Sec}$ 能对蛋白质中 UGU 和 UGC 随机进行解码[23，24]。

与携带在激活元素区域(AE)删除 *Trsp* 的小鼠杂交产生 *Trsp*$^{\Delta}$ 小鼠，后者的 tRNA$^{[Ser]Sec}$ 表达取决于 *Trsp*$^{tAE-}$转基因[25]。AE 区域对于 Sec-tRNA 基因转录激活因子（STAF）的结合是必要的。有趣的是，被命名为 *Trsp*$^{\Delta}$/*Trsp*$^{tAE-}$ 的小鼠，在不同的组织和器官中不同程度地表达 tRNA$^{[Ser]Sec}$。与对照组相比，所有组织和器官中包含 mcm ^{5}Um 的异构体水平均显著降低，并且硒蛋白的合成受到影响，其中 tRNA$^{[Ser]Sec}$ 水平降低最严重[25]。有趣的是，*Trsp*$^{\Delta}$/*Trsp*$^{tAE-}$小鼠的神经表型类似于 Sepp1 基因缺乏的小鼠。这些数据表明，STAF 通过以器官/组织特异性的方式增加 Trsp 转录，并通过调节 Sec-tRNA$^{[Ser]Sec}$ 的修饰来控制硒蛋白的合成。*Trsp*$^{\Delta}$/*Trsp*$^{tAE-}$小鼠中 tRNA$^{[Ser]Sec}$ 是如何被调控的仍属未知。

上述小鼠模型和分析的组织如图 46.3 所示。这一小鼠模型在健康和发育中的作用总结为表 46.3。

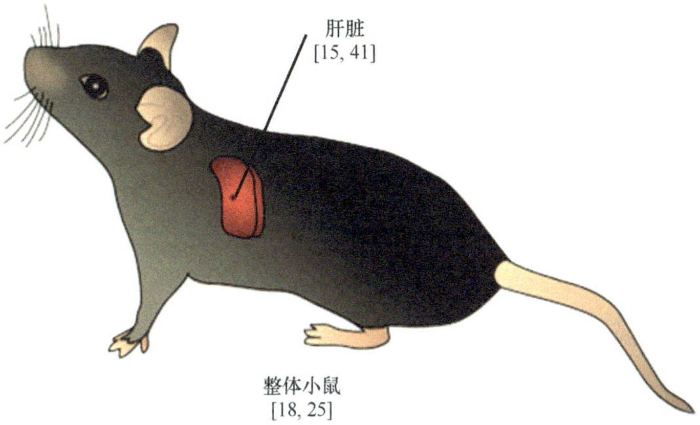

图 46.3 标准 *Trsp* 敲除/转基因小鼠模型和条件 *Trsp* 敲除/突变转基因小鼠模型。对每个小鼠模型、靶器官或组织的描述及每项研究的主要发现列于表 46.3，并在文中讨论。

表 46.3 转基因/敲除 *Trsp* 小鼠模型评估应激相关硒蛋白在健康和发育中的作用 [a]

模型描述	主要发现 [b]
$Trsp^{\Delta}/Trsp^{t}$ $Trsp^{\Delta}/Trsp^{tG37}$	小鼠合成应激相关硒蛋白的能力很差，表明在应激相关硒蛋白表达中反密码子适当的碱基修饰是必要的，像在文中讨论的一样。雄性精子异常，生育能力下降，雌性的每窝产仔数减少[18]
$Trsp^{\Delta}/Trsp^{tAE-}$	小鼠在不同器官和组织中表达不同量的 tRNA[Ser]Sec。在 $Trsp^{\Delta}/Trsp^{tAE-}$ 小鼠中，mcm^{5}Um 异构体的水平在所有组织和器官检查中总是少的。小鼠的神经学表型与 *Sepp1* 基因缺失的小鼠相似，并且寿命缩短[25]
$Trsp^{c\Delta}/Trsp^{t}$ $Trsp^{c\Delta}/Trsp^{tG37}$ $Trsp^{c\Delta}/Trsp^{tA34}$ *Alb - Cre* 用于靶向肝脏	携带 *Trsp* 突变基因的小鼠肝细胞中硒蛋白合成被替代，在肝细胞管家基因而非应激相关硒蛋白表达（详见正文）导致了 II 相反应基因的正常表达，提供了有力的证据证明了管家硒蛋白和 II 相酶之间的功能联系[15，41]

a. 表中数据摘自文献[37]。

b. 本栏所示的研究描述了与相应的对照组小鼠相比，在转基因小鼠中观察到的一些主要发现。

46.3 结　　语

硒蛋白表达处理的小鼠模型为阐明含硒蛋白在健康和发展中的作用提供了一个强有力的工具，如表 46.1～表 46.3 所示。此外，靶向去除单一的硒蛋白的小鼠模型，提供了大量关于健康、发育和特定硒蛋白功能的信息（见第 47 章）。

这些模型利用 Sec-tRNA 表达的改变，尽管在许多特定的细胞类型、器官和组织中，它们已经广泛用于调节硒蛋白的表达（见图 46.1～46.3 和表 46.1～46.3），同时它们也可用于其他靶组织和器官。此外，其他突变的转基因 *Trsp* 鼠和 *Trsp* 敲除鼠的组合，以及让编码 *Trsp* 的小鼠模型接触环境因素，将有助于进一步阐明硒蛋白在特殊的健康问题中的作用。更具体的说，最近报道的在人类中的 tRNA[Ser]Sec 突变体将是探索该 tRNA 对硒蛋白合成作用的首选，也可以评估在反密码子的第三位为 A 的 tRNA[Ser]Sec

突变体的作用。

近些年来，Se 在健康许多方面的重要性已经众所周知，然而，近年来，通过 *Trsp* 小鼠模型构建硒蛋白的表达，或单个硒蛋白基因（47 章）缺失或改变的小鼠模型，已经清楚地表明硒蛋白在健康中起着重要作用。虽然小分子质量的硒化合物的作用不能排除，这些研究及大量的体外单个硒蛋白研究将焦点从硒如何对健康和发展起作用转移到硒蛋白上，因为硒蛋白可能是提供这些益处的关键成分。然而，正如这本书的序言所指出的，小分子质量硒化合物很可能再次成为硒研究中的主要方面。

致谢 感谢 Dolph Hatfield 博士的支持和审阅。这项工作得到了美国国立卫生研究院的校内研究项目、美国国立癌症研究所癌症研究中心的支持。

参 考 文 献

1. K Schwarz, CM Foltz 1958 *J Biol Chem* 233: 245
2. DL Hatfield 2001 *Selenium: Its Molecular Biology and Role in Human Health*, (Kluwer Academic Publishers, Norwell, MA) pp 326
3. DL Hatfield et al 2006 *Selenium: Its Molecular Biology and Role in Human Health*, (Springer Science + Business Media, LLC, New York, NY) pp 419
4. DL Hatfield et al 2012 *Selenium: Its Molecular Biology and Role in Human Health*, (Springer Science + Business Media, LLC, New York, NY) pp 598
5. R Brigelius-Flohe 2008 *Chem Biodivers* 5: 389
6. SJ Fairweather-Tait et al 2011 *Antioxid Redox Signal* 14: 1337
7. LV Papp et al 2010 *Antioxid Redox Signal* 12: 793
8. MP Rayman 2012 *Lancet* 379: 1256
9. U Schweizer, L Schomburg 2005 *IUBMB Life* 57: 737
10. GV Kryukov et al 2003 *Science* 300: 1439
11. VM Labunskyy et al 2014 *Physiol Rev* 94: 739
12. LK Kim et al 2000 *RNA* 6: 1306
13. ME Moustafa et al 2001 *Mol Cell Biol* 21: 3840
14. ME Moustafa et al 2003 *J Nutr* 133: 2494S
15. BA Carlson et al 2007 *J Biol Chem* 282: 32591
16. JY Kim et al 2011 *Biochem Biophys Res Commun* 409: 814
17. BA Carlson et al 2005 in *Topics in Current Genetics*, H Grosjean Ed (Springer-Verlag, Berlin-Heidelberg) p 431
18. BA Carlson et al 2005 *J Biol Chem* 280: 5542
19. MR Bosl et al 1997 *Proc Natl Acad Sci U S A* 94: 5531
20. E Kumaraswamy et al 2003 *Mol Cell Biol* 23: 1477
21. GW Martin 3rd et al 1996 *RNA* 2: 171
22. AL Bulteau, L Chavatte 2015 *Antioxid Redox Signal* 23: 775
23. HS Chittum et al 1997 *Biochim Biophys Acta* 1359: 25
24. AM Diamond et al 1993 *J Biol Chem* 268: 14215
25. BA Carlson et al 2009 *Biochem J* 418: 61
26. E Schoenmakers et al 2016 *J Clin Invest* 126: 992
27. TA Hornberger et al 2003 *J Nutr* 133: 3091
28. R Irons et al 2006 *J Nutr* 136: 1311
29. V Diwadkar-Navsariwala et al 2006 *Proc Natl Acad Sci U S A* 103: 8179

30. PA Sheridan et al 2007 *J Nutr* 137: 1466
31. A Sengupta et al 2008 *Biochem Biophys Res Commun* 365: 446
32. MS Baliga et al 2008 *Mol Nutr Food Res* 52: 1300
33. MV Kasaikina et al 2013 *Carcinogenesis* 34: 1089
34. ME Moustafa et al 2013 *PLoS One* 8: e57389
35. VM Labunskyy et al 2011 *Antioxid Redox Signal* 14: 2327
36. MT Howard et al 2013 *J Biol Chem* 288: 19401
37. BA Carlson et al 2016 in *Diversity of Selenium Function in Health and Disease,* R Brigelius-Flohe, H Sies Eds (CRC Press, Boca Raton, FL) p 55
38. TS Hudson et al 2012 *Carcinogenesis* 33: 1225
39. BA Carlson et al 2004 *J Biol Chem* 279: 8011
40. U Schweizer et al 2005 *Biochem J* 386: 221
41. A Sengupta et al 2008 *Biochem J* 413: 151
42. M Malinouski et al 2012 *Antioxid Redox Signal* 16: 185
43. S Seeher et al 2014 *Antioxid Redox Signal* 21: 835
44. RK Shrimali et al 2007 *Neuromuscul Disord* 17: 135
45. MN Blauwkamp et al 2008 *BMC Nephrol* 9: 7
46. RK Shrimali et al 2008 *J Biol Chem* 283: 20181
47. BA Carlson et al 2009 *BMC Immunol* 10: 57
48. SA Mattmiller et al 2014 *J Nutr Biochem* 25: 647
49. N Kaushal et al 2014 *J Immunol* 193: 3683
50. V Narayan et al 2015 *J Nutr Biochem* 26: 138
51. SM Nelson et al 2016 *J Biol Chem* 291: 2787
52. CM Downey et al 2009 *PLoS Genet* 5: e1000616
53. EK Wirth et al 2010 *FASEB J* 24: 844
54. S Seeher et al 2014 *Biochem J* 462: 67
55. EK Wirth et al 2014 *Biol Trace Elem Res* 158: 203
56. A Sengupta et al 2010 *PLoS One* 5: e12249
57. J Chiu-Ugalde et al 2012 *Antioxid Redox Signal* 17: 902
58. HA Luchman et al 2014 *Am J Pathol* 184: 871

第 47 章

针对各种硒蛋白的小鼠模型

Marcus Conrad and Ulrich Schweizer

周继昌　黄家强　雷新根　编译

摘　要　人类或牲畜的硒缺乏症，以及某些患者中由于相关基因的突变造成硒蛋白合成受损，这些都揭示了硒蛋白对于健康生命的重要性。在小鼠的基因组中有 24 种编码硒蛋白的基因，其中大多数已实现遗传失活（敲除）。依赖硒蛋白的生物学过程对神经元、视网膜、心脏、内皮和肾脏的正常功能至关重要，并且硒蛋白的活性对内分泌、免疫和胃肠道系统及生殖功能也有重要作用，许多研究对此提出了一系列有趣的机制性细节，我们将对这些结果进行总结。对于不易活检的人体器官的研究，小鼠模型尤为重要。4 种硒蛋白已被证明对小鼠胚胎和组织发育至关重要，而其他硒蛋白则特别在应激应答中发挥更多特定作用。

关键词　条件性敲除，脱碘酶，谷胱甘肽过氧化物酶，小鼠模型，硒代半胱氨酸插入元件（SECIS）结合蛋白 2，硒蛋白 P，硒蛋白，转基因，硫氧还蛋白还原酶，硒代半胱氨酸特异性 tRNA（Trsp）

47.1　引　言

早期对硒（Se）是人类一种必需微量元素的认识激励研究者们花费了数十年来更好地理解 Se 对人类健康作用的分子机制。Se 在高浓度时会对牲畜产生有害影响，因此一度被认为是有毒元素[1]。现在已经明确了 Se 是一种必需微量元素，并通过硒蛋白发挥其功能，人类有 25 种编码硒蛋白的基因，而小鼠有 24 种[2]。因此，Se 严重缺乏的情况已经和人类疾病联系起来，如克山病和 Kashin-Beck 病。克山病曾是一种中国地方性 Se 缺乏病，以充血性心肌病为特征[3]。Kashin-Beck 病是一种多因素的慢性地方性流行的骨软骨病，在中国和其他东亚区域的发病率最高[4]。SECIS 结合蛋白 2（SECISBP2）的遗传性突变

M. Conrad
Helmholtz Zentrum München, Institute of Developmental Genetics,
Ingolstädter Landstr. 1, 85764 Neuherberg, Germany
e-mail: marcus.conrad@helmholtz-muenchen.de
U. Schweizer (✉)
Institut für Biochemie und Molekularbiologie, Rheinische Friedrich-Wilhelms-Universität
Bonn, Nussallee 11, 53115 Bonn, Germany
e-mail: uschweiz@uni-bonn.de

会同时影响许多硒蛋白，患者因为内分泌问题而寻求医疗帮助，不过更严重的病例表明，硒蛋白表达不足会影响许多器官系统[6]。有趣的是，硒代半胱氨酸合成酶（selenocysteine synthase，SEPSECS）的突变会严重影响神经系统（见第 36 和 44 章）。本章节概述了到目前为止涉及硒蛋白基因或者其生物合成因素的所有小鼠模型（表 47.1），并简要讨论了它们的主要表型。当然，本章涉及讨论的硒蛋白会在其他相关章节进行详细总结。

47.2　小鼠突变干扰总体硒蛋白合成的研究

早期对小鼠缺乏硒代半胱氨酸(Sec)特异性 tRNA 基因(selenocysteine-specific tRNA gene，*Trsp*，详见第 46 章及其参考文献）的研究表明，至少有一个或几个硒蛋白对早期胚胎发育起到至关重要的作用，因为 *Trsp*$^{-/-}$型的胚胎发育不会超过 6.5 天[7]。事实上，当小鼠缺乏线粒体硫氧还蛋白还原酶（Txnrd2）、胞浆硫氧还蛋白还原酶（Txnrd1）及谷胱甘肽过氧化物酶 4（Gpx4）时，胚胎会在妊娠早期或中期死亡[8]，缺乏硒蛋白 T 也是如此[9]。

同样的，当 *Secisbp2* 发生失活突变时，也会发生类似 *Txnrd1* 和 *Gpx4* 缺乏时的胚胎致死[10]。当肝脏或者神经元中的 *Trsp* 或者 *Secisbp2* 被条件性敲除时，可以明显观察到 *Trsp* 缺乏后果要比 *Secisbp2* 缺乏后果严重得多[10～12]。在 *Secisbp2* 缺乏的组织当中，硒蛋白表达以基因特异性的方式被影响，印证了硒蛋白分级表达的观点[13]。

主要的 Se 载体蛋白——硒蛋白 P 失活会影响全身硒蛋白表达[14～18]，这已经在第 22 章中详细叙述。最近研究表明，硒代半胱氨酸裂解酶（selenocysteine lyase，Scly）的遗传性失活会降低包括 Gpx1 在内的所有硒蛋白的表达[19]。与只缺乏 *Gpx1* 基因的小鼠相比，*Scly*$^{-/-}$型的小鼠会患代谢综合征和高胰岛素血症（如下所述）。在小鼠肝、脑及其他器官中，假定的硒蛋白生物合成因子 SECp43（*Trnau1ap* 和 *Trspap1*）基因上两个不同的外显子缺失对硒蛋白表达没有可被检测的影响[20]。

表 47.1　各种硒蛋白及与其合成和 Sec 掺入相关蛋白基因的全身性敲除（KO）和条件性敲除（CKO）小鼠模型

基因	年份	方法	表型	参考文献
Trsp	1996	KO	胚胎在 E6.5 天致死	[7]
Trsp	2003	CKO（乳腺上皮细胞和其他细胞）	硒蛋白以及肿瘤抑制基因 BRCA1 和 P53 的表达改变；目标细胞的硒蛋白合成被抑制	[112]
Trsp	2016	CKO（肝）	可存活，但寿命短于杂合型小鼠	[118]
Secispb2	2014	KO，CKO（肝和神经元）	KO 胚胎在 E7.5 天致死；CKO 时肝和神经中的硒蛋白降低，中间神经元数量降低	[10，11]
Selenop	2003	KO 和转基因	Selenop 对 Se 稳态的维持有重要作用，且在脑中的表达是必需的	[14，15，18]
Selenop	2012	CKO（肝脏）	血浆 Selenop 是在肝中表达的；转运 Se 到目标组织	[16]
Scly	2012	KO	可正常存活，代谢综合征	[113]
Trspap1，*Tranu1ap*		KO，CKO（肝脏和神经元）	外显子 3+4 删除对硒蛋白和生存无影响；外显子 7+8 删除后胚胎致死，但是肝脏 CKO 对硒蛋白没有影响	[20]
Gpx1	1997	KO	可正常存活，许多模型对应激敏感	[24～36]

续表

基因	年份	方法	表型	参考文献
Gpx2	2001	KO	可正常存活	[37]
Gpx3	2011	KO	中风之后大面积脑梗死	[43]
Gpx4	2003	KO	胚胎在 E7.5 天致死	[47，114，115]
Gpx4	2008	CKO（神经元）	癫痫、运动失调、海马体神经元缺失	[48]
Gpx4	2016	CKO（肝）	出生后很快死亡，肝细胞大量退变，饲料富含维生素 E 可存活；与 *Trsp* 同时肝 CKO 时，致胚胎死亡	[118]
mGpx4	2009	KO	雄性不育	[56]
nGpx4	2005	KO	精子染色质凝聚延迟	[59]
Txnrd2	2004	KO/CKO（心脏）	胚胎在 E13.5 天致死，心力衰竭	[62]
Txnrd1	2005	KO/CKO（心脏）	胚胎在约 E8.5 天致死	[68]
Txnrd1	2007	KO（CKO）	胚胎在 E7.5～E8.5 天致死	[69]
Txnrd1	2016	CKO（肝）	可存活；与 *Trsp* 同时肝 CKO 时，仍可存活，但寿命短于杂合型和单独 *Trsp* 肝 CKO	[118]
Dio2	2001	KO	垂体甲状腺激素抵抗；耳蜗发育受损	[81]
Dio2	2013	CKO（垂体、星形胶质细胞、肌肉）	垂体甲状腺激素抵抗，在下丘脑控制甲状腺激素中脑室膜细胞的作用	[86]
Dio1	2006	KO	更高的 T4 和 rT3 水平，通过粪便发生碘流失	[87]
Dio3	2006	KO	中枢性甲状腺功能衰退，耳蜗、睾丸发育缺陷	[90～95]
Dio3	2014	CKO	Dio3 为肌肉再生所需，皮肤癌病变	[96]
Selenof	2011	KO	白内障的形成	[97]
Selenok	2011	KO	免疫细胞中 Ca^{2+}流通控制受损	[99]
Selenom	2013	KO	无认知障碍的肥胖	[102]
Selenon	2011	KO/CKO	可正常存活，肌肉缺损	[116，117]
Msrb1	2011	KO	氧化应激增加	[107，108]
Msrb1	2017	KO	高脂膳食诱导胰岛素抵抗的相关表型与野生型发生的情况一样	[119]
Selenot	2013	CKO（β 细胞，神经元）	胰岛素生成/分泌受损，活动活跃，大脑细胞死亡	[9，111]

47.3 谷胱甘肽过氧化物酶

哺乳动物有 8 种谷胱甘肽过氧化物酶（Gpx）[21]，其中 Gpx1～4 和 Gpx6 是硒蛋白，而其他的 Gpx 则是含 Cys 的类似物（Gpx6 是唯一的例外，在人类是硒蛋白）。Gpx1 是第一个被发现的存在于小鼠的硒蛋白[22，23]，显示了其对于“正常”生命的必要性[24]。只有在各种化学和物理因素胁迫及特定疾病模型（如缺血/再灌注损伤）中才能发现 Gpx1 不可或缺（见综述[21，25]）。在其他情况中，Gpx1 对多种病变具有保护作用，如雄性心肌[26]和脑[27]的缺血/再灌注损伤、敌草快（diquat）引起的氧化应激和致死性

[28]、噪声引起的听力损失[29]、病毒性心肌炎[30]、1-甲基-4-苯基-1，2，5，6-四氢吡啶（MPTP）引起的纹状体神经毒性[31]、γ 射线引起的空肠隐窝辐照损伤[32]、受损的内皮依赖型血管舒张功能[33]、紫外线引起的鳞状细胞癌[34]，以及阿霉素引起的心脏毒性[35]。当发现 Gpx1 与胰岛素信号转导有关时，Gpx1 的研究模式发生了转变[36]。*Gpx1*$^{-/-}$型小鼠的细胞和组织表现出胰岛素敏感性增强，这是通过增加磷酸酶和张力蛋白同源物（PTEN）的氧化，以及增强磷脂酰肌醇激酶（PI3K）/Akt 信号转导来调节的，从而使 *Gpx1*$^{-/-}$型小鼠能够抵抗高脂饮食诱导的肥胖[36]。其基本机制是一些蛋白酪氨酸磷酸酶对氧化高度敏感，导致可逆氧化和短暂失活，使包括胰岛素受体在内的受体酪氨酸激酶（receptor tyrosine kinase，RTK）信号净增加。因此，除了其作为 H_2O_2 清除剂的经典作用，Gpx1 还直接参与到胰岛素敏感性引起的糖尿病并发症中（见第 49 章）。

Gpx2 是 Gpx 家族中第二个在小鼠中被敲除的成员[37]。与 Gpx1 相似，Gpx2 缺失小鼠可以正常存活，但是 *Gpx1*$^{-/-}$/*Gpx2*$^{-/-}$型小鼠会因其肠道菌群发生结肠炎。大部分关于 *Gpx2*$^{-/-}$型小鼠的研究集中于胃肠道系统。例如，*Gpx2*$^{-/-}$型小鼠的结肠凋亡率会增加，尤其是当 Se 缺乏时[38]。然而，其在小鼠结肠炎症和结肠肿瘤发生中的作用似乎更为复杂，而且强烈地依赖于化学诱导物和 Se 的状态（见[39，40]和第 38 章）。与胃肠道不相关的一个功能是，*Gpx2*$^{-/-}$型小鼠对卵清蛋白诱导的过敏性气道炎症更加敏感[41]。

Gpx3 是一种与肾皮质小管基底膜特异性结合的血浆蛋白[42]。Gpx3 缺失会增加血栓栓塞的风险，可能是由于可用的一氧化氮（NO）减少，导致血小板活化增强[43]。具体来说，Gpx3 缺失小鼠在脑缺血/再灌注模型中表现为：出血时间减少、血小板活化增强、内皮功能障碍导致二磷酸腺苷（ADP）灌注诱导血小板在肺血管凝集，以及更大面积的脑梗塞。有趣的是，GPX3 启动子区域的多态性被认为是儿童和青年患缺血性脑卒中的风险因素[44]。除了肾脏和血管，结肠基底外侧表面也能检测到 Gpx3 的表达[45]。在此，Gpx3 作为偶氮甲烷/葡聚糖硫酸钠（azoxymethane/dextran sodium sulfate，AOM/DSS）炎性癌变小鼠模型的肿瘤抑制基因[45]。在采用 AOM 和 DSS 诱导的 *Gpx3*$^{-/-}$型动物中，部分发现包括瘤内增殖加快[可能受总 β-连环素（β-catenin）水平增加、核定位和 Wnt 信号转导增强的驱动]、M2 巨噬细胞浸润增强和 DNA 氧化损伤增强。

Gpx4 是唯一可以有效缓解双层脂质和脂蛋白颗粒过氧化物损伤的 Se 依赖性酶，它可以使用来自巯基而非谷胱甘肽（GSH）的电子[46]。*Gpx4*$^{-/-}$型胚胎早在 E7.5 即原肠胚形成之后即会死亡[47]。2008 年首次报道的关于 *Gpx4* 条件性敲除研究表明，Gpx4 控制着迄今未被认清的半胱天冬酶非依赖性细胞死亡通路，防止新生小鼠共济失调、癫痫发作和海马体神经退行性疾病[48]。近年来，一系列的组织特异性敲除方法和额外敲除模型被报道（如[49]和第 43 章的综述），从而进一步拓展我们理解脂质过氧化在细胞死亡和可能的 RTK 信号转导中的作用[50]。对 Gpx4 的研究兴趣在 2014 年上涨，那时发现它是一种被称为铁死亡（ferroptosis）的新的坏死调节途径的关键上游调节因子[51，52]。这项最近的发现揭示了 Gpx4 在调节这种高度普遍和新的非凋亡性细胞死亡方式中的重要作用。铁死亡发生在一些实体肿瘤，以及包括肝、肾缺血/再灌注损伤的其他病理状况中（详见第 43 章）。人体 *GPX4* 突变与一种被称为 Sedaghatian 型脊椎干骺端发育不良的罕见遗传病有关[53]。

新近的一项研究[118]比较了小鼠肝脏 *Gpx4*、*Txnrd1* 和 *Trsp* 分别 CKO 的特征发现：

与 *Txnrd1*、*Trsp* 分别 CKO 不同，单一 *Gpx4* 肝 CKO 小鼠在出生后 48h 内死亡，其在出生后 1 天的肝组织病理表现为大量退行性改变，核因子 E2 相关因子 2（nuclear factor erythroid 2-related factor 2）表达上调（*Txnrd1* 肝 CKO 小鼠有类似现象）。饲料富含维生素 E（VE）的母鼠所生育的 *Gpx4* 肝 CKO 小鼠能够存活，当后者继续用富含 VE 饲料喂养 6 周后，改用 VE 缺乏饲养，约 4 周后则又发生死亡。因胚胎致死性，未能获得 *Trsp* 与 *Gpx4* 同时肝 CKO 的小鼠；但 *Trsp* 与 *Txnrd1* 同时肝 CKO 时，小鼠能存活，寿命（存活中位数 14.5 天）明显短于杂合型对照鼠和单一 *Trsp* 肝 CKO 的小鼠。*Txnrd1* 肝 CKO 小鼠看似没有明显表型，*Trsp* 肝 CKO 小鼠存活的中位数为 61 天。

胞浆（短）型 Gpx4 对许多体细胞和组织极其重要。除此之外，一系列研究毫不含糊地证实，Gpx4 也是睾丸中 Se 的主要靶蛋白，对雄性生育能力必不可少。啮齿动物实验表明，严重缺 Se 与雄性不育有关[54]，并且 1999 年发现，包绕成熟精子中段的所谓角蛋白样线粒体鞘的主要结构蛋白是无酶活性形式的 Gpx4[55]。事实上，单独靶向敲除线粒体（长）型 Gpx4（mGpx4）与雄性不育相关，而且它在附睾精子中的表型模拟了严重缺 Se 时观察到的大部分效应，包括精子弯曲、中段扭结、外层密集纤维受到挤压，以及分离出来的精子的运动与前向运动能力由此严重受损[56]。*Gpx4* 基因全部敲除的小鼠基因转入胞浆型 Gpx4 后，可以使胚胎免于死亡，而由于缺乏 mGpx4，雄性小鼠是不育的[57]，表明胞浆型 Gpx4 是预防细胞铁死亡的唯一形式，而 mGpx4 对小鼠存活是非必需的，但对雄性生育能力是必需的。Gpx4 的另外一种形式是胞核型 Gpx4（nGpx4，先前被称为“精子-核特异性 Gpx”，简称 snGpx），其表达依赖于位于 *Gpx4* 基因自身第一个外显子上的启动子，在后期精子细胞中表达尤其丰富[58]。敲除 nGpx4 的小鼠可以存活，然而出乎意料的是，对于雄性生育能力来说，其精子染色质在精子成熟时的凝聚和受精时的解聚出现缺陷，这是由于缺乏精蛋白巯基过氧化物酶功能造成的[59，60]。Gpx4 在生殖能力中的作用在第 18 章有进一步说明。

47.4 硫氧还蛋白还原酶

哺乳动物中存在编码胞质硫氧还蛋白还原酶（Txnrd1）、线粒体硫氧还蛋白还原酶（Txnrd2）和硫氧还蛋白-谷胱甘肽还原酶（TGR 或 Txnrd3）的三种不同基因（参见[61]和第 16 章）。对 Txnrd1 和 Txnrd2 的病理/生理功能的认识来自许多条件性敲除的研究[8]。Txnrd2 是第一个在小鼠中敲除的 *Txnrd* 基因，结果显示 Txnrd2 通过维持线粒体氧化还原平衡，对于正常的胎儿造血和心脏发育是不可或缺的[62]。心脏特异性（诱导）敲除 Txnrd2 进一步证实它不仅对心脏功能至关重要[62]，而且对心肌梗死实验模型的组织保护[63]、维持线粒体完整性和年老心脏能量代谢等方面都甚为重要[64]。对扩张型心肌病，携带 *TXNRD2* 错义突变（Ala59Thr 和 Gly375Arg）的情况仅见于患者中，这证实 TXNRD2 对人类心脏也同样重要[65]。据最近的报道，除了心脏之外，在转化成纤维细胞中 Txnrd2 的基因缺失也会导致线粒体氧化还原平衡的改变，并通过稳定脯氨酰羟化酶 2 和消除 Hif-1α 靶基因而抑制肿瘤生长及肿瘤相关的血管生成[66]。有趣的是，*TXNRD2* 中的一个无义突变会引起表型各异的家族性糖皮质激素缺乏，而在一些患者中则引起心衰[67]。

由于胚胎广泛性增殖缺陷（除了发育中的心脏）和大量整体发育迟缓，Txnrd1 全身性敲除引起胚胎死亡的现象发生在 E7.5 和 E9.0 之间，早于 Txnrd2 敲除的致死时间[68，69]。这与以下观点相符，即 Txnrd1 保持硫氧还蛋白 1（thioredoxin 1，Txn1）处于还原态，后者向核糖核苷酸还原酶提供电子，并因此对细胞周期进展至关重要。神经前体中的 Txnrd1 而非 Txnrd2 被敲除时，虽然对于心脏发育和功能无影响[63，68]，但却导致严重的小脑发育不全[70]。值得注意的是，最近有报道称，线粒体硫氧还蛋白（*TXN2*）的无义突变导致一名 16 岁青少年出现神经退行性小脑萎缩和癫痫等严重神经病理性缺陷[71]，表明 TXNRD1 至少在小脑中可能负责保持 TXN2 的还原状态。除了大脑，Txnrd1 似乎在肝中也发挥特异性作用，尽管 Txnrd1 在肝发育和再生过程中的缺失不影响增殖[72]，但肝细胞特异性敲除 Txnrd1 会大大增加二乙基亚硝胺诱导的肝癌形成[73]，却又能更强地对抗对乙酰氨基酚（acetaminophen，APAP）诱导的肝毒性[74]。这种 APAP 耐受性似乎是 NRF2 的靶基因上调的结果，特别是那些涉及 GSH 生物合成和 GSH 利用的基因[74]。此外，肝中 Txnrd1 敲除也与从脂肪生成到糖原储存增加的代谢转换有关[75]，然而精确的机制仍需探索。有趣的是，饲料添加甲硫氨酸可以避免 Txnrd1 和谷胱甘肽还原酶（glutathione reductase，GR）二者同时缺乏的后果[76]，表明由转硫作用途径提供的半胱氨酸通过 NADPH 非依赖途径而激发 GSH 合成。与 Txnrd1 和 Txnrd2 不同，还没有将 Txnrd3（TGR）敲除模型用于该酶研究的报道。Txnrd3 最初被描述为主要在精子细胞中表达，并在功能上与 Gpx4 存在相互作用[77]。

47.5　脱　碘　酶

脱碘酶（deiodinases，Dio）是三种酶构成的一个家族，它们能将碘化物从甲状腺激素（thyroid hormones，TH）及其代谢物上清除[78]。根据底物和产物的不同，Dio 可以局部激活或灭活 TH，如 Dio2 激活 TH（见第 41 章）。因此，$Dio2^{-/-}$小鼠表现为垂体对甲状腺素 T4（thyroxine）抵抗、耳蜗发育受损、耳聋和生热缺陷[79～81]。条件性基因打靶技术进一步揭示了 Dio2 在超出调节甲状腺激素轴以外的组织再生新功能[82～86]。对 Dio1 提出的两个功能是：①激活 TH；②降解 TH 及其代谢产物，并将碘化物从灭活的 TH 上回收回来。Dio1 的基因打靶显然支持第二个假设[87，88]。双重敲除 Dio1 和 Dio2 这两个激活作用的脱碘酶，$Dio1^{-/-}/Dio2^{-/-}$的小鼠却出人意料地仅表现出轻度表型改变[89]。TH 的失活既对增生组织很重要，又或对延迟 TH 依赖性分化必不可少。Dio3 基因打靶也会导致 TH 轴失调紊乱，耳蜗、视网膜、小脑、胰腺内分泌部分和睾丸发育缺陷[90～95]。Dio3 的条件性基因打靶进一步显示该基因在肌肉再生和致癌方面的作用[96]。携带 SECISBP2 错义突变的甲状腺素代谢异常的患者，具有与 DIO1 和 DIO2 缺陷相一致的表型[5]。

47.6　其他硒蛋白

硒蛋白 15kDa（Selenof）的生理作用目前还很难把握。在小鼠中已对其失活（敲除），最特异的表型是形成白内障。尽管 Selenof 被认为参与调节蛋白质折叠，但在 Selenof 敲除动物中却没能诱导内质网（ER）应激[97]。此外，Selenof 的缺失会较大程度地保护结肠免受化学诱导形成异常隐窝[98]。Selenof 在第 19 章有深入讨论。

Selenok 是主要在免疫细胞中表达的一种小的 ER 跨膜蛋白。虽然 Selenok 的缺失不会影响生物体生长、生育力和正常免疫功能，但却似乎通过在各种免疫细胞中控制 Ca^{2+} 流动而具有更多特异性的功能[99]。因此，在 Selenok 敲除动物中，诸如 T 细胞增殖、T 细胞和中性粒细胞的迁移、巨噬细胞中 Fcγ 受体介导的氧化性暴发，以及病毒清除等 Ca^{2+} 依赖的功能都受到损害。在巨噬细胞中，Selenok 对于已知发生在 ER 膜上的 CD36 棕榈酰化是至关重要的，因而稳定和引导 CD36 进入脂筏（lipid rafts）[100]。这种损伤导致高脂肪饮食诱导的动脉粥样硬化模型中泡沫细胞形成减少，以及后续的动脉粥样硬化病变减少。肌醇 1,4,5-三磷酸受体（IP3R）和 IP3R 依赖性的棕榈酰化 Ca^{2+} 流出也需要 Selenok，进一步确定了 Selenok 在这个细胞过程中的特异作用[101]。Selenok 的许多作用在第 20 章有更详细的介绍。

Selenom 是定位在 ER 的一种硫氧还蛋白样蛋白，在大脑中表达尤其丰富。虽然其敲除动物看起来存活良好，同窝出生的野生型和敲除型动物之间在大脑形态、焦虑表现、行动力、运动协调和学习能力等方面均无法区分差异[102]，但 *Selenom*$^{-/-}$ 小鼠表现出较高的体重增加、更多的白色脂肪组织沉积和下丘脑弓形核的瘦素敏感性降低。Selenom 在第 21 章有深入讨论。

硒蛋白 N（SELENON）的基因突变导致一种现在称为 SELENON 相关性肌病的疾病，其临床表现多样。从硒蛋白角度来说，SELENON 是第一个被认定为与人类疾病特异性相关的硒蛋白基因[103]。此外，*SELENON* 是与 SECIS 元件发生致病突变相关的第一个硒蛋白基因[104]，而且，硒代半胱氨酸重定义元件（selenocysteine redefinition element）中的致病突变也是最早发现于 SELENON[105，106]。Selenon 的生物学和 Selenon$^{-/-}$ 小鼠的表型在第 40 章有全面的阐述。

甲硫氨酸亚砜还原酶 B1（methionine sulfoxide reductase B1，MSRB1，硒蛋白 R）是 MSRB 家族的三种同工酶之一，它们够特异性地还原甲硫氨酸亚砜的 *R*-对映异构体（MSRA 降低 *S*-对映异构体的甲硫氨酸亚砜）。Msrb1$^{-/-}$ 小鼠完全存活[107，108]，但却有明显的肝肾氧化应激增强，表现为氧化型 GSH 增加，丙二醛、蛋白羰基和甲硫氨酸亚砜水平增高，这也与游离巯基和蛋白巯基化合物水平降低的情况相符[107]。Msrs 催化甲硫氨酸发生可逆的氧化-还原反应代表了一种新型的蛋白质翻译后修饰方式，正如信号依赖性肌动蛋白组装所证实的一样[109]。这个问题在第 24 章有深度探讨。

以高脂膳食诱导动物发生胰岛素抵抗的实验中，虽然已有研究证实 Msra 具有保护作用，但 Msrb1 敲除与野生型小鼠相比，体重、脂肪量、血糖、血胰岛素、血甘油三酯、糖耐量、肝糖生成、肌肉糖摄取、肝与肌肉中氧化应激等胰岛素抵抗相关的表型并无差异，即 Msrb1 并不具有类似 Msra 的这种保护作用[119]。不过，*Msrb1* 敲除小鼠的肌肉和肝中的磷酸化 JNK 会显著高于野生型对照组。

Selenot 是一种硫氧还蛋白样蛋白，在功能上最初被描述为易受垂体腺苷酸环化酶激活肽（pituitary adenylate cyclase-activating polypeptide，PACAP）这种神经肽的诱导，并且在 PC12 细胞分化期间参与了胞内 Ca^{2+}浓度的增加[110]。在饥饿小鼠对给予葡萄糖的反应测试中，胰腺 β 细胞条件性敲除 Selenot 小鼠显示了更高的葡萄糖：胰岛素比值[111]。Selenot 的缺陷不会改变胰岛素敏感性，这表明 Selenot 缺陷小鼠的胰岛素产生/分泌受损。除了内分泌系统，Selenot 还有助于正常的大脑发育。最近，在大脑特异性敲除 Selenot 动物中，人们注意到，包括大脑皮质、海马和小脑等不同大脑区域出现短暂一过性的缩小，并伴有持续性的多动症[9]。Selenot 的功能和 Selenot 缺陷型小鼠的表型在第 23 章有进一步阐述。

迄今为止，Selenoh、Selenoi、Selenoo、Selenos、Selenov 和 Txnrd3 这 6 种硒蛋白，以及 Pstk（磷酸丝氨酰-tRNA[Ser]Sec 激酶，phosphoseryl-tRNA[Ser]Sec kinase）、Sephs2 和 Sepsecs 三种生物合成因子的基因敲除小鼠模型尚未见报道。Sephs1 是否参与硒蛋白生物合成，目前还不清楚。

47.7　结　　语

当本书第一版出版时，硒蛋白的第一个遗传模型正被报道，与硒蛋白缺陷有关的人类遗传疾病尚不清楚。现在，几乎所有的硒蛋白都得以在小鼠（通常条件性地在几种细胞类型）中灭活，与疾病相关的硒蛋白基因突变已被发现，由全体硒蛋白生物合成缺陷引起的两个综合征也被鉴定。大体上，小鼠遗传模型和硒蛋白代谢先天性缺陷患者解释了报道的缺 Se 相关症状。这些发现支持 Se 在哺乳动物中通过硒蛋白发挥其生理功能的观念，但同样不排除通过小分子质量硒化物介导药理效应的可能性。大多数 Se 相关知识既已知道，科学界便能专注于这些硒蛋白在生理和病理生理中发挥的作用。

致谢　为了避免与其他章节内容过多重复，以及本章篇幅有限，我们对那些工作未被本章引用的作者致歉。本章作者 Marcus Conrad 得到德意志民主共和国（DFG）项目 CO291/2-3 和 CO291/5-1，以及人类前沿科学计划 RGP0013/14 的资助；Ulrich Schweizer 得到 DFG 项目 Schw914/2-2 和 Schw914/6-1 的资助。

参 考 文 献

1. EA Cerwenka Jr, WC Cooper 1961 *Arch Environ Health* 3: 189
2. GV Kryukov et al 2003 *Science* 300: 1439
3. K Ge et al 1983 *Virchows Arch A Pathol Anat Histopathol* 401: 1
4. R Moreno-Reyes et al 1998 *N Engl J Med* 339: 1112
5. AM Dumitrescu et al 2005 *Nat Genet* 37: 1247
6. E Schoenmakers et al 2010 *J Clin Invest* 120: 4220
7. MR Bosl et al 1997 *Proc Natl Acad Sci U S A* 94: 5531
8. M Conrad 2009 *Biochim Biophys Acta* 1790: 1575
9. MT Castex et al 2015 *Mol Neurobiol* doi: 10.1007/s12035-015-9505-7
10. S Seeher et al 2014 *Antioxid Redox Signal* 21: 835
11. S Seeher et al 2014 *Biochem J* 462: 67
12. EK Wirth et al 2010 *FASEB J* 24: 844
13. L Schomburg, U Schweizer 2009 *Biochim Biophys Acta* 1790: 1453

14. KE Hill et al 2003 *J Biol Chem* 278: 13640
15. L Schomburg et al 2003 *Biochem J* 370: 397
16. KE Hill et al 2012 *J Biol Chem* 287: 40414
17. U Schweizer et al 2005 *Biochem J* 386: 221
18. K Renko et al 2008 *Biochem J* 409: 741
19. LA Seale et al 2012 *Mol Cell Biol* 32: 4141
20. Y Mahdi et al 2015 *PLoS One* 10: e0127349
21. R Brigelius-Flohe, M Maiorino 2013 *Biochim Biophys Acta* 1830: 3289
22. JT Rotruck et al 1973 *Science* 179: 588
23. L Flohe et al 1973 *FEBS Lett* 32: 132
24. YS Ho et al 1997 *J Biol Chem* 272: 16644
25. M Conrad, U Schweizer 2010 *Antioxid Redox Signal* 12: 851
26. CC Lim et al 2009 *Am J Physiol Heart Circ Physiol* 297: H2144
27. PJ Crack et al 2001 *J Neurochem* 78: 1389
28. Y Fu et al 1999 *Free Radic Biol Med* 27: 605
29. KK Ohlemiller et al 2000 *J Assoc Res Otolaryngol* 1: 243
30. MA Beck et al 1998 *FASEB J* 12: 1143
31. P Klivenyi et al 2000 *J Neurosci* 20: 1
32. RS Esworthy et al 2000 *Am J Physiol Gastrointest Liver Physiol* 279: G426
33. MA Forgione et al 2002 *Am J Physiol Heart Circ Physiol* 282: H1255
34. J Walshe et al 2007 *Cancer Res* 67: 4751
35. J Gao et al 2008 *Biochim Biophys Acta* 1783: 2020
36. K Loh et al 2009 *Cell Metab* 10: 260
37. RS Esworthy et al 2001 *Am J Physiol Gastrointest Liver Physiol* 281: G848
38. S Florian et al 2010 *Free Radic Biol Med* 49: 1694
39. S Krehl et al 2012 *Carcinogenesis* 33: 620
40. MF Muller et al 2013 *PLoS One* 8: e72055
41. AM Dittrich et al 2010 *Eur Respir J* 35: 1148
42. GE Olson et al 2010 *Am J Physiol Renal Physiol* 298: F1244
43. RC Jin et al 2011 *Circulation* 123: 1963
44. B Voetsch et al 2007 *Stroke* 38: 41
45. CW Barrett et al 2013 *Cancer Res* 73: 1245
46. F Ursini et al 1985 *Biochim Biophys Acta* 839: 62
47. LJ Yant et al 2003 *Free Radic Biol Med* 34: 496
48. A Seiler et al 2008 *Cell Metab* 8: 237
49. M Conrad 2012 in *Selenium: Its Molecular Biology and Role in Human Health,* DL Hatfield et al Eds (Springer Science + Business Media, LLC, New York) p 547
50. M Conrad et al 2010 *Proc Natl Acad Sci U S A* 107: 15774
51. WS Yang et al 2014 *Cell* 156: 317
52. JP Friedmann Angeli et al 2014 *Nat Cell Biol* 16: 1180
53. AC Smith et al 2014 *J Med Genet* 51: 470
54. E Wallace et al 1983 *Gamete Res.* 4: 377
55. F Ursini et al 1999 *Science* 285: 1393
56. M Schneider et al 2009 *FASEB J* 23: 3233
57. H Liang et al 2009 *J Biol Chem* 284: 30836
58. H Pfeifer et al 2001 *FASEB J* 15: 1236
59. M Conrad et al 2005 *Mol Cell Biol* 25: 7637
60. R Puglisi et al 2012 *J Cell Physiol* 227: 1420
61. ES Arner 2009 *Biochim Biophys Acta* 1790: 495
62. M Conrad et al 2004 *Mol Cell Biol* 24: 9414

63. J Horstkotte et al 2011 *Circulation* 124: 2892
64. C Kiermayer et al 2015 *J Am Heart Assoc* 4: e002153
65. D Sibbing et al 2011 *Eur Heart J* 32: 1121
66. J Hellfritsch et al 2015 *Antioxid Redox Signal* 22: 938
67. R Prasad et al 2014 *J Clin Endocrinol Metab* 99: E1556
68. C Jakupoglu et al 2005 *Mol Cell Biol* 25: 1980
69. AA Bondareva et al 2007 *Free Radic Biol Med* 43: 911
70. J Soerensen et al 2008 *PLoS One* 3: e1813
71. E Holzerova et al 2016 *Brain* 139: 346
72. MF Rollins et al 2010 *J Cell Sci* 123: 2402
73. BA Carlson et al 2012 *Carcinogenesis* 33: 1806
74. AD Patterson et al 2013 *Chem Res Toxicol* 26: 1088
75. SV Iverson et al 2013 *Free Radic Biol Med* 63: 369
76. S Eriksson et al 2015 *Nat Commun* 6: 6479
77. D Su et al 2005 *J Biol Chem* 280: 26491
78. U Schweizer, C Steegborn 2015 *J Mol Endocrinol* 55: R37
79. LA de Jesus et al 2001 *J Clin Invest* 108: 1379
80. L Ng et al 2004 *Proc Natl Acad Sci U S A* 101: 3474
81. MJ Schneider et al 2001 *Mol Endocrinol* 15: 2137
82. JP Werneck de Castro et al 2015 *J Clin Invest* 125: 769
83. M Dentice et al 2010 *J Clin Invest* 120: 4021
84. C Luongo et al 2015 *Endocrinology* 156: 745
85. TL Fonseca et al 2013 *J Clin Invest* 123: 1492
86. TL Fonseca et al 2014 *Diabetes* 63: 1594
87. MJ Schneider et al 2006 *Endocrinology* 147: 580
88. F Streckfuss et al 2005 *Biochem Biophys Res Commun* 337: 739
89. VA Galton et al 2009 *Endocrinology* 150: 2957
90. ME Martinez et al 2016 *Endocrinology* 157: 1276
91. MC Medina et al 2014 *Endocrinology* 155: 3160
92. RP Peeters et al 2013 *Endocrinology* 154: 550
93. L Ng et al 2010 *J Neurosci* 30: 3347
94. L Ng et al 2009 *Endocrinology* 150: 1952
95. A Hernandez et al 2006 *J Clin Invest* 116: 476
96. M Dentice et al 2014 *Cell Metab* 20: 1038
97. MV Kasaikina et al 2011 *J Biol Chem* 286: 33203
98. PA Tsuji et al 2012 *PLoS One* 7: e50574
99. S Verma et al 2011 *J Immunol* 186: 2127
100. S Meiler et al 2013 *J Leukoc Biol* 93: 771
101. GJ Fredericks et al 2014 *Proc Natl Acad Sci U S A* 111: 16478
102. MW Pitts et al 2013 *J Biol Chem* 288: 26121
103. B Moghadaszadeh et al 2001 *Nat Genet* 29: 17
104. V Allamand et al 2006 *EMBO Rep* 7: 450
105. B Maiti et al 2009 *Hum Mutat* 30: 411
106. MT Howard et al 2005 *EMBO J* 24: 1596
107. DE Fomenko et al 2009 *J Biol Chem* 284: 5986
108. H Zhao et al 2012 *Arch Biochem Biophys* 522: 37
109. BC Lee et al 2013 *Mol Cell* 51: 397
110. L Grumolato et al 2008 *FASEB J* 22: 1756
111. G Prevost et al 2013 *Endocrinology* 154: 3796
112. E Kumaraswamy et al 2003 *Mol Cell Biol* 23: 1477

113. AV Raman et al 2012 *Genes Brain Behav* 11: 601
114. H Imai et al 2003 *Biochem Biophys Res Commun* 305: 278
115. MR Garry et al 2008 *Free Radic Biol Med* 44: 1075
116. M Rederstorff et al 2011 *PLoS One* 6: e23094
117. P Castets et al 2011 *Hum Mol Genet* 20: 694
118. BA Carlson, et al 2016 *Redox Biol* 9: 22
119. JY Heo et al 2017 *Free Radic Res* 51(1): 24

第 48 章
裸鼹鼠和硒

Alexei V. Lobanov and Vadim N. Gladyshev

邢晓静　谷小虎　译

摘　要　裸鼹鼠（*Heterocephalus glaber*）已经成为研究老化、低氧耐受、抗癌的一个热点模型生物。它的基因组和转录组测序使得研究人员可以更深入地了解其相关联的分子机制、通路和基因网络。裸鼹鼠组织样本的微量元素成分分析显示，硒含量在其肾脏及肝脏中处于低水平。这一结果也与哺乳动物器官中的硒含量和寿命呈负相关的研究结果一致。硒蛋白 P 中低含量的硒代半胱氨酸和谷胱甘肽过氧化物酶 1 中过早的终止密码子可能部分导致裸鼹鼠低的硒利用率。同样，该物种已成为哺乳动物硒代谢研究中的一个有效模型。

关键词　谷胱甘肽过氧化物酶，生物模型，裸鼹鼠，硒，硒蛋白

48.1　引　　言

裸鼹鼠（*Heterocephalus glaber*）是目前在裸鼹鼠种属中唯一分类了的物种[1]，是生长于东非的一种小鼠型啮齿动物［体长 3～4 英寸（1 英寸=2.54cm），体重 30～35g］，是目前已知唯一的不保持体温恒定的哺乳动物，并且也是仅有的两种展现真社会性的动物之一［另一个是达马拉兰鼹鼠（*Fukomys damarensis*）］[2]。

裸鼹鼠居住于错综复杂的地下洞穴中，由 20～300 个不等的成员构成类似于昆虫（例如蚂蚁和蜜蜂）的有组织的种群生活方式[3]。它们的饮食主要是大的块茎，但它们也以吃自己的粪便闻名，据推测可能是通过这种方式得到“王后”的激素供应[4]。裸鼹鼠对地下生活方式的适应包括：几乎没有毛发（因此得名“裸”），几乎丧失的视觉（它们的眼睛相当小），具有向前和向后移动速度相同的能力，皮肤缺乏痛觉，以及非常低的基础代谢率和呼吸频率。

然而，裸鼹鼠最显著的特征是抗癌和长寿。作为已知的寿命最长的啮齿动物属，裸鼹鼠的寿命可超过 30 年。此外，裸鼹鼠表现出可以忽略不计的老年期，而且没有表现

A. V. Lobanov • V. N. Gladyshev (✉)
Division of Genetics, Department of Medicine, Brigham and Women's Hospital,
Harvard Medical School, Boston, MA 02115, USA
e-mail: vgladyshev@rics.bwh.harvard.edu

出明显的与年龄相关的死亡率的增加[5]。由于这些特性，裸鼹鼠成为对于衰老和癌症相关的研究中越来越受欢迎的模型生物。

48.2 模型生物的特点

上面所讨论的裸鼹鼠的一些独有特性使它成为长寿、癌症和抗病研究的理想模型，这些特性如下。

48.2.1 体温调节

在热量与气体交换受阻的地下生存环境[6, 7]，裸鼹鼠并不像其他哺乳动物那样保持体温恒定。它虽然是哺乳动物，却和冷血动物一样，主要通过与环境温度的热交换来调节体温。为了取暖，裸鼹鼠可以通过聚集在一起或去接近地表的洞穴；为了降温，它们可以退到更深、更寒冷的地方。

相比居住于地表的哺乳动物，裸鼹鼠具有更低的静息基础代谢率和体温，这更有助于它们克服生活在地下的一些问题[9, 10]。低氧会影响裸鼹鼠的基础代谢率，但其对大脑低氧耐受力的影响尚不明确。

48.2.2 抗癌

令人惊异的是，对于这样一个长寿的物种，裸鼹鼠极少发生癌症[5]。目前，两个可能存在的机制在抗癌过程中发挥作用：①p16 介导的接触抑制；②高分子质量透明质酸的大量产生。

在人类和老鼠中，接触抑制仅由 $p27^{Kip1}$ 基因调控，但在裸鼹鼠中，$p16^{Ink4a}$ 和 $p27^{Kip1}$ 都可以发挥作用[11]。通过对肿瘤抑制基因 $p16^{Ink4a}$ 的转录物分析，显示最末外显子的序列相似性较低（与其他哺乳动物相比）；虽然对于 CDK 结合而言,非常重要的锚定蛋白重复残基是完整的，但是预测得到的蛋白质产物却更短（因为在其第二外显子中有过早终止的两个密码子），所以它的功能可能受影响[12]。

同时，裸鼹鼠的纤维母细胞能分泌极多的高分子质量透明质酸（超过小鼠的 5 倍以上），这些物质在裸鼹鼠组织中大量积聚[13]。研究显示，裸鼹鼠通过进化使皮肤中富含高分子质量的透明质酸，以提供其在地下生活所需的弹性。后来发现这一特质也有助于抗癌和长寿。此外，针对核糖体的研究表明，裸鼹鼠的蛋白表达几乎是没有错误的，这也可以帮助预防癌症[14]。

48.2.3 痛觉不敏感

裸鼹鼠对于诸如捏和刺等机械性疼痛的反应是正常的，对于酸和辣椒素却并不敏感[15]。研究显示，缺乏疼痛敏感性主要是由神经递质 P 的缺乏引起的，注射神经递质 P 可以恢复疼痛信号[16]。基因组分析揭示 TAC1 基因编码的神经递质 P 是完整的；然而，在核心启动子区域存在缺失，提示这种神经递质虽然是有功能的，但可能有着特殊的调控机制[12]。我们可以假设，疼痛不敏感是对裸鼹鼠组织内高二氧化碳水平建立的酸性环境的一种适应。因为裸鼹鼠在疼痛生物学行为方面的独特性，它可以作为哺乳动物疼痛机制研究的有价值研究对象。

48.2.4　长寿

对于裸鼹鼠这种体型的啮齿动物来说，它的最长寿命是超乎寻常的（图 48.1）。目前，它拥有啮齿动物最长生存记录[17]。关于它长寿的确切原因尚不明确，但很有可能和它明显降低自身基础代谢率的能力相关，从而使代谢活动对其可能造成的损害最小化[18]。

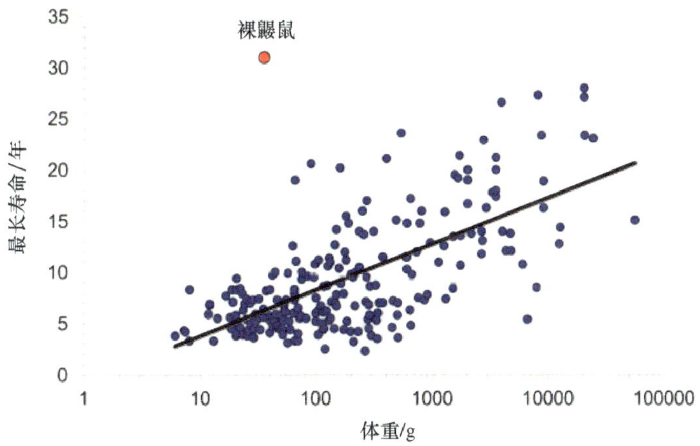

图 48.1　与同体型的啮齿动物相比，裸鼹鼠具有更长的寿命。图中显示了啮齿动物体重与最长寿命的数据。每一个圆点代表一个物种。全部获得的啮齿动物（共 229 种）的寿命和体重数据均来源于 AnAge 数据库。裸鼹鼠用更大的红色圆点清晰显示其异常。

另外，也可能存在其他因素（如真社会性）在增加寿命方面扮演重要的或许是主要的作用。结果表明，昆虫的真社会性与长寿密切相关，初步分析认为这可能已经影响了长寿的演变[19]。

48.2.5　真社会性

裸鼹鼠是群居生活，行为分工为：维持生存活动的是体型更小的“工鼠”，而防御角色则完全由体型较大的“兵鼠”群体实现[20]。大多数族群包括 1～3 个育种雄性和唯一一个育种雌性，即所谓的“王后”[2, 21]。而其他的两性族群成员并非不育，只是它们的繁殖能力是被抑制的。当“王后”死了，另一个雌性个体将会取代其位置[22]。“王后”的体型比其他群体成员都要大，可达到 80 g，是通常“工鼠”的两倍。有趣的是，新晋的“王后”通过延伸它躯干的椎骨来使自己的骨干变长，但颅骨宽度是不变的[23]。育种雄性个体体型也要大于其他的族群成员。

48.2.6 缺氧耐受性

为了适应它们的栖息地洞穴的缺氧环境，裸鼹鼠具有它这种体型动物的非常低的呼吸频和基础代谢率。它们的肺非常小，而且它们的血液具有非常强大的亲氧能力，这一特征增加了氧合效率[24]。此外，除了慢性缺氧环境，裸鼹鼠在挖掘隧道时也经历了急性缺氧。

因为哺乳动物的大脑具有极高水平的有氧代谢，它们通常在短暂的组织缺氧后遭受不可逆的损害，然而，裸鼹鼠的脑组织对于缺氧有极高的抵抗能力[25]。有结果表明大脑对于缺氧的耐受力可能由大脑发育的延缓或停滞所引起。

针对裸鼹鼠的乏氧诱导因子 1α（HIF1α）的序列分析揭示位于 VHL 结构域有一个独特的氨基酸改变，这与乏氧诱导因子的泛素依赖退化和适应低氧环境相一致[12]。一些处于 8%浓度氧环境下 1 周的裸鼹鼠组织基因表达变化同样显示许多改变与能量代谢相关[12]。

48.3 基因组和转录组

通过早期基于基因的研究[26]，我们实验室在 2011 年对裸鼹鼠基因组和转录组进行了测序[12]，这引起了研究界的广泛关注。大多数基因组（93%）与人类、小鼠或老鼠的基因具有共线性，并发现嗅觉感受器的活性、视觉感知、精子形成和环状结构域这些功能类别存在大量的假基因。

这些研究也让我们有了其他方面的收获[27～30]，特别是，我们测序了达马拉兰鼹鼠的基因组，帮助我们缩小了裸鼹鼠的独特特征。例如，裸鼹鼠解偶联蛋白 1（UCP1）在序列中显示出受核苷酸和脂肪酸调节的序列的改变，而这一序列在达马拉兰鼹鼠中完好无损。由于 UCP1 与非寒战性发热作用相关，所以这种蛋白质是对裸鼹鼠的热调节研究的一个非常有吸引力的目标。我们还发现，裸鼹鼠本身是一种天然的敲除褪黑素受体和假基因的褪黑素系统，然而这些受体中有一个在达马拉兰鼠体内完好无损。

48.4 离子组学和硒蛋白

早期的一项令人惊异的观察结果是发现了裸鼹鼠的组织（尤其是肝和肾）是缺硒的[26]。然而，对裸鼹鼠硒蛋白的初步分析找出了一套标准的硒蛋白基因。既然硒存在于哺乳动物的器官中，主要以硒蛋白的形式存在，因此处理这种差异是很重要的。事实是，进一步的分析证实了低硒蛋白基因表达水平。此外，我们观察到裸鼹鼠的硒蛋白 P 中的硒代半胱氨酸含量低。相比于人类和小鼠硒蛋白 P 中的 10 个，猪、狗、熊和蝙蝠硒蛋白 P 中的 14～16 个，裸鼹鼠的硒蛋白 P 中只有 7 个硒半胱氨酸的残留物（Sec）。

裸鼹鼠的低硒利用率能使其长寿吗？为了解决这个问题，我们分析了包括裸鼹鼠在内的 26 种哺乳动物的肝脏、肾脏、大脑和心脏组织样本中 18 种化学元素的水平，即离子组学（ionome）。在肝脏和肾脏中，硒的水平与寿命是负相关的，相反，没有其他元素显示有这种关系[31]。这与硒蛋白提供重要、基本的功能，同时硒也是一个有毒元素的观点是一致的。这种毒性在长寿动物身上尤其明显，就像裸鼹鼠。这样的物种可能需要在硒的有益功能之间找到平衡，例如，含硒酶的氧化还原催化作用和硒元素的有害性。有趣的是，哺乳动物器官中硒的总含量与砷和镉的水平相似，而后两者都是有毒元素[31]，因此，在有利和不利之间的狭窄空间互相作用是微量元素硒的一个显著特征。

48.5　谷胱甘肽过氧化物酶 1 的缺陷

裸鼹鼠的缺硒特性促使我们进一步检查依赖于这个微量元素的功能。因此，通过测定实验室小鼠和裸鼹鼠总甲硫氨酸亚砜还原酶活性，我们没有发现两者的明显差异。由于这一反应由 MsrA 和 3 个 MsrB 实现，其中只有一个是硒蛋白，氨酸硫氧化物还原酶的功能没有受到损害。与此相反，在裸鼹鼠的肝脏和肾脏中，谷胱甘肽过氧化物酶（GPx）的活性比小鼠组织要低得多（图 48.2）。

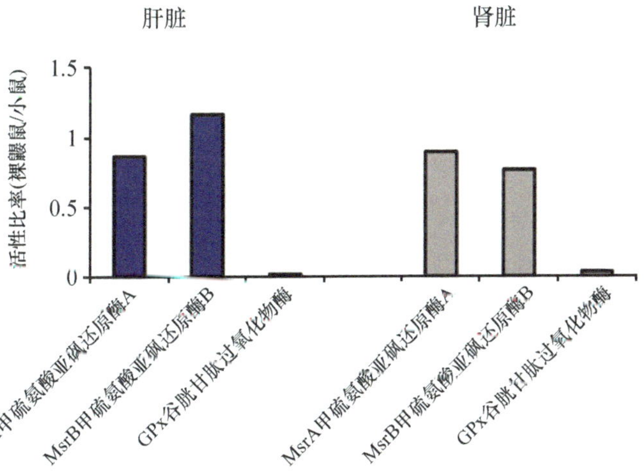

图 48.2　裸鼹鼠体内谷胱甘肽过氧化物酶功能受损。图中比较了小鼠和裸鼹鼠的甲硫氨酸亚砜还原酶活性。在肝脏（左）和肾脏（右）中，相比于小鼠，裸鼹鼠的谷胱甘肽过氧化物酶（GPx）活性要低得多，而甲硫氨酸亚砜还原酶 A（MsrA）和甲硫氨酸亚砜还原酶 B（MsrB）的活性相似。

在 GPx1 敲除小鼠中观察到类似的硒的分布，从而证实了裸鼹鼠硒的利用减少，至少部分是由于 GPx1 缺陷造成的。对 *GPx1* 基因的进一步检查揭示了其 C 端区域有一个过早终止的密码子。因此，裸鼹鼠中 GPX 的功能事实上是缺失的。

48.6　结　　语

裸鼹鼠是研究老化、抗癌、缺氧、体温调节、疼痛敏感度和真社会性的一个很有前景的模型。出乎意料的是，在过去的几年里，裸鼹鼠也成为了研究硒和硒蛋白缺乏的自然模型。关于硒状况是如何与这种动物的多样性联系在一起的目前尚不清楚，但至少在对老化的研究中，我们观察到低硒和长寿之间有明确的联系。进一步研究裸鼹鼠硒缺乏是否也和其他特点有关联有重要意义。我们认为裸鼹鼠可以作为一种模型来帮助发现哺乳动物中硒依赖途径的新功能。

参 考 文 献

1. A Gentry 2006 *Bull Zool Nomencl* 63
2. JU Jarvis 1981 *Science* 212: 571
3. RA Brett 1991 in *The Biology of the Naked Mole-Rat,* PW Sherman et al Eds (Princeton University Press, Princeton, New Jersey) p 97
4. R Dawkins 1989 *The Selfi sh Gene* (Oxford University Press, Oxford; New York)
5. R Buffenstein 2008 *J Comp Physiol B* 178: 439
6. A Ar 1986 in *Comparative Physiology of Environmental Adaptation,* P Dejours Ed (Karger, Basel) p 208
7. E Nevo 1995 *Acta Theriol* 40: 9
8. R Buffenstein, S Yahav 1991 *J Therm Biol* 16: 227
9. BK McNab 1979 *Ecology* 60: 1010
10. N Bennett et al 1992 *J Arid Environ* 23: 189
11. A Seluanov et al 2009 *Proc Natl Acad Sci USA* 106: 19352
12. EB Kim et al 2011 *Nature* 479: 223
13. X Tian et al 2013 *Nature* 499: 346
14. J Azpurua et al 2013 *Proc Natl Acad Sci USA* 110: 17350
15. TJ Park et al 2008 *PLoS Biol* 6: e13
16. ES Smith et al 2010 *Mol Pain* 6: 29
17. R Buffenstein, JU Jarvis 2002 *Sci Aging Knowledge Environ* 2002: pe7
18. NC Bennett, CG Faulkes 2000 in *African Mole-Rats: Ecology and Eusociality* (Cambridge University Press)
19. SA Williams, MR Shattuck 2015 *Proc Biol Sci* 282: 1
20. EA Lacey, PW Sherman 1991 in *The Biology of the Naked Mole-Rat,* PW Sherman et al Eds (Princeton University Press, Princeton, NJ) p 275
21. JUM Jarvis 1991 in *The Biology of the Naked Mole-Rat,* PW Sherman et al Eds (Princeton University Press, Princeton, NJ) p 384
22. CG Faulkes et al 1990 *J Reprod Fertil* 88: 559
23. EC Henry et al 2007 *J Exp Biol* 210: 261
24. J Larson et al 2014 *J Exp Biol* 217: 1024
25. J Larson, TJ Park 2009 *Neuroreport* 20: 1634
26. MV Kasaikina et al 2011 *J Biol Chem* 286: 17005
27. M Keane et al 2014 *Bioinformatics* 30: 3558
28. C Yu et al 2011 *PLoS One* 6: e26729
29. M Bens et al 2016 *BMC Genomics* 17: 54
30. X Fang et al 2014 *Cell Rep* 8: 1354
31. S Ma et al 2015 *Cell Rep* 13: 1319

第 49 章

谷胱甘肽过氧化物酶 1：糖尿病与肥胖的模型

Xin Gen Lei and Marko Vatamaniuk

陈小冬　黄家强　雷新根　译

摘　要　谷胱甘肽过氧化物酶 1（GPX1）是含量最为丰富的硒蛋白，最初被认为只是一种主要抵御氧化应激的抗氧化酶。令人吃惊的是，在小鼠体内过表达 *Gpx1* 能诱导类似 2 型糖尿病的表型和肥胖；反之，敲除 *Gpx1* 基因能引起与 1 型糖尿病相似的代谢性疾病。这一章将阐述 *Gpx1* 表达水平变化引起的病理特征、分子机制，以及与人类健康的关系。

关键词　糖尿病，谷胱甘肽过氧化物酶，胰岛素抵抗，小鼠模型，肥胖

49.1 引　言

谷胱甘肽过氧化物酶（GPX）是能够降解过氧化氢和脂质过氧化物的含硒酶。Gordon Mills 首先发现了这个酶家族中第一个成员（GPX1），它能够使红细胞中的血红蛋白避免被氧化[1]。后来，GPX1 被确认是第一个在哺乳动物体内发现的含硒酶[2]，每个亚基都包含一个硒分子[3]。和其他的硒蛋白一样，GPX1 的硒化学组成部分是硒代半胱氨酸[4]，它需要一种特殊的硒代半胱氨酰 tRNA 和一种特殊的密码子（UGA）通过共翻译机制进行生物合成[5]。GPX1 酶活性与蛋白质含量之间存在直接联系[6]。GPX1 经常被称为传统型谷胱甘肽过氧化物酶、胞质内谷胱甘肽过氧化物酶或细胞谷胱甘肽过氧化物酶[EC 1.11.1.9]，它能利用谷胱甘肽作为还原剂代谢各种各样的过氧化物。GPX1 是由 4 个相同的亚基组成的四聚体[7]。除了 GPX1，其他含硒的谷胱甘肽过氧化物酶还有 4 个。具体而言，GPX2[EC 1.11.1.9]，也称为胃肠型谷胱甘肽过氧化物酶，同样也是四聚体，而且与 GPX1 一样具有底物专一性[8]。GPX3[EC 1.11.1.9]被称为血浆谷胱甘肽过氧化物酶。GPX3 是一种四聚体的胞外糖蛋白，每个亚基的分子质量为 23～25kDa[10]。与其他的谷胱甘肽过氧化物酶不同，GPX4[EC 1.11.1.12]是单体，催化磷脂氢过氧化物降解[11，12]。GPX6 是人体内的硒蛋白，在大鼠和小鼠体内存在含有半胱氨酸取代硒代半胱氨酸的同源蛋白[13]。*GPX1* 基因定位于人的 3 号染色体上[14]，利用原位杂交将这个基因定位于 3p13-q12

X. G. Lei (✉) • M. Vatamaniuk
Department of Animal Science, Cornell University, Ithaca, NY 14850, USA
e-mail: XL20@cornell.edu

[15]。后来的研究重新将这个基因定位于 3q11-q13 [16]，最终确定为 3p21.3 [17]。小鼠的 *Gpx1* 被确定位于与人的 3 号染色体同源的 9 号染色体保守区上[18]。

49.2 *Gpx1* 转基因小鼠模型

GPX1 的过表达会降低热激蛋白（heat shock protein，HSP）的含量，引起对温度敏感的表型。值得注意的是，2 型糖尿病患者血清中 HSP70 水平明显升高，并且与疾病的持续时间呈正相关性[19]，而通过 HSP70 缺陷恢复 HSP70 水平则能提高患糖尿病猴子的葡萄糖耐受性[20，21]。虽然 GPX1 的过表达并不会改变不同组织中 GPX3 或 GPX4 的活性及硒的含量[22]，但是它保护小鼠免于心肌梗死后重构和心脏衰竭[23]。有趣的是，健康的孕妇在妊娠后期形成的胰岛素抵抗（insulin resistance）与红细胞的 GPX1 活性上升有关[24]。更有趣的是，过表达 *Gpx1* 的小鼠在 6 个月大的时候表现出了类似 2 型糖尿病（type 2 diabetes mellitus，T2DM）的表型，包括胰岛素抵抗、高血糖症、高胰岛素血症及肥胖[25]。过表达 *Gpx1* 的小鼠出现的胰岛素抵抗与肝脏和比目鱼肌中胰岛素受体及蛋白激酶 B（Akt 上 Ser473 及 Thr308 位点）磷酸化水平下降有关[25]。这个模型揭示了 GPX1 在胰岛素信号转导过程中的一种新的作用，即利用细胞内的氢过氧化物氧化蛋白磷酸酶活性位点的半胱氨酸，继而对蛋白磷酸酶进行短暂抑制调节[26，27]。饮食性硒缺乏能在一定程度上减轻雄鼠的 2 型糖尿病样症状[28]。其中的机制与参与胰岛素合成和分泌的关键因子（*Beta2*、*Cfos*、*Foxa2*、*Pregluc*、*Ins1*、*p53* 及 *Sur1*）基因表达恢复到野生型水平有关。反过来，肝脏中的两种限速酶——参与脂肪生成的乙酰辅酶 A 羧化酶（acetyl-coenzyme A carboxylase，Acc1）和参与糖酵解过程的葡萄糖激酶 1（glucokinase 1，Gk1）的基因表达发生了下调，而且肝脏中的葡萄糖激酶和肌肉中的磷酸烯醇丙酮酸羧化激酶（phosphoenolpyruvate carboxykinase，PEPCK）的活性也降低了[28，29]。

饮食限制能预防或者逆转 *Gpx1* 过表达小鼠除了高胰岛素血症以外所有类似 2 型糖尿病的症状[30]。因此，高胰岛素血症被认为是 *Gpx1* 过表达引起的总体代谢表型的一种初始效应[30]，也是胰岛 β 细胞数量增加和胰岛素合成及分泌增多导致的。其分子机制是由一种 β 细胞分化、生长、存活，以及胰岛素合成与分泌所必需的关键转录因子——胰腺十二指肠同源异型盒蛋白 1（pancreatic and duodenal homeobox 1，PDX1）上调所介导的；抑制胰岛素分泌的线粒体蛋白——解偶联蛋白 2（uncoupling protein 2，UCP2）发生了下调。此外，Gpx1 的过表达会增强胰岛中 *Pdx1* 启动子邻近的组蛋白 H3 和 H4 的乙酰化，说明 Gpx1 在胰岛素的生理作用方面还有另外一种新的功能，即表观遗传调控胰岛中 Pdx1 的表达[30]。Gpx1 过表达也能保护 *Pdx1* 启动子，避免 H_2O_2 诱导的组蛋白去乙酰化。

在 *Gpx1* 过表达小鼠中，长期的高胰岛素血症可能驱动明显的代谢表型的发展。这意味着高胰岛素血症发生在胰岛素抵抗开始之前。而在经典的 2 型糖尿病中，胰岛素抵抗往往导致补偿性胰岛素生产或分泌，进而导致暂时性的高胰岛素血症，随后胰岛素释放减弱并出现高血糖及其并发症。此外，*Gpx1* 过表达小鼠的 2 型糖尿病样表型还伴随着肝脏中甘油三酯、胆固醇和非酯化脂肪酸水平升高，以及成年期肥胖[25，28]。

饮食中的硒含量可将 *Gpx1* 翻译效率提高 20 倍[31]，而膳食硒的缺乏则使 *Gpx1* mRNA 的数量减少 20 倍[32]。这就帮助解释了为什么膳食中硒含量不足可以部分挽救 GPX1 过表达表型[28，29]。相反，几项对大鼠[33]、猪[34，35]和小鼠[36]的研究表明膳食硒过量可能会导致糖尿病。从繁殖期到哺乳期长时间进食高硒饲料的雌鼠（3mg/kg 饲料）患妊娠期糖尿病，并且子代发生胰岛素抵抗[34]。用每千克含 0.5mg 硒的饲料饲喂猪，导致骨骼肌和内脏脂肪组织中能量代谢相关的分子发生改变。猪从断奶开始饲喂每千克含 3mg 硒的饲料会导致高胰岛素血症和肝脏中的 Akt 蛋白降低[35]。膳食硒过量的致糖尿病效应与 GPX1 及其他特定硒蛋白的表达升高有关。然而，在猪中，高脂喂养导致的肥胖、在 6 个组织中上调 12 个硒蛋白基因的表达和在 7 个组织中下调 13 个硒蛋白基因的表达都对任何组织的 *Gpx1* 基因的表达没有影响[37]。

49.3　*Gpx1* 敲除模型

目前报道了三种不同的 $Gpx1^{-/-}$模型[38～40]。*Gpx1* 敲除小鼠明显是健康的并且有繁殖能力，对高氧的敏感性并未增加。与野生型小鼠相比，缺乏 GPX1 的小鼠组织对胞外过氧化氢的消耗率没有减缓，而且蛋白质羰基的含量和脂质过氧化没有增加[38]。然而，与野生型小鼠相比，$Gpx1^{-/-}$小鼠对百草枯介导的致死性和肝中毒明显更加敏感。但是这种除草剂在正常细胞中显示出了对 *Gpx1* 的转录调控作用[41，42]。在 $Gpx1^{-/-}$小鼠中，高剂量的膳食维生素 E 并没有补偿或者帮助 *Gpx1* 提供的保护作用[43]。$Gpx1^{-/-}$小鼠中的一组出现了生长迟缓的现象，可能是因为氧化应激的增加导致线粒体能量生产受损[40]。

在小鼠中过表达 GPX1 可以诱导 2 型糖尿病样表型，而敲除 *Gpx1* 导致类似于 1 型糖尿病的代谢变化。与野生型小鼠相比，$Gpx1^{-/-}$小鼠胰岛 β 细胞数量较少，有低胰岛素血症和轻度的高血糖症，并且胰腺中 ATP 的生产及葡萄糖刺激胰岛素分泌功能受损[44]。进一步研究发现这种现象的分子机制与胰腺中 PDX1 的降低和 UCP2 的升高相关[44]。图 49.1 总结并比较了 GPX1 过量和不足情况下胰岛素生理及葡萄糖代谢的不同影响与机制。

事实上，敲除超氧化物歧化酶-1 基因（*Sod1*）或者双敲除 *Sod1* 和 *Gpx1* 产生的表型与 $Gpx1^{-/-}$小鼠相同，但是情况更加严重得多[44]。敲除 *Sod1* 在表观遗传、mRNA、蛋白质水平上都会抑制 FOXA2/Pdx1 通路，并以超氧化物依赖性的方式进行。*Sod1* 敲除小鼠相比 *Gpx1* 敲除小鼠有更加严重的胰腺炎，然而 *Gpx1* 敲除小鼠对胰腺炎和雨蛙素诱导的淀粉酶释放比 *Sod1* 敲除小鼠更加敏感[44，45]。此外，*Sod1* 敲除小鼠的丙酮酸盐耐受性和肝糖原储存能力变差，但是甘油三酯和未酯化脂肪酸的含量升高[46]。就机制而言，*Sod1* 敲除小鼠的肝脏中 PEPCK（磷酸烯醇式丙酮酸羧激酶）、总蛋白磷酸激酶和蛋白磷酸酶 2A（PP2A）活性降低，但是相对于野生型肝脏中葡萄糖激酶（GK）的活性升高了。并且，相对于野生型，*Sod1* 敲除鼠肝脏中固醇调节原件结合蛋白 1、固醇调节元件结合蛋白 2、p53、丝裂原活化蛋白激酶、AMP 激活蛋白激酶 α1 蛋白的总蛋白和磷酸化水平、蛋白酪氨酸激酶 1B 和蛋白磷酸酶 2B 的蛋白质水平都升高了。有趣的是，*Gpx1* 敲除对糖酵解、糖异生和脂肪生成过程没有明显影响。

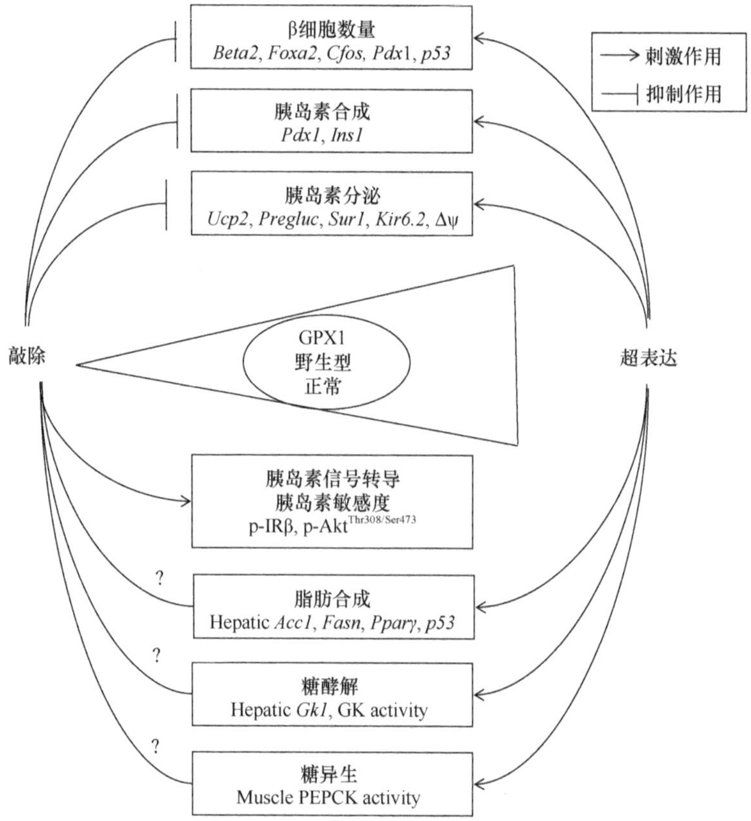

图 49.1 GPX1 在胰岛素生理和葡萄糖代谢中的功能。超表达 *Gpx1* 导致 β 细胞肥大、高胰岛素血症、胰岛素分泌过度、高血糖、高血脂、胰岛素抵抗和肥胖。相反，敲除 *Gpx1* 导致 β 细胞营养不良、低胰岛素血症、胰岛素分泌不足和胰岛素敏感性增加。Acc1，乙酰辅酶 A 羧化酶；Beta2，转录因子 β2；Cat，过氧化氢酶；C-fos，转录因子 C-fos；Fasn，脂肪酸合酶；Foxa2，叉头框蛋白 A2；Gkl，葡萄糖激酶；Ins1，胰岛素 1；Kir6.2，胞内调节钾离子通道；p53，肿瘤蛋白；PEPCK，磷酸烯醇式丙酮酸羧激酶；Pdx1，胰腺和十二指肠同源框 1；p-IRb，磷酸化胰岛素受体亚基 b；p-AktThr308/Ser473，磷酸化蛋白激酶 B；PPARγ，过氧化物酶体增殖物激活受体 γ；Pregluc，胰高血糖素原；Sur1，磺脲类受体 1；Ucp2，解偶联蛋白 2；Δψ，线粒体膜电位。

Gpx1 除小鼠胰岛受葡萄糖刺激分泌胰岛素的能力减弱，注射人工合成的 GPX（谷胱甘肽过氧化物酶）模拟物依布硒啉可以改善这一能力[47]。这种改善是由于 4 个关键的葡萄糖刺激胰岛素分泌的调节因子在转录水平上协同作用，并受到 PGC-1α（过氧化物酶体增殖物激活受体 γ 辅助活化因子 1α）介导的信号通路的调节。虽然，依布硒啉对 *Sod1* 敲除鼠和 *Sod1*/*Gpx1* 双敲小鼠在葡萄糖刺激下胰岛分泌胰岛素的能力都有促进作用，但是超氧化物歧化酶（SOD）模拟物二异丙基水杨酸铜（CuDIP）仅对 *Sod1* 敲除小鼠的胰岛表现出类似效应，并且该模拟物会抑制 PGC-1α 信号通路基因的表达。

敲除 *Gpx1* 会提高胰岛素敏感性，而过表达 *Gpx1* 会产生相反的效果[48]。这是因为细胞内的活性氧（ROS）对于增敏胰岛素信号起到重要作用[48，49]。过度产生 GPX1（谷胱甘肽过氧化物酶 1）会加速细胞中过氧化氢（H_2O_2）的猝灭，减轻过氧化物对酪氨酸磷酸酶活性的抑制作用，随后会使胰岛素受体和下游信号蛋白的磷酸化减弱[25]。

相反，在 *Gpx1* 敲除小鼠中升高的胰岛素敏感性与胰岛中升高的胞内过氧化氢、P53 磷酸化水平和 P38-AMP（注：原著中为 AMP 有误，实际应为 MAP）激活的蛋白激酶[48]有关，并与肌肉中磷脂酰肌醇 3 激酶/蛋白激酶 B 信号（PI3K/AKT）及葡萄糖吸收增加有关[48，50]。同时，*Gpx1* 敲除小鼠不会发生高脂诱导肥胖相关的胰岛素抵抗，其机制与 PI3K 拮抗剂即同源性磷酸酶-张力蛋白（PTEN）的氧化增强有关 [50]。

49.4　人类健康与 GPX1 相关的代谢紊乱之间的关系

胰岛占胰腺重量的 1%～2%，含有 5 种可以产生激素的细胞：α 细胞（胰高血糖素），β 细胞（胰岛素），δ 细胞（生长激素抑制素），PP 细胞（胰多肽），ε 细胞（胃饥激素）。因为胰岛中抗氧化酶表达量很低，所以所有这些分泌激素的细胞尤其是 β 细胞特别容易受到氧化应激的损伤[51～54]。这一现象有助于我们理解为什么助氧化剂链脲霉素和四氧嘧啶是非常强的致糖尿病试剂[55，56]，并且为何 GPX 模拟物依布硒啉能够挽救 *Gpx* 敲除小鼠及其离体胰脏在葡萄糖刺激下分泌胰岛素的能力[60]，并且在载脂蛋白 E（*ApoE*）/*Gpx1* 双敲的糖尿病小鼠模型中治疗糖尿病相关的动脉粥样硬化和肾病有效[57]。虽然在没有糖尿病和肥胖遗传背景的小鼠中过表达 *Gpx1* 会诱导产生 2 型糖尿病样表型 [25]，在糖尿病和肥胖小鼠（ob/ob）的 β 细胞中特异性过表达 *Gpx1* 能够逆转高血糖症，提高 β 细胞的细胞容积和细胞内颗粒数[58]。此外，*Gpx1* 过表达小鼠胰岛中 β 细胞的数量和胰岛素分泌能力升高，暗示该酶有独特的营养效应，因为过表达过氧化氢酶[59，60]、金属硫蛋白[59，61]或者超氧化物歧化酶[62，63]都没有产生类似现象。鉴于 2 型糖尿病一个重要的发病诱因就是 β 细胞数量损失，所以这一特征可能能够用于治疗 2 型糖尿病[64，65]。

已经有报道指出，血浆或血清硒含量过高可能会增加患高血糖高血脂或 2 型糖尿病的风险[66]。这种升高的患病风险可能与异常的血浆硒蛋白 P 和/或组织 GPX1，以及其他硒蛋白有关[67]。与此同时，GPX1 多态性还与人体肥胖密切相关。在以日本男性为研究样本的试验中，GPX1 的 198 位脯氨酸突变为亮氨酸的基因型会促进代谢综合征的发生[68]，而在墨西哥中部女性群体中 GPX1 的 200 位脯氨酸突变为亮氨酸与病态肥胖症有关[69]。在印度人群体内 *Gpx1*、*Sod1* 和 *Sod2* 的基因多态性与 2 型糖尿病相关[70]。最近的一项研究报道，在 2 型糖尿病模型 db/db 小鼠中，过表达 *Gpx1* 可以挽救与胰岛素合成相关的 β 细胞转录因子的选择性失活，如 *Mafa*、*Nkx6.1* 和 *Pdx1*。该类型的救援具有重要意义，因为人类 2 型糖尿病患者的胰岛中也发现了相同的表达受损模式 [71]。Rayman 和 Stranges[72]评述了系统硒状态与 2 型糖尿病风险之间的复杂相关性，提出该相关性呈现为一种 U 形曲线。这提示可能的危害出现在硒的生理范围之外。当然，人体的反应与小鼠中 *Gpx1* 过表达或敲除的代谢效应或表型一致，而且与上述几个物种中膳食硒超营养或缺乏的效应也一致[25，50，73，74]。

49.5　结　　语

总之，本章揭示了 GPX1 的生理特征、生化通路，以及在胰岛素生理和糖尿病/肥胖发生中的双重作用对于人类健康的相关性。在过表达 *Gpx1* 小鼠中表现出 2 型糖尿病样表型和肥胖，在 *Gpx1* 敲除小鼠中则表现出 1 型糖尿病样表型，两者似乎是相反的，这反映出在细胞、组织和个体水平维持抗氧化酶活性和 ROS 之间的平衡非常重要。*Gpx1* 缺失引起 ROS 过度积累，进而抑制关键性转录因子如 *Gpx1* 的基因表达或者蛋白质产生，导致胰岛 β 细胞数量、胰岛素合成和胰岛素分泌下降。然而，生理水平的 ROS 对于控制胰岛素信号中的蛋白质磷酸酶活性是必要的。过表达 *Gpx1* 过度降低了胞内 ROS 水平，造成胰岛素信号不敏感。*Gpx1* 过表达小鼠中胰岛素的不敏感性会导致胰岛素抵抗，而且胰岛 β 细胞数量、胰岛素合成与胰岛素分泌紊乱会产生慢性高胰岛素血症。由于 *Gpx1* 在胰岛素生理和能量代谢中表现出一种新型的关键性调节因子的作用，所以 *Gpx1* 多态性和膳食硒对 *Gpx1* 活性或功能的影响应该在生理和病理条件下充分考虑。

致谢 本章涉及的作者们实验室的研究部分是由美国健康研究院基金资助（to XGL）。

参 考 文 献

1. GC Mills 1957 *J Biol Chem* 229: 189
2. J Rotruck et al 1973 *Science* 179: 588
3. L Flohé et al 1973 *FEBS Lett* 32: 132
4. K Ishida et al 1987 *Nucleic Acids Res* 15: 10051
5. A Böck et al 1991 *Molec Microbiol* 5: 515
6. K Takahashi et al 1986 *J Clin Invest* 77: 1402
7. O Epp et al 1983 *Eur J Biochem* 133: 51
8. R Brigelius-Flohé et al 2001 *Biofactors* 14: 101
9. K Takahashi, HJ Cohen 1986 *Blood* 68: 640
10. K Takahashi et al 1990 *J Biochem* 108: 145
11. F Ursini et al 1985 *Biochim Biophys Acta* 29: 62
12. M Maiorino et al 1991 *Free Radic Res Commun* 12-13: 131
13. R Brigelius-Flohé, M Maiorino 2013 *Biochim Biophys Acta* 1830: 3289
14. L Wijnen et al 1978 *Cytogenet Cell Genet* 22: 232
15. R Johannsmann et al 1981 *Hum Genet* 56: 361
16. S Chada et al 1990 *Genomics* 6: 268
17. C Kiss et al 1997 *Cytogenet Cell Genet* 79: 228
18. S Mehdizadeh et al 1996 *Mamm Genome* 7: 465
19. M Nakhjavani et al 2010 *Cell Stress Chaperones* 15: 959
20. K Kavanagh et al 2011 *Am J Physiol Endocrinol Metab* 300: E894
21. O Mirochnitchenko et al 1995 *Proc Natl Acad Sci U S A* 92: 8120
22. W-H Cheng et al 1997 *J Nutr* 127: 675
23. T Shiomi et al 2004 *Circulation* 109: 544
24. X Chen et al 2003 *J Clin Endocrinol Metab* 88: 5963
25. JP McClung et al 2004 *Proc Natl Acad Sci U S A* 101: 8852
26. D Barford et al 1998 *Annu Rev Biophys Biomol Struct* 27: 133
27. DR Alessi et al 1996 *EMBO J* 15: 6541
28. X Yan et al 2012 *J Nutr* 142: 1975
29. M Pepper et al 2011 *Antioxid Redox Signal* 14: 383
30. X Wang et al 2008 *Diabetologia* 51: 1515
31. S Weiss Sachdev, R Sunde 2001 *Biochem J* 357: 851

32. PM Moriarty et al 1998 *Mol Cell Biol* 18: 2932
33. MS Zeng et al 2012 *Free Radic Biol Med* 52: 1335
34. A Pinto et al 2012 *J Inorg Biochem* 114: 47
35. Y Liu et al 2012 *J Nutr* 142: 1410
36. VM Labunskyy et al 2011 *Antioxid Redox Signal* 14: 2327
37. H Zhao et al 2015 *J Nutr* 145: 1394
38. Y-S Ho et al 1997 *J Biol Chem* 272: 16644
39. JB de Haan et al 1998 *J Biol Chem* 273: 22528
40. LA Esposito et al 2000 *Free Radic Biol Med* 28: 754
41. JB de Haan et al 1998 *J Biol Chem* 273: 22528
42. W-H Cheng et al 1998 *J Nutr* 128: 1070
43. WH Cheng et al 1999 *J Nutr* 129: 1951
44. X Wang et al 2011 *Antioxid Redox Signal* 14: 391
45. XG Lei, MZ Vatamaniuk 2011 *Antioxid Redox Signal* 14: 489
46. L Wang et al 2012 *Free Radic Biol Med* 53: 1689
47. X Wang et al 2014 *Antioxid Redox Signal* 20: 191
48. J Pi et al 2007 *Diabetes* 56: 1783
49. N Houstis et al 2006 *Nature* 440: 944
50. K Loh et al 2009 *Cell Metab* 10: 260
51. K Asayama et al 1986 *J Lab Clin Med* 107: 459
52. RM Lebovitz et al 1996 *Proc Natl Acad Sci U S A* 93: 9782
53. FF Chu et al 1992 *Blood* 79: 3233
54. E Tomas et al 2002 *Ann N Y Acad Sci* 967: 43
55. A Like, A Rossini 1976 *Science* 193: 415
56. N Takasu et al 1991 *J Biol Chem* 266: 2112
57. P Chew et al 2010 *Diabetes* 59: 3198
58. JS Harmon et al 2009 *Endocrinology* 150: 4855
59. X Li et al 2006 *Diabetes* 55: 1592
60. B Xu et al 1999 *Free Radic Biol Med* 27: 830
61. H Chen et al 2001 *Diabetes* 50: 2040
62. H Chen et al 2005 *Diabetes* 54: 1437
63. TB Mysore et al 2005 *Diabetes* 54: 2109
64. CJ Rhodes 2005 *Science* 307: 380
65. AE Butler et al 2003 *Diabetes* 52: 2304
66. S Stranges et al 2007 *Ann Intern Med* 147: 217
67. H Steinbrenner 2013 *Free Radic Biol Med* 65: 1538
68. M Kuzuya et al 2008 *Am J Clin Nutr* 87: 1939
69. C Hernandez Guerrero et al 2015 *Nutr Hosp* 32: 1516
70. P Vats et al 2015 *Free Radic Res* 49: 17
71. S Guo et al 2013 *J Clin Invest* 123: 3305
72. MP Rayman, S Stranges 2013 *Free Radic Biol Med* 65: 1557
73. J Zhou et al 2013 *Free Radic Biol Med* 65: 1548
74. T Tiganis 2011 *Trends Pharmacol Sci* 32: 82

第 50 章

牲畜和其他家畜中的硒

Peter F. Surai and Vladimir I. Fisinin

黄克和　徐世文　编译

摘　要　硒（Se）是畜禽营养中的一种必需微量元素，在日粮中添加商用微量矿物质预混料是预防其缺乏的关键措施。日粮中硒的吸收利用效率取决于其在日粮中的化学形式。与亚硒酸钠相比，硒代甲硫氨酸所含的硒能够更加有效地被转移到鸡蛋和其内发育的胚胎中，同时也可通过胎盘进入哺乳动物的胚胎并被其利用。硒蛋白在抗氧化和细胞信号转导中的新作用的发现为硒研究开辟了新领域，有助于我们了解这一元素在畜牧业中的应用。

关键词　鸡，猪，反刍动物，硒，硒代甲硫氨酸

50.1　引　　言

硒（Se）是畜禽营养中的一种必需微量元素。严重的硒缺乏与各种疾病的发生发展密切相关。在现代商业化养禽业和其他动物生产领域已不再出现这种情况，不过在家畜饲养中仍能观察到由于饲料中硒缺乏所引起的生产性能和繁殖性能的下降。现代遗传学在畜牧业中的应用已显著提高了动物的生长率，但同时畜禽对各种应激也表现出了高度敏感。因此，为达到最优的生产性能，必须精确地满足动物对硒的需要，以预防硒缺乏的发生，这将是现代畜牧业生产中的一项重要举措，特别是一系列新的硒蛋白的发现和特性研究，以及不同抗氧化剂之间的关系更进一步的认识为该领域提供了新思路。在过去 30 年，为满足硒需要，整个养殖行业通过应用微量矿物质预混料强制补硒，剂量通常为 0.2～0.3mg/kg 日粮，但原有饲料成分中的硒含量却没有被考虑在内[1]。

P. F. Surai (✉)
Trakia University, Stara Zagora, Bulgaria
Szent Istvan University, Godollo, Hungary
Sumy National Agrarian University, Sumy, Ukraine
Odessa National Academy of Food Technology, Odessa, Ukraine
Russian Academy of Science, Moscow, Russia
e-mail: psurai@feedfood.co.uk
V. I. Fisinin
Russian Academy of Science, Moscow, Russia
All-Russian Institute of Poultry Husbandry, Sergiev Posad, Russia

50.2　硒在家禽营养中的作用

家禽的硒需要量相当低，范围从产蛋鸡的 0.06mg/kg 日粮到火鸡和鸭的 0.2mg/kg 日粮[1，2]。然而普遍观点认为，禽类商业生产的环境应激会大大增加硒的需要量。应该注意到的是，在鸡日粮中补硒的益处如下文所述，可能与火鸡、鹅、鸭、鹌鹑和其他禽类的商业生产是相同的。现代养鸡业中的鸡包括父母代种鸡（种鸡，用于肉鸡、蛋鸡的繁殖，生产孵化蛋）、商品蛋鸡（成年蛋鸡，生产可食用的蛋）、肉鸡（肉用型鸡，通常生长至 6 周龄）和育成鸡（从孵化到繁殖年龄）等。

50.2.1　种鸡

鸡蛋的产量和质量是种鸡补硒后其盈利能力的两个主要参数。补硒的关键是将足量硒转移到受精的鸡蛋中。在日粮中补充硒不仅可以增加蛋清和蛋黄中硒的含量，同时也影响着蛋壳的质量。更为重要的是，由于孵化时耗氧量、温度和湿度的增加会破坏氧化还原的平衡，在日粮中添加硒还能够增强胚胎发育过程中对氧化应激的耐受能力[3]。然而，生产具有最佳硒浓度的鸡蛋却似乎是一项艰巨的任务。世界上许多地方的家禽饲料成分中硒含量相当低，而且传统的亚硒酸钠或硒酸钠等补硒剂并不能有效提高种蛋中的硒含量[1，4，5]。近期有研究发现，在日粮中补充的无机硒不会在鸡蛋中大量积累，硒在蛋黄和蛋清中的主要形式是硒代甲硫氨酸（SeMet），而鸡或其他动物不能合成 SeMet。因此，主要以硒代甲硫氨酸形式存在的各种有机硒源的开发和商业化解决了硒转移到鸡蛋中的问题，从而为发育中的胚胎提供了最佳的硒浓度，这有助于提高种鸡的产蛋率和繁殖性能[2]。我们对已发表的研究和商业数据的分析表明，推荐种鸡补充 0.2～0.3mg/kg 日粮的有机硒。

50.2.2　蛋鸡

硒元素在蛋鸡的生长过程中是必不可少的，它的重要性主要体现在以下三个方面：①维持蛋鸡的健康和生产能力[1，3]；②保证蛋黄、蛋白和蛋壳质量[1]，另外硒可影响产蛋鸡骨骼结构和新陈代谢[6]，这对产蛋也是十分有益的；③同时潜在地为人类提供一种重要的硒源[7]，即通过富硒鸡蛋生产健康食物[8，9]。

50.2.3　肉鸡

改善肉鸡的免疫功能，可以增强抗应激能力。由于肉鸡对细菌和病毒的感染率高，并且免疫接种次数多，肉鸡免疫能力是确保肉鸡生产性能的最重要的因素[10]。

肉鸡的生长速度极快，日增重甚至超过 60g/d，所以，对各种应激非常敏感，抗氧化防御成为保证其健康生长的基础[1～3]。在肉鸡营养中，硒是一类非常重要的元素。在最佳硒状态下，组织能够特异性表达一系列具有抗氧化作用的硒蛋白。在硒缺乏条件下，肉鸡会出现骨骼肌坏死、渗出性素质、免疫力低下、猝死等症状，同时，骨骼肌、心肌、肝脏、胸腺、脾脏和法氏囊等组织中 23 种硒蛋白 mRNA 水平降低[11，12]。

鸡肉在储存期间发生脂质过氧化和蛋白质氧化会导致肉质外观改变、发生滴漏、多汁和脱味。硒是鸡肉中起抗氧化防御作用的主要成分 [13，14]，如预防蛋白质氧化的甲硫氨酸-R 亚砜还原酶 B（MsrB），它是维持肉质非常重要的一种硒蛋白。此外，硒缺乏主要影响抗氧化硒蛋白在鸡肌肉中的表达，包括谷胱甘肽过氧化物酶（GPx）、硫氧还蛋白还原酶、其他硒蛋白（Selenow、Selenok 和 Selenoh 等）[15～17]。在鸡饲料中添加有机硒源时，可能可以大幅度提高鸡肉中的硒含量。按照美国 RDA 推荐的标准，100g 肉类可以向人类提供每日建议摄入硒量的 50%[9]。

50.3 硒在猪营养中的作用

硒在猪营养中主要应用于种猪（公猪和母猪）、新生仔猪和育肥猪三个方面。猪对硒的需要量取决于环境和其他条件，通常认为饲料中硒含量为 0.15～0.30mg/kg 饲料。其中，繁殖期的母猪和公猪对硒缺乏尤其敏感，满足其对硒的需要是猪营养学家的重要挑战[1]。

50.3.1 硒在种公猪和母猪营养中的作用

硒通过参与硒蛋白的合成，在公猪营养中起着重要作用。硒依赖性酶——谷胱甘肽过氧化物酶是猪生产中研究最多的硒蛋白，其对抗氧化系统调节具有非常重要的作用。其他硒蛋白在公猪精液产生和精液质量维持中的作用仍有待研究。哺乳动物的精子在结构和化学成分上是独一无二的，其特征是细胞膜的磷脂组分中含有高比例的多不饱和脂肪酸（PUFA）[1]。这些高度专业化的细胞特征满足了精子细胞膜高流动性和灵活性的特定需要，这对于精子活力和与卵子融合是必需的。然而，这种由多不饱和脂肪酸赋予的功能优势常与精子对自由基攻击和脂质过氧化敏感性的劣势有关[1，3]。因此，抗氧化保护是维持精子膜完整性、活力和受精能力的重要因素。在这方面，饲料中的硒在抗氧化系统中的作用，使其成为精液质量的重要调控者。

由于公猪精液中超氧化物歧化酶（SOD）和谷胱甘肽过氧化物酶的含量相对较低，因此，公猪精子被认为是很难抵御活性氧（ROS）的毒性作用。最初的研究显示，公猪精浆中的 GPx 活性非常低，但是后来的研究结果显示，公猪精浆中存在 GPx（参见[18]），事实上在公猪血浆中的硒依赖性 GPx 占总 GPx 活性的 80.7%～90.8%。公猪精液中的 GPx4 水平受日粮硒状态的影响，而公猪睾丸中的 *GPx4* 基因表达也受到饲料中有机硒的显著影响。迄今为止，GPx1 作为硒状态的重要生物标志物和其潜在的抗氧化防御作用受到了广泛关注[18]，然而目前证据表明，在硒的抗氧化作用中，其他硒蛋白可能比 GPx 更为重要，其组织中硒蛋白能否达到最佳水平可能取决于所摄取的硒的化学形态。

饲料中硒元素对公猪繁殖的影响主要取决于饲料中硒的含量和化学形态。当饲料中的硒含量相对较低（0.06～0.07mg/kg 日粮）时，可观察到睾丸发生特征性的病理变化（见[18]）。

由于欧洲饲料中的硒含量明显低于美国[1]，可以预期，欧洲商品猪饲料中的硒补充剂对猪生产和生殖能力的效果比美国更好。自 1998 年以来，世界范围内针对猪的硒推荐剂量是 0.15～0.30mg/kg 饲料，但在实际生产中可能效果不太理想，需要根据动物暴露的应激水平的高低来决定。无论是高于还是低于饲料硒的最适剂量，都可能导致精子的畸形，影响精子的运动能力和受精能力[19]。的确，猪的硒需要量取决于它们的生活条件，以及饲料中添加的其他抗氧化剂（维生素 E）和促氧化剂（不饱和脂肪）的水平。对大型商业猪场、欧洲农场和其他具有低硒日粮水平及较高环境挑战地区的公猪，建议增加猪的抗氧化防御能力[1]。在日粮中添加有机硒也很有可能使得这些大型商业猪场低硒的猪受益[18]。

大量的证据表明，哺乳动物生殖功能在很大程度上受到机体氧化-抗氧化平衡的调节，包括卵巢发育、排卵、受精、黄体类固醇生成、子宫内膜容受性和脱落、胚胎发育、植入和早期胎盘的生长发育（见[20]）。实际上，妊娠被认为是持续氧化应激的来源。妊娠时，母猪的抗氧化保护功能可能会降低，分娩后 80～90 天观察到血清中维生素 E 水平下降，并且在妊娠结束时，血浆中该类维生素的浓度明显低于妊娠前（参见[20]）。妊娠晚期母猪体内的氧化损伤可能对胎儿的生长和健康，以及产后仔猪生长产生负面影响[21]，此外，在妊娠期间，大规模的应激可能使得抗坏血酸含量和 GPx 活性降低。因此，母猪妊娠期间的氧化应激是降低母猪生产力和繁殖性能的一个危险因素，可能会对后代产生不利的影响。

50.3.2　硒在新生仔猪中的作用

新生动物发生氧化应激的风险很高，并且容易受到自由基氧化损伤的危害，如接触高浓度氧、抗氧化防御能力的降低，以及促进芬顿反应导致高毒性羟基自由基产生的游离铁等。的确，新生仔猪由于其抗氧化系统发育不完善，易发生出生氧化应激[1]。仔猪出生时，肝、脑、心脏和肾脏中维生素 E 含量较低，可能是由于胎盘限量转移维生素 E 所致（参见[20]）。此外，仔猪胚胎随着妊娠的进展，逐渐丧失合成维生素 C 的能力。新生仔猪在第一周时不合成维生素 C，完全依赖于胎盘转移和初乳中的维生素 C 供应。因此，氧化应激是怀孕母猪和新生仔猪面临的主要问题。在这些关键时期改善母猪和仔猪的抗氧化防御能力，对其健康、生产力和繁殖性能至关重要。由于新生仔猪的维生素 E 和抗坏血酸状态相对较低，硒蛋白在抗氧化防御和氧化还原状态维持中的作用至关重要。事实上，在母猪日粮中补充含硒代甲硫氨酸的富硒酵母或富硒益生菌，不仅能显著改善母猪肝、肾、胰腺、肌肉和血清中的 GPx 活性，而且对仔猪抗氧化系统中的其他重要元素也产生积极影响，仔猪的肝脏、肾脏、胰腺、肌肉和血清中的总抗氧化能力得到了显著的改善，包括 GPx1 等多种硒蛋白表达的增加，以及超氧化物歧化酶（胰腺、肌肉和血清）和谷胱甘肽（肾、胰腺、肌肉和血清）水平的提升[22～24]。此外，这也与仔猪肝脏、肾脏和胰腺中的丙二醛（MDA）含量降低有关。饲料中硒对上述各种抗氧化保护指标的影响，包括各种猪组织中的超氧化物歧化酶活性和谷胱甘肽含量，反映了抗氧化系统内部的重要相互作用。转录因子如核因子（红细胞衍生物 2-类似物 2，NFE2L2，Nrf2）和 NF-κB 可能介导抗氧化剂网络的相互作用。最近研究表明，哺乳动物硒蛋白 Txnrd1 是 Nrf2 活化的调节因子[25]，发现硒可通过下调 NF-κB 降低细胞培养时促炎性因子的产生[26]。

50.3.3 硒在生长猪中的作用

与生长鸡类似，青年猪需要最佳的硒水平，改进 Gpx1 等多种硒蛋白表达，增强抗氧化功能、免疫功能，提高抵抗商业化养猪生产中的各种应激能力[21，23，27]。富硒猪肉与鸡肉一样成为人类食用硒的重要来源[9]。此外，在屠宰之前通过提高肌肉的硒含量，可以减少脂质和蛋白质氧化，提高猪肉的品质。

50.4 硒在反刍动物营养中的作用

奶牛、肉牛和绵羊要面对养殖过程中的各种应激，因此，维持饲料、消化道和组织中氧化-抗氧化的平衡具有重要意义[1，3，28]。正如前面所提到的，硒作为一系列硒蛋白组成的必要部分，在调节各种生理功能，包括免疫功能、繁殖功能和犊牛产后早期存活率方面起着重要的作用。哺乳期和干乳期奶牛饲料中硒的需要量在 2001 年设定为 0.3mg/kg。2000 年，所有年龄段的肉牛饲料中硒需要量设定为 0.1mg/kg，最大耐受量为 2mg/kg。1985 年，羊饲料中硒的需要量设定为 0.1～0.2mg/kg，2mg/kg 为最大耐受水平。值得注意的是，奶牛的硒缺乏在全球范围内持续存在，与目前的饲料硒补充剂无关。事实上在反刍动物中，单独的硒缺乏症或硒-维生素 E 缺乏症常与多种疾病的发生相关，包括营养性肌营养不良症、胎盘滞留、子宫炎、乳中体细胞数增加、生长速率降低、繁殖率降低、免疫抑制，以及各种疾病的易感性增加等[1]。反刍动物硒缺乏仍然是欧洲、亚洲和包含美国在内的美洲国家主要的全球性问题，会导致免疫能力下降、动物生产和繁殖性能下降。最近研究发现，美国反刍动物补硒后，血硒浓度仍然低于理想范围[29]，反映了亚硒酸钠的低生物利用率，因此，有理由认为，通过研制出新的硒添加剂可解决牛羊生产中与硒有关的疾病/健康问题。

反刍动物的硒营养给乳制品和肉牛行业带来了一些特殊的挑战，特别是在世界许多地方，饲料成分中的硒含量不足以满足生长、繁殖和哺乳动物的高硒要求，其吸收利用的主要问题与瘤胃状态有关。已确定反刍动物中亚硒酸钠的硒吸收量远低于单胃动物[1]，例如，口服放射性标记的亚硒酸盐的吸收在猪中为 85%，在大鼠中为 86%，而在绵羊中则为 34%[30]。由于瘤胃的还原作用和微生物对硒代谢的影响，亚硒酸钠可能被转化为不溶性形式，如元素硒或硒化物。此外，瘤胃细菌可以利用硒来合成各种化合物，这个过程取决于许多因素，包括硒的化学形式，但微生物群体的硒生物利用率可能很低。最近有研究发现，对于硒代甲硫氨酸而言，微生物的利用率比无机硒补充剂更好。与无机硒相比，将硒代蛋氨酸与反刍动物微生物共同孵育产生的生物中，不可利用的硒元素明显减少[31]。与单胃动物相似，在反刍动物中硒通过胎盘转移的能力较差（特别是当亚硒酸钠用作饲料添加剂）时，新出生的动物通常是缺硒的[1]。

50.5　硒在其他动物营养中的作用

50.5.1　马

马的氧化-抗氧化平衡在其健康维护中具有重要作用。饲料中最佳的硒含量可增加马对高强度运动的适应性，低摄入量的硒会影响马胚胎和胎儿的发育，产生肌肉疾病，降低新生儿驹的生存能力[1]。与硒在猪和反刍动物中的母体效应相似，硒通过马胎盘转移至胎儿受限，所以，通过初乳增加硒的传递具有重要的营养和生理学意义[1]。在怀孕晚期，对母马进行肠胃外补硒试验表明，当使用亚硒酸钠时只有少量的硒才能穿过胎盘屏障。因此，妊娠和哺乳期母马的肠胃外有机硒补充及新生驹的硒补充，是将马驹血硒水平提高到最佳水平的重要程序。从长远来看，最佳的硒和维生素 E 的补充可以提高赛马的成绩，并可保持马在运动、恢复和休息期间的健康。与其他动物一样，最佳的硒添加剂形式是维持马最佳硒状态的关键。

50.5.2　硒在家猫中的作用

食物抗氧化剂在宠物健康中发挥着关键作用，对暴露于毒素和较高自由基水平环境中的动物来说是一种主要的保护机制。最近估算出小猫硒的补充量为 0.15mg/kg [1]，而建议猫的商品粮中硒含量为 0.5mg/kg。在许多情况下，抗氧化剂对宠物的影响与对人类的效果非常相似，因为它们具有共同的环境、应激源和某些疾病[1]。因此，在食物中添加各种抗氧化剂化合物有机形式的硒，是预防自由基对宠物损伤的有效策略。

50.6　动物营养中有机硒的概念

过去二十年的大量研究表明，硒的形态是有效率满足硒需要的主要决定因素。的确，动物有两种主要的硒来源，即无机硒（主要是亚硒酸盐或硒酸盐）和以硒代甲硫氨酸形式存在的有机硒（主要是硒酵母或硒代甲硫氨酸制剂）。在鸡和猪饲料的组成成分中，如草、谷物和油菜，硒是以硒代甲硫氨酸为主的有机形式存在的[1]。然而，过去 50 年中使用的主要商业化硒补充剂是亚硒酸盐和硒酸盐，它们是无机形式的硒。在动物营养中使用无机硒的局限性是众所周知的：高毒性、与其他矿物质的拮抗作用、转化到肉奶蛋中效率低，以及在体内硒储备建立和维持的能力低[1～3，8，18，20]。此外，一个很大的缺点是亚硒酸根离子具有促氧化作用。因此，在动物饲料中使用亚硒酸钠已经饱受质疑[1～3，18，20，21]，而开发利用有机形式的硒（硒代甲硫氨酸）在养殖业中占有优势。

一般来说，有机硒在动物营养中具有优于无机硒的两个主要优点。首先，有机硒允许动物将硒以硒代甲硫氨酸的形式储存在组织，特别是肌肉中，更能提高多种硒蛋白的表达，改善抗氧化防御功能力，进而抵抗各种应激和饲料中霉菌毒素的毒性[1～3，18，20，21，32，33]。其次，以硒代甲硫氨酸存在的有机硒可以通过胎盘、初乳和常乳，建立从母体到胎儿和新生动物的有效硒转运[1，3，18，20，21]。对于家禽生产也是如此，有机硒能更有效地从饲料转移到鸡蛋中，进一步转移到发育中的胚胎和新孵出的小鸡中。举例来说，与无机硒相比，有机硒能更好地满足现代超多产母猪的需要，原因如表 50.1 所示。有机硒的概念似乎已经进入了畜禽养殖行业。

表 50.1　有机硒在母猪营养中的研究进展[15]

参数	有机硒与无机硒作用的比较
母猪	
母猪的硒状态和抗氧化状态	改善
母猪全血的硒浓度	改善
母猪的肝脏、腰肌和胰腺的硒水平	改善
母猪血清的硒浓度	改善
初乳和奶中的硒含量	改善
初乳和奶中的抗氧化状态	改善
硒的子宫转运	改善
猪胚胎的发育	增强
新生仔猪	
新生仔猪腰肌和肝脏中的硒成分	改善
新生仔猪心脏中的硒成分	改善
新生仔猪血清中的硒浓度	改善
胚胎、胎儿肝脏和母体肝脏中的硒	改善
新生猪肝脏和腰肌中的硒水平	改善
通过胎盘转运的硒和在新生仔猪中整体的硒含量	改善
断奶仔猪	
在 3 日和 14 日龄仔猪全血中的硒浓度	改善
断奶仔猪腰肌的硒浓度	改善
断奶仔猪全血的硒浓度	改善
后代仔猪在 21 日龄体内和肝脏中硒的保有	改善
28 日龄断奶仔猪血清、肝脏、肾脏、胰腺、肌肉、胸腺和甲状腺中的硒含量	改善
28 日龄断奶仔猪血清、肝脏、肾脏、胰腺和肌肉中的 GPx 活性	改善
28 日龄断奶仔猪血清、肝脏、肾脏、胰腺和肌肉中的总抗氧化活性（AOA）	改善
28 日龄断奶仔猪血清、胰腺和肌肉中的 SOD 活性	改善
28 日龄断奶仔猪肝脏、肾脏和胰腺中 MDA 水平	降低
28 日龄仔猪血清中的三碘甲状腺氨酸（T3）浓度	增加
28 日龄仔猪血清中甲状腺素（T4）浓度	降低
28 日龄后代仔猪胰腺组织中蛋白酶、淀粉酶和脂肪酶的活性	增加
后代仔猪的断奶窝重和平均体重	增加
仔猪从出生到断奶的日增重	增加
对猪的毒性	较低
硒排放	降低

50.7　有机硒源：重新评价

硒和硫的化学和物理性质非常相似，具有相似的外层电子组态和原子尺寸[1]。因此，当合成氨基酸时，植物似乎不区分这两种元素。在土壤或生长培养基中，微生物可以用硒代替硫，从而合成硒代甲硫氨酸而不是甲硫氨酸。这种生物学特征是商业开发酵母有机硒和富硒益生菌产品的技术基础。目前，各种商业形式的酵母硒进入市场，并且被证明是畜禽生产的有效硒来源（见[1～3，18，20，21，34，35]）。此外，研究者对近期家禽，野猪和母猪饲料中酵母硒的优缺点进行了评估[2，18，20]，可概括如下。

（1）硒代甲硫氨酸是酵母硒中硒的主要化合物，占总硒量的 50%～70%。尽管缺失 UGA 密码子，但最近在酵母蛋白质组的蛋白中发现了相当多的硒代半胱氨酸（Sec），而酵母硒中存在的 10%～15%的硒被确定为硒代半胱氨酸。然而，像亚硒酸钠一样，饲料中的硒代半胱氨酸不能有效增加单胃动物组织中的硒含量。

（2）硒代甲硫氨酸在酵母硒中的比例是可变的，目前的技术难以保证产品中硒代蛋氨酸的确切百分比。

（3）精确测定酵母产品中硒代甲硫氨酸浓度存在分析困难，而全球只有少数实验室可以进行这么复杂的分析。

改善家禽和农场动物硒状态的另一个选择是使用纯硒代蛋氨酸作为饲料添加剂[36]。一些文献已经证明了在猪和家禽饲料中以硒代甲硫氨酸的形式存在的有机硒的有益效果（可见[2，18，20]）。硒代甲硫氨酸纯化的主要问题是它的稳定性，因为它很容易被氧化。例如，硒代甲硫氨酸被鉴定为是酵母硒中的主要化合物，而硒亚砜是长期储存后形成的主要降解产物。因此，在商业饲料生产、热处理、运输和储存方面，硒代甲硫氨酸的稳定性可能是其有效利用的限制因素。

最近已经开发出一种新的、稳定的、含有机硒的化合物——羟基硒代甲硫氨酸（OH-SeMet）。在肉鸡、产蛋鸡和仔猪中的各种试验，比较了羟基硒代甲硫氨酸与亚硒酸盐和酵母硒的作用[37～40]。结果表明，与酵母硒（标准化硒含量）相同剂量的羟基硒代甲硫氨酸，可更显著改善生长雏鸡和产蛋鸡的硒含量，更多的硒被转移到鸡蛋中。对于猪也是如此，不管硒水平如何，补充羟基硒代甲硫氨酸在肌肉中的硒沉积比补充酵母硒明显更多。检测显示，与酵母硒相比，羟基硒代甲硫氨酸在血浆、肝脏和肌肉中的硒相对生物利用度分别为 170%、141%和 162%。更有趣的是，这种新来源的有机硒能够增强组织（肌肉、蛋和牛奶）中的硒代甲硫氨酸含量，从而提高硒蛋白水平和抗氧化能力[37]。

50.8　结　　语

硒是畜禽营养中的一种必需微量元素，掌握日粮硒添加的最佳形式和剂量是维持动物健康、提高其生产和繁殖性能的关键。与传统的亚硒酸钠相比，畜禽饲料中有机硒（主要是硒代甲硫氨酸）已被证明具有众多优势。在过去十年中，在硒蛋白的特征和其生理功能方面的研究已经取得了重大进展[41，42]。在家禽和猪组织中的硒蛋白研究方面也取得了一定进展。特别是确定了禽类、猪和牛中 25 种硒蛋白基因的 mRNA

表达水平[43]。此外，研究了肉鸡组织中 25 种硒蛋白基因表达[44]，发现硒参与细胞生长和凋亡的调节，在细胞信号通路和转录因子的激活中扮演重要作用。增加肌肉组织中硒代甲硫氨酸从头合成可以有效减少脂质过氧化和蛋白质氧化，进而改善储存过程中肉的稳定性[45]。因此，保证充足的饲料硒供应对畜禽体内的许多生理过程都将起到关键作用。硒在家禽和动物营养中的母体效应[2，20]值得更多的关注。硒的表观遗传效应[46]及其对动物健康的可能影响也有待进一步的研究。

参 考 文 献

1. PF Surai 2006 *Selenium in Nutrition and Health* (Nottingham University Press, Nottingham, UK)
2. PF Surai, VI Fisinin 2014 *Anim Feed Sci Techol* 191: 1
3. PF Surai 2002 *Natural Antioxidants in Avian Nutrition and Reproduction* (Nottingham University Press Nottingham, UK)
4. PF Surai 2002 *WPSA J* 58: 333
5. PF Surai 2002 *WPSA J* 58: 431
6. H Zeng et al 2013 *Nutrients* 5: 97
7. PF Surai, VI Fisinin 2015 in *Handbook of Eggs in Human Function*, RR Watson and F De MeesterEds (Wageningen Academic Press) p135
8. C Pan et al 2007 *J Agric Food Chem* 55: 1027
9. VI Fisinin et al 2009 *Crit Rev Biotechol* 29: 18
10. H Steinbrenner et al 2015 *Adv Nutr* 6: 73
11. Z Yang et al 2015 *Biol Trace Elem Res* doi: 10.1007/s12011-015-0578-y
12. RF Fan et al 2017 *Oncotarget* doi: 10.18632
13. PF Surai, VI Fisinin 2010 in *Modern Dietary Fat Intakes in Disease Promotion*, De Meester et al Eds (Humana Press) p 251
14. AZ Khan, et al 2017 *Biol Trace Elem Res* doi: 10.1007/s12011-017-1094-z
15. H Yao et al 2014 *Biol Trace Elem Res* 161: 318
16. HD Yao et al 2013 *The Journal of Nutrition* 613
17. R Fan et al 2016 *Biometals* 29: 679
18. PF Surai, VI Fisinin 2015 *Asian-Astralasian J Anim Sci* 28: 730
19. U Ahsan et al 2014*Anim Reprod Sci*146: 55
20. PF Surai, VI Fisinin 2016 *Anim Feed Sci Technol* 211: 18
21. WH Close et al 2008 in *Current Advances in Se Research and Applications*, PF Surai, JATaylor-Pickard Eds (Wageningen Academic Publishers) p 263
22. X Zhan et al 2011 *Biol Trace Elem Res*142: 481
23. F Gan et al 2014 *J Agric Food Chem* 62: 4502
24. XG Lei et al 1998 *J Nutr* 128: 130
25. M Cebula et al 2015 *Antioxid Redox Signal* 23: 823
26. W Zhang et al 2014 *Inflammation* 37: 478
27. T Yang et al 2017 *Oncotarget* 8: 13428
28. PF Surai, VI Fisinin 2015 J *VeterSci Med* 3: 16
29. JA Hall et al 2014 *J Anim Sci*92: 4115
30. JW Spears 2003 *J Nutr* 133(5 Suppl 1): 1506S
31. ML Galbraith et al 2015 *Biol Trace Elem Res* doi: 10.1007/s12011-015-0560-8
32. X Chen et al 2012 *Free Radic Biol Med* 53: 395
33. S Hao et al 2016 J *Agric Food Chem* 64: 1385
34. VI Fisinin et al 2008 in *Current Advances in Se Research and Applications*, PF Surai, JA Taylor-Pickard

Eds (Wageningen Academic Publishers) p 221
35. PF Surai et al 2010 in *Modern Dietary Fat Intakes in Disease Promotion*, De Meester et al Eds (Humana Press) p 379
36. GN Schrauzer, PF Surai 2009 *Crit Rev Biotechol* 29: 2
37. M Briens et al 2014 *Poult Sci* 93: 85
38. M Briens et al 2013 *Br J Nutr*110: 617
39. M Jlali et al 2014 *J Anim Sci* 92: 182
40. M Jlali et al 2013 *J Anim Sci* 91: 1745
41. VM Labunskyy et al 2014 *Physiol Rev* 94: 739
42. F Gan et al 2016 *Oncotarget* 7: 20469
43. M Mariotti et al 2012 *PLoS One* 7: e33066
44. H Gao et al 2015 *Biol Trace Elem Res* doi: 10.1007/s12011-015-0579-x
45. M Briens et al 2014 *J Anim Sci* 92: 182
46. V Speckmann, T Grune 2015 *Epigenetics* 10: 179

各种硒蛋白的新旧英文简写对照表

中文名	现在的简写	英文全称	过去的简写
硒蛋白 F	SELENOF	selenoprotein F, selenoprotein 15, 15kDa selenoprotein	SEP15, SEL15
硒蛋白 H	SELENOH	selenoprotein H	SELH, C11orf31
硒蛋白 I	SELENOI	selenoprotein I	SELI, EPT1
硒蛋白 K	SELENOK	selenoprotein K	SELK
硒蛋白 M	SELENOM	selenoprotein M	SELM, SEPM
硒蛋白 N	SELENON	selenoprotein N	SEPN1, SELN
硒蛋白 O	SELENOO	selenoprotein O	SELO
硒蛋白 P	SELENOP	selenoprotein P	SEPP1, SeP, SELP, SEPP
硒蛋白 S	SELENOS	selenoprotein S	SELS, SEPS1, VIMP, Tanis
硒蛋白 T	SELENOT	selenoprotein T	SELT
硒蛋白 V	SELENOV	selenoprotein V	SELV
硒蛋白 W	SELENOW	selenoprotein W	SELW, SEPW1
硫氧还蛋白还原酶 1	TXNRD1	thioredoxin reductase 1	TR1, TRXR1
硫氧还蛋白还原酶 2	TXNRD2	thioredoxin reductase 2	TRXR2, TR3
硫氧还蛋白还原酶 3	TXNRD3	thioredoxin reductase 3	TGR, TRXR3, TR2
谷胱甘肽过氧化物酶 1	GPX1	glutathione peroxidase 1, cytosolic glutathione peroxidase	GSHPX1,GSH-Px, cGPX
谷胱甘肽过氧化物酶 2	GPX2	glutathione peroxidase 2	GSHPX-GI,GI-GPX
谷胱甘肽过氧化物酶 3	GPX3	glutathione peroxidase 3, plasma glutathione peroxidase	pGPX
谷胱甘肽过氧化物酶 4	GPX4	glutathione peroxidase 4, phospholipid hydroperoxide glutathione peroxidase	PHGPX
谷胱甘肽过氧化物酶 6	GPX6	glutathione peroxidase 6	
1 型碘甲状腺氨酸脱碘酶 (1 型脱碘酶)	DIO1	iodothyronine deiodinase 1	D1, ID-I
2 型碘甲状腺氨酸脱碘酶 (2 型脱碘酶)	DIO2	iodothyronine deiodinase 2	D2, ID-II
3 型碘甲状腺氨酸脱碘酶 (3 型脱碘酶)	DIO3	iodothyronine deiodinase 3	D3, ID-III
蛋氨酸亚砜还原酶 B1	MSRB1	methionine-*R*-sulfoxide	SELR, SELX, SEPX1
硒磷酸合成酶 2	SEPHS2	selenophosphate synthetase 2	SPS2

索 引

英文名称	中文名称	章
diphenyl diselenide, PhSe2	二苯基二硒	33
discriminator	甄别方法	30
dopaminergic neuron	多巴胺能神经元	23
D-proline reductase	D-脯氨酸还原酶	5
Duchene muscular dystrophies	杜氏肌萎缩症	40
early onset of Alzheimer's disease, FAD	早发性阿尔茨海默病	21
EF-SEC	真核生物硒代半胱氨酸特异性延长因子	1
eicosanoid	类花生酸介质	30
electrophoretic mobility shift assay	电泳迁移率变动测定	2
electrospray MS orbitrap	电喷雾质谱离子阱	35
elongation rates	延伸率	3
endomysial extracellular matrix	肌内膜的细胞外基质	40
endoplasmic reticulum oxidoreductin 1, ERO1	内质网氧化还原蛋白 1	40
endoplasmic reticulum, ER	内质网	7, 17, 19, 20, 23, 30, 33, 39
endothelin-1, ET-1	内皮素 1	7
epidermal growth factor, EGF	抑制表皮生长因子	27
ergothioneine	硫组氨酸甲基内盐	40
ethionine-*S*-sulfoxide	乙硫氨酸-*S*-硫氧化物	24
eukaryotes	真核生物	8
european supplementation en vItamines et Mineraux AntioXydants trial, SU.VI.MAX	欧洲补充维生素和抗氧化物质干预试验	32
euthyroidism	甲状腺功能正常	30
expressed protein ligation, EPL	表达蛋白连接	7
extended X-ray absorption fine structure, EXAFS	扩展型 X 射线吸收精细结构	35
extracellular-matrix-degradation	细胞外基质退化	30
Fas associated factor 1, FAF1	Fas-相关因子 1	40
fatty acid synthase, Fasn	脂肪酸合酶	49
ferroptosis	铁死亡	17
fibroblast growth factor 23, FGF23	成纤维细胞生长因子 23	33
flavin adenine dinucleotide, FAD	黄素腺嘌呤二核苷酸	15
flavin-containing monooxygenases, FMO	黄素单加氧酶	24

英文名称	中文名称	章
glycine reductase selenoprotein B, GrdB	甘氨酸还原酶硒蛋白 B	12
glycoprotein glucosyltransferase, GT	糖蛋白葡糖基转移酶	7
gonadotropins	促性腺激素	32
granulocyte macrophage-colony stimulating factor, GM-CSF	粒细胞巨噬细胞集落刺激因子	42
Graves' orbitopathy, GO	Graves 眼病	26
Graves' disease, GD	Graves 病	26
GSH-*S*-transferase	谷胱甘肽-*S*-转移酶	17
GTPase	鸟苷-5'-三磷酸磷酸酶	2
guanine nucleotide exchange factor, GEF	鸟嘌呤核苷酸交换因子	2
Hashimoto's thyroiditis, HT	桥本甲状腺炎	26, 32
hazard ratio, HR	风险比	31
heat shock protein, HSP	热激蛋白	49
heme-oxygenase 1, Hmox1	血红素加氧酶 1	42
heme-oxygenase, HO	血红素加氧酶	30
heparin-binding-domain, HBD	肝素结合域	22
hepatocellular carcinoma, HCC	肝细胞癌	21, 37
heterocephalus glaber	裸鼹鼠	48
heterochromatin foci, SAHF	异染色质灶	45
heterodisulfide reductase	异二硫化物还原酶	5
heteronuclear multiple bond correlation, HMBC	异核多键相关波谱	15
hierarchy	层级	14
high-affinity cytokine receptor	高亲和性细胞因子受体	28
highly active antiretroviral therapy, HAART	高效抗逆转录病毒疗法	28
hippocampus	海马	36
histone acetyltransferase, HAT	组蛋白乙酰转移酶	42
homoeostasis model of assessment for insulin resistance (HOMA-IR) index	胰岛素敏感系数测定的稳态模型	30
hydroxy-selenomethionine, OH-SeMet	羟基硒代蛋氨酸	50
hymenopterans	膜翅类	8
hyperglycemia	高血糖症	49
hyperinsulinemia	高胰岛素血症	49
hypothalamic-pituitary-adrenal, HPA	下丘脑-垂体-肾上腺轴	21

英文名称	中文名称	章
L-Selenomethionine, SeMet	L-硒代蛋氨酸	27
lung cancer (LLC1) cell	肺癌细胞	37
Mallory body-like inclusions	马洛里体样内含物	40
malondialdehyde, MDA	丙二醛	28, 50
matrix metalloproteinase, MMP	基质金属酶	27
matrix-independent response	基质独立响应	35
megalin	巨蛋白	36
Merkel cell	默克尔细胞	21
metabolic syndrome	代谢综合征	32
metal response element, MRE	金属应答元件	45
metal responsive transcription factor 1, MTF-1	金属应答转录因子 1	45
metazoa	高等动物	8
methionine-*R*-sulfoxide	蛋氨酸-*R*-硫氧化物	24
methionine-*S*-sulfoxide	蛋氨酸-*S*-硫氧化物	24
methionine sulfoxide reductase, Msr	蛋氨酸亚砜还原酶	5, 24
methionine-*R*-sulfoxide reductase 1 或 methionine-sulfoxide reductase B1, MSRB1, MSRB	甲硫氨酸-*R* 亚砜还原酶 B，蛋氨酸亚砜还原酶 B 型	11, 39, 50
methionine-*S*-sulfoxide reductase, MSRA	蛋氨酸亚砜还原酶 A 型	11, 12
methylsulfinyl	甲基亚磺酰基	24
methylviologen-reducing hydrogenase alpha subunit, VhuA	甲基紫精还原氢化酶 α 亚基	12
microsomal PGE synthase-1, mPGES-1	微粒体 PGE 合酶-1	42
middle cerebral artery, MCA	大脑中动脉	39
mitochondrial membrane potential, Δψ	线粒体膜电位	49
mitogen activated protein kinase, MAPK	细胞分裂素活化蛋白激酶	34
molybdopterin	钼蝶呤	24
monocarboxylate transporter 10, MCT10	单羧化物转运子 10	41
monocarboxylate transporter 8, MCT8	单羧化物转运子 8	41
mRNA fragment, RPF	mRNA 片段	3
mulberry heart disease	桑葚心	40
multiminicore disease	多微小轴空病	40
muscle progenitor cell	肌肉祖细胞	40

英文名称	中文名称	章
open reading frames, ORF	开放阅读框	3
O-Phosphoseryl-phosphoseryl-tRNA$^{[Ser]Sec}$ kinase, PSTK	磷酸丝氨酰激酶	4
O-phosphoseryl-tRNA^{Sec} kinase, PSTK	*O*-磷酸丝氨酰-tRNA^{Sec}激酶	5
O-phosphoseryl-tRNA^{Sec}:selenocysteine synthase, SepSecS, SecS	*O*-磷酸丝氨酰-tRNA^{Sec}:Sec 合成酶	5
organic anion transporter 1C1, OATP1C1	有机阴离子转运子 1C1	41
osteoporosis and ultrasound study, OPUS	骨质疏松症和超声研究	33
overexpressing	超表达	49
oxidative stress	氧化应激	17
oxidized glutathione, GSSG	氧化型谷胱甘肽	39
oxidized LDL, oxLDL	氧化的低密度脂蛋白	20
p53-inducible glycolysis and apoptosis regulator, TIGAR	p53 诱导型糖酵解和细胞凋亡调节因子	42
palmitoyl acyltransferase, PAT	棕榈酰酰基转移酶	20
parvalbumin	小清蛋白	21, 36
people living with HIV, PLWH	艾滋病毒感染者	28
peripheral neuropathy	周围神经病变	28
peroxidase autoantibody, TPO-Ab	甲状腺过氧化物酶自身抗体	30
peroxiredoxin 1, PRDX1	过氧化物还原酶 1	37
peroxiredoxin 3, PRX 3	过氧化物还原酶 3	41
peroxiredoxin, Prx	过氧化物还原酶	12, 23
peroxisome proliferator activated receptor γ, PPARγ	过氧化物酶体增殖物激活受体 γ	42, 49
peroxisome proliferator activated receptor γ co-activator 1α, PGC-1α	过氧化物酶体增殖物激活受体 γ 辅助活化因子 1α	22, 23, 49
peroxynitrite	过氧亚硝基阴离子	30
phosphatase and tensin homolog, PTEN	磷酸酶与张力蛋白同源物	49
phosphate-activated mitochondrial glutaminase, Gls2	磷酸激活的线粒体谷氨酰胺酶	42
phosphatidylinositol-3-kinase, PI3K	磷脂酰肌醇-3 激酶	49
phosphoenolpyruvate carboxykinase, PEPCK	磷酸烯醇式丙酮酸羧激酶	49
phospholipid hydroperoxide	磷脂氢过氧化物	49
phosphorylated insulin receptor subunit b, p-IRb	磷酸化胰岛素受体亚基 b	49

英文名称	中文名称	章
reverse T3, rT3	反三碘甲状腺原氨酸(反 T3)	41
ribosome	核糖体	2
ribosome footprint	核糖体足迹	3
ribosome pausing	核糖体停顿	3
ribosome profiling	核糖体分析	3
ribosome protected mRNA fragment, RPF	核糖体保护 mRNA 片段	3
ribosome run-off	核糖体逃逸	3
ribosome termination	核糖体终止	3
RNA binding domain, RBD	RNA 结合区域	44
RNA-Seq	转录组测序技术	3
S-sulforaphane	*S*-萝卜硫素	24
S-sulindac	*S*-舒林酸	24
scavenger receptor, SR-A	清道夫受体 A	20
seleniun and vitamin E cancer prevention trail, SELECT	硒和维生素 E 癌症预防试验	26, 27, 31, 32
Se supplementation	硒补充	28, 32
Se-binding protein	硒结合蛋白	32
Sec incorporation domain, SID	硒代半胱氨酸掺入区域	44
Sec insertion	Sec 插入	3
Sec insertion factor	Sec 插入因子	3
Sec redefinition element, SRE	硒代半胱氨酸重定义元件	3, 45
Sec synthase, Sec-tRNA synthase, selenocysteine synthase, SEPSECS	硒代半胱氨酸(tRNA)合成酶	4, 36, 44
Sec utilization	硒代半胱氨酸利用	8
Sec-specific elongation factor	特异性延伸因子	2
Sec-tRNA [Ser]Sec	硒代半胱氨酸 tRNA	1
SelA	大肠杆菌硒代半胱氨酸合成酶	4
SelB	大肠杆菌硒代半胱氨酸特异性延长因子	1
SelD	大肠杆菌硒磷酸盐合成酶	4
selenenic acid	次硒酸	17
selenenylsulfide bond	硒基硫化健	40
selenium binding protein 1, SELENBP1	硒结合蛋白 1	19
selenocysteine incorporation	硒代半胱氨酸掺入	2, 3

英文名称	中文名称	章
selenoprotein S, SELENOS, SelS	硒蛋白 S	11, 20, 39
selenoprotein T, SELENOT, Selt, SELT	硒蛋白 T	11, 23, 33, 36
selenoprotein U, SELENOU	硒蛋白 U	11
selenoprotein V, SELENOV	硒蛋白 V	11
selenoprotein W, SELENOW, SEPW	硒蛋白 W	11, 27
selenoproteome	硒蛋白组学	21
selenouridine	硒尿苷	11
SelR	硒蛋白 R	24
SelX	硒蛋白 X	24
SEPN1-related myopathy, SEPN1-RM	硒蛋白 N 相关的肌萎缩症	40
Se-response curve	硒效应曲线	14
seryl-tRNA synthetase, SARS, serS, SerRS, SERS	丝氨酰-tRNA 合成酶	1, 4, 5, 9
sexual dimorphism	性别二态性	32
Shewanella	希瓦氏菌	24
sickle cell anemia, SCA	镰状细胞性贫血	42
signal transducers and activators of transcription, STAT	信号转导和转录激活因子	42
single nucleotide polymorphisms, SNP	单核苷酸多态性	13, 19, 27, 29
sodium-iodide symporter, NIS	碘化钠转运体	33
soil-transmitted helminths, STH	土壤传播蠕虫	42
solid-phase peptide synthesis, SPPS	固相肽合成	7
soluble liver antigen/liver pancreas, SLA/LP	可溶性肝抗原/肝胰抗原	44
soluble vascular-endothelial-growth-factor-receptor-1, sFlt-1	可溶性血管内皮发育受体-1	30
specialized pro-resolving mediators, SPM	特异性抗炎介质	42
SPS1-Thr gene	*SPS1-Thr* 基因	8
SPS1-UGA gene	*SPS1-UGA* 基因	8
start codon	起始密码子	3
step size	步长	3
stop codon	终止密码子	3
sub-functionalization	亚功能化	8
sulfenic acid	次磺酸	17
sulfonylurea receptor 1, Sur1	磺脲受体 1	49